Hilka de Groot
Unter Mitarbeit von
Jutta Farhadi
Bärbel Kranefeld
Ursula Lachenmann

ERNÄHRUNGS-WISSENSCHAFT

Ernährungslehre

4. Auflage

Europa-Nr.: 60517

VERLAG EUROPA LEHRMITTEL · Nourney, Vollmer GmbH & Co.
Düsselberger Straße 23 · 42781 Haan-Gruiten

VORWORT

Dieses Buch macht auf hohem fachlichem Niveau mit allen Themenkomplexen vertraut, die im Zusammenhang mit der Ernährung des Menschen von Bedeutung sind.
Der erste einführende Teil behandelt die Grundzusammenhänge zwischen Ernährung und Bedürfnissen des lebenden Organismus.
Danach werden naturwissenschaftlich fundiert alle ernährungsrelevanten Inhaltsstoffe der Lebensmittel vorgestellt, ihre chemischen Eigenschaften, ihre Reaktionsfähigkeit und die Funktion im menschlichen Körper.
Mit besonderer Sorgfalt wurde das Kapitel über die Aufnahme und Verwertung der Nahrung gestaltet.
Um die Scheu vor dem komplizierten Geschehen der Stoffwechselchemie gar nicht erst aufkommen zu lassen, werden erst die Grundprinzipien der Energiegewinnung und -übertragung in der Zelle ausführlich behandelt und dann Schritt für Schritt auf den Abbau und die Synthese der verschiedenen Nährstoffe übertragen.
Ein umfassender lebensmittelkundlicher Teil, der auch auf so aktuelle Fragen wie die Kontamination von Lebensmitteln eingeht, leitet dann über zur Ernährungspraxis, wo Ernährungsempfehlungen für die verschiedenen Bevölkerungsgruppen und einige alternative Ernährungsformen vorgestellt werden.
Den Abschluß bildet dann ein Kapitel über ernährungsabhängige Krankheiten.
Im Anhang finden sich außerdem noch, als praktische Hilfe für den Unterricht, eine Zusammenstellung wichtiger lebensmittelchemischer Versuche mit sehr genauen Versuchsbeschreibungen und ein Aufgabenteil.

Die Verfasserinnen

Verfasserinnen:

Hilka de Groot
Lebensmittelchemikerin, Hesel

Jutta Farhadi
Oberstudienrätin, Neckarsulm

Bärbel Kranefeld
Oberstudienrätin, Dortmund

Ursula Lachenmann
Diplom-Lebensmitteltechnologin, Jever

Lektorat:
Hilka de Groot, Hesel

Layout und Gestaltung:
Hilka de Groot

Grafiken:
Mathias Wosczyna, Rheinbreitbach

4. Auflage 2001
Druck 5 4 3
Alle Drucke derselben Auflage sind parallel einsetzbar, da sie bis auf die Behebung von Druckfehlern untereinander unverändert bleiben

ISBN 3-8085-6054-1

http://www.europa-lehrmittel.de
Satz: Fotosatz Schmidt+Co., Weinstadt
Druck: Druckhaus Arns, 42853 Remscheid

Inhaltsverzeichnis

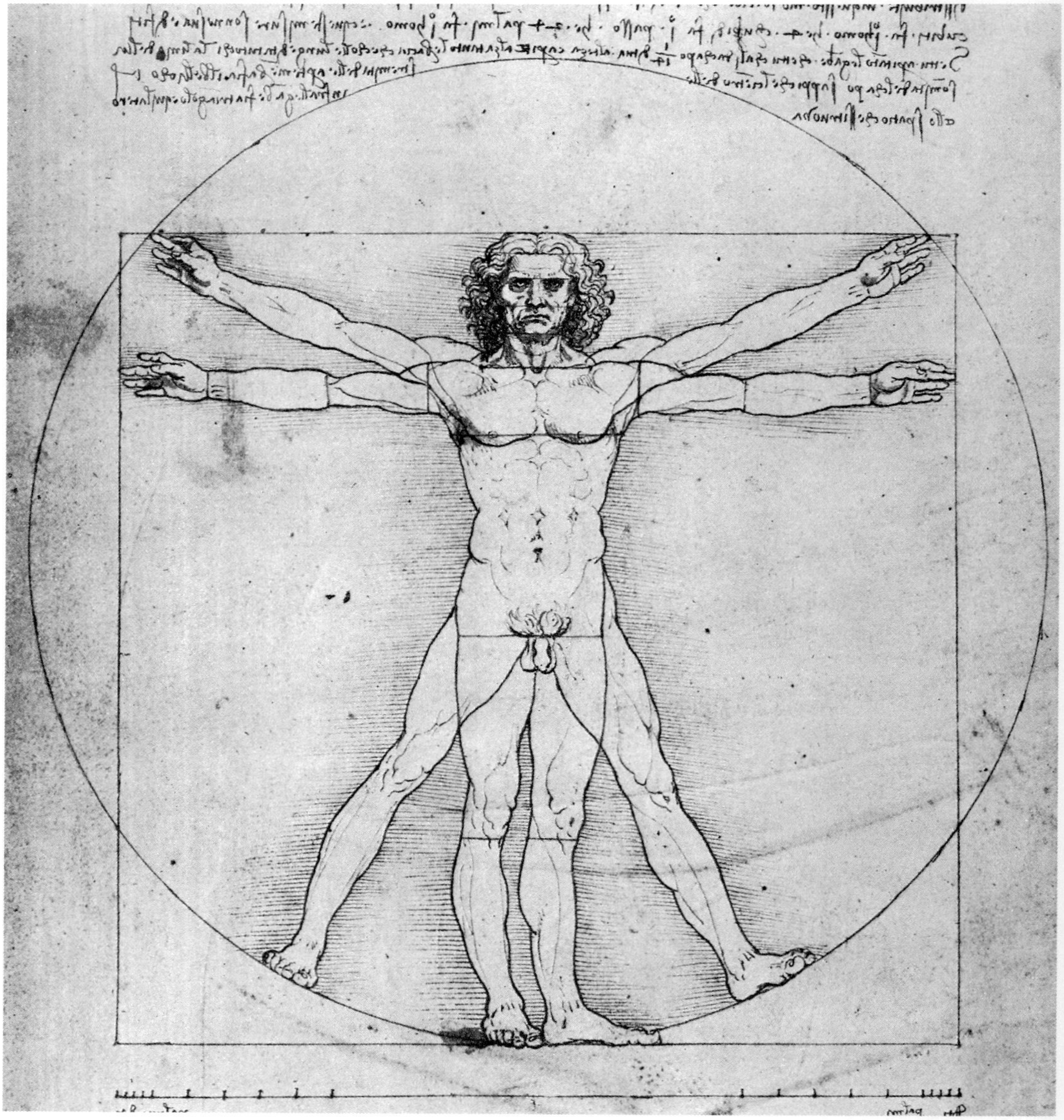

Proportionsstudie des menschlichen Körpers von Leonardo da Vinci

Vielfältig, kompliziert und perfekt durchorganisiert: der menschliche Organismus, ein vorbildlich konzipiertes Meisterstück der Natur. Aber nur, wenn Lebensführung und Ernährung eines Menschen auf die Bedürfnisse seines Körpers abgestimmt sind, kann sich dieses ideale Konzept bewähren.

1. Aufgaben der Ernährung

„Gesundheit ist das höchste Gut." Wer immer diesen simplen Satz erdachte; er hatte zweifellos recht. Gesund und leistungsfähig zu sein, stellt wohl für jeden von uns einen unschätzbaren Wert dar. Es scheint allerdings, als seien viele Menschen sich dieses Wertes gar nicht so recht bewußt; allzu sorglos setzen sie häufig ihre Gesundheit aufs Spiel.
Sein Auto bringt fast jeder regelmäßig zur Inspektion. Der eigene Körper wird dagegen nicht selten auf geradezu fahrlässige Weise vernachlässigt. Dabei kann man ein Fahrzeug neu kaufen oder auch reparieren; einen „beschädigten" Organismus wieder flott zu machen, ist jedoch oft gar nicht mehr möglich.
Vernachlässigen heißt nun aber nicht unbedingt Mangel leiden. Im Gegenteil! Das Hauptübel ist heutzutage nicht etwa eine unzureichende Versorgung mit Nahrung oder schlechte medizinische Betreuung, sondern vielmehr ein Überangebot auf ganzer Linie.
Es wird zuviel gegessen — oft auch noch zu einseitige Kost. Es wird zuviel getrunken — vor allem zuviel Alkohol, und bei jedem Wehwehchen sofort mit Medikamenten kuriert. Dazu kommen dann meist noch zu wenig körperliche Bewegung und beruflicher Streß. Kein Wunder, daß die „Wohlstandskrankheiten" wie Herz- und Kreislaufleiden und Diabetes mellitus, aber auch Krebs, ständig zunehmen.

Zitat aus dem Ernährungsbericht 1996

Durch eine große Zahl epidemiologischer und ernährungswissenschaftlicher Untersuchungen ist sicher belegt, daß ungünstige Ernährungsgewohnheiten viel zum Entstehen und zur Progression jener Krankheiten beitragen, die unter westlichen Lebensbedingungen häufig vorkommen. Das gilt besonders für die Herz-Kreislaufkrankheiten, für einige häufige Krebsformen, für Leberzirrhose und Diabetes mellitus. Diese Krankheiten verursachen den bei weitem größten Teil an vorzeitigen Todesfällen.

Dabei ist es so einfach, dem allem vorzubeugen, vorausgesetzt, man ist bereit, sich etwas genauer über die Bedürfnisse des Körpers und die Grundregeln einer gesunden Ernährung zu informieren. Doch in diesem Punkt liegt bei uns noch vieles im argen.

Zitat aus der Nationalen Verzehrsstudie 1991

Trotz inzwischen jahrzehntelanger Ernährungsinformation und -aufklärung in der Bundesrepublik ist das Ernährungswissen der Bundesbürger noch immer ausgesprochen bescheiden. Nur etwa 20 Prozent der Bevölkerung können den Energiebedarf einer Frau bzw. eines Mannes richtig einschätzen. Viele sind außerdem nicht einmal in der Lage, Lebensmitteln die entsprechenden Energiegehalte zuzuordnen. Die Schätzungen liegen oftmals weit unter oder über den tatsächlichen Brennwerten.

Nahrung als Heilmittel

„Eure Nahrungsmittel sollen eure Heilmittel und eure Heilmittel eure Nahrungsmittel sein." Hippokrates, der berühmte Arzt im antiken Griechenland legte vor mehr als 2000 Jahren seinen Patienten diesen Leitsatz ans Herz.

Wie andere Heilkundige seiner Zeit war er davon überzeugt, daß Nahrung mehr sei, als lediglich kalorischer Nachschub im alltäglichen Routinebetrieb des menschlichen Körpers.

Er vermutete in vielen Lebensmitteln Stoffe, die bei der Abwehr von Krankheiten helfen können. Die von ihm propagierte „Nahrungsheilkunde" spielte früher eine große Rolle, verlor aber mit dem Aufkommen der modernen Medizin an Bedeutung und landete lange Zeit im wissenschaftlichen Abseits.

Inzwischen sind Hippokrates und seine Kollegen jedoch auf ganzer Linie rehabilitiert, denn seit einigen Jahren ist die pharmakologische Wirkung der Nahrung Gegenstand intensiver Forschungen. Was früher allein die Erfahrung lehrte, ist nun bereits in vielen Punkten belegt.

Vor allem eßbare Pflanzen und milchsauer vergorene Lebensmittel wie Joghurt oder Sauerkraut enthalten sogenannte „bioaktive" Substanzen, die den Körper gegen eine Vielzahl von Krankheiten schützen.

Verzehrsprofile der bundesdeutschen Bevölkerung

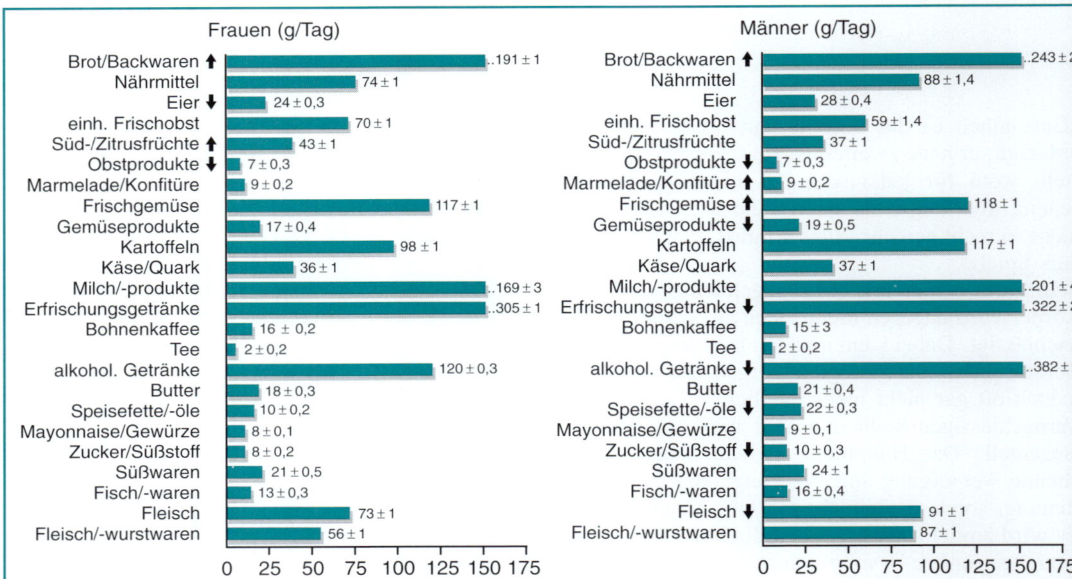

Quelle: GfK – Ernährungsforschung, Nationale Verzehrstudie 1991

Schulbildung und Lebensmittelverzehr

Je besser die Schulbildung, desto häufiger stehen frisches Obst und Gemüse auf dem Speisenplan und desto seltener kommen fette Fleisch- und Wurstsorten auf den Tisch.

Schulbildung und Verzehr von Frischgemüse bei Frauen (g/Tag)

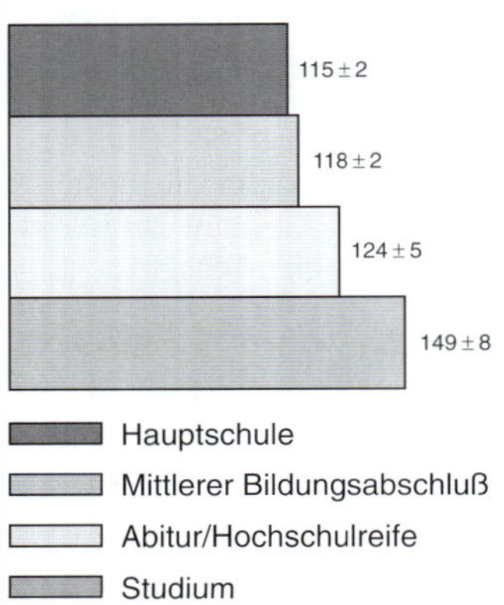

Quelle: GfK – Ernährungsforschung, Nationale Verzehrstudie 1991

Wunsch und Wirklichkeit: Die Verzehrsgewohnheiten der Bundesbürger

Insgesamt lassen die Ernährungsgewohnheiten der Deutschen in vielen Punkten noch ganz erheblich zu wünschen übrig. Hierzu einige Beispiele:

Milch

Die DGE empfiehlt, vor allem zur Deckung des Calcium- und Vitamin-D-Bedarfs täglich einen halben Liter Trinkmilch. Erwachsene trinken jedoch weniger als einen viertel Liter und Jugendliche durchschnittlich sogar nur 200 Milliliter.

Fleisch, Wurst

Diese Lebensmittel werden wesentlich mehr verzehrt, als es wünschenswert wäre. Vor allem sie sind für die viel zu hohe Energieaufnahme und den überhöhten Fett- und Eiweißkonsum verantwortlich.

Brot

Der Brotkonsum sank in den letzten 20 Jahren laut Schätzungen um etwa 20 Prozent auf 65 Kilogramm pro Kopf und Jahr. Dabei sollten es, je nach Alter, mindestens 10 bis 30 Kilogramm mehr sein. Außerdem erhöhte sich der Anteil heller Brotsorten zu Lasten der dunklen von 28 auf 42 Prozent.

Frischgemüse

Frischgemüse wird nach neuesten Studien offensichtlich mehr verzehrt als bisher angenommen. Der Verzehr liegt aber noch immer viel zu niedrig. Statt der empfohlenen 250 Gramm pro Tag nehmen die Bundesbürger im Durchschnitt gerade mal 162 Gramm zu sich.

Die häufigsten Ernährungssünden

- *Zuviel*

Die pro Tag durchschnittlich benötigte Nahrungsmenge ist heute im Vergleich zu früher relativ gering. Der Grund: Die immer weiter fortschreitende Technisierung hat die Lebensumstände in den Industrieländern radikal verändert. Nur noch wenige Menschen müssen schwere körperliche Arbeit verrichten. Wir leben in zentralgeheizten, rund um die Uhr wohlig warmen Wohnungen. Mit Hilfe moderner Verkehrsmittel überwinden wir auch weiteste Strecken ohne jede körperliche Anstrengung. Dennoch futtern die meisten von uns noch immer ungehemmt drauflos, ganz so, als herrschten noch immer die harten Lebensbedingungen vergangener Zeiten.

- *Zu fett*

Nach den Empfehlungen der Deutschen Gesellschaft für Ernährung (DGE) sollte der Fettanteil in unserer Kost nicht mehr als 30 Prozent betragen. Tatsächlich liegt er aber bei 40 Prozent, das sind pro Tag 40 bis 50 Gramm zuviel. Etwa 79 Prozent der aufgenommenen Fettmenge entstammen tierischen Lebensmitteln.

- *Zu eiweißreich*

Nach den Empfehlungen der Deutschen Gesellschaft für Ernährung (DGE) sollte der Eiweißanteil unserer Kost nicht mehr als 10 Prozent betragen. Tatsächlich liegt er aber bei 14 Prozent.

- *Zu wenig Kohlenhydrate*

Nach den Empfehlungen der Deutschen Gesellschaft für Ernährung (DGE) sollte der Kohlenhydratanteil unserer Kost bei etwa 60 Prozent liegen. Tatsächlich liegt er aber bei nur 46 Prozent. Vor allem die Zufuhr an langkettigen Kohlenhydraten (Stärke und Ballaststoffe), wie sie in Brot, Backwaren, Obst und Gemüse enthalten sind, kommt viel zu kurz. Getreideflocken in Form von Müsli haben sich bislang ausschließlich bei Kindern und Jugendlichen durchgesetzt.
Besonders unvernünftig leben in dieser Hinsicht die 15- bis 18jährigen Teenager. Sie haben einen enorm hohen Zuckerkonsum. Der vor allem durch ihre ausgeprägte Vorliebe für Süßigkeiten, coffeinhaltige Erfrischungsgetränke und zuckerhaltige Limonaden zu erklären ist.

Die Folgen

- *Übergewicht*

Wegen der zu hohen Energieaufnahme sind 36 Prozent der Männer und 47 Prozent der Frauen übergewichtig.
Besonders älteren Menschen fällt es schwer, ihre Ernährung zu verändern und dem geringeren Energiebedarf im Alter anzupassen.

- *Mangelversorgung*

Die unausgewogene Ernährung hat bei verschiedenen Bevölkerungsgruppen zu einer Unterversorgung mit lebensnotwendigen (essentiellen) Nährstoffen, vor allem bei den Mineralstoffen und Vitaminen, geführt.
Junge Frauen im Alter zwischen 15 und 35 Jahren sind dabei die Hauptrisikogruppe.

- *Ernährungsbedingte Krankheiten*

Übergewicht, zu hoher Fett-, Zucker- und Alkoholkonsum und eine zu geringe Aufnahme von Ballaststoffen sind die Ursache für eine ganze Reihe von Krankheiten, die den Staat heute jährlich rund 42 Milliarden DM kosten. Die könnte man weitgehend sparen, wenn wir uns bedarfsgerechter ernährten.

Energielieferanten

Als Energielieferanten dienen dem Körper in erster Linie Fette und Kohlenhydrate. Beide Stoffgruppen kommen in der belebten Natur als Energieträger vor. Mensch und Tier bilden vor allem Fettdepots. Pflanzen dagegen bauen häufig Energiereserven in Form von Stärke auf. Proteine (Eiweißstoffe) werden nur in Ausnahmefällen zur Energiegewinnung genutzt.

Baustofflieferanten

Proteine

Sie dienen dem Körper als stoffliche Grundlage für den Aufbau der verschiedenen Zellen und Gewebe.

Fett

Es baut gemeinsam mit den Proteinen die Zellwände auf.

Mineralstoffe

Sie dienen dem Aufbau bestimmter Körpergewebe, zum Beispiel von Knochen und Zähnen.

Wasser

Es ist Bestandteil der Zell- und sämtlicher Körperflüssigkeiten wie Blut, Lymphe und Verdauungssäfte.

Reglerstoffe

Vitamine

Sie werden vor allem als Cofaktoren für Enzyme benötigt. Hormone und Enzyme wirken ebenfalls als Reglerstoffe, der Körper kann sie aber selbst herstellen.

Mineralstoffe

Sie helfen bei Regulierung des Wasserhaushaltes. Außerdem sind viele von ihnen, zum Beispiel Zink und Magnesium, am Aufbau von Hormonen und Enzymen beteiligt.

1.1 Nahrungsbedarf des Körpers

Ein lebender Organismus ist kein statisches System, etwa wie ein Haus, das, einmal auf sicherem Grund errichtet, dort unverändert stehenbleibt und praktisch keinerlei Arbeits- und Materialaufwand mehr erfordert, es sei denn, Gebäudeteile werden durch äußere Einwirkungen beschädigt.

Ein lebender Organismus ist vielmehr dynamischer Natur. Selbst wenn sich der Körper nach außen hin in völliger Ruhe befindet, in seinem Inneren laufen auch dann noch die unterschiedlichsten Aktivitäten.

Was im Inneren des Körpers geschieht

- Das Herz pumpt unaufhörlich Blut durch das gesamte Gefäßsystem.
- Im Verdauungstrakt, dem Umschlagplatz für Nahrung, wird Verwertbares von Überflüssigem getrennt.
- Die Atmung sorgt für eine regelmäßige Zufuhr von Sauerstoff.
- In den Zellen werden geeignete Stoffe „verbrannt", damit eine ausreichende Körpertemperatur gesichert ist.
- In sämtlichen Zellen sind ständig „Instandsetzungsarbeiten" im Gange, Zellsubstanz wird erneuert.

Was der Körper dazu unbedingt benötigt

- Energieträger, damit er Arbeit leisten kann.
- Baustoffe, damit er Material für den Aufbau und die Erneuerung von Zellen und Geweben zur Verfügung hat.
- Reglerstoffe, damit er die vielfältigen und komplizierten Abläufe organisieren und kontrollieren kann.

Ernährung der bundesdeutschen Bevölkerung
Ideal- und Ist-Zustand (Verzehrsmengen in g/Tag)

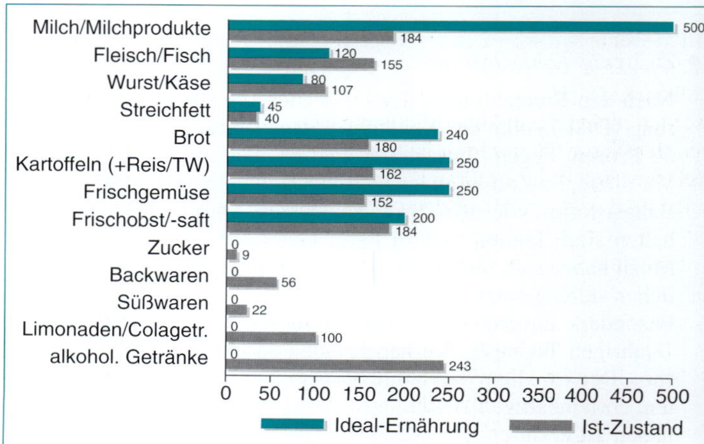

Quelle: GfK – Ernährungsforschung, Nationale Verzehrstudie 1991

Nicht fürs Überleben notwendig, aber dennoch wichtig

Es gibt Stoffe, die für den Organismus zwar nicht unbedingt lebensnotwendig sind, dennoch aber eine vorteilhafte Wirkung auf einige physiologische Abläufe besitzen.

Ballaststoffe
Sie aktivieren die Darmtätigkeit (Peristaltik) und verkürzen auf diese Weise die Verweilzeit der Nahrung im Verdauungstrakt. Zu den Ballaststoffen gehören Cellulosen, Hemicellulosen und Pektine.

Farb-, Aroma- und Geschmacksstoffe
Sie fördern die Bildung von Verdauungssäften und regen den Appetit an.

Definitionen

Lebensmittel
Unter Lebensmittel im Sinne des Gesetzes versteht man „Stoffe, die dazu bestimmt sind, in unverändertem, oder zubereitetem oder verarbeitetem Zustand von Menschen gegessen, gekaut und getrunken zu werden."

Nahrungsmittel
Sie sind der „wertgebende" Anteil unseres Nahrungsangebotes und enthalten alle, ohne Ausnahme, lebensnotwendige Nährstoffe.

Genußmittel
Von der großen Gruppe der Nahrungsmittel sind die Genußmittel wie Kaffee, Tee oder Alkohol zu unterscheiden. Sie besitzen keinen für den Körper wesentlichen Nährwert und werden vor allem ihrer anregenden Wirkung wegen genossen. Nur alkoholische Genußmittel weisen einen hohen Energiegehalt auf.

1.2 Quantitative und qualitative Aspekte der Ernährung

Viele Menschen essen und trinken nicht im Bewußtsein, damit gezielt ihren Nährstoffbedarf zu decken, sondern ganz einfach deshalb, weil sie Hunger bzw. Durst oder Appetit auf etwas ganz Bestimmtes haben. Dieses Bedürfnis befriedigen sie und genießen das. Nun ist es ganz sicher so, daß der Genußwert von Mahlzeiten entscheidend mit zu unserem Wohlbefinden und unserer Lebensfreude beiträgt und auf diese Weise hilft, Gesundheit und Widerstandskraft des Körpers zu erhalten. Wer jedoch seinen Gaumen zum alleinigen Ratgeber macht und einfach unbesehen alles ißt, was ihm schmeckt, der läuft Gefahr, sich am Bedarf vorbei zu ernähren. Damit im Organismus alle Funktionen reibungslos ablaufen können, muß das Nahrungsangebot in puncto Qualität und Quantität bestimmten Anforderungen genügen.

1.2.1 Energie: Die lebensnotwendige Kraft

Auch wenn der Mensch sich gern als Krone der Schöpfung versteht, auch wenn er durch das Weltall fliegt und bereits Genmanipulationen vollbringt, alle naturwissenschaftlich-technischen Errungenschaften werden nichts daran ändern können, daß sein Organismus den Gesetzen der Natur unterworfen ist. Sie gelten für ihn wie für jedes andere Lebewesen auf dieser Erde auch. Eines der fundamentalen Grundgesetze ist das „Gesetz von der Erhaltung der Energie." Es besagt, daß Ernergie weder erzeugt noch vernichtet werden kann, zum Beispiel von chemischer Energie in Wärmeenergie. Im Prinzip stellen viele Arten von Materie, etwa Kohle, Benzin, Holz, Fett und Zucker, chemische Energie dar. Als Energiequelle für den Menschen kommen jedoch nur solche Stoffe in Frage, die der Organismus in den körpereigenen „Chemielabors" mit Hilfe seiner Enzyme verwerten kann, nämlich Fette, Kohlenhydrate und Proteine. Diese Nährstoffe werden auf dem Wege der „Physiologischen Verbrennung" unter Energiegewinnung in einfache Verbindungen zerlegt.

Energie, Arbeit, Wärme

Energie, Arbeit und Wärmemenge sind Größen gleicher Dimension und werden deshalb in der gleichen Einheit gemessen.
Nach dem internationalen Einheitensystem (SI) ist die gemeinsame Einheit das aus den Basiseinheiten gebildete Potenzprodukt $kg \times m^2 \times s^{-2}$ und hat den besonderen Namen Joule (J).
Andere Einheiten für Energie sind Wattsekunde (Ws) oder Newtonmeter (Nm).

1 J = 1 Ws = 1 Nm

Wie der Energiegehalt im Labor bestimmt wird

Den Energiegehalt, auch von Nährstoffen, kann man in einer Kaloriemeterbombe ermitteln. Sie besteht aus einem mit Sauerstoff gefüllten Stahlzylinder, der von einem wärmeisolierten Wasserbad umgeben ist. Zur Messung verbrennt man eine abgewogene Menge des betreffenden Nährstoffes in diesem Zylinder. Die Verbrennung bringt man mit Hilfe einer elektrischen Zündeinrichtung in Gang. Die bei der Verbrennung frei werdende Wärmemenge läßt die Temperatur des Wasserbades ansteigen. 4,2 kJ erwärmen 1 l Wasser um 1 °C. Aus der Höhe des Temperaturanstieges läßt sich daher der Energiegehalt des Stoffes berechnen.

Kleine Energiekunde

Energie ist ein Begriff aus der Physik. Der Physiker unterscheidet dabei verschiedene Energieformen, zum Beispiel:

— Elektrische Energie,
— Bewegungs- bzw. Kinetische Energie,
— Wärmeenergie,
— Chemische Energie.

Die physikalische Einheit für Energie ist heute das Joule (J). Ein Joule ist die Energiemenge, die benötigt wird, um ein Kilogramm (kg) mit der Kraft von 1 Newton (N) um 1 Meter (m) zu bewegen.

1 Joule = 1 kg x m² x s⁻²

Früher war statt Joule die Bezeichnung Kilokalorie (kcal) üblich. Eine Kilokalorie ist definiert als die Energiemenge, die benötigt wird, um 1 Liter (l) Wasser von 14,5 °C auf 15,5 °C zu erwärmen. Der Umrechnungsfaktor in Joule beträgt 4,184.

1 Kalorie = 4,184 Joule
1 Kilokalorie = 4,184 Kilojoule

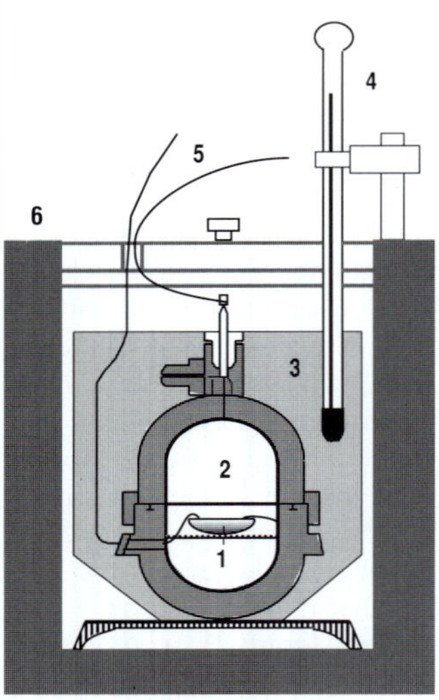

Schnitt durch eine Kalorimeterbombe (1 = Lebensmittel, 2 = Sauerstoffkammer, 3 = Wasser, 4 = Thermometer, 5 = Zündleitung, 6 = Thermostat)

Physikalischer und physiologischer Brennwert

Aus Kohlenhydraten und Fetten entstehen bei der Verbrennung im Organismus die gleichen Abbauprodukte wie bei einer Verbrennung unter Laborbedingungen außerhalb des Körpers. Auch die frei werdende Energiemenge ist in beiden Fällen gleich.
Proteine dagegen werden im Organismus nur bis zur Stufe des Harnstoffes, also unvollständig verbrannt. Die im Organismus ausnutzbare Energiemenge liegt daher unter der bei Laborbedingungen gemessenen. Alkohol wird im Körper größtenteils verstoffwechselt und oxidiert. Nur geringe Mengen des aufgenommenen Alkohols (maximal 5%) werden unverändert wieder ausgeschieden. Aus einem Gramm werden circa 29 kJ gewonnen. Den vom Organismus ausnutzbaren Teil des Energiegehaltes eines Lebensmittelinhaltsstoffes bezeichnet man als physiologischen Brennwert oder auch Nutzwert.

Nährstoff	Physikalischer Brennwert (kJ)	Physiologischer Brennwert (kJ)
Fett	38,9	38,9
Kohlenhydrate	17,2	17,2
Proteine	23,4	17,2

1.2.2 Grundumsatz

Einen Teil der mit der Nahrung aufgenommenen Energie benötigt der Organismus zur Erhaltung seiner elementaren Lebensfunktionen wie beispielsweise Atmung, Kreislauf und Erhaltung der Körpertemperatur. Diesen auch bei völliger Ruhe noch bestehenden Energiebedarf bezeichnet man als Grundumsatz (engl.: „basal metabolic rate", BMR). Er wird unter ganz genau definierten Bedingungen gemessen:

- im Liegen bei völliger körperlicher Ruhe, also entspannter Muskulatur,
- nach Abklingen der Verdauungs- und Resorptionsvorgänge, das heißt 12 bis 24 Stunden nach der letzten Nahrungsaufnahme,
- bei einer Umgebungstemperatur von 20 °C.

Höhe des Grundumsatzes

Die Höhe des Grundumsatzes ist nicht bei allen Menschen gleich, sondern wird von verschiedenen Faktoren beeinflußt.

Körperzusammensetzung

Der menschliche Körper besteht aus verschiedensten Organen und Gewebearten. Je nachdem, wie stoffwechselaktiv sie sind, haben sie einen unterschiedlich hohen Anteil am Grundumatz. Allein bei den einzelnen Organen lassen sich erhebliche Unterschiede im Energiebedarf feststellen. Er liegt bei der Leber, dem „Zentrallabor" des menschlichen Körpers, wo unzählige Stoffwechselreaktionen ablaufen, am höchsten.
Gleiches gilt für die einzelnen Gewebearten. So verbraucht Fettgewebe, das vorwiegend als Stoff- bzw. Energiereserve benötigt wird, deutlich weniger Energie als das Arbeit verrichtende Muskelgewebe mit seinem erheblich intensiveren Stoffwechsel. Ein Mensch mit gut bemuskeltem Körper und nur geringem Fettansatz wird daher einen vergleichsweise höheren Grundumsatz aufweisen als jemand, der eine nur gering entwickelte Muskulatur besitzt und dafür mit zahlreichen Speckpolstern bestückt ist. Bezogen auf das Körpergewicht haben daher Frauen einen geringeren Grundumsatz, weil ihr Anteil an Fettgewebe höher ist.

Beitrag einzelner Organe zum Grundumsatz

Organ	Organmasse (kg)	Anteil an der Körpermasse (%)	Anteil am Grundumsatz (%)
Leber	1,5	2,1	20,4
Hirn	1,4	2,0	18,3
Herz	0,3	0,43	9,2
Nieren	0,3	0,43	7,2

Erhaltungsumsatz

Zuweilen ist in der Literatur auch der Begriff „Erhaltungsumsatz" (engl.: maintenance) zu finden.

Der Unterschied zwischen Grund- und Erhaltungsumsatz ist folgender:

- Bei der Ermittlung des Grundumsatzes bestimmt man die Wärmeproduktion und den Sauerstoffverbrauch bzw. Kohlendioxidausstoß. Diese Größen dienen als Maß dafür, mit welcher Geschwindigkeit der Organismus Körpersubstanz abbaut, um dadurch die Energie zur Erhaltung der Lebensfunktion zu gewinnen.
- Bei der Ermittlung des Erhaltungsumsatzes bestimmt man, welche Nährstoffmenge dem Organismus zugeführt werden muß, damit er seine Lebensfunktion aufrecht erhalten kann, ohne dafür Körpersubstanz abbauen zu müssen. Er wird jedoch selten zu vergleichenden Zwecken herangezogen.

Was bei Schlankheitsdiäten zu beachten ist

Bei längerem Fasten, das wegen drastischer Einschränkung der Energiezufuhr zu einer Abnahme des Gewichtes von rund zehn Prozent des ursprünglichen Körpergewichtes führt, reduziert sich der Grundumsatz um 16 Prozent. Dauert die Unterernährung länger an, so sinkt er noch weiter, um bis zu 30 Prozent. Je mehr man hungert, desto weiter schraubt der Körper seinen Energiebedarf herunter. Eine mäßige Abnahme des Körpergewichtes hat dagegen keinen oder nur einen unwesentlichen Einfluß auf den Grundumsatz.

Gewicht und Größe

Auch Gewicht und Größe beeinflussen die Höhe des Grundumsatzes. Zum einen hat ein großer, schwerer Mann ganz einfach mehr Masse und damit insgesamt mehr stoffwechselaktives Gewebe. Zum anderen nimmt mit Größe und Gewicht die Körperoberfläche zu. Das wiederum erhöht den energetischen Aufwand für die Regulierung der Körpertemperatur.

Geschlecht

Männer haben im allgemeinen einen höheren Grundumsatz als Frauen, vor allem deshalb, weil ihr prozentualer Muskelanteil über und ihr Fettgewebeanteil unter dem von Frauen liegt.
Bei Frauen schwankt der Grundumsatz außerdem geringfügig mit dem Zyklus. Während einer Schwangerschaft steigt er deutlich an, gegen Ende um bis zu 20 bis 25 Prozent.

Alter

Mit zunehmendem Alter verlangsamen sich die Stoffwechselvorgänge. Ältere Menschen haben daher einen geringeren Grundumsatz als in jüngeren Jahren.

Abhängigkeit des Grundumsatzes — je m² Körperoberfläche und Stunde — von Alter und Geschlecht (nach Boothy)

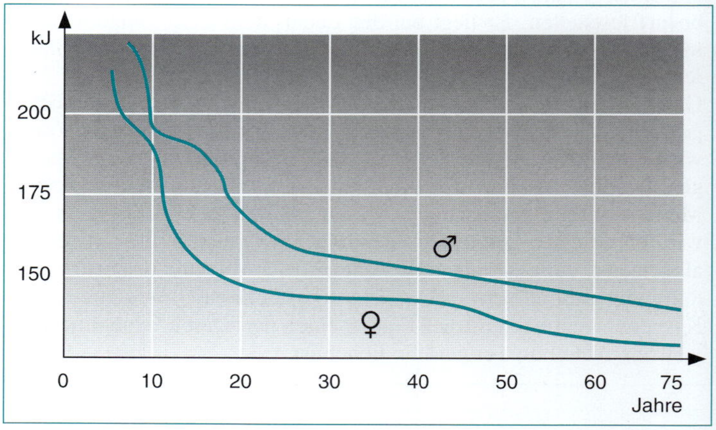

Höhe des durchschnittlichen, täglichen Grundumsatzes (nach DGE und Wirths)

Frauen (165 cm, 60 kg)

Alter	Energie
15—18 Jahre	6200 kJ
19—35 Jahre	6000 kJ
36—50 Jahre	5600 kJ
51—65 Jahre	5200 kJ
66—75 Jahre	5000 kJ

Männer (172 cm, 70 kg)

Alter	Energie
15—18 Jahre	7900 kJ
19—35 Jahre	7300 kJ
36—50 Jahre	6800 kJ
51—65 Jahre	6200 kJ
66—75 Jahre	5800 kJ

Erkrankungen

Der Grundumsatz wird vor allem durch Fehlfunktionen der Hypophyse, Schilddrüse und Nebennierenrinde beeinflußt:

— Überaktivität dieser Drüsen steigert den Grundumsatz.

— Unteraktivität dieser Drüsen senkt den Grundumsatz.

Außerdem kann Fieber den Grundumsatz, wegen der stärkeren Wärmeproduktion, um bis zu 40 Prozent steigern. Allgemein gilt: Eine Erhöhung der Körpertemperatur um 1 °C führt zu einem Anstieg des Energieumsatzes von rund 13 Prozent.

Faktoren, die den Grundumsatz erhöhen

— Sportliche Aktivität erhöht den Grundumsatz, weil Sportler einen höheren Muskelanteil besitzen.
— Leicht erregbare Menschen haben einen erhöhten Grundumsatz. Die Ursache dafür ist ein erhöhter Muskeltonus, der sich durch psychische Erregung noch weiter verstärkt.

Faktoren, die den Grundumsatz senken

— Während des Schlafes ist der Grundumsatz wegen des geringeren Muskeltonus und der geringeren Aktivität des sympathischen Nervensystems um sieben bis zehn Prozent geringer.
— In den Tropen ist der Grundumsatz um zehn bis 20 Prozent geringer. Der Grund: Der Körper verändert die Hormonausschüttung der Schilddrüse und paßt seine Wärmeproduktion auf diese Weise den extremen klimatischen Bedingungen an.

Messung des Grundumsatzes

Im allgemeinen ermittelt man den Grundumsatz des Menschen durch indireke Kalorimetrie. Dieser Methode liegen folgende Überlegungen zugrunde:

Als Energielieferanten kann der Organismus entweder Fette, Kohlenhydrate oder Proteine „verbrennen" bzw. oxidieren. Für diesen Vorgang benötigt er Sauerstoff als Oxidationsmittel. Als Reaktionsprodukt wird Kohlendioxid bei der Oxidation gebildet. Bei Proteinen, die, wie wir bereits wissen, nicht vollständig oxidiert werden, entsteht außerdem noch Harnstoff.

Reaktionsgleichung für die Verbrennung des Kohlenhydrates Glucose:

$$C_6H_{12}O + 6\ O_2 = 6\ CO_2 + 6\ H_2O$$

Reaktionsgleichung für die Verbrennung des Fettmoleküls Tripalmitin:

$$C_{51}H_{98}O_6 + 72{,}5\ O_2 = 51\ CO_2 + 49\ H_2O$$

Molbilanz der Verbrennung von Glucose

1 Mol Glucose = 180 g
6 Mol Sauerstoff = 192 g

Also:
180 g Glucose werden von 192 g Sauerstoff verbrannt.

Bei genauer Betrachtung beider Reaktionsgleichungen wird zweierlei deutlich:

— Ein Gramm Fett benötigt zur Verbrennung mehr Sauerstoff als ein Gramm Glucose.
— Das Verhältnis der verbrauchten Menge Sauerstoff zu der freigesetzten Menge Kohlendioxid beträgt bei Glucose 1 : 1. Bei Tripalmitin dagegen wird mehr Sauerstoff verbraucht als Kohlendioxid gebildet.

Molbilanz der Verbrennung von Tripalmitin

1 Mol Tripalmitin = 806 g
72,5 Mol Sauerst. = 2320 g

Also:
806 g Tripalmitin werden von 2320 g Sauerstoff verbrannt.

Sauerstoffverbrauch, Kohlendioxidabgabe und Energiewert im Körper verbrannter Fette, Kohlenhydrate und Proteine

Nährstoff	Verbrauchter Sauerstoff (ml/g)	Abgegebenes CO_2 (ml/g)	Energiegehalt pro g Nährstoff (kJ)	Energiegehalt pro l verbr. O_2 (kJ)	Energiegehalt pro l abgegebenes CO_2 (kJ)
Fette	2 019,3	1 427,3	38,9	19,6	19,6
Kohlenhydrate	828,8	828,8	17,2	21,12	21,12
Proteine	966,3	773,9	17,2	18,77	23,35

Der Respiratorische Quotient (RQ)

Aus der obenstehenden Tabelle lassen die Volumenverhältnisse von verbrauchtem Sauerstoff und gebildetem Kohlendioxid entnehmen:

$$RQ = V_{CO_2} : V_{O_2}$$

- Bei der Verbrennung von 1 g Stärke oder Glucose sind Sauerstoff-Verbrauch und Kohlendioxid-Bildung gleich groß. Den verbrauchten 828,8 ml Sauerstoff stehen 828,8 ml Kohlendioxid gegenüber.
- Bei Fett und Proteinen ist der Verbrauch an Sauerstoff höher als die Menge des bei der Oxidation gebildeten Kohlendioxid. Bei Fett werden 2 019,3 ml Sauerstoff verbraucht, dagegen entstehen nur 1 427,3 ml Kohlendioxid. Bei den Proteinen ist das Verhältnis 966,3 ml Sauerstoff zu 773,9 ml Kohlendioxid.

Bildet man nun für alle drei Nährstoffe den Quotienten aus dem Volumen CO_2 (V_{CO_2}) und dem Volumen O_2 (V_{O_2}), so hat dieser für jeden von ihnen einen charakteristischen Wert. Man bezeichnet dieses Verhältnis als den Respiratorischen Quotienten (RQ).

Respiratorische Quotienten der einzelnen Nährstoffe

RQ für Kohlenhydrate:

$$\frac{828{,}8 \text{ ml } CO_2}{828{,}8 \text{ ml } O_2} = 1{,}000$$

RQ für Fette:

$$\frac{1\,427{,}3 \text{ ml } CO_2}{2\,019{,}3 \text{ ml } O_2} = 0{,}707$$

RQ für Proteine:

$$\frac{773{,}9 \text{ ml } CO_2}{966{,}3 \text{ ml } O_2} = 0{,}801$$

Bei einer gemischten Kost ergibt sich ein mittlerer RQ von rund 0,8. Aus den ein- bzw. ausgeatmeten Gasmengen und dem RQ läßt sich der Anteil der Nährstoffe am Umsatz in einfacher Weise berechnen.

Möchte man dabei nicht nur grobe Näherungen, sondern ganz exakte Werte erzielen, so muß der Proteinumsatz gesondert berücksichtigt werden. Wie bereits bekannt, werden Proteine unvollständig verbrannt. Die Abbauprodukte dieser unvollständigen Reaktion befinden sich im Harn. Man bestimmt daher den Stickstoffgehalt des Harns. Daraus läßt sich dann die ursprünglich verbrannte Menge rückrechnen, denn Proteine besitzen einen relativ konstanten Stickstoffgehalt von rund 16 Prozent. Multipliziert man den gemessenen Harn-Stickstoff mit 6,25 (16 x 6,25 = 100), so kommt man auf die ursprünglich in der Nahrung enthaltene Eiweißmenge.

Aus der obenstehenden Tabelle läßt sich außerdem berechnen, wieviel O_2 diese Proteinmenge verbraucht hat und wieviel CO_2 dabei entstanden sein muß. Diese Werte zieht man von den Gesamtmeßwerten ab und erhält den „Nicht-Eiweiß-RQ".

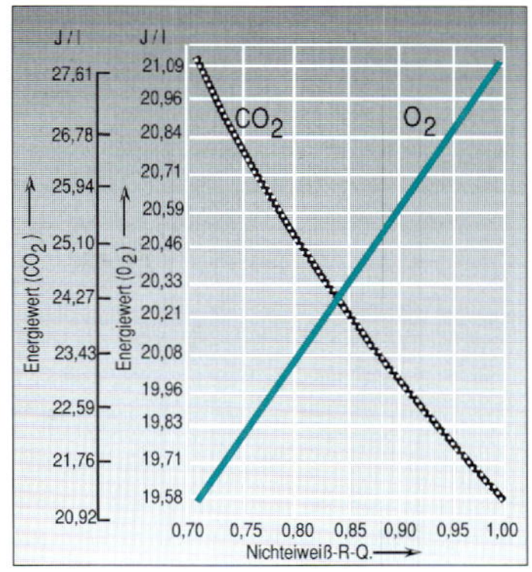

Energiewerte für Kohlendioxid und Sauerstoff bei verschiedenen RQ-Werten

Berechnungsbeispiel

<u>Meßwerte bei der Bestimmung des Grundumsatzes</u>

Sauerstoff-Verbrauch: . . . . 380,2 l

Kohlendioxid-Verbrauch: . . . . 299,8 l

Proteinumsatz: . . . . 73,4 g

<u>Rechnung</u>

Sauerstoff-Verbrauch der Proteine . . . . = 73,4 x 0,966 l

. . . . = <u>70,9 l</u>

Kohlendioxid-Bildung aus Proteinen . . . . . = 73,4 x 0,774 l

. . . . = <u>56,8 l</u>

Es verbleiben danach für die Verbrennung von Fett und Kohlenhydraten noch 309,3 l Sauerstoff.

Außerdem entstehen 243,0 l Kohlendioxid.

Der Nicht-Protein-RQ errechnet sich jetzt aus:

$$243{,}0 \text{ l } CO_2 : 309{,}3 \text{ l } O_2 = \underline{0{,}79}$$

Die Höhe des Nicht-Protein-RQ hängt davon ab, in welchem Verhältnis Kohlenhydrate und Fette am Stoffumsatz beteiligt sind. Aus der nebenstehenden Abbildung ist zu entnehmen, daß bei einem RQ von 0,85, wie er bei einer normalen Ernährung errechnet wird, die Energiemenge je zur Hälfte der Verbrennung von Fett und der Verbrennung von Kohlenhydraten entstammen muß. Der Brennwert von Fett ist bekanntlich nahezu doppelt so hoch wie der von Kohlenhydraten. Daher ergibt sich ein Verhältnis für die Gewichtsanteile für Fett und Kohlenhydrate von 30 zu 70 Prozent. Abweichende RQ-Werte lassen Rückschlüsse auf Veränderungen im Stoffwechselgeschehen zu. Werte über 1 zeigen an, daß Kohlenhydrate in Fett umgewandelt werden. Der RQ steigt deshalb an, weil Fette im Vergleich zu Kohlenhydraten in ihrem Molekül weniger Sauerstoff enthalten. Beim Umbau wird daher Sauerstoff freigesetzt.

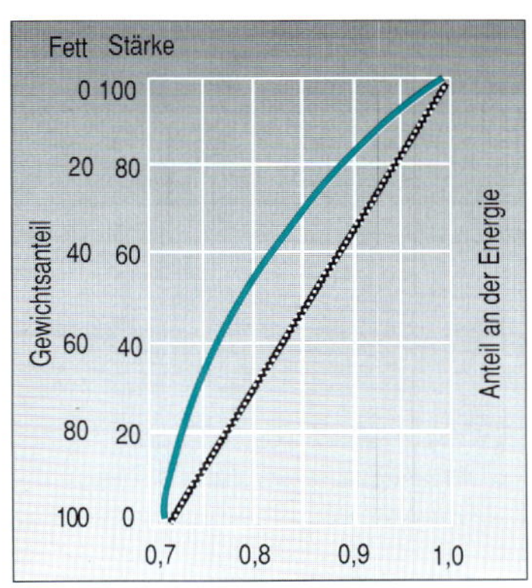

Anteil von Fett und Stärke an der Verbrennung N-freier Nahrungsstoffe bei verschiedenen RQ-Werten

Bei bestimmten Erkrankungen, zum Beispiel Diabetes mellitus, kann der RQ unter 0,7 sinken. Der Grund: Bei dieser Stoffwechselstörung muß Glucose aus Aminosäuren aufgebaut werden. Da das Glucosemolekül einen höheren Sauerstoffanteil besitzt als Aminosäuren, wird mehr Sauerstoff verbraucht, der RQ-Wert steigt also an.

Berechnung des Grundumsatzes

Häufig wird für die Berechnung des Grundumsatzes eine Faustformel von 4,2 kJ pro Kilogramm Körpergewicht und Stunde angegeben. Die danach erzielten Ergebnisse sind jedoch sehr ungenau, weil die individuellen Besonderheiten des einzelnen Körpers völlig unberücksichtigt bleiben.

Es gibt zwei Möglichkeiten, zu genaueren Aussagen über den Grundumsatz beim Menschen zu kommen. Wir wollen im folgenden die beiden Berechnungsmöglichkeiten miteinander vergleichen.

Berechnung über die Körperoberfläche

Bei dieser Art der Berechnung bezieht man den Grundumsatz auf die Körperoberfläche. Zur Bestimmung der Körperoberfläche dient ein Nomogramm, das als Grundgrößen die Körperlänge und das -gewicht enthält.

Nomogramm zur Bestimmung der Körperoberfläche aus Körpergröße und -gewicht

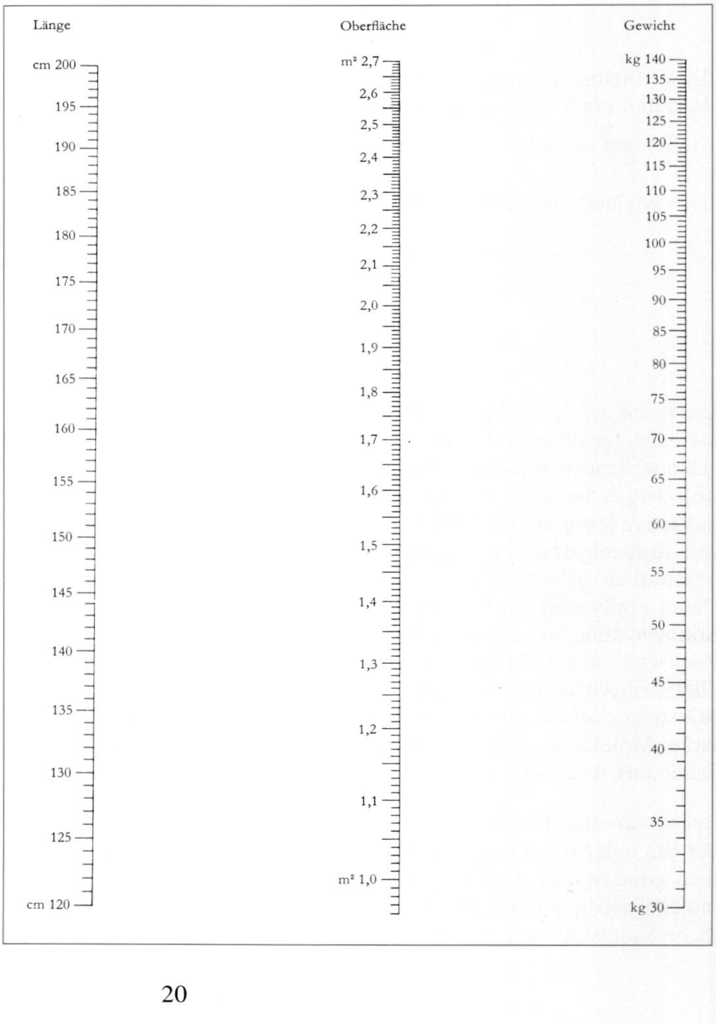

Zur Ermittlung der Körperoberfläche geht man folgendermaßen vor:

1. Markieren der Körpergröße auf der linken Skala.
2. Markieren des Körpergewichtes auf der rechten Skala.
3. Verbinden der beiden Markierungen durch eine gerade Linie.
4. Ablesen der Körperoberfläche am Schnittpunkt der Verbindungslinie mit der mittleren Skala.

Standardwerte des Grundumsatzes bezogen auf die Körperoberfläche

Alter in Jahren	Männer (kJ · m^{-2} · h^{-1})	Frauen (kJ · m^{-2} · h^{-1})
18	170	140
19	168	148
20	167	148
21	165	147
22	164	147
23	163	147
24	162	147
25	161	147
26	160	146
27	159	146
28	158	146
29	158	146
30	157	146
31	157	146
32	156	146
33	155	146
34	155	146
35	154	146
36	154	145
37	154	145
38	154	144
39	153	144
40	153	144
45	152	142
50	151	140
55	148	138
60	146	136
65	142	133
70	139	131
75	133	130

Berechnungsbeispiel

Es soll der tägliche Grundumsatz eines 16-jährigen Mädchens bestimmt werden (Größe: 165 cm, Gewicht: 53 kg).

Lösungsweg:

1. Bestimmung der Körperoberfläche anhand des Nomogramms.
   Ergebnis: 1,57 m^2
2. Bestimmung des Grundumsatzes pro m^2 und Stunde nach der Tabelle für die Standardwerte.
3. Umrechnung auf 1,57 m^2 und 24 Stunden.

Rechnung:

Bedarf für:

1 m^2 und 1 Std.: 158 kJ

Bedarf für:
1,57 m^2 u. 1 Std.:
1,57 x 158 kJ

Bedarf für:
1,57 m^2 u. 24 Std.:
1,57 x 24 x 158 kJ

Ergebnis: 5 953 kJ

1.2.3 Leistungszuwachs

Jede Leistung des Körpers über den Grundumsatz hinaus bedeutet eine Steigerung des Energieumsatzes, die man als Leistungszuwachs bezeichnet. Die Höhe des Leistungszuwachses ist von der körperlichen Aktivität abhängig. Einen besonders ausgeprägten Leistungszuwachs bringen sportliche Betätigungen. So haben beispielsweise Ringer einen Gesamtenergieverbrauch von ca. 3 800 kJ pro Stunde.

Faktoren, die den Leistungszuwachs außerdem noch beeinflussen

Umgebungstemperatur
Bei extrem hohen oder niedrigen Außentemperaturen ist der energetische Aufwand zum Aufrechterhalten der Körpertemperatur über den Grundumsatz hinaus erhöht.

Verdauungstätigkeit
Für den Ab- und Umbau der Nahrung wird ebenfalls zusätzliche Energie benötigt. Man rechnet mit ca. 10 % bis 12 % „Ab- und Umbauaufwand", bezogen auf die Gesamtmenge an aufgenommener Nahrungsenergie.

Energieverbrauch von Sportlern

Sportart	Minimum (kJ/Tag)	Maximum (kJ/Tag)
Kurzstreckenlauf	12 500	16 700
Fußball	12 500	21 000
Skilanglauf	14 660	21 000
Radsport	25 000	37 600

Arbeitsumsatz im Beruf

Die verschiedenen Berufe hat man nach dem jeweiligen Leistungsumsatz in leichte, mittlere und schwere Arbeit unterteilt. Für dessen Berechnung hat die DGE folgende Werte festgelegt.

Schwere der Arbeit	(kJ/h) m	w
Leichtarbeit	unter 315	unter 250
Mittelschw. Arbeit	315—630	250—500
Schwerarb.	630—840	über 500
Schwerstarb.	über 840	—

Energieumsatz bei verschiedenen Tätigkeiten

Art der Tätigkeit	Mann (ca. 65 kg Gewicht)	Frau (ca. 55 kg Gewicht)
Bettruhe	4,52 kJ/min	3,77 kJ/min
Sitzen	5,82 kJ/min	4,82 kJ/min
Stehen	7,32 kJ/min	5,73 kJ/min
Gehen (4,9 km/h)	15,5 kJ/min	12,6 kJ/min
Gehen (4,9 km/h, 10 kg Gepäck)	16,7 kJ/min	14,2 kJ/min
Leichte Büroarbeit	7,5 kJ/min	6,7 kJ/min
Hausarbeit (Kochen, Reinemachen)	8,8-18,0 kJ/min	7,1-14,6 kJ/min
Leichte Industriearbeit (Druckerei, Bäckerei, Elektroindustrie, Chemie)	9,6-17,2 kJ/min	7,9-13,4 kJ/min
Bauarbeit	13,4-25,1 kJ/min	—
Landwirtschaft (Traktorfahren, Füttern, Dreschen)	10,0-38,1 kJ/min	10,0-28,4 kJ/min
Bergbau	23,4-28,9 kJ/min	—
Golf, Segeln, Kegeln	10,5-21,0 kJ/min	8,3-16,7 kJ/min
Tanzen, Reiten, Schwimmen, Tennis	21,0-31,5 kJ/min	16,7-25,2 kJ/min
Leichtathletik, Rudern, Fußball	31,5 kJ/min	25,0 kJ/min

Freizeitumsatz

Für die berufsarbeitsfreie Zeit rechnet die DGE in ihren Empfehlungen für den Energiebedarf mit einem Zuschlag von 840 bis 1260 Joule. Dies gilt für Personen, die sich in ihrer Freizeit ähnlich verhalten wie während der Arbeitszeit.

1.2.4 Gesamtumsatz

Der in seiner Höhe für jedes Individuum feststehende Grundumsatz ergibt zusammen mit dem variablen Leistungszuwachs den Gesamtumsatz für Energie. In der folgenden Tabelle sind die von der DGE empfohlenen Richtwerte für den Energiebedarf der verschiedenen Bevölkerungsgruppen zusammengestellt. Im Einzelfall läßt sich der tatsächliche Energiebedarf nur durch nachträgliche Gewichtskontrolle feststellen. Eine den Gesamtumsatz übersteigende, länger andauernde Energiezufuhr führt unweigerlich zu Fettsucht mit bedenklichen Folgen für die Gesundheit.

Zusätzlicher Energiebedarf für Schwangere und Stillende

Schwangere ab 4. Monat	+ 1,2 (MJ/Tag)
Stillende	+ 2,7 (MJ/Tag)

Richtwerte für die Energiezufuhr pro Tag

Personengruppe	Empfehlungen der Deutschen Gesellschaft für Ernährung (DGE) (MJ/Tag)		Empfehlungen anderer europäischer Länder (MJ/Tag)	
	m	w	m	w
Jugendliche				
15-18 Jahre	12,5	10,0	11,7-15,4	9,2-11,7
Erwachsene				
19-24 Jahre	11,0	9,0	10,9-14,6	9,2-12,5
25-50 Jahre	10,0	8,5	10,0-14,6	8,4-12,5
51-65 Jahre	9,0	7,5	9,2-14,6	7,5-12,5
üb. 65 Jahre	8,0	7,0	—	—

2. Kohlenhydrate – Saccharide

Kohlenhydrate nehmen im Rahmen der gesamten Nährstoffpalette in gewisser Hinsicht eine Sonderstellung ein, denn genau genommen sind sie das Stoff gewordene Ergebnis erfolgreich genutzter Sonnenenergie.

Was Techniker und Ingenieure unserer Tage mit immer noch nicht allzu großer Effizienz versuchen, was von vielen als die „sanfte" Lösung all unserer Energieprobleme gepriesen wird, den Pflanzen ist es bereits vor Millionen Jahren gelungen. Sie binden mit Hilfe ihres grünen Blattfarbstoffes, dem Chlorophyll, seit jeher die besonders energiereichen Anteile des Sonnenlichtes. Diese gebundene Energie benutzen sie, um aus einfachen anorganischen Ausgangsstoffen wie Kohlendioxid und Wasser eine komplizierte Substanz aufzubauen, das Kohlenhydrat Traubenzucker, in der Fachsprache Glucose genannt.

Dieser Vorgang wird als Photosynthese oder auch Assimilation des Kohlendioxids bezeichnet. Kohlendioxid und Wasser verbinden sich dabei nach folgender Gesamtgleichung:

$$6\,CO_2 + 6\,H_2O \xrightarrow{\text{Lichtquanten}} C_6H_{12}O_6 + 6\,O_2$$

Eigentlich ist Traubenzucker also nichts anderes als gespeicherte Sonnenenergie.

Die Photosynthese ist der wichtigste biochemische Prozeß auf dieser Erde. Bis auf ganz wenige Ausnahmen sind alle Lebewesen in ihrer Ernährung direkt oder indirekt von den auf diese Weise erzeugten Kohlenhydraten abhängig. Sie dienen pflanzlichen, tierischen und menschlichen Organismen als Ausgangssubstanz für vielfältige Ab- und Umbauvorgänge des Stoffwechsels.

Endprodukte aller Stoffwechselaktivitäten sind stets Kohlendioxid und Wasser. Diese beiden Substanzen werden zum Schluß vom Körper wieder ausgeschieden und stehen danach der Photosynthese wieder zur Verfügung.

Angetrieben und in Bewegung gehalten wird dieser Materiekreislauf von der Sonne bzw. von ihren energiereichen UV-Strahlen. Sie ist unsere riesige, glücklicherweise noch längst nicht erschöpfte Energiequelle.

Wie Lichtquanten entstehen

Das Sonnenlicht, die Quelle aller biologischen Energie, ist eine Form der elektromagnetischen Energie oder Strahlungsenergie, die letztlich durch Kernenergie freigesetzt wird. Ihre Entstehung hat man sich folgendermaßen vorzustellen:

Auf der Sonne herrschen ungeheuer hohe Temperaturen von vermutlich mehreren Millionen Grad Celsuis. Sie bewirken, daß die dort in der Atmosphäre vorkommenden Wasserstoffatome aktiviert werden. Ihre Kerne verschmelzen miteinander, ein Vorgang, den man als Kernfusion bezeichnet; dabei werden unter enormer Energieentwicklung Heliumkerne gebildet. Die Energie wird als γ-Strahlung freigesetzt.

Ein großer Teil davon wandelt sich in Lichtquanten um und erreicht in dieser Form die Erde.

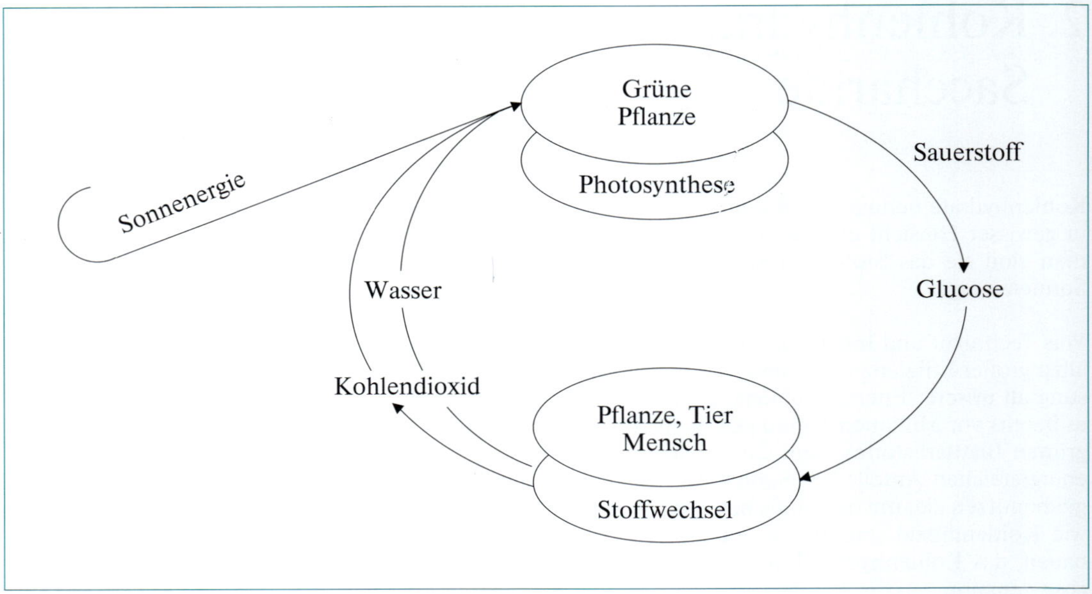

2.1 Systematik der Kohlenhydrate

Kohlenhydrate werden im allgemeinen auch als Saccharide bezeichnet. Sie tragen alle in ihrem Namen die Endung „ose", z. B. Glucose, Saccharose, Cellulose. Für die einfachen Glieder ist auch die Bezeichnung „Zucker" üblich.

Man teilt die Saccharide in drei Gruppen ein.

Monosaccharide

Sie sind einfache Zucker, die nicht weiter zerlegt werden können.

Oligosaccharide

Sie werden durch Zusammenschluß einer geringen Anzahl einfacher Zucker gebildet und enthalten bis zu zehn Zuckerbausteine. Je nach Anzahl der Bausteine unterscheidet man Di-, Tri-, Tetrasaccharide etc. Durch hydrolytische Spaltung können sie wieder in ihre Ausgangsverbindungen zerlegt werden.

Polysaccharide

Sie entstehen, wenn sich sehr viele Monosaccharide zusammenschließen. So wird z. B. aus 100 bis 2 000 Traubenzuckereinheiten das Polysaccharid Stärke gebildet. Wie bei den Oligosacchariden werden auch hier durch Hydrolyse die Monosaccharide freigesetzt.

Der Zusammenschluß zu solch hochmolekularen Aggregaten hat Einfluß auf die chemischen und physikalischen Eigenschaften. Beispielsweise ist Traubenzucker eine schwach süß schmeckende, wasserlösliche Substanz. Die aus den gleichen Molekülen aufgebaute Stärke dagegen schmeckt weder süß noch ist sie wasserlöslich.

Wichtige Monosaccharide:

- Glucose (Traubenzucker)
- Fructose (Fruchtzucker)
- Galaktose (Schleimzucker).

Wichtige Oligosaccharide:

- Saccharose (Rohr- bzw. Rübenzucker)
- Maltose (Malzzucker)
- Lactose (Milchzucker).

Wichtige Polysaccharide:

- Stärke (Amylose bzw. Amylopektin)
- Cellulose.

2.2 Monosaccharide

Als man Monosaccharide auf ihre chemische Abstammung hin untersuchte, stellte man fest, daß sie sich alle von mehrwertigen Alkoholen ableiten lassen, Verbindungen also, die in ihrem Molekül nicht nur eine, sondern zwei oder mehrere Hydroxylgruppen (OH-Gruppen) tragen.

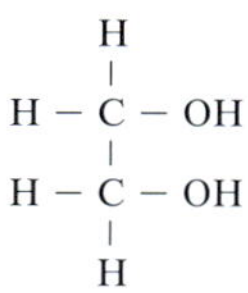

Glykol
2 OH-Gruppen
2-wertig

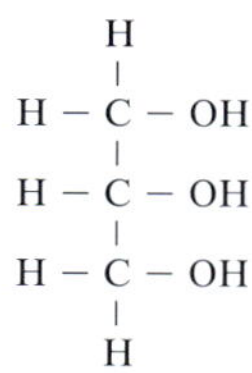

Glycerin
3 OH-Gruppen
3-wertig

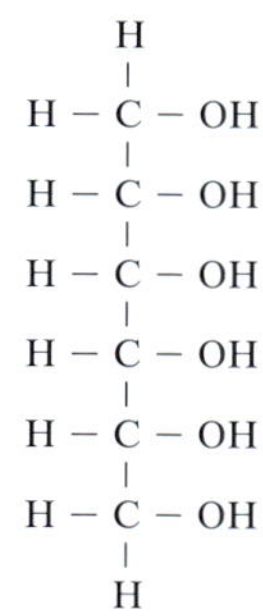

Sorbit
6 OH-Gruppen
6-wertig

Bei näherer Betrachtung zeigt sich, daß in allen drei Molekülen zwei verschiedene Arten alkoholischer OH-Gruppen vorkommen.

Primäre alkoholische OH-Gruppe

Am C-Atom, das die OH-Gruppe trägt, sind ein organischer Rest und zwei Wasserstoffatome gebunden.

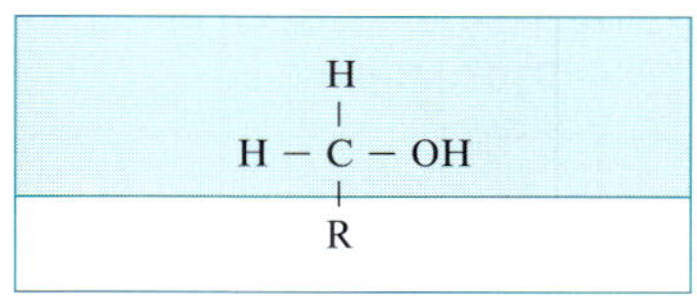

primäre alkoholische OH-Gruppe

Sekundäre alkoholische OH-Gruppe

Am C-Atom, das die OH-Gruppe trägt, sind zwei organische Reste und ein Wasserstoffatom gebunden.

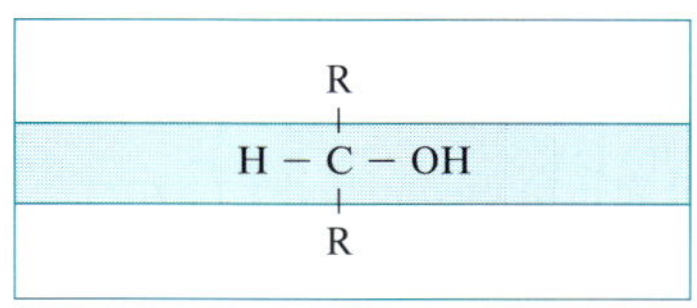

sekundäre alkoholische OH-Gruppe

2.2.1 Bildung von Monosacchariden

Kohlenhydrate enstehen aus mehrwertigen Alkoholen durch Oxidation **einer** der alkoholischen OH-Gruppen. Nun liefern aber primäre und sekundäre alkoholische Gruppen unterschiedliche Oxidationsprodukte. Die Oxidation primärer Gruppen liefert Aldehyde, bei der von sekundären entstehen Ketone.

Zwei wichtige Aldehyde

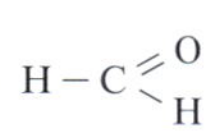

Methanal (Formaldehyd)

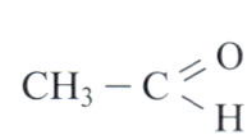

Ethanal (Acetaldehyd)

Aldehydbildung

Der Sauerstoff greift am endständigen C-Atom, also an der primären OH-Gruppe, an und entzieht dort zwei Wasserstoffatome.

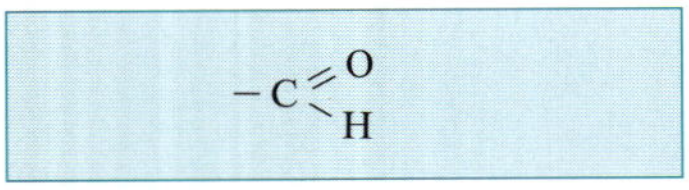

Aldehydgruppe

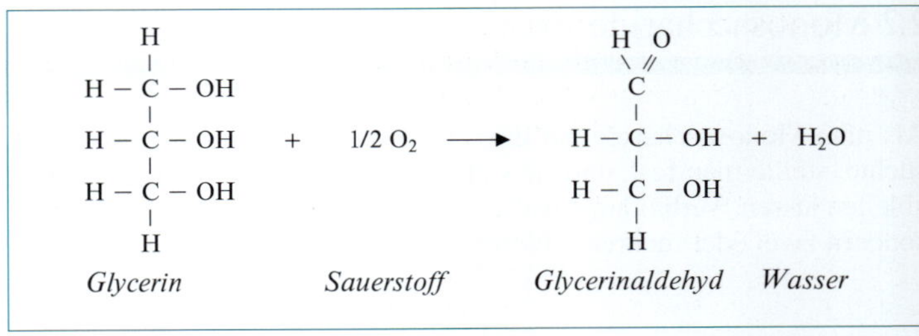

Ketonbildung

Der Sauerstoff greift am mittleren C-Atom, also an der sekundären OH-Gruppe an, und entzieht dort zwei Wasserstoffatome.

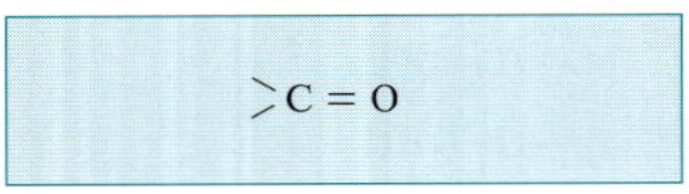

Ketogruppe

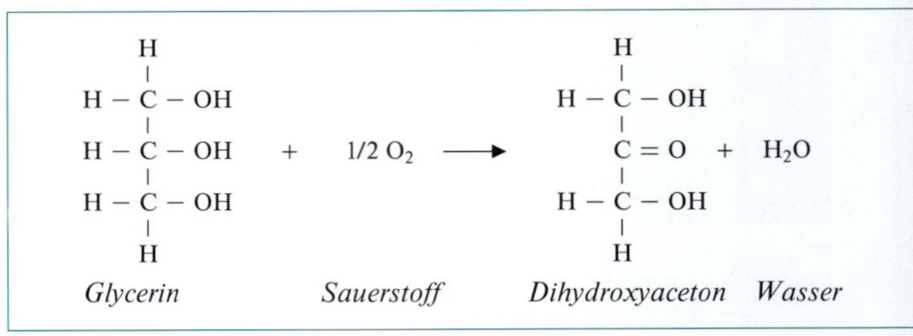

Die Aldosen unter den Monosacchariden tragen eine Aldehyd-Gruppe.

Benennung der Monosaccharide nach der funktionellen Gruppe

Je nachdem, wo die Oxidation bei einem mehrwertigen Alkohol stattfindet, entstehen entweder Monosaccharide mit einer Aldehydgruppe, sie heißen Aldosen, oder solche mit einer Ketogruppe, sie heißen Ketosen.

Die Ketosen unter den Monosacchariden tragen eine Ketogruppe.

Benennung nach der Anzahl der C-Atome

Biose – 2 C-Atome
Triose – 3 C-Atome
Tetrose – 4 C-Atome
Pentose – 5 C-Atome
Hexose – 6 C-Atome

Benennung der Monosaccharide nach Anzahl der Kohlenstoffatome

Außer in der Art ihrer funktionellen Gruppe unterscheiden sich Kohlenhydrate noch in der Anzahl ihrer Kohlenstoffatome. Bei der entsprechenden Benennung verwendet man die Zahlen aus dem Altgriechischen.

Will man ein Monosaccharid ganz exakt beschreiben, so müssen beide Arten der Benennung berücksichtigt werden. Für Ernährung und Stoffwechsel spielen vor allem Monosaccharide mit fünf bzw. sechs C-Atomen eine Rolle.

Bezeichnung eines Monosaccharids, das aus fünf C-Atomen aufgebaut ist und eine Aldehydgruppe trägt:

Aldo – Pentose

2.2.2 Optische Aktivität

Für alle Monosaccharide charakteristisch ist die Eigenschaft der optischen Aktivität. Optisch aktiv wirken Stoffe dann, wenn sie in wäßriger Lösung die Schwingungsebene linear polarisierten Lichtes um einen bestimmten Winkel drehen können.

Diese Fähigkeit ist an bestimmte Molekülstrukturen gebunden. Jede optisch aktive organische Verbindung enthält mindestens ein sogenanntes „asymmetrisches“ C-Atom in ihrem Molekül, wie z. B. die Substanz Glycerinaldehyd.

Von optisch aktiven Verbindungen gibt es jeweils zwei Formen. Man nennt sie optische Antipoden oder Enantiomere. Ihre Strukturformeln verhalten sich zueinander wie Bild und Spiegelbild. Sie drehen beide die Ebene des polarisierten Lichtes um den gleichen Betrag, jedoch in entgegengesetzter Richtung. Die eine dreht nach rechts ((+)-Drehsinn), die andere nach links ((—)-Drehsinn).

Betrachten wir daraufhin das Glycerinaldehyd, so sehen wir, daß es zwei optische Antipoden hat, die sich dadurch voneinander unterscheiden, daß die eine Form die am asymmetrischen C-Atom gebundene OH-Gruppe in der Projektionsformel rechts, die andere links stehen hat. Man bezeichnet sie als D- bzw. L-Glycerinaldehyd. D steht für lat.: „dexter“ = rechts. L steht für lat.: „laevus“ = links.

Für alle optischen Antipoden gilt, daß sie prinzipiell die gleichen chemischen und physikalischen Eigenschaften haben.

Ein asymmetrisches C-Atom

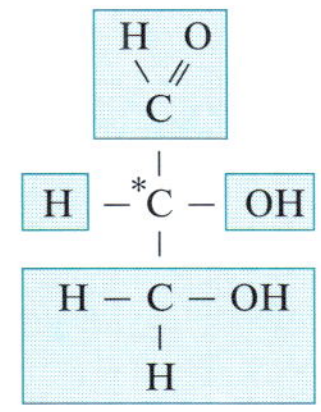

Glycerinaldehyd

Die vier Valenzen des mittleren C-Atoms sind mit vier unterschiedlichen Atomen bzw. Atomgruppen verbunden. Es ist asymmetrisch und wird mit einem Sternchen gekennzeichnet.

Vom Glycerin zum Monosaccharid

Denkt man sich nun beim Glycerinaldehyd ein oder mehrere C-Atome mit daran gebundenen OH-Gruppen zusätzlich in das Molekül eingefügt, so entsteht, je nach Anzahl der hinzukommenden H-C-OH-Gruppen, aus der Triose Glycerinaldehyd eine Tetrose, eine Pentose oder eine Hexose.
Dabei wird mit jedem hinzukommenden C-Atom die Kohlenstoffkette nicht nur verlängert, sondern zusätzlich um jeweils ein asymmetrisches C-Atom angereichert. Jedes dieser „neuen“ asymmetrischen C-Atome hat seinen eigenen Drehsinn. Der Gesamtdrehsinn ergibt sich aus der Summe aller. Seine Richtung wird durch das entsprechende Vorzeichen angegeben.

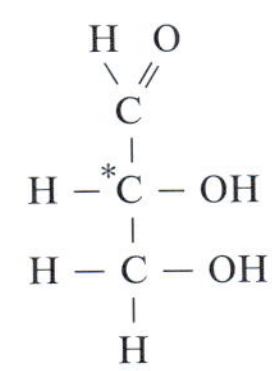 *D(+)-Glycerinaldehyd OH-Gruppe: rechts*	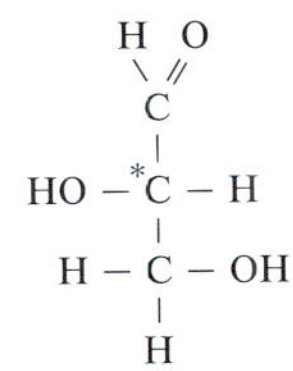 *L(—)-Glycerinaldehyd OH-Gruppe: links*

Tetrose	Pentose	Hexose
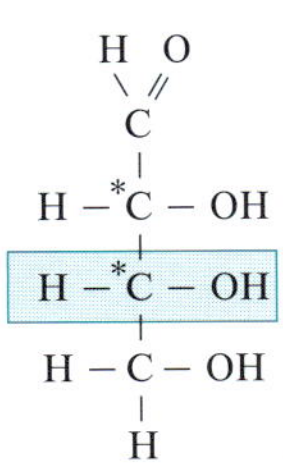 *Erythrose*	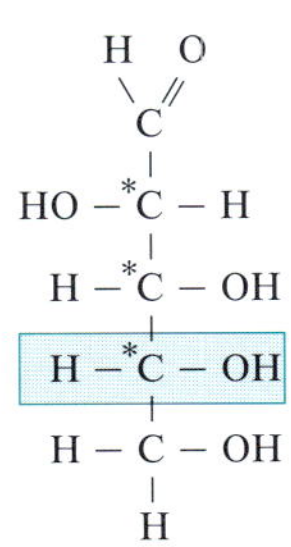 *Arabinose*	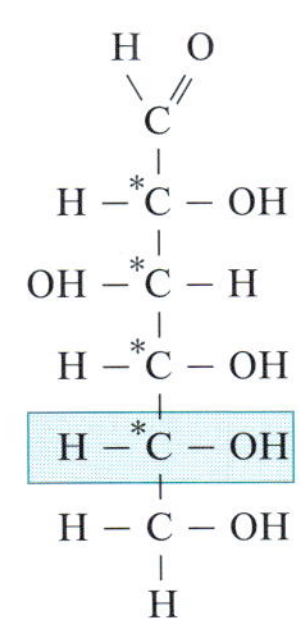 *Glucose*
Sie enthält 1 C-Atom zusätzlich und daher 2 asymmetrische C-Atome.	Sie enthält 2 C-Atome zusätzlich und daher 3 asymmetrische C-Atome	Sie enthält 3 C-Atome zusätzlich und daher 4 asymmetrische C-Atome

Spezifische Drehung einiger Zucker

Zucker	[α]
D-Glucose	+ 52,5 °
D-Fructose	− 92,3 °
Saccharose	+ 66,5 °
Lactose	+ 52,5 °
Maltose	+ 136,8 °

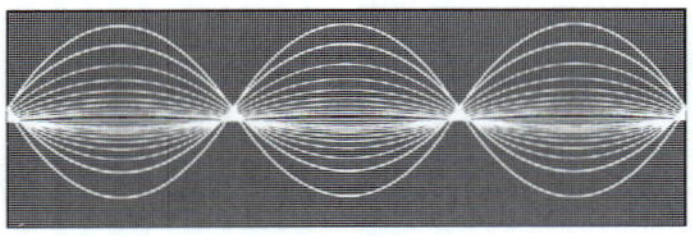

normale Lichtwellen

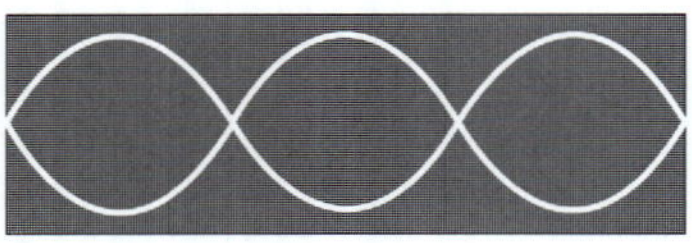

polarisierte Lichtwellen

Berechnungsbeispiel

Es soll die Konzentration in 100 ml einer Rohrzuckerlösung ermittelt werden. Die Messung wird in einem Polarimeter durchgeführt. Man schickt das polarisierte Licht dabei durch ein Glasrohr mit der Schichtdicke 2 dm.

Meß- und Berechnungsdaten:

[α] = + 66,5 °
gemessenes α = + 13,41 °
Schichtdicke = 2 dm

$$c = \frac{\alpha \cdot 100}{[\alpha] \cdot 1}$$

$$c = \frac{13{,}41 \cdot 100}{66{,}5 \cdot 2}$$

$$c = 10{,}08 \text{ g/100 ml}$$

Für die Zuordnung zur D- bzw. L-Reihe ist die Stellung der OH-Gruppe an dem asymmetrischen C-Atom maßgebend, das am weitesten von der Aldehyd- bzw. Ketogruppe entfernt ist. Steht sie wie beim D-Glycerinaldehyd rechts, wird die Verbindung der D-Reihe zugeordnet, steht sie links, der L-Reihe. Bei den obenstehenden Verbindungen handelt es sich nach dieser Definition ausschließlich um D-Verbindungen, denn die entsprechende OH-Gruppe steht in allen Fällen rechts.

Von Bedeutung ist die Zuordnung zur D- oder L-Reihe oftmals im Rahmen biochemischer Prozesse. Viele Verbindungen sind nur in einer der beiden Formen physiologisch voll wirksam. So kann beispielsweise Vitamin C, eine Substanz, die viel Ähnlichkeit mit den Kohlenhydraten besitzt, seine Wirksamkeit nur in der L-Form entfalten.

Die optische Aktivität als charakteristische Stoffeigenschaft

Drehrichtung und Ausmaß der Drehung sind Stoffkonstanten und dienen zur Charakterisierung und Identifizierung von Zuckern. Um einen Zucker über die optische Aktivität bestimmen zu können, muß man seine „spezifische Drehung" kennen.
Über die optische Aktivität kann man auch die Konzentration von Zuckerlösungen bestimmen.

Definition der spezifischen Drehung:

Die spezifische Drehung ist der Drehwinkel, der sich bei einer Zuckerlösung von 1 Gramm aktiver Substanz pro 100 Milliliter und bei einer durchstrahlten Schichtdicke von 1 Dezimeter ergibt.

$$[\alpha] = \frac{\alpha \cdot 100}{1 \cdot c}$$

Die spezifische Drehung hat für jeden Zucker einen charakteristischen Wert.

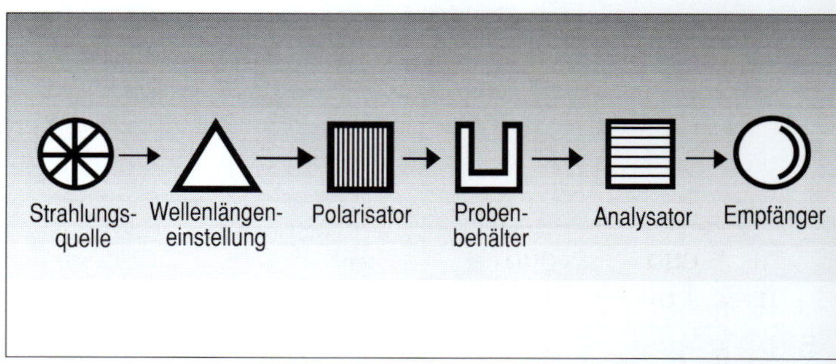

Schematischer Strahlengang durch ein visuelles Kreispolarimeter. Der Analysator besteht aus zwei Spezialprismen, die sich dem Auge als rundes, in zwei Hälften geteiltes Feld darstellen. Sie werden vor der Messung auf gleiche Helligkeit eingestellt. Die durch die Analysenprobe bewirkte Drehung der Lichtebene verändert den Helligkeitswert des einen Halbkreises. Das läßt sich durch Drehen des Prismas wieder ausgleichen. Die Drehung kann direkt in Winkelgraden abgelesen werden.

2.2.3 Systematik der Monosaccharide

Glycerinaldehyd ist quasi die Stammutter der Aldosen. In nachfolgender Tabelle ist der „Stammbaum“ der D-Aldosen dargestellt.

Stammbaum der D- Aldosen

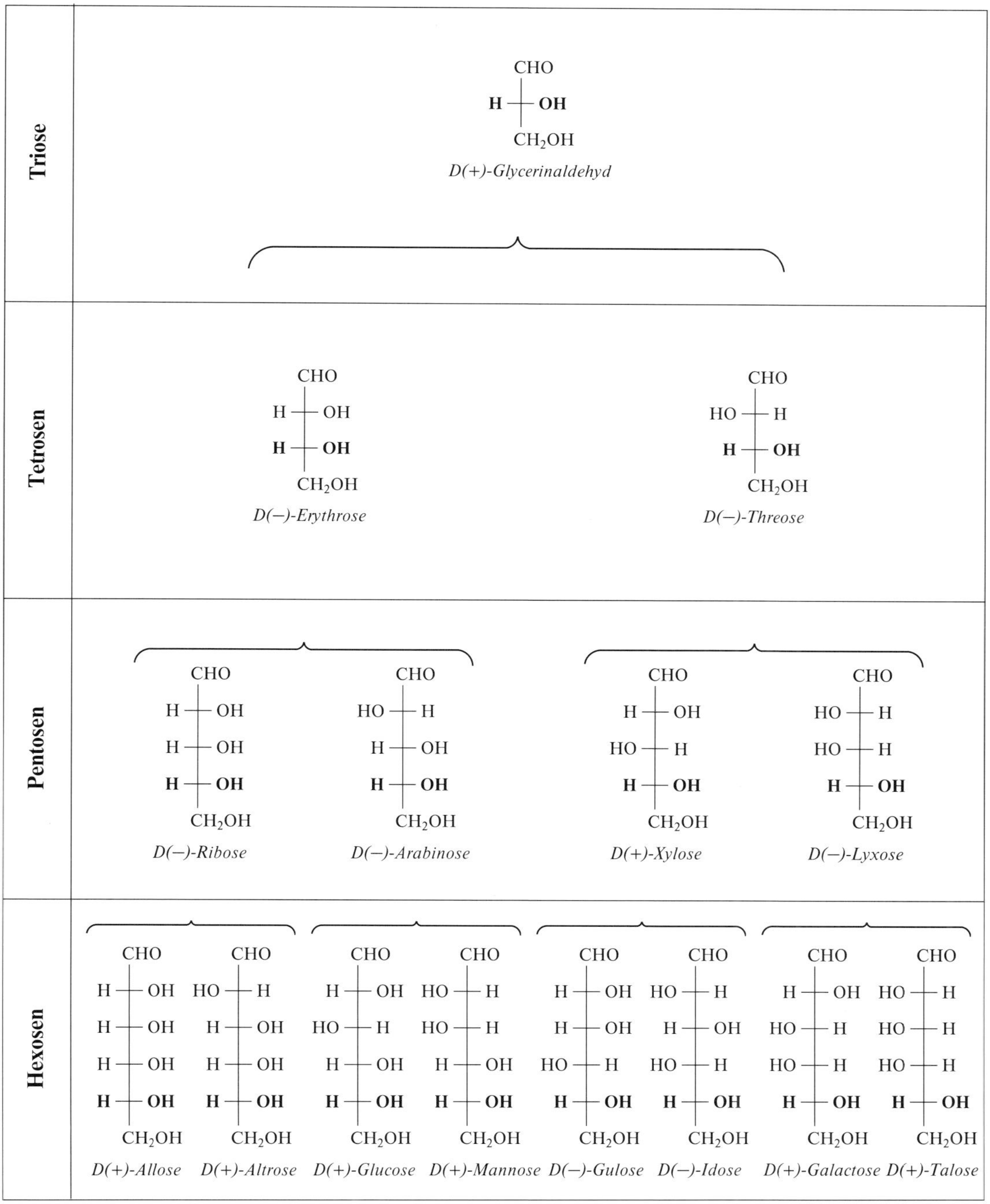

Entsprechend leiten sich die D-Ketosen vom optisch inaktiven Dihydroxyaceton ab. Sie sind in der untenstehenden Tabelle wiedergegeben.

Stammbaum der D-Ketosen

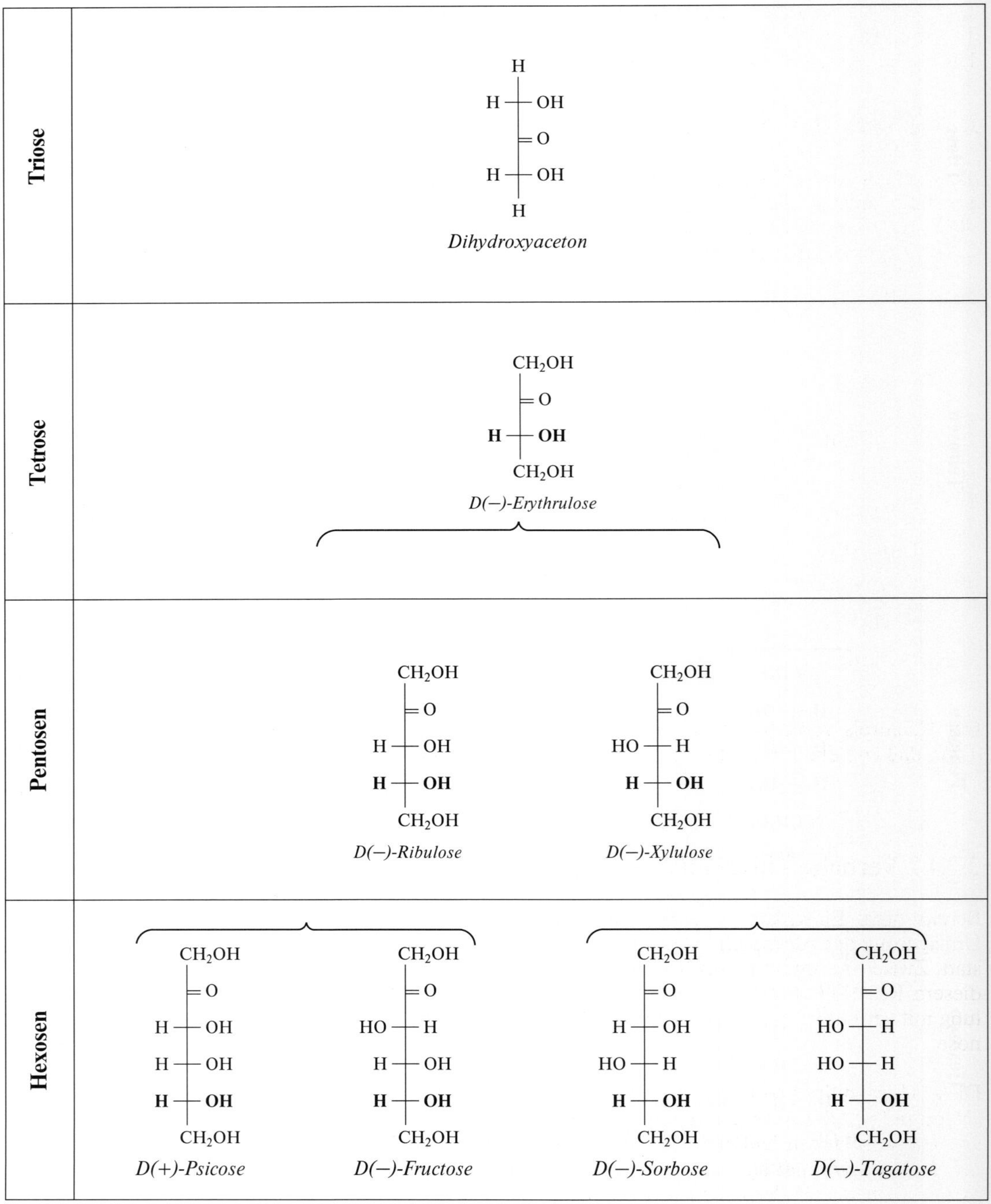

2.2.4 Eigenschaften und Reaktionen der Monosaccharide

Im Aussehen gleichen alle Monosaccharide einander. Sie sind ausnahmslos farblose, feste, meist kristallin vorliegende Substanzen. Viele von ihnen schmecken süß, einige sind geschmacksneutral oder gar bitter.
Der zahlreichen OH-Gruppen wegen lösen sie sich leicht in Wasser. Beim Erhitzen werden sie unter Wasserabspaltung zersetzt.
Ihre wichtigsten chemischen Eigenschaften sind auf das Vorhandensein der Aldehyd- bzw. Ketogruppe zurückzuführen.

2.2.4.1 Verhalten in saurer Lösung

Mit wenigen Ausnahmen sind Monosaccharide in verdünnten Säuren stabil, solange die Lösung nicht erhitzt wird. Beim Erwärmen allerdings kommt es zur Wasserabspaltung. Aus Hexosen entsteht dabei Hydroxymethylfurfural.

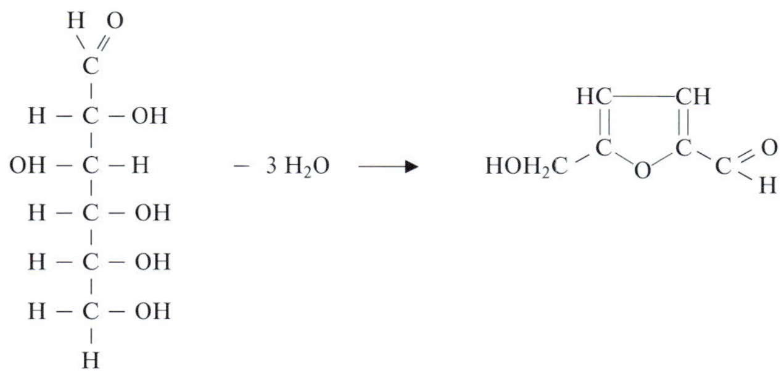

D-Glucose *Wasser* *Hydroxymethylfurfural*

Der Nachweis von Hydroxymethylfurfural ist ein wichtiges Indiz dafür, daß kohlenhydrathaltige Lebensmittel erhitzt worden sind.

2.2.4.2 Verhalten in alkalischer Lösung

Bereits beim Einwirken verdünnter Alkalien kommt es zu einer Umlagerung der Atome im Molekül. Es findet eine Isomerisierung statt. Zwischenprodukt dieses Vorganges ist eine Endiol-Form. Auf diesem Reaktionsweg entstehen z. B. aus Glucose durch Behandlung mit verdünnter Lauge die Monosaccharide Fructose und Mannose.

Diese Umwandlung eines Zuckers in einen anderen, allein durch „Neuordnung" der Atome, bezeichnet man als Epimerisierung. Solche Umwandlungen laufen auch in lebenden Organismen ab. Bei der Milchzuckerbildung in der Brustdrüse z. B. wird auf diese Weise Glucose in Galaktose umgewandelt.

Definition der Isomerie

Von Isomerie spricht man immer dann, wenn bei gleicher Summenformel unterschiedliche Strukturformeln möglich sind. Am einfachsten läßt sich dieses Phänomen am Beispiel des Kohlenwasserstoffs Butan demonstrieren.

Butan hat die Summenformel C_4H_{10}. Es kann entweder ein kettenförmiges oder ein verzweigtes Molekül bilden. Die kettenförmige Form heißt n-Butan, die verzweigte wird als i-Butan bezeichnet („i" steht für „iso").

$CH_3{-}CH_2{-}CH_2{-}CH_3$ n-Butan

$CH_3{-}CH(CH_3){-}CH_3$ i-Butan

Gleiches gilt für die Monosaccharide Glucose, Fructose und Mannose. Alle drei haben die Summenformel $C_6H_{12}O_6$, aber unterschiedliche Strukturformeln.

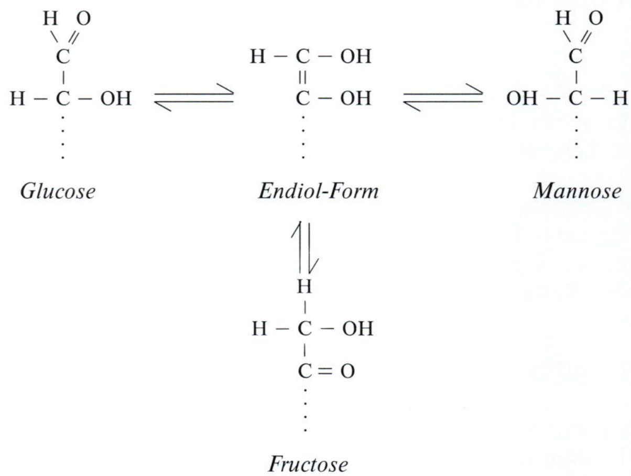

2.2.4.3 Reduktion der Monosaccharide

Analog zu den Aldehyden und Ketonen lassen sich auch Aldosen und Ketosen durch Reduktion, also durch Anlagerung von Wasserstoff, in die entsprechenden Zuckeralkohole überführen.
Technisch nutzt man diese Reaktion zur Gewinnung des Zuckeraustauschstoffes D-Sorbit aus D-Glucose.

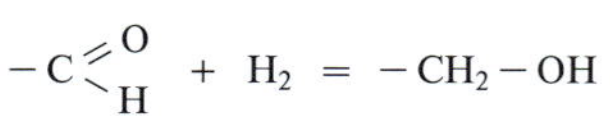

Reduktion einer Aldehydgruppe

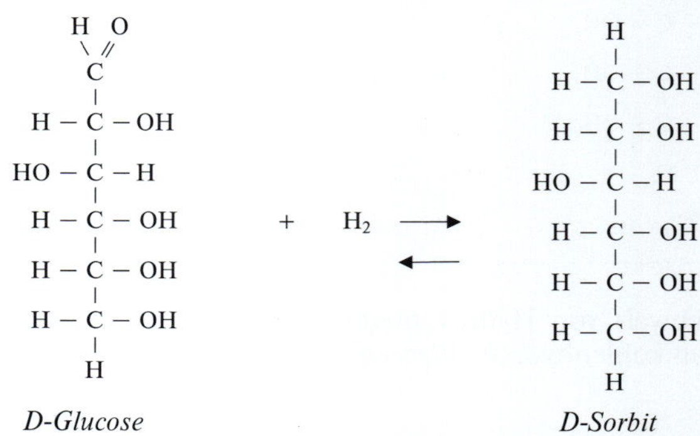

Zur Chemie der Reaktion

Diese Reaktion ist ganz leicht zu verstehen, wenn man sich vor Augen hält, daß Aldehyde bzw. Aldosen durch Oxidation von Alkoholen bzw. mehrwertigen Alkoholen entstanden sind. Die Gewinnung von Sorbit ist nichts anderes als die Umkehrung dieser Reaktion.

Aus Mannose entsteht nach der gleichen Reaktion Mannit und aus Galaktose Dulcit. Alle drei Zuckeralkohole kommen auch natürlich vor. Sorbit ist als Süßstoff für Diabetiker von besonderer Bedeutung.

2.2.4.4 Oxidation von Monosacchariden

Lebensmittelchemisch und physiologisch sind in erster Linie die Oxidationsprodukte der Aldosen von Interesse. Sie können entweder an der Aldehyd- oder an der alkoholischen OH-Gruppe angegriffen werden. Unabhängig davon, wo die Oxidation stattfindet, entstehen als Reaktionsprodukte in jedem Fall Säuren.

Oxidation am C_1

Bei Oxidation am C_1 geht die Aldehydgruppe in eine Carboxyl-Gruppe über; es entstehen die **On-Säuren.**

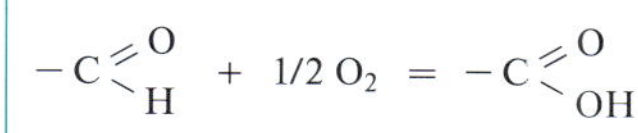

Oxidation einer Aldehydgruppe

Aus Glucose entsteht Glucon-Säure.

Oxidation am C_6

Bei Oxidation der primären alkoholischen OH-Gruppe am C_6 bilden sich die **Uron-Säuren.**

Aus Glucose entsteht Glucuron-Säure.

Oxidation am C_1 und C_6 gleichzeitig
Werden Aldehyd- und alkoholische OH-Gruppe gleichzeitig oxidiert, entstehen Verbindungen mit zwei Carboxylgruppen, **Hydroxydicarbonsäuren.**

Aus Glucose entsteht Glucar-Säure.

Oxidationsprodukte von Glucose

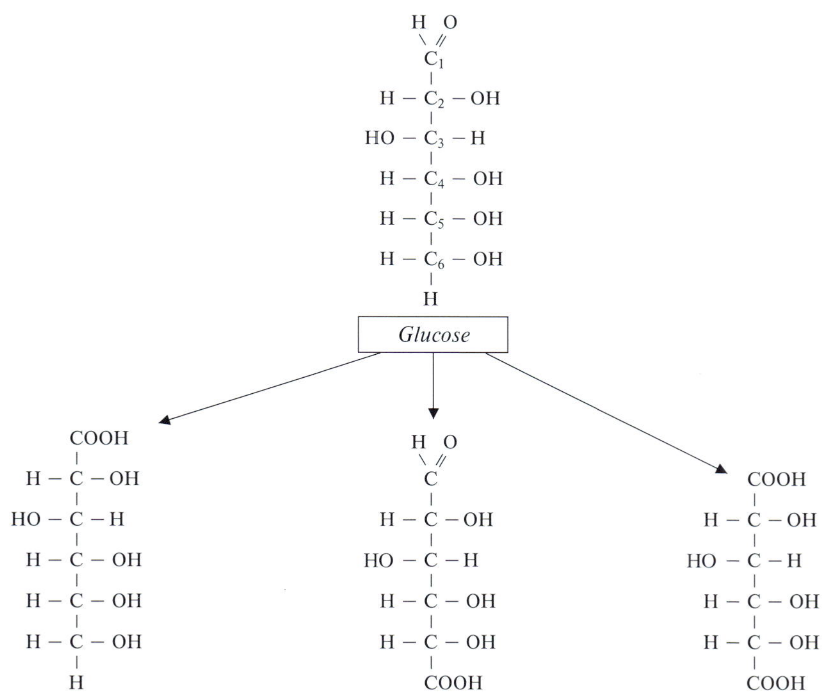

Glucon-Säure *Glucuron-Säure* *Glucar-Säure*

2.2.5 Ringstruktur der Monosaccharide

Die sogenannte „offene“ Schreibweise, die bis hierher zur Darstellung der chemischen Formel von Monosacchariden verwendet wurde, gibt zwar sehr übersichtlich die Anordnung der verschiedenen Substituenten wieder und ist durchaus hilfreich für die Verdeutlichung der Gesamtsystematik aller denkbaren Verbindungen und einiger typischer Reaktionsabläufe, den tatsächlichen Bindungsverhältnissen wird sie allerdings nicht völlig gerecht.

Wie ein Ring entsteht

Wir wissen bereits, daß Monosaccharide in ihrem Molekül zwei unterschiedliche Arten funktioneller Gruppen, eine Aldehyd- bzw. Ketogruppe einerseits und zum anderen mehrere alkoholische OH-Gruppen enthalten.
Sowohl die Aldehyd- als auch die Ketogruppe enthält eine C=O-Doppelbindung. Typisch für diese Art Bindung ist, daß sie außerordentlich leicht mit alkoholischen OH-Gruppen in Reaktion tritt.
Es entstehen ringförmige Verbindungen, deren Ringe aus einem Sauerstoff-Atom und fünf oder auch vier Kohlenstoff-Atomen zusammengesetzt sind. Für diese Ringe gibt es unterschiedliche Arten der Darstellung.

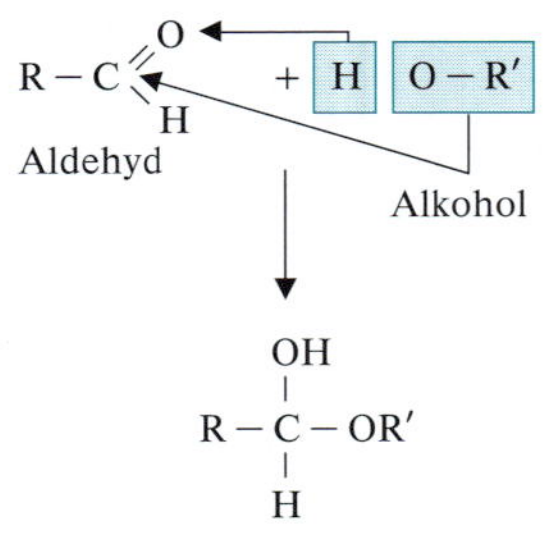

Halbacetal

Bringt man ein Aldehyd und einen Alkohol zusammen, so kommt es zu einer Addition des Alkohols an die Carbonylgruppe. Sein Wasserstoff wandert dabei an den Sauerstoff der Aldehydgruppe, der Rest des Moleküls wird vom Kohlenstoff gebunden. Das Reaktionsprodukt ist ein sogenanntes Halbacetal.
Genau diese Reaktion kann nun bei den Monosacchariden intramolekular, d. h. innerhalb ein und desselben Moleküls ablaufen, beispielsweise zwischen der OH-Gruppe am C_5 oder C_4 einer Aldo-Hexose und deren Aldehydgruppe. Auch hier wandert der Wasserstoff der alkoholischen Gruppe an den Sauerstoff der Doppelbindung, während sich die dadurch frei werdende Valenz an den Kohlenstoff bindet.

2.2.5.1 Ringform nach Fischer

Sie ist die einfachste Form der Darstellung von Monosaccharid-Ringen und soll am Beispiel der D-Glucose veranschaulicht werden.

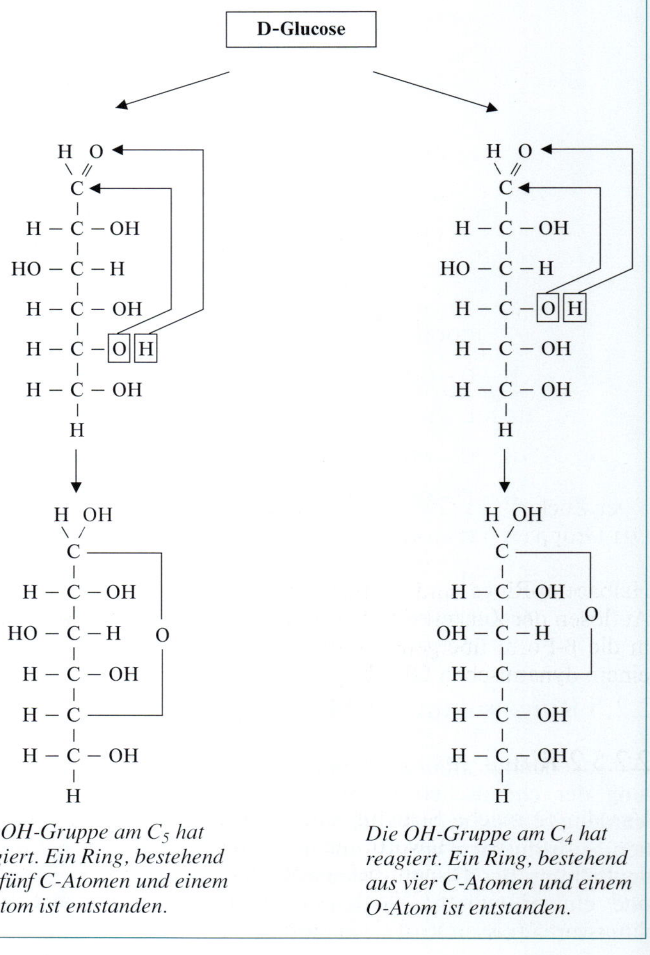

Die OH-Gruppe am C_5 hat reagiert. Ein Ring, bestehend aus fünf C-Atomen und einem O-Atom ist entstanden.

Die OH-Gruppe am C_4 hat reagiert. Ein Ring, bestehend aus vier C-Atomen und einem O-Atom ist entstanden.

Es gibt in der organischen Chemie zwei Verbindungen, deren Glieder nach genau dem gleichen Schema aufgebaut sind, Pyran und Furan. Man bezeichnet die entsprechenden Sechs- oder Fünf-Ringe der Monosaccharide daher auch als Pyranosen bzw. Furanosen.

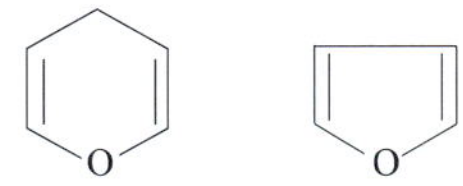

Pyran *Furan*

Der Ringschluß und seine Folgen

Der intramolekulare Ringschluß der Monosaccharide hat mehrere Auswirkungen:

– Am C_1 kommt es zur Bildung einer neuen OH-Gruppe, der glykosidischen OH-Gruppe. Sie ist im Unterschied zu den anderen OH-Gruppen des Moleküls außerordentlich reaktionsfähig und wirkt in alkalischer Lösung stark reduzierend.

– Das C_1-Atom selbst wird durch die Umlagerung asymmetrisch. Bei der Ringbildung können daher zwei unterschiedliche Halbacetal-Formen entstehen, die α- und die β-Form. In der Fischerschen Ringformel schreibt man in der α-Form die glykosidische OH-Gruppe nach rechts, in der β-Form nach links.

Zwei Zucker, die sich nur durch die Anordung der glykosidischen OH-Gruppe voneinander unterscheiden bezeichnet man als „Anomere".

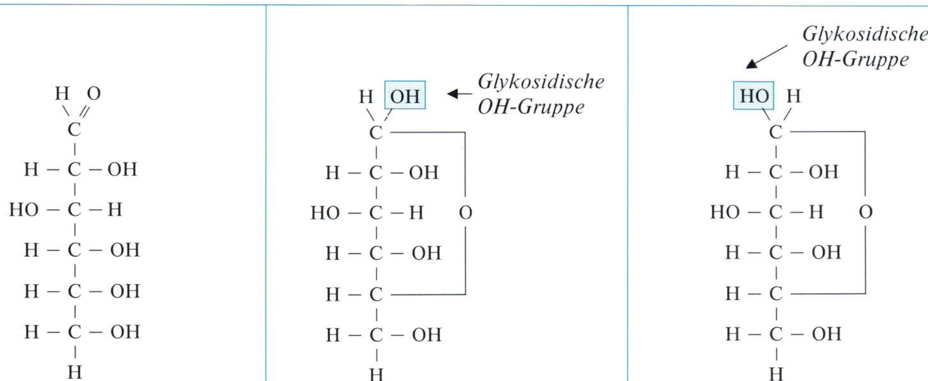

D(+)-Glucose *α - D(+)-Glucose* *β - D(+)-Glucose*

Zwei Zucker, die sich nur in der Anordnung ihrer glykosidischen OH-Gruppe unterscheiden, bezeichnet man als Anomere.

Halbacetal-Ringe sind ziemlich labil und öffnen sich bereits beim Auflösen der Zuckerkristalle für kurze Zeit. Die α-Form kann dabei in die β-Form übergehen und umgekehrt. Beide befinden sich in einem dynamischen Gleichgewicht miteinander.

Mutarotation

Frisch hergestellte Zuckerlösungen haben keinen konstanten Drehsinn. Er ändert sich anfangs ständig in Ausmaß und Richtung und pendelt sich erst allmählich auf einen festen Wert ein. Der Grund für diese „Mutarotation": der Ring des Zuckermoleküls wird beim Auflösen kurzzeitig aufgespalten, schließt sich aber sofort wieder. Dabei stellt sich ein bestimmtes Verhältnis zwischen α- und β-Form ein.

2.2.5.2 Ringform nach Haworth

Um die räumliche Struktur der Monosaccharide besser zu veranschaulichen, hat Haworth vorgeschlagen, die Zucker als ebene Sechsringe zu zeichnen, bei denen der Ringsauerstoff hinten liegt und die endständige CH_2OH-Gruppe nach oben zeigt. In dieser Art der Darstellung sind die OH-Gruppen und die H-Atome durch

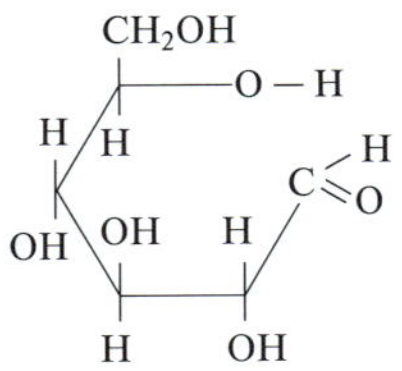

D(+)-Glucose

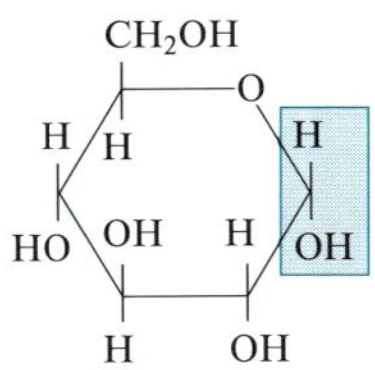

α - D(+)-Glucose

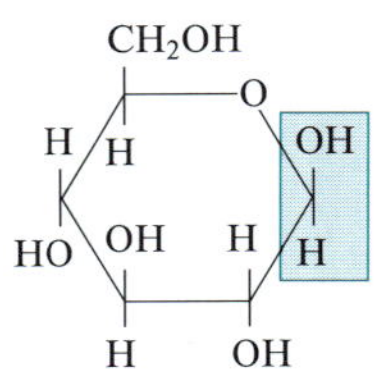

β - D(+)-Glucose

senkrechte Bindestriche mit den C-Atomen des Ringes verbunden. Die Haworth-Struktur hat sich sehr bewährt und wird seit vielen Jahren für die Darstellung der Kohlenhydrat-Struktur verwendet.
In Analogie zu den Aldosen besitzen auch die Ketosen eine Ringstruktur. Die Ketogruppe reagiert entweder mit der OH-Gruppe am C_6 oder am C_5, wobei sechs- bzw. fünfgliedrige sogenannte Halbketal-Ringe gebildet werden. Auch hier gibt es sowohl eine α- als auch eine β-Form.

2.2.6 Glykoside

Die verschiedenen OH-Gruppen der Monosaccharide sind in ihrer Reaktionsfähigkeit nicht gleichwertig. Eine Sonderstellung unter ihnen nimmt die glykosidische OH-Gruppe mit ihrem herausragenden Reaktionsvermögen ein. Sie kann z. B. mit Alkoholen und Phenolen unter Wasseraustritt zu etherartigen Verbindungen, den Glykosiden, zusammentreten.
Im Reaktionsprodukt bezeichnet man den glykosidisch gebundenen Partner als Aglykon. Handelt es sich dabei ebenfalls um einen Zucker, so spricht man bei den Reaktionsprodukten nicht von Glykosiden, sondern von Disacchariden.

Glykoside kommen in der Natur häufig vor. So sind Aromastoffe von Gemüsen und Gewürzen meist glykosidisch an einen Zucker gebunden. Auch die Nucleinsäuren und das Adenosintriphosphat (ATP) (s. S. 200) gehören in diese Verbindungsgruppe. Als Kohlenhydratkomponente natürlicher Glykoside kommt vor allem Glucose vor. Andere Monosaccharide wie Galaktose oder Mannose sind seltener.

Glykosid

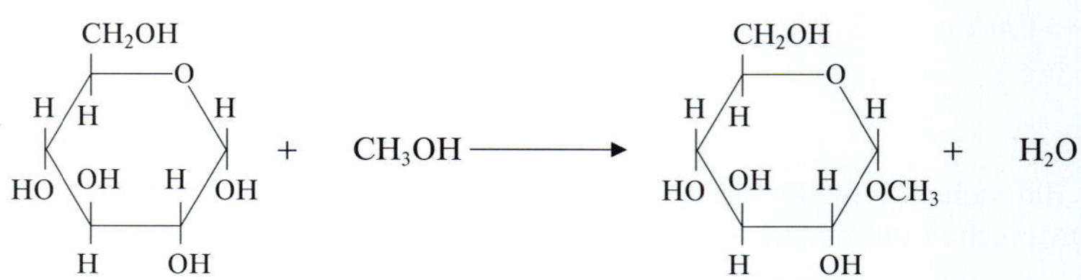

α - D(+)-Glucose *Methanol* *Methyl-α-D-glucopyranosid*

Disaccharid

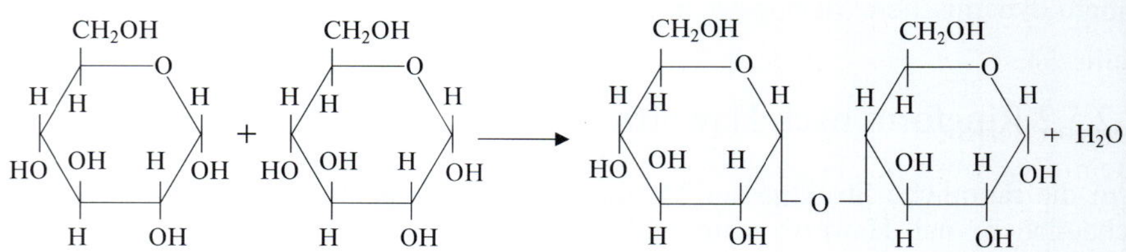

α - D(+)-Glucose *α - D(+)-Glucose* *Maltose* *Wasser*

2.2.7 Phosphorsäureester

Ester sind Verbindungen, die bei der Reaktion von Alkoholen mit Säuren gebildet werden. Die alkoholische OH-Gruppe reagiert unter Wasserabspaltung mit der Säure.
In genau der gleichen Weise können sowohl die glykosidische als auch die ganz „normalen“ OH-Gruppen von Monosacchariden mit Säuren in Reaktion treten.
Ester sind im Stoffwechselgeschehen von zentraler Bedeutung. Phosphorsäureester der Monosaccharide dienen dem Körper als Energiespeicher. Am wichtigsten sind Glucose-1-phosphat und Glucose-6-phosphat.

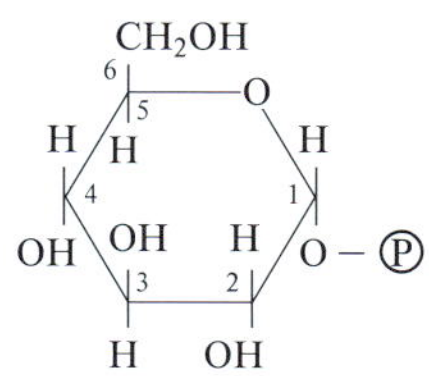

Glucose-1-Phosphat

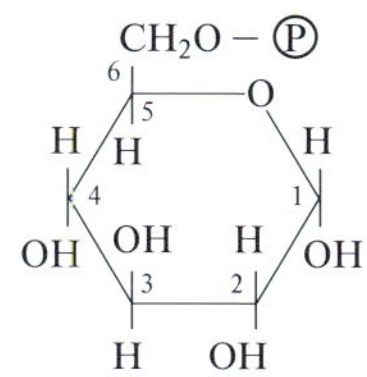

Glucose-6-Phosphat

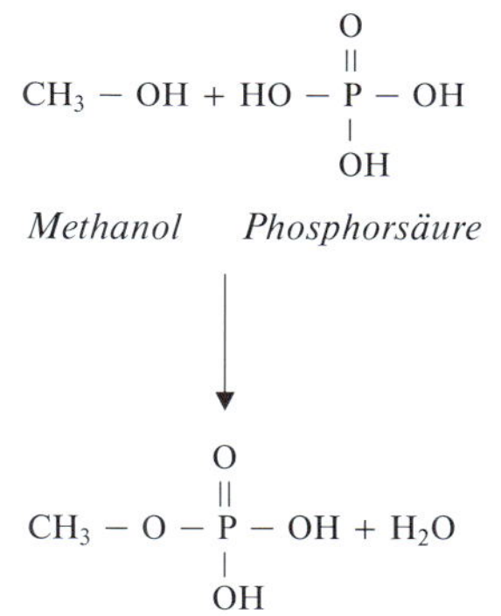

Methanol *Phosphorsäure*

Phosphorsäure-methylester *Wasser*

2.2.8 Nachweisreaktionen der Monosaccharide

Monosaccharide wirken in alkalischer Lösung stark reduzierend. Sie selbst werden dabei am C_1 oxidiert (s. S. 33). Auf dieser Eigenschaft beruhen die meisten Nachweisreaktionen von Monosacchariden.

Die wichtigsten sind im folgenden zusammengestellt:

Tollens Reaktion
Beim Erwärmen ammoniakalischer Silbersalzlösung werden die Silberionen zu metallischem Silber reduziert, das sich dann an der Wand des Reaktionsgefäßes als „Silberspiegel“ niederschlägt (s. Seite 474).

Fehling Reaktion
Beim Erwärmen mit Fehlingscher Lösung fällt gelbes bis rotes Kupfer-I-Oxid (Cu_2O) aus (s. Seite 471).

Nylander Reaktion
Beim Erwärmen alkalischer Wismutsalzlösung wird schwarzes, metallisches Wismut ausgeschieden.

Osazon Reaktion
Beim Erwärmen mit überschüssigem Phenylhydrazin in verdünnter essigsaurer Lösung fallen gelbe, kristalline Osazone aus.

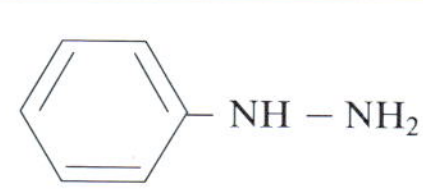

Phenylhydrazin

Vergärung
Die wichtigsten Hexosen lassen sich durch Hefe zu Ethanol und CO_2 vergären. Pentosen werden nicht angegriffen.

2.2.9 Die einzelnen Monosaccharide

Für die menschliche Ernährung sind in erster Linie Vertreter der Pentosen und Hexosen von Bedeutung. Triosen und Tetrosen spielen im Rahmen biochemischer Prozesse eine Rolle und sollen an späterer Stelle behandelt werden.

2.2.9.1 Pentosen

Pentosen sind im Pflanzenreich vor allem in Form von Polysacchariden, den Pentosanen, zu finden und werden als solche mit der Nahrung reichlich aufgenommen. Im tierischen Organismus sind sie Bestandteil von Glykosiden und kommen z. B. in den Nucleoproteinen der Leber und des Pankreas vor.

β-L-Arabinose

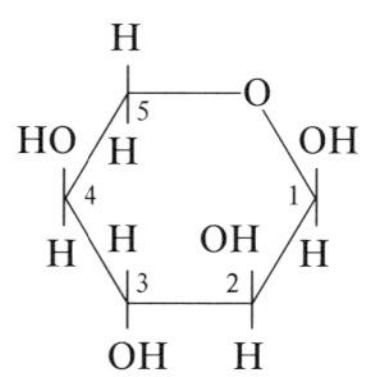

Bestandteil von Kirschgummi (Araban) und Holundermark, Begleiter von Pektinen

β-D-Ribose

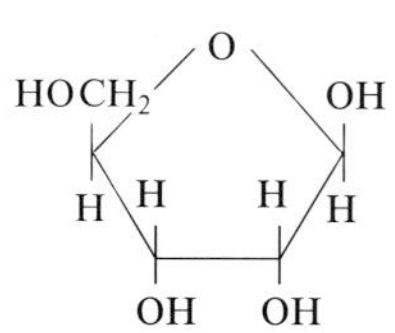

Als Glykosid am Aufbau der Nucleinsäure beteiligt

β-D-Xylose

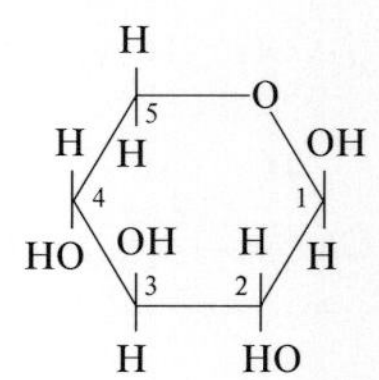

Im Holzgummi (Xylan), in der Kleie und im Stroh

Eigenschaften

Alle Pentosen sind optisch aktiv.
Im Unterschied zu den Hexosen werden sie durch Hefe nicht vergoren. Die Aldo-Pentosen lassen sich ihrer Aldehydgruppe wegen leicht oxidieren; wirken also reduzierend.

2.2.9.2 Hexosen

Zur Gruppe der Hexosen gehören die bekanntesten Zuckerarten. Die meisten natürlichen Oligo- und Polysaccharide sind aus Hexosen aufgebaut. In freier Form kommen sie ebenfalls sehr häufig vor, z. B. Glucose und Fructose in süßen Früchten.
Alle natürlich vorkommenden Hexosen sind optisch aktiv. Ebenfalls lassen sie sich alle durch Hefe und zum Teil auch andere Mikroorganismen zu Alkohol oder anderen chemischen Verbindungen vergären.

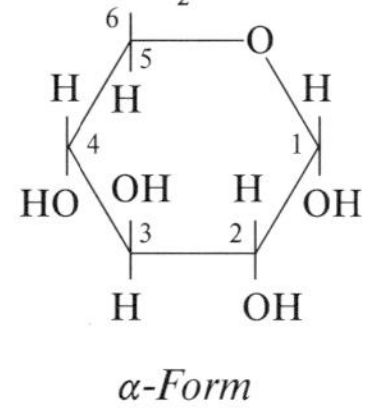

α-Form

Glucose

D (+)-Glucose (Dextrose, Traubenzucker)

Die auf dem Wege der Photosynthese gebildete Glucose nimmt unter den Kohlenhydraten eine Sonderstellung ein, denn sie ist gewissermaßen die Basisverbindung, von der sich alle anderen Moleküle durch Umbau oder Zusammenschluß ableiten.

Vorkommen
In freier Form kommt Glucose hauptsächlich in süßen Früchten, in Honig und im Blut vor.
In gebundener Form ist sie Bestandteil von Oligo- und Polysacchariden wie Saccharose, Lactose, Maltose, Stärke, Glykogen und Cellulose.

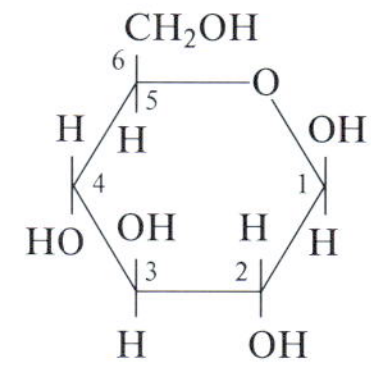

β-Form

Glucose

Eigenschaften
Glucose bildet farblose, wasserlösliche, süßschmeckende Kristalle. Ihre Süßkraft ist allerdings geringer als die von Saccharose.
Sie wirkt stark reduzierend, kann also leicht oxidiert werden.

Vergärbarkeit
Glucose läßt sich auf unterschiedliche Weise vergären.

Alkoholische Gärung

$$C_6H_{12}O_6 \rightarrow 2\,C_2H_5-OH + 2\,CO_2$$

Glucose *Ethanol* *Kohlendioxid*

Anaerobe Gärung

Darunter versteht man mikrobielle Prozesse, die ohne Beteiligung von Sauerstoff ablaufen.

Alkoholische Gärung
Bei der Gewinnung alkoholischer Getränke wird Glucose zu Alkohol und Kohlendioxid vergoren.

Milchsäuregärung

$$C_6H_{12}O_6 \rightarrow 2\,CH_3-\overset{\displaystyle OH}{\underset{\displaystyle H}{C}}-COOH$$

Glucose *Milchsäure*

Milchsäuregärung
Bei der Gewinnung von Sauerkraut oder Milchprodukten wie Kefir und Joghurt wird Glucose zu Milchsäure vergoren.

Aerobe Gärungen

Darunter versteht man mikrobielle Prozesse, die unter Beteiligung von Sauerstoff ablaufen.

Citronensäuregärung

Aus Glucose entsteht auf dem Wege der aeroben Gärung Citronensäure.

$$C_6H_{12}O_6 + 3/2\,O_2 \longrightarrow OH-\overset{\displaystyle CH_2-COOH}{\underset{\displaystyle CH_2-COOH}{C}}-COOH + 2\,H_2O$$

Glucose *Sauerstoff* *Citronensäure* *Wasser*

D (+)-Galaktose (Schleimzucker)

Von Bedeutung ist Galaktose hauptsächlich als Bestandteil von Milchzucker.

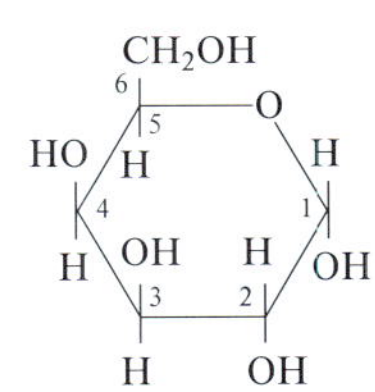

α-Form

Galaktose

Vorkommen
Galaktose kommt fast ausschließlich in gebundener Form vor und zwar in Oligo- und Polysacchariden wie Lactose bzw. Gummi arabicum.

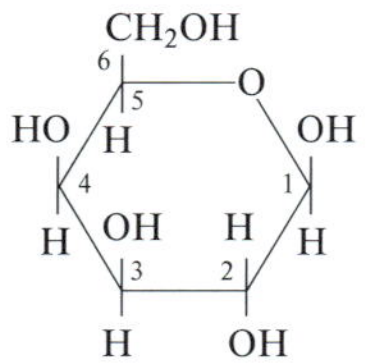

β-Form

Galaktose

Eigenschaften
Sie bildet farblose, schwer lösliche Kristalle, die nur eine geringe Süßkraft besitzen. Galaktose wirkt reduzierend.
Von Oberhefen (s. S. 333) wird sie nicht vergoren, so daß man sie auf diese Weise von den anderen Hexosen unterscheiden kann.

D (+)-Mannose

Mannose ist für die menschliche Ernährung von untergeordneter Bedeutung.

Vorkommen
In der Natur ist Mannose als Baustein hochpolymerer Verbindungen, den Mannanen, zu finden. Reich an Mannanen sind Dattelkerne, Johannisbrot und Steinnüsse.

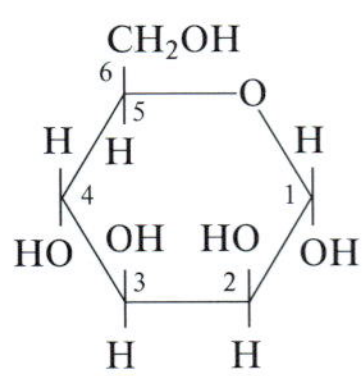

α-Form

Mannose

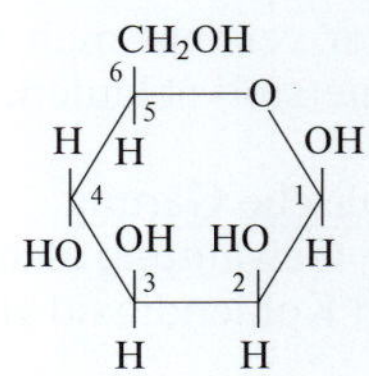

β-Form

Mannose

Eigenschaften
Sie läßt sich durch Hydrolyse von Steinnußspänen gewinnen und ist in der α-Form am stabilsten. Auch Mannose wirkt reduzierend.

Fünfring

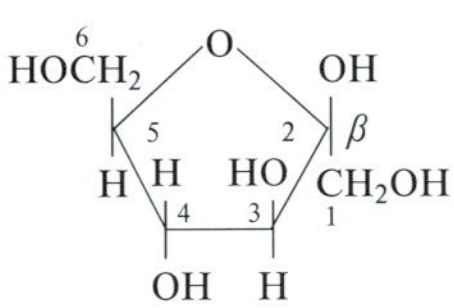

β-D-Fructo-Furanose

Fructose

D (—)-Fructose (Fruchtzucker)

Wie schon gesagt, bilden Ketosen in Analogie zu den Aldosen die ringförmigen Halbketale. Auch Fructose liegt daher als Ringmolekül vor. Dabei kann sie entweder einen Fünf- oder einen Sechsring bilden.

Sechsring

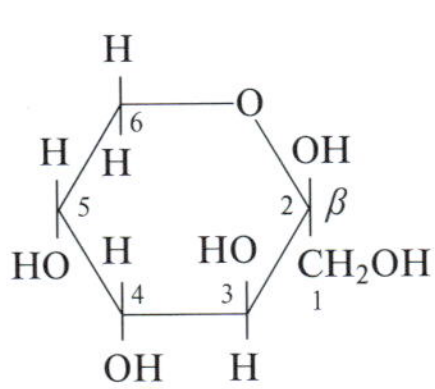

β-D-Fructo-Pyranose

Fructose

Vorkommen
Wenn Fructose ungebunden auftritt, hat sie ausschließlich die Form einer ß-D(—)-Pyranose. Als solche ist sie, stets in Begleitung von Glucose und Saccharose, reichlich in süßen Früchten enthalten.
Gebunden hingegen trifft man sie häufiger als Fünfring an. Sie ist in dieser Form Bestandteil von Oligosacchariden.

Eigenschaften
Fructose bildet ebenfalls farblose, wasserlösliche Kristalle mit stark hygroskopischen Eigenschaften. Sie besitzt von allen Hexosen die stärkste Süßkraft. Auch sie wirkt reduzierend.
Mit Hefe ist Fructose uneingeschränkt vergärbar.

2.3. Oligosaccharide

Zu den ernährungsphysiologisch bedeutsamen Oligosacchariden zählen vor allem die Di- und Trisaccharide, in denen zwei bzw. drei Monosaccharide miteinander verknüpft sind.

2.3.1 Disaccharide

Disaccharide entstehen durch Zusammenschluß zweier Monosaccharide.

2.3.1.1 Arten der Verknüpfung

Obwohl es theoretisch viele Möglichkeiten einer Verknüpfung von Monosacchariden gibt, sind bei natürlichen Disacchariden hauptsächlich nur zwei verwirklicht.

1,1-Verknüpfung

Bei dieser Art von Disacchariden sind die beiden glykosidischen OH-Gruppen unter Wasseraustritt miteinander in Reaktion getreten. Die beiden ersten C-Atome jedes Monosaccharids sind danach über eine Sauerstoffbrücke miteinander verbunden.
Da jetzt die reduzierenden Gruppen beider Monosaccharide blokkiert sind, hat das entstandene Disaccharid keine Reduktionswirkung mehr.

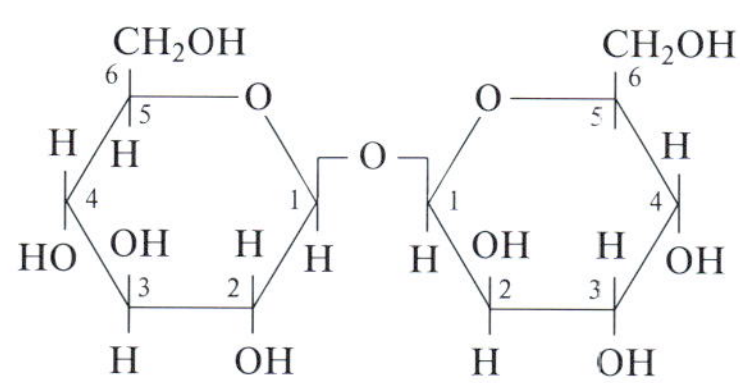

1,1-verknüpfte Monosaccharide

Eine Variante der 1,1-Verknüpfung ist bei der Fructose zu finden. Da sich hier die glykosidische OH-Gruppe am C_2 bildet, können nichtreduzierende Disaccharide mit Fructose nur durch 1,2-Verknüpfung entstehen.

1,4-Verknüpfung

Bei dieser Verknüpfung reagiert die glykosidische OH-Gruppe des einen Monosaccharids mit einer der sekundären alkoholischen OH-Gruppen, meist der am C_4. Danach sind das C_1 des ersten und das C_4 des zweiten Monosaccharids miteinander verbunden. Bei dieser Reaktion bleibt die glykosidische OH-Gruppe des zweiten Zuckers frei. Die reduzierende Wirkung geht daher nicht verloren und ist auch nach der Verknüpfung noch vorhanden.

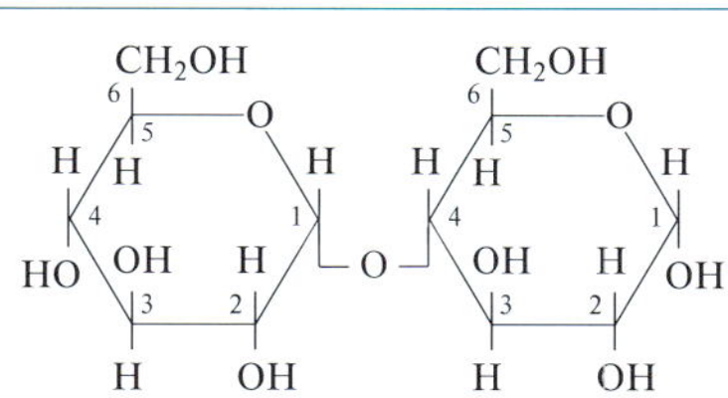

1,4–verknüpfte Monosaccharide

Spezifische Drehung einiger Disaccharide

Disaccharid	[α]
Saccharose	+ 66,5°
Lactose	+ 52,5°
Maltose	+ 136,8°

Süßkraft von Mono- und Disacchariden (bezogen auf Saccharose mit 100)

Saccharid	Süßkraft
Saccharose	100
Glucose	50
Fructose	120
Maltose	60
Lactose	27

Saccharosegehalt verschiedener Pflanzen

Vorkommen	Gehalt (%)
Zuckerrohrsaft	14-26
Zuckerrüben	16-20
Mais	8-12
Zuckerahorn	3
Mohrrübe	3

Die außerordentlich leichte Hydrolyse durch verdünnte Säuren findet ihre Erklärung im furanosidischen Aufbau des Fructoseteils. Sämtliche Furanoside zeigen eine starke Säureempfindlichkeit im Gegensatz zu den viel unempfindlicheren Pyranosiden Lactose und Maltose. Während diese Disaccharide im allgemeinen zur Hydrolyse mit verdünnten Säuren etwa zwei Stunden Kochzeit benötigen, hydrolysiert Saccharose ca. 100mal schneller.

2.3.1.2 Eigenschaften

Obwohl sich die Disaccharide in einigen Punkten deutlich voneinander unterscheiden, besitzen sie einige gemeinsame Eigenschaften:

- Alle Disaccharide sind optisch aktiv, drehen also die Ebene des polarisierten Lichtes.
- Alle Disaccharide haben einen süßen Geschmack, der allerdings unterschiedlich stark ausgeprägt ist.

2.3.1.3 Nichtreduzierende Disaccharide

Saccharose (Rohr- oder Rübenzucker)
Diese Verbindung wurde 1747 von Marggraf in den Wurzeln der Runkelrübe entdeckt. Sie ist im Pflanzenreich weit verbreitet.

Aufbau
Am Aufbau des Saccharose-Moleküls sind je ein Molekül Glucose und Fructose beteiligt und zwar in 1,2-Verknüpfung. Das bedeutet, Saccharose besitzt keine reduzierende Wirkung, da beide glykosidische OH-Gruppen blockiert sind.

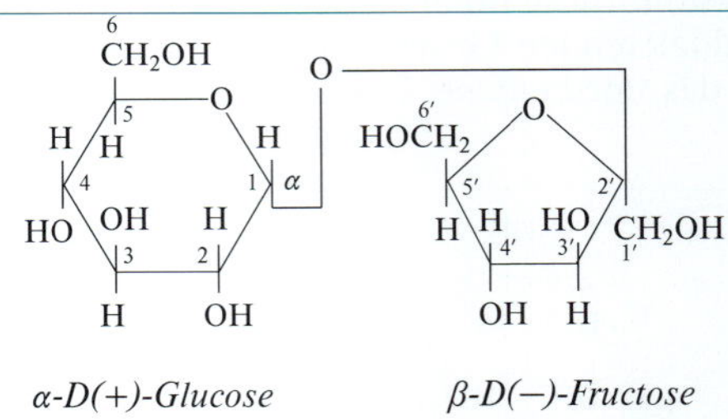

Saccharose-Molekül

Vorkommen
Besonders reich an Saccharose sind die Zuckerrübe und das Zuckerrohr. Darüber hinaus ist sie in Früchten und dem Saft vieler Pflanzen enthalten.

Eigenschaften
Saccharose bildet farblose, gut wasserlösliche Kristalle.Bei langsamer Kristallisation bilden sich große Prismen. Diese Tatsache nutzt man bei der Gewinnung von Kandiszucker.
Direkt ist Saccharose nicht vergärbar, sondern erst nach Aufspaltung in ihre Ausgangsverbindungen. Das ist unter Einwirkung verdünnter Säuren bereits in der Kälte möglich. Aus dem ursprünglich rechtsdrehenden Disaccharid entsteht dabei ein linksdrehendes Gemisch aus gleichen Teilen D(+)-Glucose und D(−)-Fructose. Diese Umkehrung des Drehsinns kommt deshalb zustande, weil bei den getrennt vorliegenden Monosaachariden die Linksdrehung der Fructose stärker ist als die Rechtsdrehung der Glucose. Wegen dieses Phänomens bezeichnet man die Hydrolyse der Saccharose auch als Inversion und das dabei entstandene Gemisch aus Glucose und Fructose als Invertzucker.

Haltbarkeit

Bei trockener Lagerung ist Saccharose sehr gut haltbar. Feuchter Zucker dagegen kann vom Kartoffelbazillus und einigen Schimmelpilzarten zu Invertzucker zersetzt werden.
Hochkonzentrierte Lösungen des Zuckers hemmen dagegen das Wachstum von Mikroorganismen und dienen daher vielfach zur Konservierung von Lebensmitteln, etwa bei der Haltbarmachung von Obst in Form von Fruchtsirup, Konfitüre, Gelee oder anderen Obsterzeugnissen. Auch Milch kann durch Zuckerung in ihrer Haltbarkeit verbessert werden wie z. B. gezuckerte Kondensmilch.

Entwicklung der Welterzeugung an Rüben- und Rohrzucker

Jahr	Gesamterzeugung (Mio. t)	Rohrzucker (%)
1900/01	11,3	47,0
1920/21	16,4	70,5
1940/41	30,9	62,3
1960/61	61,1	60,3
1965/66	71,1	61,8
1970/71	82,3	64,2
1975/76	92,2	64,6
1980/81	98,4	66,6
1981/82	108,5	66,2
1982/83	98,6	62,9

2.3.1.4 Reduzierende Disaccharide

Maltose (Malzzucker)

Maltose tritt überall da auf, wo ein biologischer Abbau von Stärke stattfindet.

Aufbau

Am Aufbau der Maltose sind zwei in 1,4-Stellung miteinander verknüpfte Moleküle Glucose beteiligt. Da durch diesen Zusammenschluß nur eine glykosidische OH-Gruppe blockiert ist, wirkt Maltose reduzierend. In Lösung liegt die freie glykosidische OH-Gruppe meist in der β-Form vor.

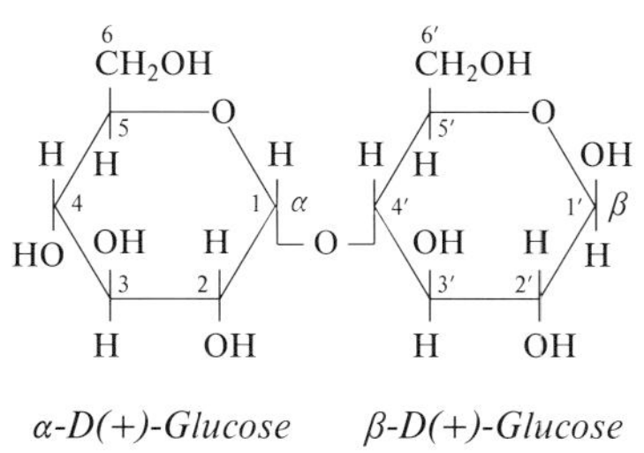

Maltose-Molekül

Vorkommen

Sie ist vorhanden in keimendem Getreide, in Kartoffelkeimen und bei menschlichen und tierischen Organismen im Magen-Darm-Trakt. Technisch wird Maltose durch die enzymatische Verzuckerung von Stärke gewonnen.

Eigenschaften

Maltose bildet farblose, nur schwach süß schmeckende Kristalle, die sich gut in Wasser lösen. Wie alle Disaccharide wird auch sie leicht in ihre Ausgangsverbindungen gespalten.
Keimende Getreide mit der darin enthaltenen Maltose sind Ausgangsprodukte für die Gewinnung alkoholischer Getränke wie Bier und Branntwein. Dabei wird Maltose von den anwesenden Enzymen zunächst in Glucose gespalten und erst danach vergoren.

Das Auftreten von Maltose ist stets ein Zeichen für lebhaftesten enzymatischen Stärkeabbau, wie er z. B. in Malz, Kartoffelkeimen oder in Blättern abläuft.

Lactose (Milchzucker)

Lactose ist für Säuglinge ein wichtiger Ernährungsfaktor, denn sie fördert die Entwicklung der besonderen Darmflora des jungen Organismus, die, anders als beim Erwachsenen, nicht aus Coli- sondern aus Bifidus-Bakterien besteht.

Aufbau

Milchzucker besteht aus je einem Molekül Glucose und Galaktose, die in 1,4 – Stellung miteinander verknüpft sind. Auch hier ist eine glykosidische OH-Gruppe frei geblieben und verantwortlich für die reduzierende Wirkung der Lactose.

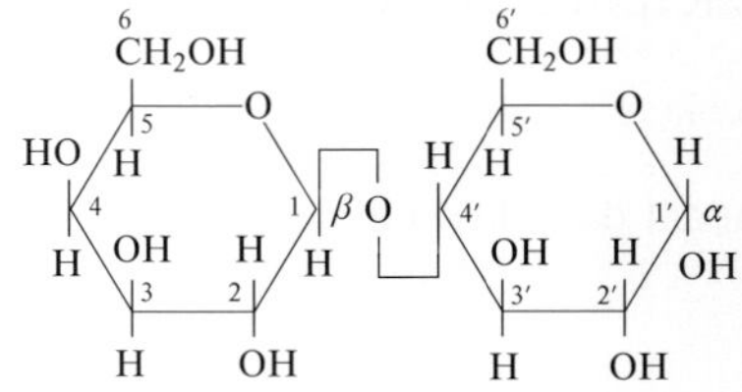

β-D(+)-Galaktose *α-D(+)-Glucose*

Lactose-Molekül

Vorkommen

Lactose kommt in der Milch sämtlicher Säugetiere in Konzentrationen bis zu 5 % und in Humanmilch vor, wo der Gehalt zwischen 5,5 und 8 % schwankt. Sie heißt deshalb auch Milchzucker. In jüngster Zeit wurde sie, allerdings glykosidisch gebunden, auch in Pflanzen entdeckt. Technisch läßt sich Lactose aus Molke, die bei der Käseherstellung anfällt, gewinnen.

Eigenschaften

Die farblosen Kristalle der Lactose sind im Unterschied zu anderen Zuckerarten nur schwer löslich und verursachen daher auf der Zunge oft ein sandiges Gefühl.
Bei Einwirkung von Säuren wird Lactose in Galaktose und Glucose aufgespalten.
Gewöhnliche Hefen sind nicht in der Lage, Lactose zu vergären. Dies gelingt nur bei Einsatz von Spezialhefen, die über ein besonderes, Lactose spaltendes Enzym, die Lactase, verfügen. Diese Möglichkeit nutzt man bei der Herstellung von Milchprodukten wie z. B. Kefir.

Lactose in der Technik

Lactose kann technisch aus Molke gewonnen werden, entweder durch Ultrafiltration oder durch Kristallisation aus Molke, die aus 55-65 % Trockenmasse konzentriert wurde. Die erhaltene Rohlactose (Lebensmittelqualität) führt man durch Umkristallisieren in Raffinade (Pharmaqualität) über.

Einsatzmöglichkeiten:

- Pharmazeutische Präparate (Tablettenfüllstoff)
- Diätetische Lebensmittel
- Backwaren
- Trockenlebensmittel
- Getränke.

2.3.2 Trisaccharide

Trisaccharide sind ernährungsphysiologisch bei weitem nicht so bedeutend wie die Gruppe der Disaccharide. Von den vielen, im Pflanzenreich verbreiteten Trisacchariden sei hier nur die Raffinose erwähnt. Sie ist aus je einem Molekül Galaktose, Glucose und Fructose zusammengesetzt und kommt vor allem in Soja, den Baumwollsamen und der Zuckerrübe vor. Bei der Gewinnung von Zucker kann sie leicht in das Endprodukt gelangen und ist daher eine häufig auftretende, allerdings unerwünschte Verunreinigung von Saccharose.

2.4 Polysaccharide

Es gibt in der Chemie eine Art von Stoffreaktion, die man als Polymerisation bezeichnet. Dabei verbinden sich sehr viele zunächst einzeln vorliegende Moleküle, und es kommt durch diesen Zusammenschluß zur Bildung von „Riesenmolekülen", in der Fachsprache Polymere genannt. Einer aus einzelnen Gliedern bestehenden Kette gleich, setzen diese sich aus den ursprünglich frei vorliegenden, jetzt aber verknüpften Bausteinen zusammen und, ebenfalls wie eine Kette, können sie durch entsprechende Behandlung wieder in ihre Ausgangsverbindungen zerlegt werden.
Auf die chemischen und physikalischen Eigenschaften hat der Zusammenschluß erheblichen Einfluß. Viele typische Merkmale werden stark verändert oder gar aufgehoben. In praktisch allen Fällen ändert sich z. B. der Aggregatzustand. Auch zuvor gasförmige Stoffe liegen in polymerer Form als Festsubstanzen, mindestens aber als Flüssigkeiten, vor.

Die Reaktionsgleichung für diesen Vorgang läßt sich folgendermaßen formulieren:

$$n\,C_6H_{12}O_6 \longrightarrow (C_6H_{10}O_5)_n + (n-1)\,H_2O$$

Die Anzahl der Bausteine ist je nach Polysaccharid sehr unterschiedlich.

Eine Errungenschaft der modernen Zeit, die Kunststoffe, wird durch Polymerisation hergestellt. Als Erfindung der Neuzeit ist diese chemische Reaktion allerdings nicht anzusehen, denn vor allem im Pflanzenreich ist die Bildung polymerer Verbindungen eine bereits seit jeher übliche Selbstverständlichkeit. Polymere Kohlenhydrate nennt man Polysaccharide oder Glykane. Sie dienen in der Natur als Reservestoffe und Gerüstsubstanzen und entstehen durch glykosidische Verknüpfung vieler Monosaccharide.

Einteilung der Polysaccharide

Nach Art ihres chemischen Aufbaus unterscheidet man verschiedene Typen von Polysacchariden.

Homoglykane
Sie sind aus lauter gleichen Zuckerbausteinen aufgebaut. Es gibt sie als geradkettige oder verzweigte Polysaccharide.

Heteroglykane
Sie setzen sich aus zwei oder mehreren unterschiedlichen Grundbausteinen zusammen.

Eigenschaften

Wie andere Polymere auch unterscheiden sich Polysaccharide in ihren chemischen und physikalischen Eigenschaften ganz erheblich von den Grundbausteinen, aus denen sie aufgebaut sind. So besitzen sie keinen süßen Geschmack und sind in Wasser nur schwer oder gar nicht löslich. Selbst die löslichen unter ihnen bilden nur kolloidale Lösungen ohne Diffusionsvermögen. Diese Lösungen sind zwar optisch aktiv, reduzieren jedoch Fehlingsche Lösung nicht mehr und zeigen auch sonst keine für Monosaccharide typischen Reaktionen. Durch Hefe werden Polysaccharide ebenfalls nicht vergoren.

Benennung der Polysaccharide

Die systematische Bezeichnung der Polysaccharide leitet sich vom Namen der Monosaccharide ab, aus dem sie aufgebaut sind. In dessen Namen wird die Endung „ose" durch „an" ersetzt. Beispielsweise ist Glucan die Bezeichnung für alle Verbindungen, die aus Glucose aufgebaut sind.

2.4.1 Glucane

Als Grundbaustein natürlicher Polysaccharide kommt vor allem Glucose vor. Die aus ihr aufgebauten Glucane sind von besonderer ernährungsphysiologischer Bedeutung.

2.4.1.1 Stärke

Stärkegehalt verschiedener Pflanzen

Vorkommen	Gehalt (%)
Weizen	60-24
Reis	70-80
Mais	65-75
Kartoffel	17-24

Stärke dient pflanzlichen Organismen als Reservestoff.

Aufbau

Bereits vor mehr als 150 Jahren fand man heraus, daß dieses weit verbreitete Reservekohlenhydrat aus Glucose aufgebaut ist. Erst seit Anfang dieses Jahrhunderts aber ist genaueres über seine Struktur bekannt. Es konnte nachgewiesen werden, daß sich Stärke aus zwei Komponenten zusammensetzt, aus Amylose und Amylopektin.

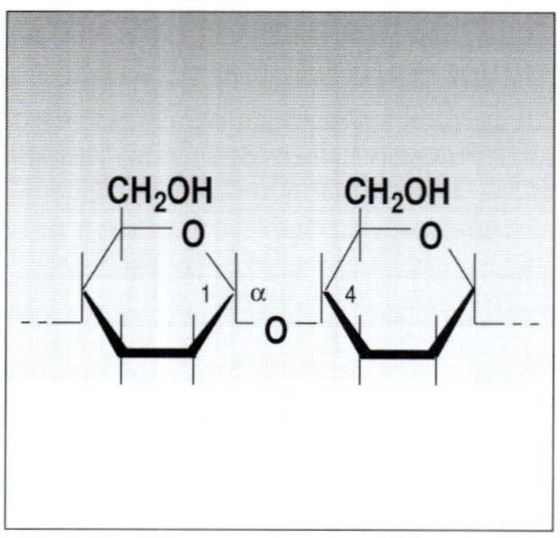

α-1,4-Bindung

Amylose

Sie besteht aus ca. 250 bis 300 α-D-Glucoseeinheiten, die ausschließlich in 1,4-Stellung miteinander verknüpft sind. Amylose bildet verschieden lange, unverzweigte Ketten. Die α-1,4-Verknüpfung zwingt diese Ketten, sich in Form einer Helix spiralig aufzurollen. Sie besitzt je Windung etwa sechs bis sieben Glucose-Moleküle.
In den dabei entstehenden Hohlraum können Substanzen eingelagert werden. Auf diesem Mechanismus beruht der Stärkenachweis mit Jod. Bei Zusatz von Jod zu einer Stärkelösung bilden dessen Moleküle einen kettenförmigen Zusammenschluß und lagern sich in dieser Form in die Helix ein. Das Entstehen der Einschlußverbindung wird durch eine Blaufärbung der Lösung angezeigt. Beim Erwärmen trennt sich das Jod wieder von der Stärke, und die Farbe verschwindet.

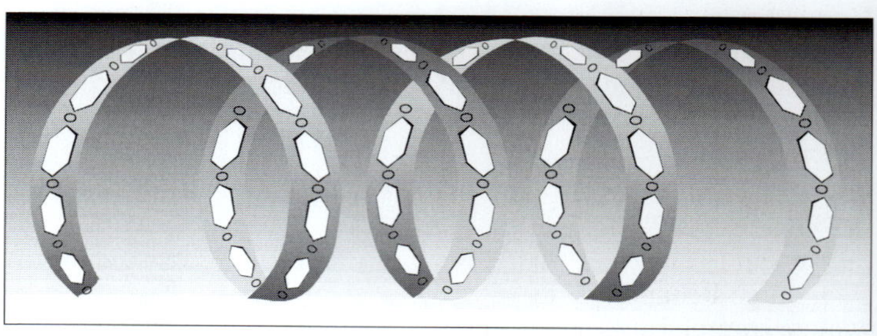

Schematischer Aufbau des Amylose-Moleküls

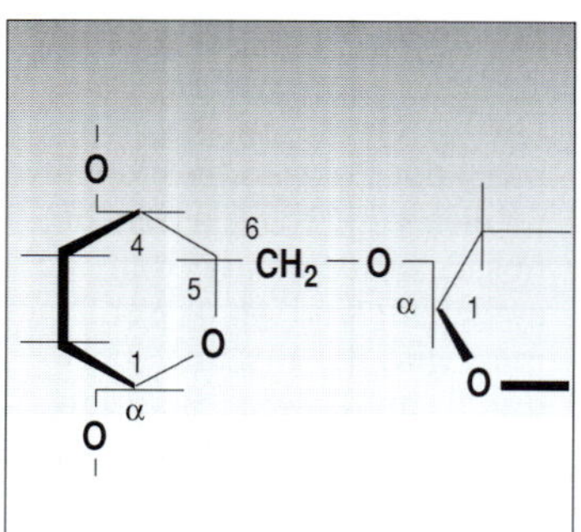

α-1,6-Bindung

Amylopektin

Dieses Polysaccharid setzt sich aus rund 1000 Glucose-Einheiten zusammen und unterscheidet sich in seiner Struktur von Amylose dadurch, daß seine Glucose-Ketten verzweigt sind. Diese Verzweigung kommt daher zustande, daß neben den α-1,4-Verknüpfungen zusätzlich noch α-1,6-Bindungen vorhanden sind. Auf ungefähr 20 Glucose-Einheiten kommt eine α-1,6-Verknüpfung.
Auch Amylopektin ist zum Teil spiralig aufgewickelt. Seine verzweigungsfreien Anteile sind aber so gering, daß mit Jod nur eine schwach rote Färbung zustandekommt.

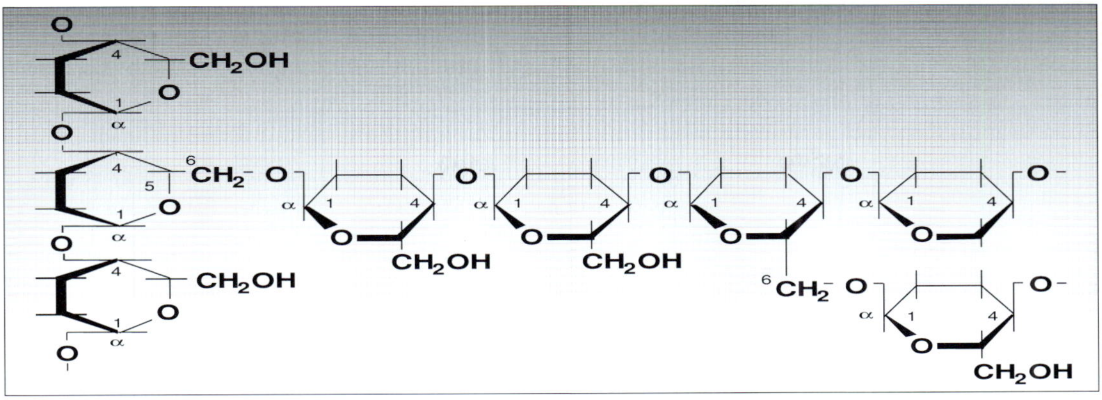

Schematischer Aufbau des Amylopektin-Moleküls

Vorkommen

Stärke ist vor allem in Getreidekörnern, aber auch in Knollen und Wurzeln enthalten.
Die Stärkekörner in den Pflanzen sind in Größe und Form sehr unterschiedlich. Ihr Aussehen ist derart charakteristisch, daß man die einzelnen Stärkearten durch mikroskopische Untersuchungen der Körner voneinander unterscheiden kann.

Löslichkeit von Stärke

Die kleineren Amylose-Aggregate sind bis zu einem gewissen Grade in heißem Wasser löslich. Dabei kommt es leicht zur Bildung von Gelen, aus denen Amylose allerdings auch wieder auskristallisieren kann, insbesondere bei Temperaturen um 0°C. Diesen Vorgang des Wieder-Auskristallisierens bezeichnet man als Retrogratation der Stärke. Sie spielt beim Altbackenwerden von Brot eine Rolle.
Amylopektin ist unlöslich, quillt aber mit heißem Wasser unter Kleisterbildung auf. Der entstandene Kleister besitzt schon bei niedrigen Konzentrationen von 1 bis 4 % eine hohe Viskosität und geht beim Erkalten in eine steife Gallerte über. Diese Eigenschaft des Amylopektins ist von ganz besonderer Bedeutung beim Backprozeß.

Abbauprodukte von Stärke

Stärke kann auf verschiedene Weise angegriffen werden. Beim Rösten, durch Behandlung mit Säuren oder unter Einwirkung von Enzymen kommt es zu einer Spaltung der miteinander verknüpften Glucoseeinheiten. Es entstehen Verbindungen, die zwar noch der allgemeinen Formel $(C_6H_{10}O_5)_n$ entsprechen, aber erheblich niedrigere Molekulargewichte aufweisen, je nach Grad des Abbaus bis hin zur Größenordnung von Oligosacchariden. Man faßt diese Abbauprodukte im allgemeinen unter der Bezeichnung Dextrine zusammen. Ganz grob lassen sich Dextrine in drei Abbaustufen unterteilen.

Amylodextrin

Es ist als „lösliche Stärke“ im Handel und enthält noch ca. 30 bis 35 Glucosemoleküle. Amylodextrin bildet sich, wenn Stärke entweder durch Vermahlen oder durch Einwirkung von Säure abgebaut wird.

Technologische Bedeutung von Stärkeabbauprodukten

Von großer wirtschaftlicher Bedeutung ist heute die sogenannte Stärkeverzuckerung. Sie erfolgt durch Hydrolyse mit Säuren und/oder Enzymen, wobei je nach Prozeßführung unterschiedliche Produkte entstehen.
Der Verzuckerungsgrad wird im allgemeinen in Dextroseäquivalenten (DE-Wert) angegeben, d. h. als Summe der reduzierenden Zucker, berechnet als Glucose. Von ihm ist die Intensität des süßen Geschmacks der Stärkehydrolysate abhängig. Je weiter die Verzuckerung fortgeschritten ist, desto süßer. Verwendet werden Stärkehydrolysate vor allem in der Süßwarenindustrie. Sie verhindern die Saccharosekristallisation (Hartkaramellen) und wirken als Weichhaltemittel (Weichkaramellen, Kaugummi). Außerdem setzt man sie bei der Herstellung von Speiseeis, alkoholischen Getränken, Obstprodukten und in der Backwarenindustrie ein.

Mit Wasser verkleistert es nicht, sondern löst sich zu einer klaren Flüssigkeit auf. Mit Jod reagiert es unter Blaufärbung und verhält sich auch sonst, abgesehen von der Wasserlöslichkeit, ganz wie Stärke.

Erythrodextrin
An der Bildung seiner Moleküle sind nur noch 8 bis 12 Glucosebausteine beteiligt. Erythrodextrin zeigt daher bereits ein schwach ausgeprägtes Reduktionsvermögen gegenüber Fehlingscher Lösung. Mit Jod tritt nur eine leichte Färbung auf.

Achrodextrin
Dieses Abbauprodukt wird auch Maltodextrin genannt und ist mit 4 bis 6 Glucosebausteinen die am weitesten fortgeschrittene Abbaustufe.
Es wirkt stärker reduzierend als Erythrodextrin und gibt mit Jod keinerlei Färbung.

Allen Dextrinen gemeinsam ist, daß sie von Hefen nicht vergoren werden und optisch aktiv sind; sie wirken stark rechtsdrehend.
Für die menschliche Ernährung sind Dextrine deshalb von Bedeutung, weil sie als Abbauprodukte der Stärke vom Körper leichter verwertet werden können als diese selbst. Die zu leistende Verdauungsarbeit ist also geringer. Sie spielen aus diesem Grund in der Säuglings- und Krankenernährung eine große Rolle.
Endprodukte des Stärkeabbaus, unabhängig davon, ob er enzymatisch oder auf andere Weise erfolgt, sind in jedem Fall Maltose und Glucose.

Insgesamt läuft der Abbau über folgende Stufen:

Stärke → Dextrine → Maltose → Glucose

In dieser Abfolge wird Stärke auch im menschlichen Organismus abgebaut.

Lebensmitteltechnologische Bedeutung von Glykogen

Glykogen spielt eine wichtige Rolle bei der sogenannten Fleischreifung. Dieser Prozeß läuft im Fleisch nach Eintritt des Todes ab. Enzymatisch wird das Glykogen zu Milchsäure abgebaut. Damit verbunden ist ein Absinken des pH-Wertes von ca. 6,5 auf 5,8. Die Geschwindigkeit des pH-Abfalls und auch der erreichte End-pH-Wert sind für das Wasserbindevermögen und damit für die Qualität des Fleisches von entscheidender Bedeutung.

2.4.1.2 Glykogen

Glykogen ist das Reservekohlenhydrat des menschlichen und tierischen Organismus.

Aufbau
Im chemischen Aufbau entspricht Glykogen dem Amylopektin, allerdings ist der Verzweigungsgrad wesentlich höher, etwa an jedem zehnten Glucosemolekül.

Vorkommen
Glykogen wird vorwiegend in der Leber und in geringen Mengen im Muskel gespeichert. Fleisch enthält daher meist nur Spuren dieses Polysaccharids. Der Gehalt liegt bei 0,14 bis 0,18 %.
Eine Ausnahme bildet das Pferdefleisch mit Gehalten bis zu 1 %. Man nutzt diese Tatsache, um unerlaubte und nicht deklarierte Zusätze dieser Fleischart, beispielsweise in Wurst, analytisch nachzuweisen.
Die höchsten Mengen sind mit 3 bis 8 % in der Leber zu finden.

Eigenschaften
Glykogen ist ein weißes, geruch- und geschmacksneutrales Pulver, das sich ohne Kleisterbildung relativ leicht in Wasser löst.
Mit Jodlösung reagiert es unter Rotfärbung.
Fehlingsche Lösung wird leicht reduziert. Die Abbauvorgänge von Glykogen verlaufen wie bei der Stärke über Dextrine bis hin zu Maltose und Glucose.

2.4.1.3 Cellulose

Cellulose ist die häufigste organische Verbindung auf unserer Erde.

Aufbau
Der chemische Aufbau von Cellulose ist mittlerweile durch röntgenographische Untersuchungsverfahren weithin geklärt.
Cellulose ist aus Glucosemolekülen aufgebaut. Im Unterschied zu Stärke und Glykogen sind die einzelnen Bausteine in diesem Polysaccharid aber ausschließlich über β-1,4-Bindungen verknüpft. Dadurch kommt es zur Bildung langer Molekülketten, bestehend aus ca. 300 bis 3 000 Glucose-Einheiten.
Diese Cellulosestränge lagern sich zu feinsten Fäserchen, den Fibrillen, aneinander. Innerhalb der Fibrillen sind die einzelnen Stränge zur Erhöhung der Festigkeit über Wasserstoffbrücken quervernetzt.
Die Fibrillen sind nun weiter bündelweise miteinander verdreht und diese Bündel wiederum zu kräftigen Fasern verzwirnt.

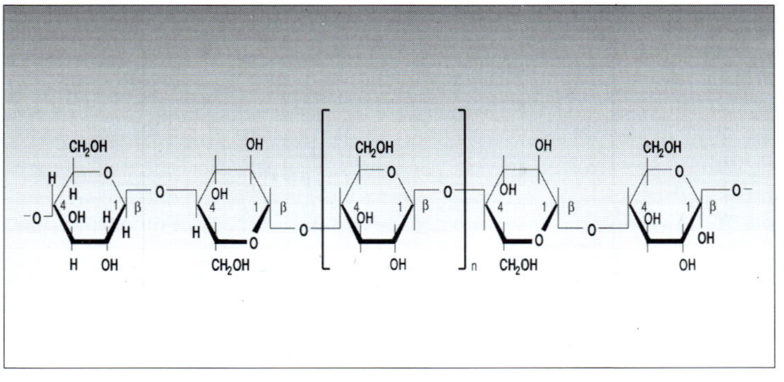

Schematischer Aufbau des Cellulose-Moleküls

Aus dieser Struktur erklären sich die mechanischen Eigenschaften der Cellulose, insbesondere die außerordentlich hohe Reißfestigkeit. Dieses Millionen Jahre alte Prinzip der Pflanzen, durch geschicktes Verdrillen zartester Fäserchen hoch belastbares Material herzustellen, ist derart perfekt, daß es auch heute noch vielfache technische Anwendung findet.
So sind z. B. die zum Vertäuen von Schiffen verwendeten Seile nach dem gleichen Muster aufgebaut.

Verdaulichkeit
Da die natürliche Funktion der Cellulose vor allem darin besteht, den einzelnen Pflanzenteilen Halt zu geben und nicht, wie etwa Stärke, als leicht abbaubarer Reservestoff zu dienen, kann sie auch vom menschlichen und den meisten tierischen Organismen nicht genutzt werden. Lediglich Wiederkäuer wie Rinder, Schafe und

Kristallstruktur der Cellulose

Ein Teil der natürlichen Cellulose (ca. 60 %) liegt kristallin vor. Die übrigen Bereiche sind amorph. Unterwirft man diese Abschnitte der Säure- oder Alkalihydrolyse, so entsteht daraus mikrokristalline Cellulose, die keine Faserstruktur mehr besitzt. Mikrokristalline Cellulose findet lebensmitteltechnologische Anwendung unter anderem bei energieverminderten Lebensmitteln, Salatsaucen, Desserts und Eiscreme.

Cellulose in der Technik
Ein junger Zweig der Naturwissenschaften, die Biotechnologie, arbeitet zur Zeit an Verfahren, mit deren Hilfe cellulosehaltiges Pflanzenmaterial, zum Teil sogar Abfälle wie z. B. Stroh, verwertet werden können.
Im Labormaßstab ist dies bereits gelungen. Man impft die entsprechenden Materialien mit Mikroorganismen, die über cellulosespaltende Enzymsysteme verfügen. Diese Pilz- oder Bakterienarten können sich jetzt so lange vermehren, bis die gesamte Cellulose des Substrates verbraucht ist. Die so gewachsenen Kulturen stellen wertvolle Proteinquellen dar und sind vor allem als Tierfutter sehr gut verwendbar. Viele Probleme der Welternährung werden gelöst sein, wenn derartige Verfahren erst einmal bis zur Anwendungsreife gediehen sind.

Ziegen verfügen über Enzymsysteme, mit denen sie die β-1,4-Verknüpfung der Glucose zu spalten vermögen. Könnte der Mensch dies ebenfalls, eröffneten sich ihm nahezu grenzenlose Nahrungsquellen.

Eigenschaften
Ihrer natürlichen Funktion als Gerüstsubstanz entsprechen auch die sonstigen Eigenschaften der Cellulose. So ist sie völlig unlöslich in Wasser und außerordentlich beständig gegen Säuren und Alkalien. Ein Reduktionsvermögen ist nicht vorhanden.

2.4.2 Fructane

Im Unterschied zu Glucose kommen Polymere der Fructose nur relativ selten vor. Hier sei wegen seiner diätetischen Bedeutung das Inulin genannt.
Es tritt als Reservekohlenhydrat in den Wurzeln der Kompositen auf, z. B. Zichorie, Dahlie und Tropinambur, aus denen es auch gewonnen wird.
Die Fructose ist im Inulin β-1,2-verknüpft.
Die Substanz selbst ist ein farbloses Pulver, löst sich in heißem Wasser ohne Kleisterbildung auf und gibt mit Jod keine Reaktion.
Weil der menschliche Organismus Fructose im Unterschied zu Glucose von Insulin unabhängig verwerten kann, wird Inulin für Diabetikernahrung verwendet.

Die Bedeutung der Hemicellulosen im Zusammenhang mit den Veränderungen in geerntetem Obst

Beim Lagern von Obst ist ein Ansteigen des Zuckergehaltes zu beobachten. Für die Zukkerbildung dient zum einen Stärke als Quelle, zum anderen vermutet man, daß die Hemicellulosen dafür verantwortlich sind. Ihr Gehalt sinkt von 9% auf 1–2% (bezogen auf Frischgewicht).

2.4.3 Hemicellulosen

Hemicellulosen sind Polysaccharide, die sich vorwiegend aus Xylose, Arabinose, Galaktose, Mannose und Uronsäuren aufbauen. Sie sind in den Pflanzen weit verbreitet und häufig zusammen mit Cellulose anzutreffen. Beide gemeinsam bilden die Ballaststoffe unserer Nahrung.
Ihr Bauprinzip ähnelt ein wenig dem der Cellulose. Die Molekulargewichte liegen allerdings sehr viel niedriger. Wie Cellulose auch können sie vom menschlichen Organismus nicht abgebaut werden, sind also unverdaulich.
Von besonderem Interesse sind neuerdings die in Holz und Stroh vorkommenden Xylane. Aus ihnen läßt sich durch hydrolytische Spaltung der fünfwertige Alkohol Xylit gewinnen. Er eignet sich möglicherweise, ähnlich wie Sorbit, zur Verwendung als Süßstoff für Diabetikernahrung.

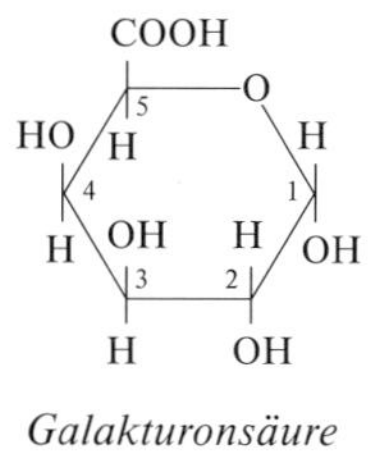

Galakturonsäure

2.4.4 Pektine

Pektine bilden als stete Begleiter der Cellulose einen erheblichen Teil der Gerüstsubstanz von Pflanzen. Sie treten in Form der Mittellamelle als eigenständige Schicht der pflanzlichen Zellwandung auf. Ihre Moleküle setzen sich aus α-1,4-verknüpften Galakturonsäurebausteinen zusammen, deren Carboxylgruppen teilweise mit Methanol verestert sind.
Der vielen hydrophilen OH- und COOH-Gruppen wegen besitzen Pektine ein sehr hohes Wasserbindevermögen. Sie wirken daher in der Pflanze nicht nur als Gerüstsubstanz, sondern greifen außerdem regulierend in den Wasserhaushalt ein. Die gute Quellfähigkeit

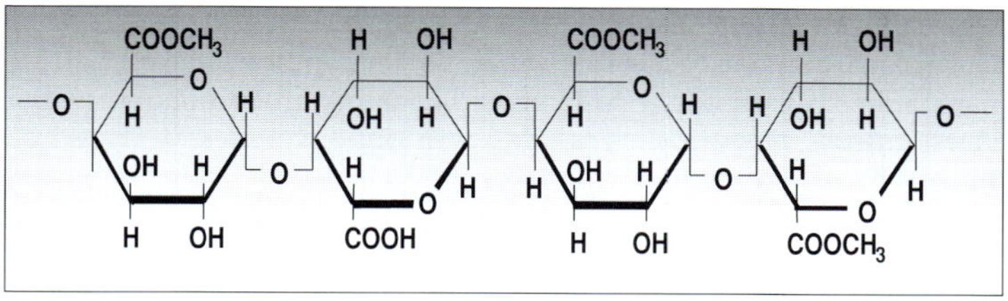

Schematischer Aufbau des Pektin-Moleküls

der Pektine und die damit verbundene Eigenschaft, schnittfeste Gele zu bilden, macht sie auch lebensmitteltechnologisch interessant. Hauptsächlich setzt man sie bei der Herstellung von Konfitüren und Gelees, zur Süßwarenherstellung und in der milchverarbeitenden Industrie als Verdickungsmittel ein.
In Obst- und Fruchtsäften machen sich Pektine oft unangenehm bemerkbar. Sie können in diesen Lebensmitteln unerwünschte Trübungen verursachen. Man versucht dem entgegenzuwirken und setzt von vornherein pektinspaltende Enzyme zu.

Gelierzeit von Pektinen in Abhängigkeit vom Veresterungsgrad

Pektintyp	Veresterungsgrad (%)	Gelierzeit (s)
Schnell gelierend	72-75	20- 70
normal gelierend	68-71	100-135
langsam gelierend	62-66	180-250

2.4.5 Alginsäure

Alginsäure kommt in Braunalgen vor, aus denen sie auch gewonnen wird. Sie enthält β-1,4-glykosidisch verknüpfte Mannuron- und Guluronsäure. In Anwesenheit von Calciumionen bildet sie feste Gele und wird deshalb bei Milchprodukten häufig als Verdickungsmittel eingesetzt.

Einsatzmöglichkeiten von Alginsäure

- Stabilisierung der Konsistenz von Füllungen für Backwaren, Baisers, Salatsaucen
- Herstellung verschiedenster Gele, z. B. bei Kaltpuddings, Geleefrüchten, Dessertgelee.

2.4.6 Pflanzengummis

Es gibt neben Pektinen und Verbindungen der Alginsäure eine dritte Gruppe von Verdickungsmitteln, die ihrer Herkunft nach auch als Pflanzengummis bezeichnet werden. Sie sind unverdaulich und spielen neuerdings als Zusatz zu „kalorienverminderten" Lebensmitteln eine gewisse Rolle. Die bekanntesten Vertreter sind Gummi arabicum, Traganth und Agar Agar. Ihr chemischer Aufbau ist sehr kompliziert.

2.4.6.1 Traganth

Traganth ist ein Pflanzengummi, der vorwiegend in Kleinasien (Iran, Syrien, Türkei) produziert wird.

Struktur und Eigenschaften
Dieses Polysaccharid besteht aus einer in Wasser löslichen und einer unlöslichen, aber quellbaren Fraktion. Hauptbestandteile sind Galakturonsäue, Xylose, Arabinose und Galaktose.

Anwendung
Es wird als Verdickungsmittel und Stabilisator eingesetzt.

Einsatzmöglichkeiten für Traganth:

- als Stabilisator für Salatsaucen
- als Verdickungsmittel und Stabilisator für Füllungen von Backwaren
- als Zusatz zu Eiscreme.

2.4.6.2 Gummi arabicum

Gummi arabicum war bereits im alten Ägypten als „Kami" bekannt. Man gewinnt es aus tropischen Bäumen. Beim Ritzen der Rinde tritt es tropfenweise aus. Die Ausbeuten pro Baum und Jahr liegen bei ca. 900 bis 2 000 g.

Einsatzmöglichkeiten von Gummi arabicum:

- als Stabilisator bei Süß- und Backwaren
- als Schaumstabilisator bei Getränken.

Verschiedene Agar-Typen

Die Galaktose ist in geringem Umfang mit Schwefelsäure verestert.

Agarose
Hier ist jeder 10. Galaktoserest verestert.

Agaropektin
Es ist höher verestert und enthält außerdem Brenztraubensäure gebunden.

Einsatzmöglichkeiten von Agar:

- zur Stabilisierung von Sorbets und Eiscreme (ca. 0,1 %)
- Zur Stabilisierung von Joghurt, bestimmten Käsen, Zuckerwaren, Backwaren (0,1 – 1 %)
- als Geliermittel bei Geflügel und Fleischkonserven.

Einsatzmöglichkeiten von Johannisbrotkernmehl:

- Stabilisator von Fleischkonserven, Salatsaucen, Wurstwaren, Weichkäse und Eiscreme
- Bindemittel für Salatsaucen, Wurstwaren und Eiscreme.

<u>Struktur und Eigenschaften</u>
Gummi arabicum ist ein Gemisch nahe verwandter Polysaccharide. Bausteine sind vor allem Arabinose, Galaktose und Glucuronsäure. Es ist extrem wasserlöslich, so daß sich ohne weiteres 50 %ige Lösungen herstellen lassen.

<u>Anwendung</u>
Gummi arabicum wird als Verdickungsmittel, Emulgator und Stabilisator eingesetzt. Es ermöglicht auch die Gewinnung von pulverförmigen Aromakonzentraten (flavour fixative). So werden ätherische Öle z. B. in einer Lösung von Gummi arabicum emulgiert und anschließend sprühgetrocknet. Das Polysaccharid bildet einen Film um die Öltröpfchen und verhindert auf diese Weise oxidative und andere Veränderungen.

2.4.6.3 Agar

Agar wird aus verschiedenen Rotalgen durch Heißwasserextraktion gewonnen.

<u>Struktur und Eigenschaften</u>
Agar ist ein heterogenes, chemisch nicht ganz scharf zu beschreibendes Material. Hauptbestandteil sind verschiedene Galaktoseabkömmlinge.
Agar ist in kaltem Wasser unlöslich. In heißem Wasser dagegen ist es gut in Lösung zu bringen. Beim Abkühlen erstarrt die Lösung zu einem Gel.

<u>Anwendung</u>
Agar wird vielfältig verwendet, z. B. für Nährböden in der Mikrobiologie. Für die Verwendung im Bereich der Lebensmittel ist maßgeblich, daß Agar praktisch unverdaulich ist, hitzeresistente Gele bildet sowie emulgierende und stabilisierende Wirkung hat. Bei Brot verzögert Agar das Altbackenwerden.

2.4.6.4 Johannisbrotkernmehl (Carubin)

Der Johannisbrotbaum ist im gesamten Mittelmeerraum von alters her heimisch. Die in Schoten befindlichen Samen werden von den Arabern Karat genannt und dienten in getrocknetem Zustand als Gewichtseinheit (ca. 200 mg). Bis heute hat sich die Gewichtseinheit gehalten, allerdings in einem Bereich, der mit Lebensmitteln nicht das Geringste zu tun hat, für Edelsteine nämlich. Das Gewicht von Diamanten, Rubinen etc. wird in Karat angegeben.
Zur Gewinnung von Johannisbrotkernmehl werden die Samen vermahlen.

<u>Struktur und Eigenschaften</u>
Das Hauptpolysaccharid des Johannisbrotkernmehles ist aus Mannose und Galaktose zusammengesetzt. Es bildet hochviskose Lösungen.

<u>Anwendung</u>
Johannisbrotkernmehl wird als Verdickungs- und Bindemittel, als Stabilisator und zur Verbesserung des Wasserbindevermögens von Teigen eingesetzt, insbesondere wenn deren Klebergehalt sehr gering ist.

3. Lipide

Unter diesem Oberbegriff werden Fette und Fettbegleitstoffe zusammengefaßt. Chemisch gesehen handelt es sich bei ihnen um ein buntes Gemisch recht unterschiedlicher Verbindungen, die allerdings Gemeinsamkeiten in ihren physikalischen Eigenschaften und physiologischen Funktionen aufweisen.
So sind alle Lipide nahezu unlöslich in Wasser und nur in organischen Lösungsmitteln wie Benzol, Chloroform oder Alkohol in Lösung zu bringen.
Die in der Natur vorkommenden Lipidgemische stellen eine funktionelle Einheit dar, die für das Zellgeschehen des Organismus, dem sie entstammen, lebensnotwendig ist. Sie spielen eine wichtige Rolle als Energieträger, Nahrungsreserve oder auch als essentielle Zellkomponenten.
Die Einteilung der Lipide kann nach unterschiedlichen Gesichtspunkten geschehen. Mögliche Kriterien sind z. B. die Herkunft, also die Klassifizierung in pflanzliche und tierische Lipide oder aber auch der Aggregatzustand bzw. die Konsistenz.
Durchgesetzt hat sich die Einteilung nach der chemischen Systematik.

Einfache Lipide	
Neutralfette . . .	Glycerinester der Fettsäuren
Wachse	Ester höherer Alkohole mit Fettsäuren

Zusammengesetzte Lipide	
Phosphatide . . .	Ester der Phosphorsäure
Cerebroside . . .	Kohlenhydrathaltige Lipide

Unverseifbare Lipidbestandteile	
Sterine	Ringförmige Alkohole
Carotinoide . . .	Isoprenderivate

3.1. Einfache Lipide

Von den beiden Vertretern dieser Gruppe sind vor allem die Neutralfette von Bedeutung. Wachse kommen zwar auch in einigen Lebensmitteln vor, besitzen aber ernährungsphysiologisch keinerlei Funktion.

3.1.1 Neutralfette

Ihrer chemischen Klassifizierung nach gehören Neutralfette in die Gruppe der Ester. Dieser Verbindungstyp wird gebildet, wenn Alkohole und Säuren unter Wasserabspaltung miteinander in Reaktion treten. Man bezeichnet diesen Vorgang als Veresterung. Ein ganz einfach aufgebauter Ester entsteht beispielsweise bei der Umsetzung von Methanol mit Essigsäure.

$$\underset{\text{Essigsäure}}{CH_3-\overset{\overset{\displaystyle O}{\|}}{C}-OH} + \underset{\text{Methanol}}{HO-CH_3} \rightleftarrows \underset{\text{Essigsäuremethylester}}{CH_3-\overset{\overset{\displaystyle O}{\|}}{C}-O-CH_3} + \underset{\text{Wasser}}{H_2O}$$

Die Bildung von Neutralfetten verläuft nach genau dem gleichen Reaktions-Muster. Einziger Unterschied: In Neutralfetten tritt stets Glycerin als Alkoholkomponente auf, der im Zusammenhang mit den Kohlenhydraten bereits behandelte 3-wertige Alkohol (s. Seite 25).

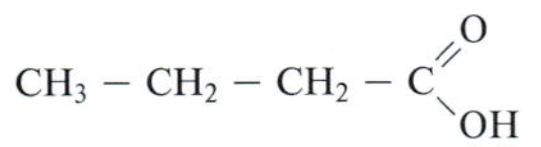

Fettsäure, hier z. B. Buttersäure

Weil Glycerin über drei reaktionsfähige OH-Gruppen verfügt, kann es im Unterschied zu Methanol bis zu drei Säuremoleküle binden. Bei den am Aufbau der Neutralfette beteiligten Säuren handelt es sich um Monocarbonsäuren, organische Verbindungen also, die in ihrem Molekül eine einzige Carboxyl-Gruppe tragen. Wegen ihrer Mitwirkung am Aufbau von Fetten nennt man sie auch Fettsäuren.

Reaktion der Bausteine miteinander

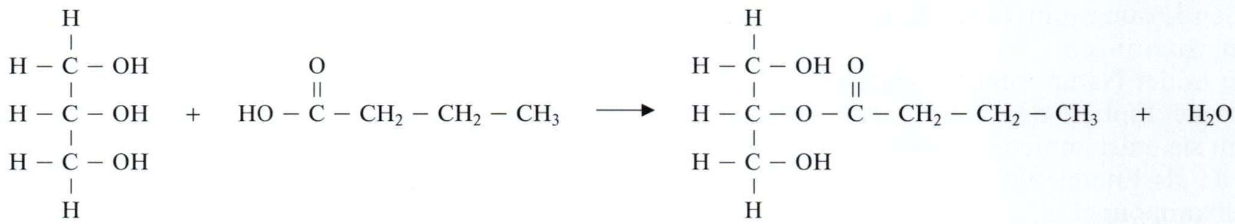

Glycerin *Monocarbonsäure* *Glycerid* *Wasser*

Die Ester aus Glycerin und Monocarbonsäuren werden als Glyceride bezeichnet. Je nachdem, wieviel Säuremoleküle gebunden werden, unterscheidet man Mono-, Di- und Triglyceride.

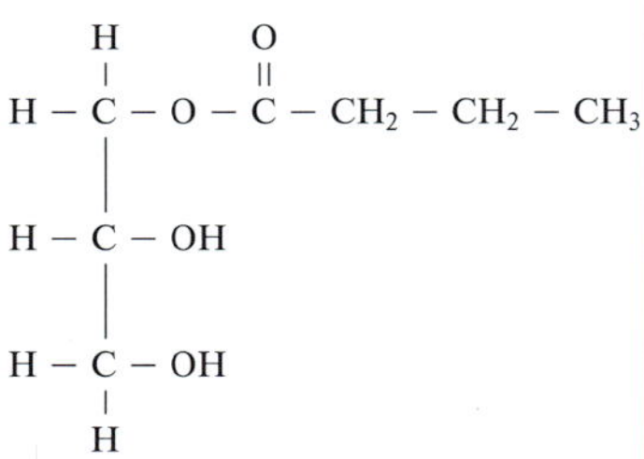

Monoglycerid

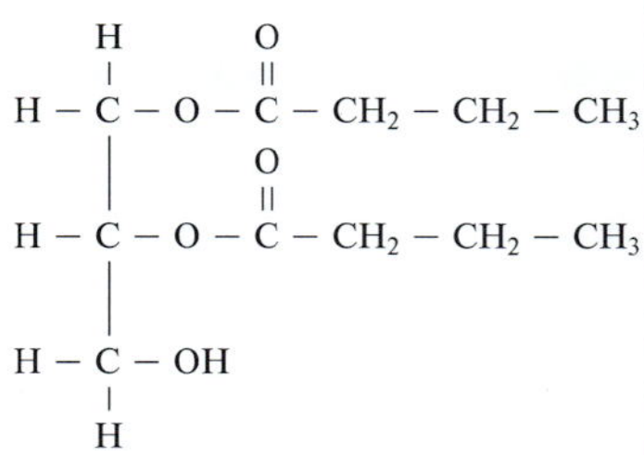

Diglycerid

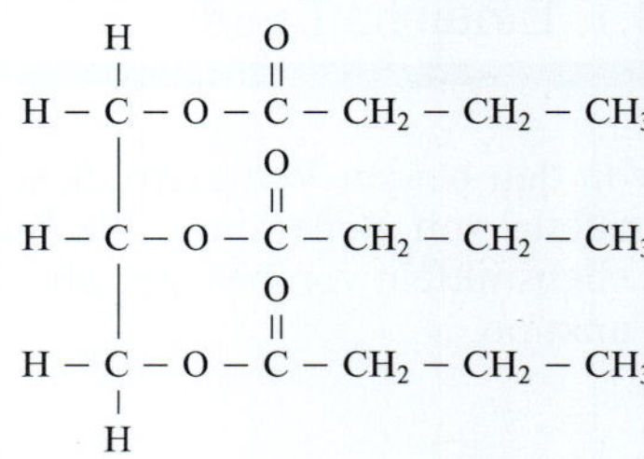

Triglycerid

3.1.1.1 Fettsäuren

Hauptmerkmale der Fettsäuren

- Kettenlänge: Es gibt kurz-, mittel- und langkettige Fettsäuren
- Grad der Sättigung: Es gibt gesättigte Fettsäuren, sie enthalten ausschließlich Einfachbindungen im Molekül. Ungesättigte Fettsäuren enthalten neben Einfach- noch Doppelbindungen.

Das chemische und physikalische Verhalten der Fette und damit auch ihre physiologische Eignung und küchentechnische Verwendbarkeit hängen im wesentlichen von der Art der am Aufbau des Fettmoleküls beteiligten Fettsäuren ab. Sie haben großen Einfluß auf Schmelzverhalten, Verdaulichkeit und Erhitzbarkeit, um nur einige Aspekte zu nennen. Aus diesem Grund muß zunächst ihnen ein besonderes Augenmerk gelten.

Löslichkeit

Fettsäuren sind Monocarbonsäuren. Man kann sie sich von Kohlenwasserstoffen dadurch abgeleitet denken, daß eine CH_3-Gruppe durch eine Carboxylgruppe ersetzt ist.

Das Molekül einer Monocarbonsäure zeigt in seinem Aufbau zwei in ihren Eigenschaften unterschiedliche Atomgruppen.

$CH_3 - CH_2 - CH_2 - CH_3$	*Butan*
$CH_3 - CH_2 - CH_2 - C\begin{matrix}{}^{\nearrow O}\\{}_{\searrow OH}\end{matrix}$ *Kohlenwasserstoffrest* — *Carboxyl-Gruppe*	*Buttersäure (Butansäure)*

Beide Atomgruppen haben in puncto Löslichkeit unterschiedliche Eigenschaften.

– Die Carboxylgruppe ist hydrophil (wasserliebend), „verträgt" sich also gut mit Wasser.

– Der Kohlenwasserstoffrest ist hydrophob (wasserabweisend), „verträgt" sich also gar nicht mit Wasser.

Bei einer kurzkettigen Fettsäure, wie z. B. der oben aufgezeichneten Buttersäure, dominiert noch die Löslichkeit der Carboxylgruppe. Buttersäure ist daher mit Wasser gut mischbar. Die hydrophile Gruppierung setzt sich hier ganz klar durch.
Mit steigender Kettenlänge jedoch kommt zunehmend der Einfluß des Kohlenwasserstoffrestes zum Tragen. Die höheren Fettsäuren sind daher alle in Wasser unlöslich, um so besser lösen sie sich in organischen Lösungsmitteln.

Sättigungsgrad

Je nachdem, wie der Kohlenwasserstoffrest aufgebaut ist, unterscheidet man gesättigte und ungesättigte Fettsäuren.

Gesättigte Fettsäuren

Bei gesättigten Fettsäuren sind die Kohlenstoffatome ausschließlich durch Einfachbindungen miteinander verknüpft. Weil dadurch bei jedem der C-Atome sämtliche Valenzen durch eine Bindung abgedeckt (abgesättigt) sind, zeigen gesättigte Fettsäuren und natürlich auch die aus ihnen zusammengesetzten Fette eine nur geringe Reaktionsfähigkeit. Das erklärt ihre hohe Beständigkeit gegen Oxidationsmittel wie z. B. Sauerstoff.

Ungesättigte Fettsäuren

Der Kohlenwasserstoffrest ungesättigter Fettsäuren enthält neben Einfachbindungen noch bis zu vier sehr reaktionsfähige Doppelbindungen. Die in den natürlichen Fetten vorkommenden mehrfach ungesättigten Fettsäuren sind im allgemeinen Isolenfettsäuren, d. h. zwischen den Doppelbindungen liegen jeweils mindestens zwei Einfachbindungen.
Alle ungesättigten Fettsäuren sind sehr reaktionsfähig. Sie werden leicht oxidiert und zeigen starke Neigung zu Polymerisations- und Additionsreaktionen. Fette mit einem hohen Anteil ungesättigter Fettsäuren werden daher besonders leicht im Verlauf technologischer Prozesse, aber auch während der Vorratshaltung, chemisch angegriffen und verändert. Beim Angriff von Luftsauerstoff auf ungesättigte Fettsäuren spricht man vom autoxidativen Fettverderb.

Bestandteile des Fettsäuremoleküls

- Ein Kohlenwasserstoffrest, in chemischen Formeln oft durch das Symbol **R** symbolisiert. Er ist je nach Art der Fettsäure unterschiedlich lang und kann bei den natürlich vorkommenden Verbindungen aus bis zu 20 C-Atomen bestehen.

- Eine Carboxylgruppe,

$$-C\begin{matrix}{}^{\nearrow O}\\{}_{\searrow OH}\end{matrix}$$

Hydrophile Gruppen sind polar gebaut.
Hydrophobe Gruppen sind unpolar gebaut.

Noch etwas zur Kettenlänge

Bei der Analyse natürlicher Fette ergab sich, daß die darin gebundenen Fettsäuren alle eine gerade Anzahl von Kohlenstoffatomen besitzen. Die Erklärung dafür ist, daß Fette im Organismus aus C_2-Bruchstücken, und zwar aus Essigsäureresten, aufgebaut werden. Logischerweise können beim Zusammenfügen von Zweier-Bausteinen zu größeren Einheiten nur geradzahlige Kohlenstoffketten entstehen.
Ein weiteres Charakteristikum natürlicher Fettsäuren ist, daß sie bis auf ganz wenige Ausnahmen unverzweigt sind.

Unter den Fettsäuren mit mehreren Doppelbindungen im Molekül nehmen Linol-, Linolen- und Arachidonsäure eine Sonderstellung ein. Ihr Fehlen in der Nahrung kann gesundheitliche Störungen zur Folge haben, z. B. Haarausfall, Furunkulose oder brüchige Fingernägel. Man bezeichnet sie daher als essentielle Fettsäuren. Sie können vom Organismus nicht oder nicht in hinreichender Menge hergestellt werden und müssen daher in der Nahrung enthalten sein.

Die gesättigten Fettsäuren

Name	Formel	Schmp. °C	Vorkommen	Besonderheiten
Essigsäure	$CH_3 - COOH$	+ 18	Samenfett von Rosaceen	Essigsäureglyceride werden als Überzüge für Käse verwendet, weil sie einen Schrumpfungsprozeß durchmachen und so einen festen Abschluß bilden
Buttersäure	$CH_3 - (CH_2)_2 - COOH$	− 8	Milchfett	mit Wasser mischbar
Capronsäure	$CH_3 - (CH_2)_4 - COOH$	− 3	Milchfett Palmkernfett	nicht mehr mit Wasser mischbar
Caprylsäure	$CH_3 - (CH_2)_6 - COOH$	16	Milchfett Kokosfett	trägt zum unangenehmen Geruch bei, der beim Abbau dieser Fette entsteht
Caprinsäure	$CH_3 - (CH_2)_8 - COOH$	31	Kokosfett Palmkernfett Milchfett (nur wenig)	
Laurinsäure	$CH_3 - (CH_2)_{10} - COOH$	43,5	Kokosfett Palmkernfett Samenfett von Lorbeergewächsen	Mittelkettige Fettsäuren wie Laurinsäure werden besonders leicht resorbiert, Margarine mit Laurinsäure als Hauptbestandteil dient diätetischen Zwecken
Myristinsäure	$CH_3 - (CH_2)_{12} - COOH$	54,4	Kokosfett Palmkernfett Muskatbutter	Der Name rührt vom Vorkommen in Muskatbutter her
Palmitinsäure	$CH_3 - (CH_2)_{14} - COOH$	63,0	in fast allen natürlichen Fetten, besonders pflanzlichen	
Stearinsäure	$CH_3 - (CH_2)_{16} - COOH$	69,6	Depotfett von Landtieren, Samenfett tropischer Pflanzen	
Arachinsäure	$CH_3 - (CH_2)_{18} - COOH$	75,4	Erdnußöl, sonst nur in Spuren	dient zum Nachweis von Erdnußölzusatz

Ungesättigte Fettsäuren mit einer Doppelbindung (Monoenfettsäuren)

Name	Formel	Vorkommen
Palmitoleinsäure	$CH_3 - (CH_2)_5 - CH = CH - (CH_2)_7 - COOH$	Fisch- und Walöle, Milchfett
Ölsäure	$CH_3 - (CH_2)_7 - CH = CH - (CH_2)_7 - COOH$	Am meisten verbreitet, Hauptbestandteil vieler Tier- und Pflanzenfette
Vaccensäure	$CH_3 - (CH_2)_5 - CH = CH - (CH_2)_9 - COOH$	Milchfett, tierisches Depotfett

Ungesättigte Fettsäuren mit zwei und mehr Doppelbindungen (Polyenfettsäuren)

Name	Formel	Vorkommen	Besonderheiten
Linolsäure	$CH_3-(CH_2)_4-CH=CH-CH_2-CH=CH-(CH_2)_7-COOH$	nahezu alle Pflanzenfette	
Linolensäure	$CH_3-CH_2-CH=CH-CH_2-CH=CH-CH_2-CH=CH-(CH_2)_7-COOH$	vor allem Soja- und Leinöl	wegen der drei Doppelbindungen sehr empfindlich gegen Sauerstoff
Arachidonsäure	$CH_3-(CH_2)_4-CH=CH-CH_2-CH=CH-CH_2-CH=CH-CH_2-CH=CH-(CH_2)_3-COOH$	Fischöle, Depotfett von Landtieren	dient zur Unterscheidung von tierischen und pflanzlichen Fetten

3.1.1.2 Glyceride

In den natürlichen Fetten kommen fast ausschließlich Triglyceride vor. Mono- und Diglyceride sind darin nur zu 0,1 bis 0,4 % enthalten.

Triglyceride

Bei der Bildung von Triglyceriden gibt es grundsätzlich drei Möglichkeiten.

Einsäurige Triglyceride: Eine Säureart ist gebunden.

Zweisäurige Triglyceride: Zwei verschiedene Säurearten sind gebunden.

Dreisäurige Triglyceride: Drei verschiedene Säurearten sind gebunden.

Bei gemischtsäurigen Trigylceriden ist von Interesse, an welchem C-Atom die verschiedenen Fettsäuren gebunden sind. Man unterscheidet dabei zwischen der α-, β- und der α'-Position.

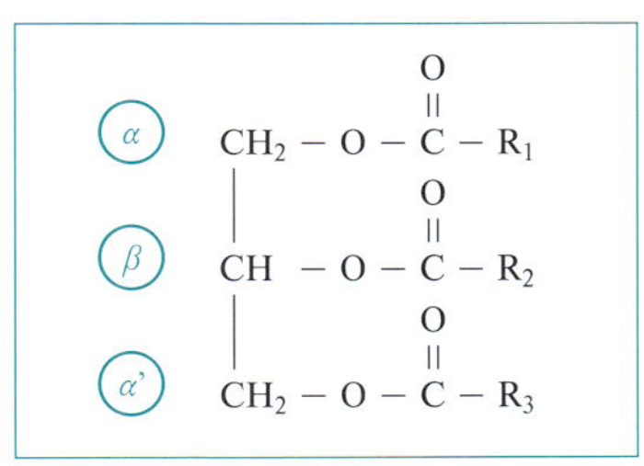

Nomenklatur der Triglyceride

Am einfachsten ist die Benennung der einsäurigen Triglyceride. Statt des Wortes „Säure" wird die Endung „in" beigefügt
Die Benennung gemischtsäuriger Fette wird noch nicht überall gleichmäßig gehandhabt, bei uns jedoch hat man sich auf die Einhaltung einiger Grundregeln geeinigt:
- Als erster Anhaltspunkt dient die Kettenlänge; die niederkettigen Fettsäuren werden vor den höherkettigen genannt, also z. B. Palmitodistearin.
- Haben gesättigte und ungesättigte Fettsäuren die gleiche Kettenlänge, so wird die gesättigte Säure vorangestellt, also z. B. Palmito-stearo-olein.
- Bei ungesättigten Säuren gleicher Kettenlänge, aber unterschiedlicher Sättigung, ordnet man sie nach steigendem Sättigungsgrad, also z. B. Oleo-linolo-linolenin.

Triglycerid	Fettsäure
Tristearin	Stearinsäure
Trilinolin	Linolsäure
Trilinolenin	Linolensäure

Wie polare Gruppen entstehen

Eine der elementaren Eigenschaften von Atomen ist ihre Elektronegativität; darunter versteht man die Anziehungskraft von Atomen auf Elektronen. Stark elektronegative Atome üben eine entsprechend starke Anziehungskraft auf Elektronen aus. Schwach elektronegative Atome dagegen ziehen Elektronen nur in geringem Maße oder gar nicht an.
Werden nun Atome, die sich in ihrer Elektronegativität erheblich voneinander unterscheiden, über eine Elektronenpaarbindung miteinander verbunden, so kommt es zu einer Polarisierung. Das elektronegativere zieht das Bindungselektronenpaar stärker an als das weniger elektronegative und wird dadurch negativ, das weniger anziehungsstarke dagegen erhält eine positive Teilladung.

Die Lage des Schmelzbereiches auf der Temperaturskala wird von zwei Faktoren beeinflußt.

1. Der Gehalt an gesättigten bzw. ungesättigten Fettsäuren:
   - Je mehr gesättigte Fettsäuren, desto höher liegt der Schmelzbereich.
   - Je mehr ungesättigte Fettsäuren, desto niedriger liegt der Schmelzbereich.
2. Die Kettenlänge der gesättigten Fettsäuren:
   - Je mehr kurzkettige Fettsäuren, desto niedriger liegt der Schmelzbereich.
   - Je mehr langkettige Fettsäuren, desto höher liegt der Schmelzbereich.

Mono- und Diglyceride

Wie schon gesagt, sind diese Verbindungen in natürlichen Fetten nur in geringen Mengen enthalten. Man gewinnt sie jedoch industriell durch gelenkte Veresterung von Fettsäuren mit Glycerin, wobei die größere lebensmitteltechnologische Bedeutung den Monoglyceriden zukommt.

Die Besonderheit der Monoglyceride

Monoglyceride besitzen sowohl polare (hydrophile) als auch unpolare (hydrophobe) Gruppen in ihrem Molekül. Sie „vertragen" sich daher sowohl mit Wasser (am polaren Ende) als auch mit Fett (am unpolaren Ende). Wegen dieser Struktur können sie als Lösungsvermittler zwischen Wasser und Fett wirken. Man bezeichnet Stoffe mit dieser Eigenschaft als oberflächenaktiv, bzw. als Emulgatoren (s. auch S. 69 u. 372).

Molekül eines Monoglycerids

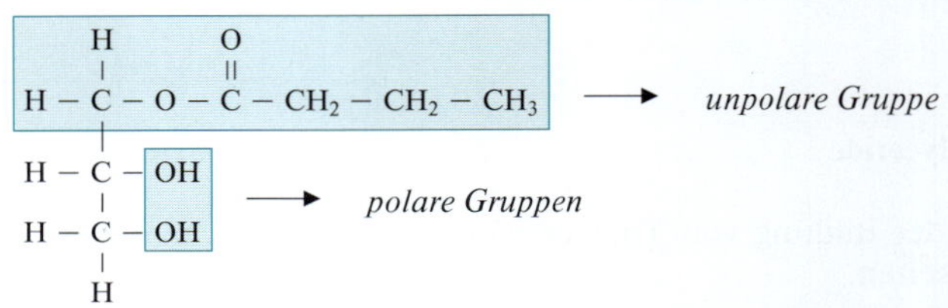

Wegen ihrer Oberflächenaktivität sind Monoglyceride für die Lebensmittelindustrie von großer Bedeutung. Sie eignen sich hervorragend zum Herstellen von Wasser-in-Öl-Emulsionen wie z. B. Mayonnaise.
Außerdem setzt man sie als Kristallisationsbeschleuniger ein; sie geben schlecht kristallisierenden Fetten sehr schnell ein mikrokristallines Gefüge. Dadurch läßt sich das Ausfließen von Öl aus fetthaltigem Material, z. B. bei der Margarineherstellung, verhindern. Gesundheitliche Bedenken gegen ihren Einsatz gibt es nicht, denn sie haben die gleiche Verdaulichkeit wie Triglyceride.

3.1.1.3 Eigenschaften der Neutralfette

Das physikalische, chemische und physiologische Verhalten eines natürlichen Fettes wird in erster Linie durch die am Aufbau beteiligten Fettsäuren bestimmt.

Konsistenz

Fette schmelzen im Unterschied zu den meisten anderen organischen Substanzen nicht an einem festen Temperaturpunkt, sondern innerhalb eines größeren Temperaturintervalls. Der Grund: Fette bilden mikroskopisch kleine, mit dem Auge nicht sichtbare Kristalle. Die genauen Analysen dieser Kristalle haben gezeigt, daß dabei ein und dasselbe Fett in unterschiedlichen Kristallformen vorkommen kann. Natürliche Fette sind praktisch immer Gemische unterschiedlich kristallisierter Triglyceride. Jede Kristallform hat dabei ihren eigenen charakteristischen Schmelzpunkt. Die

Schmelzpunkte liegen zwar dicht beieinander, sind aber eben nicht genau gleich.
Beim Erwärmen beginnen sie daher unterschiedlich schnell zu schmelzen. Wenn die letzten Kristallstrukturen zusammenbrechen, liegen die übrigen zum Teil bereits völlig verflüssigt vor.
Die bei Normaltemperatur flüssigen Fette werden auch als Öle bezeichnet; bei Abstammung von Seetieren als Trane, Fischöle oder Leberöle.

Fettsäurezusammensetzung wichtiger pflanzlicher Fette

Name	Gehalt in Prozent						
	Cocosfett	Olivenöl	Sojaöl	Rapsöl	Erdnußöl	Sesamöl	Palmöl
Capronsäure	0-0,7	–	–	–	–	–	–
Caprylsäure	8-10	–	–	–	–	–	–
Caprinsäure	5-10	–	–	–	–	–	–
Laurinsäure	44-51	–	–	–	–	–	–
Myristinsäure	13-19	0-1,3	0-0,4	–	–	–	1- 3
Palmitinsäure	8-11	7-15	2-11	3,2-5,0	6-11	7- 8	33-45
Stearinsäure	1- 3	1- 3	2- 6	1,0-2,5	3- 6	4- 5	3- 7
Ölsäure	5- 8	65-85	24-31	52-63	42-61	35-46	40-50
Linolsäure	1- 3	4-15	49-51	20-28	19-33	36-38	8-11
Linolensäure	–	–	2-11	10-15	–	2- 3	–

Fettsäurezusammensetzung wichtiger tierischer Fette

Name	Gehalt in Prozent		
	Butterfett	Schweine-schmalz	Rindertalg
Buttersäure	3- 4	–	–
Capronsäure	1- 2	–	–
Caprylsäure	1- 2	–	–
Caprinsäure	2- 3	–	–
Laurinsäure	3- 6	–	–
Myristinsäure	8-15	1- 2	2- 6
Palmitinsäure	26-30	26-32	25-30
Stearinsäure	9-11	8-15	14-28
Ölsäure	19-33	50-60	38-50
Linolsäure	3- 6	0-10	2- 5
Schmelzbereich	28-30°C	26-39°C	45-50°C

Warum Fette keine polaren Gruppen mehr tragen

Durch die Veresterung werden alle drei OH-Gruppen des Glycerins und die Carboxylgruppe der Fettsäure blokkiert.

Löslichkeit

Fette sind in Wasser unlöslich, weil sie keinerlei polare Gruppen wie z. B. freie OH-Gruppen tragen. Gut löslich sind sie dagegen in unpolaren Lösungsmitteln wie z. B. Ether, Benzol oder Toluol.

Erhitzbarkeit

Fette lassen sich verhältnismäßig hoch erhitzen. Sie sind daher für das Garen von Lebensmitteln insbesondere dann geeignet, wenn die Bildung von Röststoffen erwünscht ist.
Allerdings sind der Erhitzbarkeit von Fetten Grenzen gesetzt. An dem für jedes Fett charakteristischen Rauchpunkt beginnen sie, sich zu zersetzen.

Definition des Rauchpunktes

Unter Rauchpunkt versteht man die Temperatur, bei der sich ein Fett unter Rauchentwicklung zersetzt, wenn es in Gegenwart von Luft erhitzt wird. Beim Fritieren erniedrigt sich der Rauchpunkt, der normalerweise bei 200 – 230 °C liegt, durch entstandene Zersetzungsprodukte. Sinkt er unter 170 °C, so ist ein Fett meist verdorben.

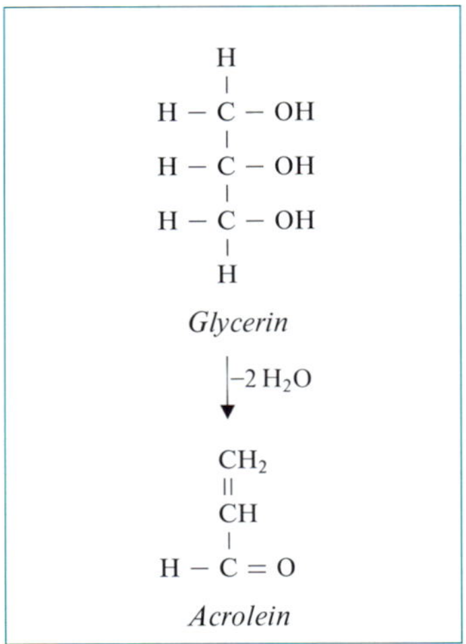

Bei längerer Überhitzung kommt es zur Bildung von Acrolein, einer Substanz, die durch Abspaltung von zwei Wassermolekülen aus Glycerin entsteht. Sie ist an ihrem stechenden Geruch zu erkennen. Acrolein gehört zu den gesundheitsschädlichen Stoffen.

Hydrolyse

Die Esterbindung des Fettmoleküls ist sehr empfindlich und kann leicht angegriffen werden, wobei sich das Fett wieder in seine Bausteine aufspaltet. Diese Umkehrung der Veresterung nennt man Verseifung. Chemisch gesehen handelt es sich dabei um eine Hydrolyse.

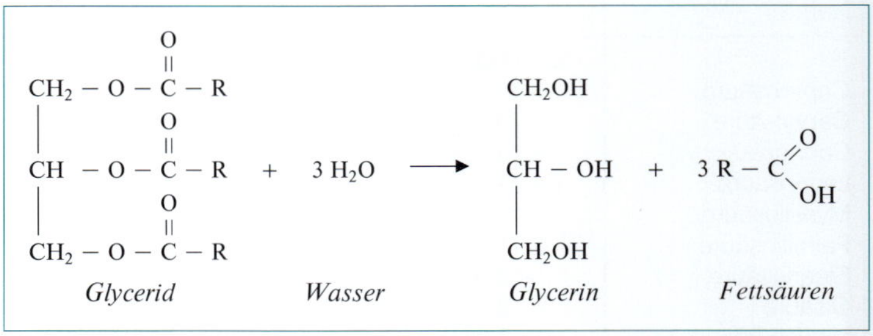

Fettart	Verseifungszahl
Kokosfett	246-268
Olivenöl	187-195
Sojaöl	190-193
Rapsöl	167-179
Erdnußöl	185-197
Sesamöl	186-195
Palmöl	196-206
Butterfett	220-233
Schweine-schmalz	193-200
Rindertalg	190-200

Jodzahl von Fetten und Ölen

Fettart	Jodzahl
Kokosfett	7,7- 9,5
Olivenöl	78,5- 89,9
Sojaöl	125,0-134,0
Rapsöl	94,0-105,6
Erdnußöl	86,0- 99,0
Sesamöl	103,0-115,7
Palmöl	34,1- 58,5
Butterfett	26,0- 46,0
Schweine-schmalz	46,0- 77,0
Rindertalg	32,7- 35,2

Chemische Kennzahlen der Fette

Zur exakten Charakterisierung von Fetten hat man verschiedene Kennzahlen festgelegt.

Verseifungszahl (VZ)
Die Verseifungszahl ist ein Maß für die in einem Fett enthaltenen freien sowie die esterartig gebundenen und durch Verseifen mit KOH freigesetzten Fettsäuren.
Die Verseifungszahl gibt an, wieviel mg KOH notwendig sind, um 1 g Fett zu verseifen.

Säurezahl (SZ)
Die Säurezahl dient zur Kennzeichnung und Reinheitsprüfung von Fetten sowie zur Bestimmung des Gehaltes an freien Fettsäuren.
Die Säurezahl gibt an, wieviel mg KOH nötig sind, um 1 g Fett zu neutralisieren.
Der Gehalt an freien Fettsäuren ist in frischen, unverdorbenen Fetten sehr gering. Erst bei längerer Lagerung und fortschreitendem Verderb nimmt er zu, d. h. die Säurezahl steigt.

Jodzahl (JZ)
Die Jodzahl ist ein Maß für den Gehalt eines Fettes an ungesättigten Verbindungen.
Die Jodzahl gibt die Teile Halogen (berechnet als Jod) an, die von 100 Teilen Fett gebunden werden können.
Je höher der Anteil an Doppelbindungen, desto höher ist die Jodzahl.

3.1.1.4 Chemische Umwandlung von Fetten

Bei der Verarbeitung von Speisefetten verändert man zum Teil gezielt die Molekülstruktur der Triglyceride. Zweck solcher Eingriffe ist die Veränderung der physikalischen Eigenschaften der Fette; in den meisten Fällen möchte man die Konsistenz verändern.

Fetthärtung

Eine Auswertung der Tabellen auf S. 56 und 57 zeigt, daß in Speiseölen hauptsächlich ungesättigte, in den Hartfetten dagegen überwiegend gesättigte Fettsäuren gebunden sind.
Wandelt man die ungesättigten Fettsäuren eines Öls zum Teil in gesättigte um, so hat das Auswirkungen auf den Schmelzpunkt; er steigt.
Der Unterschied zwischen einer ungesättigten und einer gesättigten Fettsäure besteht darin, daß die ungesättigte weniger Wasserstoff gebunden hat. Hier zwei Beispiele:

$CH_3 - (CH_2)_{16} - COOH$ *Stearinsäure, gesättigt*

$CH_3 - (CH_2)_7 - CH = CH - (CH_2)_7 - COOH$ *Ölsäure, ungesättigt*

Lagert man an die Doppelbindung der Ölsäure zwei Wasserstoffatome an, so entsteht die gesättigte Stearinsäure. Man bezeichnet einen solchen Prozeß der Anlagerung von Wasserstoff als Hydrierung. Beschleunigen kann man eine Hydrierung durch die Verwendung geeigneter Katalysatoren. Bereits 1901 entwickelte der Chemiker Normann ein entsprechendes technisches Verfahren. Als Katalysator wählte er fein verteiltes Nickel.
Heutzutage hat Nickelsulfid (Ni_3S_2) als Katalysator an Bedeutung gewonnen, vor allem deshalb, weil es unempfindlich gegen „Katalysatorgifte" ist und eine lange Lebensdauer besitzt. Daneben setzt man noch Oxide des Chroms, Kupfers oder Mangans ein.

$CH_3 - (CH_2)_7 - CH = CH - (CH_2)_7 - COOH$ *Ölsäure*

$$\downarrow \text{(Katalysator)} \; (H_2)$$

$CH_3 - (CH_2)_7 - CH_2 - CH_2 - (CH_2)_7 - COOH$ *Stearinsäure*

oder

$CH_3 - (CH_2)_{16} - COOH$

Die katalytische Hydrierung setzt man heute in großem Umfang zur Härtung von Pflanzenölen ein.

Umesterung

Wie bereits dargelegt, hat die Stellung einer Fettsäure im Glyceridmolekül Einfluß auf den Schmelzpunkt des Fettes. Verändert man in einem Glycerid die Position der Säuren, so läßt sich damit eine Schmelzpunkt- bzw. Konsistenzveränderung erzielen. Ein solcher Prozeß wird als Umesterung bezeichnet.

Grundsätzlich gibt es für die Umesterung von Fetten zwei Möglichkeiten.

Gegenwärtig werden weltweit über $4 \cdot 10^6$ Tonnen pro Jahr hydrierte Fette hergestellt, die überwiegend Nahrungszwecken dienen.
Die ungesättigten Fettsäuren können vollständig oder nur teilweise hydriert werden.

Durch vollständige Hydrierung erzeugt man:

- hochschmelzende Koch-, Brat- und Backfette.

Durch teilweise Hydrierung erzeugt man:

- Öle, die reichlich Monoenfettsäuren enthalten und als Salatöle und Backfette eine Rolle spielen.
- Produkte, in denen vor allem die Linolensäure hydriert wurde, bei weitgehender Schonung der essentiellen Linolsäure. Solche Öle sind weniger oxidationsanfällig, z. B. selektiv oxidiertes Sojaöl.

Technologie der Umesterung

Als Katalysator dient in erster Linie Natriummethylat (CH_3ONa). Das getrocknete und entsäuerte Fett wird mit dem Alkoholat bei 80 bis 100 °C gerührt. Zur Beendigung der Reaktion wird der Katalysator durch Zugabe von Wasser inaktiviert.

1. **Intramolekulare Umesterung,** das ist der Austausch innerhalb ein und desselben Glycerid-Moleküls.

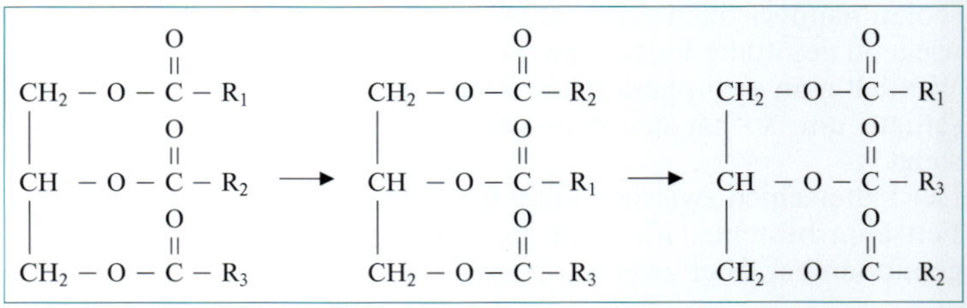

2. **Intermolekulare Umesterung,** das ist der Austausch zwischen zwei verschiedenen Glycerid-Molekülen.

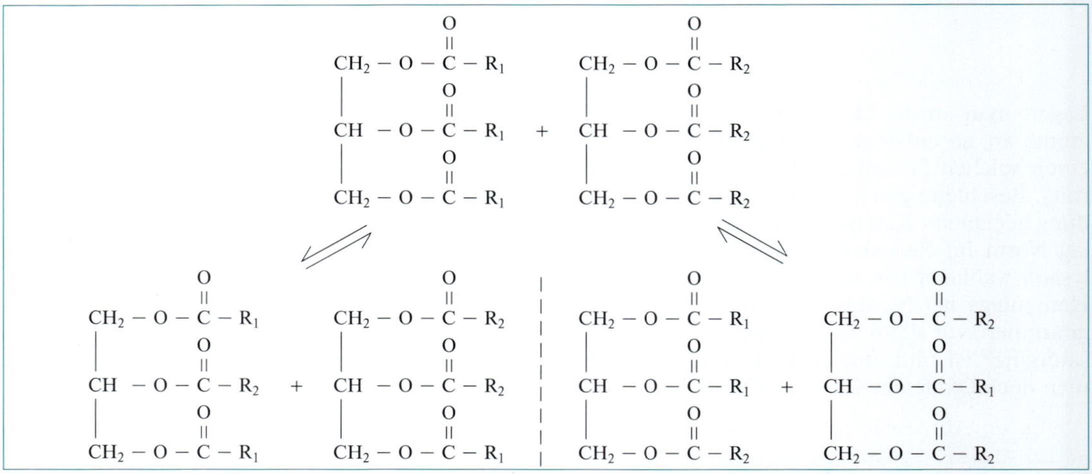

Praktische Beispiele für Umesterungen

- Bei der Umesterung von Schweineschmalz wird die Palmitinsäure gleichmäßiger über alle Triglyceride verteilt. Dadurch verbessern sich seine Backeigenschaften (Mürbewirkung, Gebäckvolumen).
- Die Umesterung von 2/3 Palmöl mit 1/3 Palmkern- oder Kokosfett ergibt ein Produkt, aus dem sich durch Mischen mit Sonnenblumenöl eine Margarine gewinnen läßt, die frei ist von gehärteten Fetten und 20 – 25 Gew.-% Linolsäure enthält.

Über den Säureaustausch hinaus läßt sich der Prozeßablauf zusätzlich noch dadurch gezielt steuern, daß man die bei der Umesterung entstandenen höher schmelzenden Triglyceride auskristallisieren läßt und kontinuierlich aus dem Reaktionsgemisch abscheidet. Diese Verfahrensart bezeichnet man als gerichtete Umesterung.
Die Umesterung hat in der Verarbeitung von Speisefetten große Bedeutung erlangt, denn sie gestattet eine Veränderung der physikalischen Eigenschaften von Fetten, ohne deren Bausteine chemisch anzutasten; sie werden lediglich „umgruppiert". Umgeesterte Fette behalten daher ohne Einschränkung ihre ursprünglichen ernährungsphysiologischen Eigenschaften.

3.1.1.5 Fettverderb

Fette gehören zu den leicht verderblichen Nährstoffen bzw. Lebensmitteln. Auch bei sachgerechter Lagerung und Verwendung können sie Zersetzungen erleiden. Das führt oft zur Bildung von unangenehm riechenden und schmeckenden Produkten, die häufig außerdem noch physiologisch bedenklich sind. Man bezeichnet verdorbenes Fett als ranzig.
Es gibt verschiedene Erscheinungsformen des Fettverderbs, je nachdem, welche Art „Chemie" dabei abläuft.

Hydrolytische Fettspaltung (Lipolyse)

Ein Weg zu ranzigem Fett verläuft über eine hydrolytische Spaltung der Esterbindung.

Zum chemischen Ablauf
Unter Bindung von Wasser wird die Esterbindung gelöst; es entstehen ein Molekül Glycerin und drei Moleküle Fettsäure.

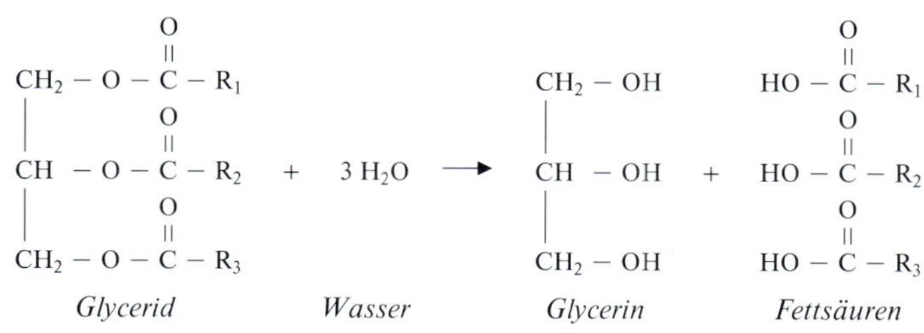

Diese Reaktion erfordert auf jeden Fall Wasser als Reaktionspartner. Hohe Gehalte an Wasser begünstigen die Spaltung und erhöhen dadurch die Konzentration an freien Fettsäuren.

Bewertung
Die Zerlegung der Fette in ihre Bestandteile, also in Glycerin und Fettsäuren, ist bereits beschrieben worden. Es handelt sich dabei um keine „unphysiologische" Reaktion, denn der Fettabbau im Organismus beginnt mit genau dieser Art Aufspaltung.
Streng genommen könnte man hydrolysierte Fette ohne Bedenken verzehren; sie brächten unserem Körper keinerlei Schaden, würden ihm sogar Verdauungsarbeit ersparen.
Daß solche Fette dennoch als verdorben empfunden werden, liegt daran, daß per Hydrolyse freigesetzte mittel- bis kurzkettige Säuren sich geruchlich und geschmacklich außerordentlich unangenehm bemerkbar machen. Sie sind zwar nicht schädlich, beleidigen aber ganz einfach unsere Geruchs- und Geschmacksnerven.
So werden bereits 1 µg Caprylsäure und 10 µg Caprinsäure pro Gramm Fett wegen des seifigen Geschmacks und schweißartigen Geruchs als verdorben eingestuft.
Werden dagegen längerkettige Fettsäuren freigesetzt, ist eine hydrolytische Spaltung sensorisch kaum feststellbar.
Eine hydrolytische Spaltung kann auch von Enzymen bewirkt werden. Sie entstammen meist den pflanzlichen und tierischen Fettgeweben, oder sie wurden von Mikroorganismen abgesondert, die sich auf dem Nahrungsmittel angesiedelt haben.

Autoxidation

Besonders verderbsanfällige Schwachstellen der Fette sind die Doppelbindungen der ungesättigten Fettsäuren. Sie werden sehr leicht von Luftsauerstoff angegriffen, je mehr Doppelbindungen, desto rascher.

Erwünschte Lipolysen

- Unverzichtbar ist die Lipolyse bei der Käsereifung, denn bei diesem Prozeß tragen die entstandenen Fettsäuren maßgeblich zur Aromabildung bei.
- Bei der Herstellung von Milchschokolade ist eine geringe Lipolyse des Milchfettes, auch hier aus Aromagründen, gleichfalls erwünscht.

Homolytische Spaltung

In organischen Verbindungen sind alle Atome durch Elektronenpaarbindungen miteinander verbunden, d. h. zwei Atome teilen sich bei einer Einfachbindung ein Elektronenpaar, bei Doppelbindungen zwei und bei Dreifachbindungen drei. Durch Zufuhr von Energie läßt sich ein bindendes Elektronenpaar wieder derart aufspalten, daß jedes Atom eines der beiden Elektronen bekommt. Dieser Vorgang heißt homolytische Spaltung. Wird in einer organischen Verbindung das Elektronenpaar zwischen einem C-Atom und einem H-Atom gespalten, so entstehen ein freies H-Atom und ein Verbindungsrest mit einem „einsamen Elektron". Dieser Rest ist sehr reaktionsfähig und wird daher auch als Radikal bezeichnet.

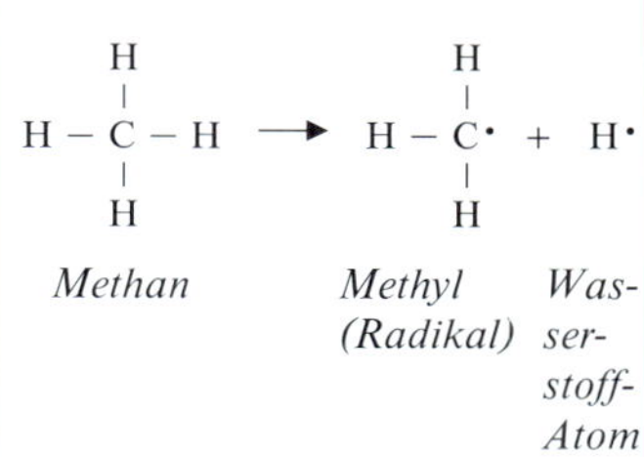

Die dabei ablaufende Autoxidation setzt sich aus einer Vielzahl ineinandergreifender Reaktionen zusammen und ist daher ein außerordentlich komplizierter Gesamtprozeß. Um die einzelnen Vorgänge besser aufklären zu können, hat man die Untersuchungen an Lebensmitteln durch das Studium von Modellen ergänzt, z. B. eine einzige ungesättigte Fettsäure unter genau definierten Bedingungen oxidiert und weiter umgesetzt.
Dabei hat sich ganz allgemein ergeben, daß die Autoxidation eine chemische Reaktion ist, die eine gewisse Zeit benötigt, um „in Schwung“ zu kommen. Erst nach einer bestimmten Lagerzeit sind erste Oxidationsprodukte nachweisbar. Danach jedoch steigt die Reaktionsgeschwindigkeit in Abhängigkeit von der Zeit an; ein Phänomen, das typisch für autoxidative Vorgänge ist. Nur in Ausnahmefällen ist die Reaktionsgeschwindigkeit bereits zu Beginn sehr hoch.

Faktoren, die Autoxidationen beschleunigen.

Zwar ist der Sauerstoff Hauptakteur bei der Autoxidation. Es gibt jedoch einige Faktoren, die den oxidativen Fettverderb zusätzlich beschleunigen:

- Spuren von Schwermetallen wie Kupfer, Eisen, Mangan, Kobalt, Nickel.
- erhöhte Temperaturen, je höher, desto mehr
- UV-Strahlen

Zum chemischen Ablauf

Der Angriff des Luftsauerstoffs führt zunächst zur Bildung von Hydroperoxiden mit der für sie charakteristischen Gruppierung: $-OOH$.

Reaktionsablauf am Beispiel der Ölsäure:

1. Gestartet wird die Reaktion durch homolytische Spaltung einer Bindung zwischen C und H. Das gelingt am leichtesten an dem der Doppelbindung benachbarten C-Atom (allylständig). Sie wird durch die π-Elektronen der Doppelbindung aktiviert.

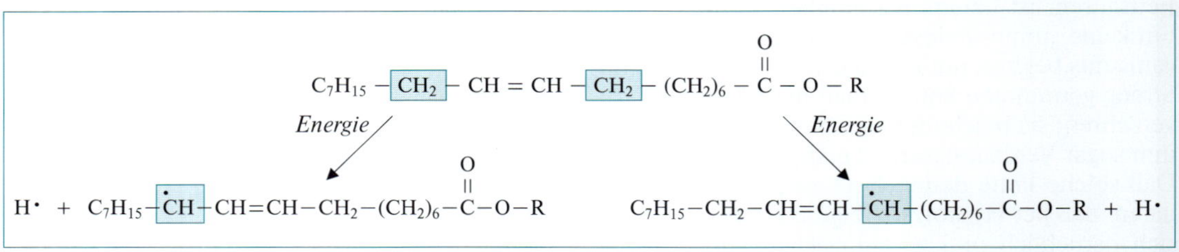

2. Das so gebildete Radikal kann nun mit Sauerstoff zu einem Peroxidradikal reagieren.

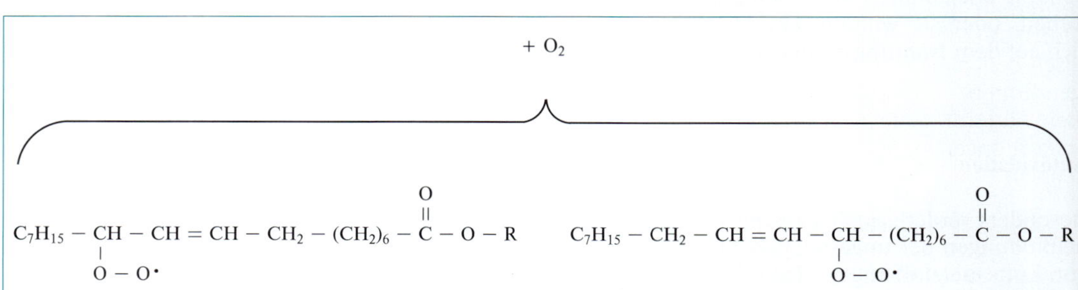

3. Die Peroxidradikale sind sehr reaktionsfähig. Sie reagieren mit einem noch intakten Säurerest und spalten am allylständigen C-Atom die Bindung zwischen H und C. Mit diesem Vorgang wird eine Kettenreaktion eingeleitet, die im Extremfall erst dann ihr Ende findet, wenn keine reaktionsfähigen Doppelbindungen mehr vorhanden sind.

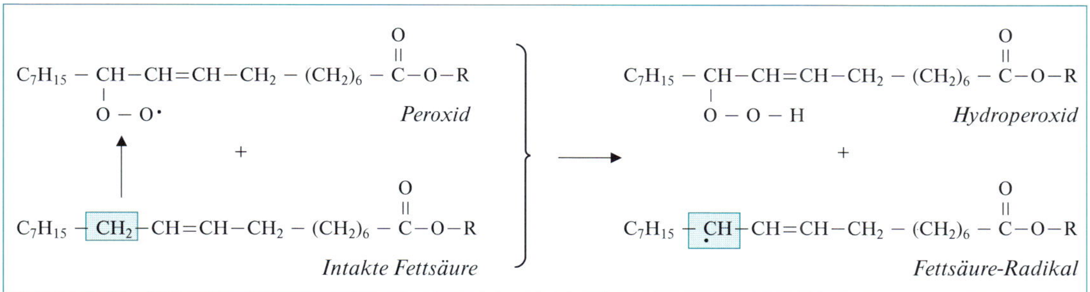

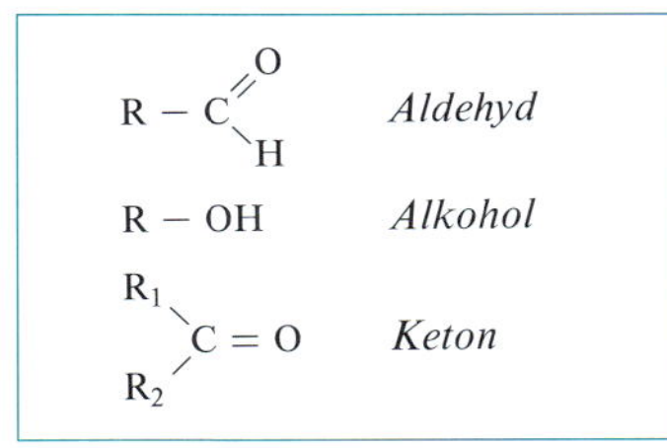

Durch Anlagerung des Wasserstoff-Atoms an das Peroxid ist ein Hydroperoxid entstanden. Hydroperoxide sind sehr unbeständig und zersetzen sich unter Bildung von Aldehyden, Ketonen oder Alkoholen.
Die Spaltprodukte der Hydroperoxide beeinträchtigen ganz erheblich die sensorischen Eigenschaften der Fette bis hin zur totalen Genußuntauglichkeit.

Beispiel für die Umsetzung zu Aldehyden

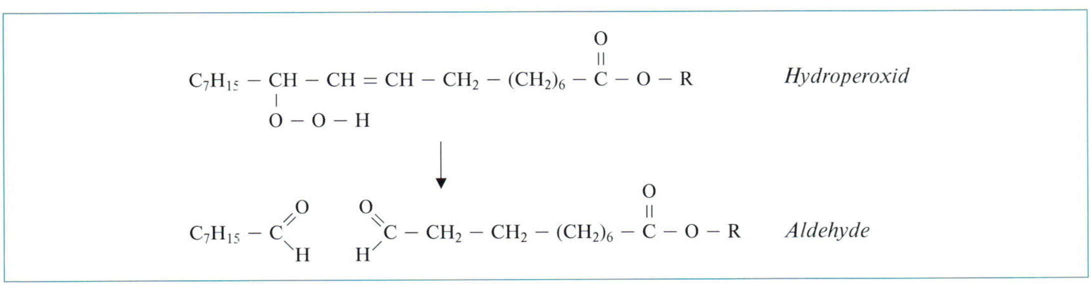

Autoxidativ verdorbene Fette schmecken je nach Art der Oxidationsprodukte fischig oder talgig und sind eigentlich fast immer als verdorben anzusehen.
Durch Autoxidation geschädigte Fette sind ernährungsphysiologisch bedenklich. In größeren Mengen können sie zu Darmreizungen führen.
Bei Fütterungsversuchen waren an den Versuchstieren Leberschwellungen und Beeinträchtigung des Wachstums zu beobachten.

Mikrobielle Oxidation

Schimmelpilze können sich auf fetthaltigen Nahrungsmitteln ansiedeln und einen oxidativen Fettabbau bewirken, der nach einem an-

Enzymatische Oxidation

Auch Enzyme können Sauerstoff auf ungesättigte Fettsäuren übertragen. Es handelt sich dabei um Lipoxygenasen, die im Pflanzenreich weit verbreitet sind und auf natürliche Weise in das Fett gelangen.

deren Chemismus verläuft. Der Angriff findet hier nicht an der Doppelbindung statt, sondern in β-Stellung zur Esterbindung.
Als Reaktionsprodukte entstehen Methylketone. Diese Art des Verderbs wird als Parfümranzigkeit bezeichnet. Parfümranzige Fette sind nicht mehr genießbar.

Oligomerisierung von Fetten

Bei längerem Erhitzen, z. B. während des Fritierens, können Fette neben Oxidationsschäden noch andere qualitätsmindernde Veränderungen erleiden.
Nach welchem Mechanismus die Reaktion verläuft, ist noch nicht völlig geklärt. Gesichert jedoch ist die chemische Natur der Reaktionsprodukte.
Es kommt zu Verknüpfungen entweder zwischen Fettsäureresten zweier unterschiedlicher Glyceridmoleküle oder innerhalb eines einzigen Glycerids. Dabei entstehen entweder dimere Triglyceride oder dimere Fettsäuren innerhalb eines Moleküls.

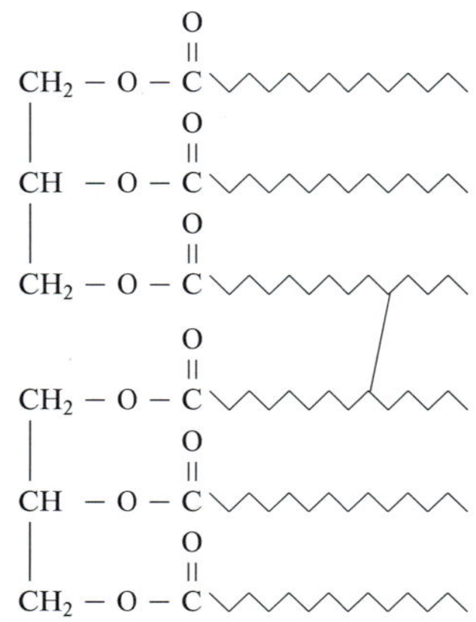
Dimeres Triglycerid

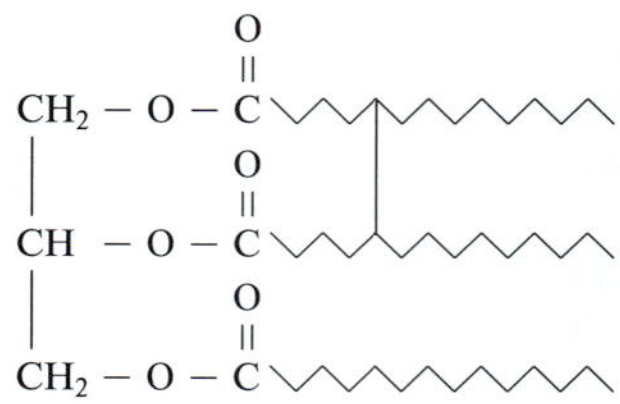
Dimere Fettsäure

Derartige Substanzen werden im Organismus nicht resorbiert. Man nimmt daher an, daß sie physiologisch weit weniger bedenklich sind als autoxidierte Fette.

3.1.2 Wachse

Als Wachse bezeichnen wir Ester einwertiger hochmolekularer Alkohole mit höheren Fettsäuren. Sie werden von Tieren und Pflanzen gebildet und kommen vor allem als Ausscheidungen und Überzüge vor.
Den Pflanzen dienen sie als Schutzschicht für Blätter und Früchte und verhindern so ein unerwünschtes Austrocknen, Aufquellen oder Benetzen.
Die Tiere nutzen Wachse ebenfalls als Schutzschicht, z. B. zum Fetten ihres Gefieders, oder aber auch als Baustoff (Bienenwaben).
Wachse sind für derartige Aufgaben hervorragend geeignet, weil sie im Unterschied zu den Neutralfetten chemisch sehr beständig sind.
Für die menschliche Ernährung sind Wachse ohne Bedeutung.

3.2 Zusammengesetzte Lipide

Für die menschliche Ernährung sind bei dieser Stoffgruppe in erster Linie die Phosphatide von Bedeutung.

3.2.1 Phosphatide

Im Vergleich zu den bislang besprochenen Neutralfetten und Wachsen sind die Phosphatide in ihrem Aufbau wesentlich komplizierter und differenzierter.

3.2.1.1 Bausteine

Ihren Namen verdanken die Phosphatide einem ihrer Grundbausteine, der Phosphorsäure.

Baustein Nr. 1: Phosphorsäure

Phosphorsäure ist Bestandteil aller natürlich vorkommenden Phosphatide. Rund um diese Substanz gruppieren sich die übrigen Bausteine. Zum besseren Verständnis wollen wir sie nach und nach, dem natürlichen Vorbild folgend, zusammenfügen.

Formel: Phosphorsäure

H_3PO_4

andere Schreibweise:

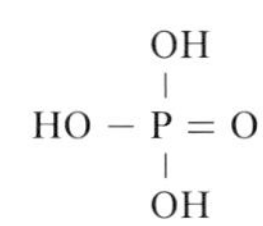

Baustein Nr. 2: Glycerin

Das Glycerin ist mit einer seiner OH-Gruppen an die Phosphorsäure gebunden.

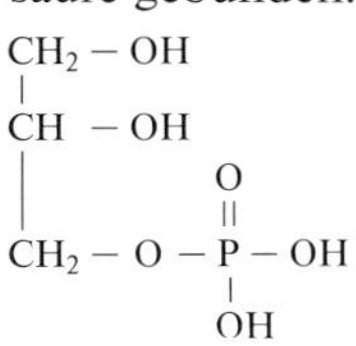

Formel: Glycerin

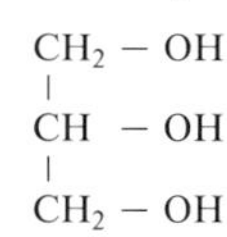

Baustein Nr. 3: Fettsäuren

Je ein Fettsäuremolekül wird von den beiden noch freien OH-Gruppen des Glycerins gebunden.

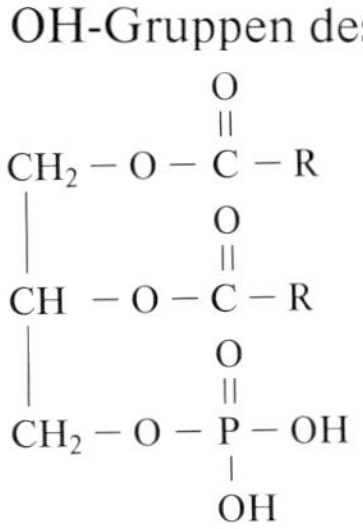

Formel: Fettsäure

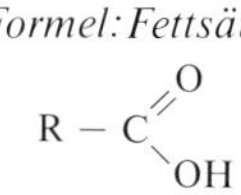

Bis hierher hat sich noch nichts grundsätzlich Neues gezeigt, aber das Phosphatidmolekül ist auch noch nicht komplett. Es fehlt noch

Baustein Nr. 4: Verschiedene Verbindungen mit OH-Gruppen

Für diese vierte Komponente gilt, daß sie zwar stets eine alkoholische OH-Gruppe trägt, ansonsten aber völlig unterschiedliche Gesichter haben kann. Zur Auswahl stehen:

- **Zwei Aminoalkohole**, das sind Verbindungen, die im Molekül gleichzeitig eine OH- und eine NH_2-Gruppe tragen.

$HO - CH_2 - CH_2 - \overset{(+)}{N}(CH_3)_3$ *Cholin*

$HO - CH_2 - CH_2 - NH_2$ *Ethanolamin*

- **Eine OH-substituierte Aminosäure**

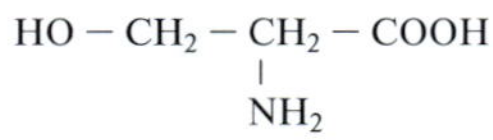

Serin

- **Ein cyclischer Alkohol**

Inosit

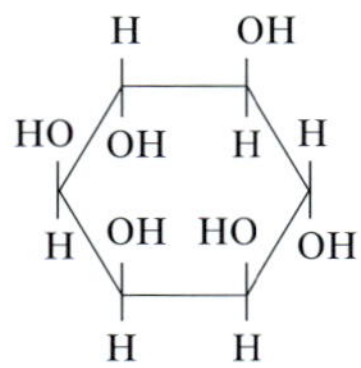

Wird von diesen Verbindungen jeweils eine an die Phosphorsäure gebunden, so entstehen vier Arten von Phosphatiden.

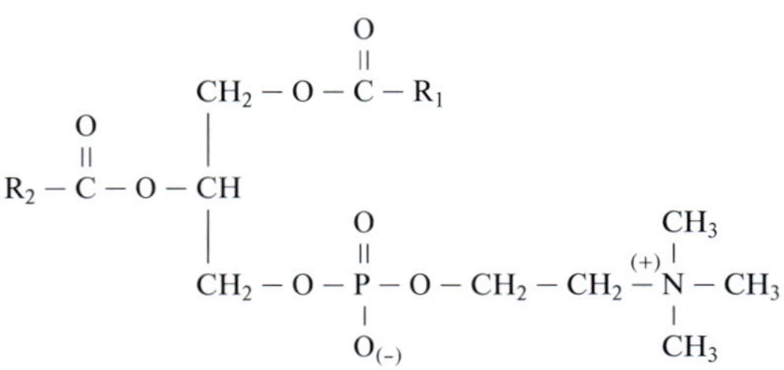

Phosphatidyl-cholin (Lecithin)

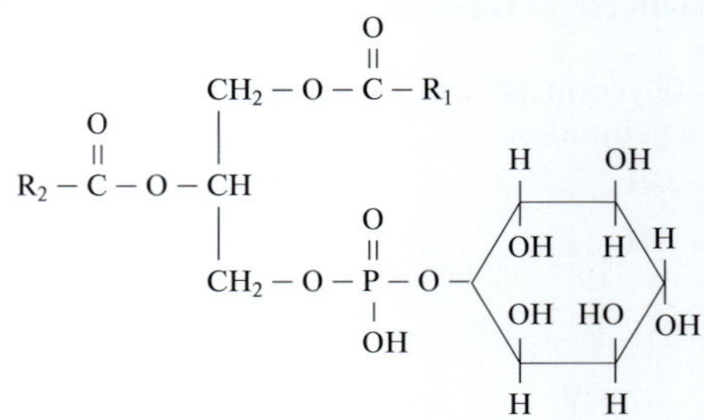

Phosphatidyl-inosit

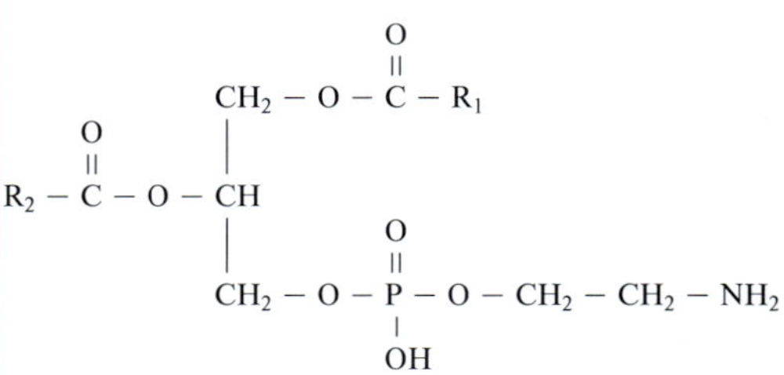

Phosphatidyl-ethanolamin

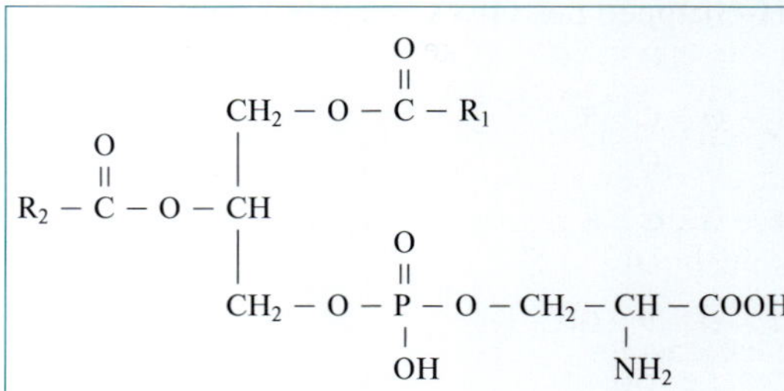

Phosphatidyl-serin

Phosphatidyl-serin und Phosphatidyl-ethanolamin wurden früher als Kephaline bezeichnet.

3.2.1.2 Fettsäurezusammensetzung

Phosphatide enthalten in erster Linie höherkettige Fettsäuren, vor allem:

– Palmitinsäure
– Stearinsäure
– Ölsäure
– Linolsäure
– Linolensäure
– Arachidonsäure.

Dabei ist auffällig, daß kein natürliches Phosphatid ausschließlich gesättigte Fettsäuren enthält. Stets ist zumindest eine der genannten ungesättigten Fettsäuren mit eingebaut.

3.2.1.3 Eigenschaften der Phosphatide

Obwohl sich die Phosphatide in ihrem Aufbau stärker voneinander unterscheiden als die Neutralfette, zeigen sie doch einige gemeinsame Eigenschaften.

Löslichkeit

Ähnlich wie die Mono- und Diglyceride enthalten sie in ihrem Molekül sowohl polare als auch unpolare Gruppen. Im Hinblick auf ihre Löslichkeit nehmen sie daher ebenfalls eine Mittelstellung zwischen rein wasser- und rein fettlöslichen Substanzen ein.
Sie sind einerseits z. B. in Ether und Alkohol löslich, andererseits quellen sie in Wasser und bilden zum Teil kolloidale Lösungen.
Wegen ihres charakteristischen Molekülaufbaus sind sie außerdem, auch wieder wie die Monoglyceride, ausgezeichnete Lösungsvermittler zwischen Wasser- und Fettphase. Stoffe mit diesen Vermittlereigenschaften bezeichnet man auch als Emulgatoren und die von ihnen stabilisierten Fett-Wasser-Gemische als Emulsionen.

Zusammensetzung eines Rohlecithins aus Soja

Phosphatid	Gewichts – %
Phosphatidyl-ethanolamin	13-17
Phosphatidyl-cholin	20-27
Phosphatidyl-inosit	9

Emulsionen: Gemische, die es eigentlich nicht geben dürfte

Auch wenn es widersprüchlich klingt, Emulsionen sind Gemische eigentlich nicht miteinander mischbarer Flüssigkeiten.
Bringt man zwei dieser Komponenten zusammen und schüttelt sie kräftig durch, so kommt es zwar zunächst zu einer gewissen Verteilung der einen in der anderen, sobald das „Gemisch“ zur Ruhe kommt, trennen sich die beiden Bestandteile jedoch wieder mehr oder weniger rasch voneinander.
Emulgatoren sind das geeignete Mittel, um solchen Unbeständigkeiten entgegenzuwirken. Sie reichern sich an den Grenzflächen der Fett- und Wassertröpfchen an und richten ihre polaren Gruppen zur Wasserphase und die unpolaren zur Fettphase hin aus, wirken also wie eine Art Brücke zwischen den beiden Fronten. Auf diese Weise verklammern sie die beiden Phasen miteinander und stabilisieren das Gesamtgemisch.

Je nachdem, welcher Anteil im Gemisch überwiegt, unterscheidet man zwei Arten von Emulsionen:

- **Fett-in-Wasser-Emulsionen** sind Gemische, wo wenig Fett in verhältnismäßig viel Wasser verteilt ist, z. B. Milch.
- **Wasser-in-Fett-Emulsionen** sind Gemische, wo wenig Wasser in verhältnismäßig viel Fett verteilt ist, z. B. Butter oder Margarine.

Bedeutung der Phosphatide

Wegen ihrer grenzflächenaktiven Eigenschaften sind die Phosphatide für den gesamten Zellstoffwechsel von großer Bedeutung und daher weit verbreitet.
Physiologisch sind sie auch deshalb so wichtig, weil sie im Organismus eine Transportform für Fettsäuren darstellen. Das betrifft nicht nur den Transport im Blut, sondern auch durch die Zellwände hindurch, die nämlich sind zwar für Phosphatide, nicht aber für vollständige Triglyceride passierbar.

Phosphatidgehalt einzelner Organe

Organ	Phosphatid-gehalt (%)
Mark	6,3 bis 10,8
Gehirn	3,7 bis 6,0
Leber	1,0 bis 4,9
Herz	1,2 bis 3,4

3.2.2 Glykolipide

Diese Substanzen enthalten statt Phosphorsäure Kohlenhydrate gebunden und zwar Galaktose und Glucose. Sie sind weit weniger verbreitet als Phosphatide und finden sich vor allem im Hirn, den Nervenzellen, der Milz und den roten Blutkörperchen.

3.3 Bestandteile des Unverseifbaren

Von Ausnahmen abgesehen enthalten Fette stets sogenannte unverseifbare Verbindungen, das sind Substanzen, die sich im Unterschied zu den Triglyceriden nicht in Glycerin und Fettsäuren aufspalten lassen. Der Grund: Sie haben in ihrem chemischen Aufbau keinerlei Gemeinsamkeiten mit den Triglyceriden. Da sie jedoch stets gemeinsam mit den Neutralfetten vorkommen, sollen sie an dieser Stelle behandelt werden. Früher bezeichnete man sie auch als „Abgeleitete Lipide“.
Der Anteil des Unverseifbaren beträgt 0,2-1,5 %. Hauptbestandteile sind Sterine, Carotinoide und Tocopherole.

3.3.1 Sterine

Sterine haben als Grundgerüst einen aus vier Ringen zusammengesetzten cyclischen Kohlenwasserstoff, das Steran. Sterine finden sich sowohl in der Tier- und Pflanzenwelt als auch in Mikroorganismen. Von ihnen leitet sich eine ganze Reihe physiologisch hochwirksamer Substanzen ab wie z. B. Sexualhormone, Hormone der Nebennierenrinde oder Provitamin D.

Gehalt einiger Fette an unverseifbaren Bestandteilen

Fett bzw. Öl	Gehalt (%)
Soja	0,6-1,2
Sonnenblumen	0,3-1,2
Kakao	0,2-0,3
Erdnuß	0,2-4,4
Oliven	0,4-1,1
Raps	0,7-1,1
Schweineschmalz	0,1-0,2

3.3.1.1 Cholesterin

Diese Substanz ist das wichtigste tierische Sterin. Es kommt frei und verestert mit gesättigten oder ungesättigten Fettsäuren in den Lipiden vor.
Cholesterin ist im tierischen Organismus Ausgangspunkt für die Synthese von Verbindungen wie Sexualhormonen oder Gallensäuren.

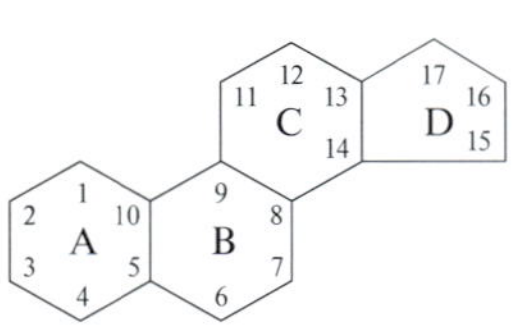

Steran

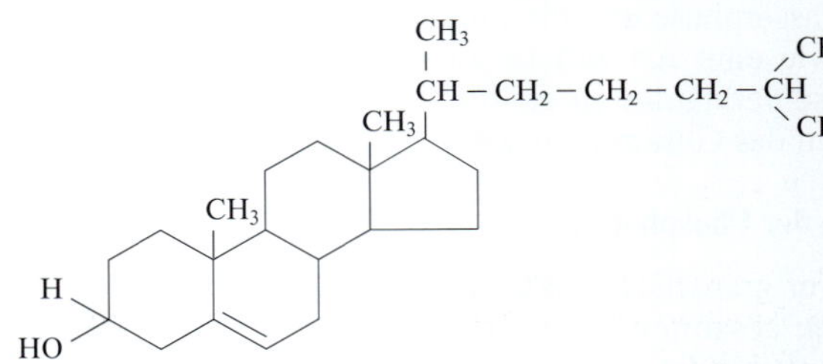

Cholesterin

Chemischer Steckbrief des Cholesterins

Ein cyclischer, einwertiger und ungesättigter Alkohol mit einer aliphatischen Seitenkette.

Der menschliche Organismus, genauer gesagt die Leber, produziert ca. 6 bis 8 g Cholesterin pro Tag. Über fettreiche Nahrungsmittel wird darüber hinaus meist noch ca. ein Gramm zusätzlich aufgenommen.
Cholesterin kommt praktisch in allen Zellen vor; gemeinsam mit Phosphatiden ist es am Aufbau der Zellmembran beteiligt und wirkt dort membranabdichtend.
Seit längerem gilt als gesichert, daß ein überhöhter Cholesterinspiegel im Blut zu Arteriosklerose und damit zu einem hohen Risiko

von Herz- und Kreislauferkrankungen führen kann. Der Verbrauch tierischer Fette, außer Butter, ist daher in den letzten Jahren stark zurückgegangen.

Cholesteringehalt einiger Lebensmittel

Lebensmittel	Gehalt (mg/100g)
Kalbshirn	2000
Eidotter	1010
Schweinenieren	410
Schweineleber	340
Butter	240
Schweinefleisch (mager)	70
Rindfleisch (mager)	60
Heilbutt	50

Cholesterin in der aktuellen Diskussion

Der Organismus setzt Cholesterin für verschiedene Aufgaben ein:

- Es ist am Aufbau der Zellwände beteiligt.
- Es ist Grundbaustein von Hormonen.
- Es ist Grundbaustein für Gallensäuren, die beim Fettabbau eine große Rolle spielen.

Cholesterin ist also keine im Organismus „überflüssige" Substanz. Es gibt jedoch ein großes „ABER". Der Körper kann nämlich seinen gesamten Bedarf an Cholesterin aus den Inhaltsstoffen der Nahrung eigenständig aufbauen. Selbst wenn Cholesterin im Nährstoffangebot völlig fehlen würde, käme es nicht zu Mangelerscheinungen. Das bedeutet im Klartext: Nicht Cholesterin im Körper, aber Cholesterin in der Nahrung ist überflüssig. Mehr noch, eine zu hohe Cholesterinzufuhr hat einen hohen Cholesterinspiegel im Blut zur Folge, und das wiederum ist ein Risikofaktor bei der Entstehung von Herz- und Kreislauferkrankungen. Begünstigt wird ein hoher Cholesterinspiegel zusätzlich noch durch zu hohen Fettkonsum. Mehrfach ungesättigte Fettsäuren und reichlich Ballaststoffe wie Cellulose und Hemicellulosen in der Nahrung dagegen senken ihn.

Cholesterinzufuhr

Die Cholesterinaufnahme mit der Nahrung ist im Laufe der letzten 20 Jahre um ca. 29 % gestiegen.

Fazit für unsere Ernährung:

- Sparsamer Verzehr cholesterinhaltiger Nahrungsmittel.
- Einschränkung des Fettkonsums.
- Ausreichende Aufnahme mehrfach ungesättigter Fettsäuren.
- Ballaststoffreiche Kost.

Wieviel Cholesterin ist erlaubt?

Ernährungswissenschaftler empfehlen zur Zeit eine Höchstmenge von 300 mg pro Tag.

3.3.1.2 Ergosterin

Es kommt reichlich in Hefe vor. Im Unterschied zu Cholesterin enthält das Molekül zwei zusätzliche Doppelbindungen und eine zweite Methylgruppe.

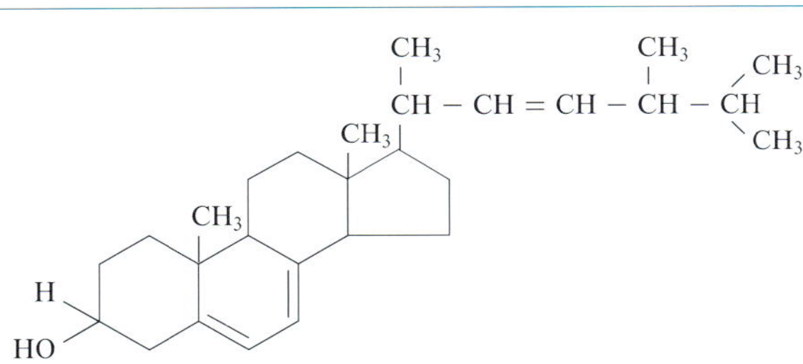

Ergosterin

Besonderheiten von Ergosterin

Durch Bestrahlung mit UV-Licht wandelt es sich um in Ergocalciferol (Vitamin D_2). Ergosterin ist also als Provitamin D anzusehen.

Vorkommen von Carotinoiden (bezogen auf das Trockengewicht)

Lebensmittel	Gehalt (ppm)*
Möhren	54
Spinat	26-76
Tomaten	51
Aprikosen	35
Pfirsiche	27
Erbsen	3- 7
Zitronen	2- 3

*) ppm = mg/kg

3.3.2 Carotinoide

Chemisch gesehen handelt es sich bei dieser Verbindungsgruppe um Polyenkohlenwasserstoffe, die aus acht Isopreneinheiten aufgebaut sind (Tetraterpene). Sie besitzen daher ein Skelett von 40 C-Atomen. Carotinoide verleihen zahlreichen Lebensmitteln eine intensive gelbe, orange oder rote Färbung.
Zwar werden sie ausschließlich in Pflanzen synthetisiert, gelangen aber über das Futter auch in tierische Gewebe und werden darin zum Teil gespeichert, wie z.B. im Hühnerei, das durch Carotinoide gefärbt ist.

3.3.2.1 Carotine

Hauptvertreter ist das in Möhren vorkommende β-Carotin.

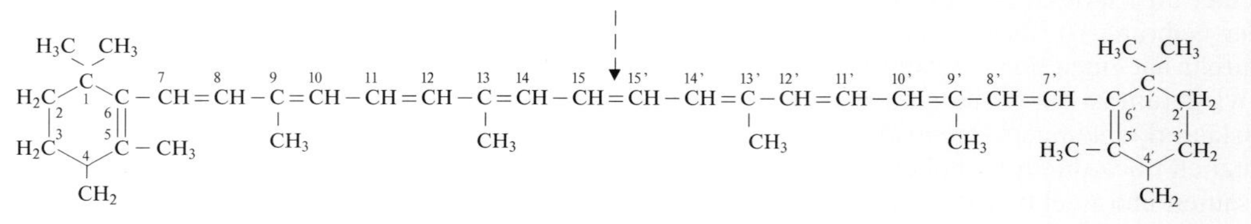

Die beiden anderen natürlichen Carotinoide, α- und γ-Carotin, weichen von β-Carotin lediglich im Bau eines endständigen Ringes ab. Alle drei Carotinoide sind Vorstufen von Vitamin A.

3.3.2.2 Xanthophyll

Dieses Carotinoid kommt in Nahrungsmitteln wie Milch, Eidotter und Butter vor.
Im Unterschied zu den anderen Carotinoiden wirkt es nicht als Vitaminvorstufe (Provitamin).

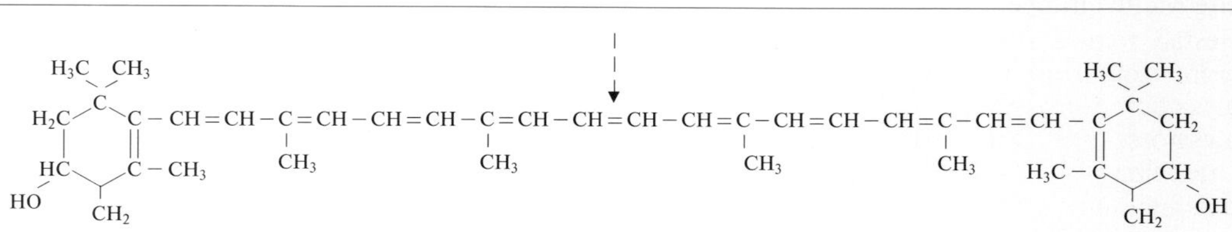

4. Proteine

Kohlenhydrate und Fette stellen, abgesehen von nur wenigen Ausnahmen, unspezifische Energieträger dar. Sie sind im lebenden Organismus aus C_2-Bruchstücken beliebiger Herkunft synthetisierbar. Außerdem können sie problemlos ineinander umgewandelt werden und sich daher bei der Gewinnung von Energie gegenseitig vertreten.

Proteine nun vermögen zwar auch Energie zu liefern und können mit den beiden anderen Nährstoffgruppen ausgetauscht werden; ihre Hauptaufgaben im Körper sind jedoch sehr viel spezifischer. Dabei ist bemerkenswert, daß sie ihrer vielfältigen strukturellen Möglichkeiten wegen zwei im Grundsatz völlig verschiedene Aufgaben erfüllen. Die Besonderheit der Proteine: Sie dienen als Baustoff und sind zugleich Organisatoren der zahlreichen mit dem Baumaterial „Proteine" durchgeführten „Bauvorhaben".

Aufgabe als Baustoff

Beim wachsenden wie beim erwachsenen Organismus liefern Proteine Bau- und Ersatzmaterial für:

– Zellwände
– Blut- und Zellplasma
– Zellkerne
– Interzellularsubstanz
– Haare, Nägel.

Geeignet für diese Aufgaben sind Proteine deshalb, weil sie langkettige Moleküle bilden können, die sich durch geeignete Kombinationen von Querverbindungen, Verflechtungen und freigelassenen Hohlräumen praktisch in jede gewünschte Gestalt bringen lassen.

Aufgabe als „Organisator"

In Gestalt vergleichsweise kleiner, kugeliger Moleküle treten Proteine im Körper als Enzyme auf. Diese Verbindungen wirken als Katalysatoren für biochemische Reaktionen in lebenden Systemen. Katalysatoren sind Stoffe, die ganz allgemein chemische Reaktionen beschleunigen. Da Enzyme eine solche Funktion in lebenden Organismen wahrnehmen, bezeichnet man sie auch als Biokatalysatoren.

Wie nun ist es möglich, daß ein und derselbe Naturstoff eine derartige Doppelfunktion wahrnehmen kann? Wie ist diese große Variationsbreite zu erklären? Um diese Fragen beantworten zu können, müssen wir uns ansehen, was Proteine eigentlich sind, woraus sie sich zusammensetzen und wie sie entstehen.

Proteinerzeugung der Welt

Proteinquelle	Menge (Mio. t/a)
Getreide	140
Ölsaaten	40
Leguminosen	8,6
Gemüse	8,3
Fleisch	18
Fisch	13
Milch	15
Eier	3

4.1 Aufbau der Proteine

Im Unterschied zu Kohlenhydraten und Fetten enthalten Proteine außer den Elementen Kohlenstoff (C), Wasserstoff (H) und Sauerstoff (O) noch Stickstoff (N). Dieses Element stellt eine Art Leitsubstanz der Proteine dar, denn unabhängig davon, welchem Nahrungsmittel ein Protein entstammt, der Stickstoffgehalt liegt stets in der gleichen Größenordnung, zwischen 15 und 18 %. Man ermittelt daher auch den Proteingehalt von Nahrungsmitteln über den Stickstoffgehalt. Manche Proteine enthalten über diese vier Elemente hinaus noch Schwefel (S) oder Phosphor (P).

4.1.1 Aminosäuren: Bausteine der unbegrenzten Möglichkeiten

Proteine gehören wie Stärke, Cellulose oder Glykogen zu den polymeren Stoffen. Auch sie sind aus vielen kleinen Bausteinen aufgebaut. Dennoch gibt es einen bedeutsamen Unterschied. Polysaccharide bestehen aus einer einzigen Bausteinart; die zu polymeren Molekülen zusammengefügten Monomeren gleichen einander wie ein Ei dem anderen. Nicht so die Monomere der Proteine. Zwar haben sie viel Ähnlichkeit miteinander und werden daher unter dem gemeinsamen Oberbegriff Aminosäuren zusammengefaßt, sind aber nicht alle identisch in ihrem Aufbau.

4.1.1.1 Aufbau der Aminosäuren

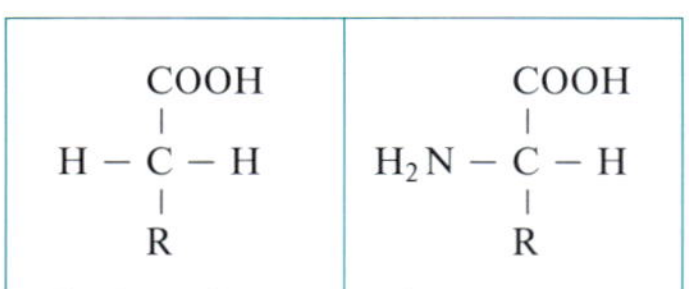

Carbonsäure *Aminosäure*

Chemisch gesehen sind alle Aminosäuren Substitutionsprodukte von Carbonsäuren. Sie leiten sich von Carbonsäuren dadurch ab, daß ein Wasserstoffatom (H) durch eine Aminogruppe (-NH_2) ersetzt wird.

Die NH_2-Gruppe befindet sich bei allen natürlich vorkommenden Aminosäuren an dem der Carboxylgruppe (-COOH) benachbarten C-Atom. Man bezeichnet diese Position als α-Stellung. Natürliche Aminosäuren sind also genau genommen α-Amino-Carbonsäuren und enthalten zwei unterschiedliche funktionelle Gruppen gleichzeitig in ihrem Molekül. Daraus ergeben sich die besonderen Eigenschaften des Gesamtmoleküls.

Die vier verschiedenen Liganden sind:
– COOH Carboxylgruppe
– NH_2 Aminogruppe
– H Wasserstoff
– R organischer Rest

4.1.1.2 Optische Aktivität

Nach der Substitution besitzt das α- C-Atom vier verschiedene Liganden. Solche „asymmetrischen" C-Atome sind uns von den Kohlenhydraten her bereits bekannt.

Da Moleküle mit asymmetrischen C-Atomen optisch aktiv sind, zeigen auch Aminosäuren diese Eigenschaften (einzige Ausnahme: Glycin, das sich von der Essigsäure (CH_3-COOH) ableitet und dessen α-C-Atom daher zwei H-Atome trägt).

Wie bei den Kohlenhydraten unterscheidet man auch bei den Aminosäuren zwischen der D- bzw. L-Form.

Praktisch alle natürlichen Aminosäuren liegen in der L-Form vor.

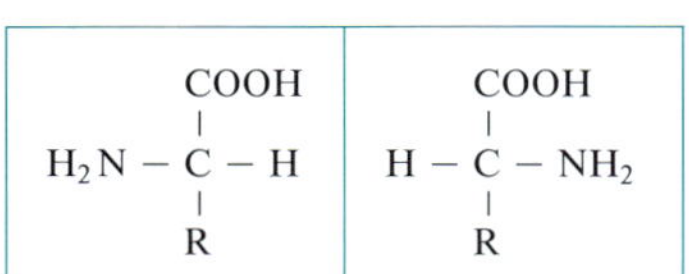

L - Form *D - Form*

4.1.1.3 Aminosäuren als Ampholyte

Die beiden für Aminosäuren typischen funktionellen Gruppen sind in ihrem chemischen Verhalten genau gegensätzlich.

– In der Carboxylgruppe ist der Wasserstoff nicht sehr fest gebunden und läßt sich leicht als Proton, als H^+ also, abspalten. Demnach besitzt die Carboxylgruppe sauren Charakter. Moleküle oder Atomgruppen mit einem solchen Verhalten werden (nach Brönsted) auch als Protonendonatoren bezeichnet.

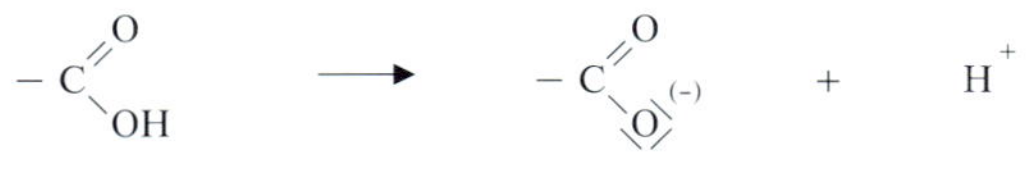

Carboxylgruppe (Protonendonator) — *Anion* — *Proton*

– Das Stickstoffatom der Aminogruppe besitzt ein freies Elektronenpaar. Freie Elektronenpaare können positive Ladungen, also auch Protonen, anlagern. Moleküle oder Atomgruppen mit einem solchen Verhalten bezeichnet man als Basen oder (nach Brönsted) als Protonenakzeptoren.

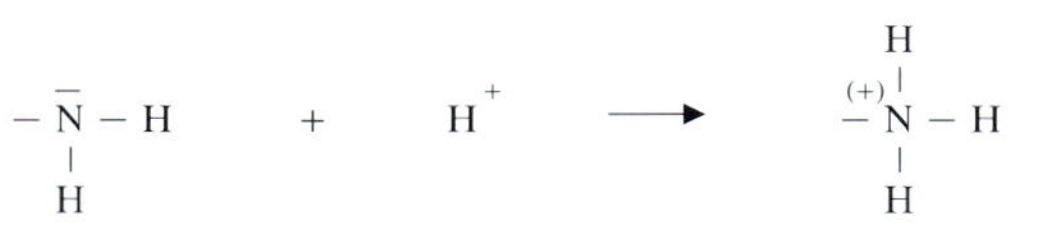

Aminogruppe (Protonenakzeptor) — *Proton* — *Ammoniumgruppe*

Es zeigt sich also, daß Aminosäuren ihrer chemischen Struktur wegen sowohl sauer als auch basisch reagieren können. Derartige Substanzen bezeichnet man als Ampholyte.

4.1.1.4 Aminosäuren als Zwitterionen

Wir wissen nun, daß Aminosäuren eine saure und gleichzeitig eine basische Gruppe in ihrem Molekül gebunden haben. So wie Säuren und Basen ganz allgemein können auch diese beiden Gruppen innerhalb des Moleküls miteinander in Reaktion treten, d. h., das Proton der Carboxylgruppe wandert an das freie Elektronenpaar der Aminogruppe.

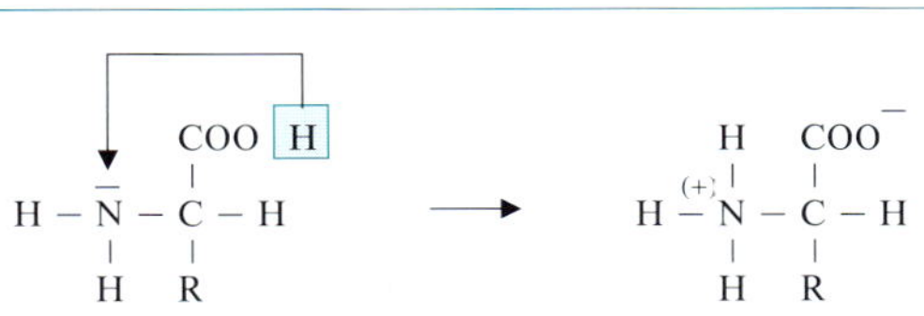

Aminosäure — *Zwitterion*

Reaktion zwischen einer anorganischen Säure und einer anorganischen Base

$|NH_3$	+	HCl	=	NH_4Cl
Ammoniak		*Chlorwasserstoffsäure*		*Ammoniumchlorid*

Dies ist die Reaktion zwischen Ammoniak und Chlorwasserstoffsäure. Das Proton der Chlorwasserstoffsäure wandert an das freie Elektronenpaar des Ammoniaks. HCl wirkt als Protonendonator, NH_3 als Protonenakzeptor. Durch diese Reaktion entsteht das Salz Ammoniumchlorid.

Durch die Protonenwanderung ist ein Molekül entstanden, das sowohl eine positive als auch eine negative Ladung trägt. Diese Form der Aminosäuren bezeichnet man als Zwitterion.
Die Produkte einer Säuren-Basen-Reaktion bezeichnet man ganz allgemein als Salze. Nach dieser Definition handelt es sich bei dem Zwitterion ebenfalls um ein Salz, denn es ist ja durch Reaktion der sauren Carboxylgruppe mit der basischen Aminogruppe entstanden. Man spricht in diesem Zusammenhang auch von einem „Inneren Salz". Das Zwitterion stellt die normale Erscheinungsform der Aminosäuren dar. Im gelösten und im kristallisierten Zustand liegen sie für gewöhnlich so vor.

Verhalten bei Änderung des pH-Wertes

Das Zwitterion der Aminosäure reagiert auf Veränderung des pH-Wertes entweder mit der Carboxyl- oder mit der Aminogruppe, je nachdem, ob eine Säure oder eine Base zugesetzt wird.

Säurezugabe:
Fügt man einer Aminosäurelösung Säure zu, so reagiert sie als Protonenakzeptor, d. h., die Protonen der Säure werden von der negativ geladenen Carboxylgruppe gebunden und es entsteht wieder die ungeladene bzw. undissoziierte Carboxylgruppe. Da die positiv geladene Aminogruppe an der Reaktion nicht teilnimmt, wird aus dem Zwitterion ein Kation.

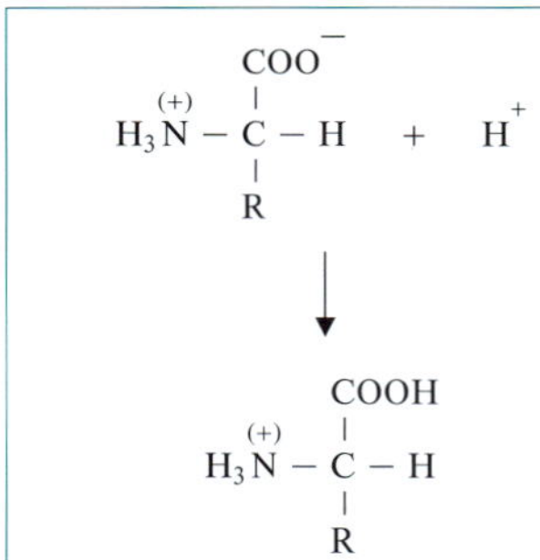

Kation

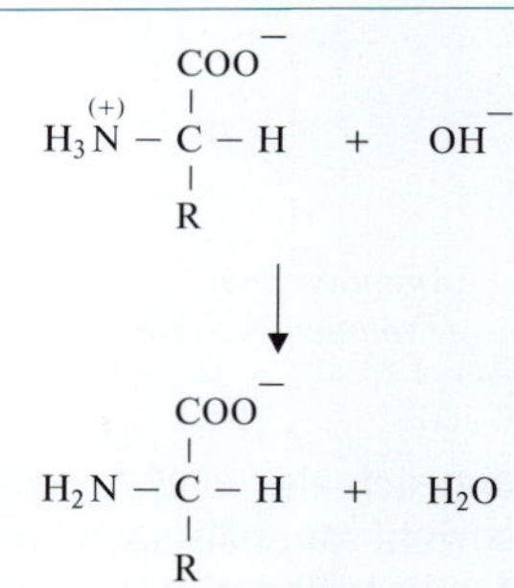

Anion

Basenzugabe:
Bei Zugabe von Basen wie z. B. NaOH- oder NH_3-Lösung reagieren Aminosäuren als Protonendonatoren, d. h., das an die Aminogruppe angelagerte Proton wird wieder abgespalten und verbindet sich mit der Base: Bei Hydroxiden (NaOH), die in wäßriger Lösung OH-Ionen freisetzen, entsteht bei diesem Zusammentritt Wasser. Die negativ geladene Carboxylatgruppe bleibt unverändert. Aus dem Zwitterion ist ein Anion entstanden.
In wäßriger Lösung treten meist alle drei Formen, also Zwitterion, Kation und Anion, nebeneinander auf.

Definition des Ionenbegriffs

Jedes Atom ist aus Kern und Hülle zusammengesetzt. Im Kern befinden sich die Protonen, in der Hülle die Elektronen. Jedes Proton trägt eine positive, jedes Elektron eine negative Ladung. Im natürlichen Zustand ist die Anzahl der Protonen und Elektronen gleich, das Atom insgesamt also ungeladen. Das ändert sich, sobald man durch chemische Reaktionen aus der Hülle Elektronen abzieht oder deren Zahl erhöht.
Die dabei entstehenden, geladenen Teilchen bezeichnet man als Ionen.

Kationen: Die Anzahl positiver Ladungen überwiegt.

Anionen: Die Anzahl negativer Ladungen überwiegt.

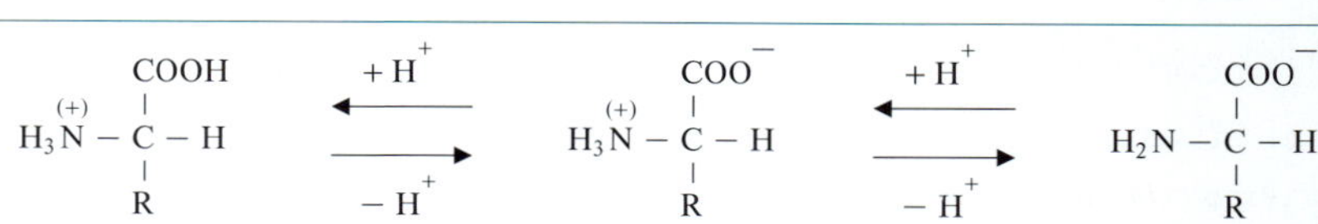

Kation *Zwitterion* *Anion*

Es existiert kein pH-Wert, bei dem ausschließlich das Zwitterion vorliegt. Es gibt jedoch einen, bei dem die Konzentration des Zwitterions einen maximalen Wert besitzt und daneben genau gleiche Mengen Anionen und Kationen vorliegen, d. h., kein Ladungsüberhang in der einen oder anderen Richtung festzustellen ist. Man bezeichnet diesen pH-Wert als den „Isoelektrischen Punkt"(IP).
Der Isoelektrische Punkt ist also in zweifacher Hinsicht bemerkenswert:

- Die Zahl der Anionen und Kationen ist gleich und erreicht jeweils ihr Minimum.

- Die Zahl der Zwitterionen erreicht ihr Maximum.

Jede Aminosäure hat ihren charakteristischen IP. Auch die aus Aminosäuren aufgebauten Proteine weisen einen für sie typischen IP auf.
Da für die meisten Stoffe die Löslichkeit der Kationen bzw. die der Anionen wesentlich höher ist als die undissoziierter Moleküle, hier der Zwitterionen, hat die Löslichkeit einer Aminosäure bzw. eines Proteins am IP ihren geringsten Wert. Sie steigt sofort wieder an, wenn sich der pH-Wert nach oben oder unten verschiebt. Viele Proteine fallen allein schon durch Einstellen des IP aus ihren Lösungen aus.
Das Phänomen des Isoelektrischen Punktes nutzt man in der Lebensmittelanalytik zur Identifizierung und quantitativen Bestimmung von Aminosäuren und Proteinen.

4.1.1.5 Systematik der Aminosäuren

Wie wir bereits wissen, treten in jedem Aminosäuremolekül mindestens eine Amino- und eine Carboxylgruppe auf. Der übrige Molekülkörper dagegen kann sehr unterschiedlich aufgebaut sein.
Nach der Art ihres Kohlenstoffgerüstes lassen sie sich in zwei Hauptgruppen klassifizieren; in solche mit einem aliphatischen Aufbau und solche, die einen aromatischen oder heterocyclischen Ring enthalten.
Beide Gruppen lassen sich dann noch weiter unterteilen in:

- Aminosäuren, die neben den beiden funktionellen Gruppen nur noch einen reinen Kohlenwasserstoffrest enthalten.

Beispiel: Alanin $CH_3 - \underset{\underset{NH_2}{|}}{CH} - COOH$

- Aminosäuren, die noch eine zweite Carboxylgruppe enthalten (saure Aminosäuren).

Beispiel: Asparaginsäure $HOOC - CH_2 - \underset{\underset{NH_2}{|}}{CH} - COOH$

Isoelektrischer Punkt einiger Aminosäuren

Aminosäure	PH-Wert
Alanin	6,0
Arginin	10,9
Asparagin-säure	2,8
Cystein	5,0
Histidin	7,6
Leucin	6,0
Lysin	9,7
Methionin	5,7
Prolin	6,3
Threonin	5,6
Valin	6,0

Ein aliphatischer Aufbau bedeutet:

Das Kohlenstoffgerüst ist kettenförmig.

$CH_3 - CH_2 - CH_2 - CH_2 - CH_3$

Ein aromatischer Aufbau bedeutet:

Das Kohlenstoffgerüst enthält einen Benzolring.

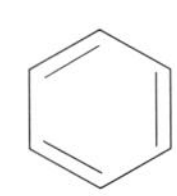

Benzol

Ein heterocyclischer Aufbau bedeutet:

Das Kohlenstoffgerüst enthält einen heterocyclischen Ring wie z. B. Pyrrol oder Imidazol.

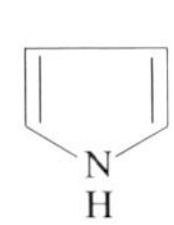

Pyrrol

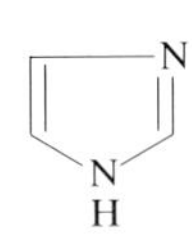

Imidazol

– Aminosäuren, die noch eine zweite Aminogruppe enthalten (basische Aminosäuren)

Beispiel: Lysin

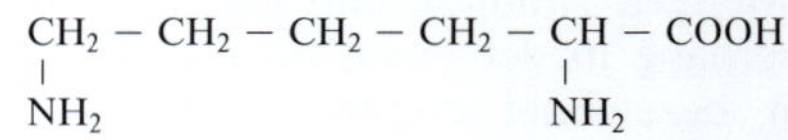

– Aminosäuren, die neben Amino- und Carboxylgruppe noch andere polare Gruppen enthalten, vor allem SH- und OH-Gruppen.

Beispiel: Serin

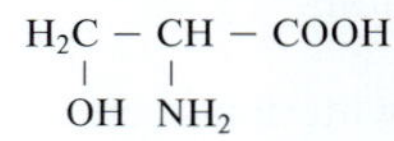

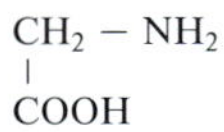

Glycin (Gly)

Aliphatische Aminosäuren

Die kettenförmigen Aminosäuren tragen die Aminosäuren fast ausschließlich in α-Stellung zur Carboxylgruppe.

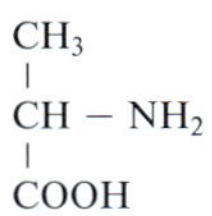

Alanin (Ala)

Monoamino-Monocarbonsäuren

Diese Verbindungen enthalten, wie ihre allgemeine Beschreibung angibt, eine Amino- und eine Carboxylgruppe.

Glycin (Gly):
Diese einfachste aller Aminosäuren hat kein asymmetrisches C-Atom und ist daher optisch inaktiv. Sie findet sich vor allem in der Leimsubstanz von Knochen und Haut, im Kollagen und in Keratin.

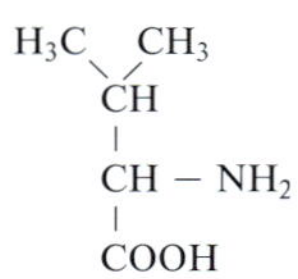

Valin (Val)

Alanin (Ala):
Es ist eine der wichtigsten Aminosäuren, da sich viele aliphatische und auch aromatische Aminosäuren von ihr ableiten. Alanin kommt in fast allen Proteinen vor.

Valin (Val):
Diese Aminosäure kommt in fast allen Proteinen vor. Besonders valinreich sind Ei- und Milchprotein. Für den Menschen ist sie essentiell.

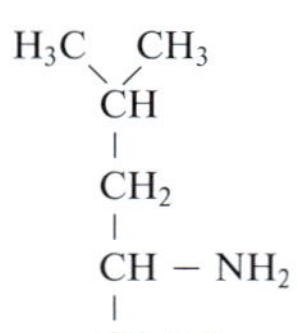

Leucin (Leu)

Leucine:
Diese Aminosäuren leiten sich von der Capronsäure (s. S. 56) ab. Von Bedeutung als Bausteine von Proteinen sind Leucin und Isoleucin.

Leucin (Leu):
Diese essentielle Aminosäure kommt in den meisten Proteinen reichlich vor, vor allem in Getreideprotein. Leucin ist schwer wasserlöslich und scheidet sich leicht in Proteinhydrolysaten ab. So enthält reifer Käse oftmals Leucinkristalle, freigesetzt aus enzymatisch abgebautem Protein.

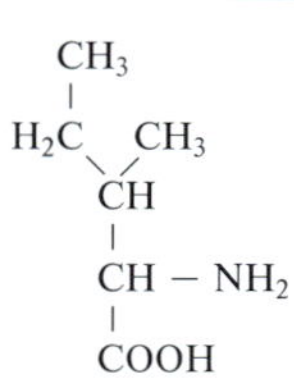

Isoleucin (Ile)

Isoleucin (Ile):
Diese Aminosäure findet sich in Fleisch, Milch und Ei. Für den Menschen ist Isoleucin essentiell.

Monoamino-Dicarbonsäuren

Diese Aminosäuren enthalten eine Amino- und zwei Carboxylgruppen. Wegen der zweiten COOH-Gruppe reagieren sie sauer.

Asparaginsäure (Asp):
Es ist in pflanzlichem Protein häufig zu finden, in tierischem weniger häufig. Reich an Asparaginsäure sind vor allem die Keimlinge. Offenbar wird während des Keimens ein Teil des Proteinstickstoffs in Form dieser Aminosäure gebunden.

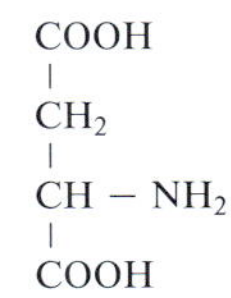

Asparaginsäure (Asp)

Glutaminsäure (Glu):
Es gehört mengenmäßig zu den Hauptbausteinen aller Proteine. Besonders reiche Quellen sind Weizen, Mais und Soja.

Im menschlichen und tierischen Organismus ist Glutaminsäure eine zentrale Verbindung des Stoffwechsels. Sie ist sozusagen Kreuzungspunkt zwischen Stickstoff- und Kohlenhydratstoffwechsel und spielt bei „Transaminierungen“ (s. S. 132) eine Rolle.
Als Natriumsalz (Natriumglutamat) wird sie als Geschmacksstoff bei der Zubereitung von Nahrungsmitteln häufig eingesetzt.

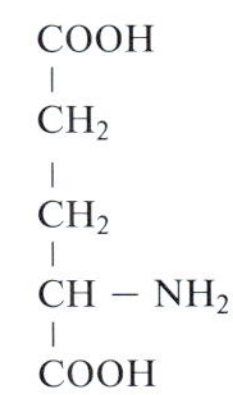

Glutaminsäure (Glu)

Diamino-Monocarbonsäuren

In diesen Aminosäuren entfallen auf eine Carboxylgruppe zwei Aminogruppen; sie wirken also basisch.

Arginin (Arg):
Es kommt in allen Proteinen vor. Niedrig molekulare Proteine bestehen oftmals zum größten Teil (87 %) aus Arginin. Die biologisch wichtigsten Reaktionen sind die Aufspaltung zu Harnstoff (s. S. 233) und die Bildung des als Fleischbase wichtigen Kreatins.

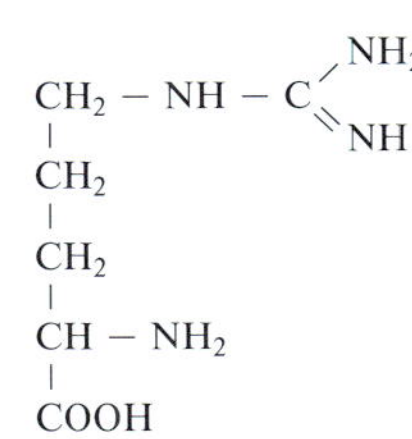

Arginin (Arg)

Lysin (Lys):
Es kommt reichlich in Muskel-, Milch- und Eiproteinen vor. Getreide und Hülsenfrüchte sind relativ arm an Lysin. Es gibt heutzutage biotechnologische Verfahren, mit deren Hilfe sich Lysin in industriellem Maßstab erzeugen läßt. Lysin ist eine essentielle Aminosäure. Die freie Aminogruppe des Lysins kann leicht mit anderen Stoffen reagieren. Beispielsweise können durch Kondensationsreaktionen mit Carboxylgruppen höhermolekulare Bräunungsprodukte gebildet werden, die von proteinspaltenden Enzymen nicht mehr oder nur teilweise abgebaut werden können. Der physiologische Wert der Proteine wird dadurch zum Teil erheblich herabgesetzt. Zu solchen Umsetzungen kann es z. B. beim Backprozess kommen, unter Umständen auch bei längerer Lagerung von Trockenmilch oder Mehlen.
Beim Pökeln von Fleisch wird Lysin durch die Nitriteinwirkung fast völlig zerstört. Auch hier setzt die Reaktion an der freien NH_2-Gruppe an.

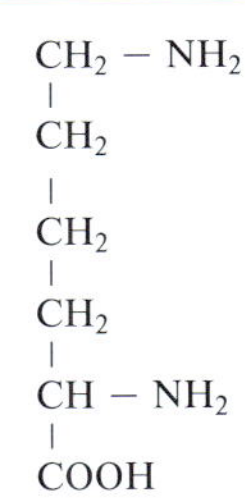

Lysin (Lys)

Hydroxyaminosäuren

Im Molekül dieser Aminosäuren ist ein H-Atom des Kohlenwasserstoffrestes durch eine OH-Gruppe ersetzt.

Serin (Ser):
Es kommt in den meisten Proteinen zu ca. 2 % vor. Das wichtigste Serin-Protein ist das Casein der Milch. Darin ist Serin esterartig an Phosphorsäure (H_3PO_4) gebunden.

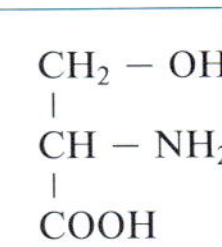

Serin (Ser)

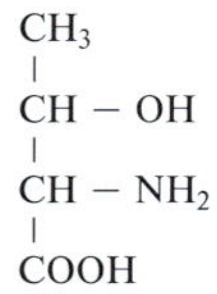

Threonin (Thr)

Threonin:
Es findet sich vor allem in Fleisch-, Milch- und Eiproteinen, aber auch im Getreide. Threonin ist eine essentielle Aminosäure.

Schwefelhaltige Aminosäuren
Sie enthalten Schwefel, entweder als SH- oder -S-Gruppe, gebunden.

Cystein (Cys):
Es findet sich besonders reichlich in den Hornsubstanzen z. B. der Haare und Nägel. Proteine enthalten im Durchschnitt 1 bis 2% Cystein.
Aus zwei Molekülen Cystein kann sich durch milde Oxidation Cystin bilden. Dieser Prozeß ist reversibel.

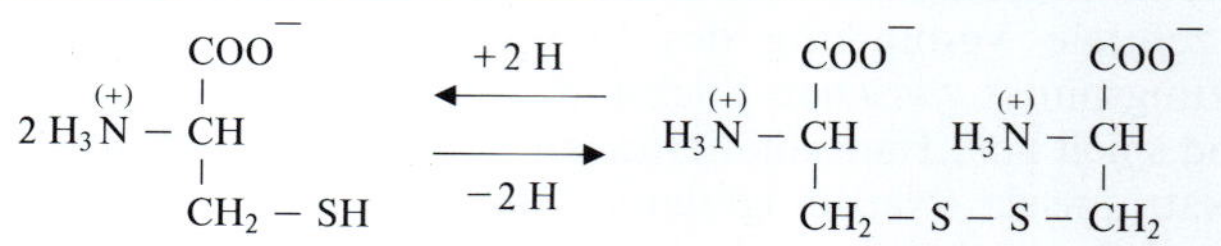

Cystein *Cystin*

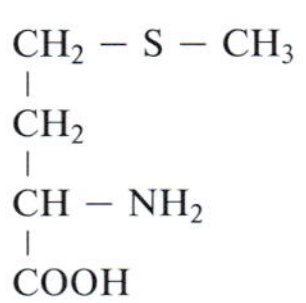

Methionin (Met)

Methionin (Met):
Es ist in Ei, Fleisch und Milch enthalten und zählt zu den essentiellen Aminosäuren. Methionin ist an der Hämoglobinsynthese beteiligt und greift außerdem als Methylgruppendonator in den Fettstoffwechsel vor allem der Leber ein. Es ermöglicht den Abtransport der in der Leber synthetisierten Fettsäuren und führt diese der Phosphatidsynthese zu. Methioninmangel bewirkt daher Störungen des Leberstoffwechsels und führt zur Bildung von Fettleber.

Cyclische Aminosäuren

Die verschiedenen Aminosäuren dieser Reihen enthalten als besonderes Merkmal entweder einen aromatischen oder heterocyclischen Ring.

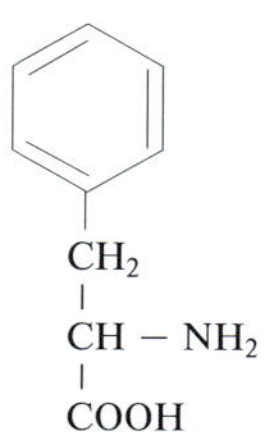

Phenylalanin (Phe)

Aromatische Aminosäuren
Es gibt zwei wichtige aromatische Aminosäuren.

Phenylalanin (Phe):
Besonders reich an Phenylalanin ist das Eiprotein. Es gehört zu den essentiellen Aminosäuren und ist an der Synthese der beiden Hormone Thyroxin und Adrenalin beteiligt.

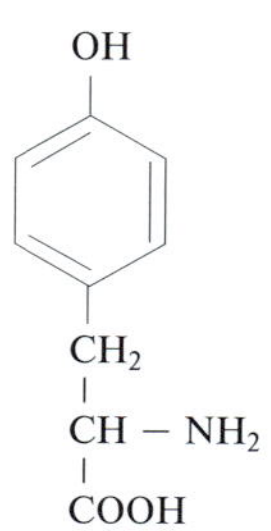

Tyrosin (Tyr)

Tyrosin (Tyr):
Hauptvorkommen ist das Milchprotein. Tyrosin ist schwer wasserlöslich und kristallisiert in manchen Proteinhydrolysaten, z. B. in Käse, aus.

Heterocyclische Aminosäuren
Für die menschliche Ernährung sind zwei dieser Aminosäuren von Bedeutung.

Histidin (His):
Diese Verbindung gehört zu den basisch reagierenden Aminosäu-

ren und ist als Proteinbaustein weit verbreitet, besonders reichlich im Globin des Blutfarbstoffes.
Der Muskel benutzt Histidin zum Aufbau von Kreatin. Diese Substanz spielt in Form der energiereichen Phosphorverbindung Kreatinphosphat eine wichtige Rolle bei der Energieübertragung im Muskel.
Durch Decarboxylierung von Histidin, z. B. beim Rösten, Braten, Backen oder im Verlauf der Käsereifung, entsteht das Histamin, ein Gewebshormon, das die Sekretion des Magensaftes anregt.

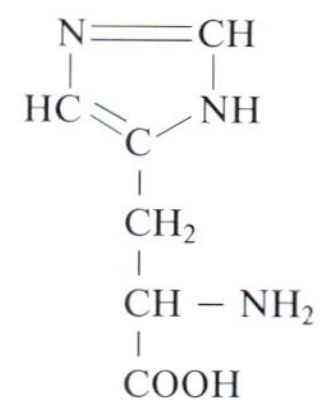

Histidin (His)

Tryptophan (Trp):
Diese Aminosäure ist für die menschliche Ernährung von ganz besonderer Bedeutung. Sie dient nämlich nicht nur als Proteinbaustein, sondern kann durch körpereigene Enzyme in das Vitamin Nicotinsäure umgebaut werden. Nicotinsäure ist das „Antipellagra-Vitamin“ (s. S. 134). Biologisch hochwertige tryptophanreiche Proteine zeigen daher eine deutliche Antipellagrawirksamkeit. Umgekehrt wird bei vorwiegend aus dem tryptophanfreien Mais bestehender Ernährung gehäuftes Auftreten von Pellagra beobachtet.

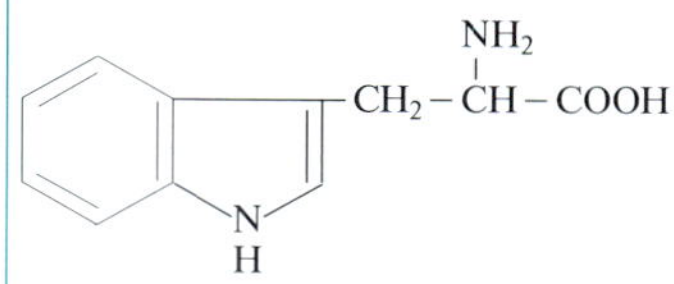

Tryptophan (Trp)

4.1.1.6 Essentielle Aminosäuren

Es gibt eine Reihe von Aminosäuren, die der menschliche Organismus nicht durch Umbau aus chemischen Vorstufen selbst synthetisieren kann. Nach ihren chemischen Besonderheiten kann man sie in drei Gruppen einteilen. Es sind:

- Aminosäuren mit verzweigten Kohlenwasserstoffketten
- Aminosäuren mit aromatischen Resten
- Aminosäuren mit einer dritten funktionellen Gruppe.

Um Aminosäuren mit derartigen Kohlenstoffgerüsten aufbauen zu können, würde der Körper als Ausgangsprodukt bestimmte Ketosäuren benötigen, über die er aber nicht verfügt.
Um Störungen im Baustoffwechsel zu vermeiden, müssen die oben aufgeführten Aminosäurearten daher regelmäßig mit der Nahrung zugeführt werden. Entsprechend ihrer Bedeutung für die Resynthese von körpereigenen Proteinen bezeichnet man sie daher auch als „essentielle Aminosäuren“.

Beispiele aromatischer Reste

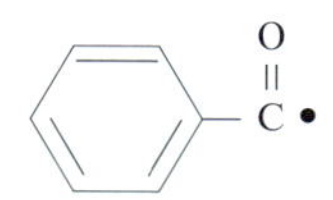

Benzoylrest

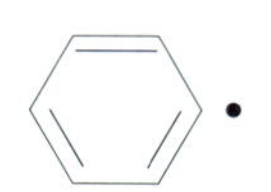

Benzylrest

Tagesbedarf an essentiellen Aminosäuren

Aminosäuren	(mg/kg)		
	Säuglinge (3-6 Monate)	Kinder (10-12 Jahre)	Erwachsene
Isoleucin	80	28	12
Leucin	128	42	16
Lysin	97	44	12
Methionin + Cystin	45	22	10
Phenylalanin + Tyrosin	132	22	16
Threonin	63	28	8
Tryptophan	19	4	3
Valin	89	25	14

Definition von Ketosäuren

Ketosäuren sind Carbonsäuren, die neben der Carboxylgruppe eine Ketogruppe ($>C=O$) im Molekül tragen. Diese Gruppe ist wegen der Doppelbindung sehr reaktionsfähig und läßt sich verhältnismäßig einfach in eine Aminogruppe überführen.

Essentielle Aminosäuren	Nichtessentielle Aminosäuren
Leucin	Alanin
Isoleucin	Asparaginsäure
Valin	Glutaminsäure
Methionin	Cystein
Phenylalanin	Tyrosin
Tryptophan	Prolin
Threonin	Serin
Lysin	Glycin
	Histidin
	Arginin

Essentielle Aminosäuren aus der Retorte

Da die Nahrung in vielen Teilen der Welt Proteine nicht in ausreichender Menge und vor allem Qualität enthält, ist man vielfach dazu übergegangen, diesen Mangel durch Zusatz synthetischer essentieller Aminosäuren auszugleichen. Beispiele dafür sind der Zusatz von L-Lysin in Japan und die Aufwertung von Soja und Erdnuß mit Methionin.

Grundsätzlich gibt es drei Arten von Verfahren der Gewinnung von Aminosäuren:

- chemische Synthese
- Isolierung aus natürlichen Rohstoffen
- biotechnologische Gewinnung.

Der Methioninbedarf des Körpers kann zum Teil durch Cystin, der Bedarf an Phenylalanin zum Teil durch Tyrosin ersetzt werden. Deshalb sind diese beiden eigentlich nicht essentiellen Aminosäuren mit in die Bedarfsrechnung einbezogen worden.
Für Säuglinge sind außerdem noch Histidin und Arginin essentiell. Der Tagesbedarf liegt bei 33 mg/kg Körpergewicht.

EAA-Index

Diese Größe ist ein Maß für den Gehalt an essentiellen Aminosäuren. Bei der Berechnung des EAA-Index (Essential Amino Acid Index nach Oser) vergleicht man die verschiedenen Proteine in ihrer Aminosäurezusammensetzung mit der des Volleis. Das Eiprotein bietet sich deshalb als Vergleichssubstanz an, weil es den Bedürfnissen des menschlichen Körpers an essentiellen Aminosäuren weitgehend entspricht.
Man berechnet den EAA-Index, indem man die Aminosäuregehalte der zu untersuchenden Probe jeweils zu denen des Volleis in ein Verhältnis setzt.

$$\text{EAA} - \text{Index}_p = \frac{\text{Lys}_p}{\text{Lys}_E} \times \frac{\text{Try}_p}{\text{Try}_E} \times \ldots\ldots\ldots \frac{\text{Val}_p}{\text{Val}_E}$$

4.1.1.7 Biologische Wertigkeit

Die biologische Wertigkeit ist eine der wichtigsten Größen für die Beurteilung von Proteinen und Aminosäuregemischen, die der menschlichen Ernährung dienen sollen. Sie liegt meist etwas niedriger als der EAA-Index. Der Grund: Die in den Proteinen gebundenen Aminosäuren können vom Körper nicht hundertprozentig verwertet werden.
Bei der Ermittlung der biologischen Wertigkeit untersucht man die Eignung eines Nahrungsproteins zum Ersatz von Körperprotein. Die entsprechenden Messungen werden unter Standardbedingungen an gesunden Erwachsenen durchgeführt. Dabei wird erfaßt, welche Mengen der verschiedenen Proteinarten erforderlich sind, um die Stickstoffbilanz zu sichern.
Maßgeblich für die Höhe der biologischen Wertigkeit ist dabei in erster Linie ein ausreichender Gehalt an essentiellen Aminosäuren in günstigen Mengenverhältnissen.

Ganz allgemein läßt sich daher sagen:

- Die biologische Wertigkeit eines Nahrungsproteins ist hoch, wenn es reichlich essentielle Aminosäuren in einem ähnlichen Mengenverhältnis wie das Körperprotein enthält.
- Die biologische Wertigkeit eines Nahrungsproteins ist gering, wenn es nur wenig essentielle Aminosäuren und die auch noch in einem ungünstigen Mengenverhältnis enthält.

Besondere Bedeutung kommt dabei den limitierenden Aminosäuren zu. Liegt nämlich nur eine einzige essentielle Aminosäure in sehr geringer Konzentration vor, so beeinträchtigt das in hohem

Maße die biologische Wertigkeit. Fehlt gar eine der essentiellen Aminosäuren, so ist das entsprechende Protein für die Ernährung total ungeeignet, da in einem solchen Fall die Proteinsynthese im Organismus nur unter Abbau von Körperprotein erfolgen kann.
Die in der geringsten Konzentration vorkommende, die „limitierende“ Aminosäure, legt also letztlich die biologische Wertigkeit fest.
Aber auch der Gehalt an nichtessentiellen Aminosäuren spielt eine gewisse Rolle. Enthielte ein Nahrungsprotein nämlich nur essentielle Aminosäuren, so wäre das ernährungsphysiologisch gesehen außerordentlich unökonomisch. Warum? Nun, der Organismus müßte wertvolle essentielle Nahrungsbestandteile „verschwenden“ und daraus durch Umbau seinen Bedarf an nichtessentiellen Aminosäuren decken.
Zur exakten Charakterisierung von Nahrungsproteinen muß daher auch der Gehalt an nichtessentiellen Aminosäuren mitberücksichtigt werden. Zu diesem Zweck hat sich die Angabe der E/T-ratio eingebürgert.

Als limitierende Aminosäuren treten in der Praxis hauptsächlich auf:

- Lysin, bei Getreide und anderen Pflanzenproteinen
- Methionin, bei Kuhmilch- und Fleischproteinen

Die in zweiter Linie die biologische Wertigkeit limitierenden Aminosäuren sind zumeist Threonin (Weizen, Roggen) und Tryptophan (Milch, Mais, Reis).

Definition der E/T-ratio: $\frac{\text{g essentielle Aminosäuren}}{\text{g Gesamt} - \text{N des Protein}}$

Biologische Wertigkeit wichtiger proteinreicher Nahrungsmittel und ihre Gehalte an essentiellen Aminosäuren

Lebensmittel	Biologische Wertigkeit	Eiweiß in 100 g	Limitierende Aminosäure
Speisequark	98	13	Threonin
Dorsch	92	18	Trypsin
Milch	91	3	Threonin
Rindfleisch, mager	87	19	Phenylalanin
Emmentaler	85	28	Threonin
Schweineschnitzel	84	21	Phenylalanin
Sojabohnen	76	37	Methionin
Roggenvollkornbrot	68	7	Lysin
Kartoffeln	67	2	Methionin
Vollkornreis	64	7	Lysin
Bohnen, weiß	63	21	Methionin
Haferflocken	62	14	Lysin

Vielfach ist als Definition für die biologische Wertigkeit der strikte Satz zu lesen:
„Die biologische Wertigkeit entspricht der Anzahl Gramm Körperprotein, die durch 100 g Nahrungsprotein aufgebaut werden kann.“
Diese Aussage stimmt zwar tendenziell, aber nicht prinzipiell, und zwar deshalb nicht, weil, wie oben ausgeführt, die biologische Wertigkeit stets unter standardisierten Bedingungen bestimmt wird. Die so gewonnenen Werte, wie sie in der Tabelle oben dargestellt sind, und damit auch die zitierte Definition gelten daher nur für den besagten gesunden Erwachsenen.
Für manche Bevölkerungsgruppen haben die nach klassischen Methoden bestimmten biologischen Wertigkeiten jedoch keine Gültigkeit.

Erste Untersuchungen der Proteinqualität wurden bereits 1854 von Lawes und Gilbert in Großbritannien durchgeführt.

Dazu nur zwei Beispiele:

- Während des Wachstums hat ein Organismus einen besonderen Nährstoffbedarf. Die benötigten Aminosäuren sind in Art und Menge ganz anders als die von Erwachsenen. Die standardisierten Angaben der biologischen Wertigkeit sind daher auf Kinder und Jugendliche nicht anwendbar.

- Noch krasser ändert sich das Bild bei Erkrankungen z. B. der Niere oder der Leber. In solchen Fällen ist die klassische biologische Wertigkeit überhaupt kein Beurteilungsmaßstab mehr.

4.1.1.8 Ergänzungswert

Proteinkombinationen mit gutem Ergänzungswert		
Getreide	+	Fleisch oder Innereien
Getreide	+	Milch
Weizen	+	Milch, Fleisch oder Ei
Weizen	+	Hefe
Weizen	+	Fisch
Mais	+	Milch
Mais	+	Reiskleie
Mais	+	Soja
Kartoffeln	+	Ei
Kartoffeln	+	Milch
Hülsenfrüchte	+	Weizen, Roggen
Hülsenfrüchte	+	Innereien, Milch

Da die zu geringe Konzentration nur einer einzigen essentiellen Aminosäure die Eignung eines Proteins als Nahrungsprotein bereits erheblich herabsetzt, hat man natürlich nach Wegen gesucht, wie sich Proteine mit weniger günstiger Aminosäurenzusammensetzung aufwerten lassen.
Eine sehr einfache Möglichkeit besteht darin, zwei oder mehrere unterwertige Proteine so miteinander zu kombinieren, daß sie sich insgesamt zu einer idealen Aminosäurenzusammensetzung ergänzen.
Zum Beispiel kann der niedrige Lysin-Gehalt von Weizen durch Zugabe von Milchprotein ausgeglichen werden, weil dieses sich durch einen besonders hohen Lysin-Gehalt auszeichnet. Die höchste bis jetzt ermittelte biologische Wertigkeit hat ein Gemisch aus 35 % Eiprotein und 65 % Kartoffelprotein.
Man spricht in diesem Zusammenhang auch vom biologischen Ergänzungswert. Ein guter Ergänzungswert drückt sich darin aus, daß mehrere unterwertige Proteine sich zu einem biologisch vollwertigen Gemisch ergänzen.

4.1.2 Peptidbindung und Peptide

Am Aufbau von Proteinen sind ca. 24 verschiedene Aminosäuren beteiligt. Sie sind in gelöster Form in den Zellen enthalten und werden von dort zwecks Biosynthese abgerufen.

4.1.2.1 Aminosäuren formieren sich

Bei der Bildung von Proteinen werden zunächst Aminosäuren miteinander verknüpft. Ansatzpunkt für diese Verknüpfung sind die Carboxyl- bzw. Aminogruppe. Sie treten miteinander unter Abspaltung von Wasser in Reaktion.

Reaktionsbeispiel

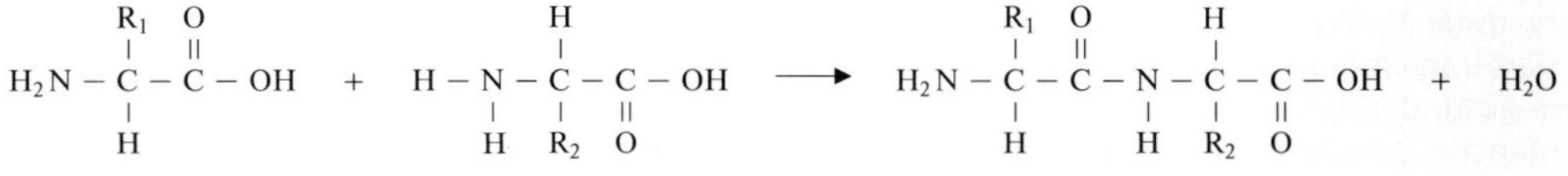

Aminosäure 1 *Aminosäure 2* *Dipeptid*

Das Reaktionsprodukt der beiden Aminosäuren bezeichnet man als Dipeptid. An das Dipeptid kann sich jetzt eine dritte Aminosäure anlagern; ein Tripeptid entsteht. Auch an das Tripeptid kann wieder eine Aminosäure angelagert werden und so fort, bis lange „Aminosäureketten“ aus mehr als 100 Gliedern entstanden sind.
Die gebildete „Brücke“ zwischen den Aminosäuren wird als Peptidbindung bezeichnet. Diese Bindung findet sich zwischen allen Gliedern einer Aminosäurekette. Sie ist so fest, daß sie nur durch Kochen mit Säuren oder die Einwirkung von Enzymen wieder gelöst werden kann.

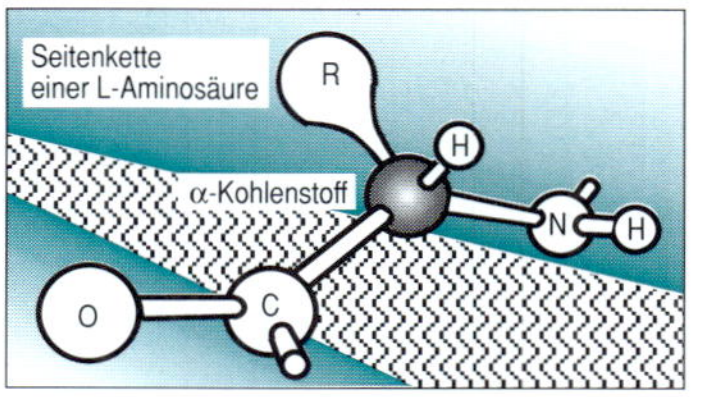

Einer Brücke gleich verbindet die Peptidbindung jeweils zwei Aminosäuren.

Ausschnitt aus einer Aminosäurekette, auch Peptidkette genannt

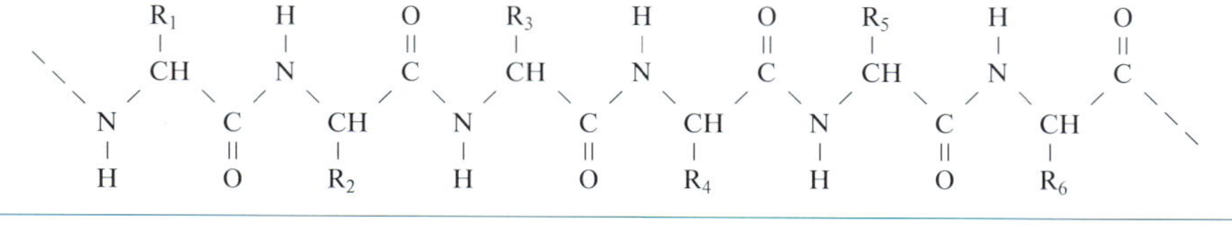

Einteilung der Peptide

2	Aminosäuren	———	Dipeptide
3	Aminosäuren	———	Tripeptide
4 bis 10	Aminosäuren	———	Oligopeptide
10 bis 100	Aminosäuren	———	Polypeptide
mehr als 100	Aminosäuren	———	Makropeptide oder Proteine

Erst bei Verbindungen, die aus mehr als 100 Aminosäuren entstanden sind, spricht man also von Proteinen.

Wo im Körper findet die Verknüpfung statt?

Es hört sich immer ein bißchen nach Labor an, wenn man von Reaktionen zweier Gruppierungen, von Wasserabspaltung und Aminosäureketten hört; dabei finden die oben beschriebenen Reaktionen in uns selber oder, genauer gesagt, in den Zellen unseres Körpers statt. Das gilt natürlich auch für alle anderen pflanzlichen und tierischen Organismen. Auch sie verknüpfen in ihren Zellen Aminosäuren zu Proteinen, die uns dann als Proteinquelle dienen können.
Dieses Verknüpfen geschieht nun nicht etwa willkürlich, wie der Zufall gerade so spielt; jeder Organismus geht dabei vielmehr äußerst planvoll zu Werk. Er reiht die aus dem Nahrungsprotein gewonnenen Aminosäuren nach einem ganz bestimmten, sich stets wiederholenden Muster aneinander. Beeindruckend daran ist: Jeder einzelne der in ihrer Anzahl gar nicht zu schätzenden lebenden Organismen hat sein ganz individuelles Aminosäuremuster, das nirgendwo auf der Erde noch einmal vorkommt.
Manche werden vielleicht einwenden, das sei bei nur 24 unterschiedlichen Aminosäuren doch gar nicht möglich. Weit gefehlt! Mathematiker haben errechnet, daß bei Verwendung von 24 verschiedenen Aminosäuren als Bausteine und Proteinmolekülen, die aus ca. 1000 Aminosäuren zusammengesetzt sind, nahezu unendlich viele Kombinationsmöglichkeiten für Proteine existieren. Die „Bauvorschrift“ für das individuelle Aminosäuremuster ist in der Erbinformation jeder Zelle festgelegt, auch genetischer Code genannt. Hier ist bis ins einzelne vorgeschrieben, welche Aminosäuren in welcher Reihenfolge miteinander zu verknüpfen sind.

Organverpflanzungen: ein Thema am Rande

Jeder weiß, daß Organverpflanzungen sehr risikoreich sind. Der Körper stößt das Spenderorgan oftmals ab. Der Grund: Die Aminosäuremuster von Spender und Empfänger passen nicht zueinander. Deshalb versucht man heute, über Datenbanken möglichst solche Organe zu vermitteln, die zwar nicht gleich, aber doch wenigstens sehr ähnlich im Aufbau sind wie das Körperprotein des Patienten.

4.1.2.2 Die verschiedenen „Ordnungen“ von Proteinen

Von der Genauigkeit, mit der unser Organismus **sein** Aminosäuremuster einhält, haben wir nun einen Eindruck bekommen. Damit ist aber der „Ordnungssinn“ unseres Körpers noch längst nicht befriedigt, und zwar deshalb, weil er aus den Peptidketten Zellen oder hochmolekulare Wirkstoffe mit komplizierten, hochgeordneten Strukturen wie z. B. Enzyme oder Hormone aufbauen will. Dabei sollen aus Ketten räumliche Strukturen entstehen. Um das zu erreichen, müssen die Aminosäureketten „weiterverarbeitet“, müssen gefaltet und miteinander verschlungen werden. Aus den weiterverarbeiteten Aminosäureketten entstehen Proteinmoleküle, die durch verschiedene aufeinanderfolgende Ordnungsstufen gekennzeichnet sind.

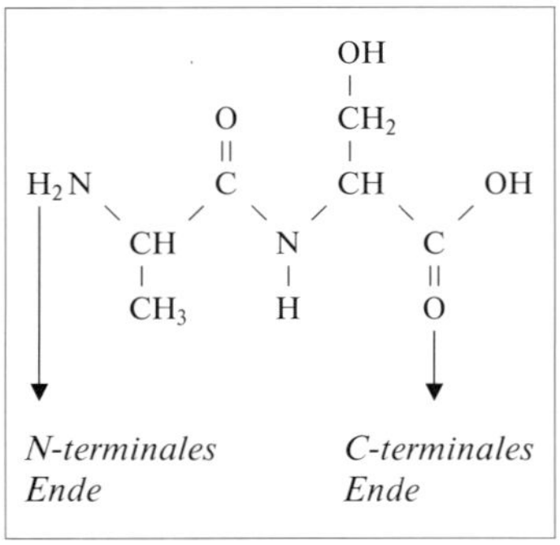

Ordnungsstufe Nr. 1: Primärstruktur

Diese Ordnungsstufe kennen wir bereits. Als Primärstruktur bezeichnet man das Aminosäuremuster oder, wissenschaftlich ausgedrückt, die Aminosäuresequenz der Peptidketten. Diese Ketten mit ihrer spezifischen Aminosäureanordnung bilden quasi das „Rückgrat“ aller Proteinmoleküle. Dieses Rückgrat hat zwei unterschiedliche Enden. Das eine endet mit einer Aminogruppe; es wird daher als „N-terminal“ bezeichnet. Das andere endet mit einer Carboxylgruppe und heißt daher „C-terminal“. Bei Benennung einer Aminosäuresequenz beginnt man stets am N-terminalen Ende.
Die Primärstruktur ist eine für jedes einzelne Protein typische Anordnung und mitverantwortlich für dessen Eigenschaften.

Ordnungsstufe Nr. 2: Die Kettenkonformation (Sekundärstruktur)

Darunter versteht man die „platzsparende“ Anordnung der Ketten im Raum. Für die Art, wie eine Peptidkette sich im Raum anordnet, sind vor allem zwei Faktoren von Bedeutung:

- Der Sauerstoff der Carboxylgruppe $(-\overset{\overset{O}{\|}}{C}-)$ ist mit dem weniger elektronegativen Kohlenstoff über eine Elektronenpaarbindung verknüpft. Er beansprucht wegen seiner höheren Elektronegativität das gemeinsame Elektronenpaar stärker und trägt daher eine schwach negative Ladung.
- Der Wasserstoff der Amidbindung $(-\overset{\overset{H}{|}}{N}-)$ ist umgekehrt mit dem stärker elektronegativen Stickstoff verbunden, hat also einen geringeren Anteil am gemeinsamen Elektronenpaar und trägt daher eine schwach positive Ladung.

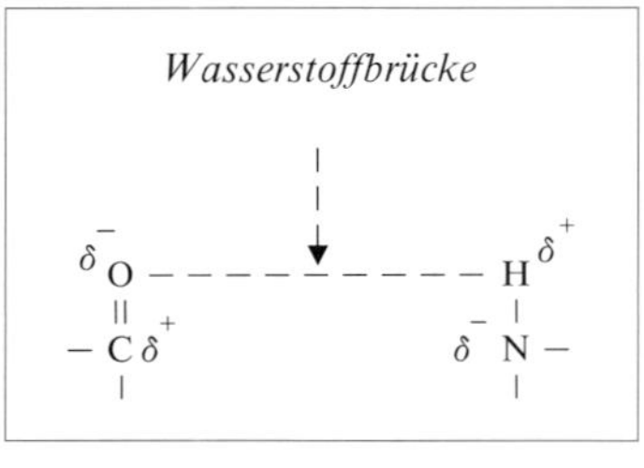

Gruppen mit solchen Elektronen- bzw. Ladungsverschiebungen nennt man polar. Wegen der unterschiedlichen Ladungen bilden sich zwischen derartigen Gruppierungen Anziehungskräfte aus. Es entstehen sogenannte Wasserstoffbrücken.
Eine weitere Verknüpfungsmöglichkeit bieten bei manchen Proteinen günstig zueinander stehende SH-Gruppen. Sie reagieren, wie schon beim Cystin beschrieben, unter Abspaltung von Wasserstoff zu Disulfidbrücken (–S–S–).

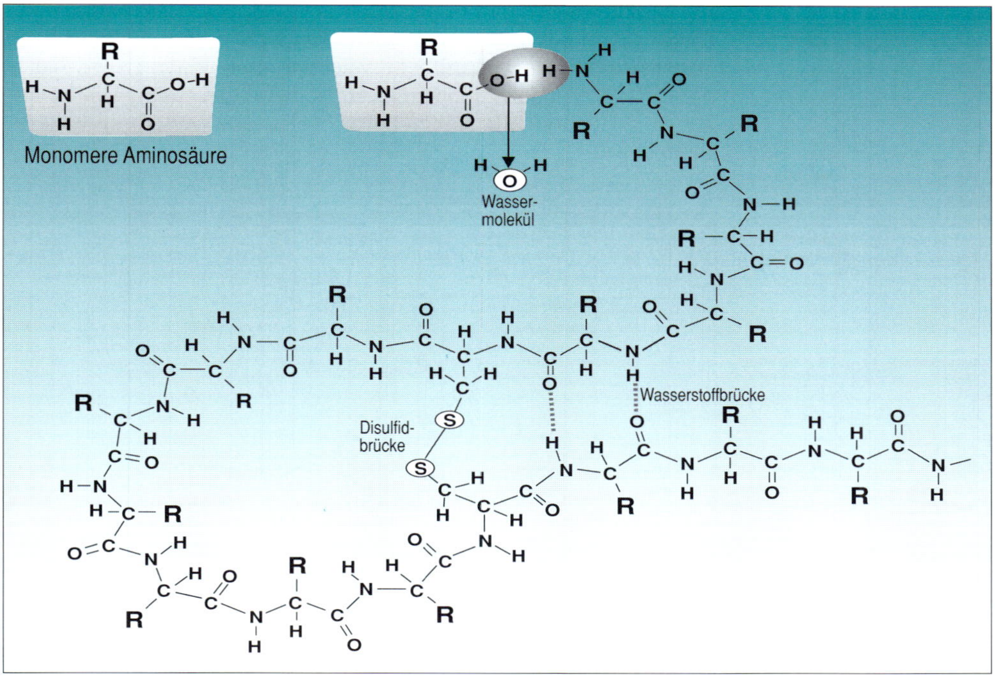

Sekundärstruktur einer Peptidkette

α-Helix

Eine solche Anordnung entsteht, wenn sich die Peptidkette spiralig aufrollt. Dabei ist jede NH-Gruppe über eine Wasserstoffbrücke mit einer CO-Gruppe der Nachbarwindung **derselben** Kette verbunden, vergleichbar den senkrechten Stützen einer Wendeltreppe. Eine Helix hat eine relativ starre zylindrische Struktur. Die Seitenketten stehen vom Zylinder nach außen hin ab.

Wie man eine Helix charakterisieren kann
Eine Helix lässt sich beschreiben durch:
- die Zahl **n** der Elemente pro Helixwindung
- Die Höhe **d** eines Elementes

Das Produkt **P** ist die Ganghöhe der Helix (P = n · d).

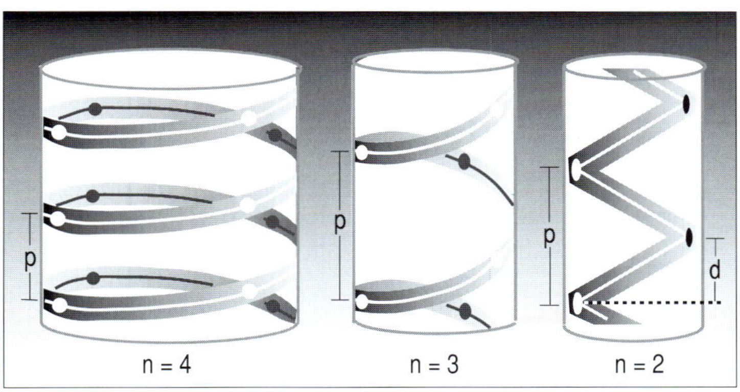

verschiedene Helix-Formen

Bei Polypeptiden aus L-Aminosäuren tritt ausschließlich die rechtsgängige α-Helix auf.

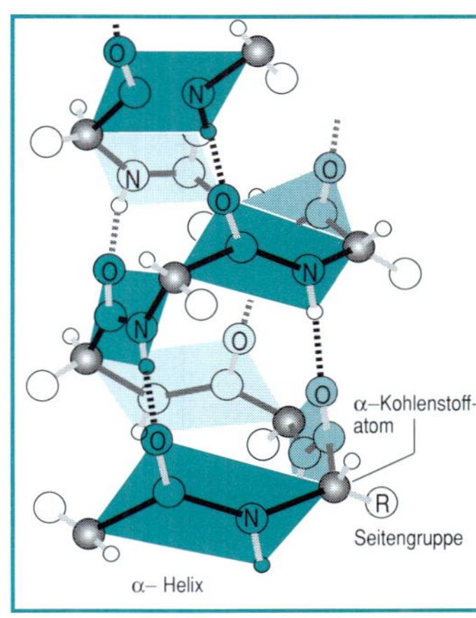

Modell einer α-Helix

Faltblatt oder β-Strukturen

Wasserstoffbrücken können sich natürlich auch zwischen zwei verschiedenen Peptidketten ausbilden. Dabei lagern sich die Ketten parallel nebeneinander, entweder in der gleichen Laufrichtung (planar parallel sheet) oder in umgekehrter Richtung (planar antiparallel sheet). In dieser Position können sich jetzt zwischen ihnen viele Wasserstoffbrücken ausbilden. Wie Sprossen einer Leiter halten diese Brücken dann die einzelnen Stränge zusammen. Die Seitenketten der Peptidkette stehen abwechselnd ober- und unterhalb des Faltblattes.

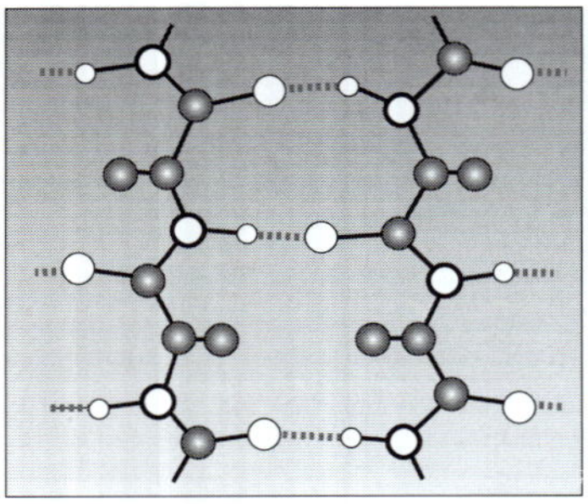

Antiparallele Anordnung

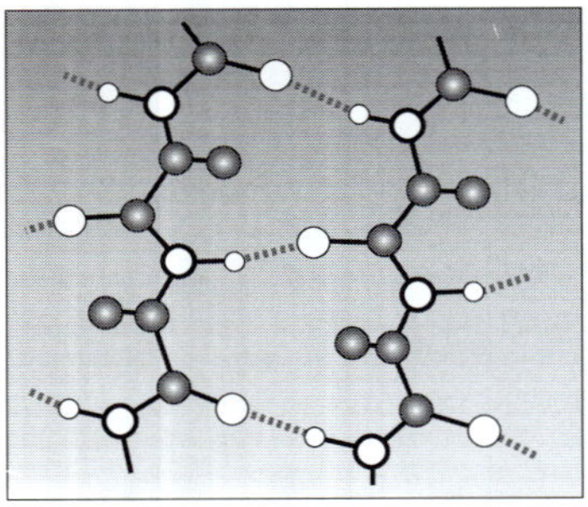

Parallele Anordnung

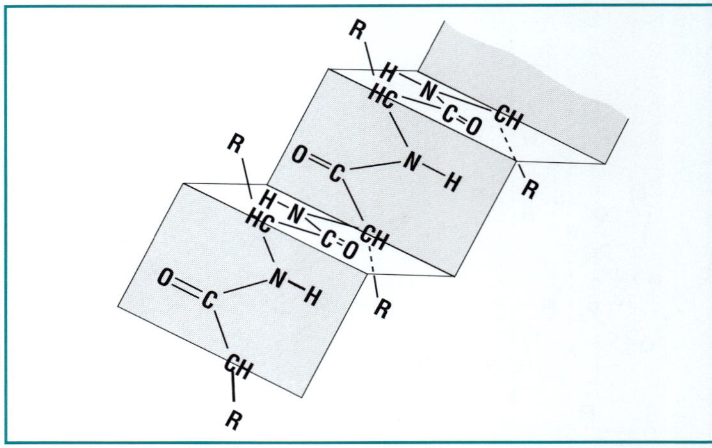

Faltblattstruktur

Verbreiteter als diese planaren sind die verdrehten Faltblattstrukturen (twisted sheet). Bei ihnen bilden die Hauptachsen der benachbarten Ketten einen Winkel von 25° miteinander.

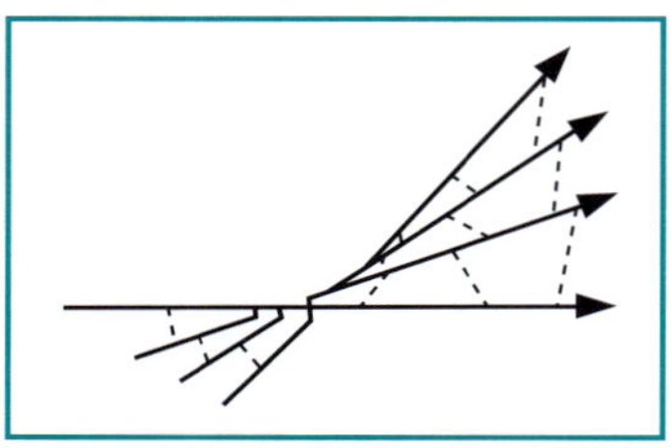

Verdrehte Faltblattstruktur

Supersekundärstrukturen

Die Analyse der bisher bekannten Proteine hat gezeigt, daß die Elemente der Sekundärstruktur auch kombiniert auftreten können.

Beispiele für solche „Supersekundärstrukturen" sind:

– umeinander gedrehte Helices (coiled-coil-α- Helix)
– Folgen von antiparallelen Strukturen (Mäander)
– Kombinationen von α-Helices mit β- Strukturen.

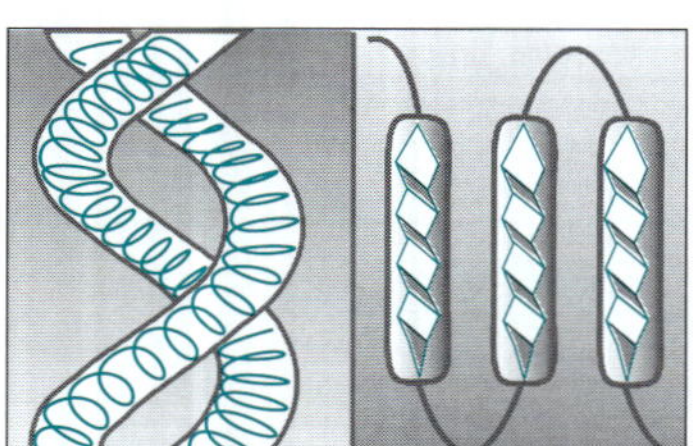

coiled-coil-α-Helix *β-Mäander*

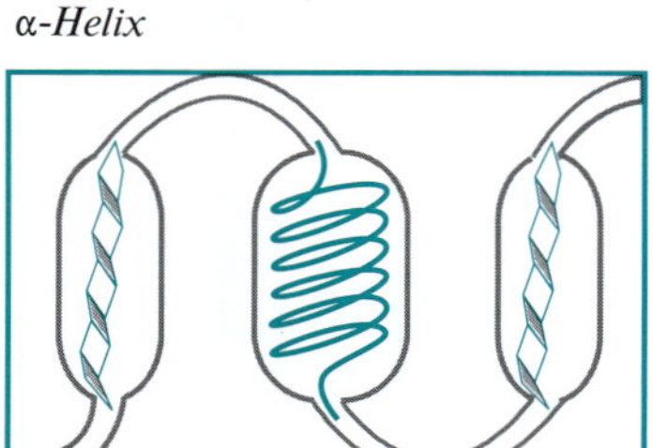

Kombination von α- und β-Strukturen

Ordnungsstufe Nr. 3: Tertiärstruktur: Ein Proteinmolekül entsteht

Aus den Kettenkonformationen der α-Helix oder der Faltblattstrukturen können nun durch weitere Faltung bzw. Anordnung im Raum kompakte Proteinmoleküle entstehen.
So wird beispielsweise das Myoglobin, der rote Muskelfarbstoff, aus acht α-Helixsträngen gebildet, die einen flachen Eisenporphyrin-Komplex, die sogenannte Häm-Gruppe, umschließen. Wie die einzelnen Waggons eines Eisenbahnzuges sind sie eine an der anderen angekoppelt. An den Koppelungsstellen sind kurze Kettenbereiche ohne Helixstruktur zwischengeschaltet. Man bezeichnet sie auch als „Scharnierbereiche", weil sie wegen des weniger ausgeprägten Ordnungszustandes elastischer sind und die Peptidketten daher an

diesen Stellen leicht geknickt werden können. Nur durch solche Knickstellen kann der lineare Helixzylinder zu einem dreidimensionalen Proteinmolekül gefaltet werden.
Dies ist nur ein Beispiel, wie sich die „vorgefalteten“ Peptidketten zu großen Molekülen weiterfalten können. Die Natur kennt noch unzählige andere Varianten der Gestaltung von Proteinmolekülen.

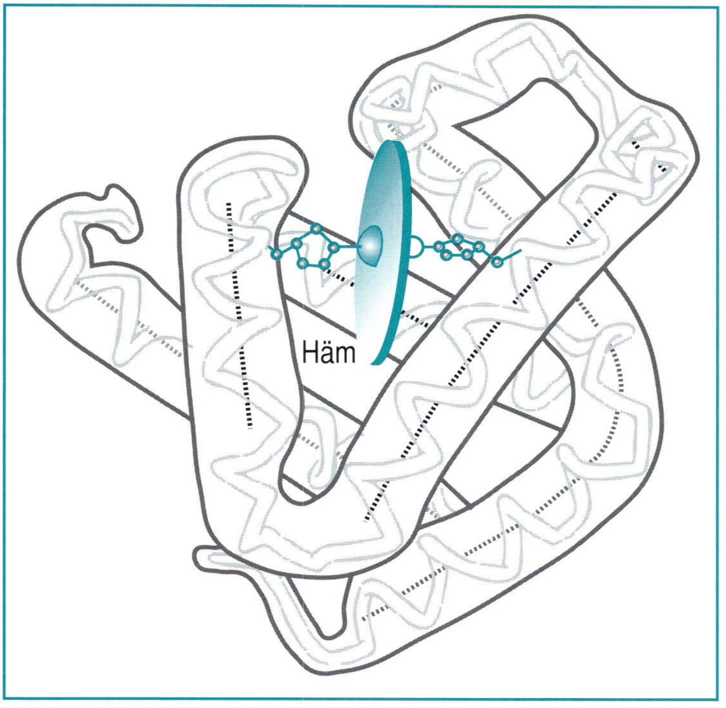

Struktur des Myoglobin-Moleküls

Ordnungsstufe Nr. 4: Quartärstruktur: ein „Super- Proteinmolekül" entsteht

Bei vielen Proteinen ist die Ordnungsstufe Nr. 3 bereits Endstation. Die Moleküle sind dann für bestimmte Aufgaben weit genug durchstrukturiert. Für spezielle Aufgaben ist vielfach jedoch eine weitergehende Ordnung notwendig. Bleiben wir beim Beispiel Myoglobin. Es befindet sich als roter Farbstoff im Muskel und hat dort die Aufgabe, den Sauerstoff solange zu speichern, bis er für einen Oxidationsprozeß des Stoffwechsels benötigt wird. Für diese Funktion als Speichermolekül ist seine Struktur optimal geeignet.
Nun gibt es neben der Sauerstoffspeicherung im Organismus noch die Notwendigkeit des Sauerstofftransportes. Einer solchen Aufgabe ist Myoglobin allein nicht gewachsen. Der Organismus gruppiert daher jeweils vier Myoglobinmoleküle zu einem noch weiter geordneten „Super-Molekül“, dem Hämoglobin. Auf diese Weise ist ein Trägermolekül entstanden, das den Sauerstoff in der Lunge bindet und ihn im Muskel an das Myoglobin weitergibt. Auf dem Rückweg zur Lunge nimmt es dann das Oxidationsprodukt Kohlendioxid (CO_2) wieder mit, damit es über die Lunge ausgeatmet werden kann. Bei vielen anderen Proteinmolekülen ist eine solche vierte Ordnungsstufe ebenfalls festgestellt worden.

Molmassen verschiedener Proteine

Lactalbumin (Rind)	17 400
Myoglobin	16 900
β-Lactoglobulin (Rind)	35 400
Pepsin	35 500
Eieralbumin	44 000
Hämoglobin	63 000
Serumalbumin	68 900
γ-Globulin	156 000

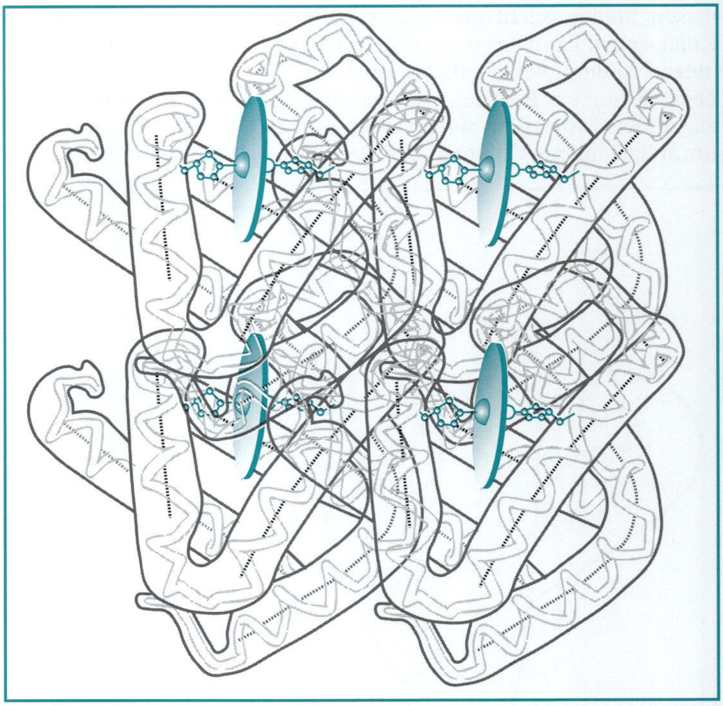

Struktur des Hämoglobin-Moleküls

4.1.2.3 Eigenschaften der Proteine

Eiweißstoffe entstehen durch Zusammenschluß einer großen Anzahl von Aminosäuren, sind also polymere Verbindungen. Als solche unterscheiden sie sich in vielen physikalischen Eigenschaften von ihren Bausteinen.

Molekularmasse

Proteine sind hochmolekulare Verbindungen mit entsprechend hohen Molekularmassen zwischen 10 000 und mehreren Millionen.

Löslichkeit

Als Lösungsmittel für Proteine kommen nur polare Lösungsmittel wie z. B. Wasser, Ameisensäurelösung oder Glycerin in Betracht. Dabei ist die Löslichkeit von der Anzahl polarer Gruppen abhängig; je mehr polare Gruppierungen vorhanden sind, desto besser die Löslichkeit.
Neutralsalze haben einen zweifachen Einfluß auf die Löslichkeit von Proteinen:

- In niedrigen Konzentrationen (0,5–1 mol/l) drängen sie die elektrostatischen Anziehungskräfte zwischen den Proteinmolekülen zurück, fördern also deren Verteilung in Lösungsmitteln und wirken so löslichkeitserhöhend. Man bezeichnet diese Wirkung als „Einsalz-Effekt".
- In größeren Konzentrationen wirken sie genau entgegengesetzt. Der Grund: Die durch Dissoziation (s. S. 153) aus den Salzen freigesetzten Ionen bauen Hydrathüllen auf. Sind nur wenige Ionen

Stärke des Aussalzeffektes verschiedener Ionen

Die Kationen und Anionen lassen sich nach der Stärke des Aussalzeffektes in folgende Reihe ordnen (Hofmeistersche Reihe):

$K^+ > Rb^+ > Na^+ > Cs^+ > Li^+ > NH_4^+$

$SO_4^{2-} > Citrat^{2-} > Cl^- > NO_3^-$

in der Lösung, hat das keine Konsequenzen. Steigt die Anzahl der Ionen aber über einen bestimmten Wert, beginnen sie mit den Proteinmolekülen um die Wassermoleküle zu konkurrieren; denen steht jetzt weniger Lösungsmittel zur Verfügung. Ihre Löslichkeit sinkt. Man bezeichnet diese Wirkung von Neutralsalzen als „Aussalz- Effekt". Durch Verdünnen mit Wasser, also Verringerung der Salzkonzentration, kann man die Löslichkeit wieder erhöhen.
Proteinlösungen sind „echte" Lösungen, d. h. jedes Molekül liegt einzeln vor. Einen Unterschied zu „normalen" echten Lösungen gibt es jedoch: Die Moleküle sind im Vergleich zu Salz- oder Zuckerlösungen sehr groß und erreichen Dimensionen, die sonst nur bei kolloid gelösten Teilchen vorkommen.
Als polare Substanzen sind Proteine in wäßriger Lösung hydratisiert. Der Hydratationsgrad ist unterschiedlich. Er beträgt z. B. für Ovalbumin 0,22, für Lactoglobulin 0,8 und für Hämoglobin 0,3.
Die Quellung bei unlöslichen Proteinen entspricht der oben angesprochenen Hydratation bei löslichen Proteinen. Dabei lagert sich Wasser in die Proteinstrukturen ein und führt auf diese Weise zu einer Volumenvergrößerung und Änderung von physikalischen Eigenschaften. Die Wasseraufnahme durch Quellung kann ein mehrfaches der Proteintrockenmasse betragen.

Definition der Hydratation

Darunter versteht man die Anlagerung von Wassermolekülen an polare Gruppen.

Definition des Hydratationsgrades

Der Hydratationsgrad ist die Menge Hydratwasser in Gramm pro Gramm Protein.

Isoelektrischer Punkt bei Proteinen

Eine wichtige Größe zur Kennzeichnung von Proteinen ist der Isoelektrische Punkt. Er ist wie bei den Aminosäuren dadurch gekennzeichnet, daß bei einer bestimmten pH-Lage das Protein sich wie ein elektrisch neutrales Gebilde verhält, also keinen Ladungsüberhang in der einen oder anderen Richtung aufweist. Die Zahl der Kationen und Anionen erreicht dann ein Minimum, die der Zwitterionen ein Maximum.
Löslichkeit und Viskosität sind am Isoelektrischen Punkt am geringsten.

Isoelektrischer Punkt von Proteinen

Protein	pH-Wert
Eieralbumin	4,84-4,91
Serumalbumin	4,29-4,89
Globin (Mensch)	7,5
Gliadin (Weizen)	6,5
Albumin (Gerste)	5,8
α-Casein (Kuhmilch)	4,0

4.1.2.4 Denaturierung von Proteinen

Ernährungsphysiologisch und lebensmitteltechnologisch von großer Bedeutung sind Veränderungen der Proteinmoleküle, die unter dem Begriff „Denaturierung" zusammengefaßt werden. Man versteht darunter die Strukturveränderungen eines Proteinmoleküls, die mit einem Verlust bestimmter biologischer Eigenschaften verbunden sind, z. B. können Enzyme oder Hormone durch Denaturierung ihre Wirkung verlieren.
Bei der Denaturierung werden bis auf wenige Ausnahmen gleich mehrere Ordnungsstufen zerstört. Unangetastet bleibt jedoch in jedem Fall die Primärstruktur, also das Aminosäuremuster der Peptidketten. Die hochorganisierte Struktur des Proteinmoleküls wird jedoch mehr oder weniger tiefgreifend verändert.
Man kann die Denaturierung mit dem Schmelzen von Kristallen vergleichen. Auch dabei brechen Ordnungen zusammen, die Moleküle oder Atome befinden sich anschließend in einem Zustand geringerer Ordnung als zuvor.
So wie die Schmelze einer Substanz wieder zu kristallisieren vermag, kann auch eine Denaturierung reversibel verlaufen. Voraussetzung dafür ist jedoch, daß die Ordnungsstufen nur teilweise zerstört

Einflüsse, die Denaturierungen auslösen:
- Hitze
- pH-Wertänderungen durch Zugabe starker Säuren oder Basen
- organische Lösungsmittel
- mechanische Einflüsse
- Detergentien (waschaktive Substanzen)
- Harnstoff.

werden. Beispielsweise wird Eischnee beim Stehenlassen wieder flüssig, kehrt nach dieser Art von Denaturierung wieder in seinen ursprünglichen Zustand zurück.
Meist sind Denaturierungsvorgänge allerdings nicht umkehrbar. Bei einem gekochten Ei zum Beispiel läßt sich der ursprüngliche Zustand nicht wieder herstellen. Die Peptidketten wurden bis hin zur Primärstruktur entfaltet und haben sich dann mehr oder weniger nach den Gesetzen des Zufalls wieder neu arrangiert, wobei diese Zufallsanordnung dann auch wieder durch Ausbildung von Wasserstoffbrücken stabilisiert worden ist.
Nach der Denaturierung ändern sich einige physikalische Eigenschaften wie z. B. Löslichkeit und Viskosität. Chemisch ist oftmals eine „Demaskierung" bestimmter, zuvor nicht nachweisbarer Gruppen (–SH, –S–S– etc.) festzustellen. Die Denaturierung hat außerdem ernährungsphysiologische Konsequenzen; denaturierte Proteine sind enzymatisch meist leichter anzugreifen, können vom Körper also schneller abgebaut werden. So ist beispielsweise gegartes Fleisch leichter verdaulich als rohes.

Die Verbesserung der enzymatischen Angreifbarkeit hat ihre Grenzen. Nach anfänglicher Lockerung der Proteinstrukturen kann es bei langanhaltender Einwirkung z. B. von Hitze zu einer „Wiederverfestigung" kommen.
Das erklärt, warum beispielsweise rohe Eier schwer, weichgekochte leichter, hartgekochte jedoch wieder schwer verdaulich sind.

Chemisch tritt auch bei einer so weitgehenden Denaturierung keine Veränderung ein, lediglich die Ordnung ist eine andere; vergleichbar einem Wollpullover, der aufgeribbelt wurde, und dessen Faden man anschließend zu einem Knäuel aufgewickelt hat. Der Zustand höherer Ordnung ist in einen Zustand geringerer Ordnung übergegangen.

4.1.2.5 Systematik der Proteine

Allein mit der Beschreibung all der verschiedenen Proteine könnte man ganze Bücher füllen. Die Vielgestaltigkeit dieses einmaligen Werkstoffes ist unvorstellbar groß. An dieser Stelle wollen wir uns daher auf die grundsätzliche Systematik beschränken, nach denen man die Proteine einteilt.
Für die Einteilung der Proteine sind folgende Überlegungen maßgebend. Die charakteristischen Eigenschaften der Proteine werden weniger durch ihre chemische Zusammensetzung bestimmt. In dieser Hinsicht sind die Unterschiede zwischen ihnen nämlich gar nicht so groß. Sie alle bestehen aus Aminosäuren, die über Peptidbindungen miteinander verknüpft werden. Manche der Proteine enthalten neben den Aminosäuren noch „artfremde" Bestandteile wie z. B. Phosphorsäure oder Kohlenhydrate. Aber unabhängig davon, ob „reines" Protein oder nicht, ihre typischen Eigenschaften erhalten sie in erster Linie durch die Art ihrer Ordnungsstrukturen. An diese Strukturen ist jede Art von Wirksamkeit gebunden. Werden sie verändert oder zerstört, verändert bzw. verliert ein Molekül seine spezifischen Fähigkeiten und Eigenschaften.
Man teilt daher die Proteine nach der Konformation in zwei große Gruppen ein, in die fibrillären oder Faser- bzw. Skleroproteine und die globulären Proteine.

Bis vor einigen Jahren wurden die Proteine mit artfremden Bestandteilen unter dem Begriff „Proteide" zusammengefaßt und damit von den übrigen Proteinen abgesondert behandelt. Diese Einteilung ist heute nicht mehr üblich, und zwar deshalb nicht, weil sich im Laufe der Zeit immer mehr gezeigt hat, daß die Struktur für die Funktion und Wirksamkeit der Proteine von wesentlich größerer Bedeutung ist als die Art der Bausteine. Man kennzeichnet zusammengesetzte Proteine einfach dadurch, daß man den Fremdanteil in den Namen mit einbezieht, z. B. spricht man von Phosphoproteinen oder Glykoproteinen.

Faserproteine

Charakteristisch für diese Gruppe von Proteinen ist, daß die gesamte Peptidkette in einer einzigen regulären Struktur angeordnet ist. So besitzt beispielsweise das Wollkeratin eine α-Helix, das Seidenfibrinogen eine Faltblattstruktur und das Kollagen eine Tripelhelix, das sind drei umeinander gedrehte Helices.
Die Stabilisierung dieser Strukturen erfolgt durch intermolekulare

Anziehungskräfte, vorwiegend über Wasserstoffbrücken und Wechselwirkungen zwischen unpolaren Gruppen. Von Anfang bis Ende durchstrukturierte Peptidketten sind verhältnismäßig starr. Sie lassen sich kaum biegen und schon gar nicht knicken. Deshalb haben die aus ihnen gebildeten Moleküle auch einen faserförmigen Aufbau. Dieses Aufbaus wegen dienen sie auch praktisch ausschließlich als Strukturproteine und bilden die Substanz von Haaren, Nägeln und Bindegewebe.

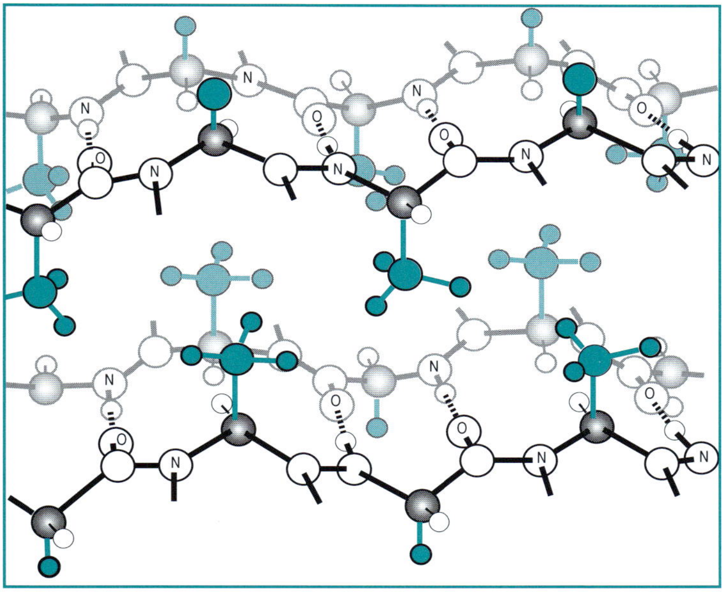

Struktur eines Faserproteins

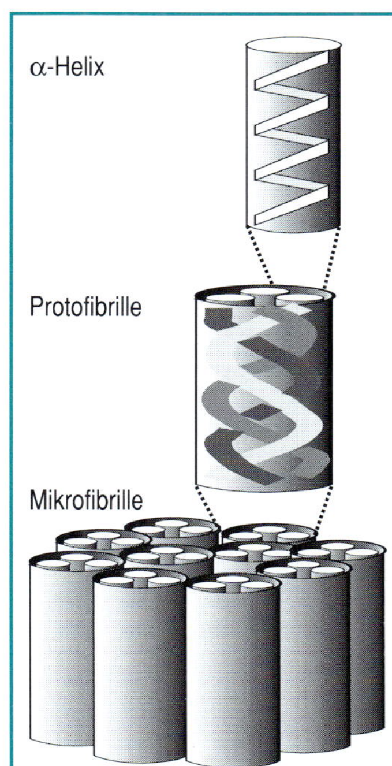

Modell des Aufbaus von Keratin

Zusammenstellung der wichtigsten Faserproteine

Sie sind weitgehend unlöslich in wäßrigen Lösungen und werden kaum enzymatisch abgebaut.

Kollagene

Sie treten hauptsächlich in der Haut, den Knochen und dem Bindegewebe auf. In den Kollagenen sind jeweils drei Peptidketten zu einer Tripel-Helix miteinander verdrillt. Stabilisiert wird diese Anordnung durch die Ausbildung von Wasserstoffbrücken.

Gemeinsame Eigenschaften:

– Enthalten reichlich Hydroxyprolin, Prolin und Glycin.
– Enthalten nur wenig essentielle Aminosäuren.

Beim Kochen mit Wasser kommt es zu Strukturveränderungen des Moleküls; Kollagen geht in Gelatine über. Ein Zusatz von Säure beschleunigt diesen Prozeß. Gelatine ist enzymatisch leichter angreifbar als ihre Muttersubstanz. Da Kollagene kein Tryptophan enthalten, sind sie biologisch minderwertig.

Elastine

Sie sind Bestandteile der elastischen Fasern im Bindegewebe. Im Unterschied zu Kollagenen besitzen sie eine verzweigte Faserstruktur. Auch weichen sie in ihrer Aminosäurezusammensetzung von Kollagenen ab.

Gemeinsame Eigenschaften:

- Keine Quellung in Wasser, Säure oder Basen.
- Keine Bildung von Gelatine beim Kochen mit Wasser oder Säure.
- Von Enzymen werden sie noch schwerer als Kollagene angegriffen.

Keratine

Sie werden häufig auch als Hornsubstanz bezeichnet und sind Hauptbestandteile von Haaren, Nägeln und Federn.

Gemeinsame Eigenschaften:

- Völlige Unlöslichkeit in Wasser, Säuren und Alkalien.
- Kein enzymatischer Abbau möglich.
- Keine Bildung von Gelatine.

Die hohe Beständigkeit dieser Proteine ist darauf zurückzuführen, daß die einzelnen Proteinketten über Disulfidbrücken sehr fest miteinander vernetzt sind. Für die menschliche Ernährung haben sie keinerlei Bedeutung.

Anmerkungen zu Gelatine

Charakteristisch für Gelatine ist ihr starkes Quellungsvermögen im wäßrigen Medium. Auch in geringen Konzentrationen bildet sie in der Hitze hochviskose Lösungen, die beim Erkalten zu einer gallertartigen Masse erstarren. Quellbarkeit, Viskosität und Gallertbildung sind weitgehend abhängig vom pH-Wert, von der Temperatur und der Salzkonzentration.
Wegen dieser Eigenschaften wird Gelatine trotz ihrer biologischen Minderwertigkeit vielfach für die Verarbeitung von Lebensmitteln verwendet, z. B. bei der Bereitung von Cremes und Süßspeisen.

Globuläre Proteine

Die Peptidkette der globulären Proteine ist nicht einheitlich aufgebaut. In ihr treten abwechselnd geordnete (Helix) und ungeordnete (random coiled) Bereiche auf. Vom Aufbau des Myoglobins her wissen wir bereits, daß weniger geordnete Abschnitte flexibler sind als die starren Helix- oder Faltblattstrukturen. An diesen Stellen läßt sich die Peptidkette biegen und knicken. Die Moleküle der globulären Proteine haben daher auch keine faserförmig gestreckte, sondern eine kugelige bis ellipsoide Gestalt.
Globuläre Proteine sind weit verbreitet und haben die unterschiedlichsten Funktionen. Die einzelnen Vertreter sollen daher im Zusammenhang mit ihrem Vorkommen in Lebensmitteln und ihren Aufgaben im Organismus behandelt werden.

<u>Zusammenstellung der wichtigsten globulären Proteine</u>

Die Moleküle dieser Proteine sind von kugeliger bis ellipsoider Gestalt. Die weitere Unterteilung richtet sich nach der unterschiedlichen Löslichkeit.

Albumine

Zusammen mit den Globulinen und Prolaminen der Getreidearten bilden sie die wichtigste Gruppe aller Eiweißarten. Albumine kommen vor allem im Tierreich vor; in Pflanzen sind sie nur wenig enthalten.

Gemeinsame Eigenschaften:

- In destilliertem Wasser löslich.
- In verdünnten Säuren löslich.
- Reich an Schwefel.
- Enthalten kein Glycin.
- Durch Neutralsalzlösung (z. B. NaCl) ausfällbar.
- Bei ca. 70 °C denaturierbar.

Die Albumine im Einzelnen:

- Eieralbumine sind die Proteine des Eiklars. Sie bestehen aus vier Bestandteilen, dem Ovalbumin, Conalbumin, Ovomucoid und Ovomucin. Eieralbumine enthalten reichlich essentielle Aminosäuren und sind daher biologisch sehr hochwertig.

- Serumalbumin ist Bestandteil des Blutserums. Es besteht aus unterschiedlichen Untereinheiten.

- α-Lactalbumin findet sich zu 0,07 bis 0,15 % in der Kuhmilch. Seine biologische Wertigkeit ist hoch.

Weitere tierische Albumine sind:

- Myogen der Muskulatur
- Insulin, ein Hormon, gebildet von der Bauchspeicheldrüse und von Bedeutung für die Verwertung von Glucose
- Leucosin in Getreidearten
- Legumelin in Hülsenfrüchten.

Globuline

Sie stellen die wichtigsten Reserveproteine der Pflanzen dar. Globuline tierischer Körperflüssigkeiten und Sekrete haben spezielle physiologische Aufgaben.

Gemeinsame Eigenschaften:

- Unlöslich in destilliertem Wasser.
- In Neutralsalzlösung löslich.
- Wegen des hohen Anteils an Aminodicarbonsäuren schwach sauer.

Die Globuline im Einzelnen:

- Serumglobulin findet sich im Blutplasma und ist aus drei Fraktionen, dem α-, β-, und γ-Globulin, zusammengesetzt. Die γ-Fraktion ist Träger der Immunreaktion und bildet die Antikörper. Pathologische Zustände verändern die prozentuale Zusammensetzung der Globulinfraktion.

- Fibrinogen ist die Muttersubstanz des Fibrins, das sich bei der Blutgerinnung abscheidet. Dieses entsteht aus Fibrinogen durch Einwirkung des Thrombins, einem proteolytischen Enzym.

- Muskelglobuline sind reichlich in der quergestreiften Muskulatur vorhanden. Myosin (ca. 40 % der Proteinsubstanz) bildet das kontraktile Element der Muskelfaser. Actin besteht aus zwei reversibel ineinander umwandelbaren Formen. Es bildet zusammen mit Myosin das Actomyosin, eine Verbindung mit ATP-spaltender Wirkung. Diese Fähigkeit des Actomysins ist im Zusammenhang mit der Muskelkontraktion von Bedeutung. Sie liefert die dafür nötige Energie.

– Pflanzliche Globuline sind in großer Zahl bekannt und finden sich besonders reichlich in Öl- und Leguminosensamen. Sie bilden in den ölhaltigen Saaten neben dem Fett den wichtigsten Nährstoff für den wachsenden Embryo. Solche Ölsamenproteine sind z. B. das Edestin des Hanfes, das Juglansin der Walnuß und Amandin der Mandel.

Gliadine (Prolamine)

Sie kommen nur in Pflanzen vor, in erster Linie im Endosperm der Getreidekörner.

Wegen des Fehlens von Lysin und des nur geringen Gehaltes an Arginin und Histidin ist ihre biologische Wertigkeit sehr niedrig.

Gemeinsame Eigenschaften:

– Unlöslich in reinem Wasser oder reinem Alkohol.
– Löslich in 50 bis 90 %igem Alkohol.
– Hoher Gehalt an Prolin.
– Hoher Gehalt an Glutaminsäure.

Die Gliadine im einzelnen:
– Gliadin ist in Weizen und Roggen enthalten.
– Hordein ist in Gerste enthalten.
– Zein ist in Mais enthalten.

Gluteline

Im Gegensatz zu den Gliadinen enthalten Gluteline die Aminosäuren Lysin und Tryptophan, ergänzen also die Gliadine. Das Kleberprotein insgesamt ist daher vollwertiger als die Einzelkomponenten.

Die Gluteline kommen gemeinsam mit den Gliadinen in den Getreidekörnern vor. Ihr Gemisch stellt das wertvolle Kleberprotein des Weizens dar, das auch als Gluten bezeichnet wird. Die Kleberbeschaffenheit spielt beim Backprozeß eine große Rolle (s. S. 341).

Gemeinsame Eigenschaften:

– Löslich in verdünnten Säuren und Basen.
– Lassen sich aus alkalischer Lösung mit geringen Mengen Ammoniumsulfat $(NH_4)_2SO_4$ aussalzen.

Histone

Sie besitzen einen hohen Anteil an Lysin und Arginin und zeigen daher schwach alkalische Reaktion. Sie kommen in den Zellkernen fast aller Körperzellen vor.

Am besten untersucht sind die Histone der Thymusdrüse, der Lymphozyten und der Leber.

Gemeinsame Eigenschaften:

– In verdünnten Säuren löslich.
– Werden durch Hitze nicht denaturiert.
– Reagieren mit anderen Proteinen zu schwer löslichen Verbindungen.

4.1.2.6 Biologische Funktion von Proteinen

Obwohl die einzelnen Proteine und ihre Aufgaben an späterer Stelle behandelt werden, hier zur Vororientierung eine Kurzübersicht.

PROTEINTYP	FUNKTION	WICHTIGE VERTRETER	AUFGABE
Enzyme	Biokatalysatoren	Glucoseoxidase Alkoholdehydrogenase Pepsin Lipase	Oxidation von Glucose Oxidation von Alkohol Spaltung von Proteinen Spaltung von Triglyceriden
Hormone	Bioregulatoren	Adrenalin Insulin Thyroxin	Abbau von Glykogen Senkung des Blutzuckerspiegels Steuerung des Grundumsatzes
Transportproteine	Transport von Nähr- und Wirkstoffen	Hämoglobin Serumalbumin Fe-bindendes Globulin	Sauerstofftransport im Blut Fettsäuretransport im Blut Eisentransport im Blut
Speicherproteine	Stoffspeicher	Myoglobin	Sauerstoffspeicher im Muskel
Schutzproteine	Schutzsubstanzen	Antikörper-Komplement Fibrinogen-Thrombin	Immunität gegen Infektionen Gerinnung des Blutes
Strukturproteine	Stützsubstanzen	Kollagen Elastin Keratin	fibrilläres Bindegewebe (Sehnen, Knochen, Knorpel) elastisches Bindegewebe (Bänder) Haut, Haare

4.2 Enzyme: die Manager unter den Proteinen

Der Frage: „Was ist ein Enzym?“ sind Wissenschaftler bereits vor knapp 100 Jahren nachgegangen. Im Jahr 1890 stellten z. B. O'Sullivan und Tompson in ihren Arbeiten über das saccharosespaltende Enzym „Invertase“ zusammenfassend fest:

„Die als ‚nicht-organisierte Fermente‘ oder ‚Enzyme‘ bekannten Verbindungen sind, was die Produkte ihrer Wirkung anbelangt, wohl definiert. Doch trotz sehr nützlicher und wertvoller Arbeit wissen wir sehr wenig über ihre eigentliche Wirkungsweise und noch viel weniger über ihre chemische Konstitution. Sie stellen eine außerordentlich interessante und wichtige Verbindungsklasse dar; sie werden nicht-organisierte Fermente genannt – im Gegensatz zu den organisierten Fermenten –, denn sie verfügen über eine zur Erhaltung des Lebens wichtige Funktion, sind selbst jedoch ohne Leben . . . Es wäre besser, sie als transformierende Fermente zu bezeichnen, denn gerade das Verwandeln oder Abbauen einer Verbindung in eine oder mehrere andere ist ihre Aufgabe. Man kann sie als Reagenten und gleichzeitig als Produkte des Lebens auffassen. Ihre Funktion ist eine Lebensfunktion. Gibt es irgendetwas in diesen Prozessen, durch das man sie von normalen chemischen Reaktionen unterscheiden kann? Wenn ja, was?“

Es dauerte lange Zeit, bis man genaueren Einblick in den chemischen Aufbau und die Wirkungsweise von Enzymen gewonnen hatte. Inzwischen sind viele damals noch offene Fragen beantwortet.
Man stellte fest, daß Enzyme ganz „normale“ chemische Verbindungen sind, d. h. sie verfügen über keine besonderen geheimnisvollen „vitalen“ Eigenschaften, sondern sind, wie jeder beliebige andere Stoff auch, den Gesetzmäßigkeiten der Chemie unterworfen.
Es hat sich außerdem gezeigt, daß sie im lebenden Organismus als Katalysatoren wirken. Auch nach deren Absterben bleiben sie noch aktiv und sind daher in Lebensmitteln für vielerlei Veränderungen, sowohl positive als auch negative, verantwortlich.

Chemisch gesehen handelt es sich bei allen bislang bekannten Enzymen um globuläre Proteine. Um ordnungsgemäß arbeiten zu können, benötigen viele von ihnen zusätzlich zu ihren Aminosäurebausteinen noch sogenannte Cofaktoren, das sind z. B. organische Moleküle wie Flavin oder Hämin oder Metallionen wie Mg^{2+}, Zn^{2+} oder Ca^{2+}.

4.2.1 Biologische Katalyse

Katalysatoren sind Stoffe, die eine zwar spontan ablaufende, aber langsame chemische Reaktion zu einer schnellen machen. Sie erreichen das dadurch, daß sie ihr einen einfacheren Weg bahnen, etwa zu vergleichen mit einem Tunnel, den man durch einen Berg gegraben hat, um den mühsamen, energie- und zeitaufwendigen Auf- und Abstieg zu ersparen.
Die Wirkung von Katalysatoren auf chemische Reaktionen ist also lediglich eine beschleunigende. Bei Reaktionen, die nicht freiwillig ablaufen, sind sie machtlos. Kein Katalysator der Welt kann etwas in Gang bringen, was nicht auch ohne ihn abliefe.
Enzyme arbeiten nach dem gleichen Prinzip. Sie setzen, wie andere Katalysatoren auch, am „Schwachpunkt” einer chemischen Reaktion an, und das ist die Startphase. Sie stellt deshalb den Schwachpunkt dar, weil die meisten, auch die freiwillig ablaufenden Reaktionen, zunächst eine gewisse Aktivierungsenergie (E_a) benötigen, um erst mal richtig in Schwung zu kommen. Auch wenn diese Energie bei der Entstehung der Endprodukte zum Schluß wieder frei wird, bedeutet der Energieaufwand von mindestens E_a zu Beginn, daß die Gesamtreaktion langsam verläuft. Der Katalysator, sprich: Enzym, führt nun die Reaktionspartner über eine oder mehrere Stufen, von denen keine einzige eine so hohe Aktivierungsenergie besitzt wie der ursprüngliche Prozeß; dies bedeutet: Die Reaktion ist schneller.

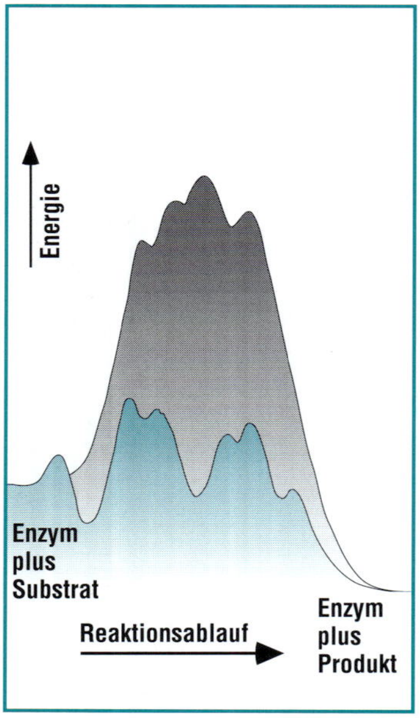

Ein Enzym beschleunigt eine chemische Reaktion, indem es für einen alternativen Reaktionsweg niedrigerer Energie sorgt. Die schwarze Kurve symbolisiert die Energie der Zwischenstufen bei einer unkatalysierten Reaktion. Die farbige Kurve gibt den Energieverlauf der gleichen Reaktion mit Katalysator wieder.

Enzyme haben über ihre allgemeinen katalytischen Eigenschaften hinaus noch weitere Besonderheiten zu bieten.

Enzyme wirken spezifisch

Zu den hervorstechenden Eigenschaften der Enzyme gehört, daß sie im Unterschied zu anderen Katalysatoren in puncto Reaktionspartner sehr wählerisch sind. Während z.B. freie H^+ in Lösung ganz einfach alle Reaktionen katalysieren, an denen sie sich beteiligen können, sind Enzyme Spezialisten; oftmals erkennen sie sogar nur eine einzige Molekülart als Partner an und katalysieren bei ihr auch

nur eine ganz bestimmte Reaktion. Andere Moleküle, auch wenn sie in ihrem Aufbau sehr ähnlich sind, werden von ihnen dann ignoriert.
Stoffe, die von einem Enzym als Partner akzeptiert werden, bezeichnet man als Substrat. Die Wirkung von Enzymen ist dabei manchmal so spezifisch, daß bereits das Fehlen eines einzigen Atoms oder sogar einer einzelnen Ladung darüber entscheiden kann, ob ein Molekül als Substrat geeignet ist oder ob es von dem Enzym abgelehnt wird.

<table>
<tr><td colspan="2" align="center">COOH
|
HO – C – H
|
CH_3
L(+)-Milchsäure</td></tr>
<tr><th>Enzym</th><th>Reaktionsprodukt</th></tr>
<tr><td>Lactat 2-Monooxygenase</td><td align="center">CH_3COOH
Essigsäure</td></tr>
<tr><td>Lactat-Dehydrogenase</td><td align="center">O
||
CH_3 – C – COOH
α-Ketopropionsäure
(Brenztraubensäure)</td></tr>
<tr><td>Lactat-Racemase</td><td align="center">COOH
|
H – C – OH
|
CH_3
D(–)-Milchsäure</td></tr>
<tr><td>Lactat-Malat-Transhydrogenase</td><td align="center">O
||
CH_3 – C – COOH
α-Ketopropionsäure
(Brenztraubensäure)</td></tr>
</table>

Enzyme bringen Reaktionspartner in Stellung

Wenn zwei Reaktionspartner in Lösung zusammenkommen, so treffen sie in der Mehrheit der Fälle nicht so aufeinander, wie es für eine gelungene Reaktion günstig wäre. Meist sind sie so orientiert, daß die reagierenden Gruppen oder Bindungen einander nicht nahe genug kommen, und entfernen sich daher unverändert wieder voneinander.
Gäbe es die Möglichkeit, beide Moleküle festzuhalten und sie darüber hinaus auch noch in eine günstige Position zu bringen, so würde ein weitaus größerer Prozentsatz von Begegnungen erfolgreich verlaufen. Die Geschwindigkeit der Reaktion wäre größer. Genau das ist es nun, was Enzyme auch bewirken; sie bringen die Moleküle zueinander so in Stellung, daß sie beste Reaktionschancen erhalten.

Spezifität der Enzymkatalyse

- Die Substratspezifität bezieht sich auf die Art der Moleküle. Sie ist unterschiedlich scharf ausgeprägt. Bei manchen Enzymen genügt die Anwesenheit einer bestimmten Gruppe im Substrat. Beispiele sind unspezifische fettspaltende Enzyme, die ganz allgemein auf Esterbindungen ansprechen. Viele Enzyme jedoch aktivieren nur ein einziges Substrat.
- Die Reaktionsspezifität bezieht sich auf die Art der beim Substrat hervorgerufenen Reaktion. So z.B. wird Milchsäure von unterschiedlichen Enzymen als Substrat anerkannt, die dann jeweils andere Reaktionen katalysieren.

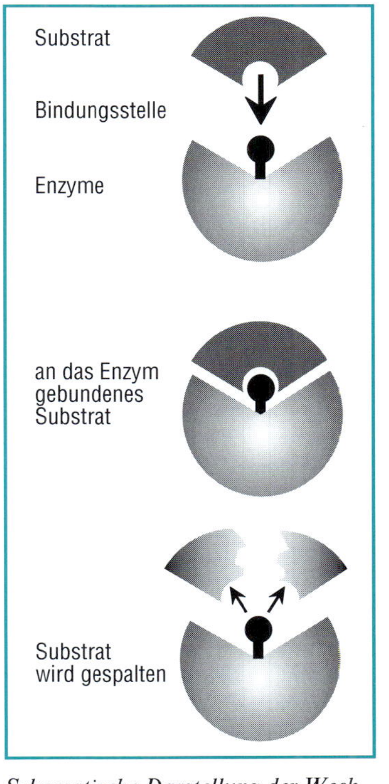

Schematische Darstellung der Wechselwirkung zwischen Enzym und Substrat

H-ERN 2 Bg. 4*

4.2.2 Nomenklatur der Enzyme

Ausgehend von der Reaktionsspezifität von Enzymen wurden zuletzt 1984 von der „International Union of Pure and Applied Chemistry (I.U.P.A.C.)" und der „International Union of Biochemistry (I.U.B.)" Regeln für die Klassifizierung und Bezeichnung von Enzymen veröffentlicht. Nach den katalysierten Reaktionstypen teilt man die Enzyme in sechs Klassen ein. Jede Klasse enthält Unterklassen, sie beschreiben die Art der Reaktion näher, z. B. durch Angabe des Elektronendonators bei Red-Ox-Reaktionen oder bei anderen Enzymen der funktionellen Gruppe, die entweder übertragen oder gespalten wird.
Jede Unterklasse ist nochmals unterteilt in Subunterklassen. Hier ist. z. B. bei Oxidoreduktasen die Art des Elektronenakzeptors angegeben.
In diese Hierarchie sind alle bislang bekannten Enzyme eingeordnet.

Klassifizierung der Enzyme

1. Oxidoreduktasen
2. Transferasen (übertragen funktionelle Gruppen)
3. Hydrolasen
4. Lyasen (spalten unter Bildung von Doppelbindungen aus ihrem Substrat Gruppen nichthydrolytisch ab oder lagern Gruppen an Doppelbindungen an)
5. Isomerasen (katalysieren Umlagerungen innerhalb eines Moleküls)
6. Ligasen (synthetisieren Verbindungen unter gleichzeitiger Spaltung von ATP)

Beispiel für die Einordnung eines Enzyms

Enzym: Ascorbinsäureoxidase

Systemname: Oxidoreduktase

Reaktion: Oxidation der Ascorbinsäure zu Dehydroascorbinsäure

EC 1. 10. 3. 3

- Enzyme Commission → EC
- Oxidoreduktase → 1.
- Unterklasse der Oxidoreduktasen (Angabe des Donators: Ascorbinsäure) → 10.
- Subunterklasse (Angabe des Akzeptors: Sauerstoff) → 3.
- Seriennummer des Enzyms innerhalb der Subunterklasse → 3

Ascorbinsäureoxidase hat die Kenn-Nummer EC 1.10.3.3

Bezeichnung von Enzympräparaten

Da Enzyme aus unterschiedlichen biologischen Materialien sich häufig in ihren Eigenschaften unterscheiden, ist bei Enzympräparaten auch die Angabe der Herkunft üblich, z. B. Ascorbinsäureoxidase (EC 1.10.3.3) aus Orangen.

In der Praxis genügt zur Kennzeichnung eines Enzyms der Trivialname, er ist meist kürzer als der Systemname, in Kombination mit der Systemnummer.

Überblick über die wichtigsten Enzyme

Hauptklassen und Untergruppen (Auswahl)	Beispiele
1. Oxidoreduktasen	
1.1 Auf >$CH-OH$ wirkend	
1.1.1 Mit NAD^+ oder $NADP^+$ als Acceptor	Alkohol-Dehydrogenase,
1.1.3 Mit O_2 als Acceptor	Lactat-Dehydrogenase, Glucose-Oxidase
1.2 Auf Aldehyde wirkend	
1.2.1 Mit NAD^+ oder$NADP^+$ als Acceptor	Glycerinaldehyd-3-phosphat-Dehydrogenase
1.2.3 Mit O_2 als Acceptor	Xanthin-Oxidase
1.3 Auf >$CH-CH$< Gruppen wirkend	
1.3.1 Mit $NADP^+$ als Acceptor	Dihydrouracil-Dehydrogenase
1.3.2 Mit Cytochrom als Acceptor	Acyl-*CoA*-Dehydrogenase
1.4 Auf >$CH-NH_2$ Gruppen wirkend	
1.4.3 Mit O_2 als Acceptor	Aminosäure-Oxidasen
2. Transferasen	
2.1 C_1-Gruppen übertragend	
2.1.1 Methyltransferasen	Guanidinoacetat-Methyl-Transferase
2.1.2 Hydroxymethyl- und Formyltransferasen	Serin-Hydroxymethyl-Transferase
2.1.3 Carboxyl- und Carbamoyltransferasen	Ornithin-Carbamyl-Transferase
2.3 Acyltransferasen	Cholin-Acetyl-Transferase
2.4 Glykosyltransferasen	
2.6 *N*-haltige Gruppen übertragend	
2.6.1 Aminotransferasen	Transaminasen
3. Hydrolasen	
3.1 Esterbindungen spaltend	
3.1.1 Carboxylesterhydrolasen	Esterasen, Lipase
3.1.3 Phosphomonoesterasen	Phosphatasen
3.1.4 Phosphodiesterasen	
3.2 Glykoside spaltend	
3.2.1 Glykosidasen	β-Glucosidase, Amylase
3.2.2 *N*-Glykosidasen	Nucleosidase
3.4 Peptidbindungen spaltend	
3.4.1 Aminopeptido-Aminosäure-Hydrolasen	Leucylaminopeptidase
3.4.2 α-Carboxypeptido-Aminosäure-Hydrolasen	Carboxypeptidasen
3.4.4 Peptidpeptidohydrolasen	Trypsin, Pepsin
(= Endopeptidasen)	Chymotrypsin
4. Lyasen	
4.1 $C-C$-Lyasen	
4.1.1 Carboxylyasen	Pyruvat-Decarboxylase
4.1.2 Aldehydlyasen	Aldolase
4.2 $C-O$-Lyasen	
4.2.1 Hydrolyasen	Fumarat-Hydratase (Fumarase)
4.3 $C-N$-Lyasen	Histidin-Ammoniak-Lyase (Histidase)
5. Isomerasen	
5.1 Racemasen und Epimerasen	
5.1.3 Auf Kohlenhydrate wirkend	Ribulose-5-phosphat-Epimerase
5.2 Cis-trans-Isomerasen	Maleyl-acetoacetat-Isomerase
5.3 Intramolekulare Oxidoreduktasen	
5.3.1 Aldosen-Ketosen umwandelnd	Glucosephosphat-Isomerase
5.4 Intramolekulare Transferasen	Methylmalonyl-*CoA*-Mutase
6. Ligasen	
6.1 $C-O$-Bindungen knüpfend	
6.1.1 Aminosäuren-*RNA*-Ligasen	Aminosäuren-aktivierende Enzyme
6.3 $C-N$-Bindungen knüpfend	
6.3.1 Säure-Ammoniak-Ligasen	Glutaminsynthethase
6.3.2 Säure-Aminosäure-Ligasen	Peptidsynthetase
6.4 C-C-Bindungen knüpfend	
6.4.1 Carboxylasen	Acetyl-*CoA*-Carboxylase

4.2.3 Cofaktoren

Wie eingangs bereits erwähnt, sind viele Enzyme keine reinen Proteine, sondern enthalten organische Moleküle aus anderen Stoffklassen oder Metallionen. Diese Fremdbestandteile bezeichnet man als Cofaktoren. Sie sind für die Wirksamkeit eines Enzyms unentbehrlich.

4.2.3.1 Prosthetische Gruppe

Charakteristisch für eine prosthetische Gruppe ist, daß sie fest mit dem Enzym verbunden ist. Auch während der Katalyse wird sie nicht vom Enzym abgetrennt.

Flavine

Diese Verbindungen sind Bestandteile einer Reihe von Oxidoreduktasen. Sie vollziehen darin als prosthetische Gruppe den Transfer von Elektronen.

Chemisch gesehen gehören sie in die Gruppe der Nucleotide, das sind Verbindungen, die aus drei verschiedenen Bausteinen zusammengesetzt sind. Als Bestandteile von Enzymen kommen Flavinmononucleotid (FMN) und Flavinadenindinucleotid (FAD) vor. Erwähnenswert bei den Flavinen ist, daß sie in ihrem Molekül Riboflavin, bekannt als Vitamin B_2 (s. S. 126), gebunden haben.

Ein Beispiel für ein flavinhaltiges Enzym (Flavo-Enzym) ist die Glucoseoxidase.

Bausteine von Nucleotiden
- Base
- Pentose
- Phosphorsäure

} Mononucleotid

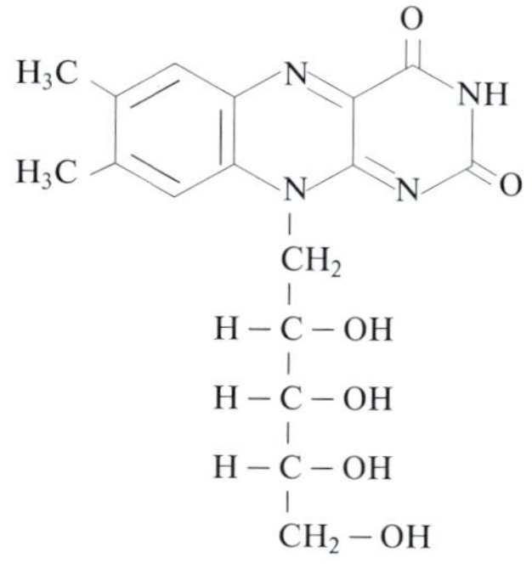

Riboflavin

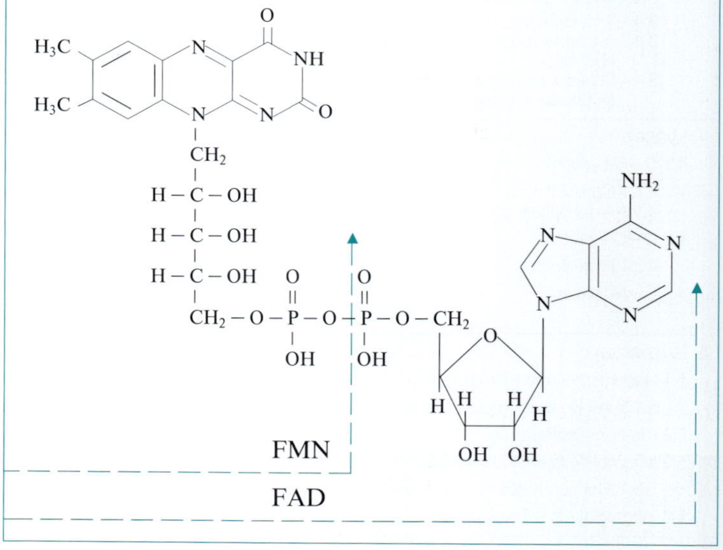

Hämin

Einen Verwandten dieser Verbindung, das Häm, haben wir bereits beim Hämoglobin kennengelernt. Hämin unterscheidet sich vom Häm lediglich in der Ladung des Zentralatoms. Im Häm ist das Eisen zweifach positiv geladen (Fe^{2+}), im Hämin dagegen dreifach positiv (Fe^{3+}).

Hämin ist prosthetische Gruppe von Peroxidasen, die aus pflanzlichen Lebensmitteln gewonnen wurden, und kommt außerdem in Katalasen vor.

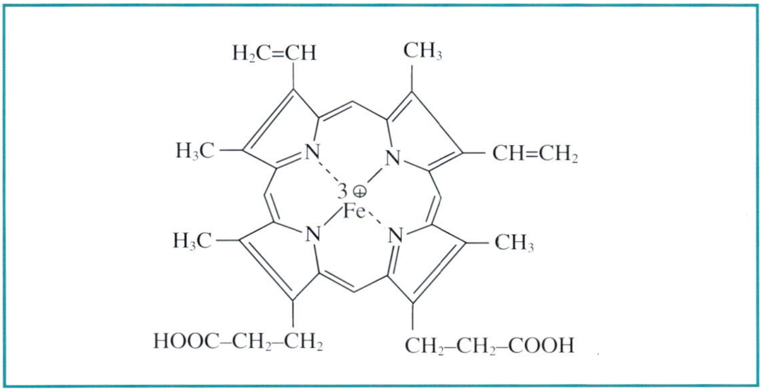

Pyridoxalphosphat
Unter der Bezeichnung Vitamin B_6 (s. S. 129) gehören das Pyridoxalphosphat und das sich davon ableitende Pyridoxaminphosphat zu den essentiellen Nahrungsbestandteilen.
Sie wirken in Enzymen als prosthetische Gruppe bei der Umwandlung von Aminosäuren.

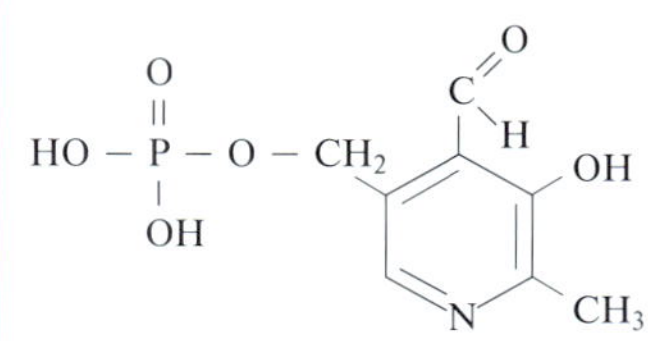

Pyridoxalphosphat

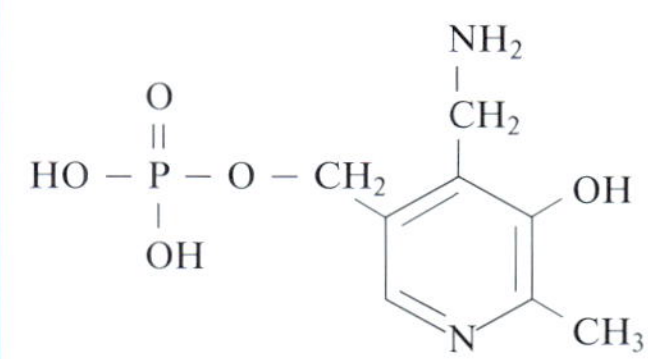

Pyridoxaminphosphat

4.2.3.2 Cosubstrate

Cosubstrate (ältere Bezeichnung „Coenzyme") unterscheiden sich von prosthetischen Gruppen dadurch, daß sie nicht dauerhaft mit dem Enzym verbunden sind, sondern im Stoffwechsel oder bei Vorgängen in Lebensmitteln mit mindestens zwei Enzymen in Reaktion treten. Sie übertragen dabei Wasserstoff oder eine funktionelle Gruppe und werden deshalb auch als „Transportmetabolite" oder „Zwischensubstrate" bezeichnet.
Cosubstrate unterscheiden sich von „normalen" Substraten darin, daß sie durch Folgereaktionen immer wieder regeneriert, also in die ursprüngliche Form zurückverwandelt werden und sich daher nicht verbrauchen. Sie sind aus diesem Grund bereits in kleinen Mengen wirksam.

Adenosintriphosphat
Das Nucleotid Adenosintriphosphat (ATP) ist eine energiereiche Verbindung und dient dem Körper als Energiespeicher und -überträger (s. S. 200). Als Base ist im ATP Adenin gebunden, als Pentose die Ribose.

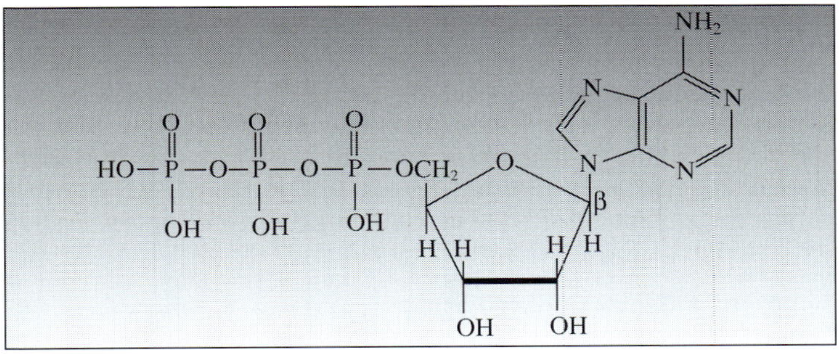

Nicotinamid-adenin-dinucleotid (NAD)
Transhydrogenasen dehydrieren oder hydrieren ihre Substrate mit Hilfe dieses Cosubstrates. NAD spielt im Stoffwechsel eine zentrale Rolle bei der Übertragung von Elektronen.

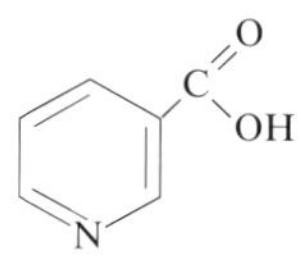

Nicotinsäure (Niacin)

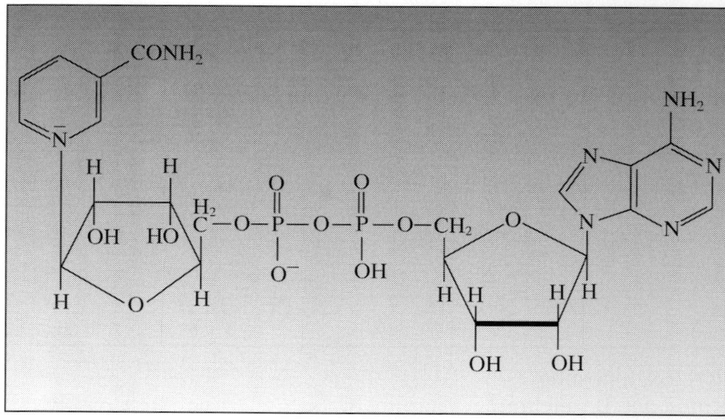

4.2.3.3 Metallionen

Metallionen sind für zahlreiche Enzyme als Cofaktoren aus unterschiedlichen Gründen unentbehrlich. Sie können zur Stabilisierung des Moleküls beitragen, an der Bindung des Substrates beteiligt sein oder bei der Katalyse selbst mitwirken.

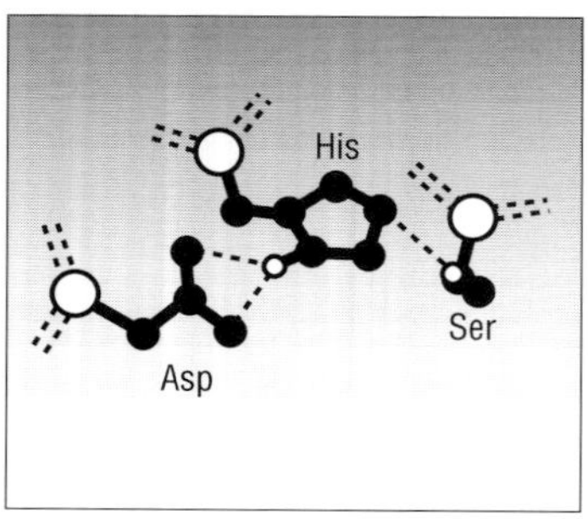

Aktives Zentrum des Trypsins

4.2.4 Aufbau und Wirkungsweise der Enzyme

Da Enzyme in ihrer Wirkungsweise sehr spezifisch sind, nimmt man an, daß an der Oberfläche des sehr großen Enzymmoleküls nur ein sehr kleiner Bezirk mit dem Substrat in direkten Kontakt tritt, und bezeichnet ihn als das „aktive Zentrum".
Dieser Bereich umfaßt alle Aminosäurereste des Enzyms, die an der Bindung des Substrates und gegebenenfalls des Cofaktors beteiligt sind, außerdem noch diejenigen, die an der Umwandlung des Substrates mitwirken. Entsprechend unterscheidet man im aktiven Zentrum zwischen dem Bindungsort und dem Reaktionsort.

4.2.4.1 Substratbindung

Für die Art, wie das Substrat nun konkret an das Enzym gebunden wird, gibt es zwei verschiedene Möglichkeiten.

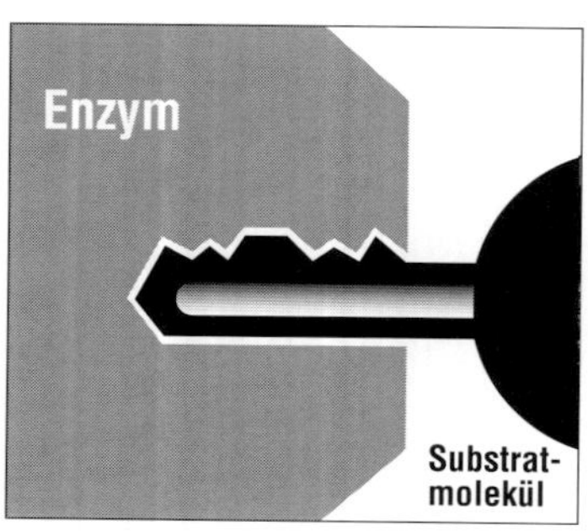

Modell für die Schüssel-Schloß-Hypothese nach Emil Fischer

Schlüssel-Schloß-Hypothese
Bereits um die Jahrhundertwende hat Emil Fischer eine Hypothese zur Erklärung der Substratbindung aufgestellt. Er verglich das Enzym bzw. das aktive Zentrum mit einem Schloß und das Substrat mit einem Schlüssel. Das aktive Zentrum weist nach dieser Modellvorstellung eine ganz bestimmte Form auf, in die nur das Substrat so haargenau hineinpaßt, daß es mit den katalytisch wirksamen Seitenketten des Enzyms in Berührung kommt.

Induzierte Paßform (induced fit)
Jüngere Untersuchungen haben ergeben, daß es noch eine weitere

Möglichkeit der Substratbindung gibt. Man fand heraus, daß bei einer Reihe von Enzymen das Substrat auf die Tertiärstruktur des Enzyms einwirkt und dort eine Veränderung induziert. Es bringt sozusagen selbst die entscheidenden Aminosäurereste in die für eine erfolgreiche Reaktion erforderliche Paßform.
Insgesamt ist davon auszugehen, daß die Substratspezifität bei manchen Enzymen in der „Schlüssel-Schloß-Hypothese", bei anderen wiederum im „induced-fit-Modell" ihre Erklärung finden.

Stereospezifität der Enzyme

Enzyme reagieren außerdem noch stereospezifisch. Sie können sowohl zwischen optischen Antipoden als auch zwischen cis-trans-Isomeren unterscheiden.

4.2.4.2 Faktoren, die enzymatische Reaktionen beeinflussen

Es gibt verschiedene Faktoren, die enzymatische Reaktionen beschleunigen oder auch verlangsamen können.

pH-Wert
Jedes Enzym ist nur in einem ganz bestimmten pH-Bereich aktiv und besitzt innerhalb dieser Grenzen ein mehr oder weniger scharf ausgeprägtes pH-Optimum.

pH-Optimum einiger Enzyme

Enzym	Herkunft	Substrat	pH-Optimum
Pepsin	Magen	Proteine	2,0
Chymotrypsin	Pankreas	Proteine	7,8
Amylase	Malz, Speichel, Pankreas	Stärke	5,2
Lipoxygenase	Soja	Linolsäure	9,0

Die Empfindlichkeit, mit der Enzyme auf pH-Veränderungen reagieren, hat hauptsächlich zwei Gründe:

– pH-Veränderungen können Veränderungen der Proteinstruktur bis hin zur Denaturierung hervorrufen.

– Die katalytische Wirksamkeit der Enzyme ist oftmals an einen bestimmten Ladungszustand einzelner Gruppen im aktiven Zentrum gebunden. pH-Veränderungen können die Ladung solcher Gruppen verschieben.

Temperatur
Ganz allgemein nimmt die Geschwindigkeit chemischer Reaktionen mit steigender Temperatur zu. Das gilt zunächst auch für enzymatische Reaktionen. Von einem bestimmten Temperaturpunkt (Temperaturoptimum) an verkehrt sich dieser Effekt jedoch ins Gegenteil. Es kommt sehr rasch zu einem Stillstand der Katalyse. Die Enzyme sind dann durch die hohen Temperaturen inaktiviert worden.
Die Stabilität von Enzymen gegenüber höheren Temperaturen und damit das jeweilige Temperaturoptimum sind bei den einzelnen Enzymen sehr unterschiedlich. Manche verlieren schon bei niedrigen Temperaturen ihre Aktivität, andere vertragen, zumindest kurzfristig, eine höhere thermische Belastung.
Tiefe Temperaturen bremsen nachhaltig enzymatische Reaktionen. Daher hat sich die Gefrierlagerung als ein äußerst wirksames Mittel zur Haltbarmachung von Lebensmitteln bewährt.

Lebensmitteltechnologische Anwendung der Temperaturempfindlichkeit von Enzymen

Bei der Verarbeitung von Lebensmitteln vermeidet man Qualitätsverluste durch thermische Inaktivierung von Enzymen.

Beispiele für thermische Inaktivierung von Enzymen

– Bei Produkten aus Kartoffeln und Äpfeln wird die enzymatische Bräunung durch Inaktivierung der Phenoloxidase vermieden.

– Bei halbreifen Erbsen werden Aromafehler durch Inaktivierung der Lipoxygenase vermieden.

– Bei Tomatenpüree wird eine Verflüssigung durch Inaktivierung der Polygalakturonase vermieden.

– Bei Haferflocken werden Geschmacksfehler durch Inaktivierung der Lipase vermieden.

Wassergehalt

Die Geschwindigkeit zahlreicher chemischer Reaktionen nimmt mit sinkendem Gehalt an ungebundenem Wasser ab. Das gilt ebenfalls für enzymatische Reaktionen. Auch sie bedürfen eines Lösungsmittels, um die Diffusion des Substrates zum Enzym zu ermöglichen. In getrockneten Lebensmitteln sinkt daher die Geschwindigkeit der Katalyse.

Effektoren

Einfluß auf die Aktivität von Enzymen haben außerdem Stoffe, die man unter dem Oberbegriff „Effektoren" zusammenfaßt, das sind Substanzen, die enzymatische Reaktionen entweder hemmen oder auch beschleunigen können.
Die Beschleuniger werden als „Aktivatoren" bezeichnet. Zu ihnen gehören Verbindungen und Metallionen, die als prosthetische Gruppe wirksam sind oder stabilisierend auf die Konformation des Enzym-Substraktkomplexes einwirken können.
Genau den gegenteiligen Effekt lösen die sogenannten „Inhibitoren" aus. Sie verzögern oder blockieren gar den Ablauf enzymatischer Reaktionen dadurch, daß sie mit dem Enzym Bindungen eingehen, entweder direkt im aktiven Zentrum oder in anderen Bereichen des Enzymmoleküls. Je nachdem, wie fest diese Bindung ist, kommt es zu reversiblen oder irreversiblen Hemmungen.

Enzymhemmung

Man unterscheidet zwei Arten der Enzymhemmung:
- Bei der kompetitiven Hemmung bindet sich der Inhibitor mit einer dem Substrat vergleichbaren Aktivität an das aktive Zentrum und blockiert es auf diese Weise.
- Bei der nichtkompetitiven Hemmung bindet sich der Inhibitor nicht nur an das freie Enzym, sondern auch an den Enzym-Substrat-Komplex und verhindert so den Umsatz.

4.2.5 Die Enzyme im Überblick

Man kennt 1500 bis 2000 verschiedene Enzyme. Hier nur ein Überblick über die wichtigsten.

4.2.5.1 Oxidoreduktasen

Sie steuern die Oxidation und Reduktion biologisch relevanter Substrate. Als Wasserstoffakzeptoren dienen zumeist NAD und FAD.

Alkoholdehydrogenase (ADH)
Dieses Enzym spielt bei der alkoholischen Gärung eine wichtige Rolle. Es reduziert das aus Brenztraubensäure (BTS) entstandene Acetaldeyhd zu Ethanol.

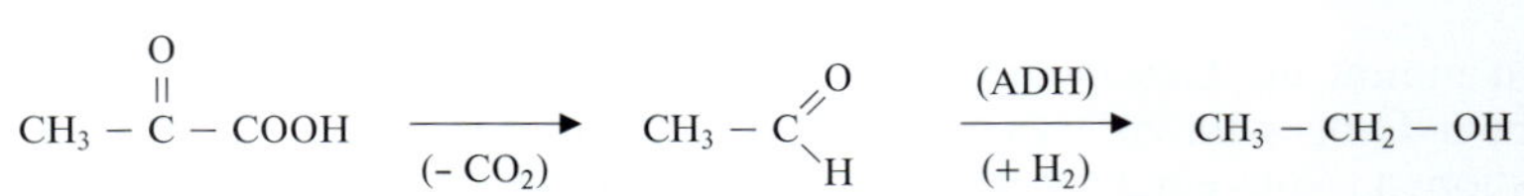

Brenztraubensäure *Acetaldehyd* *Ethanol*

Peroxidasen
Diese Enzyme oxidieren ihre Substrate durch Entzug von Wasserstoff. Charakteristisch für die Aktivität von Peroxidasen ist, daß sie bei diesem Prozeß Wasserstoffperoxid (H_2O_2) bilden. Diese Substanz wirkt als Zellgift und kann daher zu unerwünschten Veränderungen in Lebensmitteln führen. So kann sie z. B. in tiefgefrorenen Lebensmitteln geschmackliche und farbliche Beeinträchtigungen bewirken. Vor allem aus diesem Grund werden Gemüse daher vor dem Tiefgefrieren blanchiert.

Phenoloxidasen
Sie katalysieren die Oxidation phenolischer Substanzen, die in Lebensmitteln pflanzlicher Herkunft reichlich enthalten sind. Im Zusammenspiel mit Luftsauerstoff bewirken sie eine Braunfärbung z. B. von Kartoffeln, Äpfeln und Pilzen.

Lipoxygenasen
Sie übertragen Sauerstoff auf essentielle Fettsäuren in pflanzlichen Produkten. Das ist von großer Bedeutung bei der Aromaentwicklung in Gemüsen.

Definition phenolischer Substanzen

Diese Substanzen leiten sich vom Phenol ab, einem Benzolderivat, wo ein H-Atom des Benzolringes durch eine OH-Gruppe ersetzt wurde.
Sie dienen den Phenoloxidasen als Substrat, die diese Verbindungen zu Chinonen oxidieren können.

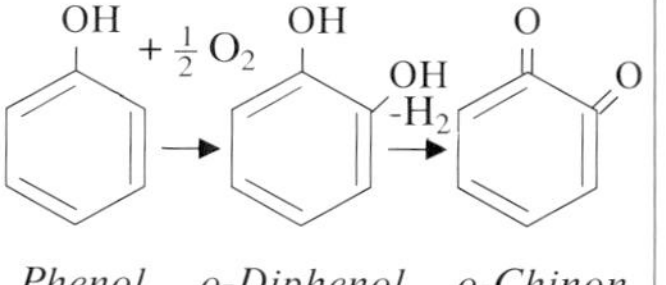

Phenol *o-Diphenol* *o-Chinon*

4.2.5.2 Transferasen

Sie steuern die Übertragung funktioneller Gruppen, wie z. B. Methyl-(CH_3-), Amino-(NH_2-) oder Phosphatreste (PO_4^{3-}).

Transphosphatasen
Sie übertragen Phosphatgruppen. Eine zentrale Rolle im Stoffwechsel spielt dabei die Übertragung von PO_4^{3-} auf Monosaccharide. So werden z. B. im Verlauf der Glycolyse (s. S. 216) Glucose und Fructose zu Glucose-6-phosphat bzw. Fructose-6-phosphat phosphoryliert.

Transmethylasen
Sie katalysieren die Übertragung von Methylgruppen. Donatoren sind vor allem Methionin, Cholin und Betain.

Transaminasen
Diese Enzyme übertragen Aminogruppen, eine Reaktion, die bei der Biosynthese von Aminosäuren aus Ketocarbonsäuren von Bedeutung ist.

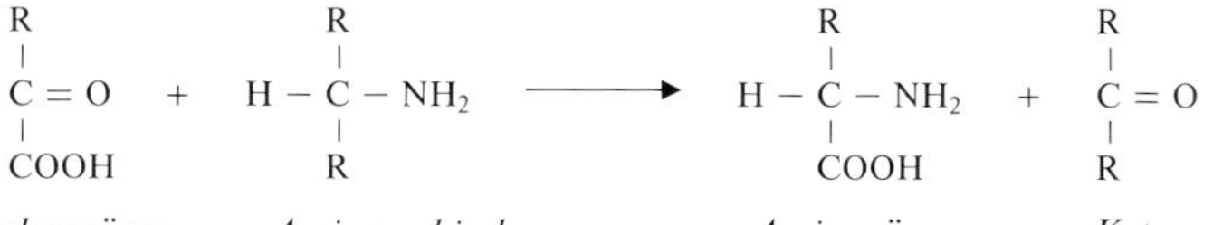

Ketocarbonsäure *Aminoverbindung* *Aminosäure* *Keton*

4.2.5.3 Hydrolasen

Diese Gruppe von Enzymen spielt im Stoffwechsel und bei der Verdauung eine bedeutende Rolle. Sie sind für hydrolytische Spaltungen zuständig.

Lipasen
Sie sind sowohl in tierischen als auch in pflanzlichen Organismen vorhanden. Sie spalten Triglyceride in Glycerin und Fettsäuren. Pankreaslipasen benötigen dazu Gallensäuren als Aktivatoren. Sie arbeiten am effektivsten in Emulsionen.

Proteinasen
Wie der Name schon sagt, spalten diese Enzyme Proteine. Dabei unterscheidet man nach ihrem Wirkungsmechanismus zwei Arten.
- Exoproteinasen greifen die Proteine am Ende an, wobei man nochmals zwischen Enzymen unterscheidet, die am N-terminalen Ende und solchen, die am C-terminalen Ende beginnen.
- Endoproteinasen spalten Proteine spezifisch an bestimmten Bindungen in der Mitte des Moleküls.

Beispiel für eine Gallensäure

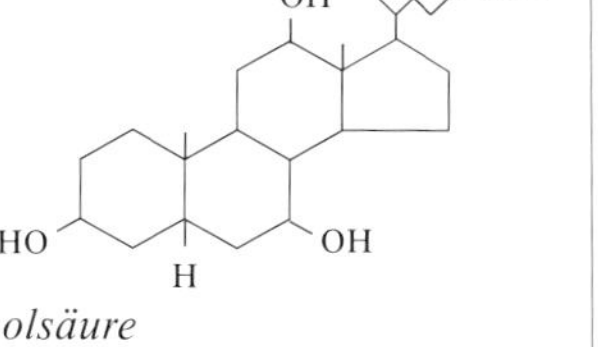

Cholsäure

Glykosidasen
Diese Enzyme katalysieren die Spaltung der Acetalbindung von Kohlenhydraten. Je nach Substrat entstehen dabei Bruchstücke der Poly- bzw. Oligosaccharide.
Das bekannteste Enzym dieser Art ist die Stärke spaltende Amylase, wobei zwischen α- und β-Amylase zu unterscheiden ist.
- α-Amylase spaltet Bindungen, die im Inneren liegen. Dabei entstehen sogenannte „Grenzdextrine".
- β-Amylase (α 1–4 Glucanmalto-Hydrolase) spaltet die Stärke vom reduzierenden Ende her und trennt dabei Maltose-Moleküle ab.

4.2.5.4 Lyasen

Sie spalten C–C-, C–O- bzw. C–N-Bindungen, meist unter Bildung einer Doppelbindung.

Decarboxylasen
Sie verändern Aminosäuren, indem sie die COOH-Gruppe decarboxylieren und die Verbindung auf diese Weise in biogene Amine überführen. Cosubstrat ist Pyridoxalphosphat.

Aldolasen
Sie spalten Aldehyde aus Substraten ab, die mehrere Hydroxylgruppen tragen.

4.2.5.5 Ligasen

Diese Enzyme bewirken die Kondensation zweier Moleküle. Im Gegensatz zu den Lyasen ist diese Kondensation aber nicht mit der Anlagerung an eine Doppelbindung verbunden. Die Energie für solche an sich endothermen Reaktionen wird dabei von energiereichen Phosphorsäureestern geliefert.

4.2.5.6 Isomerasen

Isomerasen sind Enzyme, die die Umwandlung isomerer Formen ineinander katalysieren. Es kann sich um Racemierung, cis-trans-Isomerisierung, Verschiebung einer Doppelbindung oder Ortswechsel einer Phosphatgruppe u. a. m. handeln. Am bekanntesten ist Glucosephosphat-Isomerase, die die Umwandlung von Glucose zu Fructose katalysiert. Beim anaeroben Kohlenhydratabbau, der alkoholischen Gärung, sind mehrere Isomerasen beteiligt.
Racemasen vermögen Verbindungen der optisch aktiven L-Form in die atypische D-Form umzuwandeln. Sie finden sich in verschiedenen Mikroorganismen und beeinflussen so z. B. die Reifung des Käses.

Definition cis-trans-Isomerie

Unter Isomerie versteht man das Auftreten verschiedener Strukturformeln bei gleicher Summenformel.

Die cis-trans-Isomerie ist eine Spezialform der Isomerie, die bei substituierten, ungesättigten Kohlenwasserstoffen auftritt.

Beispiel: Dichlorethen

Summenformel: $C_2H_2Cl_2$

Dichlorethen entsteht aus Ethen durch Substitution zweier H-Atome. Dabei gibt es zwei Möglichkeiten. Entweder werden gegenüberliegende oder benachbarte H-Atome durch Cl ersetzt.

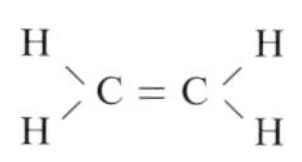

Ethen

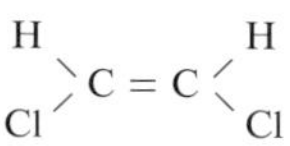

Dichlorethen (cis-Form)

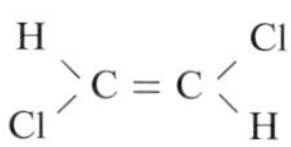

Dichlorethen (trans-Form)

5. Vitamine

Im Jahr 1496 schrieb Vasco da Gama, der Weltumsegler, in sein Bordbuch: „Bei den meisten von unseren Matrosen schwoll das Zahnfleisch im Ober- und Unterkiefer so sehr an, daß sie nicht mehr essen konnten und daran so litten, daß neunzehn Mann starben. Zusätzlich zu denen, die zu Tode kamen, erkrankten noch fünfundzwanzig bis dreißig weitere schwer. Nur wenige blieben gesund."
Die Besatzung des von ihm befehligten Schiffes war Opfer der rätselhaften Krankheit Skorbut geworden, die man damals auch als die „Armeekrankheit" oder „Geißel der Meere" bezeichnete.
Im Jahr 1747 behandelte dann der Wundarzt der englischen Flotte, James Lind, zwölf an Skorbut erkrankte Soldaten und verabreichte ihnen, nachdem er verschiedene andere Ernährungsarten ausprobiert hatte, täglich zwei Orangen und eine Zitrone. Bereits nach einer Woche dieser Obstkur waren die Kranken so gut wie geheilt und konnten bald ihren Dienst wieder antreten.

Lind hatte damals durch seine Ernährungsversuche zwar herausgefunden, **wie** man Skorbut erfolgreich bekämpfen kann, **warum** jedoch ausgerechnet Orangen und Zitronen als „Heilmittel" wirken, die Frage blieb damals offen.
Der modernen Wissenschaft ist es später gelungen, die Zusammenhänge aufzukären. Man fand heraus, daß Skorbut nicht durch Krankheitserreger ausgelöst wird, wie z. B. Tuberkulose, Typhus oder Grippe. Auch spielen Giftstoffe oder verdorbene Lebensmittel keine Rolle dabei.
Ursache für diese Krankheit: Dem Körper fehlt ein lebensnotwendiger Wirkstoff. Die Konsequenzen sind verheerend. Es kommt zu Störungen, die bald auf den gesamten Stoffwechsel übergreifen, im schlimmsten Fall bis hin zum totalen Zusammenbruch aller Lebensfunktionen.
Bekämpfen bzw. verhindern kann man diese Krankheit ganz einfach durch gezielte Ernährung, die einen Wirkstoffmangel ausgleicht bzw. gar nicht erst aufkommen läßt.
Als man diese Zusammenhänge begriffen hatte, verlor Skorbut schnell seine Schrecken. Die Forschung entdeckte im Laufe der Zeit noch eine ganze Reihe anderer Wirkstoffe, deren Fehlen in der Nahrung ebenfalls schwere gesundheitliche Störungen zur Folge hat. Man faßte sie unter dem Namen Vitamine zusammen.

Wie der Name „Vitamine" zustande kam

In dieser Bezeichnung stekken zwei Begriffe:

- „Vita" kommt aus dem Lateinischen und heißt Leben.
- „Amin" steht für stickstoffhaltige Verbindung (NH_2-). Wir kennen diese Gruppe bereits von den Aminosäuren.

Der Gesamtbegriff entstand, als man bereits wußte, daß Vitamine lebensnotwendige (essentielle) Nahrungsbestandteile sind, aber noch davon ausging, daß sie alle Stickstoff enthalten. Inzwischen weiß man, daß Stickstoff nur in einem Teil der Vitamine vorkommt.

5.1. Ernährungsphysiologische Bedeutung

Die Vitamine zählen zusammen mit den Hormonen und Enzymen zur Gruppe der Wirkstoffe und sind damit für einen geregelten Ablauf der Lebensvorgänge unentbehrlich. Von diesen unterscheiden sie sich jedoch dadurch, daß sie vom menschlichen Organismus, von wenigen Ausnahmen abgesehen, nicht selbst synthetisiert werden können.
Da Vitamine weder zu energetischen Zwecken noch als Baustoffe verwendet werden, sind die benötigten Mengen sehr gering.

Genaue Definition des Begriffs „Vitamin"

Vitamine sind, wie manche Fett- oder Aminosäuren, essentielle Nahrungsbestandteile, die der Körper nicht selbst aufbauen kann. Der Mensch hat die Fähigkeit, diese Stoffe zu synthetisieren, im Laufe seiner Evolution verloren.

Bei einer nicht bedarfsgerechten Versorgung mit Vitaminen kann es zu krankhaften Störungen im Organismus kommen.

Hypovitaminosen
Darunter versteht man die unzureichende Zufuhr eines oder mehrerer Vitamine. Die damit verbundenen Symptome sind zum Teil nur wenig spezifisch und nur allgemeiner Art, wie z. B. die Beeinträchtigung des Wohlbefindens und der Leistungsfähigkeit oder eine verringerte Widerstandsfähigkeit gegen Infektionskrankheiten.

Hypervitaminosen
So bezeichnet man Erkrankungen, die als Folge einer übermäßigen Vitaminzufuhr auftreten. Sie sind lediglich für die Vitamine A und D nachgewiesen. Hypervitaminosen treten äußerst selten auf und kommen eigentlich nur im Zusammenhang mit einer falschen Dosierung von Vitaminpräparaten vor.

Avitaminosen: Bei uns so gut wie unbekannt
Man versteht darunter einen extremen Vitaminmangel, meist verbunden mit typischen Krankheitsbildern, z. B. Skorbut, Beriberi oder Rachitis.
Avitaminosen treten in Industrienationen praktisch nicht auf.

Wovon der Vitaminbedarf abhängt

Der Vitaminbedarf des Organismus ist keine feste Größe, sondern variabel. Er wird hauptsächlich von folgenden Faktoren beeinflußt:

- Lebensalter
- Körperliche Belastung
- Gesundheitszustand
- Schwangerschaft
- Stillzeit
- Ernährungsverhalten.

Außerdem kann eine gestörte Vitaminresorption, verursacht durch schlechte Verdauung oder Medikamente, den Vitaminbedarf erhöhen.

Ursachen für Vitaminmangelzustände

Zu Mangelzuständen kann es aus verschiedenen Gründen kommen.

Alimentärer Mangel
Davon spricht man, wenn mit der Nahrung zu wenig des entsprechenden Vitamins zugeführt wird, entweder durch unzureichende bzw. einseitige Ernährung oder durch unsachgemäße Zubereitung der Nahrung.

Störungen der Vitaminsynthese in der Darmflora
Solche Störungen treten immer dann auf, wenn die Darmflora nachhaltig geschädigt wurde, beispielsweise durch Behandlung mit Antibiotika.

Störungen der Resorption
In solchen Fällen enthält die Nahrung zwar genügend Vitamine, sie werden jedoch nur ungenügend vom Körper verwertet. Gründe dafür können sein:
- chronische Durchfälle, die Darmpassage ist dann beschleunigt
- krankhafte Veränderung der Darmschleimhaut
- spezifische Defekte, wie z. B. die Störung der Hydroxylierung von Vitamin D bei chronischen Nierenerkrankungen.

Stichwort: Provitamine

Manche Vitamine kommen in „fast fertigen" Vorstufen, sogenannten Provitaminen, vor; sie unterscheiden sich nur in kleinen Details vom endgültigen Vitamin. Der Organismus kann diese weitgehend vorgefertigten Substanzen in Eigenarbeit zum endgültigen, voll wirksamen Vitamin umwandeln.

Beispiele:

- β-Carotin ist Provitamin A
- Ergosterin ist Provitamin D.

5.2. Einteilung der Vitamine

Es gibt verschiedene Möglichkeiten, die Gruppe der Vitamine systematisch aufzugliedern. Im allgemeinen pflegt man jedoch die Einteilung nicht nach den chemischen, sondern nach den Löslichkeitseigenschaften vorzunehmen und die fettlöslichen von den wasserlöslichen Vitaminen zu unterscheiden.

Das hat sich deshalb als sinnvoll erwiesen, weil mit der Fett- bzw. Wasserlöslichkeit einige wichtige Eigenschaften und Besonderheiten der Vitamine gekoppelt sind, wie z. B.:

– Vorkommen in Nahrungsmitteln
– Art der Gewinnung aus Naturprodukten
– geeignete Verarbeitungstechniken
– Speicherungsfähigkeit im Organismus
– mögliche Wege der Ausscheidung.

5.2.1 Fettlösliche Vitamine

Ihnen gemeinsam ist, wie der Name bereits sagt, ihre gute Löslichkeit in Fett, aber auch in organischen Lösungsmitteln.
Chemisch gesehen bestehen dagegen große Unterschiede.

5.2.1.1 Vitamin A (Retinol)

Vitamin A war eines der ersten Vitamine, das als essentiell erkannt wurde. Chemisch gesehen ist es mit einer Reihe von pflanzlichen Farbstoffen, den Carotinoiden (s. S. 72), verwandt. Einige Vertreter dieser Stoffgruppe können im tierischen und menschlichen Organismus in Vitamin A umgewandelt werden, sie sind also als Provitamine A einzustufen.

Struktur von Vitamin A und verwandten Verbindungen

All diese Verbindungen weisen in ihrem Molekül mehrere Isoprenreste (s. S. 121) und einen β-Iononring auf. Die biologische Aktivität ist an den β-Iononring gebunden.

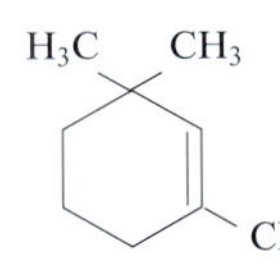

β-Iononring

$R - CH_2 - OH$

primäre alkoholische OH-Gruppe

$R - CH_2 - O - \overset{\overset{\large O}{||}}{C} - R'$

veresterte primäre alkoholische OH-Gruppe

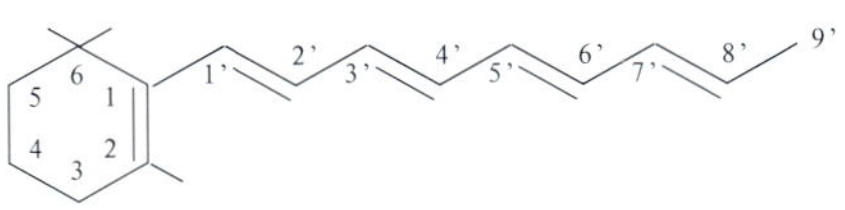

Grundgerüst der Vitamin-A-wirksamen Substanzen

Retinol (Vitamin A_1)
Diese Verbindung ist das voll wirksame Vitamin A. Das Molekül trägt am Ende der Kohlenwasserstoffkette eine primäre alkoholische OH-Gruppe. Meist kommt es in der Nahrung als Fettsäureester vor. Es ist dann hauptsächlich an Palmitinsäure gebunden.

Retinol (all-trans) (Vitamin A_1)	$C_{20}H_{30}O$ M = 286,46	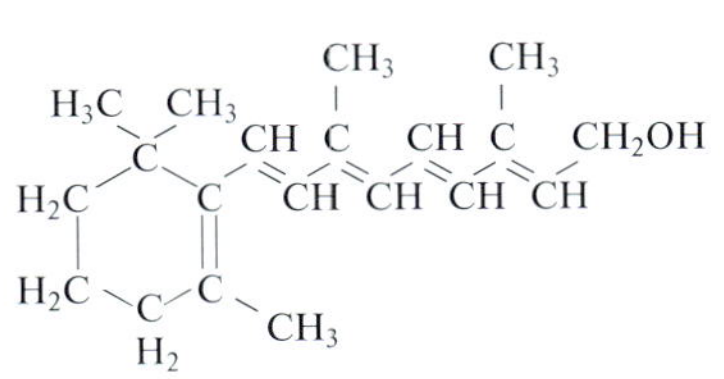

Vorkommen von Retinol

– Leber (vor allem Fischleber)

– Gemüse (Karotten, Spinat, Grünkohl)

Vorkommen von Dehydroretinol

– Leber von Süßwasserfischen

– Butter

– Eigelb.

Dehydroretinol (Vitamin A_2)

In dieser Verbindung enthält der β-Iononring eine zweite Doppelbindung, ist also um zwei Wasserstoffatome ärmer; daher die Vorsilbe „Dehydro".

3-Dehydroretinol (Vitamin A_2)	$C_{20}H_{28}O$ M = 284,45	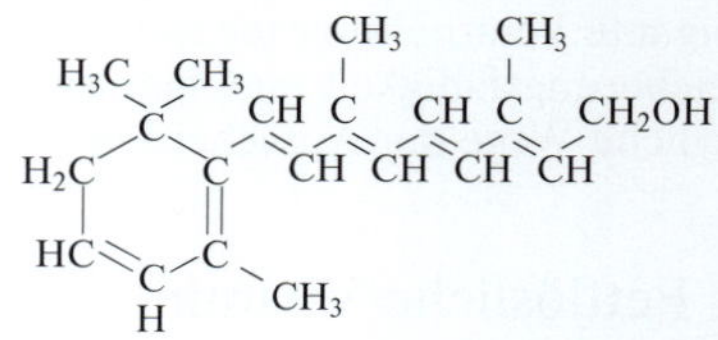

Retinal (Vitamin-A-Aldehyd)

Diese Verbindung ist ein Oxidationsprodukt von Retinol: Die alkoholische OH-Gruppe wird zu einer Aldehydgruppe oxidiert. Retinal spielt beim Sehvorgang eine bedeutende Rolle.

Retinal (all-trans) (Retinaldehyd, Vitamin-A_1-aldehyd)	$C_{20}H_{28}O$ M = 284,45	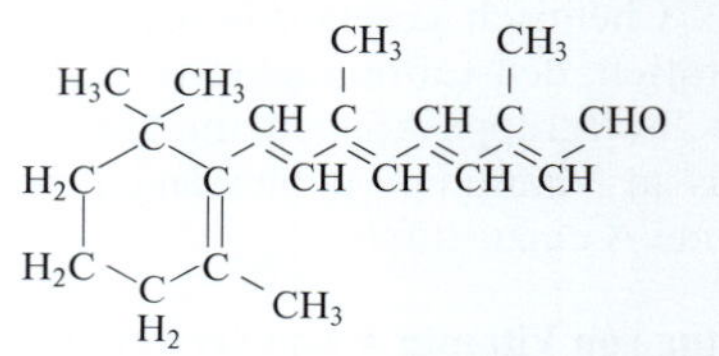

Vorkommen von β-Carotin

– Gemüse (Karotten, Spinat, Kresse, Grünkohl, Paprika, Tomaten)

– Früchte (Hagebutten, Kürbis, Aprikosen, Orangen).

β-Carotin (Provitamin A)

Für den Menschen ist β-Carotin die wichtigste Vitamin-A-Quelle. Da es zwei β-Iononringe enthält, ist es biologisch zweimal so aktiv wie andere Provitamine A.
β-Carotin wird in der Darmschleimhaut unter Einwirkung der Dioxygenase zu zwei Molekülen Retinal gespalten, das dann sofort zu Retinol hydriert wird.

β-Carotin	$C_{40}H_{56}$ M = 536,88	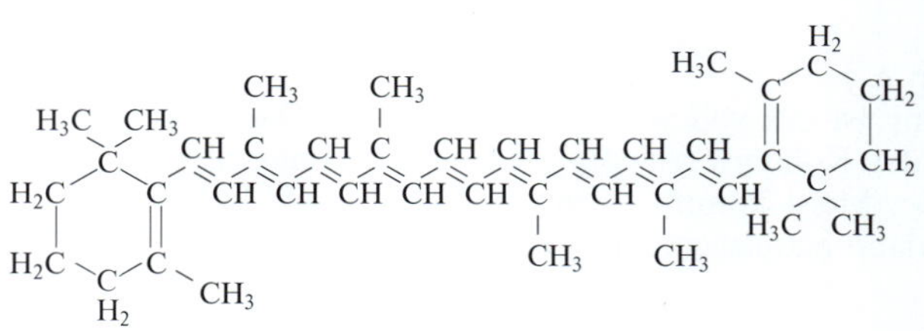

Vorkommen von Retinsäure

– Leber

– Niere.

Retinsäure (Vitamin-A_1-Säure)

Diese Verbindung ist ein Oxidationsprodukt von Retinol; die Aldehydgruppe wird zur Carboxylgruppe weiteroxidiert. Retinsäure kann vom Organismus nicht in Retinol zurückverwandelt werden.

Retinsäure (all-trans) (Vitamin-A_1-säure)	$C_{20}H_{28}O_2$ M = 300,44	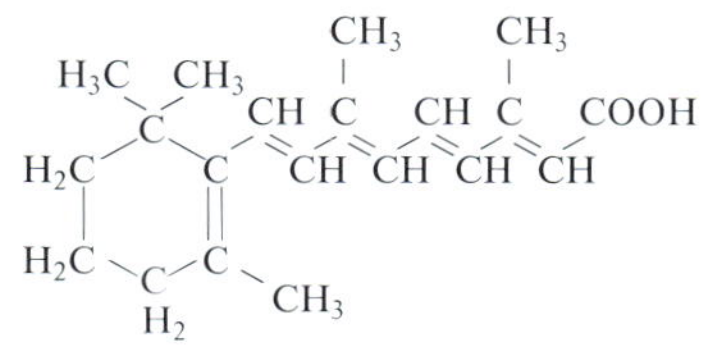

Beziehung zwischen Retinol, Retinal und Retinsäure

Retinol ⇄ (Alkohol-dehydrogenase) Retinal → (Aldehyd-oxidase) Retinsäure

Einige Carotinoide, die ebenfalls Vitamin-A-Wirksamkeit besitzen:

- α-Carotin
- γ-Carotin
- Kryptoxanthin (3-Hydroxy-β-Carotin)
- β-Zeacarotin.

All diesen Carotinoiden ist gemeinsam, daß sie einen β-Iononring enthalten.

Physiologische Funktion

Vitamin A entfaltet im Organismus eine Reihe voneinander völlig unabhängiger Wirkungen.

Bestandteil von Sehpigmenten (Sehpurpur) der Netzhaut
Diese Funktion war als erste bekannt und aufgeklärt. Die Zusammenhänge sind folgende:

Die Netzhaut enthält zwei Arten von Lichtrezeptoren, die Zapfen und die Stäbchen. In beiden wird das Empfinden von Licht durch Sehpigmente vermittelt.
Die Zapfen enthalten Jodopsin, die Stäbchen Rhodopsin. Bei beiden Substanzen handelt es sich um Chromoproteine, die sich lediglich in ihrem Proteinbestandteil voneinander unterscheiden. Die Farbstoff-Komponente ist sowohl bei Jodopsin als auch bei Rhodopsin das Retinal. Vitamin A wird hier also in Form eines Aldehyds wirksam, und zwar ist es als 11-cis-Retinal an die Proteinkomponente gebunden.

Ablauf des Sehvorganges:

1. Die Lichtquanten treffen auf die Sehpigmente. Dort bewirken sie ein Aufspalten des Rhodopsins in Opsin und all-trans-Retinal.
2. Damit sich der Sehpurpur bzw. das Rhodopsin wieder regenerieren kann, muß die all-trans-Form des Retinals in die 11-cis-Form überführt werden.
3. Bei der Abwesenheit von Licht kommt es dann spontan zu einer Resynthese des Rhodopsins aus 11-cis-Retinal und Opsin.
4. Bei erneutem Auftreffen von Licht beginnt der Zyklus von neuem.

Beim Jodopsin verläuft die Spaltung bei Licht und Regeneration im Dunkeln auf gleiche Weise.

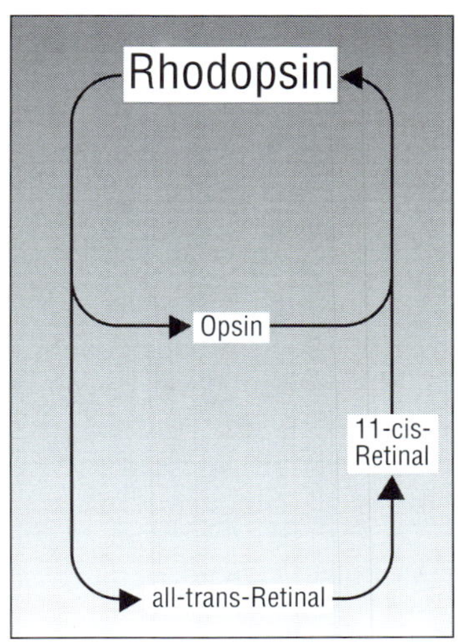

Biochemie des Sehvorganges

Aufbau, Schutz und Regeneration epithelialer Gewebe

Vitamin A ist für den Proteinstoffwechsel aller Zellen von Bedeutung, die sich entwicklungsgeschichtlich vom Ektoderm ableiten. Dazu gehören z.B. Haut und Schleimhäute. Es wirkt in einer noch ungeklärten Weise der Keratinisierung (Verhornung) dieser Zellen entgegen. Außerdem wirkt Retinol antioxidativ und fängt im Organismus aggressive freie Radikale ab.

Resorption und Speicherung

Auf die Resorption im Darm wirken mehrere Faktoren ein:

- Art und Menge der vorhandenen Emulgatoren (bei der Resorption spielen in diesem Zusammenhang die Gallensäuren eine Rolle)
- Verdaulichkeit der Nahrungsmittel
- Menge und in gewissem Umfang auch Art der Nahrungsfette
- Gegenwart von reduzierenden oder oxidierenden Substanzen im Darm (z. B. Nitrit).

Normalerweise wird das resorbierte Vitamin A vom Darm durch die Lymphe abtransportiert, hauptsächlich durch die Chylomikronen.
Die Leber vermag große Mengen Vitamin A zu speichern, und zwar in Form des Retinolpalmitats. Der Umfang der Speicherung wird von verschiedenen Faktoren beeinflußt.
Wichtig ist vor allem eine ausreichende Zufuhr von Eiweiß. Die ausgiebigste Speicherung wird mit Casein als Nahrungsprotein erreicht.
Aus dem gespeicherten Retinolpalmitat kann Retinol durch hydrolytische Spaltung wieder freigesetzt werden. Der Gehalt der Leber an Retinol liegt bei 240 mg/kg Frischgewicht, d. h. insgesamt werden ca. 240 bis 540 mg gespeichert, das entspricht knapp einem Jahresbedarf. Bei Infektionskrankheiten oder Vergiftungen wird dieser Vitamin-A-Vorrat jedoch sehr rasch verbraucht. Die Leber gibt freies Retinol an das Blut ab, das dort dann an Proteine gebunden wird.
Die Plasmakonzentration beträgt beim Erwachsenen 45 bis 84 mg/100 ml. Werte unter 15 bis 24 mg/100 ml werden als Mangelzustand angesehen.

Retinol-Äquivalente

Um zu einer einheitlichen Bewertung der Bedarfsdekkung zu kommen, werden die Provitamin-A-Carotinoide als sogenannte Retinol-Äquivalente berechnet.

1 mg Retinoläquivalent entspricht:

- 1 mg Retinol
- 6 mg β-Carotin
- 12 mg andere Provitamin-A-Carotinoide.

Empfohlene Zufuhr für Säuglinge und Kinder (DGE 2000)

Alter	Zufuhr (mg-Äquivalent/ Tag)
0- 3 Monate	0,5
4-12 Monate	0,6
1- 3 Jahre	0,6
4- 6 Jahre	0,7
7- 9 Jahre	0,8
10-13 Jahre	0,9

Bedarf

Der tägliche Bedarf des Erwachsenen liegt bei 0,8 bis 1,1 mg Retinol-Äquivalenten und wird zu ca. 75 % durch Retinol (in Form des Fettsäureesters) und zu ca. 25 % durch β-Carotin oder andere als Provitamine wirksame Carotinoide gedeckt. Die Vitamin-A-Versorgung in der Bundesrepublik Deutschland ist als befriedigend anzusehen. Nur bei jungen Frauen (18 bis 24 Jahre) und Männern über 65 Jahre ist vereinzelt eine leichte Unterversorgung festzustellen.

Der Bedarf Schwangerer ab 4. Monat liegt bei ca. 1,1 mg-Äquivalenten pro Tag.

Der Bedarf stillender Frauen liegt bei ca. 1,5 mg-Äquivalenten pro Tag.

Mangelerscheinungen

Bei einem Mangel an Vitamin A treten verschiedene Störungen auf.

Nachtblindheit

Dieses Mangelsymptom tritt am frühesten auf. Es gehört zu den am besten erforschten. Bei Nachtblindheit (Hemeralopsie) ist die Reizschwelle für Lichteindrücke erhöht; das Auge wird also unempfindlicher. Außerdem verlangsamt sich die Adaption an das Dämmerungssehen.

Epithelschädigung
Von einem Mangel an Vitamin A werden in erster Linie die Epithelzellen betroffen, vor allem am Auge, an der Haut sowie an den Schleimhäuten von Respirations-, Verdauungs- und Urogenitaltrakt. Es kommt zu einer Verhornung von Haut und Schleimhäuten.

Wegen seiner antioxidativen Wirkung hat die DGE auch für β-Carotin eine Empfehlung ausgesprochen.
Sie liegt bei 2–4 mg pro Tag.

Als Folge dessen treten auf:

- Schädigung der Hornhaut am Auge
- Verminderung der Sekretion im Verdauungstrakt
- rissige und abnorm pigmentierte Haut
- Verminderung der Schweiß- und Talgproduktion
- Störung des Wuchses von Haaren und Nägeln.

Weitere Störungen:

- Bei jungen Organismen kommt es zu schweren Wachstumsstörungen des Skeletts. Das Skelett Erwachsener wird nicht verändert.
- Die Entwicklung der Zähne ist gestört; die Bildung von Dentin und Schmelz wird beeinträchtigt.
- Die Resistenz gegen Infektionen ist vermindert.

Vitamin-A-Hypervitaminose

Die Zufuhr stark überhöhter Mengen von Vitamin A bewirkt schwere Schäden. Symptome sind:

- Kopfschmerzen
- Übelkeit
- Haarausfall
- Knochenbrüchigkeit
- Wachstumsstörungen.

Hypervitaminosen werden beim Menschen durch chronische Zufuhr von mindestens 12 mg Retinoläquivalenten pro Tag beobachtet. Meist treten sie in Verbindung mit der Einnahme von Vitaminpräparaten auf.

Stabilität – Empfindlichkeit

Bei Vitamin A und Carotinoiden können Verluste auftreten, die je nach den Bedingungen bei der Verarbeitung und Lagerung eines Lebensmittels zwischen 5 und 40 % liegen:

- Bei höheren Temperaturen (Kochen, Sterilisieren) kommt es in Abwesenheit von Sauerstoff zu einer Isomerisierung.
- In Gegenwart von Sauerstoff tritt Oxidation ein, die häufig parallel zur Fettoxidation verläuft (Cooxidation). Die Geschwindigkeit der Reaktion ist vor allem abhängig vom Sauerstoff-Partialdruck, vom Wassergehalt, von eventueller Lichteinwirkung und der Temperatur.
  Besonders anfällig sind getrocknete Lebensmittel.

Die Ausnutzung des Carotin-Vorkommens in Gemüsen hängt in hohem Maße von der Art der Zubereitung ab. Besonders günstig ist der gleichzeitige Verzehr von Milch oder Fett. Aus rohen, unzerkleinerten Karotten wird Carotin praktisch nicht resorbiert.

Vorkommen von Ergosterin

- Pilze
- Hefen
- Kohl
- Spinat
- Weizenkeimöl.

Vorkommen von Ergocalcife-rol:

- Fischleberöle
- Pflanzenöle.

5.2.1.2 Vitamin D (Calciferol)

Streng genommen ist Calciferol kein Vitamin im eigentlichen Sinn, denn die Zufuhr über die Nahrung spielt nur eine untergeordnete Rolle. Es wird in weitaus größeren Mengen durch UV-Strahlen in der Haut gebildet als mit der Nahrung aufgenommen.

Struktur von Vitamin D und verwandten Verbindungen
Es gibt bei Vitamin D verschiedene, physiologisch wirksame Formen. Alle D-Vitamine gehören in die Gruppe der Sterine.

Ergocalciferol (Vitamin D_2)
Dieses D-Vitamin wurde als erstes identifiziert. Es entsteht aus dem in Pflanzen vorkommenden Ergosterin unter Einwirkung von UV-Strahlen.
Ergosterin ist also als Provitamin D_2 zu betrachten.

Ergosterin (Provitamin D_2)	$C_{28}H_{44}O$ M = 396,66	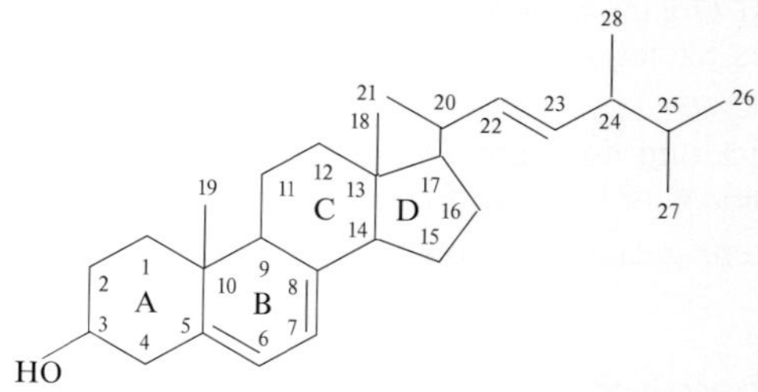
Ergocalciferol (Vitamin D_2)	$C_{28}H_{44}O$ M = 396,66	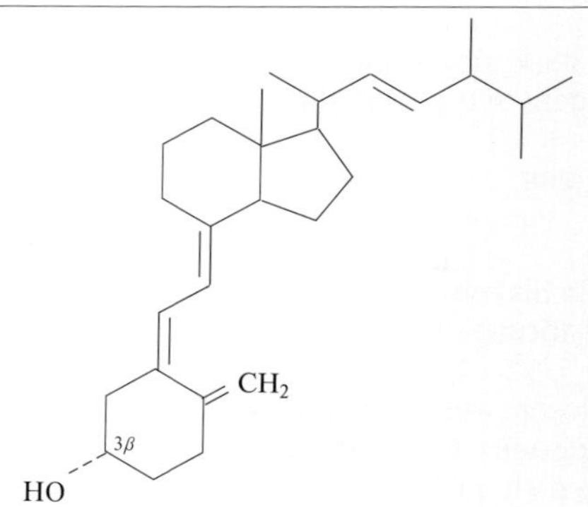

Cholecalciferol (Vitamin D_3)

Cholecalciferol (Vitamin D_3)	$C_{27}H_{44}O$ M = 384,64	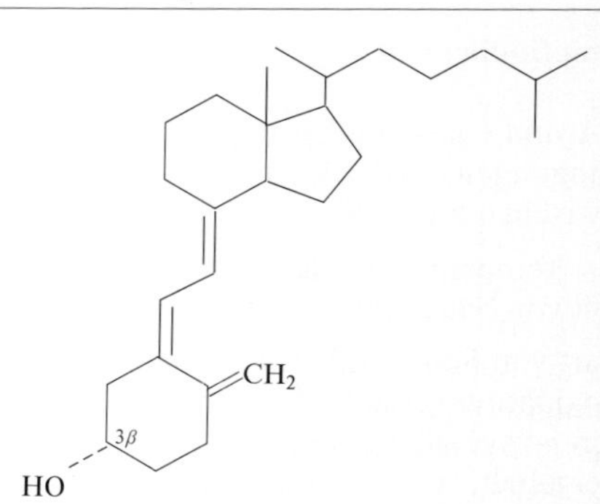

Dieses D-Vitamin wird im Organismus selbst gebildet. Ausgangspunkt für die Synthese ist Cholesterin, das in der Leber unter Einwirkung einer Dehydrogenase zu 7-Dehydrocholesterin umgewandelt wird. Dies nun wird unter der Haut abgelagert und geht unter Einwirkung von UV-Strahlen in Cholecalciferol über.

Physiologische Funktion

Sowohl Vitamin D_2 als auch Vitamin D_3 werden in der Leber zu 25-Hydroxycholecalciferol hydroxyliert; es wird dann in der Niere nochmals hydroxyliert, und zwar zum 1,25-Dihydroxycholecalciferol.

25-Hydroxycholecalciferol (Calcifediol)	$C_{27}H_{44}O_2$ M = 400,64	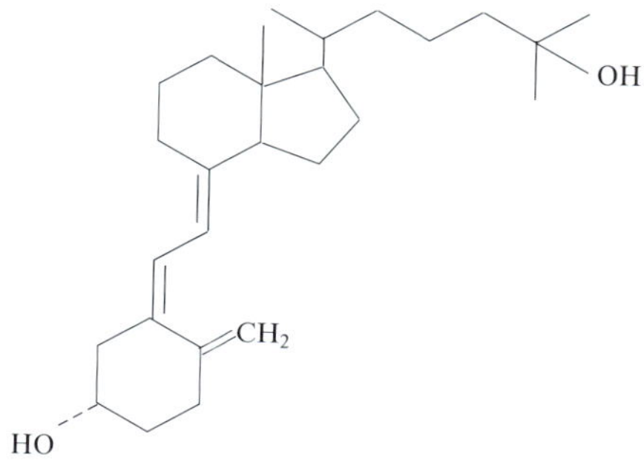

25-Hydroxycholecalciferol stellt die eigentliche Wirkform des Vitamins dar. Seine Hauptaktivität entfaltet es in der Darmwand. Es induziert dort die Bildung eines bestimmten Proteins, das als Calcium-Transporteur wirkt und die Resorption von Calcium im Darm erheblich verbessert. Dadurch wirkt es direkt auf den Calciumspiegel des Blutes ein.
Auf die Resorption von Phosphat im Darm und dessen Ausscheidung über die Niere hat es vermutlich nur eine indirekte Wirkung.
Calcium und Phosphat bilden gemeinsam die Knochensubstanz. Voraussetzung für eine optimale Verkalkung des Knochens ist ein ausreichender Calcium- und Phosphatspiegel des Blutes. Da der nun wiederum von einer entsprechenden Vitamin-D-Zufuhr beeinflußt wird, kann man sagen: Vitamin D begünstigt die Verknöcherung des Skeletts.
Die Frage, ob Vitamin D über die Beeinflussung der Calcium- und Phosphatkonzentration im Blut hinaus noch eine unmittelbare Einwirkung auf den Knochen selbst hat, läßt sich zur Zeit noch nicht eindeutig beantworten.
In jüngerer Zeit wurde nachgewiesen, daß Vitamin D einen Einfluß auf den Stoffwechsel der Citronensäure hat. Rachitische Knochen enthalten weniger Citrat als normale.

Derivate des Cholecalciferols mit Vitamin-D-Wirksamkeit

1-Hydroxy-Cholecalciferol
25-Hydroxy-Cholecalciferol
1,25-Dihydroxy-Cholecalciferol
24,25-Dihydroxy-Cholecalciferol
25,26-Dihydroxy-Cholecalciferol
3-Desoxy-1-hydroxy-Cholecalciferol
1,24,25-Trihydroxy-Cholecalciferol.

Resorption und Speicherung

Die einzelnen Vitamin-D-wirksamen Substanzen werden unterschiedlich gut resorbiert:

- Ergosterin wird nur schlecht aus dem Darm resorbiert. Der Abtransport erfolgt über die Lymphe.
- Vitamin D_3 wird gut resorbiert. Die Resorption wird durch Gallensäuren gefördert.

Vitamin D wird in kleinen Mengen in der Leber gespeichert. Daneben ist es noch in Nieren, Nebennieren und Knochen enthalten.

Vitamin-D-Versorgung des Säuglings

Von größter Bedeutung ist die regelmäßige und ausreichende Vitamin-D-Zufuhr im Säuglingsalter. Die Gehalte von Muttermilch und Kuhmilch reichen dazu keinesfalls aus. Im ersten Lebensjahr werden daher zusätzliche Calciferol-Präparate verabreicht und zwar täglich 10 bis 12,5 µg.
Bei frühgeborenen Kindern ist die Resorption des Vitamin D vermindert. Ihr Bedarf liegt daher nochmals 5 µg höher.

Der Vitamin-D-Bedarf von Schwangeren ab 4. Monat und von Stillenden liegt bei ca. 10 µg pro Tag.

Bedarf

Der Bedarf von Säuglingen liegt bei ca. 10 µg pro Tag. Erwachsene benötigen etwa die Hälfte. In Klimazonen mit intensiver Sonneneinstrahlung kann der Bedarf in der Nahrung auf Null sinken.

Mangelerscheinungen

Bei Mangel an Vitamin D sinkt die Resorption von Calcium und Phosphat; sie werden vermehrt ausgeschieden. Das führt zu Schäden am Skelett.

Schäden am wachsenden Skelett

Beim wachsenden Skelett ist die Verkalkung gestört oder bleibt in schweren Fällen ganz aus.
Es kommt dann zum Erscheinungsbild der Rachitis mit folgenden Symptomen:

- Deformierung der Beine
- Deformierung des Beckens
- Deformierung der Wirbelsäule.

Schäden am ausgewachsenen Skelett

Es kommt zu einer langsam fortschreitenden Entkalkung des Knochens. Das hat eine erhöhte Knochenbrüchigkeit zur Folge.

Bei Säuglingen und Kleinkindern kann es außerdem noch zu anderen krankhaften Phänomenen kommen:
- Wachstumsstörungen
- rachitisches Gebiß
- Zahnschmelzdefekte.

Die Spanne zwischen physiologisch günstigen und schädlichen Mengen ist sehr gering. Die Kommission zur Prüfung von Zusatzstoffen zu Lebensmitteln hat daher zur Frage der Vitaminierung mit Calciferol folgendermaßen Stellung genommen:

„Vitamin D kann bei Überdosierung schädlich wirken. Es sollte daher nur unter ärztlicher Kontrolle angewendet werden. Gegen einen Zusatz von Vitamin D zu Lebensmitteln bestehen ernstliche gesundheitliche Bedenken; dasselbe gilt für eine Anreicherung von Vitamin D."

Aus der aktuellen Diskussion

Bislang wurde Vitamin-D-Mangel hauptsächlich im Zusammenhang mit der Ernährung von Säuglingen und Kleinkindern diskutiert. Daß er auch bei anderen Personengruppen auftreten kann, wurde erst in den letzten Jahren nachgewiesen. Hauptsächlich betroffen sind Personen, die sich nur selten der Sonne aussetzen. Das sind in erster Linie ältere Menschen. Man führt die, insbesondere bei älteren Frauen häufige, Kalkarmut des Skeletts (Osteoporose) unter anderem auf eine zu geringe Vitamin-D-Eigensynthese zurück. Hier entsprechend vorzubeugen bzw. abzuhelfen, ist nicht ganz einfach, denn ein Zuviel an Vitamin D kann zu schwerwiegenden Hypervitaminosen führen. Am empfehlenswertesten ist eine erhöhte Zufuhr über die Nahrung. Dabei allerdings ist nun wieder zu bedenken, daß keinesfalls der Fett- oder Eierkonsum gesteigert werden sollte, denn ältere Menschen haben oftmals hohe Blutfettwerte (s. S. 449), die sich dadurch noch weiter erhöhen würden.
Zu empfehlen ist daher ein verstärkter Fischkonsum; mit einer Fischmahlzeit pro Woche läßt sich der Vitamin-D-Bedarf bereits decken.

Vitamin-D-Hypervitaminose

Eine Überdosierung von Vitamin D hat für den Organismus schwerwiegende Folgen und kann in extremen Fällen sogar zum Tod führen.

Typische Symptome sind:

– weitgehend irreversible, krankhafte Kalkablagerung in den weichen Geweben, vor allem in den Nieren (Nierensteine)
– Störungen der Fruchtbarkeit.

Stabilität – Empfindlichkeit
Vitamin D wird durch Hitze kaum zerstört. Es ist jedoch empfindlich gegen Sauerstoff und Licht. Die Schädigung von Vitamin D in Lebensmitteln ist jedoch kein Grund zur Sorge, denn beim Erwachsenen reicht die Eigensynthese im Normalfall aus, um den Bedarf zu decken.

5.2.1.3 Vitamin E (Tocopherole)

Es ist eine Reihe von Tocopherolen bekannt, die allerdings deutliche Unterschiede in ihrer biologischen Aktivität aufweisen.

Vorkommen von α-Tocopherol:

– Maiskeimöl
– Weizenkeimöl
– Nüsse
– tierisches Fettgewebe

Struktur von Vitamin E und verwandten Verbindungen
Sämtliche Tocopherole leiten sich von Tocol ab. Sie unterscheiden sich in Anzahl und Position der ringständigen Methylgruppen.

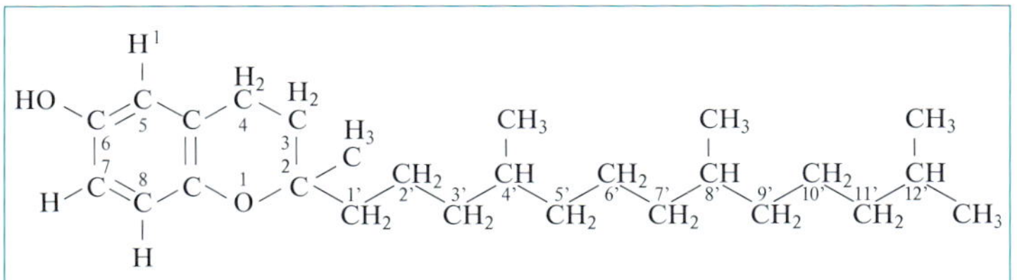

Tocol: Grundgerüst der Tocopherole

Weitere Substitutionsprodukte des Tocols mit Vitamin-E-Wirkung

7,8-Dimethyltocol
(γ-Tocopherol)

8-Methyltocol
(δ-Tocopherol)

α-Tocopherol (5,7,8-Trimethyltocol)
Diese Verbindung besitzt die höchste biologische Aktivität.

α-Tocopherol (5,7,8-Trimethyltocol)	$C_{29}H_{50}O_2$ M = 430,72	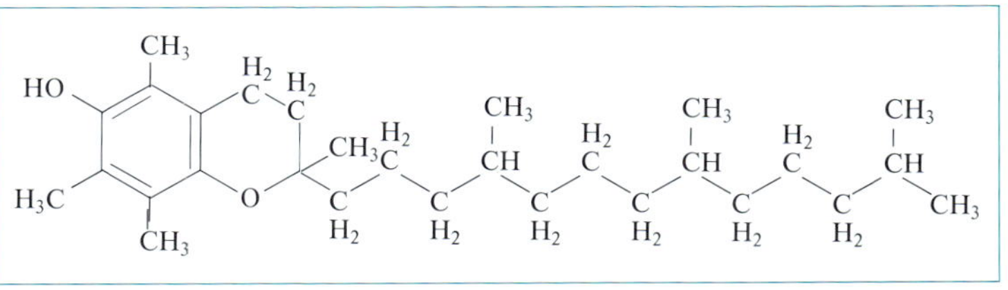

β-Tocopherol (5,8-Dimethyltocol)
Diese Substanz kommt meist gemeinsam mit α-Tocopherol vor, ist aber weniger wirksam.

β-Tocopherol (5,8-Dimethyltocol)	$C_{28}H_{48}O_2$ M = 416,69	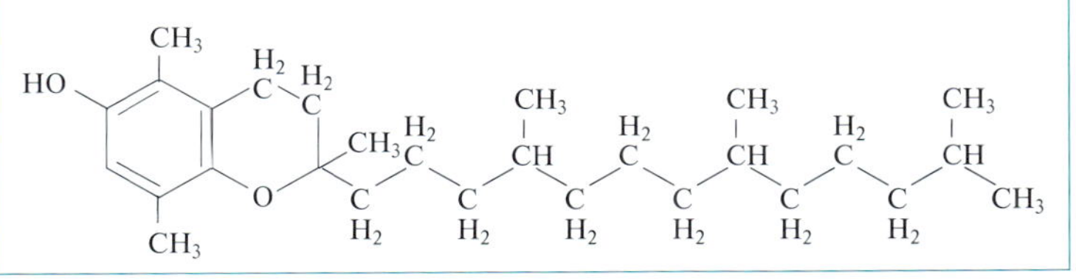

Biologische Wirksamkeit der verschiedenen Tocolderivate

Als Bezugsgröße wird die Aktivität des α-Toxopherols verwendet.

1 mg α-Tocopherol-Äquivalent entspricht:

– 2 mg β-Tocopherol

– 4 mg γ-Tocopherol

– 100 mg δ-Tocopherol

– 3,3 mg α-Tocotrienol.

Tocotrienole mit Vitamin-E-Wirkung

Sie erhalten in der isoprenoiden Seitenkette drei Doppelbindungen

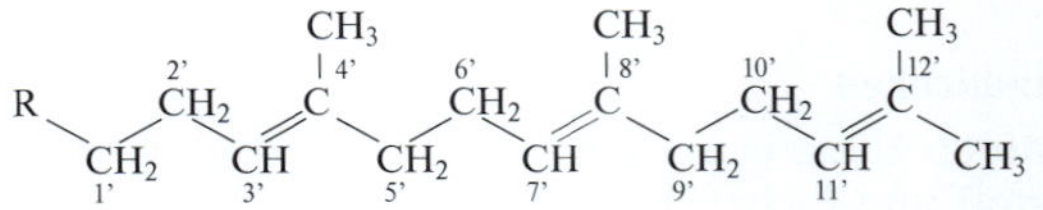

Auch von diesen Verbindungen gibt es Substitutionsprodukte des Benzolringes mit Vitaminwirksamkeit. Es handelt sich in jedem Fall um CH_3-Substituenten und zwar in:

- 5,7,8-Stellung (α-Tocotrienol)
- 5,8-Stellung (β-Tocotrienol)
- 7,8-Stellung (γ-Tocotrienol)
- 8-Stellung (δ-Tocotrienol).

Physiologische Bedeutung

Vitamin E hat unterschiedliche Aufgaben im Organismus.

Antioxidative Wirkung
Die Hauptwirkung von Tocopherol besteht darin, empfindliche Stoffe gegen Oxidation zu schützen. Auf diese Weise trägt es z. B. zur Stabilisierung folgender Stoffe bei:

– ungesättigte Fettsäuren
– Vitamin A bzw. β-Carotin
– Hormone
– Enzyme.

Weitere Funktionen von Tocopherol:
– Umwandlung von Arachidonsäure in Prostaglandine
– Verlangsamung der Aggregation von Blutplättchen.

Bedeutung der Prostaglandine

Diese Substanzen werden aus mehrfach ungesättigten Fettsäuren gebildet. Ihre Funktion ist noch nicht endgültig geklärt. Bislang ist bekannt, daß ihre Wirkung im Körper mit der von Adrenalin und Noradrenalin verglichen werden kann. So beeinflussen sie beispielsweise die Herztätigkeit und den Blutdruck.

Resorption und Speicherung

Vitamin E wird auch aus öliger Lösung nicht vollständig resorbiert. Die Resorption verläuft unter Beteiligung eines Tocopherol bindenden Proteins. Auch die Aufnahme in die Zellen und die Verteilung auf die Organellen erfolgt nach Bindung an ein Protein.
Gespeichert wird Vitamin E in der Leber und im Fettgewebe.

Empfohlene Zufuhr für Säuglinge und Kinder (DGE 2000)

Alter	Zufuhr (mg-Äquivalent/ Tag)
0- 3 Monate	3
4-11 Monate	4
1- 3 Jahre	6
4- 6 Jahre	8
7- 9 Jahre	10
10-12 Jahre	13

Bedarf

Der Bedarf bei Erwachsenen wird mit 11 bis 15 mg-Äquivalenten pro Tag angegeben. Er steigt bei einem hohen Gehalt der Nahrung an essentiellen Fettsäuren(0,5 mg α-Tocopherol pro g ungesättigte Fettsäure).
Die Zufuhr von Vitamin E mit der Nahrung ist bei uns im Durchschnitt sehr reichlich. Die Plasmakonzentrationen liegen bei normaler Versorgung bei 0,5 bis 2,0 mg/100ml.

Mangelerscheinungen

Sie kommen beim Menschen nur sehr selten vor. Symptome eines Vitamin-E-Mangels sind:

- erniedrigte Vitamin-E-Blutwerte
- herabgesetzte Resistenz der roten Blutkörperchen beim Hämolysetest
- bestimmte Pigmentierung der Muskeln.

Der Bedarf von Schwangeren ab 4. Monat liegt bei 13 mg-Äquivalenten pro Tag

Der Bedarf von stillenden Frauen liegt bei 17 mg-Äquivalenten pro Tag.

Stabilität – Empfindlichkeit

Vitamin E ist stabil gegen höhere Temperaturen, aber empfindlich gegen UV-Strahlen und Sauerstoff.

5.2.1.4 Vitamin K

In der Natur sind zwei K-Vitamine, K_1 und K_2, aufgefunden worden. Es zeigte sich später, daß es eine ganze Reihe einfacher gebauter Verbindungen mit Vitamin-K-Wirksamkeit gibt.

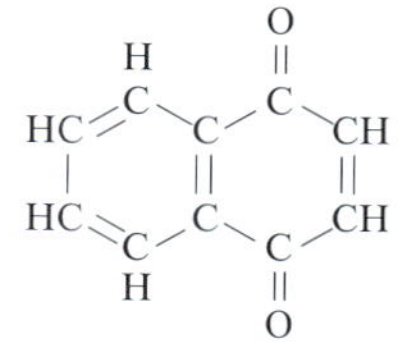

Naphthochinon

Struktur der Vitamine K

Bei allen Substanzen handelt es sich um Naphthochinonderivate.

Phyllochinon (2-Methyl-3-phytyl-1,4-naphthochinon), Vitamin K_1

Diese Verbindung unterscheidet sich von Naphthachinon dadurch, daß sie eine isoprenoide Seitenkette trägt

Menadion (2-Methyl-1,4-naphthochinon) ist Grundbaustein aller Substanzen mit Vitamin-K-Wirksamkeit. Es ist als Provitamin K anzusehen.

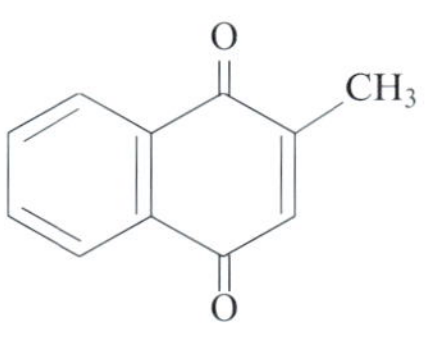

Menadion

Definition der isoprenoiden Seitenkette

Diese Bezeichnung leitet sich von der organischen Verbindung Isopren ab. Sie hat die chemische Formel:

$$CH_2 = CH - \underset{\displaystyle CH_3}{\underset{|}{C}} = CH_2$$

Typisch für den Kohlenwasserstoff Isopren ist, daß er an einem der vier C-Atome jeweils eine CH_3-Gruppe trägt. Aus mehreren Isoprenmolekülen können durch Polymerisation längere Seitenketten entstehen. Dabei werden die Doppelbindungen aufgelöst, die Methylgruppen bleiben jedoch erhalten. Typisch für eine isoprenoide Seitenkette ist daher, daß an jedem vierten C-Atom eine CH_3-Gruppe gebunden ist.

Vorkommen von Phyllochinon

- grüne Pflanzen (Spinat, Grünkohl)
- Tomaten, Hagebutten, Haselnüsse
- Leber
- Bakterienarten.

Phyllochinon [Vitamin K_1, 2-Methyl-3-phytyl-1,4-naphthochinon]	$C_{31}H_{46}O_2$ M = 450,70	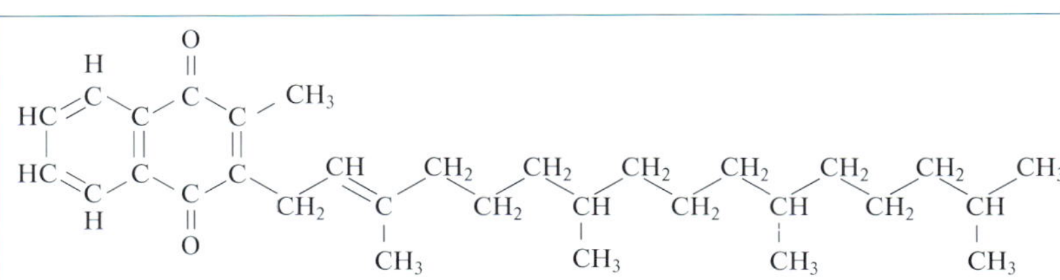

Menachinon (Vitamin K_2)
Diese Verbindung gibt es in drei Variationen, je nach Länge der Seitenkette. Sie kann aus 4 bis 13 Isoprenresten bestehen. Vitamin K_2 besitzt die höhere biologische Aktivität.

Menachinon-n (n = 4–13)		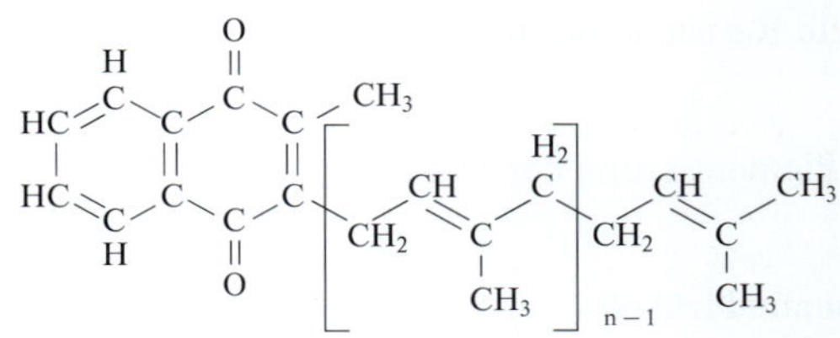
n = 6: Vitamin K_2	$C_{41}H_{56}O_2$ M = 580,89	
n = 7: Vitamin K_2	$C_{46}H_{64}O_2$ M = 649,01	
n = 9: Vitamin K_2	$C_{56}H_{80}O_2$ M = 785,25	

Vorkommen von Menachinon:

– tierisches Fettgewebe

– Bakterien

– Faulschlamm.

Physiologische Bedeutung

Vitamin K hat unterschiedliche physiologische Funktionen.

Blutgerinnung
Die zuerst untersuchte Funktion ist der Einfluß von Vitamin K auf die Blutgerinnung. Es wird für die Bildung von vier der Blutgerinnungsfaktoren benötigt. Es sind dies:

– Faktor II (Prothrombin)
– Faktor VII (Proconvertin)
– Faktor IX (Christmas-Faktor)
– Faktor X (Stuart-Faktor)

Sie alle werden von Vitamin K durch Carboxylierung von Glutaminsäureresten zu 18-Carboxyglutaminsäure in ihre gerinnungsaktive Form überführt.

Katalyse von Redoxreaktionen
Vitamin K ist außerdem an Redoxvorgängen im Zellstoffwechsel beteiligt.

Resorption – Speicherung

Vitamin K_1 und K_2 werden vor der Resorption von den Darmbakterien verändert. Sie spalten die Kohlenwasserstoffseitenkette unter Bildung von 2-Methylnaphthochinon ab. Das Methylnaphthochinon wird resorbiert und dann vom Organismus durch Einbau einer isoprenoiden Seitenkette in das für tierische und menschliche Organismen typische Vitamin K_2 überführt.

Bedarf

Der Bedarf an Vitamin K wird für den Erwachsenen auf 60–80 µg pro Tag geschätzt.
Er wird durch die Nahrung und durch das von den Darmbakterien synthetisierte Vitamin K gedeckt. Offenbar ist sogar deren Syntheseleistung allein ausreichend.

Mangelerscheinungen

Vitamin-K-Mangel senkt den Prothrombinspiegel im Blut und verlängert daher die Blutgerinnungszeit. Daher kann es zur Blutungsneigung in Haut, Schleimhäuten und inneren Organen kommen.
Da die Syntheseleistung der Darmbakterien eine ausreichende Versorgung des Menschen gewährleistet, treten Mangelzustände nur äußerst selten auf, z. B. nach mehrwöchigem Hungern, verbunden mit einer Antibiotika-Therapie.

Vitamin-K-Mangel bei Neugeborenen

Bei Neugeborenen kann es in den ersten sechs Lebenstagen zu einer erhöhten, in schweren Fällen lebensbedrohenden Blutungsneigung kommen, die sich durch Vitamin-K-Injektionen wirksam behandeln läßt.
Die hauptsächlichen Ursachen dafür sind Leberunreife, geringe Resorption fettlöslicher Stoffe, aber auch der verhältnismäßig geringe Vitamin-K-Gehalt der Frauenmilch.

Stabilität – Empfindlichkeit

Vitamine der K-Gruppe sind gegen thermische Belastung und Sauerstoff sehr beständig. Durch Lichteinwirkung und Alkalien werden sie jedoch zerstört.

5.2.2 Wasserlösliche Vitamine

In dieser Gruppe sind einige der klassischen und schon länger bekannten Vitamine enthalten, wie z. B. Ascorbinsäure (Vitamin C) oder die B-Vitamine.

Speicherfähigkeit wasserlöslicher Vitamine

Wasserlösliche Vitamine sind im Unterschied zu den fettlöslichen nur in sehr geringen Mengen im Organismus zu speichern. Bedarfsreserven, wie sie z. B. von Retinol oder Tocopherol im Körper anzutreffen sind, gibt es hier nicht.

5.2.2.1 Vitamin B_1 (Thiamin)

Dieses Vitamin wurde im Zusammenhang mit der Beriberi des Menschen entdeckt, einer Mangelkrankheit, die in den hauptsächlich von Reis lebenden Ländern sehr häufig auftrat.

Struktur von Thiamin und verwandten Verbindungen

Bausteine der Moleküle mit Vitamin-B_1-Wirksamkeit sind ein Pyrimidin- und ein Thiazolrest.

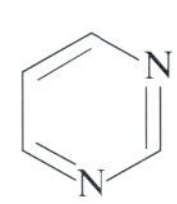

Pyrimidin

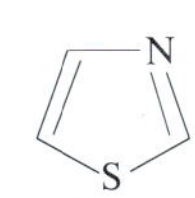

Thiazol

Thiamin (Vitamin B_1)
Im Thiamin sind der Pyrimidin- und der Thiazolrest über eine CH_2-Brücke miteinander verknüpft.

Thiamin (Vitamin B_1)	*Kation* $C_{12}H_{17}N_4OS$ M = 265,36 *Hydrochlorid:* $C_{12}H_{19}N_4OSCl_2$ M = 337,27	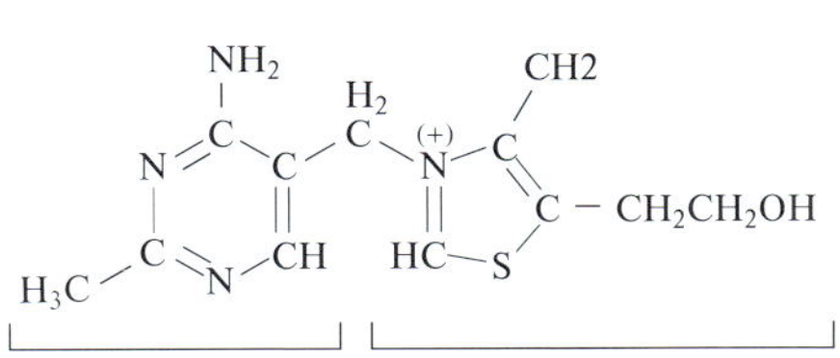

Thiamindiphosphat (Thiaminpyrophosphat)
In dieser Verbindung ist die alkoholische OH-Gruppe des Thiazolrestes mit Phosphorsäure verestert. Thiamindiphosphat stellt die physiologisch wirksame Form von Vitamin B_1 dar.

Thiamindiphosphat	$C_{12}H_{18}N_4O_7P_2S$ M = 424,31	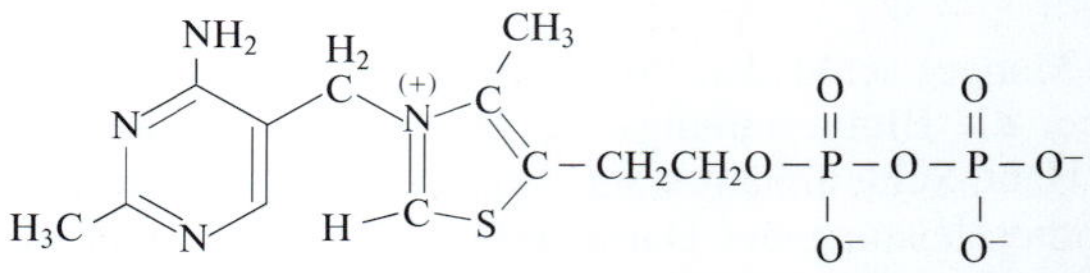

Vorkommen von Thiamin:

- Getreide (Keimanlage und Randschichten)
- Hefe
- Gemüse
- Hülsenfrüchte
- Kartoffeln
- Schweinefleisch
- Rindfleisch
- Fisch
- Eier
- Innereien

Das Anion der Brenztraubensäure wird als Pyruvat bezeichnet.

Physiologische Funktion

Die Form, in der Thiamin seine biochemische Wirkung entfaltet, ist Thiamindiphosphat. Das Monophosphat ist biologisch unwirksam. Thiamindiphosphat wird insbesondere in der Leber enzymatisch aus Thiamin und ATP gebildet. Es wirkt als Cosubstrat an einer Reihe von Stoffwechselreaktionen mit, vor allem bei der Decarboxylierung von Ketosäuren im Rahmen des Kohlenhydratstoffwechsels.

Beispiele für Reaktionen, an denen Thiamindiphosphat beteiligt ist:

Pyruvat ——————> Acetyl-Co A
Hydroxypyruvat ——————> Glykolyl-Co A
Glyoxylat ——————> Formyl-Co A
L-Keto-butyrat ——————> Propionyl-Co A
L-Keto-Glutavat ——————> Succinyl-Co A
L-Ketovaleriansäure ——————> Isobutyryl-Co A
(aus Valin)
L-Keto-adipinsäure ——————> Glutarsäure
(aus Lysin)

Beispiel für einen Reaktionsablauf

Die Reaktion setzt stets am C-2-Atom des Thiazolringes an.

1. Das C-2-Atom des Thiazolringes ionisiert unter Bildung eines Carbanions und eines Protons.

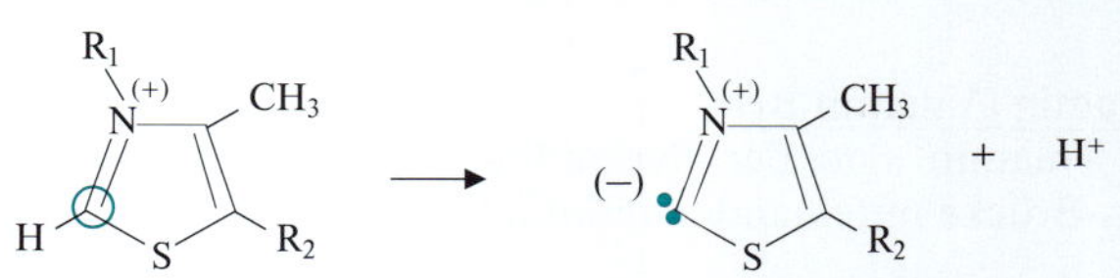

Thiamin — *Carbanion des Thiamins*

Definition des Begriffs „Ionisieren"

Man versteht darunter den Übergang eines elektrisch neutralen Moleküls in ein oder mehrere Ionen, also geladene Teilchen.
Ein solcher Vorgang läuft im ersten Reaktionsschritt ab. Aus dem Thiazolring wird ein H-Atom als Proton abgespalten. Es läßt also sein Bindungselektron am C-Atom des Ringes zurück, der dadurch in ein Anion übergeht.

2. Das Carbanion tritt in Reaktionen mit dem (δ+)-Kohlenstoff der Ketogruppe einer α-Ketocarbonsäure.

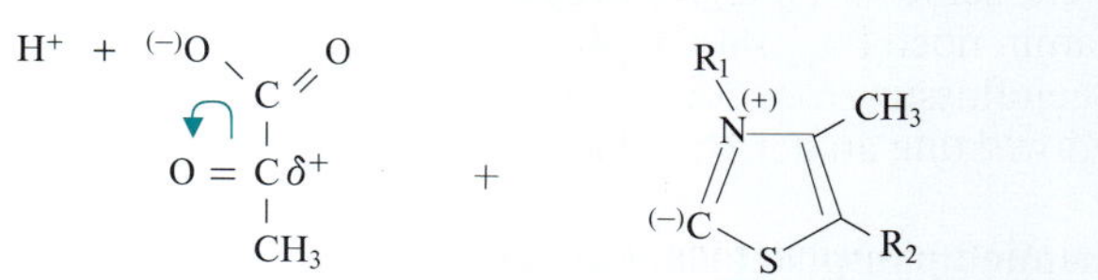

α-Ketopropionsäure bzw. Brenztraubensäure — *Carbanion*

Dabei verschiebt sich das π-Elektronenpaar der Carbonylgruppe in Richtung auf den Sauerstoff, der auf diese Weise negativ geladen wird.

3. Zwischen dem (δ+)-Kohlenstoff und dem C-2-Atom wird eine Elektronenpaarbindung geknüpft, gleichzeitig wandert das bei der Bildung des Carbanions abgespaltene Proton an den Sauerstoff der Carbonylgruppe.

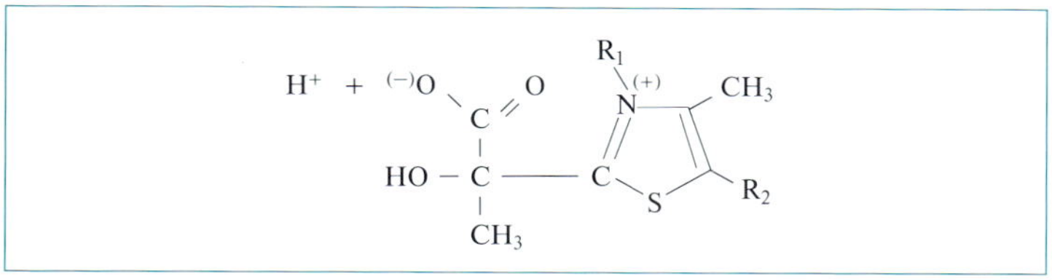

4. Aus diesem Zwischenkomplex wird Kohlendioxid abgespalten.

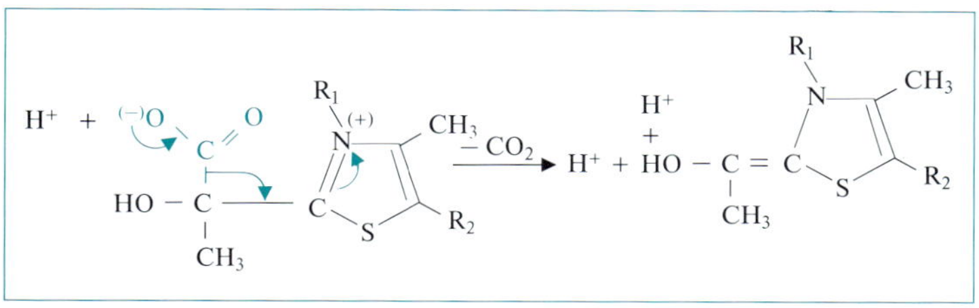

5. Im nächsten Schritt trennt sich die Verbindung nochmals auf. Thiamindiphosphat wird zurückgebildet, aus der α-Ketosäure ist ein Aldehyd geworden.

Definition des π-Elektronenpaares

Solche Elektronenpaare sind Bestandteil von Doppelbindungen. In einer Doppelbindung sind nicht beide Bindungen gleichwertig. Man unterscheidet zwischen der stabilen δ- Bindung, die von den δ-Elektronen gebildet wird, und zwischen der reaktionsfähigen π-Bindung, die von den π-Elektronen gebildet wird. Dieses π-Elektronenpaar ist lockerer verknüpft. Es läßt sich leicht aufspalten oder, durch elektronegative Bindungspartner wie Sauerstoff, verschieben.

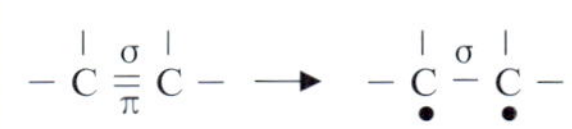

Aufspaltung des π-Elektronenpaares

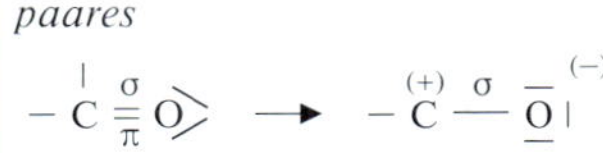

Verschiebung des π-Elektronenpaares

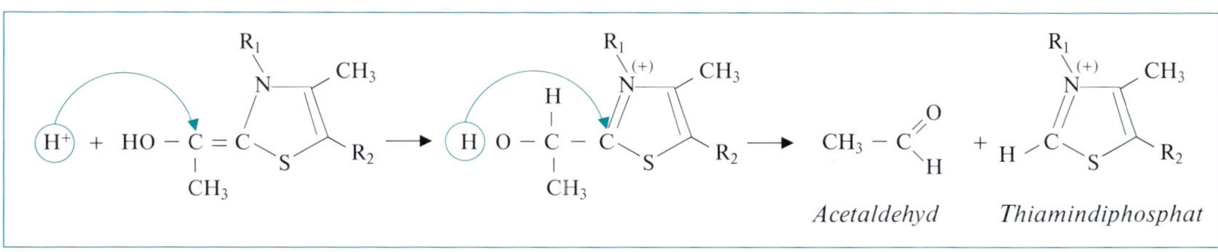

Das Thiamindiphosphat ist also letztlich wieder unverändert aus der Reaktion hervorgegangen. Die α-Ketopropionsäure wurde in Kohlendioxid und Acetaldehyd zerlegt. Nach diesem Muster verlaufen auch alle anderen Decarboxylierungen.

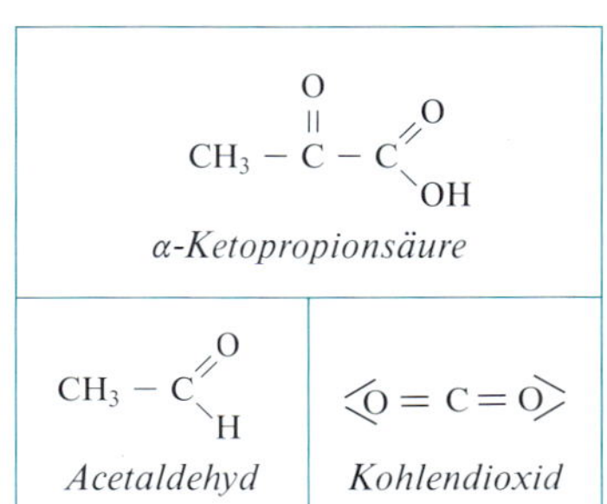

Neben seiner Beteiligung am Kohlenhydratstoffwechsel nimmt Thiamin noch folgende Funktionen wahr:
– Beeinflussung des Wasserhaushaltes
– Mitwirkung an der Nervenerregung.

Resorption – Speicherung

Vitamin B_1 wird im Darm als freies Thiamin resorbiert. Der genaue Resorptionsmechanismus ist noch nicht bekannt. In der Leber wird

Empfohlene Zufuhr für Säuglinge und Kinder (DGE 2000)

Alter	Zufuhr (mg/Tag)
0- 3 Monate	0,2
4-11 Monate	0,4
1- 3 Jahre	0,6
4- 6 Jahre	0,8
7- 9 Jahre	1,0

Der Bedarf von Schwangeren ab 4. Monat liegt bei ca. 1,2 mg pro Tag.

Der Bedarf von stillenden Frauen liegt bei ca. 1,4 mg pro Tag.

Bei chronischem Alkoholmißbrauch ist der Bedarf stark erhöht, da in solchen Fällen Resorption und Stoffwechsel stark gestört sind.

Die wichtigsten Quellen für Thiamin

Brot und Backwaren	40 %
Schweinefleisch	25 %
Kartoffeln	9 %

Verluste von Thiamin:

- 15–25 % bei der Lagerung von Obst- und Gemüsekonserven über ein Jahr
- 0–60 % beim Kochen von Fleisch unter Haushaltsbedingungen
- 20 % beim Pökeln von Fleisch
- 20 % beim Backen.

es dann in die wirksame Form des Thiamindiphosphats bzw. Thiaminpyrophosphats (TPP) umgewandelt und dort auch gespeichert. Außer in der Leber kommt Thiamin noch in der Niere und dem Gehirn vor.

Bedarf

Der Thiaminbedarf hängt in erster Linie von der Kohlenhydratzufuhr ab. Meistens bezieht man sich bei den Berechnungen der Einfachheit halber auf die Gesamtaufnahme an Energie. Bei gemischter Kost liegt die empfohlene Zufuhr für Erwachsene bei 1 bis 1,3 mg pro Tag.
Zur Zeit erreicht in der Bundesrepublik Deutschland der Verbrauch von Thiamin in nur wenigen Altersgruppen die empfohlene Zufuhr.
Zur Deckung des Bedarfs eignen sich vor allem Vollkornprodukte, denn Thiamin kommt in den äußeren Schichten des Getreidekorns besonders reichlich vor.

Mangelerscheinungen

Bei Thiaminmangel ist die Aktivität der Enzyme, die Thiaminpyrophosphat als Cosubstrat benötigen, herabgesetzt. Das führt in erster Linie zu einer Beeinträchtigung des Kohlenhydratstoffwechsels. Thiaminmangel äußert sich beim Menschen hauptsächlich durch folgende Symptome:

- Gewichtsverlust
- Muskelschwäche
- Gliederschmerzen
- Ödeme
- Störung der Herztätigkeit
- psychische Veränderungen (Müdigkeit, Depressionen etc.).

Stabilität — Empfindlichkeit

Die Stabilität von Thiamin in wäßriger Lösung ist relativ gering. Sie wird von verschiedenen Faktoren beeinflußt:

- pH-Wert: Mit steigendem pH-Wert wird Thiamin zunehmend zerstört.
- Temperatur: Mit steigender Temperatur wird Thiamin zunehmend zerstört.

Außerdem ist Thiamin empfindlich gegen einige Chemikalien, vor allem gegen Nitrit, H_2O_2 und Sulfit. Die Inaktivierung von Thiamin durch Sulfit ist allerdings stark pH-abhängig. In stark saurem Milieu (Citrussäfte) tritt praktisch kein Sulfitabbau auf.
Gegen UV-Strahlen ist Thiamin relativ beständig.

5.2.2.2 Vitamin B_2 (Riboflavin)

Dieses Vitamin haben wir als prosthetische Gruppe von Enzymen bereits kennengelernt.

Struktur von Riboflavin und verwandten Verbindungen

Grundbausteine dieser Verbindungen sind ein Ribitylrest und ein Isoalloxazinrest.

Riboflavin (Vitamin B_2)

Diese Verbindung ist das eigentliche Vitamin B_2, das auf verschiedene Weise biologisch aktiv werden kann.

Riboflavin [Vitamin B_2, Lactoflavin, 7,8-Dimethyl-10-(D-ribityl)-isoalloxazin]	$C_{17}H_{20}N_4O_6$ M = 376,37	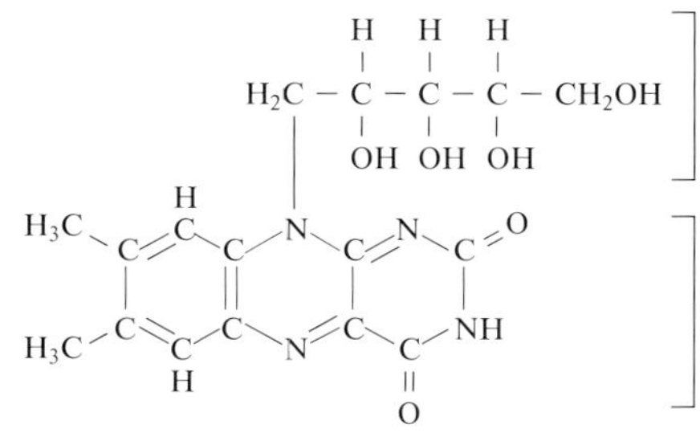	*Ribitylrest* *Isoalloxazinrest*

Flavinmononucleotid (FMN)

In dieser Verbindung ist Riboflavin mit einer Phosphorsäure verestert.

Flavinmononucleotid (FMN) (Riboflavin-5'-phosphat)	$C_{17}H_{21}N_4O_9P$ M = 456,35	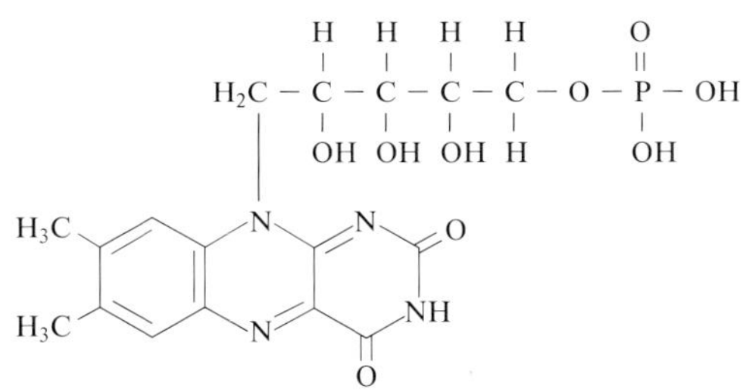

Flavinadenindinucleotid (FAD)

In dieser Verbindung ist Riboflavin mit zwei Phosphorsäuremolekülen, einem Molekül Ribose und einem Molekül Adenin verknüpft.

Flavinadenindinucleotid (FAD)	$C_{27}H_{33}N_9O_{15}P_2$ M = 785,56	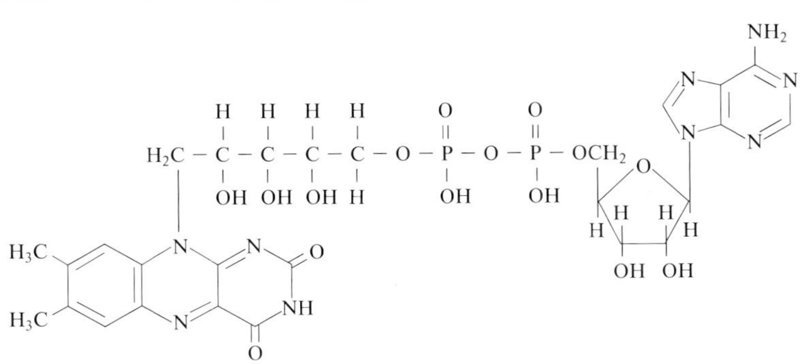

Vorkommen von Riboflavin:

- Milch
- Milchprodukte
- Käse
- Eier
- Gemüse
- Hefe
- Fisch
- Innereien
- Vollkornprodukte

Beispiele für Flavinenzyme

Trivialname	prosth. Gruppe
Cholinoxidase	FAD
Aldehydoxidase	FAD
Acyl-CoA-Dehydrogenase	FAD
Aminosäureoxidase	FMN
Diaminoxidase	FAD
D-Asparaginsäureoxidase	FAD
Glutathionreduktase	FAD
Xanthinoxidase	FAD

Physiologische Funktion

Riboflavin wird im Organismus in Form von FMN und FAD wirksam. Beide werden als prosthetische Gruppe Bestandteil der sogenannten Flavinenzyme, von denen zur Zeit rund 100 verschiedene Vertreter bekannt sind. Das erklärt, warum Riboflavin in sehr viele Stoffwechselbereiche eingreift.
FAD und FMN wirken dabei als Wasserstoff-Überträger. Die wirksame Gruppierung ist daher der Isoalloxazinrest.

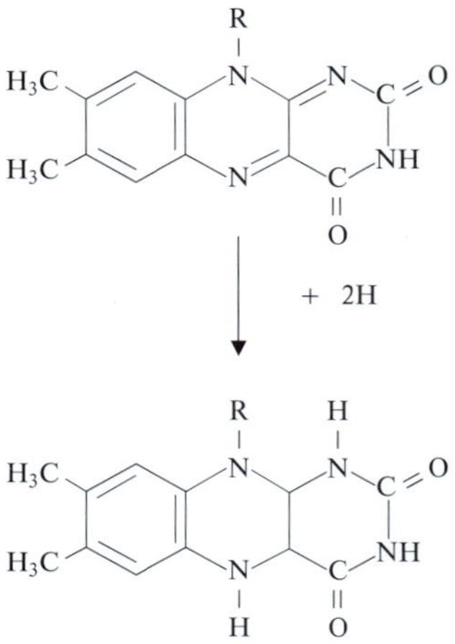

Allgemeine Formel für FAD bzw. FMN, der Isoalloxazinrest liegt in der oxidierten Form vor.

Allgemeine Formel für $FADH_2$ bzw. $FMNH_2$, der Isoalloxazinrest liegt in der reduzierten Form vor.

Rein schematisch läßt sich die allgemeine Reaktionsgleichung formulieren:

$$FAD + 2\,H \rightleftarrows FADH_2$$

Die Übertragung der beiden H-Atome geschieht möglicherweise in einem doppelten Reaktionsschritt, unter Bildung eines Semichinons als Zwischenprodukt, das ein N-Atom mit einem einsamen Elektron enthält.

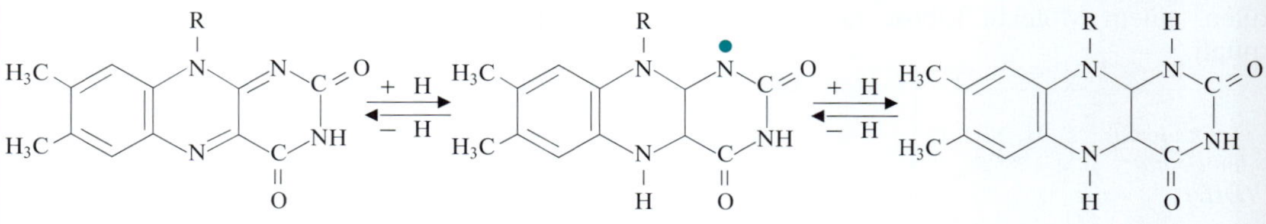

FAD — *Semichinon* — *$FADH_2$*

Beispiele für biochemische Reaktionen, die von Flavinenzymen katalysiert werden:

- oxidative Desaminierung von Aminosäuren und Aminen
- Oxidation von Hydroxysäuren zu Ketosäuren bzw. Aldehyden
- Oxidation von Aldehyden zu Säuren
- Dehydrierung von $-CH_2-CH_2-$ - Ketten.

Resorption und Speicherung

Vitamin B_2 wird als freies Riboflavin im Darm resorbiert und dann im Organismus phosphoryliert.
Gespeichert wird es vor allem in der Leber und in der Skelettmuskulatur.

Bedarf

Der Bedarf wird wie bei Vitamin B_1 meist auf den Energieumsatz bezogen. Für Erwachsene wird er mit 1,2 bis 1,5 mg pro Tag angegeben. Er erhöht sich während Schwangerschaft und Stillzeit.
Etwa 30 % der Riboflavinzufuhr stammen aus Milch, Milchprodukten und Käse. Die Versorgung mit Vitamin B_2 ist im allgemeinen als ausreichend anzusehen.

Empfohlene Zufuhr für Säuglinge und Kinder (DGE 2000)

Alter	Zufuhr (mg/Tag)
0- 3 Monate	0,3
4-11 Monate	0,4
1- 3 Jahre	0,7
4- 6 Jahre	0,9
7- 9 Jahre	1,1

Der Bedarf von Schwangeren ab 4. Monat liegt bei ca. 1,5 mg pro Tag.

Der Bedarf stillender Frauen liegt bei ca. 1,6 mg pro Tag.

Während schwerer Krankheiten, nach Operationen und bei chronischem Alkoholmißbrauch steigt der Bedarf an Riboflavin deutlich an.

Mangelerscheinungen

Leichte Hypovitaminosen sind beim Menschen relativ häufig, während schwere Vitaminmangelzustände unter unseren Lebensbedingungen praktisch nicht auftreten.
Ursache des Mangels ist meist weniger eine ungenügende Zufuhr als vielmehr die gestörte Resorption des Vitamins, z. B. bei schweren Verdauungsstörungen. Desgleichen können Lebererkrankungen zu Riboflavinmangelsymptomen führen. Charakteristisch für Mangelzustände sind folgende Symptome:

- Rötung und Schuppenbildung der Haut um Augen und Nase
- Rötung der Lippenschleimhaut
- Fissuren (Risse) der Mundwinkel
- Brüchigwerden der Fingernägel.

Stabilität – Empfindlichkeit

Riboflavin zählt zu den relativ stabilen Vitaminen. Die Verluste bei der haushaltsüblichen Verarbeitung liegen bei 10–15 %. Lichtempfindlichkeit besteht bei einer Bestrahlung mit UV-Strahlen der Wellenlänge von 420–560 nm.

5.2.2.3 Vitamin B_6 (Pyridoxin, Pyridoxal)

Auch bei diesem Vitamin sind mehrere biologisch wirksame Formen bekannt.

Struktur von Pyridoxin und verwandten Verbindungen

Grundbestandteil aller Formen ist ein Pyridinring, der jeweils unterschiedlich substituiert ist, wobei die Reste nur am C-4-Atom variieren.

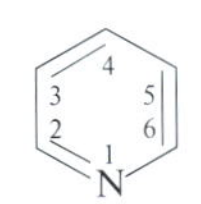

Pyridinring

<u>Pyridoxin (Pyridoxol)</u>
Diese Verbindung trägt am C-4-Atom einen CH_2-OH-Rest.

Pyridoxin (Pyridoxol)	$C_8H_{11}NO_3$ M = 169,18	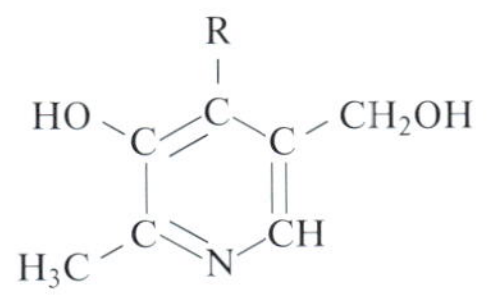	R: CH_2OH

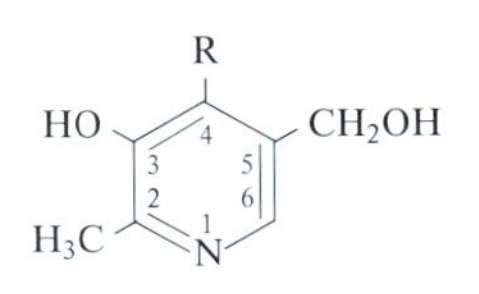

Substituierter Pyridinring

Vorkommen von Vitamin B_6:

- Hefe
- Getreide (vor allem die Keimlinge)
- Sojabohnen
- Leber
- Fleisch (Huhn, Schwein)
- Milch
- Käse
- Eier
- Fisch
- Grünes Gemüse
- Obst (Orangen, Zitronen, Bananen, Birnen).

Pyridoxamin

Diese Verbindung trägt am C-4-Atom einen CH_2-NH_2- Rest.

Pyridoxamin	$C_8H_{12}N_2O_2$ M = 168,20	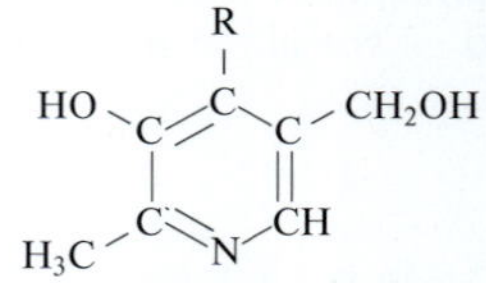 R: CH_2NH_2

Pyridoxal

Diese Verbindung trägt am C-4-Atom eine CHO-Gruppe.

Pyridoxal	$C_8H_9NO_3$ M = 167,17	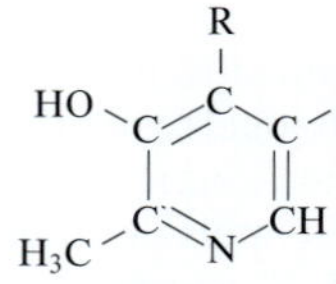 R: CHO

Pyridoxalphosphat

In dieser Verbindung ist die alkoholische OH-Gruppe des Pyridoxals mit Phosphorsäure verestert.

Pyridoxal-phosphat (Codecarboxylase)	$C_8H_{10}NO_6P$ M = 247,15	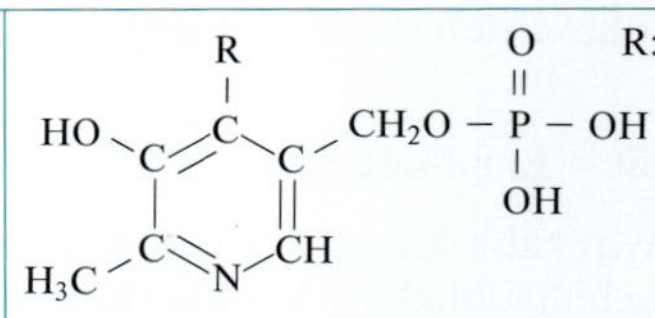 R: CHO

Reaktion für die Bildung einer Schiffschen Base

$$R-C(=O)H \quad + \quad NH_2-R'$$

Aldehyd — *Aminosäure (oder andere organische Verbindungen mit einer NH_2-Gruppe)*

↓

$$R-C(H)=N-R' \quad + \quad H_2O$$

Schiffsche Base — *Wasser*

Pyridoxaminphosphat

In dieser Verbindung ist die alkoholische OH-Gruppe des Pyridoxamins mit Phosphorsäure verestert.

Pyridoxamin-phosphat	$C_8H_{13}N_2O_5P$ M = 248,18	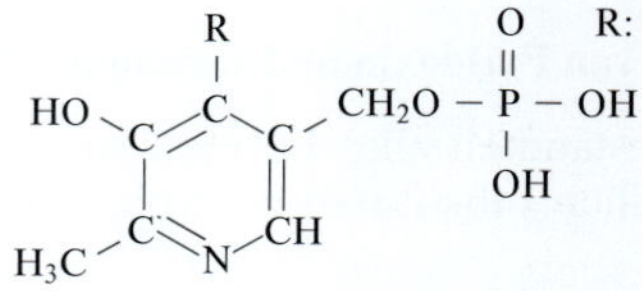 R: CH_2NH_2

Physiologische Funktion

Die biologisch aktive Form ist das Pyridoxalphosphat. Es fungiert bei zahlreichen Enzymsystemen als prosthetische Gruppe. Dazu gehören:

- Aminosäuredecarboxylasen
- Transaminasen
- H_2O-abspaltende Enzyme (aus Aminosäuren)
- H_2S-abspaltende Enzyme (aus Aminosäuren)

– aminosäurespaltende Enzyme
– Lysoloxidase (Quervernetzung von Kollagen).

Beispiel für den Reaktionsablauf der Decarboxylierung einer Aminosäure
Ansatzpunkt für eine solche Reaktion ist die Aldehydgruppe des Pyridoxalphosphats. Die darin enthaltene C-O- Doppelbindung reagiert mit der Aminogruppe der Aminosäure zu einer sogenannten Schiffschen Base.

Beispiele für Decarboxylierungen im Stoffwechsel

– Asparaginsäure zu β-Alanin
– Histidin zu Histamin
– Lysin zu Cadaverin
– Tryptophan zu Tryptamin
– Tyrosin zu Tyramin
– Arginin zu Agmantin.

1. Bildung einer Schiffschen Base

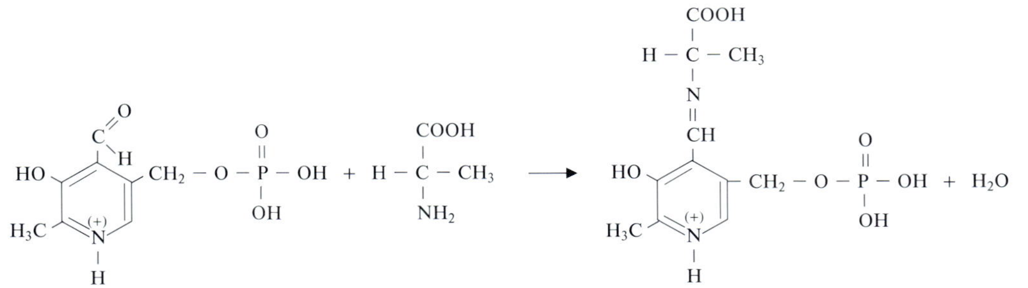

Pyridoxalphosphat *Alanin* *Schiffsche Base* *Wasser*

2. Aus der Schiffschen Base wird CO_2 abgespalten.

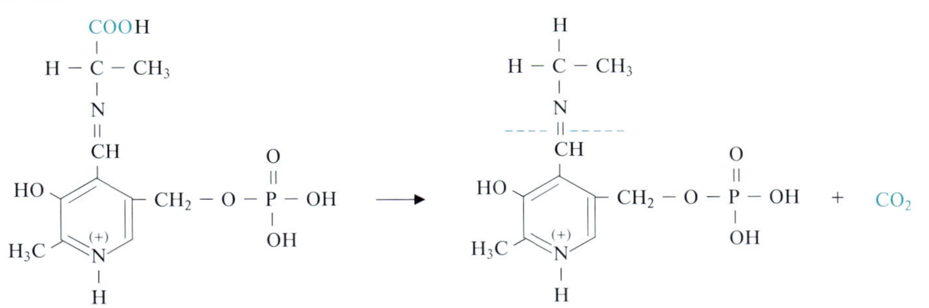

Schiffsche Base *Decarboxylierte Schiffsche Base*

Schiffsche Basen bezeichnet man auch als Azomethine.

Allgemeine Formel:

$$R - CH = N - R'$$

Hydrolytische Spaltung eines Azomethins:

$$R - CH = N - R' + H_2O \longrightarrow R - CHO + H_2N - R'$$

Azomethin *Wasser* *Aldehyd* *Amin*

$$CH_3 - COOH \longrightarrow CO_2 + CH_4$$

Essigsäure *Kohlendioxid* *Methan*

Die Abspaltung von Kohlendioxid aus Essigsäure ist ein einfaches Beispiel für eine Decarboxylierung.

3. Abtrennung des Amins durch hydrolytische Spaltung der Schiffschen Base. Dabei bildet sich das Pyridoxalphosphat zurück.

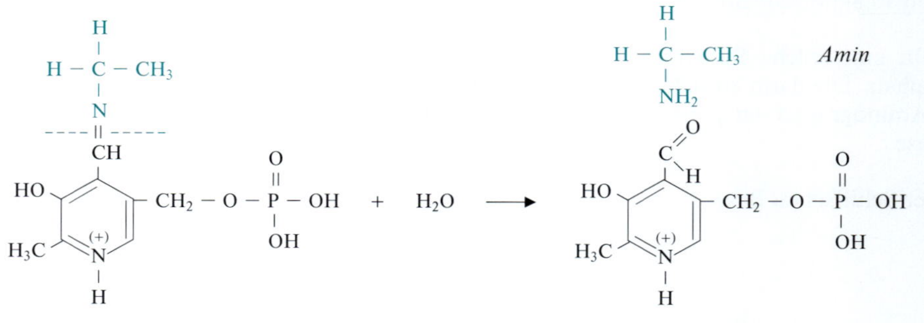

Decarboxylierte Schiffsche Base | *Pyridoxalphosphat*

Beispiele für Transaminierungen im Stoffwechsel

- L-Aspartat + α-Ketoglutarsäure → Oxalacetat + L- Glutamat
- L-Alanin + α-Ketoglutarsäure → Pyruvat + L-Glutamat

Beispiel für den Reaktionsablauf der Transaminierung aus einer Aminosäure

Ausgangspunkt ist auch hier wieder die Bildung der Schiffschen Base zwischen Pyridoxalphosphat und Aminosäure.

1. Bildung der Schiffschen Base (s. o.)

2. Abspaltung eines Protons und Verschiebung von Doppelbindungen

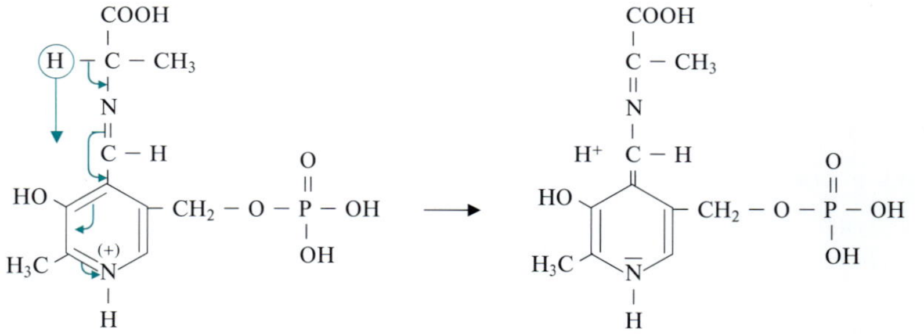

3. Anlagerung des Protons und Rückbildung der ursprünglichen Doppelbindungen im Sechsring

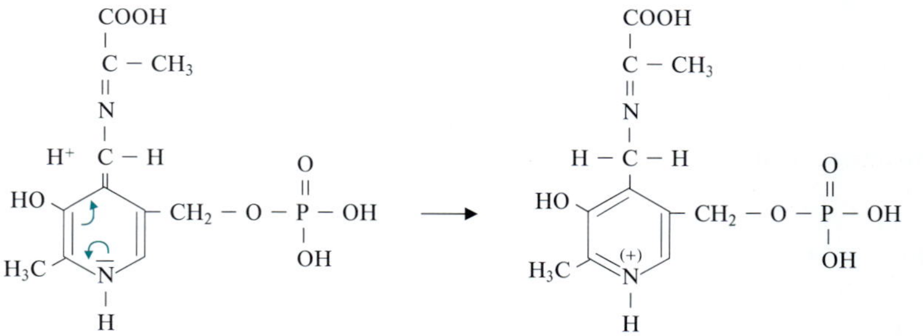

4. Hydrolytische Spaltung der Doppelbindung zwischen Kohlenstoff und Stickstoff

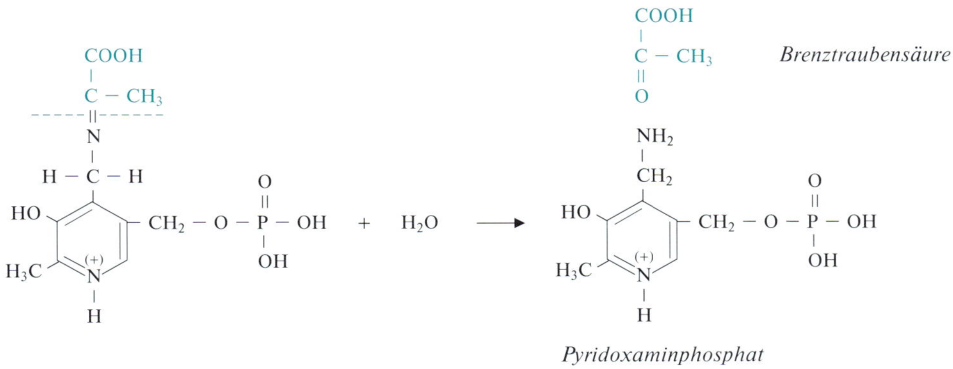

Endprodukte der Umsetzung sind also eine α-Ketocarbonsäure und Pyridoxaminphosphat. Vom Pyridoxaminphosphat aus kann die Aminogruppe dann wieder abgespalten und weiter übertragen werden.

Empfohlene Zufuhr für Säuglinge und Kinder (DGE 2000)

Alter	Zufuhr (mg/Tag)
0- 3 Monate	0,1
4-12 Monate	0,3
1- 3 Jahre	0,4
4- 6 Jahre	0,5
7- 9 Jahre	0,7

Resorption – Speicherung

Die in der Nahrung enthaltenen Substanzen der Vitamin-B_6-Gruppe werden im Darm dephosphoryliert und anschließend resorbiert. Letzteres geschieht passiv durch Diffusion. Gespeichert wird Vitamin B_6 in der Leber und in den Muskeln.

Bedarf

Der Bedarf wird mit 1,2 bis 1,6 mg pro Tag angegeben. Die durchschnittliche Aufnahme in der Bundesrepublik Deutschland liegt über diesen Empfehlungen. Dennoch haben biochemische Bestimmungsmethoden ergeben, daß mindestens 7 % der jungen Männer und 10 % der jungen Frauen Befunde aufweisen, die auf eine unzureichende Bedarfsdeckung schließen lassen. Das ist in der Mehrzahl der Fälle nicht auf eine zu geringe Aufnahme zurückzuführen. Es ist vielmehr so, daß durch Rauchen, Trinken oder die Einnahme von Kontrazeptiva („die Pille“) der Bedarf weit über das normale Maß erhöht wird. Ein alkoholisches Getränk muß hier jedoch ausgenommen werden: Bier weist einen beträchtlichen Gehalt an Vitamin B_6 auf.

Der Bedarf von Schwangeren ab 4. Monat liegt bei ca. 1,9 mg pro Tag.

Der Bedarf stillender Frauen liegt bei ca. 1,9 mg pro Tag.

Mangelerscheinungen

Pyridoxin ist in hohem Maße mit dem Aminosäurestoffwechsel und damit mit dem Proteinstoffwechsel verknüpft. Ein Mangel führt daher zu schweren Ausfallerscheinungen. Beim Menschen kommt es zu Funktionsstörungen des Zentralnervensystems, die vermutlich mit einer Beeinträchtigung des Glutaminsäurestoffwechsels zusammenhängen und mit einer mangelhaften Bildung der α-Aminobuttersäure.
Naturgemäß äußert sich ein Pyridoxinmangel auch in Stoffwechselveränderungen. Der Grundumsatz sinkt ab. In den Organen ist die Aktivität der Vitamin-B_6-Enzyme stark herabgesetzt.

Symptome eines Pyridoxinmangels:

- Gewichtsverlust
- Wachstumsstillstand
- Entzündungen an Mund, Augen und den Schleimhäuten des Magen-Darm-Traktes
- Krämpfe.

5.2.2.4 Niacin

Diese Bezeichnung ist ein Sammelname für die beiden Verbindungen Nicotinsäure und Nicotinsäureamid. Beide sind biologisch wirksam.

Struktur von Niacin

Grundbaustein dieser Verbindungen ist das Pyridin.

Nicotinsäure

Diese Substanz trägt in ihrem Molekül in 3-Stellung eine Carboxylgruppe.

Nicotinsäure (Niacin)	$C_6H_5NO_2$ M = 123,11	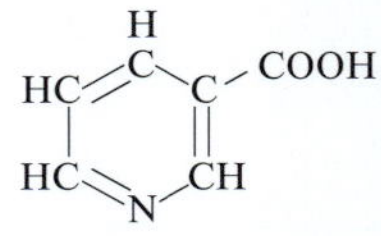

Nicotinsäureamid

Hier ist die OH-Gruppe der Carbonsäure durch eine Aminogruppe (NH_2-) ersetzt worden.

Nicotinamid (Nicotin-säureamid)	$C_6H_6N_2O$ M = 122,13	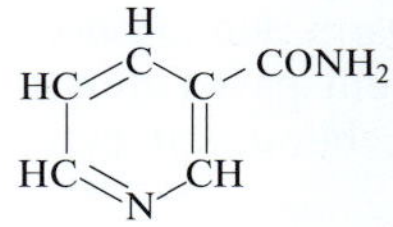

Nicotinamidadenindinucleotid (NAD)

In diesem Molekül ist das Nicotinsäureamid mit zwei Molekülen Ribose, zwei Molekülen Phosphorsäure und einem Molekül Adenin verbunden.

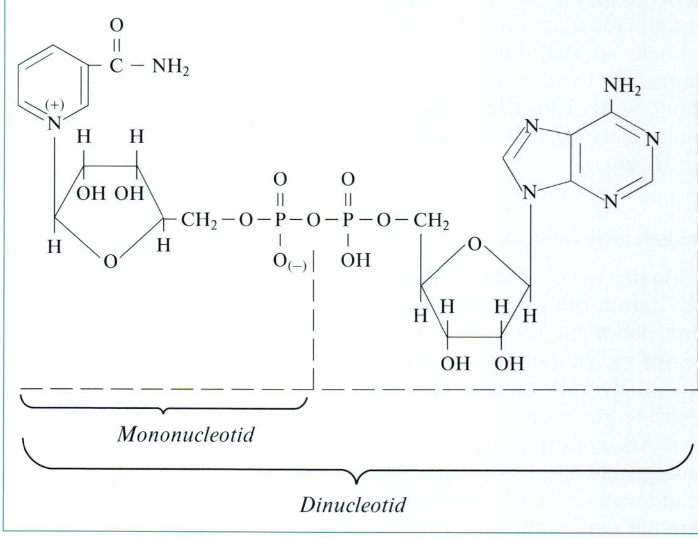

Vorkommen von Niacin:

- Innereien
- Getreide, Getreideprodukte
- Hefe
- Pilze
- Fisch
- Fleisch.

Tryptophan, die Aminosäure mit Vitaminwirkung

Menschliche und tierische Organismen sind in der Lage, Tryptophan in Nicotinsäure zu überführen. Diese Aminosäure entfaltet daher im Körper Nicotinsäurewirkung.

Biosynthese von NAD

Die Biosynthese von NAD vollzieht sich folgendermaßen:

1. Reaktion von Nicotinsäure mit Ribose zu einem Mononucleotid.
2. Überführung des Mononucleotids in ein Dinucleotid.
3. Überführung der Carboxylgruppe im Pyridinring in eine Säureamidgruppe.

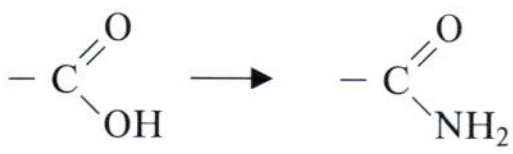

Carboxylgruppe *Amidgruppe*

NADP

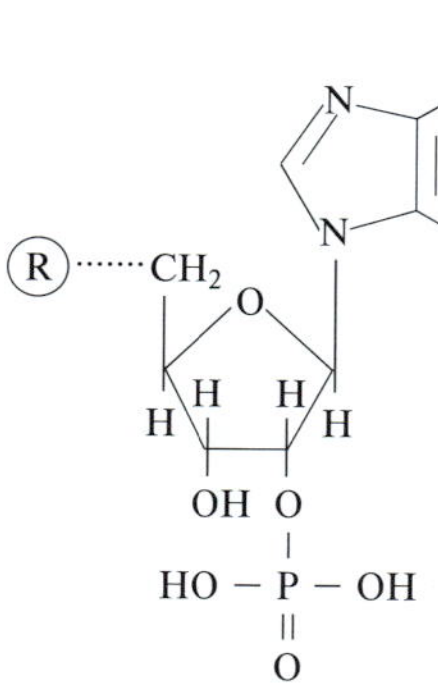

Nicotinamidadenindinucleotidphosphat (NADP)
Hier ist ein Molekül Ribose zusätzlich mit einer dritten Phosphorsäure verestert.

Physiologische Funktion

Niacin entfaltet seine biologische Aktivität in Form von NAD und NADP. Beide wirken als Cosubstrate von Dehydrogenasen. Sie übertragen Wasserstoff von dehydrierbaren Substanzen vor allem auf Flavinenzyme. Das ist deshalb möglich, weil sie in einer oxidierten Form (NAD^+ bzw. $NADP^+$) und auch in einer reduzierten Form (NADH bzw. NADPH) vorkommen können.

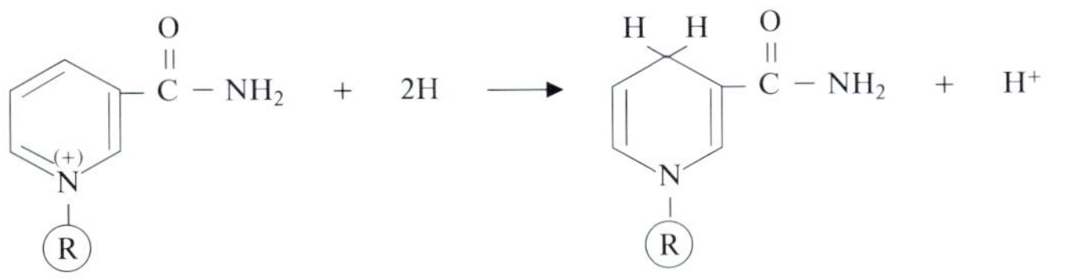

NAD^+ (bzw. $NADP^+$) — NADH (bzw. NADPH)

Nicotinsäure besitzt beim Menschen eine deutliche antiallergische Wirksamkeit und außerdem eine gewisse Leberschutzwirkung.

Die Fähigkeit von NAD^+ bzw. $NADP^+$ zur Übernahme von Wasserstoff beruht auf dem Streben des positiv geladenen Stickstoffatoms im Pyridinring, Elektronen an sich zu ziehen. Dadurch kann am gegenüberliegenden C-Atom sehr leicht Wasserstoff gebunden werden.
Für den Vorgang läßt sich die allgemeine Reaktionsgleichung formulieren:

$$AH_2 + NAD^+ \xrightarrow{\text{Dehydrogenase}} A + NADH + H^+$$
(AH_2 = dehydrierbare Substanz, A = dehydrierte Substanz)

Die Zahl der heute bekannten Dehydrogenasen ist groß und dürfte etwa 200 betragen. Die mit NAD und NADP arbeitenden Vertreter dieser Enzymgruppe wirken auf Substrate ein, die folgende dehydrierbaren Atomgruppen enthalten.

alkoholische OH-Gruppe:	$>C-OH$ (mit H)
Aldehydgruppe:	$-C(=O)H$
Ketogruppe:	$>C=O$
Aminogruppe: (primäre)	$-NH_2$
Aminogruppe: (sekundäre)	$>NH$
gesättigter Kohlenwasserstoff:	$-CH-CH-$

Beispiele für Dehydrogenasen, die mit NAD bzw. NADP arbeiten:

- Alkoholdehydrogenase
- Sorbitdehydrogenase
- Aldose-Reduktase
- Lactat-Dehydrogenase
- Malat-Dehydrogenase
- Glucose-Dehydrogenase
- Glutaminsäure-Dehydrogenase.

In Cerealien, insbesondere Mais, aber auch Weizen, liegt ein großer Teil der Nicotinsäure in Form eines Peptids, also gebunden an eine Aminosäure, vor; die chemische Bezeichnung dieser Verbindung: Niacytin.
Es kann durch die Enzyme des Magen-Darm-Traktes nicht aufgeschlossen werden.

Empfohlene Zufuhr für Säuglinge und Kinder (DGE 2000)

Alter	Zufuhr (mg-Äquivalent/Tag)
0- 3 Monate	2
5-11 Monate	5
1- 3 Jahre	7
4- 6 Jahre	10
7- 9 Jahre	12

1 mg Niacin-Äquivalent entspricht 60 mg Tryptophan.

Die empfohlene Zufuhr für Schwangere ab 4. Monat beträgt ca. 15 mg-Äquivalent pro Tag.

Die empfohlene Zufuhr für stillende Frauen beträgt ca. 17 mg-Äquivalente pro Tag.

Nachgewiesen werden kann ein Niacinmangel durch eine verminderte Ausscheidung von Niacinabbauprodukten des Stoffwechsels, vor allem N_5-Methyl-Nicotinsäureamid und N_5-Methyl-Nicotinsäureamid-Pyridon.

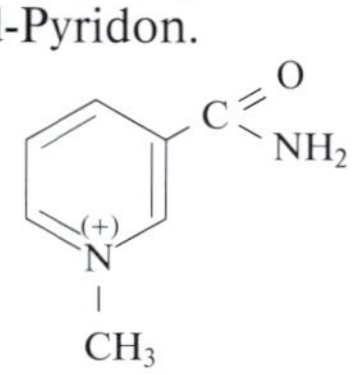

N_5-Methyl-Nicotinsäureamid

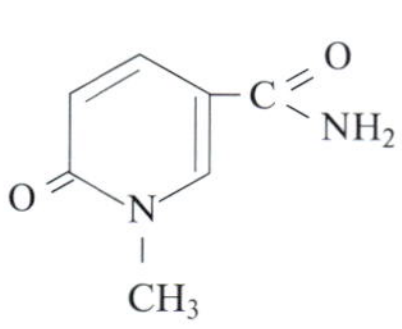

N_5-Methyl-Nicotinsäureamid-Pyridon

NAD und NADP haben im Zellstoffwechsel nicht dieselben Aufgaben. NAD wird zur biologischen Oxidation benutzt, NADP im wesentlichen zu Biosynthesen. In der lebenden Zelle liegt NAD vorwiegend in der oxidierten Form (NAD+) vor, NADP dagegen in der reduzierten als $NADPH_2$.

Resorption – Speicherung

Der Niacingehalt von Nahrungsmitteln ist für den menschlichen Organismus nur eine Möglichkeit, seinen Bedarf zu decken. Er ist in der Lage, die Aminosäure Tryptophan zu Nicotinsäure umzubauen, eine Reaktion, die an die Anwesenheit von Riboflavin und Pyridoxal geknüpft ist. Niacin kommt in fast allen Geweben vor, hauptsächlich jedoch in der Leber.

Bedarf

Der Bedarf des Erwachsenen wird mit 13 bis 17 mg pro Tag angegeben. Der Körper deckt ihn zu ca. 60 bis 70 % aus Tryptophan. Alle Erfahrungen sprechen dafür, daß der Niacinbedarf durch das Nahrungsangebot und die Gewinnung aus Tryptophan im allgemeinen ausreichend gedeckt ist. Eine Ausnahme macht offensichtlich nur eine einseitige Ernährung mit Mais, der so gut wie kein Tryptophan enthält.

Mangelerscheinungen

Der Vitamincharakter von Niacin wurde im Zusammenhang mit der Pellagra entdeckt, einer Ernährungskrankheit, die vor allem in Regionen auftritt, wo die Bevölkerung sich hauptsächlich von Mais ernährt.
Pellagra äußert sich vor allem in Fehlfunktionen der Haut, des Verdauungstraktes und des Nervensystems. Symptome sind:
- Verdickungen und Pigmentierungen der Haut, die in erster Linie in Bereichen auftreten, die dem Sonnenlicht ausgesetzt sind (Gesicht, Nacken, Arme)
- Durchfälle
- Erbrechen
- psychosomatische Störungen
- psychische Veränderungen (Depressionen, Verwirrungszustände)
- gestörter Gang.

Solche Erscheinungen sind allerdings bei unseren Ernährungsgewohnheiten nicht zu beobachten. Die Versorgung mit Niacin ist als ausreichend anzusehen.

Stabilität – Empfindlichkeit

Niacin ist ziemlich stabil und gegen alle physikalischen und chemischen Einflüsse nur wenig empfindlich. Beim Blanchieren werden Verluste von 15 % beobachtet. Beim Garen von Speisen ist mit Verlusten zwischen 0 und 30 % zu rechnen.

5.2.2.5 Pantothensäure

Als Vitamin wirksam ist nur die D-(+)-Pantothensäure. Vitamincharakter haben außer der Säure noch Verbindungen, die der Pantothensäure sehr ähnlich sind.

Struktur der Pantothensäure und verwandten Verbindungen

Hauptsächlich sind zwei Verbindungen von Bedeutung.

Pantothensäure

Pantothensäure (2,4-Dihydroxy-3,3-dimethyl-butyryl-β-alanin)	$C_9H_{17}NO_5$ M = 219,24	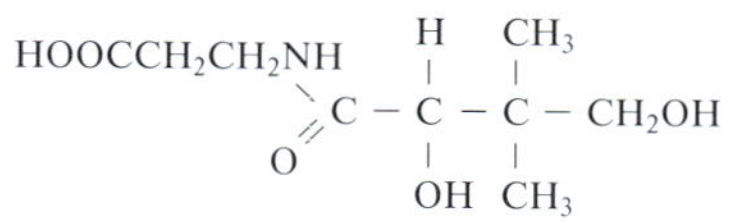

Die genaue chemische Bezeichnung ist:
2,4-Dihydroxy-3,3-dimethylbutyryl-β-Alanin.

Pantothenylalkohol

Pantothenyl-alkohol	$C_9H_{19}NO_4$ M = 205,26	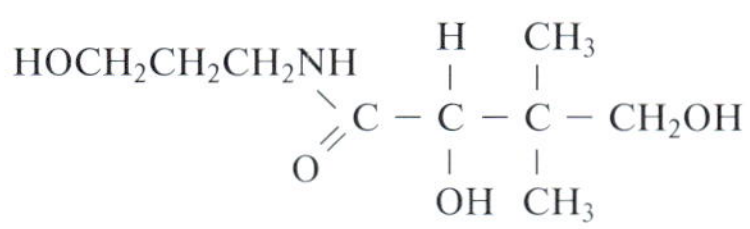

Diese Verbindung trägt statt der Carboxylgruppe eine primäre alkoholische OH-Gruppe. Pantothensäure ist chemisch gesehen also das Oxidationsprodukt des Pantothenylalkohols.

Vorkommen von Pantothensäure:

- Leber
- Fleisch
- Fisch
- Milch
- Vollkornprodukte.

Physiologische Funktion

Im menschlichen Organismus wirkt die Pantothensäure in Form des Coenzyms A.
In Coenzym A sind Adenosin-diphosphat, Pantothensäure und β-Mercaptoethylamin miteinander kombiniert. Durch Bindung von Essigsäure an dieses Molekül kann kurzfristig chemische Energie gespeichert werden.

Coenzym A nimmt im Stoffwechsel eine Schlüsselstellung ein:

- Im Kohlenhydratstoffwechsel leitet es die Endstufe der Oxidation ein.
- Der Abbau von Fettsäuren erfolgt nicht mit den freien Säuren, sondern erst, nachdem sie an das Coenzym A gebunden wurden. Durch diese Verknüpfung werden sie in „aktivierte", energiereichere Verbindungen überführt.

Bindung einer Fettsäure an Coenzym A am Beispiel der Essigsäure

$$CH_3-\overset{\overset{O}{\|}}{C}-OH \quad + \quad HS-CoA \longrightarrow CH_3-\overset{\overset{O}{\|}}{C}-S-CoA \quad + \quad H_2O$$

Essigsäure — *Coenzym A* — *Acetyl-Coenzym A*

Nach diesem Muster werden alle geradzahligen und ungeradzahligen Fettsäuren, sowohl die gesättigten als auch die ungesättigten, an Coenzym A gebunden.

Stoffwechselvorgänge, an denen Coenzym A beteiligt ist:

- Synthese von Triglyceriden und Phosphatiden
- Synthese von Hippursäure, einem Zwischenprodukt im Proteinstoffwechsel
- Synthese von Gallensäuren
- Synthese des Häms.

Allgemeine Formel für einen Acylrest

$$R-\overset{\overset{\displaystyle O}{\|}}{C}\bullet$$

Acylreste entstehen immer dann, wenn man aus einer Carbonsäure den OH-Bestandteil abtrennt.

Empfohlene Zufuhr für Säuglinge und Kinder (DGE 1991)

Alter	Zufuhr (mg/Tag)
0- 3 Monate	2
4-11 Monate	3
1- 3 Jahre	4
4- 6 Jahre	4
7- 9 Jahre	5

Die empfohlene Zufuhr für Schwangere ab 4. Monat liegt bei 6 mg pro Tag.

Die empfohlene Zufuhr für stillende Frauen liegt bei 6 mg pro Tag.

Gleiches geschieht mit Bernsteinsäure und anderen Dicarbonsäuren. Übertragung von Acylresten (Säureresten) spielen im Zellstoffwechsel eine große Rolle

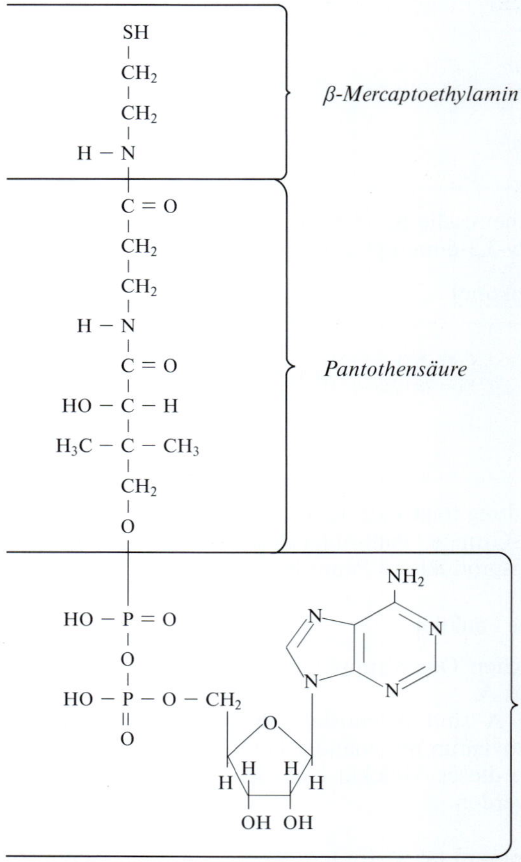

Gesamtformel des Coenzyms A (Co A)

Resorption – Speicherung

Pantothensäure wird mit der Nahrung hauptsächlich in gebundener Form, meist wohl als Coenzym A, aufgenommen. Coenzym A wird im Darm aufgespalten. Dabei entstehen neben freier Pantothensäure vorwiegend Phosphorsäureester. In den Zellen liegt Pantothensäure dann wieder gebunden vor.
Speicherorgan ist die Leber.

Bedarf

Der Bedarf wird für Erwachsene mit 6 mg pro Tag angegeben. Bei Belastungen des Organismus (schwere körperliche Arbeit, Schwangerschaft, Stillzeit) ist der Bedarf höher.

Mangelerscheinungen

Die Symptome eines Pantothensäuremangels sind vielfältig. Sie beginnen mit leichter Ermüdbarkeit und Schläfrigkeit. Danach treten

Reflexstörungen, Gangveränderungen und Gleichgewichtsstörungen auf.
Da Pantothensäure in der Natur weit verbreitet ist, kann man davon ausgehen, daß die Versorgung gesichert ist. Das Problem eines Pantothensäuremangels hat also für den Menschen keine praktische Bedeutung.

Stabilität – Empfindlichkeit

Pantothensäure ist ziemlich stabil. Sie wird nur in geringem Umfang von Hitze angegriffen. Die Verluste beim Garen von Gemüse liegen zwischen 0 und 30 %.

5.2.2.6 Biotin

Vom Biotin gibt es eine ganze Reihe von Varianten mit Vitamincharakter.

Struktur von Biotin und verwandten Verbindungen

Kernstück aller biologisch aktiven Verbindungen ist ein heterocyclisches Ringsystem, bestehend aus einem Thiophen- und einem Imidazolring.

Biotin

Biotin	$C_{10}H_{16}N_2O_3S$ M = 244,31	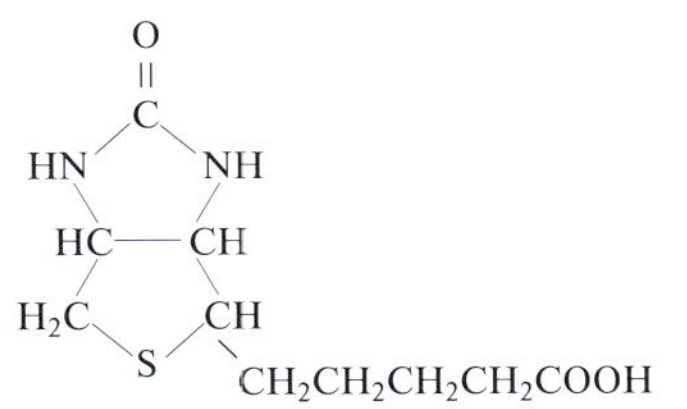

6-N-Biotinyl-L-Lysin (Biocytin)

6-N-Biotinyl-L-lysin (Biocytin)	$C_{16}H_{28}N_4O_4S$ M = 372,49	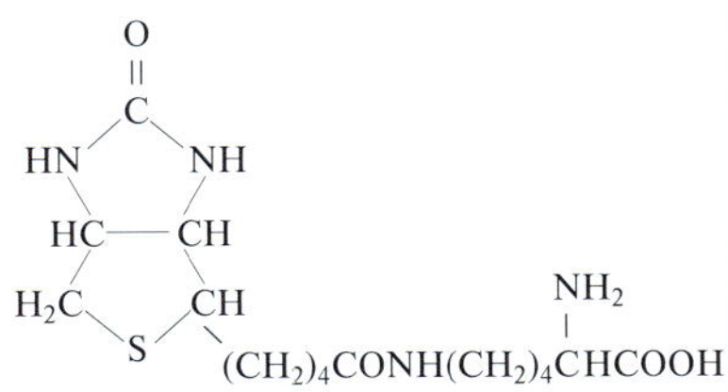

Biotinsulfoxid

Biotinsulfoxid	$C_{10}H_{16}N_2O_4S$ M = 260,31	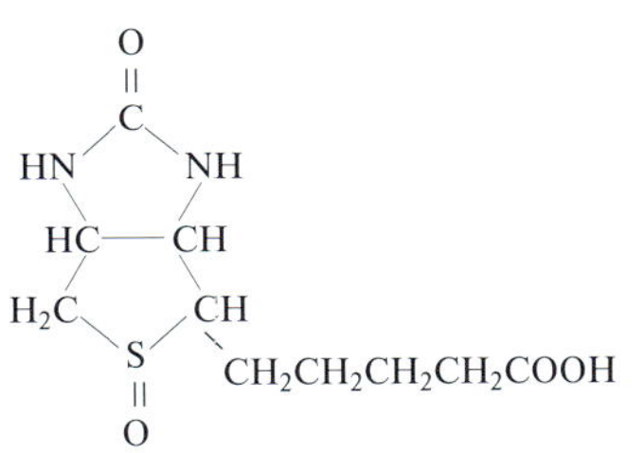

Vorkommen von Biotin:

- Hefe
- Leber
- Eigelb
- Weizenkleie.

Biotin wurde im Zusammenhang mit der Beobachtung entdeckt, daß sich mit dem Verzehr größerer Mengen Eiklar bestimmte Mangelzustände erzeugen lassen. Ursache dafür ist das im Eiklar enthaltene Avidin, ein Glykoprotein. Es bindet Biotin zu einem Komplex, der im Magen-Darm-Trakt praktisch nicht aufgespalten werden kann. Das so gebundene Biotin ist daher physiologisch unwirksam. Ein Gramm Avidin inaktiviert 7 mg Biotin.

Physiologische Funktion

Biotin wirkt in Form von 1-N-Carboxybiotin.

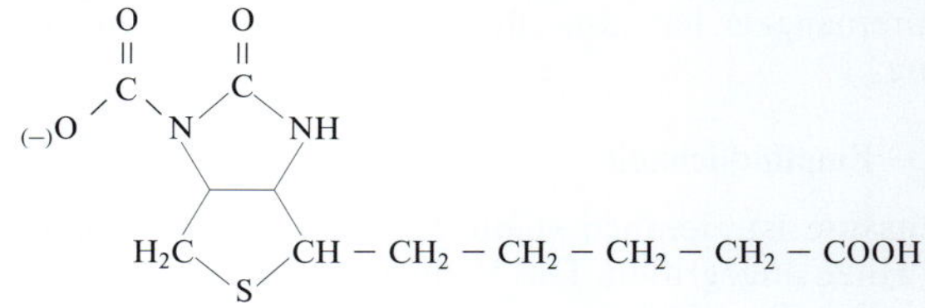

An den Stickstoff des einen heterocyclischen Ringes wird CO_2 gebunden. Carboxybiotin ist als „aktiviertes" Kohlendioxid zu betrachten. Seine Aufgabe ist, CO_2 von einer Verbindung auf andere zu übertragen. Dazu wird es als prosthetische Gruppe Bestandteil von carboxylierenden Enzymen.

Eine chemische Verbindung, die CO_2 abspaltet, wird decarboxyliert.

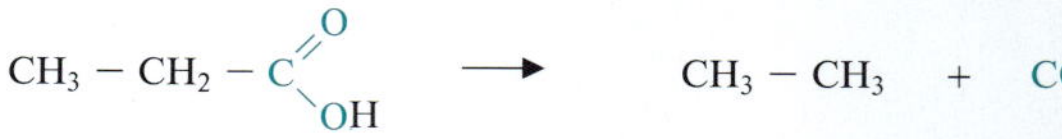

Propionsäure *Ethan* *Kohlendioxid*

Eine chemische Verbindung, die CO_2 aufnimmt, wird carboxyliert.

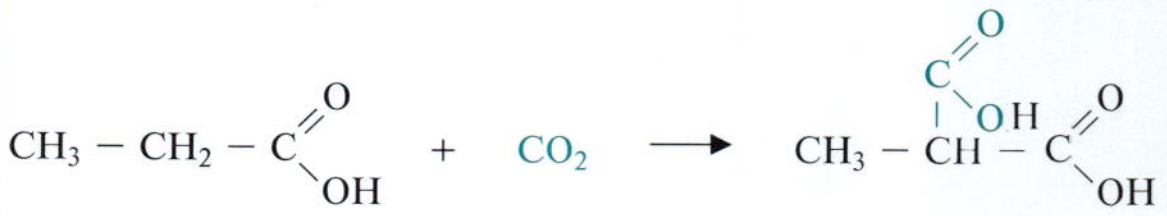

Propionsäure *Kohlendioxid* *Methylmalonsäure*

Beispiel für die Übertragung von CO_2 auf Acetyl- CoA

1. Vom Hydrogencarbonat wird CO_2 auf Biotin übertragen. Aus Biotin entsteht Carboxybiotin.

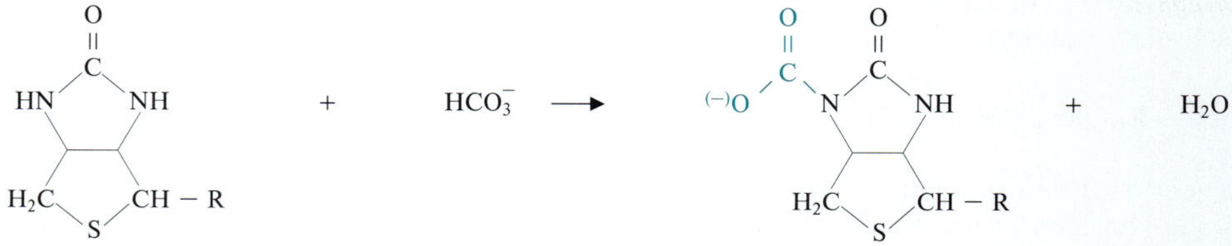

Biotin *Hydrogencarbonat* *Carboxybiotin* *Wasser*

2. Carboxybiotin gibt das CO_2 weiter an Acetyl-Coenzym A. Aus Acetyl-Coenzym A entsteht Malonyl-Coenzym A. Biotin wird zurückgebildet.

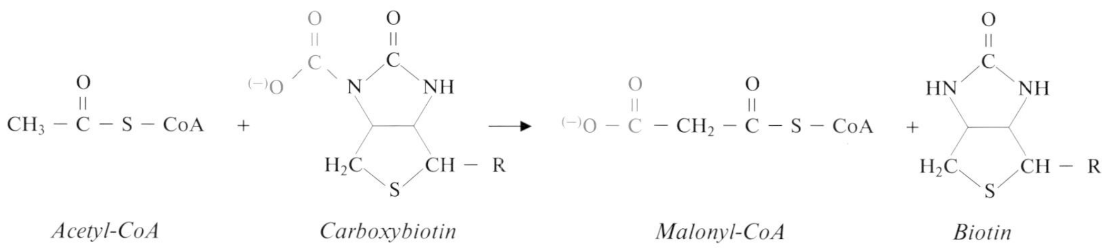

Solche Reaktionen spielen im Stoffwechsel eine große Rolle.

Resorption – Speicherung

Das vorwiegend in gebundener Form vom Menschen mit der Nahrung aufgenommene Biotin wird im Magen-Darm-Trakt zu freiem Biotin aufgespalten und als solches resorbiert. In den Organen wird es dann wieder in gebundener Form angetroffen.
Leber und Niere sind die Organe mit dem höchsten Biotingehalt.

Schätzwerte für eine angemessene Zufuhr von Biotin bei Kindern (DGE 2000)

Alter	Zufuhr (µg/Tag)
0- 3 Monate	5
4-11 Monate	5-10
1- 3 Jahre	10-15
4- 6 Jahre	10-15
7- 9 Jahre	15-20

Bedarf

Der Bedarf des Erwachsenen wird mit 30 bis 60 µg pro Tag angegeben. Biotin wird beim Menschen in großem Umfang durch Darmbakterien synthetisiert.

Mangelerscheinungen

Bei Biotinmangel nimmt der Gehalt der Leber an biotin-abhängigen Carboxylasen ab. Außerdem ist der Gehalt an roten Blutkörperchen verringert.

Charakteristische Symptome sind:

- Appetitlosigkeit
- Müdigkeit
- Übererregbarkeit
- Schwellungen und Entzündungen von Haut und Schleimhäuten.

Mangelzustände beim Menschen als Folge von Fehlernährung sind praktisch nicht bekannt.

Stabilität – Empfindlichkeit

Biotin gehört zu den stabilen Vitaminen. Es ist weder gegen physikalische noch gegen chemische Einflüsse empfindlich.
Verluste während der Verarbeitung von Lebensmitteln werden mit 10 bis 15 % angegeben.

5.2.2.7 Folsäure

Die Folsäure und die ihr nahestehenden Substanzen spielen ebenfalls eine zentrale Rolle im Stoffwechsel.

Struktur von Folsäure und verwandten Verbindungen

Insgesamt sind drei Verbindungen von Bedeutung.

Pteroylglutaminsäure (Folsäure)

Folsäure	$C_{19}H_{19}N_7O_6$ M = 441,40	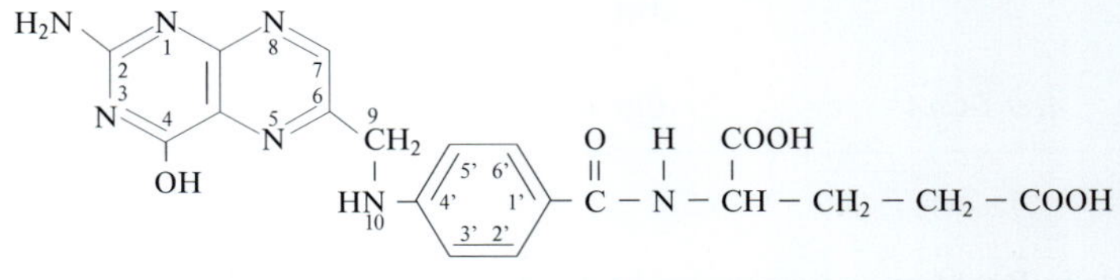

Dihydropteroylglutaminsäure (Dihydrofolsäure FH_2)
Diese Verbindung leitet sich von der Folsäure dadurch ab, daß in Position 7 und 8 zwei Wasserstoffatome angelagert wurden.

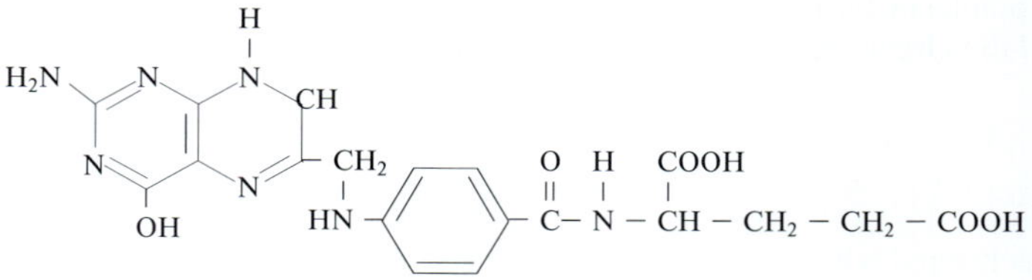

Tetrahydropteroylglutaminsäure (Tetrahydrofolsäure FH_4)
Diese Verbindung leitet sich von Folsäure dadurch ab, daß in Position 5, 6, 7 und 8 insgesamt vier Wasserstoffatome angelagert wurden.

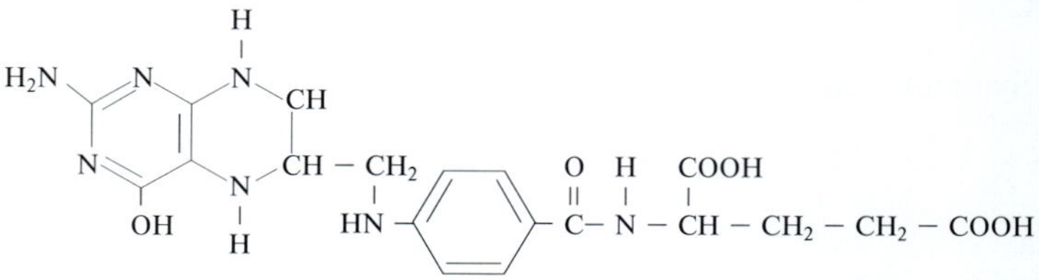

Physiologische Funktion

In Form der Tetrahydroverbindung ist Folsäure Cofaktor von Enzymen, die C_1-Bruchstücke in verschiedenen Oxidationsstufen übertragen. Bei der Übertragung werden diese Reste an der Position 5 oder Position 10 gebunden.

Anlagerung von Formaldehyd in Position 10

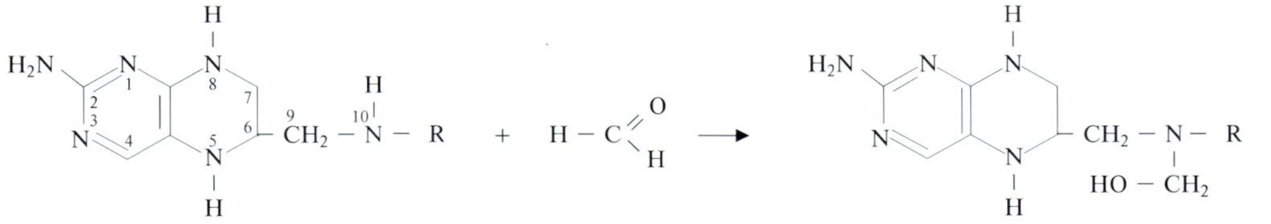

Tetrahydrofolsäure *Formaldehyd* *10-Hydroxymethyltetrahydrofolsäure*

Durch einfache Addition des Formaldehyds in Position 10 ist die 10-Hydroxymethyltetrahydrofolsäure entstanden. Man bezeichnet sie auch als „aktiviertes" Formaldehyd. Da sich die neu entstandene primäre alkoholische OH-Gruppe in unmittelbarer Nachbarschaft zum Stickstoffatom in Position 5 befindet, kommt es sehr leicht zu einem Ringschluß und 10-Hydroxymethyltetrahydrofolsäure geht unter Wasserabspaltung in 5,10-Methylentetrahydrofolsäure über.

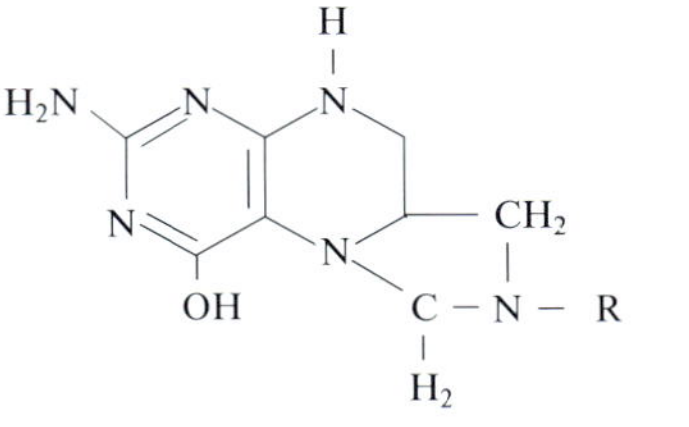

5,10-Methylentetrahydrofolsäure

Diese Verbindung ist ebenfalls als „aktiviertes" Formaldehyd anzusehen.

Beispiel für die Übertragung einer Hydroxymethylgruppe (-CH_2-OH) auf Glycin

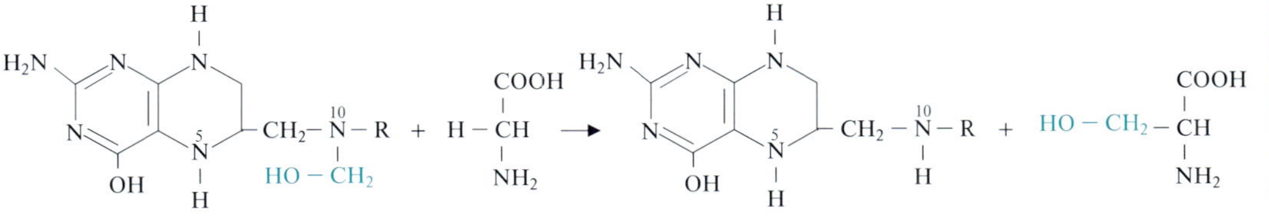

10-Hydroxymethyl-tetrahydrofolsäure *Glycin* *FH_4* *Serin*

Die Hydroxymethylgruppe wurde vom Stickstoffatom in Position 10 wieder abgespalten und auf Glycin übertragen, das auf diese Weise in Serin übergeht. Diese Reaktion ist z. B. im Proteinstoffwechsel von Bedeutung.

Zur Erinnerung die Formel einer primären OH- Gruppe:
$-CH_2-OH$

Vorkommen von Folsäure:

- Gemüse (Tomaten, Kohl, Spinat, Gurken)
- Brot und Backwaren
- Kartoffeln
- Fleisch
- Leber
- Milch
- Eier.

Die in der Nahrung enthaltene Folsäure liegt zu etwa 25 % in freier Form vor und zu etwa 75 % gebunden. Dementsprechend beträgt die Bioverfügbarkeit aus üblicher gemischter Kost im Durchschnitt nur 40 %. Daher wurde der Begriff „Folat-Äquivalent" eingeführt. Unter einem Äquivalent versteht man diejenige Menge eines Derivates, die wirkungsgleich mit 1 µg freier Folsäure ist.

Empfohlene Zufuhr für Säuglinge und Kinder (DGE 2000)

Alter	Zufuhr (µg/Tag)
0- 3 Monate	60
4-11 Monate	80
1- 3 Jahre	200
4- 6 Jahre	300
7- 9 Jahre	300

Die empfohlene Zufuhr für Schwangere ab 4. Monat beträgt 600 µg pro Tag.

Die empfohlene Zufuhr für stillende Frauen beträgt 600 µg pro Tag.

Zusammenfassend lassen sich die Aufgaben der Folsäure im Organismus so beschreiben:

- Bereitstellung und Verwertung von C_1-Bausteinen und deren Einbau in Aminosäuren, Thymin, Purinbasen und Kreatin.
- Beteiligung an der Bildung roter Blutkörperchen (in Verbindung mit Vitamin B_{12}) und der Hämoglobinsynthese.
- Verwertung von Glutaminsäure und Tyrosin (letzteres gemeinsam mit Vitamin C).

Resorption – Speicherung

Die Resorption freier Folsäure im Darm verläuft störungsfrei. An Glutaminsäure gebunden wird sie dagegen nicht unbegrenzt aufgenommen. Erst nach enzymatischer Abspaltung der Glutaminsäure kann sie ungehindert die Darmwand passieren.
Gespeichert wird Folsäure vor allem in der Leber; dort aber wieder als Glutamat.

Bedarf

Der Bedarf des Erwachsenen wird auf ca. 400 µg pro Tag geschätzt. Er steigt während der Schwangerschaft stärker als bei anderen Vitaminen an.
Die Bedarfsdeckung mit Folsäure durch Lebensmittel genau zu beurteilen, ist äußerst problematisch. Es liegen noch keine gesicherten Daten über den genauen Gehalt vor und die Frage der Ausnutzung dieser Vorkommen durch den menschlichen Organismus ist noch nicht hinreichend geklärt.
Sämtliche biochemischen Messungen der jüngsten Zeit sprechen eigentlich für einen weit verbreiteten Folsäuremangel.

Mangelerscheinungen

Zu Mangelzuständen kann es kommen bei ungenügender Aufnahme, Störung der Resorption oder durch Behandlung mit Medikamenten, die Folsäure in ihrer Wirksamkeit beeinträchtigen.
Dabei treten eine ganze Reihe von Ausfallerscheinungen auf:

- Störungen der Bildung von Blutzellen, sie sind die häufigsten und am schwersten wiegenden Beeinträchtigungen. Es kommt zu Blockierungen der Biosynthese von Nucleinsäuren und von Hämoglobin. Das führt letztlich zum Krankheitsbild der Anämie.
- Störung der Bildung von Thrombocyten, dadurch wird eine Blutungsneigung verursacht.
- Schleimhautveränderungen im Bereich der Mundhöhle.
- Durchfälle, die vor allem durch Schleimhautveränderungen im Magen-Darm-Trakt hervorgerufen werden und wiederum Resorptionsstörungen bewirken.
- Herabsetzung der Bildung von Antikörpern.
- Störung der Fortpflanzung
- Bei Mangel während der Schwangerschaft Missbildungen der Neugeborenen.

Stabilität – Empfindlichkeit

An Glutaminsäure gebunden ist Folsäure ziemlich stabil. Beim Blanchieren von Gemüse werden keine, beim längeren Garen von Fleisch nur geringe Verluste beobachtet. Ascorbinsäure wirkt stabilisierend auf Folsäure.

Vorkommen von Vitamin B_{12}:

- Leber
- Fisch
- Eier
- Käse.

5.2.2.8 Vitamin B_{12} (Cyanocobalamin)

Vitamin B_{12} ist ein Sammelname für eine Reihe nahe verwandter Verbindungen, die Cobalamine. Das erste bekanntgewordene Glied dieser Familie ist das Cyanocobalamin, das den Cyanrest enthält.

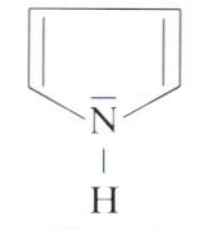

Pyrrol

Struktur von Cyanocobalamin und verwandter Verbindungen

Vitamin B_{12} leitet sich von dem Corrin-Ring ab, der sich aus vier teilweise hydrierten Pyrrolringen zusammensetzt. Die Pyrrolringe sind unterschiedlich substituiert.

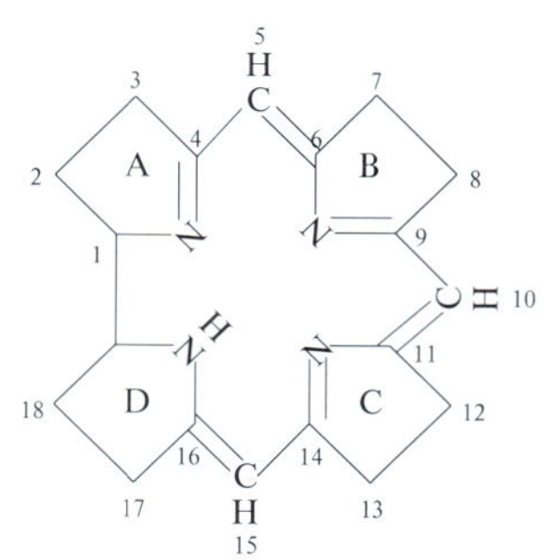

Corrinring

Substituenten der Pyrrolringe

- Methylgruppen (-CH_3) in Position 2,5,7,12,12,15 und 17
- Essigsäureamidgruppen $(\text{-CH}_2\text{-}\overset{\text{O}}{\overset{\|}{\text{C}}}\text{-NH}_2)$ in Position 2,7 und 18
- Propionsäureamidgruppen $(\text{-CH}_2\text{-CH}_2\text{-}\overset{\text{O}}{\overset{\|}{\text{C}}}\text{-NH}_2)$ in Position 3, 8, 13 und 17

Die auf diese Weise substituierte Corrinring wird als Corbyrinsäureheptamid bezeichnet.
Diese Verbindung leitet sich von der Corbyrinsäure ab. Sie unterscheidet sich von ihr dadurch, daß sie sieben Säureamidgruppen trägt.

Die in den Pyrrolringen als Substituenten vorkommenden Säuren bzw. ihre Amide:

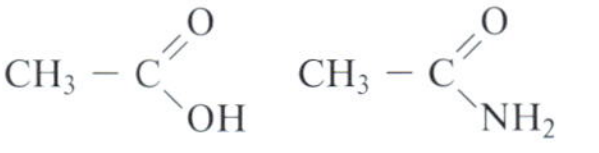

Essigsäure *Essigsäureamid*

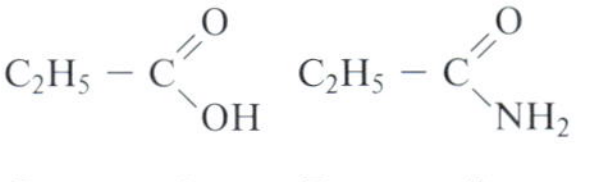

Propionsäure *Propionsäureamid*

Säureamide leiten sich von den Carbonsäuren dadurch ab, daß in der Carboxylgruppe – OH durch – NH_2 ersetzt wird.

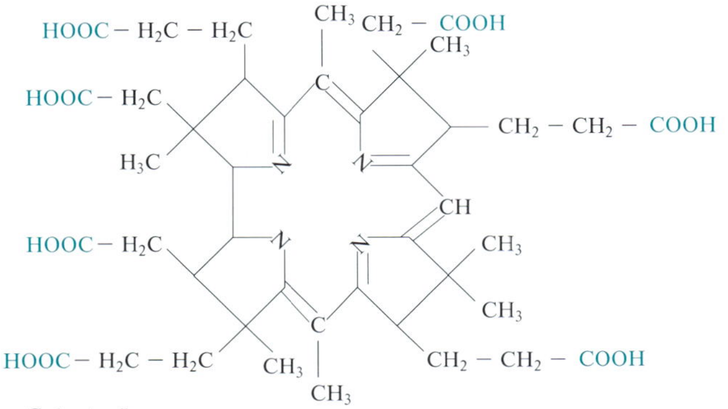

Cobyrinsäure

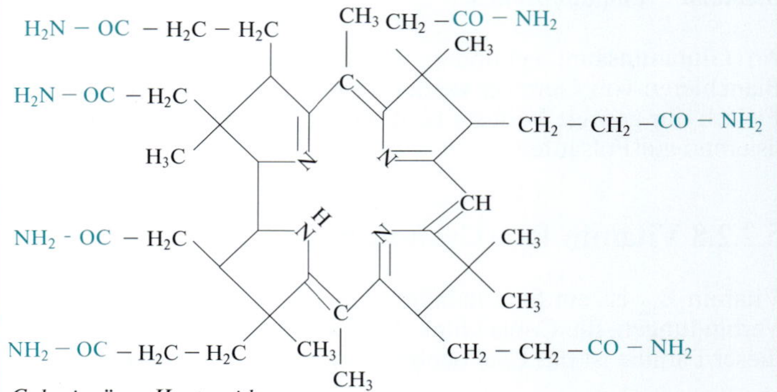

Cobyrinsäure-Heptamid

Bausteine des Dimethylbenzimidazols:

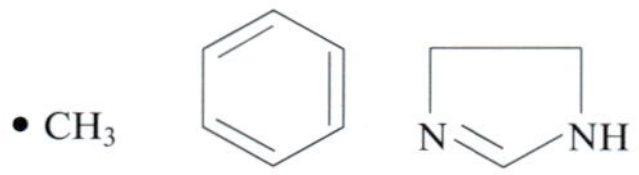

Methyl *Benzol* *Imidazol*

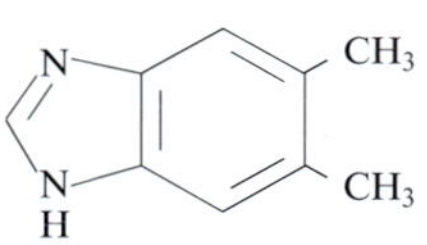

Dimethylbenzimidazol

Weitere Substituenten

Die weitere Substitution setzt am C-Atom in Position 17 an, und zwar am dort gebundenen Propionsäurerest:

- Der Propionsäurerest wurde mit einem Alkanolamin verbunden. Dadurch entsteht ein sogenanntes Cobinamid.

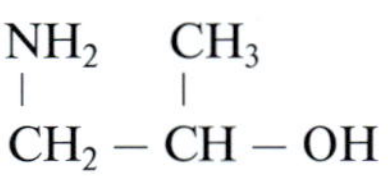

1-Methyl-2-aminoethanol

- Das Cobinamid wiederum ist noch mit einem Nucleotid verbunden, das 5,6-Dimethylbenzimidazol als Base besitzt.

Definition der koordinativen Bindung:

Man spricht von einer koordinativen Bindung, wenn über freie Elektronenpaare, wie sie z. B. die Stickstoffatome der Pyrrolringe besitzen, Anziehungskräfte zustande kommen. Die Koordinationszahl, d. h. die Anzahl möglicher Bindungen, steht in Relation zum Atomradius. Atome mit kleinen Radien haben eine niedrige Koordinationszahl, solche mit großen eine entsprechend höhere.

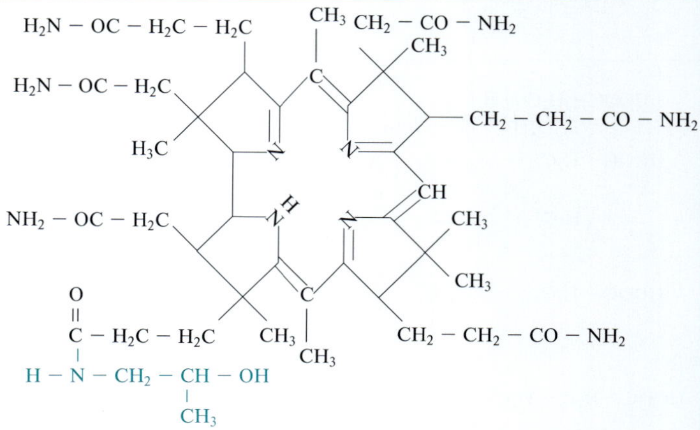

Cobinamid

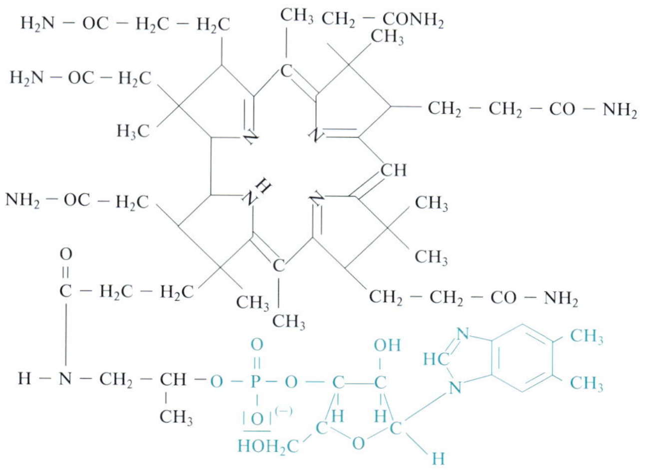

Cobinamid mit gebundenem Nucleotid (Cobamid)

Gesamtkonstitution der Cobalamine
In den Molekülen der Cobalamine ist nun ein Kobaltatom in das Zentrum des Corrin-Gerüstes eingetreten und wird dort durch koordinative Bindungen zu den Stickstoffatomen der Pyrrolringe festgehalten. Da Kobalt die Koordinationszahl 6 besitzt, kann es noch zwei weitere koordinative Bindungen ausbilden. Die eine wird zum Imidazolring der Nucleotidbase geknüpft. Mit der zweiten bindet Kobalt einen zusätzlichen Rest.

Je nachdem, welche Art von Rest gebunden ist, unterscheidet man verschiedene Cobalamine:

- Cyanocobalamin hat eine Cyanidgruppe (CN^-) gebunden.
- Hydroxocobalamin hat eine Hydroxidgruppe (-OH) gebunden.
- Aquocobalamin hat ein Molekül Wasser (H_2O) gebunden.
- Sulfitcobalamin hat eine Sulfitgruppe (SO_3^{2-}) gebunden.
- Methylcobalamin hat eine Methylgruppe gebunden.
- Adenosylcobalamin hat 5'-Desoxyadenosyl gebunden

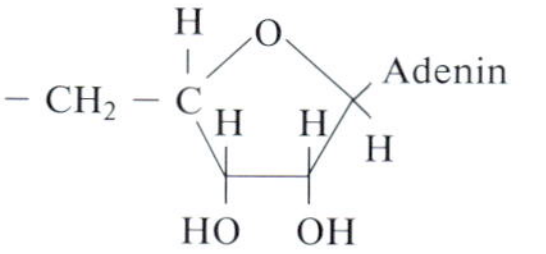

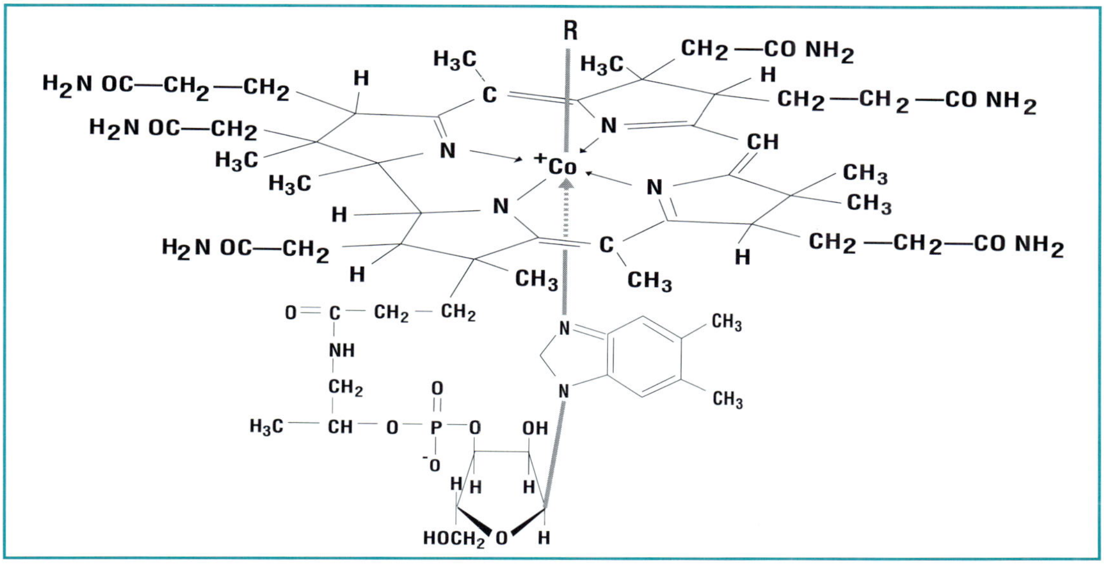

Molekülstruktur von Vitamin B_{12}

Physiologische Funktion

In den Nahrungsmitteln kommt Vitamin B_{12} hauptsächlich als Adenosylcobalamin und als Methylcobalamin vor.

Wirkung von Adenosylcobalamin (auch Coenzym B_{12} genannt)
In dieser Form ist Vitamin B_{12} z. B. an folgenden Reaktionen beteiligt:

- Umlagerungen, bei denen formal ein Wasserstoffatom und ein Alkylrest, ein Acylrest oder eine elektronegative Gruppe, die sich jeweils an zwei benachbarten C-Atomen befinden, ihre Plätze tauschen.
- Überführung von Methyl-Malonyl-CoA in Succinyl-CoA.
- Reduktion von Ribonucleosidtriphosphaten zu den entsprechenden 2'-Desoxyverbindungen. Diese Substanzen sind Bausteine der Desoxyribonucleinsäuren (DNS).

Wirkung von Methylcobalamin
Es wird unter anderem bei der Methylierung von Homocystein zu Methionin gebraucht. Das beteiligte Enzym ist eine von Cobalamin abhängige Methyltransferase.
Zusammenfassend läßt sich sagen, daß Vitamin B_{12} am Aufbau der Nucleinsäuren (RNA und DNA), am Aminosäure- und am Fettstoffwechsel beteiligt ist. Außerdem ist es wohl auch für den Aufbau von Tetrahydrofolsäure von Bedeutung.

Vitamin-B_{12}-Gehalt des Plasmas

Im Plasma ist Vitamin B_{12} an spezifische Proteine gebunden:

- Transcobalamin I, ein α_1-Globulin
- Transcobalamin II, ein β-Globulin.

Normalerweise ist das Transcobalamin I gesättigt und wirkt als ein Speicher, der in Notfallsituationen das Vitamin langsam abgibt, während Transcobalamin II die eigentliche Transportform ist.

Resorption – Speicherung

Die Resorption von Vitamin B_{12} kann aktiv oder passiv erfolgen. Durch passive Diffusion wird das Vitamin nur bei großen Dosen aufgenommen.
Die Resorption physiologischer Dosen erfolgt aktiv unter Beteiligung des sogenannten „Intrinsic Factor". Diese Substanz ist ein Glykoprotein, das von der Magenschleimhaut abgesondert wird. Ein Milligramm Intrinsic Factor bindet etwa 25 mg Vitamin B_{12}. Der Bindungsmechanismus ist noch nicht völlig geklärt. Außer dem Intrinsic Factor wurden in den Körperflüssigkeiten noch verschiedene andere Proteine gefunden, die Vitamin B_{12} binden.
Hauptspeicher für das Vitamin B_{12} ist die Leber.

Bedarf

Der Bedarf des Erwachsenen wird mit ca. 3,0 µg pro Tag angegeben. Er steigt während der Schwangerschaft und Stillzeit.
Durch die in der Bundesrepublik Deutschland übliche Ernährung wird Vitanin B_{12} reichlich aufgenommen. Besonders ergiebige Nahrungsmittel sind Leber, Milch, Milchprodukte, Käse und Fisch. Bei erwachsenen Männern stellt Bier eine nicht unerhebliche Vitamin B_{12}-Quelle dar (11 % des Bedarfs).

Empfohlene Zufuhr für Säuglinge und Kinder (DGE 2000)

Alter	Zufuhr (µg/Tag)
0- 3 Monate	0,4
4-11 Monate	0,8
1- 3 Jahre	1,0
4- 6 Jahre	1,5
7- 9 Jahre	1,8

Mangelerscheinungen

Beim Menschen führt Vitamin B_{12}-Mangel zum schon lange bekannten Krankheitsbild der perniziösen Anämie. Sie ist meist auf eine unzureichende Bildung des Intrinsic Factor und der darauf beruhenden mangelhaften Resorption zurückzuführen.
Die Symptome der Perniciosa weisen in erster Linie auf eine Störung im Nucleotidstoffwechsel hin. Wegen der eingeschränkten Fähigkeit, DNS und RNS zu bilden, ist die Zellteilung erschwert.

Dies wirkt sich zuallererst im Knochenmark aus. Hier werden weniger, aber größere Zellen gebildet.
Insgesamt sind folgende Symptome zu beobachten:

- Verringerung der Anzahl roter Blutkörperchen
- Degeneration des Rückenmarks
- Schädigung der Schleimhäute in Mund und Rachen.

Stabilität – Empfindlichkeit

Die Stabilität von Vitamin B_{12} hängt stark von den äußeren Bedingungen ab. Im sauren Bereich, bei pH-Werten zwischen 4 und 6, ist es auch bei höheren Temperaturen verhältnismäßig stabil. Bei höheren pH-Werten und Anwesenheit von Reduktionsmitteln (Ascorbinsäure, SO_2) können höhere Verluste auftreten.

5.2.2.9 Vitamin C (Ascorbinsäure)

Obwohl Skorbut als Avitaminose bereits seit Jahrhunderten bekannt ist, hat man erst vor wenigen Jahrzehnten Eigenschaften und Wirkungsweise des Vitamins aufklären können.

Struktur von Ascorbinsäure und verwandten Verbindungen

Neben der L-Ascorbinsäure gibt es noch verwandte Verbindungen mit Vitamincharakter, die sich allerdings im Grad der biologischen Wirksamkeit voneinander unterscheiden.

Die empfohlene Zufuhr für Schwangere ab 4. Monat beträgt 3,5 µg pro Tag.

Die empfohlene Zufuhr für stillende Frauen liegt bei ca. 4,0 µg pro Tag.

Grundsätzlich ist zu sagen, daß Vitamin B_{12} in pflanzlichen Nahrungsmitteln nur vergleichsweise wenig vorkommt. Bei extremen Vegetariern können sehr leicht Mangelzustände eintreten.

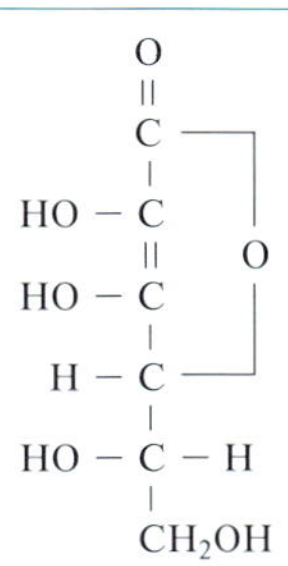

L-Ascorbinsäure

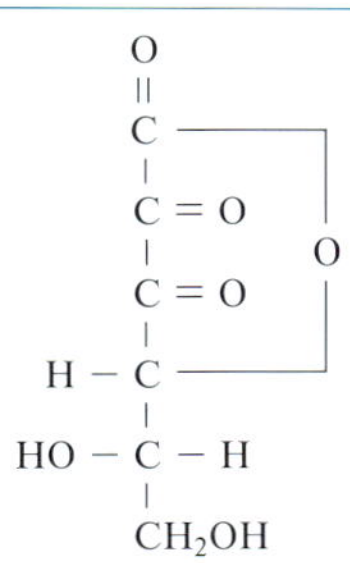

L-Dehydroascorbinsäure

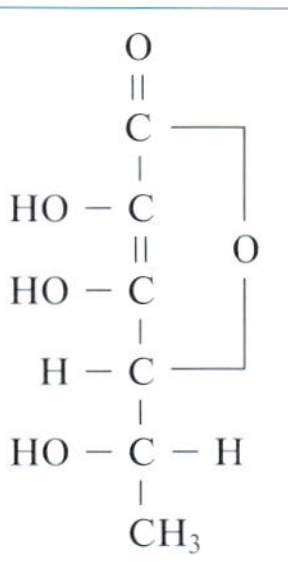

6-Desoxy-L-Ascorbinsäure

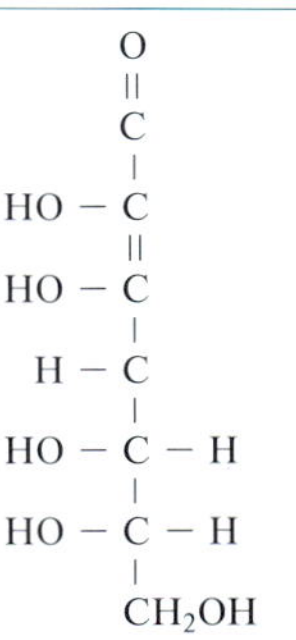

L-Glucoascorbinsäure

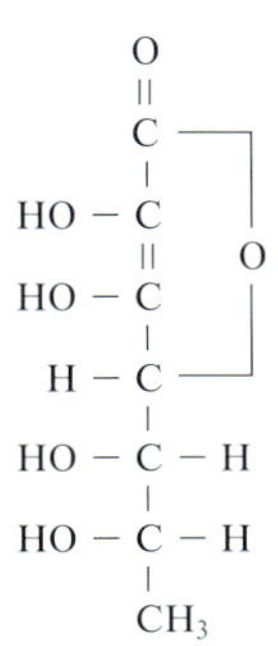

L-Rhamnoascorbinsäure

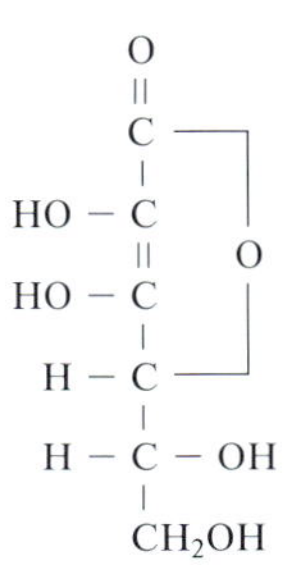

D-Araboascorbinsäure

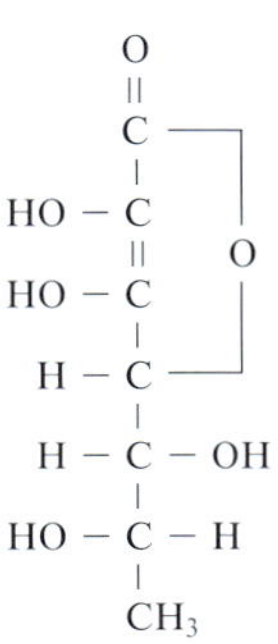

L-Fucoascorbinsäure

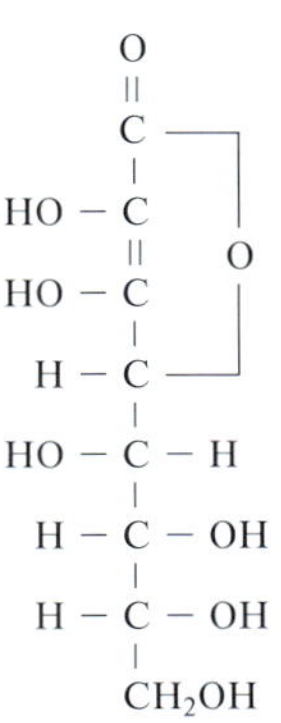

D-Glucoheptoascorbinsäure

Vitamin-C-reiche Nahrungsmittel:

- Leber
- Kresse
- Feldsalat
- Grünkohl
- Kartoffeln
- Kohlrabi
- Rosenkohl
- Spinat
- Tomaten
- Weißkohl
- Orangen
- Erdbeeren
- Grapefruit
- Hagebutte
- Johannisbeeren, rot
- Johannisbeeren, schwarz
- Sanddornbeere.

Empfohlene Zufuhr für Säuglinge und Kinder (DGE 2000)

Alter	Zufuhr (mg/Tag)
0- 3 Monate	50
4-11 Monate	55
1- 3 Jahre	60
4- 6 Jahre	70
7- 9 Jahre	80

Die empfohlene Zufuhr für Schwangere ab 4. Monat beträgt ca. 110 mg pro Tag.

Die empfohlene Zufuhr für stillende Frauen beträgt ca. 150 mg pro Tag.

Wichtig zu wissen: In Grüngemüsen wird Vitamin C nach der Ernte sehr schnell durch Blattenzyme abgebaut. Unmittelbar nach der Ernte blanchiertes und danach konserviertes Gemüse enthält daher noch relativ viel Ascorbinsäure.

Physiologische Funktion

Ascorbinsäure ist vor allem an Hydroxylierungsreaktionen beteiligt. Aber auch verschiedene andere Reaktionen sind an die Mitwirkung von Ascorbinsäure gebunden.

Hydroxylierung von Steroiden
Untersuchungen haben gezeigt, daß Ascorbinsäure die Biosynthese von Nebennierencorticoiden fördert, z. B. die Umwandlung von Cholesterin in Progesteron.

Hydroxylierung von Prolin
Ascorbinsäure ist bei der Synthese von Kollagen beteiligt und spielt damit eine wichtige Rolle im Bindegewebsstoffwechsel.
Aus einer hydroxyprolinfreien Vorstufe, dem Protokollagen, entsteht durch Hydroxylierung das endgültige Kollagen.
In einem analogen Mechanismus wird Lysin zu Hydroxylysin umgesetzt.

Beteiligung am Eisenstoffwechsel
Ascorbinsäure ist für die Reduktion von Eisen 3+ zu Eisen 2+ im Magen und damit für eine ungestörte Resorption von Eisen wichtig. Bei Skorbut tritt daher auch eine Hemmung des Einbaus von Eisen in Ferritin auf.
Über diese Wirkungen hinaus übt Ascorbinsäure für einige Stoffe eine gewisse Schutzfunktion aus: für Thiamin, Riboflavin, Folsäure, Biotin, Vitamin A, Vitamin E und einige Aminosäuren.

Resorption – Speicherung

Ascorbinsäure wird im Darm vollständig resorbiert und anschließend im Gesamt-Organismus verteilt. Die höchsten Konzentrationen treten in der Nebenniere und der Hypophyse auf.

Bedarf

Der Bedarf des Erwachsenen wird mit ca. 100 mg pro Tag angegeben. In der Schwangerschaft und Stillzeit ist er leicht erhöht. Biochemische Untersuchungen haben gezeigt, daß bei uns der Bedarf normalerweise mit der Nahrung gedeckt wird. Die einzige Gruppe, bei der eine ausreichende Zufuhr als nicht immer gesichert angesehen werden kann, sind männliche Senioren. Raucher benötigen mit 150 mg pro Tag mehr Vitamin C als Nichtraucher.

Mangelerscheinungen

Wenngleich Skorbuterkrankungen bei uns praktisch nicht mehr auftreten, kann eine leichte Vitamin-C-Hypovitaminose, vor allem in den Wintermonaten, gelegentlich auftreten. Die Symptome:

- typische Frühjahrsmüdigkeit
- Abgeschlagenheit
- Appetitlosigkeit
- Herzbeschwerden
- Magen-Darm-Funktionsstörungen
- Kopfschmerzen.

Stabilität – Empfindlichkeit

Ascorbinsäureverluste werden gefördert durch Sauerstoff, Lichteinwirkung, Hitze und pH-Werte, die im alkalischen Bereich liegen.
Die Verluste beim Garen von Speisen können sehr hoch sein und liegen in Bereichen zwischen 20 und 80 %.

6. Mineralstoffe und Wasser

Bislang haben wir als Nahrungsbestandteile die Kohlenhydrate, Fette, Eiweißstoffe und Vitamine kennengelernt. Ihnen allen gemeinsam ist: Sie sind ohne Ausnahme organische Verbindungen. Neben diesen Substanzen kommen in allen Nahrungsmitteln und natürlich auch in jedem lebenden Organismus jedoch noch anorganische Stoffe vor, Substanzen also, die keinen Kohlenstoff in ihrem Molekül gebunden haben.
Ihre Anzahl ist im Vergleich zu den organischen Bestandteilen nur gering, zum Teil kommen sie außerdem in nur sehr niedrigen Konzentrationen vor, und dennoch sind sie für den Bau und den Betrieb des Körpers von allerhöchster Bedeutung. Manche von ihnen haben sogar essentiellen Charakter.

6.1 Wasser

Unter den anorganischen Bestandteilen des Organismus steht das Wasser mengenmäßig weitaus an erster Stelle. Der Körper eines Erwachsenen enthält durchschnittlich 70 % Wasser in der fettfreien Körpersubstanz, wobei die einzelnen Gewebe und Körperflüssigkeiten jedoch in ihrem Gehalt zum Teil erheblich voneinander abweichen.

6.1.1 Chemische und physikalische Eigenschaften

Wasser ist eine chemische Verbindung, die dadurch entsteht, daß jeweils 2 Atome Wasserstoff (H) und ein Atom Sauerstoff (O) über Elektronenpaarbindungen (kovalente Bindungen) miteinander verknüpft werden.

$$H_2 + 1/2\ O_2 \rightarrow H_2O$$

Da sich nun Wasserstoff und Sauerstoff in ihrer Elektronegativität, also in ihrer Anziehungskraft auf Elektronen, stark voneinander unterscheiden, kommt es zu einer Verschiebung der Bindungselektronenpaare in Richtung auf den Sauerstoff.
Durch die Verschiebung der Elektronenpaare ist die negative Ladung nicht mehr gleichmäßig zwischen Sauerstoff und Wasserstoff verteilt, sondern „häuft" sich beim elektronegativeren Sauerstoff. Die Folge dessen ist: Der Sauerstoff des Wassermoleküls enthält eine negative Teilladung, der Wasserstoff dagegen eine positive, die man jeweils durch ein δ+ bzw. δ– kennzeichnet.

Als Ganzes gesehen hat ein Wassermolekül also ein negativ und ein positiv geladenes Ende. Moleküle mit einer derartigen inneren Ladungsverteilung bezeichnet man als Dipol. Mancher wird sich vielleicht fragen, weshalb wir den Dipolcharakter so eingehend darstellen, was diese physikalische Betrachtungsweise mit der Ernährung und den Funktionen lebender Organismen zu tun haben mag. Nun, der Dipolcharakter des Wassers ist einer der Hauptgründe, weshalb

Wassergehalt verschiedener Nahrungsmittel

Nahrungsmittel	Gehalt (%)
Äpfel	84,0
Bananen	75,7
Melonen	91,2
Orangen	87,1
Blumenkohl	91,0
Erbsen, grün	75,0
Kartoffeln	89,8
Linsen, getrocknet	11,1
Kopfsalat	95,1
Erdnüsse	1,8
Reis	12,0
Weizenmehl	12,6
Roggenbrot	38,5
Eierteigwaren	10,1
Konfitüre	29,0
Zucker	2,1
Butter	17,4
Margarine	19,7
Vollei	74,0
Edamer	43,4
Quark, mager	79,4
Rind, Filet	75,1
Schwein, Filet	71,2
Mortadella	52,3
Hering	62,8
Rotbarsch	77,9

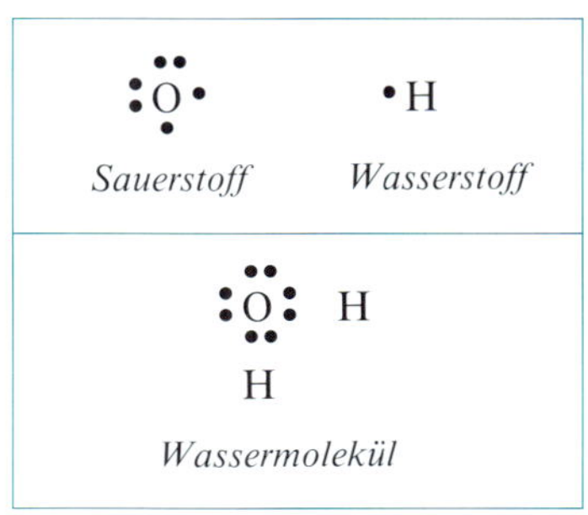

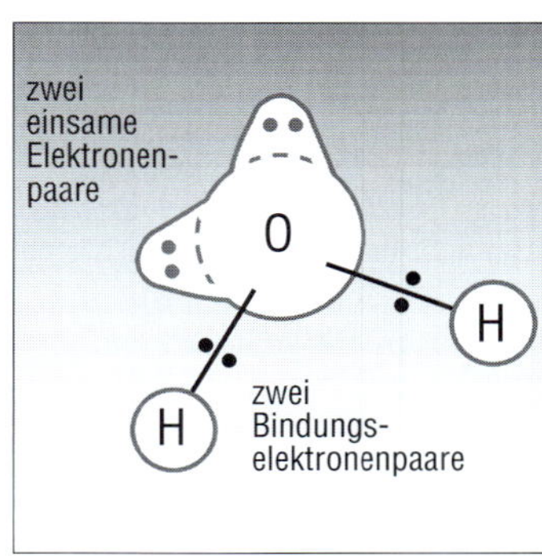

Geometrie des Wassermoleküls

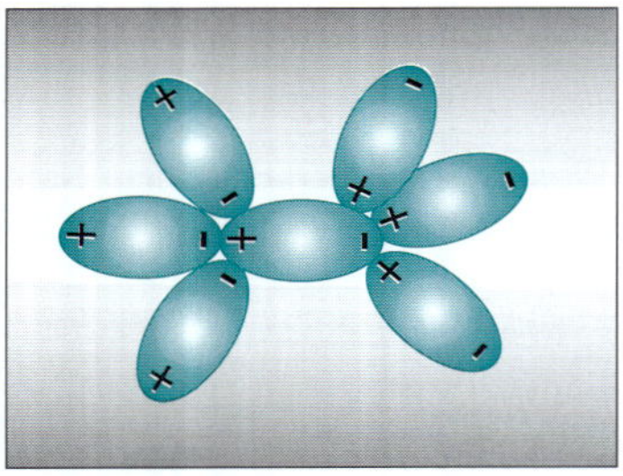

Assoziation der Wassermoleküle

Chemische Verbindungen mit polar aufgebauten Molekülen

Name	Formel
Natriumchlorid	$NaCl$
Chlorwasserstoff	HCl
Natriumcarbonat	Na_2CO_3
Natriumnitrat	$NaNO_3$
Salpetersäure	HNO_3
Natriumhydroxid	$NaOH$
Kaliumhydroxid	KOH

Chemische Verbindungen, die polare Gruppen enthalten

Name	Formel
Glucose	$C_6H_{12}O_6$
Ethanol	$C_2H_5\text{-}OH$
Methanol	$CH_3\text{-}OH$
Ameisensäure	$H\text{-}COOH$
Ethanal	$CH_3 - CHO$

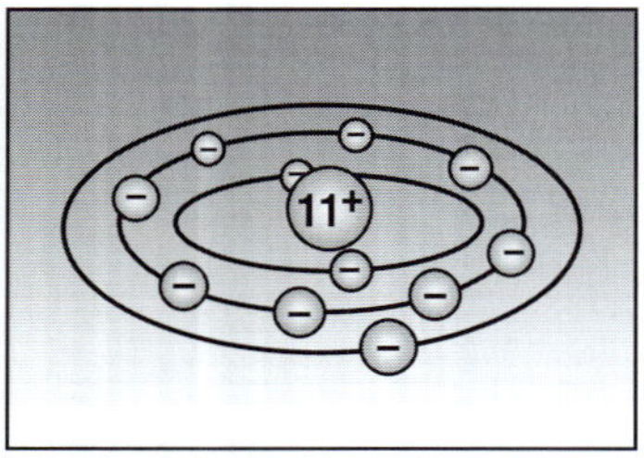

Modell des Natrium-Atoms

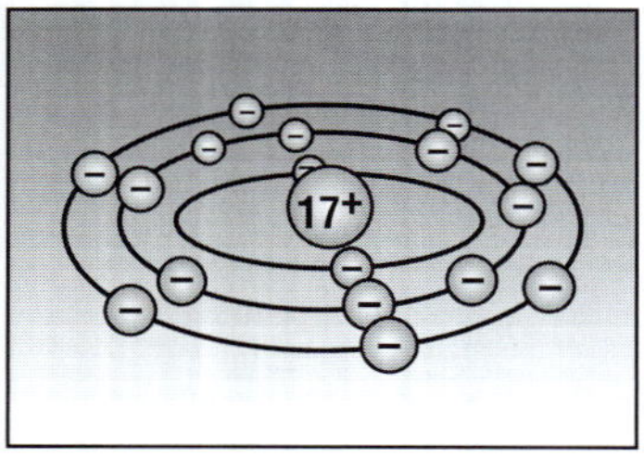

Modell des Chlor-Atoms

Leben in der Form, wie wir es kennen auf unserer Erde, überhaupt möglich ist. Er ist nämlich für eine Reihe von Eigenschaften verantwortlich, die das Wasser für eine zentrale Rolle im physiologischen Geschehen eines jeden Organismus prädestinieren.

6.1.1.1 Aggregatzustand

Die chemische Verbindung „Wasser" setzt sich aus sehr kleinen Molekülen zusammen; sie bestehen aus Wasserstoff, dem winzigsten aller Atome, und dem auch nicht viel größeren Sauerstoffatom. Normalerweise würde das bedeuten: Die Molekülmasse ist so gering, daß die entsprechende Verbindung bei Raumtemperatur gasförmig vorliegt. Ammoniak (NH_3) beispielsweise hat eine vergleichbare Molekularmasse und ist auch tatsächlich bei Normalbedingungen ein Gas.
Daß dies bei Wasser nicht so ist, dafür sorgt der polare Aufbau seines Moleküls; es kommt zur Ausbildung von Anziehungskräften zwischen den entgegengesetzt geladenen Molekülenden. Die Wasserteilchen haben dadurch weniger Bewegungsspielraum, sie werden dichter zusammengehalten, und zwar so stark, daß sich die Substanz Wasser zu einer Flüssigkeit „verdichtet". Man sagt auch: Die Wassermoleküle assoziieren.

6.1.1.2 Wasser als Lösungsmittel

Wasser ist für viele Stoffe ein ausgezeichnetes Lösungsmittel. Voraussetzung dafür ist jedoch: Die Moleküle der aufzulösenden Stoffe müssen ebenfalls polar aufgebaut sein oder polare Gruppierungen im Molekül enthalten. Je polarer die Bindungsverhältnisse, desto besser ist die Löslichkeit.

Die Löslichkeit am Beispiel von Kochsalz (NaCl)

Kochsalz ist eine chemische Verbindung, die durch Reaktion zwischen Natrium (Na) und Chlor (Cl) entstanden ist. Dabei gibt Natrium an Chlor ein Elektron ab. Beide erreichen auf diese Weise den Idealzustand der Edelgaskonfiguration. Die „Ladungskonsequenzen" für die beiden Reaktionspartner sind dabei unterschiedlich:

- Das Natriumatom hatte ursprünglich 11 Protonen im Kern und 11 Elektronen in der Hülle; nach der Elektronenabgabe stehen den 11 Protonen im Kern nur noch 10 Elektronen in der Hülle gegenüber, d. h. Natrium hat eine überschüssige positive Ladung.

  $Na \rightarrow Na^+ + e^-$

- Das Chloratom hatte ursprünglich 17 Protonen im Kern und 17 Elektronen in der Hülle; nach der Elektronenaufnahme stehen den 17 Protonen im Kern 18 Elektronen in der Hülle gegenüber, d. h. Chlor hat eine überschüssige negative Ladung.

  $Cl + e^- \rightarrow Cl^-$

Die aus den zuvor ungeladenen Atomen entstandenen geladenen Teilchen heißen Ionen. Die negativ geladenen bezeichnet man als Anionen, die positiv geladenen als Kationen.

Als Gesamtreaktion zwischen Na und Cl ergibt sich:

Na	+	Cl	→	Na^+Cl^-
Natrium		*Chlor*		*Natriumchlorid*

Die durch Reaktion zwischen Natrium und Chlor entstandenen Natrium-Kationen und Chlor-Anionen bleiben beieinander. Der unterschiedlichen Ladung wegen ziehen sie sich an.
Gibt man nun einen aus Ionen aufgebauten Natriumchloridkristall (Kochsalz) in Wasser, so treten die Dipol-Moleküle des Wassers in Aktion. Die „umlagern" mit ihrem positiven Ende die Chlor-Anionen und mit ihrem negativen Ende die Natrium- Kationen und „drängeln" dabei so lange, bis sie die beiden zuvor verbundenen Partner voneinander getrennt haben.
Die Ansammlung von Wassermolekülen um ein Ion bezeichnet man auch als Hydrathülle, den Vorgang der Trennung als Dissoziation.

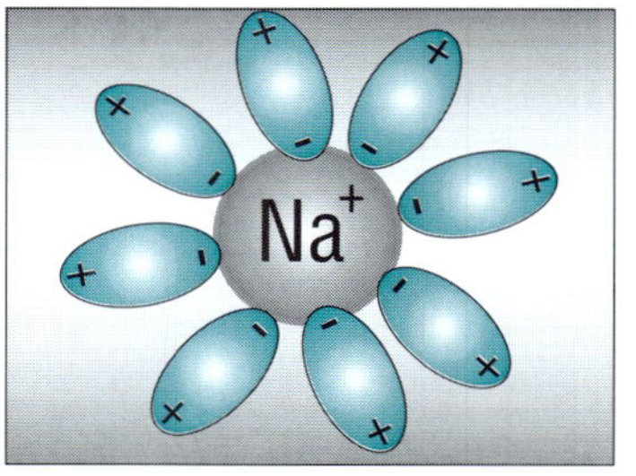

Hydratisiertes Ion

Dissoziationsgleichung

$NaCl \rightarrow Na^+ + Cl^-$

Chemische Verbindungen, die in ähnlicher Form in Wasser dissoziieren, bezeichnet man als Elektrolyte.

Unter dem Oberbegriff Elektrolyte faßt man drei Verbindungsgruppen zusammen:

– Säuren sind Verbindungen, die in wäßriger Lösung Protonen abspalten. Man nennt sie daher auch Protonendonatoren (HCl, HNO_3, H_2SO_4, CH_3COOH, H_2CO_3). Sie erniedrigen den pH-Wert einer Lösung.

  Beispiel: $HCl \rightarrow H^+ + Cl^-$

– Basen sind Verbindungen, die in wäßriger Lösung Protonen binden. Man nennt sie daher auch Protonenakzeptoren (NH_3, NaOH, KOH). Sie erhöhen den pH-Wert einer Lösung.

  Beispiel: $NH_3 + H_2O \rightarrow NH_4^+ + OH^-$

– Salze sind Verbindungen, die in wäßriger Lösung in Metallkationen und Säureanionen zerfallen (NaCl, Na_2CO_3, $FeSO_4$). Je nach Art des Salzes bleibt der pH-Wert dabei konstant (Neutralsalze) oder er wird erhöht bzw. erniedrigt.

  Beispiel: $FeSO_4 \rightarrow Fe^{2+} + SO_4^{2-}$

Elektrolyte sind meist im Zusammenhang mit Wasser von großer Bedeutung für Bau und Funktion des Organismus.
Organische Verbindungen, die polare Gruppen tragen, z. B. Glucose mit ihren vielen OH-Gruppen, lösen sich in Wasser, ohne gleichzeitig zu dissoziieren. Ihrer polaren Gruppen wegen vertragen sie sich mit den Dipol-Molekülen des Wassers jedoch so gut, daß sich die beiden Stoffe problemlos miteinander vermischen.

Dissoziationsgleichungen verschiedener Elektrolyte

$NaCl \rightarrow Na^+ + Cl^-$
$KCl \rightarrow K^+ + Cl^-$
$HCl \rightarrow H^+ + Cl^-$
$Na_2CO_3 \rightarrow Na^+ + NaCO_3^-$
$NaCO_3^- \rightarrow Na^+ + CO_3^{2-}$
$NaOH \rightarrow Na^+ + OH^-$
$NaNO_3 \rightarrow Na^+ + NO_3^-$
$HNO_3 \rightarrow H^+ + NO_3^-$
$CaCO_3 \rightarrow Ca^{2+} + CO_3^{2-}$
$Fe(NO_3)_2 \rightarrow Fe^{2+} + 2\,NO_3^-$

6.1.1.3 Diffusion und Osmose

Wir wissen jetzt, was Voraussetzung dafür ist, daß sich ein Stoff in Wasser löst. Wie sich jedoch die gelösten Substanzen in Wasser verhalten, darüber wurde noch nichts gesagt.
Könnte man die Vorgänge beim Auflösen in Wasser sichtbar machen, so wäre zu beobachten, daß sich die Moleküle des gelösten Stoffes, z. B. Zucker, nach und nach im Lösungsmittel verteilen und sich darin regellos bewegen, ähnlich den Gasmolekülen in einem geschlossenen Raum. Dieses „Durchdringen" des Lösungsmittels bezeichnet man als Diffusion. Ursache der Diffusion ist die mehr oder weniger starke Eigenbewegung der Moleküle.

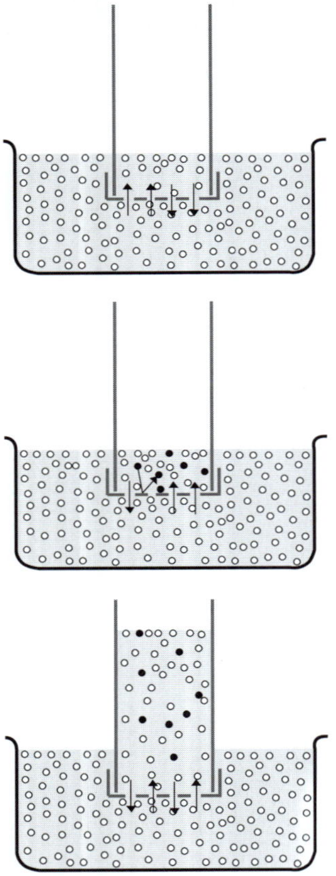

Die gelösten Moleküle stören den Austritt von Lösungsmittel aus dem Rohr heraus, durch die Membran hindurch. Ein Gleichgewicht zwischen hinaus und hinein fließendem Lösungsmittel ist erst dann erreicht, wenn sich innerhalb des Rohres ein entsprechend hoher Druck aufgebaut hat.

Diffusion durch eine permeable Wand

Ein Durchmischen ist auch durch Trennwände hindurch möglich. Setzt man beispielsweise einen Zylinder mit Zuckerlösung in ein Gefäß mit reinem Wasser, so kommt es auch dann zur Diffusion, vorausgesetzt allerdings, die Poren der Wand sind so groß, daß sie sowohl Wasser- als auch Zuckermoleküle durchlassen. Derart völlig durchlässige Wände bezeichnet man als permeabel.

Diffusion durch eine semipermeable Wand

Es gibt jedoch auch Membranen, deren Poren nicht für alle Molekülgrößen durchlässig sind. Solche Membranen bezeichnet man als semipermeabel. Setzt man einen Zylinder mit semipermeabler Wandung, der nur Wasser enthält, in ein Gefäß mit Wasser, so tritt auch jetzt noch ungehinderte Diffusion ein, denn ihre Poren lassen die kleinen Wassermoleküle durch. Es diffundieren daher gleich viel Wassermoleküle hinein wie hinaus. Löst man nun jedoch im „Zylinder-Wasser" irgendwelche nicht passierbaren Moleküle wie z. B. Zucker auf, dann diffundieren nicht mehr gleich viele Wassermoleküle hinein wie hinaus. Warum? Nun, von außen treffen nach wie vor ausschließlich Wassermoleküle auf die Wand und diffundieren nach innen. Auf der Innenseite dagegen ist jetzt nicht mehr jedes Molekül, das auf die Wand trifft, ein Wassermolekül, sondern zwischendurch erscheinen immer wieder die größeren Moleküle vor den Poren und versperren dem Wasser den Weg.

Die Konsequenz: Es dringt mehr Wasser von außen nach innen als umgekehrt. Die Lösungsmittelmenge im Inneren des Zylinders nimmt zu, und das wiederum hat zur Folge, daß, je länger dieses einseitige Einströmen ins Innere anhält, der Flüssigkeitsdruck im Inneren des Zylinders immer mehr ansteigt. Irgendwann wird er dann so groß, daß den Wasserteilchen im Inneren gelingt, was sie zuvor aus eigener Kraft nicht schafften; sie beginnen, verstärkt nach außen zu diffundieren. Diese Tendenz setzt sich so lange fort, bis **der** Punkt erreicht ist, an dem gleich viel Wasser hinein- wie hinausströmt.

Den Druck, der in dieser Phase des Strömungsgleichgewichtes im Inneren herrscht, nennt man den osmotischen Druck. Er ist in jedem Fall höher als der Außendruck. Seine genaue Höhe ist abhängig von der Anzahl gelöster Teilchen. Je mehr Teilchen im Inneren gelöst sind, desto höher muß der osmotische Druck sein, um den nach innen gerichteten Strom der Wassermoleküle auszugleichen. Die so ablaufende einseitige Diffusion durch eine semipermeable Wand bezeichnet man als Osmose. Die oben beschriebenen Zusammenhänge lassen sich nun uneingeschränkt auf lebende Zellen

übertragen. Vereinfacht ausgedrückt ist eine Körperzelle nichts anderes als ein „Gefäß", dessen Wand semipermeabel und mit einer Lösung verschiedener organischer und anorganischer Substanzen gefüllt ist.
Der einzige Unterschied zu dem geschilderten osmotischen Prozeß: Körperzellen sind nicht von reinem Wasser umgeben, sondern in ihrer Nachbarschaft befinden sich, in den angrenzenden Zellen, Gefäßen und den Zellzwischenräumen, auch Lösungen. Wie die osmotischen Verhältnisse dann genau liegen, hängt von deren Konzentration bzw. osmotischem Druck ab.
Lösungen, die den gleichen osmotischen Druck haben, nennt man isotonisch, solche mit höherem Druck hypertonisch und die mit niedrigerem hypotonisch:
- In isotonischen Lösungen bleibt der Flüssigkeitsgehalt der Zelle und damit das Zellvolumen gleich.
- Aus hypotonischen Lösungen nimmt die Zelle unter Volumenvergrößerung Flüssigkeit auf.
- An hypertonische Lösungen gibt die Zelle unter Volumenverminderung Flüssigkeit ab.

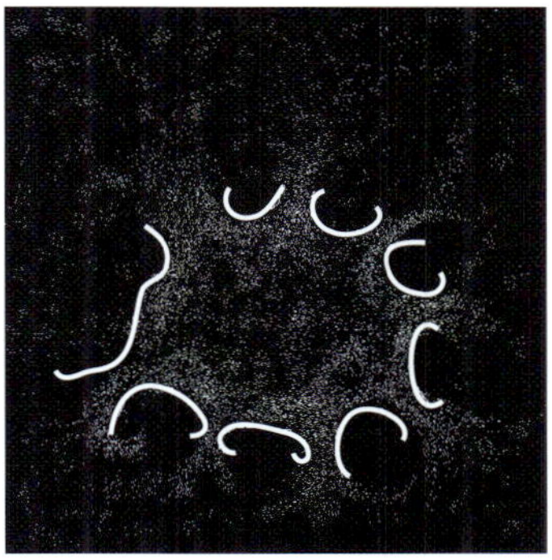

Eine Körperzelle in hypotoner Umgebung

Die Blutkörperchen von Menschen und Säugetieren z. B. sind mit einer 0,9 bis 1,0 %igen Kochsalzlösung isotonisch, die als „physiologische Kochsalzlösung" bezeichnet wird. Bei starken Wasserverlusten des Körpers, z. B. in Zusammenhang mit Erkrankungen wie Typhus oder anderen schweren Darminfektionen, kann man eine solche Lösung intravenös verabreichen, ohne daß die osmotischen Verhältnisse in den Körperzellen und Körperflüssigkeiten verändert werden.

Lebende Zellen stehen unter Belastung durch den osmotischen Druck. In einer hypertonen Umgebung können sie nicht existieren. Der Druck auf die Membran wird zu groß; sie platzen.

Dialyse

Nicht alle semipermeablen Wände haben die gleiche Porengröße. Manche lassen nur Wasser passieren. Andere wiederum haben größere Poren und lassen außer Wasser noch Salze und kleine Moleküle durch, halten aber größere Moleküle wie z. B. Proteine zurück. Eine selektive Durchlässigkeit für Ionen und kleine Moleküle, nicht aber für Proteine, nennt man Dialyse. Sie ist ein gebräuchliches biochemisches Trenn- und Reinigungsverfahren, das hauptsächlich in den Nieren abläuft, die eigentlich nichts anderes sind als ein dicht gewebtes Röhrennetz semipermeabler Membranen, durch das Flüssigkeiten, Salze und kleine Abbaumoleküle ausgeschieden werden.
Gleichzeitig ist aber Sorge getragen, daß keine Proteine der Körperflüssigkeiten verloren gehen. Wird Eiweiß im Harn angetroffen, so ist das ein Zeichen, daß die Dialyse nicht mehr einwandfrei funktioniert. In künstlichen Nieren wird der natürliche Dialysevorgang mit Hilfe synthetischer Dialyseröhrchen simuliert.

6.1.1.4 Puffer-Lösungen

Bei vielen chemischen Reaktionen, insbesondere in biologischen Systemen, ist es wichtig, den pH-Wert innerhalb bestimmter Grenzen zu halten. Beispielsweise muß der pH-Wert des Blutes stets bei 7,4 liegen mit einem Toleranzbereich von 0,2. pH-Werte darüber oder darunter können tödlich sein.
Auch bei Steuerung von Enzym-Aktivitäten ist eine pH-Kontrolle

Definition des pH-Wertes
Unter dem pH-Wert versteht man den negativen, dekadischen Logarithmus der H^+-Konzentration. Diesen Begriff hat man deshalb eingeführt, weil die absoluten, also die tatsächlich vorkommenden Konzentrationen sehr gering sind. In Wasser beispielsweise beträgt sie 10^{-7} Mol pro Liter.

Daraus ergibt sich dann folgender pH-Wert:
$pH = -\lg 10^{-7}$
$pH = 7$

wichtig, denn die meisten Enzyme haben einen optimalen pH-Bereich, bei dem sie am aktivsten sind. Der pH-Wert reinen Wassers liegt bei 7, d. h. die H^+-Konzentration beträgt 10^{-7}.

- Erhöht sich in einer Lösung die H^+-Konzentration, sinkt der pH-Wert unter 7.
- Verringert sich die H^+-Konzentration, so steigt der pH-Wert über 7 an.

Soll eine derartige Erhöhung bzw. Verringerung der H^+-Konzentration „aufgefangen" werden, bedarf es dazu spezieller chemischer „Einrichtungen".
Unabhängig davon, ob der pH-Wert in den Geweben eines lebenden Organismus oder im Rahmen eines technischen Prozesses konstant gehalten werden soll, sowohl die Natur als auch die Industrie bedienen sich dabei sogenannter Puffergemische oder Puffersysteme.

Bildung von H_2CO_3

H_2CO_3 entsteht, wenn Kohlendioxid (CO_2) in Wasser aufgelöst wird.

$CO_2 + H_2O \rightarrow H_2CO_3$

Dieser Vorgang läuft auch im Organismus ab. Das durch Verbrennen der Nährstoffe gebildete CO_2 wird entsprechend dieser Reaktion aufgelöst und transportiert.
In der Lunge verläuft die Reaktion dann in umgekehrter Richtung; das freigesetzte CO_2 wird ausgeatmet.

$H_2CO_3 \rightarrow H_2O + CO_2$

Carbonatpuffer

Ein solches Gemisch, das auch der Organismus einsetzt, ist das System Kohlensäure (H_2CO_3 = schwache Säure) und Natriumhydrogencarbonat ($NaHCO_3$ = Salz der schwachen Säure).
Das Geheimnis der Kontrolle mit Säurepuffern beruht darauf, daß sie einer Änderung der H^+-Konzentration gezielt in die eine oder andere Richtung ausweichen, und zwar folgendermaßen. In einer Pufferlösung ist die Säure nur schwach, das Salz dagegen fast vollständig dissoziiert.

$H_2CO_3 \rightarrow H^+ + HCO_3^-$ wenig dissoziiert
$NaHCO_3 \rightarrow Na^+ + HCO_3^-$ fast vollständig dissoziiert

Es liegen also neben wenig H^+ reichlich undissoziierte H_2CO_3 und reichlich Na^+ und HCO_3^- vor, wobei die Hydrogencarbonat-Anionen hauptsächlich aus dem Salz und nur zu einem geringen Teil aus der Säure stammen.

Beispiele für schwache Säuren

H_2CO_3	= Kohlensäure
H_3BO_3	= Borsäure
HCN	= Blausäure
HF	= Flußsäure
H_3PO_4	= Phosphorsäure

Säurezugabe
Bei Erhöhung der H^+-Konzentration durch Zugabe einer Säure werden die Hydrogencarbonat-Ionen aktiv. Sie verbinden sich mit den Protonen. Durch diesen Zusammenschluß entsteht undissoziierte Kohlensäure. Ein Sinken des pH-Wertes wird so vermieden.

HCO_3^- (aus dem Puffersalz) +	H^+ (von außen) $\rightarrow$	H_2CO_3
Hydrogencarbonat	*Proton*	*Kohlensäure*

Basenzugabe
Bei Zugabe einer Base, z. B. eines Metallhydroxids wie NaOH, würden die daraus abdissoziierenden OH^- die H^+-Konzentration dadurch senken, daß sie sich mit ihnen zu H_2O zusammenschließen. Auch dem beugt das Puffersystem vor. Diesmal treten jedoch die undissoziierten Säuremoleküle auf den Plan. Sie spalten eines ihrer

Protonen ab, das dann mit den OH− der Base zu H_2O zusammentritt. Ein Ansteigen des pH-Wertes wird so vermieden.

$$H_2CO_3 \text{ (aus der Puffersäure)} + OH^- \text{ (von außen)} \rightarrow H_2O + HCO_3^-$$

Ohne ein solches Puffersystem würden Säure- bzw. Basenzugaben vielfach erhebliche pH-Wert-Änderungen zur Folge haben. Der Kohlensäure-Hydrogencarbonatpuffer reguliert auch im menschlichen Organismus an vielen Stellen den pH-Wert.
Wir werden darauf später noch zu sprechen kommen.
Außer dem Carbonatpuffer ist im lebenden Organismus noch der Phosphatpuffer wirksam. Er stellt ein Gemisch aus primärem Natriumphosphat (NaH_2PO_4) und sekundärem Natriumphosphat (Na_2HPO_4) dar. Die Bedeutung dieses Systems ist jedoch wesentlich geringer, da wegen der ziemlich niedrigen Konzentration an Phosphat in den Organen und im Blut seine Kapazität viel kleiner ist als die des Carbonatsystems.

Besonderheiten von primärem Natriumphosphat

Primäres Natriumphosphat ist ein sogenanntes saures Salz, d. h., es enthält in seinem Molekül Wasserstoff gebunden, der sich als Proton abspalten läßt.

$$NaH_2PO_4 = NaHPO_4^- + H^+$$

Es hat in Lösung daher die gleiche Wirkung wie eine schwache Säure.

6.1.1.5 Mengen- und Konzentrationsangaben

In der Chemie werden Mengen im allgemeinen in Mol angegeben. Ein Mol ist die Molekularmasse, ausgedrückt in Gramm; ein Mol H_2O sind demnach 18 g. Entsprechend erfolgt die Angabe von Konzentrationen in Mol pro Liter. Eine 1-molare Salzsäurelösung enthält danach 36,5 g HCl pro Liter, eine 1-molare Kochsalzlösung 58,5 g Kochsalz pro Liter.

Molangaben einiger Verbindungen

1 Mol H_2CO_3	= 62 g
1 Mol $C_6H_{12}O_6$	= 180 g
1 Mol CO_2	= 44 g
1 Mol $NaNO_3$	= 85 g

Osmolarität

Die Osmolarität ist ein Maß für die osmotisch wirksame Konzentration einer Lösung. Bei Nichtelektrolyten wie Glucose ist sie identisch mit der Anzahl Mol pro Liter. Eine Einheit der Osmolarität ist das Osmol.
Eine 1-molare Glucoselösung hat demnach eine Osmolarität von 1 Osmol.

Bei Elektrolyten muß man berücksichtigen, daß sich durch die Dissoziation die Teilchenzahl erhöht. Die Konzentration in Mol wird daher mit der durch den Zerfall entstehenden Teilchenzahl multipliziert. Eine 1-molare Kochsalzlösung hat danach eine Osmolarität von 2 Osmol, denn durch die Dissoziation verdoppelt sich ja die Anzahl der frei vorliegenden Teilchen.

Definition des Begriffs Dielektrikum

Als Dielektrikum bezeichnet man Stoffe, deren Teilchen sich unter dem Einfluß elektrischer Felder in eine ganz bestimmte Richtung einstellen. Genau das tun Wassermoleküle auch, indem sie, wie schon besprochen, die positiv oder negativ geladenen Ionen als Hydrathülle umgeben.

6.1.2 Wasser im Organismus

Chemische Umsetzungen der energieliefernden Substanzen können sich im Körper, wie viele andere physiologische Prozesse, nur dann vollziehen, wenn die reagierenden Moleküle in Lösung vorliegen. Die Natur nutzt zu diesem Zweck das Wasser als ideales Lösungsmittel.
Darüber hinaus hat es noch eine Reihe anderer Aufgaben im Organismus.

Die Aufgaben im Überblick

- Als Lösungsmittel ermöglicht es Stoffwechselreaktionen und den Transport von Substanzen im Organismus.
- Als Reaktionspartner nimmt es an zahlreichen Prozessen des Stoffwechsels teil, z. B. bei der hydrolytischen Spaltung von Stoffen.
- Als Strukturbestandteil von Makromolekülen wie Proteinen oder Polysacchariden erfüllt es im Organismus seine Aufgabe als Baustoff.
- Als Mittel zur Regulierung des Wärmehaushalts kann es den Körper vor Überhitzung schützen.
- Als Dielektrikum hat es Einfluß auf die Hydratation der Zellen.

6.1.2.1 Vorkommen und Verteilung

Bei der Bestimmung des Wassergehaltes des gesamten menschlichen Organismus zeigen die Messungen meist stark schwankende Werte, denn die „Fettpolster" der einzelnen Menschen sind sehr unterschiedlich ausgeprägt. Zieht man jedoch den individuellen Fettanteil vom Gesamtgewicht ab und bezieht die Analyse auf die fettfreie Körpersubstanz, so ergibt sich ein völlig anderes Bild. Unabhängig davon, ob unter-, über- oder normalgewichtig, man erhält für alle Menschen nahe beisammen liegende Ergebnisse, die zwischen 71 und 73 % liegen.

Verteilung

Je nachdem, wo sich das Wasser im Organismus befindet, unterscheidet man zwischen intrazellulärer und extrazellulärer Flüssigkeit.

Wassergehalt verschiedener Organe, Gewebe und Körperflüssigkeiten (in Gew. %)

Zahnschmelz	0,2
Zahnbein	10,0
Skelett	22,0
Elastisches Gewebe	50,0
Knorpel	55,0
Leber	70,0
Rückenmark und Gehirn	70,0
Haut	72,0
Muskeln	76,0
Darm	77,0
Pankreas	78,0
Lunge	79,1
Herz	79,3
Bindegewebe	80,0
Niere	83,0
Blut	80,0
Milch	89,0
Lymphe	96,0
Magensaft und Darmsaft	97,0
Tränen	98,0
Liquor	99,0
Schweiß	99,5
Speichel	99,5

Intrazelluläre Flüssigkeit
Darunter versteht man das innerhalb der Zellen gebundene Wasser. Hauptort der intrazellulären Flüssigkeit sind die Zellen der Muskulatur.

Extrazelluläre Flüssigkeit
Dabei unterscheidet man wiederum unterschiedliche Bereiche:

- Ein Teil kreist in Form von Blut und Lymphe in einem geschlossenen Kreislauf durch den Organismus.
- Ein anderer Teil füllt als sogenannte interstitielle Flüssigkeit alle Lücken zwischen den Zellen und das Netzwerk des Bindegewebes aus, bildet also das die Körperzellen umgebende Milieu („Milieu interieur").
- Ein weiterer Teil befindet sich im Magen-Darm-Trakt, er wird mit den Verdauungssekreten dorthin abgegeben.

Insgesamt befindet sich das Wasser im Organismus ständig in Bewegung:

- Zwischen Blut, extrazellulärem und intrazellulärem Raum findet ein ständiger Flüssigkeitsaustausch statt.
- Innerhalb des Gefäßsystems von Blut und Lymphe und im Bereich der interstitiellen Flüssigkeit bewegt sich das Wasser in einem steten Kreislauf.

– Mit den Verdauungssekreten werden große Mengen Wasser in den Magen-Darm-Trakt abgegeben. Es wird von dort aus praktisch vollständig wieder rückresorbiert.
– Durch die Niere fließt ständig ein gewaltiger Flüssigkeitsstrom. Ca. 180 Liter pro Tag muß dieses lebenswichtige Organ bewältigen. Auch hier wird praktisch die gesamte Flüssigkeit wieder rückresorbiert.

Beziehung zwischen Blutplasma und interstitieller Flüssigkeit

Blutplasma und interstitielle Flüssigkeit sind durch Kapillarmembranen voneinander getrennt. Diese sind für Wasser und kleine Ionen frei durchgängig. Zwischen beiden Bereichen kann sich daher durch Diffusion bzw. Osmose rasch ein Gleichgewicht einstellen.

6.1.2.2 Osmotischer Druck

Der osmotische Druck von Blutflüssigkeit und interstitieller Flüssigkeit ist genau gleich groß; die Flüssigkeiten sind isotonisch.

Der osmotische Druck innerhalb der Zellen liegt höher. Das hat hauptsächlich drei Gründe:

– Der Proteingehalt der Zellflüssigkeit ist höher.
– Ionen können mit geeigneten Liganden Komplexverbindungen eingehen. Auf diese Weise erhöht sich die Konzentration der Ionen bzw. Teilchen.
– Die lebende Zelle kann mit Hilfe der aktiven Transportpumpen Ionen innerhalb der Zellflüssigkeit anreichern bzw. abgeben.

Verteilung des Wassers auf die einzelnen Räume

Flüssigkeitsräume	% der fettfreien Körpersubstanz
Intrazellulär	50
Extrazellulär	
– Blutplasma	5
– interstitielle Fl.	15
Summe	70

Um den osmotischen Druck in den einzelnen Regionen konstant zu halten, stehen dem Organismus zwei Mechanismen zur Verfügung:

– Durch Wasserverschiebungen zwischen dem extrazellulären und dem intrazellulären Raum, die spontan ablaufen, kann der Organismus Störungen im osmotischen Gleichgewicht sehr rasch ausgleichen.
– Die zweite Möglichkeit besteht darin, Wasser oder gegebenenfalls gelöste Mineralstoffe über die Niere auszuscheiden. Dieser Mechanismus benötigt zwar längere Zeit, um in Gang zu kommen, wirkt aber nachhaltiger.

6.1.2.3 Wasserbilanz

Ein gesunder Mensch hat normalerweise eine ausgeglichene Wasserbilanz, d. h. aufgenommene und ausgeschiedene Flüssigkeit stehen zueinander in einem ausgewogenen Verhältnis.

Menge an Oxidationswasser

Nährstoff	Oxidationswasser (ml pro g)
Proteine	0,396
Kohlenhydrate	0,556
Fett	1,071

Wasseraufnahme
Der Organismus wird auf drei verschiedene Arten mit Wasser versorgt:

– durch den Verzehr von Getränken und flüssigen Nahrungsmitteln
– durch den Verzehr fester Nahrungsmittel
– durch das bei der biologischen Oxidation von Nährstoffen gebildete Oxidationswasser.

Bei einer gemischten Kost von ca. 10 460 kJ pro Tag entstehen rund 300 g Oxidationswasser.

Wasserausscheidung
An der Ausscheidung von Flüssigkeit sind mehrere Organe beteiligt: Niere, Darm, Haut und Lunge. Ihr Anteil an der Gesamtab-

Beispiel einer Wasserbilanz beim Menschen
Mann, 28 Jahre, 72 kg

Wasseraufnahme (ml)		Wasserabgabe (ml)	
Getränke	860	Harn	1 050
Speisen	980	Kot	180
Oxid. W.	290	Haut, Lunge	820
Summe	2 130	Summe	2 050

(Quelle: Bäßler, Fekl, Lang 1987)

Störung der Rückresorption

Bei Störungen der Rückresorption, z. B. durch Erbrechen oder Durchfälle, kann der Wasserverlust so groß sein, daß es zu lebensbedrohenden Zuständen kommt.

Leistungsfähigkeit des Menschen bei extremen Außentemperaturen

Der Mensch ist auch bei hohen Außentemperaturen voll leistungsfähig, vorausgesetzt, er wird mit ausreichenden Mengen an Flüssigkeit versorgt. Dabei ist noch zu bedenken, daß mit der Absonderung von Schweiß Verluste an Natrium (Na^+) und Chlor (Cl^-) verbunden sind. Obwohl die Nahrung im allgemeinen so viel Kochsalz enthält, daß auch diese Verluste gedeckt sind, kann es zu einem Mangel in der extrazellulären Flüssigkeit kommen. Daher sind bei Hitzearbeit und sportlichen Anstrengungen im Sommer, das gilt besonders für Untrainierte, kochsalzhaltige Getränke (0,3 bis 0,4 %ig) zu empfehlen.

gabe von Wasser kann stark variieren.
Im Sinne einer tatsächlichen Regulation ist allerdings nur die Niere an der Ausscheidung beteiligt. Je nach Lage des Wasserhaushaltes kann sie einen konzentrierten oder verdünnten Harn erzeugen und dadurch Wasser einsparen bzw. Überschüsse ausscheiden.
Die Niere produziert innerhalb von 24 Stunden rund 180 Liter sogenannten Primärharn. Davon wird allerdings der größte Teil rückresorbiert.

Dabei laufen zwei voneinander unabhängige Prozesse ab.

Obligatorische Rückresorption
Diesen Vorgang könnte man als passive Rückresorption bezeichnen. Sie ist an die Rückführung der im Primärharn gelösten, osmotisch wirksamen Bestandteile, wie z. B. Proteine oder Glucose, gebunden. Das Wasser ist Lösungsmittel für die Substanzen und wird daher mit ihnen gemeinsam rückresorbiert.

Fakultative Rückresorption
Dieser Vorgang steht unter hormoneller Kontrolle und stellt damit die wirksame Regulation des Wasserhaushaltes dar. Aktiv wird dabei das antidiuretische Hormon des Hypophysenhinterlappens. Man nimmt an, daß die Ausschüttung dieses Hormons über die Hydratation der Zellen gesteuert wird.

Zwischen der Geschwindigkeit des Harnflusses und der Konzentration an gelösten Stoffen besteht eine gesetzmäßige Beziehung. Je geringer die Geschwindigkeit, desto höher läßt sich der Harn konzentrieren. Allerdings sind der Konzentrierungsfähigkeit der Niere Grenzen gesetzt. Für den Menschen liegt sie bei 1400 Milliosmolen pro Liter Harn. Bei normaler Ernährung müssen ca. 1000 bis 1200 Milliosmole ausgeschieden werden.

6.1.2.4 Wasser als Wärmeregulatur

An vielen Stellen der Haut sind Schweißdrüsen eingebaut, die Flüssigkeit absondern können. Das Wasser verdunstet dann an der Hautoberfläche, entzieht dabei der Umgebung Wärmeenergie (Verdunstungswärme) und kühlt den Körper auf diese Weise ab.
Beim Menschen kann die Wasserabgabe durch die Haut beim Schwitzen in extremen Situationen (Klima, körperliche Arbeit) bis zu 1500 ml pro Stunde betragen, das ist mehr als das Zehnfache der normalen Wasserausscheidung. Der menschliche Organismus ist dabei so programmiert, daß er auf jeden Fall die Körpertemperatur konstant hält, auch wenn es dabei zu lebensbedrohenden Wasserverlusten kommt.
In solchen Fällen geht die Ausscheidung über die Niere bis auf ein Minimum von 500 ml zurück. Eine geringere Harnmenge ist nicht möglich, da die Niere alle regelmäßig auszuscheidenden Substanzen nicht stärker konzentrieren kann.

6.1.2.5 Wasser als Dielektrikum

Von einem Dielektrikum spricht man dann, wenn die Teilchen eines Stoffes sich in einem elektrischen Feld zwischen Plus-Pol und Minus-Pol ausrichten.
Das tun nur solche Teilchen, die eine ungleiche Ladungsverteilung aufweisen. Das Wassermoleküle mit seinen polaren Bindungen bzw. seinem Dipolcharakter ist ein solches Teilchen. Nun existieren zwar in und um die Zellen keine elektrischen Felder mit entgegen-

gesetzt geladenen Polen, aber es gibt dort unzählige geladene Teilchen, die Ionen. Die Wirkung des Wassers als Dielektrikum besteht nun darin, daß es sich nach diesen Ladungen hin ausrichtet und sie mit den oben bereits beschriebenen Hydrathüllen umgibt. Die Hydratation, so wird dieses Phänomen genannt, ist für den menschlichen Organismus lebenserhaltend, denn sie stellt für ihn die wichtigste Möglichkeit dar, Wasser im Organismus zu binden.

6.1.2.6 Bedarf

Der Wasserbedarf des Menschen ist keine konstante Größe. Er ergibt sich aus der für die Ausscheidung gelöster Substanzen und für die Wärmeregulierung erforderlichen Wassermenge.
Bei Menschen mit leichter körperlicher Arbeit liegt er im allgemeinen zwischen 1,5 und 2,5 Litern pro Tag. Extreme Bedingungen können den Bedarf auf 10 Liter und mehr steigern.

Richtwerte für die tägliche Zufuhr von Wasser (ml/kg Körpergewicht) (DGE 2000)

Säuglinge	
Alter	Zufuhr
0- 3 Monate	130
4-11 Monate	110

Kinder und Jugendliche	
Alter	Zufuhr
1- 3 Jahre	95
4- 6 Jahre	75
7- 9 Jahre	60
10-12 Jahre	50
13-14 Jahre	40
15-18 Jahre	40

Erwachsene	
Alter	Zufuhr
19-25 Jahre	35
25-50 Jahre	35
über 50 Jahre	30

6.1.2.7 Säure-Basen-Gleichgewicht

Jede wäßrige Lösung hat einen bestimmten pH-Wert. Durch Zusatz von Säuren oder Basen kann man den jeweiligen pH-Wert verändern. Im Organismus bzw. in seinen Körperflüssigkeiten sind solche Veränderungen absolut unerwünscht.
Verschiedene Regulationsmechanismen sorgen dafür, daß der pH stets einen konstanten Wert besitzt. Für den reibungslosen Ablauf des Stoffwechselgeschehens ist eine derartige Konstanz von außerordentlicher Bedeutung, denn von ihr hängen zahlreiche lebensnotwendige Dinge ab, z. B. die Struktur der Körperproteine und die Wirksamkeit von Enzymsystemen.
Der Körper regelt den pH-Wert auf zweierlei Weise.

Puffersysteme

Sowohl das Blut als auch die anderen Körperflüssigkeiten verfügen über Puffersysteme, mit deren Hilfe sie pH-Wert- Schwankungen ausgleichen können.
Maßgeblich beteiligt sind daran vor allem der Carbonatpuffer und die Proteine, die wegen ihrer Ampholyteigenschaften (s. S. 75) ebenfalls Pufferwirkung entfalten können.
Der Phosphatpuffer ist nur in so geringen Konzentrationen vorhanden, daß seine Kapazität kaum ins Gewicht fällt.
Von Bedeutung ist in diesem Zusammenhang die Beteiligung der Lunge. Durch verstärkte Atemaktivität sinkt der Kohlendioxidgehalt im Blut; das wiederum bedeutet ein Absinken der Kohlensäure-Konzentration. Auf diese Weise unterstützt die Atmung die Wirkung des Carbonat-Puffers und erhöht dessen Kapazität.

Berechnung der pH-Werte von Puffersystemen

Säuren liegen in wäßriger Lösung mehr oder weniger stark dissoziiert vor. Die Dissoziation verläuft nach folgender allgemeiner Gleichung:

$$HA \quad = \quad H^+ \quad + \quad A^-$$

Säure *Proton* *Säureanion*

Für einen solchen Zerfall in reinem Wasser gilt, daß dabei das Verhältnis der zerfallenen zu den noch intakten Molekülen stets konstant ist. Es gilt also:

$$\frac{[H^+]\,[A^-]}{[HA]} = \textit{Konstant (Massenwirkungsgesetz)}$$

oder abgekürzt:

$$\frac{[H^+]\,[A^-]}{[HA]} = K$$

Diese Gleichung kann man folgendermaßen umformen:

$$\frac{[A^-]}{[HA]} \cdot [H^+] = K\,\textit{(Dissoziationskonstante)}$$

Da alle Größen dieser Gleichung Potenzen mit zum Teil negativen Exponenten sind, wandelt man die entsprechenden Ausdrücke in Logarithmen um:

$$log \frac{[A^-]}{[HA]} + log\,[H^+] = log\,K$$

Eine nochmalige Umformung ergibt:

$$log \frac{[A^-]}{[HA]} - log\,K = -\,log\,[H^+]$$

Um die negativen Vorzeichen zu beseitigen, wandelt man log K und log H in die jeweiligen pK- bzw. pH-Werte um:

$$log \frac{[A-]}{[HA]} + pK = pH \quad \text{„Puffergleichung"}$$

Dieser Ausdruck wird als Henderson-Hasselbalch-Gleichung bezeichnet. Mit ihrer Hilfe lassen sich die pH-Werte von Puffergemischen aus schwacher Säure mit ihrem Salz leicht berechnen.

- log K = pK
- log[H+] = pH

Niere

Die Niere besitzt die Fähigkeit, die Säurekonzentration bzw. die Protonenkonzentration des Organismus aktiv zu beeinflussen.
Sie gleicht zu hohe Säuregehalte dadurch aus, daß sie Protonen (H^+) gegen Natriumionen (Na^+) austauscht. Dadurch kann es vorkommen, daß der Primärharn eine bis zu tausendfach höhere H^+-Konzentration aufweist als das Plasma. Sie gelangen jedoch nur zu einem ganz geringen Teil als pH-Wert-relevante Protonen in den ausgeschiedenen Harn. Der größte Teil wird vorher im Nierengewebe an Anionen gebunden.

Die beschränkte Konzentrierungsfähigkeit der Niere ist Grund dafür, daß Flüssigkeiten mit einem Salzgehalt über der maximal möglichen Harnkonzentration nicht zur Deckung des Flüssigkeitsbedarfs dienen können. So ist beispielsweise jedem Seemann bekannt, daß er im Seenotfall auf gar keinen Fall Seewasser trinken darf. Um die in 500 ml Seewasser enthaltenen Salze wieder aus dem Organismus auszuschleusen, benötigt die Niere mindestens 800 ml Wasser; sie muß also in einem solchen Fall auf die Flüssigkeitsreserven des Körpers zurückgreifen. Das Trinken von 500 ml Meerwasser hätte also einen Wasserverlust von mindestens 300 ml Körperflüssigkeit zur Folge.

<u>Bindung durch sekundäres Phosphat</u>
Dabei reagieren die Protonen mit sekundärem Phosphat, das durch diese Reaktion in primäres umgewandelt und anschließend als Bestandteil des Harns ausgeschieden wird.

$$H^+ + HPO_4^{2-} \rightarrow H_2PO_4^-$$

<u>Bindung an Hydrogencarbonat</u>
Dabei reagieren die Protonen mit Hydrogencarbonat zu Kohlen-

säure, die danach spontan zu Kohlendioxid und Wasser zerfällt.

$$HCO_3^- + H^+ \rightarrow H_2CO_3 \rightarrow H_2O + CO_2$$

Bindung an NH_3
Hauptsächlich aus Glutamin vermag die Niere außerdem Ammoniak (NH_3) zu gewinnen, der ebenfalls ein Proton bindet und als Ammoniumion in den Harn gelangt.

$$NH_3 + H^+ \rightarrow NH_4^+$$

Umgekehrt kann die Niere auch Protonen einsparen, indem sie Hydrogencarbonat ausscheidet, denn dabei verläßt gleichzeitig eine Base mit einem Metall-Kation den Organismus, die Protonen bleiben erhalten.

Säuregehalt der Nahrung
Kaum ein Nahrungsmittel reagiert völlig neutral. Die meisten sind entweder säure- oder basenüberschüssig. Eine gemischte Kost hat gewöhnlich einen leichten Säureüberschuß und führt zu einer entsprechenden Ausscheidung von Protonen. Der Harn weist daher auch einen pH-Wert von ca. 4,5 auf.
Normalerweise ist die Niere, auch bei sehr einseitiger Auswahl der Nahrung, in der Lage, die damit möglicherweise verbundenen Belastungen des Säure-Basen-Haushaltes auszugleichen. Bei gesunden Menschen führen daher weder säureüberschüssige noch basenüberschüssige Nahrungsmittel zu gesundheitlichen Störungen.

Pathologische pH-Werte

Sind die Regulationsmechanismen für das Konstanthalten des pH-Wertes beeinträchtigt, so kann es sein, daß die Toleranzgrenze für pH-Schwankungen überschritten wird.

Acidose
Von einer Acidose spricht man bei überhöhten Säurewerten des Körpers. Mögliche Ursachen für ihr Auftreten sind:
- Stoffwechselstörungen, wie sie im Zusammenhang mit Diabetes mellitus auftreten können
- Nierenschäden.

In solchen Fällen entsteht das Krankheitsbild der Acidose. Die Konzentration an protonenbindenden Ionen (Hydrogencarbonat, sekundäres Phosphat) nimmt ab, die Konzentration an Kohlensäure und primärem Phosphat nimmt zu.
In solchen Fällen versucht der Körper durch verstärkte Atmung, d. h. CO_2-Abgabe, die Kohlensäure-Konzentration zu senken und damit einem Absinken des pH-Wertes entgegenzuwirken.

Alkalose
Sie bedeutet eine erhöhte Basenkonzentration. Die Gründe für ihr Auftreten sind:
- Hyperventilation. d. h. zu starke Atemtätigkeit und damit Verlust an CO_2 bzw. H_2CO_3
- Erbrechen, d. h. Verlust an Magensäure
- Kaliummangel.

Die Niere reagiert auf solche Zustände durch vermehrtes Ausscheiden von Hydrogencarbonat.

Säureüberschüssige Nahrungsmittel:

- Fleisch
- Fisch
- Eier
- Getreideprodukte
- Schokolade.

Basenüberschüssige Nahrungsmittel:

- Obst
- Gemüse
- Nüsse
- Vollmilch.

Allgemeines zum Vorkommen von Mineralstoffen

Die Mineralstoffe liegen vielfach sowohl in den Nahrungsmitteln als auch im Organismus in Form von Ionen vor.
Die meisten von ihnen haben dabei stets den gleichen Ladungszustand, z. B.:

- Natrium als Na^+
- Chlor als Cl^-
- Calcium als Ca^{2+}
- Kalium als K^+.

Es gibt jedoch Ausnahmen. So kann Eisen beispielsweise sowohl als Fe^{2+} als auch in Form von Fe^{3+} vorkommen.

Häufige Natriumsalze:

- Natriumchlorid: NaCl
- Natriumcarbonat: Na_2CO_3
- Natriumnitrat: $NaNO_3$
- Natriumacetat: $Na(CH_3COO)$
- Natriumphosphat: Na_3PO_4

Wie der Organismus auf ein Ansteigen des osmotischen Druckes reagiert:

Es kommt zur verstärkten Bildung von Adiuretin, das die Diurese (Wasserausscheidung) durch verstärkte Rückresorption von Wasser in der Niere hemmt.

- Unter dem Einfluß der „Mineralcorticoide" wird weniger Na^+ rückresorbiert bzw. verstärkt ausgeschieden.
- Das „Durstzentrum" löst ein Durstgefühl aus.

6.2 Mineralstoffe

Mineralstoffe sind für einen reibungslosen Ablauf der Lebensvorgänge im Organismus unerläßlich. Zahlreiche biochemische Prozesse sind an die Anwesenheit bestimmter Elemente gebunden.

Die wichtigsten Aufgaben der Mineralstoffe im Körper sind:
- Aufrechterhalten eines bestimmten osmotischen Drucks
- Erhalten der Elektroneutralität
- Bereitstellen von Puffersystemen
- Einhalten bestimmter Löslichkeitsbedingungen für Proteine
- Aufrechterhalten der Reizleitung
- Steuerung enzymatischer Reaktionen
- Aufbau bestimmter Gewebe, vor allem Knochen und Zähne.

Nach dem mengenmäßigen Vorkommen der Mineralstoffe unterscheidet man zwischen Mengen- und Spurenelementen, was jedoch nichts über deren physiologische Bedeutung aussagt.

6.2.1 Mengenelemente

Im Unterschied zu den Spurenelementen kommen sie in relativ hohen Konzentrationen vor. Man zieht die Grenze im allgemeinen bei einem Vorkommen von 0,005 Gew.-%, bezogen auf den gesamten Organismus.

6.2.1.1 Natrium

Natrium liegt im Organismus als Na^+ vor, meist gemeinsam mit Cl^-.

Resorption und Vorkommen im Organismus

Die Resorption von Natrium vollzieht sich sehr rasch; bereits drei bis sechs Minuten nach der Aufnahme erreicht es den Kreislauf. Nach ca. drei Stunden ist die Resorption vollständig.
Der Hauptanteil des Natriums befindet sich in der extrazellulären Flüssigkeit. Daneben ist es noch in folgenden Bereichen zu finden:
- In der intrazellulären Flüssigkeit. Extrazelluläres und intrazelluläres Natrium stehen miteinander im Gleichgewicht.
- Rund 35 % des gesamten Natriumbestandes befindet sich in den Knochen. Sie sind daher als Natrium-Reservoir von großer Bedeutung. Bei Verarmung an Natrium, z. B. durch Acidose, zieht der Organismus von dort beträchtliche Mengen an Natrium ab.

Physiologische Funktion

Natrium zählt zu den wichtigsten Elektrolyten im Organismus. Es befindet sich als Na^+ hauptsächlich in der extrazellulären Flüssigkeit und beeinflußt dort den osmotischen Druck. Je höher die Na^+-Konzentration, desto höher der osmotische Druck. Umgekehrt sinkt der osmotische Druck mit der Na^+-Konzentration. Der Orga-

nismus reagiert bereits auf geringe Schwankungen des osmotischen Druckes (ab 1 %) bzw. der Na^+-Konzentration. Es treten dann sehr rasch Regulationsmechanismen in Kraft, die beim gesunden Menschen bereits innerhalb von ein bis zwei Stunden Überschüsse an Wasser oder Salz beseitigen können.
Hauptfaktor dabei ist die Niere. Abgesehen von der Flüssigkeitsabgabe vermag sie als praktisch einziges Organ Natrium auszuscheiden.

Bedarf

Man rechnet im allgemeinen mit einem Bedarf von ca. 550 mg pro Tag. Die tatsächliche Zufuhr liegt jedoch normalerweise deutlich darüber.

Mangelerscheinungen

Die bei uns üblichen Ernährungsgewohnheiten schließen einen Natriummangel aus. Zu einer Verarmung des Organismus an Natrium kommt es daher nur unter extremen Bedingungen:

- Bei übermäßigem Schwitzen, verursacht durch körperliche Höchstleistungen oder extrem hohe Außentemperaturen.
- Bei Erkrankungen, die mit anhaltendem Erbrechen und starken Durchfällen einhergehen.

Bei so entstehenden Hyponatriumämien sinkt der osmotische Druck des Plasmas. Das Volumen des Plasmas nimmt daher ab. Der Organismus gleicht den Flüssigkeitsverlust zum Teil durch Verschieben von Wasser aus dem extrazellulären Bereich aus. Das wiederum hat dann ein Absinken des Blutdrucks bis hin zum Kreislaufkollaps zur Folge. Außerdem kommt es dadurch zu Stoffwechselstörungen, über deren Art und Ausmaß noch nicht viel Konkretes bekannt ist. Die Natriumverarmung des Körpers führt darüber hinaus zu einer Verminderung der Nierendurchblutung, die ihrerseits mit einem Rückgang der Wasserausscheidung und einer erhöhten Rückresorption von Natrium verbunden ist.

6.2.1.2 Kalium

Kalium liegt im Organismus als K^+ vor.

Resorption und Vorkommen im Organismus

Die Resorption des Kaliums aus dem Darm vollzieht sich deutlich langsamer als die von Natrium.
Außer in der intrazellulären Flüssigkeit kommt Kalium in geringeren Mengen in der extrazellulären Flüssigkeit und im Knochen vor. Wie bei Natrium dient dieses Vorkommen im Knochen als Speicher.
Ca. 70 % des gesamten Kaliums befindet sich in der Muskulatur. Bei der Reizung des Muskels gibt dieser K^+ ab und nimmt stattdessen Na^+ auf.

Physiologische Funktion

Kalium ist für den Organismus von ähnlicher Bedeutung wie Natrium. Es befindet sich im Unterschied zu Na^+ vorwiegend in der

Wie der Organismus auf ein Absinken des osmotischen Druckes reagiert:

- Die Adiuretin-Bildung wird gedrosselt; dadurch kann vermehrt Wasser ausgeschieden werden.
- Die Rückresorption von Na^+ wird verstärkt.

Bei stillenden Frauen ist das Kochsalz nach ca. 20 Minuten in der Milch festzustellen.

Symptome eines akuten Natriummangels:

- allgemeine Schwäche
- Übelkeit
- Erbrechen
- Störung der Wasserausscheidung
- Ermüdbarkeit
- Muskelkrämpfe
- Dehydratation der Haut
- niedriger Blutdruck.

Natrium und Bluthochdruck

Wissenschaftliche Untersuchungen haben ergeben, daß eine Beziehung zwischen der Höhe des Natriumkonsums und der Häufigkeit von Bluthochdruck besteht. Entsprechend läßt sich mit einer natriumarmen Kost oftmals eine Senkung des Bluthochdrucks erreichen.

Häufige Kaliumsalze:

- Kaliumchlorid: KCl
- Kaliumcarbonat: K_2CO_3
- Kaliumnitrat: KNO_3

Empfohlene Zufuhr von Kalium bei Säuglingen und Kindern (DGE 2000)

Alter	Zufuhr (mg/Tag)
0- 3 Monate	400
4-11 Monate	650
1- 3 Jahre	1000
4- 6 Jahre	1400
7- 9 Jahre	1600
10-12 Jahre	1700

Hauptlieferanten von Kalium sind pflanzliche Nahrungsmittel wie z. B.:

- Gemüse und Gemüseprodukte
- Kartoffeln
- Brot und Backwaren.

Bei Menschen mit einer Niereninsuffizienz kann es zu einer Störung der Kaliumausscheidung kommen. Dauert dieser Zustand länger an, so tritt eine Erhöhung des Kaliumspiegels im Blut ein (Hyperkaliämie).
Symptome dieser Störung sind:

- Schwäche und Schweregefühl in der Muskulatur
- Frösteln
- Herzrhythmus-Störungen
- Kreislaufkollaps, je nach Schwere bis hin zum Herzstillstand.

Hauptsächliche Salze von Chlor

- Kaliumchlorid: KCl
- Natriumchlorid: NaCl

intrazellulären Flüssigkeit und beeinflußt dort den osmotischen Druck. Außerdem hat es noch folgende Funktionen:
- Sicherung des Zustandes der Zellproteine
- Mitwirkung an der Erregbarkeit der Zellen
- Aktivierung von Enzymsystemen, insbesondere solcher, die an der biologischen Oxidation und der Glykolyse (s. S. 216) beteiligt sind. In dieser Funktion ist Kalium durch kein anderes Ion zu ersetzen.

Bedarf

Der Bedarf wird für Erwachsene mit ca. 2 g pro Tag angegeben.

Mangelerscheinungen

Normalerweise ist die erforderliche Kaliumzufuhr bei üblicher Mischkost gedeckt. Kaliummangel tritt daher vergleichsweise selten auf.

Hauptursachen für eine Verarmung des Körpers an Kalium sind:
- Erkrankungen, die mit starken Durchfällen und Erbrechen einhergehen.
- Störungen des Säure-Basen-Gleichgewichtes.
- Extreme Streßsituationen, die zu einer verstärkten Ausschüttung von Nebennierenhormonen führen.
  Die Folge davon ist dann eine verstärkte Kaliumausscheidung.

Symptome eines Kaliummangels sind:

- Schwäche der Skelettmuskulatur
- Erschlaffung der glatten Muskulatur
- Funktionsstörungen des Herzens.

6.2.1.3 Chlor

Chlor kommt als Cl^- im Organismus vor.

Resorption und Vorkommen im Organismus

Chlor wird in Form seines Anions außerordentlich rasch resorbiert. Bereits drei bis sechs Minuten nach der Aufnahme läßt es sich im Blut nachweisen. Nach ca. drei Stunden ist die Resorption vollständig.
Ein Austausch zwischen der extrazellulären Flüssigkeit und der Zellflüssigkeit ist sehr rasch möglich.
Die Austauschgeschwindigkeit ist unabhängig von der Temperatur und läßt sich auch durch Stoffwechselgifte nicht beeinflussen. Dies beides läßt den Schluß zu, daß hier kein aktiver Stoffwechselprozeß zugrunde liegt, sondern daß der Transport passiv abläuft.
Außer in der intrazellulären und extrazellulären Flüssigkeit sowie dem Magensaft kommt Chlor noch in den Knochen vor.

Physiologische Funktion

Die Hauptmenge an Cl^- befindet sich in der extrazellulären Flüssigkeit, wo es gemeinsam mit Na^+ den osmotischen Druck beeinflußt.

Eine sehr spezifische Funktion haben die Cl^--Ionen bei der Sekretion von Magensaft. Der Organismus benötigt sie für die Produktion von Salzsäure. Dabei werden die dem Blut entnommenen Cl^- gegen HCO_3^- ausgetauscht.

$Cl^- + H_2CO_3 \rightarrow HCO_3^- + HCl$

Bedarf

Über den Bedarf des Menschen an Chlor liegen noch keine exakten Erkenntnisse vor. Man geht bislang von einem Bedarf von 830 mg pro Tag aus.
Da die Zufuhr normalerweise mindestens sieben Gramm beträgt, ist der Bedarf bei üblichen Ernährungsgewohnheiten mehr als gedeckt.

Mangelerscheinungen

Mangelzustände sind selbst unter extremen Bedingungen praktisch nicht bekannt.
Bislang ist es lediglich im Tierversuch gelungen, einen Chloridmangel zu induzieren.

6.2.1.4 Calcium

Calcium tritt im Organismus in unterschiedlichen Bindungsformen auf. Im Knochen und in den Zähnen ist Calcium in Form von schwer löslichem Apatit enthalten, das ist eine vor allem aus Calcium und Phosphor bestehende, kompliziert aufgebaute Substanz.

Im Plasma kommt Calcium in drei unterschiedlichen Formen vor:

- in Form des zweiwertig positiven Ions Ca^{2+}
- komplex gebunden, vor allem an Citrate
- an Proteine gebunden.

Resorption und Vorkommen im Organismus

Die Resorption des Calciums aus dem Darm ist von einer Vielzahl unterschiedlicher Faktoren abhängig:

- Die Art der angebotenen Calcium-Salze spielt eine Rolle. Zwar wird das Calcium auch aus schwer löslichen Calciumsalzen, z. B. Phosphat oder Carbonat, gut resorbiert, nicht ausgenutzt wird dagegen das als Oxalat gebundene Calcium.
- Vitamin D spielt bei der Resorption von Calcium eine entscheidende Rolle. Es induziert im Organismus die Bildung eines bestimmten Proteins, das als Carrier für Ca^{2+} wirkt. Bei Vitamin-D-Mangel ist diese aktive Form des Calcium-Transports nur noch begrenzt möglich. Calcium kann zwar auch passiv die Darmwand durchdringen, diese Art der Resorption ist jedoch weniger effektiv.
- Lactose und andere langsam resorbierbare Kohlenhydrate, wie Xylose und Ribose, fördern die Calciumresorption, ein Grund dafür, daß die Ausnutzung des Calciums in der Milch besonders gut ist.

Häufige Calicumsalze:

- Calciumchlorid: $CaCl_2$
- Calciumacetat: $Ca\,(CH_3COO)_2$
- Calciumlactat: $Ca(CH_3\text{-}CHOH\text{-}COO)_2$
- Calciumcarbonat: $CaCO_3$
- Calciumphosphat: $Ca_3(PO_4)_2$

Sexualhormone und Calcium-Resorption

Auch die Sexualhormone greifen in die Resorption des Calciums ein. Insbesondere bei knappem Angebot bewirken sie eine zwar geringe, aber deutlich meßbare Steigerung der Resorption.

Phytin ist eine Verbindung, die sich vom myo-Inosit, einem sechswertigen, ringförmigen Alkohol, dadurch ableitet, daß die OH-Gruppen mit Phosphorsäure verestert werden.

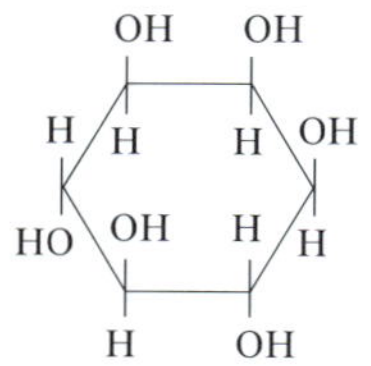

myo-Inosit

Gehalt an Phytin in Weizenmehl

Ausmahlungsgrad	Gehalt (mg/100g)
72%	25 - 50
85%	105 - 130
100%	200 - 300
Kleie	750 - 1200

Beim Erwachsenen machen die Mineralstoffe rund 70 % der Trockensubstanz des Knochens aus.

Bildung von Apatit

Ca^{2+} + 3 $Ca_3(PO_4)_2$
Calcium-Ion ↓ *Calciumphosphat*

$Ca[Ca_3(PO_4)_2]^{2+}$
Komplexes Calcium-Calcium-phosphat-Ion

$Ca[Ca_3(PO_4)_2)](OH)_2$
Hydroxylapatit

$Ca[Ca_3(PO_4)_2]CO_3$
Carbonatapatit

Knochensubstanz besteht hauptsächlich aus Hydroxyl- bzw. Carbonatapatit.

- Die Verteilung der Tagesmenge hat ebenfalls Einfluß; mehrere kleine Dosen pro Tag werden besser resorbiert, als dieselbe Menge auf einmal verabreicht.
- Bei proteinarmer Ernährung ist die Calcium-Resorption herabgesetzt. Der gleiche Effekt tritt bei Proteinen mit geringer biologischer Wertigkeit auf.
- Oxalsäure reagiert mit Calcium zu Calciumoxalat und setzt auf diese Weise die Ausnutzung des Calciums herab.

Oxalsäurereiche Nahrungsmittel:

- Spinat
- Sellerie
- Rote Bete
- Rhabarber.

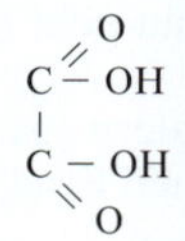

Oxalsäure

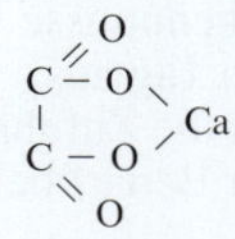

Calciumoxalat

- Phytin bildet ein schwer lösliches, nicht resorbierbares Calcium-Salz und beeinträchtigt daher die Resorption. Es ist vor allem in den Kleiebestandteilen von Getreide enthalten.

Der gesamte Calciumbestand des Organismus liegt bei ca. 1000 g. 99 % davon sind in Knochen und Zähnen gebunden.

Der Rest liegt in folgenden Konzentrationen vor:
- Im Plasma sind 10 bis 12 mg/l enthalten.
- In den Organen sind 5 bis 15 mg/l enthalten.

Physiologische Funktion

Calcium ist zum einen unentbehrlicher Baustein von Knochen und Zähnen, zum anderen ist es an einer Vielzahl biologischer Prozesse beteiltigt.

<u>Calcium in den Knochen</u>
Die Knochensubstanz setzt sich aus zwei Arten von Bausubstanz zusammen. In eine organische Matrix sind anorganische Stoffe eingelagert.
Die organische Matrix besteht aus Kollagenfasern, die in ein Gel eingelagert sind. Grundsubstanz dieses Gels ist ein Mucopolysaccharid-Protein-Komplex.
Bestandteile der anorganischen Knochensubstanz sind die Kationen Ca^{2+}, Mg^{2+}, Na^{+}, K^{+} und die Anionen PO_4^{3-}, CO_3^{2-}, Cl^-, F^-.
Die quantitative Zusammensetzung ist nicht völlig konstant. Mengenmäßig überwiegen jedoch in jedem Fall Calcium und Phosphat. Sie bilden gemeinsam Apatit. Apatite sind Komplex-Salze mit Ca^{2+} als Zentralatom. Sie kommen dadurch zustande, daß sich an das Zentralatom drei Liganden anlagern. Als Liganden dienen bei Bildung der Knochensubstanz drei Moleküle Calciumphosphat $Ca_3(PO_4)_2$.

Das so entstandene Komplex-Kation bindet nun seinerseits Anionen. Je nach Ladung der Anionen ein oder zwei. Apatit ist schwer löslich und bildet ein hexagonales Kristallgitter. Andere Ionenarten können durch Adsorption an das Kristallgitter gebunden werden.

Trotz seiner Schwerlöslichkeit ist Apatit dem Stoffwechsl nicht entzogen, sondern steht in ständigem Austausch mit den im Blut gelösten Ca^{2+} und PO_4^{3-}.

Für die Regulierung dieses Austausches sind zwei antagonistisch wirkende Hormone verantwortlich:
- Calcitonin wird von der Schilddrüse gebildet und fördert den Einbau von Calcium in den Knochen. Gleichzeitig wird der Calciumspiegel des Blutes gesenkt.
- Parathormon wird in der Nebenschilddrüse gebildet und hat die genau gegenteilige Wirkung. Es bewirkt eine Demineralisierung des Knochens und damit eine Erhöhung des Calciumspiegels im Blut. Nach welchem Mechanismus der Prozeß genau verläuft, ist noch nicht geklärt. Man vermutet eine Beteiligung der Citronensäure, die in relativ hohen Konzentrationen im Knochen gefunden wurde. Möglicherweise bildet sie mit Calcium Komplexverbindungen und macht die Knochensubstanz dadurch leichter lösbar.

Welches der beiden Hormone jeweils aktiv wird, hängt von der Höhe des Ca^{2+}-Spiegels im Blut ab. Wie die Regulierung im einzelnen abläuft, ist ebenfalls noch nicht bekannt.

Calcium in Zähnen

Auch bei den Zähnen kann man zwischen einer organischen Matrix und den darin eingelagerten Mineralien unterscheiden.
Hauptbestandteil der organischen Komponente ist Kollagen. Es wird begleitet von Mucopolysacchariden, Citronensäure und Lipiden.
Hauptbestandteile der anorganischen Komponente sind wie bei den Knochen Ca^{2+} und PO_4^{3-}. Daneben liegen als Kationen Mg^{2+}, Na^+, K^+ vor und als Anionen CO_3^{2-}, Cl^-, F^-, SO_4^{2-}.
Die Zahnsubstanz voll entwickelter Zähne ist dem Stoffwechsel weitgehend entzogen. Ein Abbau ist nur durch exogene Faktoren möglich:
- Durch mangelnde Mundhygiene an den Zähnen haftende Zuckerreste können bakteriell zu Säuren abgebaut werden, die dann die Zahnsubstanz angreifen.
- Getränke mit niedrigem pH-Wert können Calcium aus dem Schmelz herauslösen, ein Phänomen, das nicht mit der Entstehung von Karies gleichzusetzen ist.

Sonstige Aufgaben von Calcium im Organismus

Zwar ist die Konzentration von Calcium im Blut und den „weichen" Geweben nicht sehr hoch, dennoch erfüllt es dort eine ganze Reihe wichtiger Aufgaben:
- Es ist an der Beantwortung von Reizen durch die Organe beteiligt.
- Es spielt eine Rolle bei der Erregung von Nerven und Muskeln.
- Es greift in die Regulation der vegetativ gesteuerten Organe ein.
- Es wirkt bei der Blutgerinnung mit.
- Es stabilisiert und aktiviert Enzyme.
- Es spielt eine Rolle beim gegenseitigen Zusammenhalt von Zellen.

Voraussetzung für die Mitwirkung an all diesen Vorgängen ist die Bindung von Calcium an Proteine. Man hat festgestellt, daß diese Bindung vor allem über γ-Carboxyglutaminsäure erfolgt. Diese

Definition des Begriffs Antagonist

Dieser Begriff kommt aus dem Griechischen und heißt übersetzt soviel wie Gegenspieler. Unter antagonistisch wirkenden Hormonen versteht man solche, die genau entgegengesetzte Wirkung im Körper haben.

Zusammensetzung des Mineralanteils des Knochens (Mittelwert)

Kationen	Gehalt (%)
Ca^{2+}	36,70
Mg^{2+}	0,60
Na^+	0,80
K^+	0,15

Anionen	Gehalt (%)
PO_4^{3-}	50,10
CO_3^{2-}	7,60
Cl^-	0,04
F^-	0,05

Definition von Mucopolysacchariden

Diese polymeren Verbindungen unterscheiden sich von normalen Polysacchariden dadurch, daß sie außer Monosacchariden noch Aminozucker und Uronsäuren enthalten.

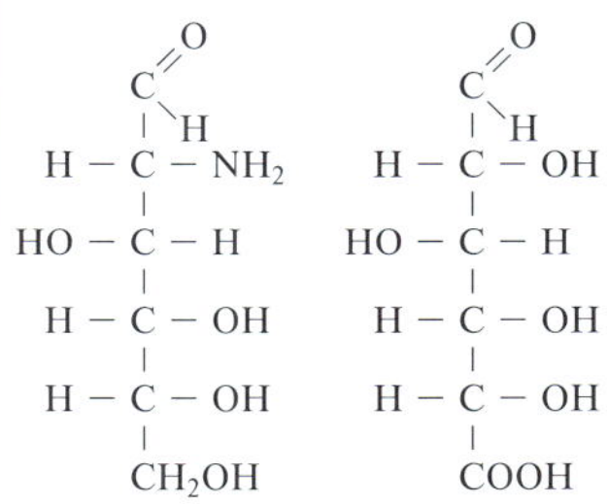

Glucosamin *Glucuronsäure*

Empfohlene Zufuhr für Säuglinge und Kinder (DGE 2000)

Alter	Menge (mg/Tag)
0- 3 Monate	220
4-11 Monate	400
1- 3 Jahre	600
4- 6 Jahre	700
7- 9 Jahre	900

Schwangere sollten 1,0 g Calcium zu sich nehmen.

Stillende Frauen sollten 1,0 g Calcium zu sich nehmen.

Womit in der Bundesrepublik Deutschland der Calciumbedarf gedeckt wird:

- zu 70 % mit Milch und Milchprodukten
- zu 17 % aus Obst und Gemüse
- zu 6 % aus Getreideerzeugnissen
- zu 6 % aus Fleisch, Fisch und Eiern.

Versorgungssituation in puncto Calcium in der Bundesrepublik Deutschland
Folgende Bevölkerungsgruppen sind nicht optimal mit Calcium versorgt:
- Bei jungen Frauen liegt die tatsächliche Zufuhr meist wesentlich unter den Empfehlungen.
- Bei älteren Menschen beträgt die tägliche Calciumaufnahme im Durchschnitt nur 500 mg pro Tag.

Beiden Gruppen ist ein erhöhter Konsum von Milch und Milchprodukten zu empfehlen.

Verbindung ist Baustein von Prothrombin und anderen, von Vitamin K abhängigen Blutgerinnungsfaktoren.

Bedarf

Der Bedarf an Calcium ist schwierig zu bestimmen, da nicht von einer konstanten Resorptionsrate ausgegangen werden kann. Neben den schon aufgeführten exogenen Faktoren beeinflußt noch die Größe des Calciumspeichers im Organismus das Ausmaß der Resorption.
Nach den vorliegenden Befunden darf die Zufuhr eine Menge von 400 bis 500 mg pro Tag nicht unterschreiten.
Anzustreben ist für Erwachsene eine Zufuhr von 1000 bis 1200 mg pro Tag.

Hypocalcämie

Zwar ist die Anpassungsfähigkeit des Körpers an eine niedrige Calciumzufuhr recht gut, er zapft dann die im Knochen angelegten Reserven an, nach einer gewissen Zeit führt das jedoch unweigerlich zu einer Calciumverarmung des Menschen, der Calciumspiegel im Blut sinkt ab.
Bei lang anhaltender Unterversorgung mit Calcium kann es daher zu einer Hypocalcämie mit charakteristischen Mangelerscheinungen kommen:
- Im Wachstumsalter wird zu wenig Calcium in den Knochen eingebaut, eine zu geringe Knochendichte ist die Folge. In schweren Fällen führt das zum Krankheitsbild der Rachitis.
- Im Erwachsenenalter, insbesondere bei Frauen nach der Menopause, tritt eine Verminderung des Knochengewebes insgesamt ein bei gleichzeitiger Vergröberung seiner Strukturen, ein Krankheitsbild, das man als Osteoporose bezeichnet.

Hypercalcämie

- Ein zu hoher Calcium-Spiegel im Blut ist selten und tritt meist nur unter extremen Ernährungsbedinungen auf.
- Bei langfristiger (mehrere Jahre) Aufnahme von viel Milch zusammen mit Alkali (z. B. $NaHCO_3$) ist das sogenannte „Milch-Alkali-Syndrom" zu beobachten. Dabei wurden pathologische Verkalkungen der Lunge, Niere und der subkutanen Gewebe festgestellt.
- Eine Überdosierung von Vitamin D kann zu überreichlicher Calcium-Resorption und damit zu ähnlichen Symptomen führen.

Alter und Calciumhaushalt

Ganz allgemein ist festzustellen, daß sich der Calciumhaushalt mit zunehmendem Alter verändert.
- Calcium wird vermehrt über den Darm ausgeschieden; es gelangen also geringere Mengen zur Resorption.
- Die Ablagerung im Skelett ist herabgesetzt, stattdessen deponiert der Organismus das Calcium in „unphysiologischer" Weise, also in Gewebebereichen, wo es gar nicht hingehört.

Dies beides erschwert die Sicherung einer ausgeglichenen Calcium-Bilanz. Mit einer Zufuhr von 800 mg pro Tag wurde bei den meisten untersuchten Senioren zwischen 60 und 83 Jahren ein Calcium-Defizit festgestellt. Die empfohlene Zufuhr für diese Altersgruppe liegt daher bei 1,0 bis 1,3 Gramm pro Tag.

6.2.1.5 Magnesium

Magnesium kommt in zwei verschiedenen Formen im Organismus vor:
- Als freies Magnesium-Ion Mg^{2+}.
- Gebunden an Proteine; im Plasma liegen ca. 35 % des Magnesiums in dieser Form vor.

Resorption und Vorkommen im Organismus

Leicht lösliche Magnesiumsalze werden gut resorbiert, wobei die Resorptionsrate von der angebotenen Menge an Magnesium abhängt.
Weitere Einflüsse:
- Phytin kann in hohen Konzentrationen die Resorption leicht beeinträchtigen.
- Vitamin D verbessert zwar die Resorption von Magnesium, steigert aber gleichzeitig auch die Ausscheidung, so daß insgesamt die Bilanz eher verschlechtert als verbessert wird.

Der Magnesiumbestand des menschlichen Organismus beträgt etwa 21 bis 28 g. Davon sind rund 50 % in der Knochensubstanz gebunden. Der Rest befindet sich vor allem in der intrazellulären Flüssigkeit.

Physiologische Bedeutung

Ein Großteil des Magnesiums trägt in der anorganischen Komponente des Skeletts zur Stabilisierung der Knochensubstanz bei.
Das Magnesium der intrazellulären Flüssigkeit nimmt eine zentrale Rolle im Zellstoffwechsel ein. Es wirkt aktivierend auf zahlreiche Enzyme. So ist die Aktivität aller Enzyme, die für den Transfer von Phosphatgruppen zuständig sind, an die Anwesenheit von Mg^{2+} gebunden. Zwar kann Mg^{2+} in einzelnen Fällen durch andere zweiwertige Kationen vertreten werden; die stärkere Wirksamkeit kommt aber dem Mg^{2+} zu.

Bedarf

Für den Bedarf und damit für die empfohlene Zufuhr liegen unterschiedliche Angaben vor. Die DGE empfiehlt für Erwachsene eine tägliche Zufuhr von 300 bis 400 mg pro Tag. Diese Empfehlung orientiert sich an neueren Bilanzversuchen.

Mangelerscheinungen

Die bei uns üblichen Ernährungsgewohnheiten führen bei gesunden Menschen zu keinerlei Mangelerscheinungen. Sie können jedoch auftreten bei Niereninsuffizienz, schweren Hungerzuständen und chronischem Alkoholismus. Dann allerdings kann es rasch zu dramatischen und lebensbedrohenden Ausfallerscheinungen kommen.
Symptome sind vor allem: Muskeltremor, Krämpfe und mitunter Delirien.

Häufige Magnesiumsalze:

- Magnesiumchlorid: $Mg\ Cl_2$
- Magnesiumcarbonat: $Mg\ CO_3$.

Magnesiumreiche Nahrungsmittel:

- Getreideprodukte (Vollkornerzeugnisse)
- Milch und Milchprodukte
- Fleisch, Leber
- Fisch
- Kartoffeln
- zahlreiche Gemüsearten
- Beerenobst.

Enzyme, die durch Mg^{2+} aktiviert werden:

- Phosphatasen
- Transphosphatasen
- Pyruvatoxidase
- Glutaminase
- Carboxypeptidase.

Empfohlene Magnesium-Zufuhr für Säuglinge und Kinder (DGE 2000)

Alter	Zufuhr (mg/Tag)
0- 3 Monate	24
4-11 Monate	60
1- 3 Jahre	80
4- 6 Jahre	120
7- 9 Jahre	170
10-12 Jahre	230-250
13-14 Jahre	310

Schwangere ab 4. Monat sollten täglich 310 mg Magnesium aufnehmen.

Stillende Frauen sollten täglich 390 mg Magnesium aufnehmen.

6.2.1.6 Phosphor

Phosphor kommt im Organismus in erster Linie als Phosphorsäure vor; jedoch nicht frei, sondern in verschiedenster Form gebunden, und zwar z. B. in:
- Apatit, als Bestandteil des Knochens
- ATP, als energiespeichernde Substanz
- Phosphatiden, beteiligt an strukturbildenden Elementen der Zelle
- Nucleinsäuren, den Trägern des genetischen Codes.

Resorption und Vorkommen im Organismus

Der mit der Nahrung aufgenommene Phosphor ist meist organisch gebunden, z. B. an Saccharide, Lipide, Proteine oder in Form von Nucleinsäuren. Diese Bindungen werden jedoch im Darm gespalten, und der Phospor gelangt praktisch ausschließlich als anorganisches Phosphat zur Resorption.
Je höher die zugeführte Phosphormenge, desto höher die Resorptionsrate.

Weitere Einflüsse:

- Natriumphosphat wird besonders gut ausgenutzt.
- Kationen, die mit Phosphat schwer lösliche Verbindungen bilden, z. B. Fe^{3+}, Al^{3+}, Be^{2+}, verschlechtern die Resorption.
- Der in Phytin gebundene Phosphor wird sehr schlecht ausgenutzt. Vitamin D verbessert die Resorptionsrate.

Der Phosphorbestand des erwachsenen Menschen liegt bei ca. 670 g. Davon sind rund 530 g im Skelett lokalisiert. Der Rest ist auf Muskulatur (58,5 g), Gehirn (4,6 g) und Leber (3,2 g) verteilt. Dabei befindet sich Phosphor in erster Linie in der intrazellulären Flüssigkeit.

Empfohlene Zufuhr für Säuglinge und Kinder (DGE 2000)

Alter	Zufuhr (mg/Tag)
0- 3 Monate	120
4-11 Monate	300
1- 3 Jahre	500
4- 6 Jahre	600
7- 9 Jahre	800
10-12 Jahre	1250
13-14 Jahre	1250

Schwangere sollten täglich 0,8 g Phosphor aufnehmen.

Stillende Frauen sollten täglich 0,9 g Phosphor aufnehmen.

Physiologische Funktion

Phosphor ist ein für zahlreiche Stoffwechselbereiche wichtiges Element.

Phosphor im Knochen
Gemeinsam mit Calcium bildet Phosphor die Hauptmenge der anorganischen Komponente der Knochensubstanz. Wie Calcium auch ist es durch diese Bindung keineswegs dem Stoffwechselgeschehen entzogen, sondern unterliegt den gleichen Regulationsmechanismen, also dem Einfluß von Calcitonin bzw. Parathormon.
Bei der Bildung von Knochensubstanz wird gleichzeitig mit Calcium auch Phosphor verbaut. Eine Demineralisierung des Knochens setzt daher stets auch Phosphor als Phosphat frei.

Phosphor im Zellstoffwechsel
In Form der Phosphorsäure wirkt Phosphor entscheidend am Stoffwechsel aller Zellen mit.
Bei der Glykolyse und der Atmungskettenphosphorylierung wird energiereiches Phosphat in Form von ATP gebildet. Durch Transphosphorylierung von Phosphatgruppen aus ATP auf andere Substanzen kann man die darin gebundene Energie übertragen und verschiedenen biochemischen Prozessen zuführen.

Bedarf
Der Bedarf des Erwachsenen steht zum Caciumbedarf in Beziehung. Ein Ca:P-Verhältnis von 1:1,0 bis 1:1,2 wird als optimal angesehen. Das sind mindestens 700 mg Phosphor.

Hauptlieferanten von Phospor

- Milch und Milchprodukte
- Fleisch.

Mangelerscheinungen
Da Phosphor in sehr vielen Nahrungsmitteln vorkommt, tritt ein Mangel an Phosphor praktisch nicht auf.

6.2.2 Spurenelemente

Im menschlichen Organismus ist eine größere Zahl von Elementen in nur äußerst geringen Konzentrationen enthalten. Man faßt sie daher unter der Bezeichnung „Spurenelemente" zusammen.
Viele von ihnen sind für den Organismus als Bestandteile von biologisch wirksamen Substanzen, z. B. Hormonen und Enzymen, von höchster Bedeutung.

Elemente mit physiologischer Wirkung:

- Chrom (Cr)
- Eisen (Fe)
- Fluor (F)
- Jod (J)
- Kobalt (Co)
- Kupfer (Cu)
- Mangan (Mn)
- Molybdän (Mo)
- Nickel (Ni)
- Selen (Se)
- Silicium (Si)
- Vanadium (V)
- Zink (Zn)
- Zinn (Sn)

(Nach Lang, 1979)

Neben den physiologisch wirksamen Spurenelementen gibt es noch eine ganze Reihe anderer, die entweder auf gar keinen Fall eine Funktion im Organismus wahrnehmen oder von denen eine biologische Bedeutung nicht gesichert ist. Es handelt sich dabei um Elemente, die wegen ihrer weiten Verbreitung in Luft, Boden und Trinkwasser in die Nahrungsmittel und damit in den menschlichen Organismus gelangen.
Ein Teil dieser Spurenelemente ist nicht nur „unphysiologisch", sondern wirkt stark toxisch, z. B. Blei, Cadmium oder Quecksilber. Auf sie soll später im Zusammenhang mit anderen Schadstoffen in Nahrungsmitteln eingegangen werden.

Ein Mangel an physiologisch wirksamen Spurenelementen führt in den meisten Fällen zu einer Unterbrechung enzymatisch gesteuerter Reaktionen.

Die metallischen Spurenelemente liegen in den Nahrungsmitteln nicht als freie Ionen vor, sondern sind in unterschiedlichster Weise gebunden, z. B. an Proteine, Phenole oder Kohlenhydrate.

Welche Rolle die Spurenelemente im Rahmen enzymatischer Aktivitäten spielen können:

- Das Metall bildet das aktive Zentrum des Enzyms (Häminenzyme).
- Das Metall ist nicht an der Katalyse selbst beteiligt, vermittelt aber die Bindung des Substrates an das Enzym, z. B. durch Bildung bestimmter Komplexe.
- Das Metall steuert die Aktivität des Enzyms, indem es die Einwirkung anderer Metalle auf das Enzym entweder fördert oder hemmt.

Spurenelemente beim Menschen (nach Lang, 1979)

Element	Gesamtbestand (mg)	Tagesaufnahme (mg)	Plasmaspiegel (µg/100 ml)
Chrom	1,7	0,05-0,10	2,00
Eisen	4200,0	15,0	115,00
Fluor	2600,0	2,5	2,80
Jod	11,0	0,2	8,70
Kobalt	1,5	0,3	0,018
Kupfer	72,0	3,2	116,00
Mangan	12,0	2,3- 8,8	0,83
Molybdän	9,3	0,3	0,4
Nickel	10,0	0,4	0,42
Selen	13,0	0,068	1,10
Vanadium	18,0	2,0	1,0
Zink	2300,0	6,0-22,0	98,0
Zinn	17,0	4,0	3,3

6.2.2.1 Eisen

Eisen kann im Organismus in zwei unterschiedlichen Oxidationsstufen vorkommen, als Fe^{2+} oder als Fe^{3+}.

Fakten zum Transferrin

Transferrin ist ein Globulin. Pro Molekül bindet es zwei Eisen-Ionen. Das Eisen wird an zwei gleich aussehenden, aber voneinander unabhängigen Bindungszentren über Aminosäure-Seitenketten gebunden.

Resorption und Vorkommen im Organismus

Das Eisen wird im Magen durch Einwirkung der Salzsäure aus seinen Bindungen als Fe^{3+} freigesetzt, unter den dort herrschenden anaeroben Bedingungen zu Fe^{2+} reduziert und als solches im oberen Abschnitt des Dünndarms resorbiert. Reduktionsmittel fördern die Bildung von Fe^{2+} und damit die Resorption. Eine wichtige Rolle spielt dabei die Ascorbinsäure. Der Mechanismus der Eisen-Resorption ist noch weitgehend unbekannt. Soviel ist jedoch sicher:

– Nach Aufnahme in die Mucosazellen des Darmes wird das Eisen durch einen energieabhängigen Prozeß an das Blut abgegeben und dort an das Transportprotein Transferrin gebunden.
– Eisen, das nicht sofort in das Blut abgegeben wird, bleibt in den Mucosazellen und wird dort als Ferritin gespeichert. Ferritin ist ein Protein, das bis zu 4300 Eisen-Ionen binden kann. Ferritin ist außerdem die Speicherform von Eisen in Milz und Leber.

Hämosiderin

Hämosiderin ist eine weitere Speicherform von Eisen. So bezeichnet man Eisenproteine, die in Form von Granula vor allem in Milz und Leber abgelagert werden.

Weitere Faktoren, die auf die Resorption einwirken:

– Sorbit verbessert die Eisenresorption
– Starke Chelatbildner stören die Eisenresorption; sie binden das Eisen in Form bestimmter Komplexe (Chelate), so daß es nicht mehr als freies Ion vorliegt und damit seine Resorptionsfähigkeit eingebüßt hat.

Fe-Red-Ox-System

$$Fe^{2+} \rightleftarrows Fe^{3+} + e^-$$

Der Eisenbestand des Menschen beträgt 4 bis 5 g. Davon sind ca. 3,1 g in Form von Hämoglobin gebunden und 0,14 g als Myoglobin. Der Rest verteilt sich auf die Cytochrome, die Katalase, das Transferrin, Ferritin und Hämosiderin.

Empfohlene Zufuhr für Säuglinge und Kinder (DGE 2000)

Alter	Zufuhr (mg/Tag)
0- 3 Monate	0,5
4-11 Monate	8
1- 3 Jahre	8
4- 6 Jahre	8
7- 9 Jahre	10
10-12 Jahre	12-15
13-14 Jahre	12-15

Physiologische Funktion

Eisen hat im Organismus mehrere lebenserhaltende Funktionen. Hier nur die wichtigsten:

– Im Hämoglobin ist es an dem Transport von Sauerstoff beteiligt.
– Im Myoglobin ist es an der Speicherung von Sauerstoff beteiligt.
– In den Cytochromen ist es am Transport von Elektronen beteiligt. Diese Mitwirkung wird durch den Valenzwechsel zwischen Fe^{2+} und Fe^{3+} ermöglicht.
– Als Baustein von Peroxidasen und Katalasen überträgt es Wasserstoff auf H_2O_2, das auf diese Weise unschädlich gemacht wird.

Bedarf

Die empfehlenswerte Höhe der Zufuhr wird für Erwachsene mit 10 bis 15 mg pro Tag angegeben. Der Bedarf von Frauen ist höher als der von Männern, weil die menstruationsbedingten Verluste, die pro Monat etwa 15 mg betragen, ausgeglichen werden müssen.

Schwangere sollten pro Tag ca. 30 mg Eisen aufnehmen.

Stillende Frauen sollten pro Tag ca. 20 mg Eisen aufnehmen.

Mangelerscheinungen

Leichte Mangelzustände sind relativ häufig und treten vor allem bei Frauen vor der Menopause durch die regelmäßigen Blutverluste bei der Menstruation auf. Aber auch bei jungen Männern sind Früh-

symptome eines Eisenmangels festgestellt worden.
Eine gute Möglichkeit, die Eisenversorgung zu verbessern, ist der vemehrte Verzehr Vitamin-C-reicher Nahrungsmittel. Außerdem ist Fleisch eine gute Quelle für leicht resorbierbares Eisen.
Eine zu geringe Eisen-Versorgung über längere Zeit kann zu Eisenmangelanämie führen. Ein ernährungsbedingter Eisenmangel ist bei den heute üblichen Ernährungsgewohnheiten erheblich seltener als früher.
Schwere Eisenmangelzustände haben ihre Ursachen in massiven gesundheitlichen Störungen, z. B. hohe Blutverluste bei der Menstruation oder blutende Magen- oder Darmgeschwüre.

Eisenresorption aus verschiedener Nahrungsmittel

Eisen wird aus den Nahrungsmitteln unterschiedlich gut resorbiert:

- Fleisch 20–30 %
- Leber 10–20 %
- Eier 8 %
- pflanzliche Nahrungsmittel 5 %

6.2.2.2 Jod

Jod liegt im Organismus entweder in Form von Jodid-Ionen vor oder organisch gebunden.

Resorption und Vorkommen im Organismus
Jod wird mit der Nahrung praktisch ausschließlich als Jodid aufgenommen und dann sehr rasch resorbiert. Der größte Teil des Jods wird in der Schilddrüse konzentriert. Von den im Körper insgesamt befindlichen 10 mg sind mindestens 8 mg dort zu finden. Im Blut und den Geweben ist nur relativ wenig Jod vorhanden.

Physiologische Funktion
Das in der Schilddrüse aufgenommene Jod wird zur Bildung der Schilddrüsenhormone Thyroxin und Trijodthyronin benötigt.

Bedarf
Für Erwachsene wird eine tägliche Zufuhr von 180 bis 200 µg empfohlen.
In vielen Ländern sichert man die Jodzufuhr durch Jodierung von Speisesalz. Das Jod wird als Kalium-Jodid zugesetzt. In der Bundesrepublik Deutschland zählt solches Salz zu den diätetischen Lebensmitteln und ist entsprechend zu kennzeichnen.
Die Gehalte liegen zwischen 15 und 25 mg Jod pro kg Salz.

Jodhaltige Nahrungsmittel

Der Jodgehalt der meisten Nahrungsmittel ist verhältnismäßig gering.
Den höchsten Gehalt haben Seefische.
Milch und Eier sind bei entsprechender Fütterung der Tiere ebenfalls recht gute Jodlieferanten.

Mangelerscheinungen
Die Folge einer zu geringen Jodaufnahme ist die Vergrößerung der Schilddrüse (Kropfbildung). Sie ist zu befürchten, wenn die tägliche Jodaufnahme unter 100 µg liegt. Die Bundesrepublik Deutschland gilt als endemisches Kropfgebiet, vor allem in den südlichen Landesteilen.
Eine überhöhte Jodzufuhr kann zwar theoretisch eine Überfunktion der Schilddrüse hervorrufen, die entsprechenden Mengen müssen aber mindestens das 100fache der physiologischen Dosis betragen. Derartige Störungen treten daher bei normalen Ernährungsgewohnheiten nicht auf.

Empfohlene Zufuhr für Säuglinge und Kinder (DGE 2000)

Alter	Menge (µg/Tag)
0- 3 Monate	40
4-11 Monate	80
1- 3 Jahre	100
4- 6 Jahre	120
7- 9 Jahre	140
10-12 Jahre	180
13-14 Jahre	200

Schwangere sollten pro Tag ca. 230 µg Jod aufnehmen.

Stillende sollten pro Tag ca. 260 µg Jod aufnehmen.

6.2.2.3 Fluor

Fluor ist im Organismus als Fluorid enthalten und gebunden an Proteine.

Resorption und Vorkommen im Organismus

Die Resorption von Fluor verläuft passiv. Sie beginnt bereits im Magen und verläuft außerordentlich rasch.
Die Hauptmenge des Fluors wird als Fluorid in den Knochen und

Zähnen abgelagert.
Die Konzentrationen in den weichen Geweben und im Plasma sind relativ gering.

Physiologische Funktion
Bereits geringe Fluormengen haben eine außerordentlich günstige Wirkung als Kariesprophylaxe. Die Häufigkeit des Auftretens ist bereits deutlich herabgesetzt, wenn das Trinkwasser nur 0,1 bis 1,5 ppm Fluorid enthält.
Die kariesverhütende Wirkung des Fluors erklärt man sich folgendermaßen:
- Die Löslichkeit des Zahnschmelzes wird herabgesetzt.
- Die Enzyme der Mundbakterien, die an der Entstehung von Karies beteiligt sind, werden gehemmt. Dadurch wird die Bildung der zahnschmelzzerstörenden Säuren erheblich eingeschränkt.

Bedarf
Die Höhe der täglichen Zufuhr ist für eine wirksame Kariesprophylaxe meist nicht ausreichend. Die dafür empfohlenen Mengen betragen bei Jugendlichen und Erwachsenen 3,1 bis 3,8 mg pro Tag und bei Säuglingen und Kindern bis 14 Jahren 0,25 bis 3,2 mg pro Tag.

Überdosierung von Fluor
Fluor wirkt toxisch, wenn es in zu großen Mengen zugeführt wird. Es bewirkt Veränderungen vor allem an Knochen und Zähnen.
Erste Zeichen einer Überdosierung sind mehr oder weniger deutlich erkennbare Flecken im Schmelz der bleibenden Zähne. Diese sogenannte Schmelzfluorose tritt jedoch nur bei Dosierungen auf, die deutlich über den empfohlenen Werten liegen.

6.2.2.4 Kupfer

Kupfer tritt im Organismus an Proteine gebunden auf.

Resorption
Über den Ablauf der Resorption von Kupfer ist noch nichts Genaues bekannt. Gesichert ist lediglich, daß der Magensäure eine gewisse Bedeutung zukommt; vermutlich deshalb, weil sie die in der Nahrung vorliegenden Kupfer-Komplexe zerstört und daraus resorbierbare Kupfer-Ionen freimacht.
Der gesamte Kupferbestand des erwachsenen Menschen beträgt 100 bis 150 mg. Davon entfallen rund 65 mg auf die Muskulatur, 25 mg auf das Skelett und 20 mg auf die Leber.

Hauptlieferanten für Kupfer

- Innereien
- Fisch
- Nüsse
- Kakao
- einige grüne Gemüse.

Physiologische Funktion
Hauptsächlich hat Kupfer folgende Bedeutung:
- Es ist Bestandteil von Enzymen, die vorwiegend an Red-Ox-Prozessen beteiligt sind.
- Kupfer ist Bestandteil des Coeruloplasmins, das die Oxidation des Fe^{2+} zu Fe^{3+} katalysiert. Diese Reaktion ist nötig, damit Eisen an Transferrin gebunden werden kann.

Bedarf
Die Höhe der empfohlenen Zufuhr für Erwachsene liegt bei 1,0 bis 1,5 mg pro Tag. Säuglinge und Kinder sollten 0,2 bis 1,5 mg zu sich nehmen.

Für Schwangere und stillende Frauen ist keine Erhöhung der Zufuhr notwendig.

Mangelerscheinungen
Ein Kupfermangel äußert sich vor allem in einer Anämie, die durch eine Verwertungsstörung von Eisen zustande kommt.
Weitere Mangelerscheinungen sind eine herabgesetzte Pigmentierung der Haut, spontane Gefäßrupturen und das Auftreten von Knochenbrüchen als Folge von Osteoporose.

6.2.2.5 Zink

Zink kommt im Organismus entweder als Zn^{2+} oder gebunden an Proteine vor.

Resorption und Vorkommen im Organismus
Zink wird aus ZnO, $ZnSO_4$ und $ZnCO_3$ gut ausgenutzt. Im allgemeinen wird Zink aus Nahrungsmitteln tierischer Herkunft besser ausgenutzt als aus solchen pflanzlicher.

Weitere Faktoren sind:
- Histidin und Cystein können die Resorption verbessern.
- Phytin verschlechtert die Resorption, da es mit Zink schwer lösliche Komplexe bildet.
- Streßsituationen, chirurgische Eingriffe und Infektionen beeinträchtigen ebenfalls die Resorption.

Der Zinkbestand erwachsener Menschen beträgt 2 bis 4 g. Die einzelnen Organe und Gewebe weisen einen unterschiedlichen Zinkgehalt auf.

Empfohlene Zufuhr für Säuglinge und Kinder (DGE 2000)

Alter	Zufuhr (mg/Tag)
0- 3 Monate	1,0
4-11 Monate	2,0
1- 3 Jahre	3,0
4- 6 Jahre	5,0
7- 9 Jahre	7,0
10-12 Jahre	7,0-9,0
13-14 Jahre	7,0-9,5

Physiologische Funktion
Spezifische Aufgaben des Zinks im Organismus sind:
- Es ist Bestandteil von Enzymen.
- Es wirkt aktivierend auf Enzyme.
- Es spielt bei der Insulinbildung eine Rolle und hat wahrscheinlich auch Einfluß auf die Speicherkapazität des Pankreas für Insulin.
- Manche Gewebe des Auges haben einen hohen Zinkgehalt. Wahrscheinlich liegt die Bedeutung des Zinks in einer Verbesserung des Dämmerungssehens.

Schwangere ab 4. Monat sollten täglich 10 mg Zink aufnehmen.

Stillende Frauen sollten täglich 11 mg Zink aufnehmen.

Bedarf
Die empfohlene Zufuhr für Erwachsene liegt bei 7 bis 10 mg pro Tag.

Nahrungsmittel mit hohem Zinkgehalt:

- Fleisch
- Fisch
- Innereien
- Milch und Milchprodukte.

Mangelerscheinungen
Beim Menschen sind leichte Zink-Mangelzustände relativ häufig. Typische Symptome sind Abschwächung und Veränderung des Geschmacksempfindens.
Zinkmangelzustände treten wohl vor allem deshalb relativ leicht auf, weil der Organismus keinerlei schnell verfügbare Reserven besitzt.

6.2.2.6 Mangan

Mangan tritt vorwiegend gebunden an Proteine im Organismus auf.

Resorption und Vorkommen im Organismus
Mangan wird offensichtlich problemlos resorbiert.
Der Gesamtbestand des Menschen an Mangan beträgt ca. 10 bis 40 mg, wobei die Knochen eine relativ hohe Konzentration aufweisen.

Physiologische Funktion
Mangan aktiviert eine ganze Reihe von Enzymen. Die Aktivierung ist unspezifisch.

Bedarf

Die empfohlene Zufuhr für Erwachsene liegt bei 2 bis 5 mg. Für Kinder und Säuglinge beträgt sie 0,6 bis 5,0 mg.

Mangelerscheinungen

Manganmangel beim Menschen wurde bislang nur in einigen seltenen Fällen beschrieben.

6.2.2.7 Molybdän

Molybdän ist im menschlichen Organismus nur in geringen Mengen enthalten.

Resorption und Vorkommen im Organismus

Molybdän wird gut im Darm resorbiert. Der Gesamtbestand an Molybdän beträgt ca. 8 bis 10 mg. Das Element ist ziemlich gleichmäßig im Organismus verteilt.

Physiologische Funktion

Molybdän ist Bestandteil mehrerer Enzyme. Außerdem wird ein kariostatischer Effekt diskutiert.

Bedarf

Der tägliche Bedarf wird für Erwachsene mit 50 bis 100 μg angegeben.

Mangelerscheinungen

Ein alimentärer Molybdän-Mangel wurde bislang nicht beobachtet.

6.2.2.8 Kobalt

Kobalt ist ein lebensnotwendiges Spurenelement.

Resorption und Vorkommen im Organismus

Kobalt wird in Form von Co^{2+} resorbiert. Der Umfang der Resorption ist sehr gering. Der Gesamtbestand des Organismus beträgt ca. 10 mg.

Physiologische Funktion

Hauptsächliche Aufgaben von Kobalt sind:

– Kobalt ist Bestandteil von Vitamin B_{12}.
– Kobalt aktiviert eine Reihe von Enzymen.

Bedarf

Die Angaben über den geschätzten Bedarf liegen bei 0,005 mg pro Tag.

6.2.2.9 Selen

Auch das weniger bekannte Selen zählt zu den essentiellen Spurenelementen. Es wird im Organismus an Proteine gebunden.

Resorption und Vorkommen im Organismus
Die Selenaufnahme des Menschen beträgt ca. 0,05 bis 0,1 mg pro Tag. Der Gesamtbestand des Körpers liegt bei 10 bis 15 mg.

Physiologische Bedeutung
Es ist Bestandteil von Enzymen und wirkt außerdem als wasserlösliches Antioxidans.

Bedarf
Die empfohlene Selenaufnahme liegt für Erwachsene bei 30 bis 70 µg pro Tag.

Mangelerscheinungen
Selenmangelzustände sind bei uns unbekannt.

6.2.2.10 Chrom

Chrom ist in der belebten Natur weit verbreitet.

Resorption und Vorkommen im Organismus

Die Resorption von Chromsalzen ist schlecht und unabhängig von der Dosis.
Der Mechanismus der Resorption ist unbekannt.

Physiologische Funktion

Chrom spielt eine Rolle im Kohlenhydratstoffwechsel.

Bedarf

Die übliche und ausreichende Zufuhr von Chrom liegt für Erwachsene bei 30 bis 100 µg pro Tag.

Mangelerscheinungen

Mangelerscheinungen sind bei gemischter Kost nicht zu erwarten.

6.2.2.11 Vanadium

An Ratten und Hühnern wurde nachgewiesen, daß Vanadium zu den essentiellen Spurenelementen gehört.

Resorption und Vorkommen im Organismus

Vanadium wird vom Organismus am besten in Form des Vanadats ($Na_3\ VO_4$) verwertet.
Der Bestand des menschlichen Organismus wird mit 43 mg angegeben. Vanadium wird in Nieren, Leber und Milz gespeichert.

Physiologische Funktion

Man nimmt an, daß Vanadium die Aktivität der Natriumpumpen in der Niere kontrolliert.

Bedarf

Es wird ein Bedarf von ca. 1 bis 2 mg pro Tag angegeben.

Mangelerscheinungen

Bislang sind keine Mangelzustände bekannt.

7. Aufnahme und Verwertung der Nahrung

In den vorangegangenen Kapiteln haben wir alle für die Ernährung des Menschen bedeutsamen Nahrungsbestandteile im einzelnen kennengelernt. Jeder Inhaltsstoff ist mit all seinen physikalischen und chemischen Eigenschaften vorgestellt worden. Sich mit diesen Fakten vertraut zu machen, ist unabdingbar, wenn man die Aufnahme, Umwandlung, Verwertung und Funktion der verschiedenen Substanzen im Körper erklären bzw. verstehen möchte, denn schließlich ist auch ein lebender Organismus an die Gesetze der Natur gebunden und kann chemische Verbindungen nur so umsetzen, wie es deren Reaktionsfähigkeit entspricht.

7.1 Hormone: die Top-Manager unter den körpereigenen Substanzen

In jedem höher organisierten Lebewesen arbeiten stets viele verschiedene Organe mit- und nebeneinander, deren Funktionen teils gleichläufig, teils gegenläufig sind, die aber stets so aufeinander abgestimmt sein müssen, daß ein optimaler Zustand des Körpers erreicht wird. Um dies zu sichern, benötigt der Organismus Regulationssysteme, die sämtliche Organe in ihrer Aktivität harmonisch miteinander in Einklang bringen. Ein Teil dieser Regulation wird vom Nervensystem geleistet. Es versetzt von ein oder mehreren Zentralstellen aus auch weit auseinander liegende Organe in Tätigkeit. Daneben gibt es die sogenannte humorale Regulation: Verschiedene Stoffe werden in das Blut abgegeben, mit ihm verteilt und können auf diese Weise ebenfalls die Funktion der einzelnen Organe beeinflussen und steuern.
Zwischen beiden Arten der Regulation gibt es Wechselwirkungen: Nervöse Reize können die humorale Regulation in Gang setzen bzw. humoral übertragene Reize eine nervöse Regulation auslösen.

Die humorale Regulation ist weitgehend eine hormonale. Hormone sind die Reglerstoffe Nr. 1 im Organismus. Sie werden ohne Ausnahme vom Körper selbst gebildet und zeichnen sich durch eine hohe spezifisch-biologische Wirkung aus.
Ein Großteil der Hormone wird in Drüsen gebildet, die ihre Sekretionsprodukte direkt in das Blut abgeben, ein Vorgang, den man auch als innere Sekretion bezeichnet. Aber auch in verschiedenen Geweben werden Hormone gebildet.
Bei der Verwertung der Nahrung spielen Hormone ebenfalls eine bedeutende Rolle. Im folgenden soll ein Überblick über die wichtigsten Vertreter gegeben werden.

7.1.1 Nebennierenrindenhormone

Die Nebennierenrindenhormone gehören chemisch gesehen in die

Auswahl einiger Hormone und ihre Wirkungen:

- Corticosteroide werden von der Nebenniere gebildet und spielen eine Rolle im Mineralstoffhaushalt und bei der Biosynthese von Glucose.
- Thyroxin wird von der Schilddrüse gebildet und regelt den Grundumsatz.
- Adrenalin wird im Nebennierenmark gebildet und spielt eine Rolle beim Glykogenabbau.
- Insulin wird in der Bauchspeicheldrüse gebildet und reguliert den Blutzuckerspiegel.
- Glucagon wird in der Bauchspeicheldrüse gebildet und reguliert ebenfalls den Blutzuckerspiegel.
- Vasopressin wird in der Hypophyse gebildet und hemmt die Diurese.
- Somatropin wird in der Hypophyse gebildet und wirkt auf das Wachstum und den Stoffwechsel.
- Das Lipotrope Hormon wird in der Hypophyse gebildet und ist im Fettstoffwechsel aktiv.

Gruppe der Steroide, ähneln also Verbindungen wie Cholesterin oder Calciferol. Bislang sind ca. 30 dieser Steroide aus der Nebennierenrinde isoliert worden. Man bezeichnet sie als Corticosteroide.
Der Gehalt der Nebennierenrinde an Hormonen ist verhältnismäßig gering, weil sie sehr rasch in das Blut abgegeben werden.

Die wichtigsten Hormone der Nebennierenrinde

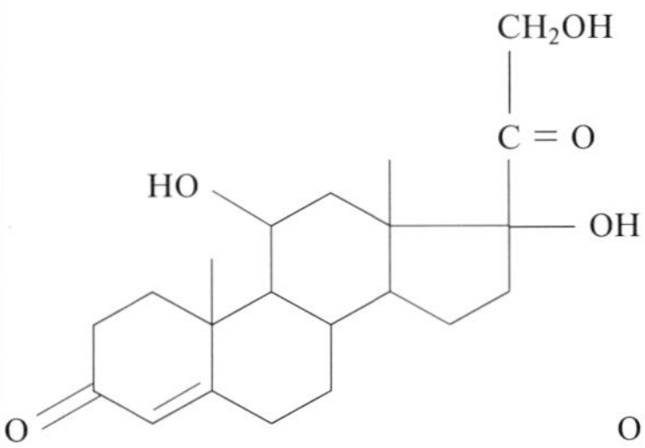

Cortisol

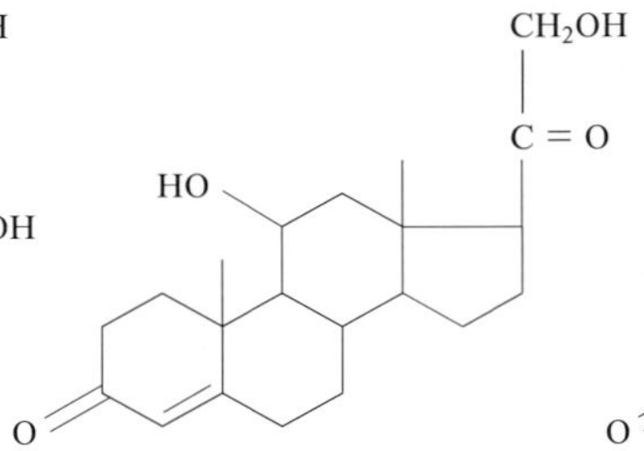

Corticosteron

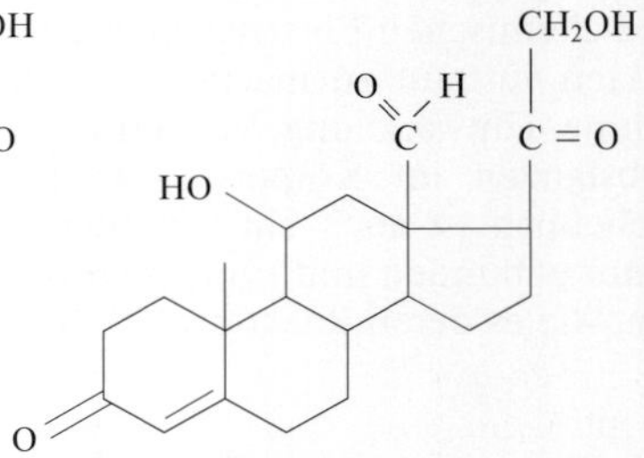

Aldosteron

Physiologische Funktion

Die Nebennierenhormone haben große Bedeutung für den Kohlenhydratstoffwechsel. So ist ihre Anwesenheit z. B. für den normalen Ablauf der Muskelkontraktion erforderlich. Außerdem fördern sie die Glykogenbildung in der Leber, vor allem aus Proteinen.
Darüber hinaus nehmen sie Einfluß auf den Salzhaushalt. Sie fördern die K^+- und hemmen die Na^+-Ausscheidung.

Stammsubstanz der Corticosteroide

Alle Nebennierensteroide sind Derivate des Kohlenwasserstoffs Pregnan bzw. des in Stellung 4 ungesättigten Pregnen.

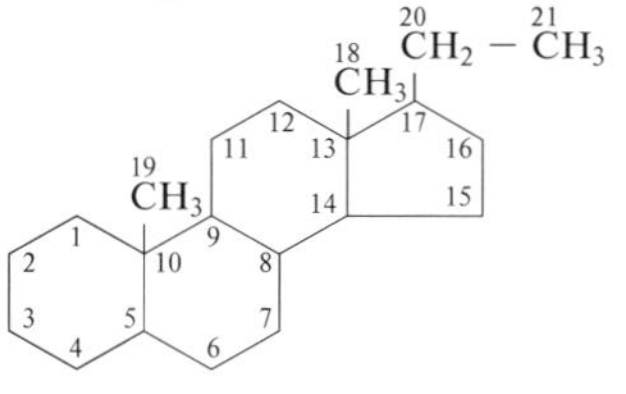

Pregnan

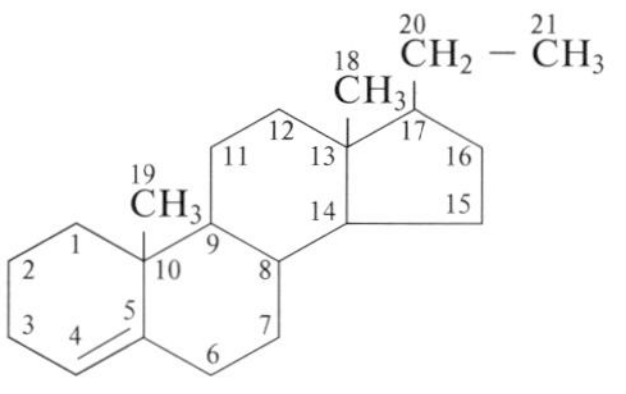

Pregnen

Die Steroide mit Hormonwirksamkeit sind alle 3,20-Diketone und tragen alle in Stellung 21 eine OH-Gruppe.

7.1.2 Hormone des Nebennierenmarks

Alle Hormone des Nebennierenmarks sind Abkömmlinge des Brenzcatechins. Hauptvertreter sind das Adrenalin und Noradrenalin. Beide Verbindungen sind optisch aktiv.

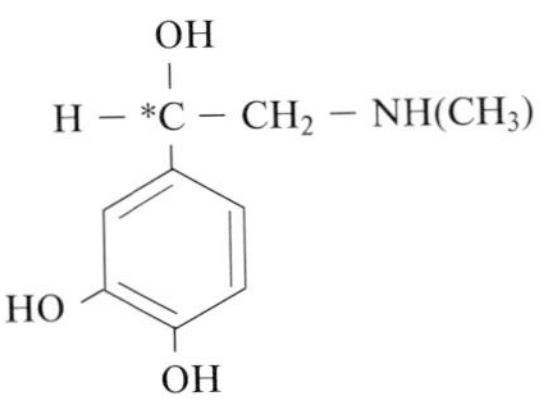

Adrenalin

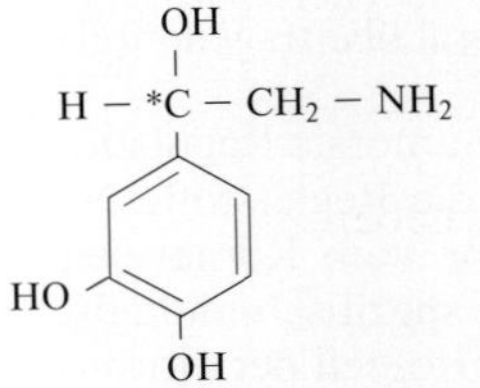

Noradrenalin

Physiologische Funktion

Adrenalin hat großen Einfluß auf den Stoffwechsel. Bereits in kleinen Mengen wirkt es steigernd auf den Grundumsatz. Die Steigerung des Stoffwechsels kommt nicht auf zentralnervösem Wege zustande, sondern durch eine direkte Adrenalinwirkung auf das Gewebe.
Mit der allgemeinen Steigerung des Stoffwechsels steht die Wirkung auf den Kohlenhydratstoffwechsel in engstem Zusammenhang. Schon geringe Adrenalinmengen bewirken einen gesteigerten

Blutzuckerspiegel. Verursacht wird dieses Phänomen durch eine Mobilisierung und den Abbau der Glykogenvorräte und zwar nicht nur in der Leber, sondern in der gesamten Skelettmuskulatur. Außerdem steigern sowohl Adrenalin als auch Noradrenalin den Blutdruck und spielen eine Rolle bei der Übertragung von Nervenreizen.

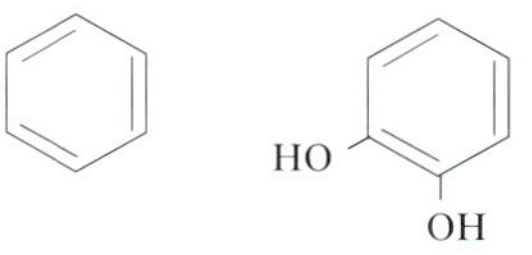

Benzol *Brenzcatechin*

Die chemische Verbindung Brenzcatechin leitet sich vom Benzol ab. Zwei der Wasserstoffe wurden in ortho-Stellung durch OH-Gruppen ersetzt.

7.1.3 Hormone der Bauchspeicheldrüse

Die Bauchspeicheldrüse produziert nicht nur Verdauungsenzyme, sondern auch zwei Hormone: Insulin und Glucagon.

Insulin

Chemisch gesehen handelt es sich bei diesem Hormon um ein Polypeptid mit einem Molekulargewicht von ca. 6000. Das Molekül besteht aus zwei Ketten, die über Disulfidbrücken miteinander verbunden sind. Die Reduktion der Disulfidbindung führt zu einem Verlust der biologischen Aktivität.

Physiologische Funktion
Insulin wirkt auf mehrfache Weise im Organismus:
- Es senkt in drastischer Weise den Blutzuckerspiegel.
- Es erhöht die Permeabilität der Zellmembranen für Glucose und einige andere Zucker.
- Es fördert den Aufbau von Kohlenhydraten zu Glykogen.
- Es fördert die Umwandlung von Kohlenhydraten in Fett.

Diabetes: Insulinmangel

Diabetes ist die klassische Insulin-Mangelkrankheit. Der Blutzuckerspiegel ist erhöht, und es kommt zu einer Ausscheidung von Zucker mit dem Harn. Daneben können noch Ketonkörper auftreten. Diese Symptome lassen sich durch Insulingaben beheben.

Glucagon

Auch Glucagon ist ein Polypeptid mit einem Molekulargewicht von 3500. Es besteht aus einer Kette von 29 Aminosäuren, deren Sequenz bekannt ist. Sie weist große Unterschiede gegenüber der Sequenz des Insulins auf.

Physiologische Funktion
Glucagon wirkt auf zweierlei Weise im Organismus:
- Es erhöht den Blutzuckerspiegel.
- Es mobilisiert die Zuckerreserven des Glykogens, vor allem in der Leber.

7.1.4 Hormone der Schilddrüse

Obwohl aus der Schilddrüse mehrere Substanzen mit Hormonwirkung isoliert wurden, kommt dem Thyroxin die größte Bedeutung zu. Es handelt sich dabei um eine jodierte Aminosäure. Die nichtjodierte Stammsubstanz ist das Thyronin. Auffallend an der chemischen Struktur ist die Diphenylether-Gruppierung.

Definition von Ethern

Ether sind chemische Verbindungen, in denen zwei organische Reste über eine Sauerstoffbrücke miteinander verbunden sind.

$$R - O - R$$

Allgmeine Formel

$$CH_3 - O - CH_3$$

Dimethylether

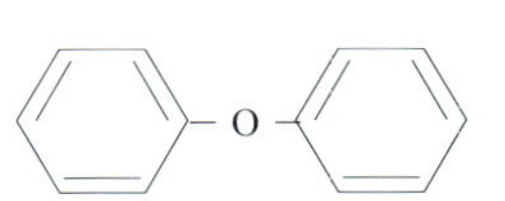

Diphenylether

Physiologische Funktion
Thyroxin hat eine stoffwechselsteigernde Wirkung. Sie betrifft Proteine, Kohlenhydrate und Fette in gleicher Weise. Dabei kommt es

auch zu einer Mobilisierung von Gewebswasser, d. h., die Wasserausscheidung ist erhöht.
Daneben wirkt Thyroxin auch auf die Großhirnzentren.

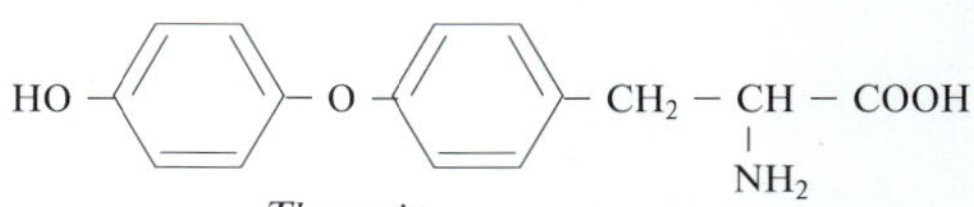

Thyronin

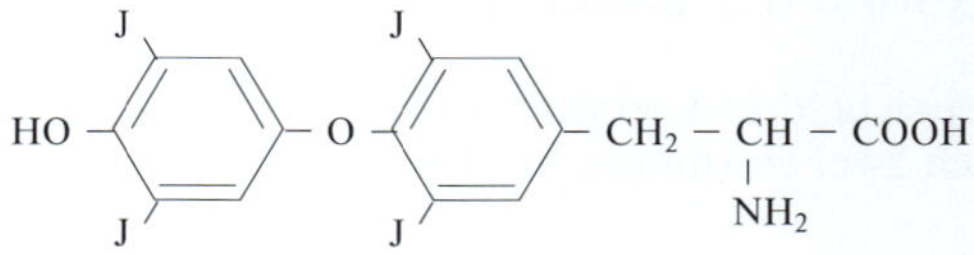

Thyroxin

7.1.5 Hormone der Hypophyse

Die Hypophyse ist eine Anhangdrüse des Gehirns. Sie besteht eigentlich aus zwei getrennten Organen, der Neurohypophyse (Hinterlappen) und der Adenohypophyse (Vorderlappen). Beide Teile produzieren mehrere Hormone.
Chemisch gesehen sind sie alle Polypeptide mit Molekulargewichten zwischen 1000 und 50 000. Manche von ihnen enthalten noch eine Kohlenhydratkomponente, sind also Glykoproteine.

Wachstumshormon (Somatropin)

Es wird im Hypophysenvorderlappen gebildet und ist von ganz besonderer Bedeutung für die gesamte Entwicklung des Organismus.

Physiologische Funktion
Wachstum ist ein sehr komplexer Vorgang; das Wachstumshormon beeinflußt daher auch eine Vielzahl physiologischer Reaktionen:

- Es fördert Knochen- und Knorpelwachstum.
- Es mobilisiert die Fettreserven und fördert die biologische Oxidation von Fett.
- Es steigert die Synthese von Phosphatiden.
- Es fördert die Proteinsynthese.
- Es wirkt regulierend auf den Kohlenhydratstoffwechsel.

Bei Störungen der Hormonproduktion kommt es zu einer Senkung des Blutzuckerspiegels und Abnahme des Glykogens in der Leber und im Muskel.

Thyreotropes Hormon (Thyreotropin)

Es wird im Vorderlappen gebildet und gehört zu den Hypophysenhormonen, die einen Kohlenhydratbestandteil haben.

Physiologische Funktion
Die Wirkung im Organismus besteht in einer Stimulierung der Schilddrüse. Es kommt zu einer verstärkten Ausschüttung von Thyroxin.

Bei Störungen der Thyreotropinproduktion kommt es zu einem deutlichen Absinken des Grundumsatzes.

Lipotropes Hormon (LPH)

Dieses Hormon wird ebenfalls im Vorderlappen gebildet. In der Literatur wird häufig die Abkürzung LPH verwendet.

Physiologische Funktion
Es wirkt stimulierend auf die Produktion von Nebennierenrindenhormonen und hat damit indirekt Einfluß auf den gesamten Stoffwechsel, vor allem aber auf den der Proteine.

Bei völligem Fehlen von Vasopressin werden große Mengen Wasser ausgeschieden.

Vasopressin (Adiuretin)

Dieses Hormon wird im Hinterlappen gebildet. Es handelt sich dabei um ein Octapeptid, an das ein Pentapeptidring gebunden ist.

Physiologische Funktion
Vasopressin nimmt im Organismus unterschiedliche Aufgaben war:
- Es steigert den Blutdruck.
- Es fördert die Wasserrückresorption in der Niere. Bei Fehlen von Vasopressin werden daher große Mengen von Wasser ausgeschieden.

Weitere Hormone der Schleimhaut von Magen und Darm:

- Cholecystokinin steuert die Entleerung der Gallenblase.
- Enterogastron wird nach Eintritt größerer Fettmengen in den Zwölffingerdarm von dort abgegeben und hemmt dann die Sekretion des Magens.
- Gastrin regt die Sekretion des Magens an.

7.1.6 Hormone der Magen- und Darmschleimhaut

Die Entdeckung von Hormonwirkungen der Magen- und Darmschleimhaut ist auf die Beobachtung zurückzuführen, daß beim Aufbringen von Säure auf die Schleimhaut des Zwölffingerdarms eine Sekretion von Pankreassaft ausgelöst werden kann.

Secretin

Es wird in der Schleimhaut des gesamten Dünndarms gebildet.

Physiologische Funktion
Secretin wird von der Schleimhaut auf verschiedene Reize hin, besonders bei Berührung mit saurem Verdauungsbrei, in das Blut abgegeben, gelangt so in den Pankreas und löst dort die Sekretion von Pankreassaft aus.

Verdauungsfördernde Reize
Sowohl die chemischen als auch die motorischen Vorgänge der Verdauung können durch eine Reihe von Reizen reflektorisch in Gang gesetzt und beeinflußt werden:

- Bereits Aromastoffe und der Anblick appetitlich angerichteter Speisen regen die Sekretion von Verdauungssäften an.
- Die Berührung der Schleimhäute mit Nahrung stimuliert deren sekretorische Aktivitäten.
- Prozesse, die in höheren Abschnitten des Verdauungstraktes ablaufen, reizen die weiter unten liegenden Schleimhautbereiche.

7.2 Verdauung und Resorption

Normalerweise besteht unsere Nahrung aus Lebensmitteln. Nährstoffe in reiner Form nehmen wir im allgemeinen nicht in größeren Mengen auf. Lebensmittel nun stellen ein außerordentlich komplexes Gemisch verschiedenster Substanzen dar. Will der menschliche Organismus daraus für sich Nutzen ziehen, muß er diese bunte Vielfalt gezielt verarbeiten. Besonders „arbeitsaufwendig" sind dabei die makromolekularen Bestandteile wie Proteine und Stärke. Voraussetzung für ihre Verwertung im Organismus ist die Aufspaltung in niedermolekulare Bausteine, also, um beim Beispiel Proteine und Stärke zu bleiben, in Aminosäure- bzw. Glucosemoleküle. Der Grund dafür ist leicht zu verstehen: Makromolekulare Substanzen können tierische Membranen nicht bzw. in äußerst begrenztem Umfang durchdringen. Ohne die Aufnahme in den Darm (Resorption) und den Transport zu den Zellen und Geweben ist eine Verwertung von Nahrungsbestandteilen aber nun mal nicht möglich.

Stationen der Verdauung

Mund
Mechanische Zerkleinerung
Einwirkung von Enzymen

↓

Magen
Einwirkung des Magensaftes

↓

Dünndarm
Einwirkung von:
– Darmsaft
– Pankreassaft
– Gallenflüssigkeit

↓

Dickdarm
Rückresorption von Wasser und Mineralstoffen
Absonderung von Schleimstoffen
Bildung von Kot

↓

After
Entleerung des Kots

Durchschnittliche Zusammensetzung des Speichels:

- 99,5 % Wasser
- 0,5 bis 0,6 % feste Substanzen (davon ca. 2/3 organisch und ca. 1/3 anorganisch)

7.2.1 Verdauung

Die Verdauung spielt sich ab als enges Miteinanderwirken chemischer und mechanischer Vorgänge. Dabei ist von allergrößter Wichtigkeit, daß die mechanischen Abläufe das chemische Geschehen beeinflussen und umgekehrt die chemischen Prozesse auf die Mechanik einwirken. Dazu kommt noch der Einfluß, den Art, Zusammensetzung und Zubereitung der Nahrungsmittel auf die motorische und sekretorische Funktion des Verdauungskanals haben.
Die feste Nahrung wird durch den Kauapparat zerkleinert und in der Mundhöhle unter Zusammenwirken von Kaumuskulatur und den Muskeln von Zunge, Wangen und Lippen mit dem Speichel innig zu einem gleichförmigen Brei vermischt.
Während der Weiterbewegung durch den Verdauungskanal wirken dann nacheinander verschiedene Verdauungssekrete auf ihn ein: Magensaft, Darmsaft, Pankreassaft und die Gallenflüssigkeit. Sie enthalten verschiedene Enzyme und andere Substanzen, wie z.B. Emulgatoren, die einen weitgehenden Abbau der Nährstoffe ermöglichen.

Der Verdauung fallen genau genommen zwei Aufgaben zu:

– Abbau der makromolekularen Strukturen

– Überführung in eine zur Resorption geeignete Form.

Diesen Aufgaben wird sie durch hydrolytische Aufspaltung der makromolekularen Substanzen gerecht. Dieser Abbau ist ein thermodynamisch nahezu neutraler Prozeß, d. h., es wird kaum Energie verbraucht. Das durch Abbau von Kohlenhydraten, Proteinen und Fetten entstehende Gemisch von Monosacchariden, Aminosäuren, Fettsäuren etc. besitzt daher praktisch noch den gleichen Energiegehalt wie die ungespaltenen Substanzen.
Die Endabschnitte des Darms sind dicht mit Bakterien besiedelt. Dort wird durch deren Stoffwechselaktivitäten, vor allem aber durch die zunehmende Rückresorption von Wasser, der Darminhalt allmählich eingedickt, in den Kot umgewandelt und schließlich durch den After entleert.

7.2.1.1 Speichel

Der Speichel ist eine opaleszierende, fadenziehende Flüssigkeit. Er wird von den drei großen Speicheldrüsenpaaren und zahlreichen kleinen Drüsen der Mundhöhle gebildet.
Die genaue Zusammensetzung des Speichels läßt sich kaum eindeutig bestimmen, da sie von der physikalischen und chemischen Beschaffenheit der Nahrung und von den sonstigen die Schleimhaut treffenden Reizen abhängt.

Ionen des Speichels
Von den im Speichel enthaltenen Ionenarten sind vor allem drei von Bedeutung:
– Phosphate und Hydrogencarbonate sind für die Einstellung und Erhaltung der Speichelreaktion erforderlich.
– Chloride sind für die Aktivierung der Amylase notwendig.

Proteine
Hauptbestandteil der Proteinfraktion ist das Mucin, eine Substanz von schleimiger Beschaffenheit. Es überzieht die Partikel des Speisebreies und macht sie auf diese Weise gleitfähig.
Besonders reichlich wird Mucin beim Genuß von Milch abgesondert. Offensichtlich ist es für die Verdauung des Caseins von Bedeutung, das nach Vermischen mit Mucin bei der Labgerinnung besonders fein ausflockt.
Neben dem Mucin treten noch in geringen Mengen andere Proteine auf, vermutlich Albumine und Globuline. Außerdem kommen niedermolekulare N-haltige Stoffe vor, vor allem Harnstoff und Aminosäuren.

Enzyme
Hauptbestandteil der Enzymfraktion ist die α-Amylase. Sie vermag 1,4-glykosidisch gebundene Polysaccharide, also in erster Linie Stärke, zu spalten.
An weiteren Enzymen finden sich in sehr kleinen Mengen fett- und proteinspaltende Enzyme. Sie haben für die Verdauung in der Mundhöhle jedoch praktisch keine Bedeutung.

7.2.1.2 Magensaft

Der reine Magensaft ist eine klare, farblose, schwach opaleszierende Flüssigkeit, die von den Drüsen der Magenschleimhaut gebildet wird.

Proteinfraktion
Der Magensaft enthält wechselnde Mengen Schleimstoffe. Sie überziehen die Magenschleimhaut und geben ihr Schutz gegen mancherlei Einflüsse, vor allem gegen die Selbstverdauung durch Pepsin.

Enzyme
Die für die Verdauung wichtigsten Bestandteile sind die proteinspaltenden Enzyme Pepsin und Kathepsin. Daneben sind noch geringe und für die Fettverdauung wohl unerhebliche Mengen einer Lipase vorhanden.

Säuregehalt
Die hohe Acidität des Magensaftes beruht auf seinem Gehalt an freier Salzsäure.
Die Bildung von Salzsäure ist ein bemerkenswertes Phänomen, da das Milieu, in dem sie entsteht, praktisch neutrale Reaktion hat. Sie erfordert also eine Erhöhung der H^+- Konzentration von etwa 10^{-7} auf etwa 10^{-1}. Dieser Vorgang stellt eine gewaltige Belastung des Säure-Basen-Haushaltes dar.
Der genaue Mechanismus der HCl-Bildung ist noch nicht geklärt. Fest steht jedoch, daß die Wasserstoffionen nicht in den Zellen selbst, sondern erst beim Durchtritt durch die Membran gebildet werden. Dabei sondert die Magenschleimhaut gleichzeitig erhebliche Mengen Cl^- ab.

7.2.1.3 Darmsaft

Der Darmsaft wird in Drüsen des Dünndarms gebildet. Er ist eine wasserklare bis weißliche oder hellgelbe Flüssigkeit, die opalesziert

Die Substanzen des Speichels im einzelnen:

Anorg. Stoffe	Gehalt (mg/100ml)
K^+	30 -131
Na^+	30 -115
Ca^{2+}	5 - 12
Mg^{2+}	0,3 - 1,3
NH_4^+	2 - 10
Cl^-	37 - 94
PO_4^{3-}	7 - 28
CNS^-	12 - 33
CO_3^{2-}	20 - 45

Org. Stoffe	Gehalt (mg/100 ml)
Gesamt-N	16 - 68
Mucin	200 -300
sonst. Proteine	70 - 90
Harnstoff	37 - 94
Harnsäure	1,5 - 10
Milchsäure	4 - 14
Citronensäure	0,5 - 2,0

Die täglich insgesamt abgesonderte Menge Speichel beträgt ca. 1 Liter.

Der pH-Wert von Speichel liegt zwischen 6 und 7. Er reagiert also normalerweise schwach sauer.

Wichtigste Eigenschaften und Bestandteile des Magensaftes

pH. 0,92–1,58

Feste organische Bestandteile . . . .0,34–0,47 %

Feste anorgan. Bestandteile . . . .0,11–0,14 %

Salzsäure . . . . . .0,15–0,60 %

Gesamtchloride ($NaCl$, KCl, NH_4Cl) . . . . .0,09–0,28 %

Enzyme des Darmsaftes

Enzym	Substrat
Aminopeptidasen	Peptide
Aminotripeptidase	Tripeptide
Dipeptidasen	Dipeptide
Enteropeptidasen	Trypsinogen
Phosphodiesterasen	Phosphatidsäuren
Phosphatasen	Nucleotide, Phosphorsäureester
Oligo-1,6-Glucosidase	Verzweigte Oligosaccharide

Enzyme des Pankreassaftes:

Enzym	Substrat
Trypsin	Proteine, Peptide
Chymotrypsin	Proteine, Peptide
Carboxypeptidase A	Proteine, Peptide
Carboxypeptidase B	Proteine, Peptide
Lipase	Triglyceride
Phosphatidase A	Phosphatide
Phosphatidase B	Phosphatide
Cholesterinesterase	Cholesterinester
Ribonucleasen	Ribonucleinsäuren
Desoxyribonucleasen	Desoxyribonucleinsäuren
α-Amylase	Stärke, Glykogen, Dextrine

Zusammensetzung der Galle

Substanz	Gehalt Gew.-%
Cholesterin	3,6
Fettsäuren	1,3
Triglyceride	1,3
Lecithin	19,7
Cholsäure	20,1
Chenodesoxycholsäure	20,0
Desoxycholsäure	7,7

und häufig Schleim enthält.
Der Darmsaft enthält vor allem kohlenhydratspaltende und proteinspaltende Enzyme.
Die proteinspaltende Wirkung des Darmsaftes wurde früher **einem** einzigen Enzym zugeschrieben. Inzwischen weiß man, daß dafür ein Enzymgemisch verantwortlich ist.
Ein wichtiger Bestandteil des Darmsaftes ist die Enterokinase, die für die Aktivierung von proteinspaltenden Enzymen des Trypsingemisches notwendig ist. Sie wird besonders dann abgegeben, wenn Pankreassaft mit der Schleimhaut des Zwölffingerdarms in Berührung kommt.

7.2.1.4 Pankreassaft

Der Pankreassaft ist eine durchsichtige, farb- und geruchlose Flüssigkeit, die in den äußersekretorischen Bereichen der Bauchspeicheldrüse gebildet wird. Er ist die wichtigste Quelle der Verdauungsenzyme und als solche nicht zu ersetzen. Bei seinem Fehlen treten nicht nur schwerste Störungen der Verdauung, sondern auch des allgemeinen Befindens auf.
Geringe Mengen an Pankreassaft werden beim Menschen anscheinend kontinuierlich sezerniert. Die Sekretion wird aber durch die Nahrungsaufnahme erheblich verstärkt, so daß pro Tag ca. 1 bis 1,5 Liter gebildet werden. („sezernieren" = ausschütten)

7.2.1.5 Gallenflüssigkeit

Dem Sekret der Darmdrüsen und des Pankreas mengt sich im Zwölffingerdarm die Gallenflüssigkeit bei, das Sekret der Leber. Nach ihrer Absonderung wird die Galle nicht sofort in den Darm abgeführt, sondern in die Gallenblase geleitet. Dort wird sie durch die Resorption von Wasser und gelösten Stoffen eingedickt und in ihrer Zusammensetzung verändert.
Die von der Leber täglich gebildete Gallenmenge beträgt ca. 800 bis 1000 ml. Im Durchschnitt enthält sie etwa 17 % gelöste Stoffe, in erster Linie Gallensäuren und Lipoide.
Die Gallensäuren sind die physiologisch wichtigsten Bestandteile der Galle. Sie sind an der Emulgierung der Fette im Darm beteiligt.

7.2.2 Resorption

Die Resorption der im Darm freigesetzten Bausteine erfolgt gegen ein Konzentrationsgefälle und ist nur durch eine aktive Tätigkeit der Darmschleimhautzellen möglich. Die dazu nötige Energie liefert der Stoffwechsel dieser Zellen. Nur wenige Stoffe werden passiv, also durch Diffusion, resorbiert.
Hauptort der Resorption ist der Dünndarm, genauer gesagt, die Schleimhaut des Dünndarms. Sie gehört zu den stoffwechselintensivsten Geweben des Organismus. Die Vielfalt der hier durchgeschleusten Stoffe spiegelt sich in den unterschiedlichen Aktivitäten dieses Organs wieder.

1. Nur die Zellen der Darmschleimhaut produzieren bestimmte Enzyme, die manche Substrate erst endgültig für die Resorption aufbereiten.

Beispiel:
Nur in den Zellen der Darmschleimhaut werden Enzyme gebildet, die Disaccharide spalten. Sie werden nicht in den Verdauungstrakt abgegeben, sondern bleiben im Zellinneren. Die bis zu den Disacchariden abgebauten Kohlenhydrate werden für die abschließende Spaltung in Monosaccharide daher in die sogenannten Mucosazellen aufgenommen, wo dann die entsprechenden Enzyme ihre Aktivität entfalten können. Erst danach erfolgt der Übergang in das Blut.

2. In der Darmschleimhaut werden Substanzen in eine transportierbare Form überführt.

Beispiel:
Bei der Resorption von Lipiden werden die aus den Triglyceriden enzymatisch freigesetzten Fettsäuren in den Mucosazellen erneut mit Glycerin verestert.

3. In der Darmschleimhaut werden Reaktionen in Gang gesetzt, die den Zweck haben, ein bestehendes Konzentrationsgefälle herabzusetzen, ein Prinzip, von dem der Organismus sehr häufig Gebrauch macht.

Beispiel:
Die Resorption von Aminodicarbonsäuren, z. B. Glutaminsäure, ist wegen deren hoher Ladung nicht ganz einfach zu bewerkstelligen. Aus diesem Grund finden in den Mucosazellen Transaminierungen statt, die den Glutaminsäuregehalt senken; statt Glutaminsäure werden dann erhebliche Mengen Alanin an das Pfortader-Blut abgegeben.

4. In der Darmschleimhaut werden Stoffe, die schädlich für den Organismus sind, durch gezielte Reaktionen entgiftet.

Beispiel:
Toxische Amine werden durch Enzyme (Aminoxidasen) inaktiviert.

Wege des Abtransportes resorbierter Substanzen

Je nach Art der resorbierten Stoffe verläuft der Abtransport auf unterschiedliche Weise, entweder über das Blut oder über das Lymphsystem.
Kleine Moleküle wie Glucose oder Aminosäuren werden auf dem Blutweg transportiert. Dieser Transport vollzieht sich rasch, denn die Durchflußrate ist sehr hoch. Größere Moleküle wie Triglyceride oder Cholesterin transportiert der Organismus auf dem Weg der Lymphbahn; sie sind nicht in der Lage, die Membran der Blutkapillaren zu durchdringen.

Relative Resorptionsgeschwindigkeiten der Monosaccharide (Bezugssubstanz: Glucose mit der Resorptionsgeschwindigkeit 100)

Monosaccharid	Geschwindigkeit
Galaktose	110
Glucose	100
Fructose	70
Xylit	36
Sorbit	29

7.2.3 Verdauung und Resorption der Kohlenhydrate

Enzyme, die Oligo- bzw. Polysaccharide hydrolytisch aufspalten, werden ganz allgemein als Glykosidasen bezeichnet. Ihre spezifische Wirkung richtet sich nach den charakteristischen Merkmalen der Substrate:

- sterische Anordnung der Glykosidbindung
- Art des glykosidisch gebundenen Zuckers
- Art des Ringschlusses bei der Halbacetalbildung.

7.2.3.1 Stärke

Stärke ist das mengenmäßig in der Nahrung am meisten vertretene Kohlenhydrat.
Die Verdauung der Stärke beginnt im Mund mit der α-Amylase des Speichels und setzt sich im Dünndarm mit der α-Amylase des Pankreassaftes fort. α-Amylase ist ein Endoenzym.

Amylosefraktion
Die Amylosefraktion wird von der α-Amylase zunächst vorwiegend in Hexasaccharide zerlegt. Das Enzym schlitzt die Amylosespirale, in der jede Windung aus sechs Glucoseeinheiten besteht, seitlich auf. Die Hexasaccharide werden weiter in zwei Trisaccharide und diese weiter in je ein Molekül Maltose und Glucose gespalten. Aus der Maltose entstehen durch Einwirkung der Maltase, einer α-Glucosidase, zwei Moleküle Glucose.

Amylopektinfraktion
Amylopektin ist im Unterschied zur Amylose verzweigt aufgebaut. Unter Einwirkung der α-Amylase entstehen daraus kleine verzweigte Oligosaccharide.
Die Verzweigung selbst wird im Dünndarm durch eine Oligo-1,6-α-Glucosidase aufgespalten. Der weitere Abbau verläuft wie bei Amylose.

7.2.3.2 Glykogen

Dieses Polysaccharid ist ebenfalls verzweigt. Auch hier entstehen zunächst kleine verzweigte Oligosaccharide, die analog dem Amylopektin weiter abgebaut werden.

7.2.3.3 Disaccharide

Diese Kohlenhydrate werden in der Darmschleimhaut selbst abgebaut (Kontaktverdauung):

– Saccharose durch β-Fructosidase (Saccharase)

– Lactose durch β-Galaktosidase.

7.2.3.4 Resorption

Die Geschwindigkeit der Resorption ist nicht bei allen Monosacchariden gleich.
Glucose und Galaktose werden durch einen aktiven Prozeß resorbiert. Ihre Resorptionsgeschwindigkeiten liegen daher auch am höchsten. Der genaue Mechanismus ist noch nicht geklärt. Bislang ist nur gesichert, daß Na^+ dabei eine Rolle spielt.
Fructose rangiert in puncto Resorbierbarkeit im Mittelfeld. Sie wird zwar nicht aktiv resorbiert, da sie aber in den Mucosazellen in Glucose und Milchsäure überführt wird, zwei Verbindungen, die in das Pfortaderblut abgegeben werden, ist ihre Resorption beschleunigt.
Mannose sowie Xylose und andere Pentosen und die Zuckeralkohole Sorbit und Xylit werden nur sehr langsam resorbiert und gelangen daher in die tieferen Darmabschnitte. Sie alle sind hygroskopisch und können wegen ihrer Bindung von Wasser „osmotische" Durchfälle verursachen.

7.2.4 Verdauung und Resorption der Fette

Die Spaltung der Fette findet im oberen Dünndarmabschnitt statt. Beteiligt sind Lipasen, die sowohl vom Dünndarm selbst, als auch vom Pankreas abgesondert werden. Im Unterschied zu früheren

Annahmen kommt es dabei nicht zu einer quantitativen Aufspaltung der Triglyceridmoleküle. Vielmehr entsteht im Darm ein Gemisch aus freien Fettsäuren, Mono-, Di- und Triglyceriden. Dieses Gemisch gelangt schließlich auch zur Resorption. Unterstützt wird die Resorption durch die emulgierende Wirkung der enthaltenen Mono- und Diglyceride, der aus den freien Fettsäuren gebildeten Salze (Seifen) und der Gallensäuren. Die Emulsion ist so fein, daß Tröpfchen (Micellen) von ca. 0,5 µm entstehen. Dabei füllen die unpolaren Kohlenwasserstoffketten das Innere der Micellen aus; die polaren Gruppierungen liegen an der Oberfläche.
In dieser Form werden die Fette dann in die Schleimhautzellen des Dünndarms aufgenommen und dort auf ihren Transport im Organismus vorbereitet. Zu diesem Zweck resynthetisieren die Zellen aus dem resorbierten Gemisch von Glyceriden und Fettsäuren wieder Triglyceride. Dabei findet das zuvor durch die Lipasen abgespaltene Glycerin jedoch keine Verwendung mehr. Das für die Veresterung benötigte Glycerin wird von den Zellen über ihren Eigenstoffwechsel erzeugt.

Am wichtigsten ist ohne Zweifel die Pankreaslipase. Ist deren Produktion gestört, kommt es zu massiven Störungen der Fettresorption. Die Pankreaslipase spaltet die Triglyceride stufenweise zu Diglyceriden, Monoglyceriden und freien Fettsäuren.

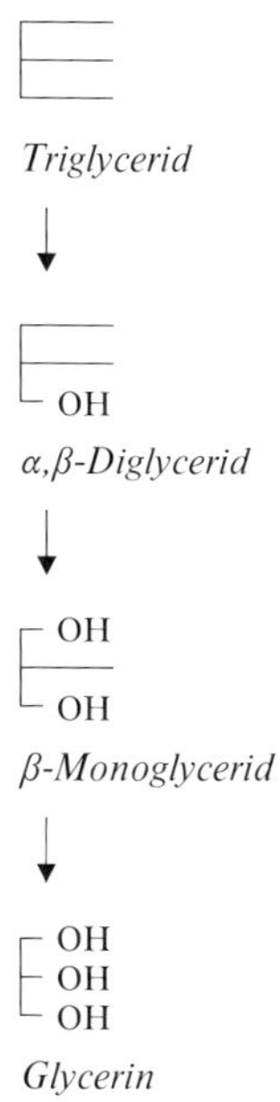

Mechanismus der Trigylceridsynthese

1. Die Zelle stellt das Glycerin in Form des Glycerinphosphats bereit, das mit zwei Acyl-CoA zur Phosphatidsäure reagiert.

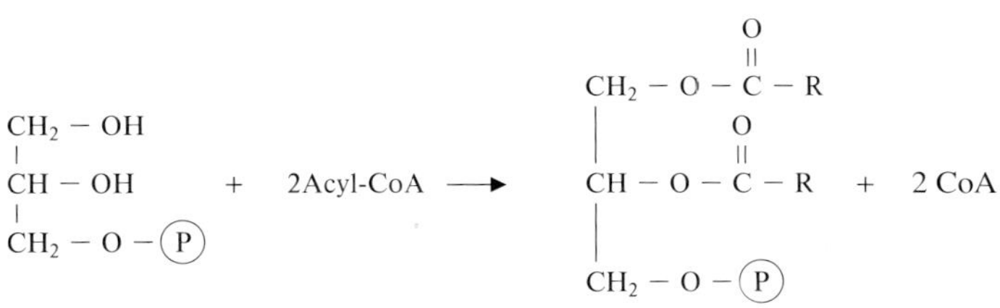

Glycerinphosphat *Phosphatidsäure* *Coenzym A*

2. Die Phosphatidsäure wird dann durch eine Phosphatase zu einem Diglycerid dephosphoryliert.

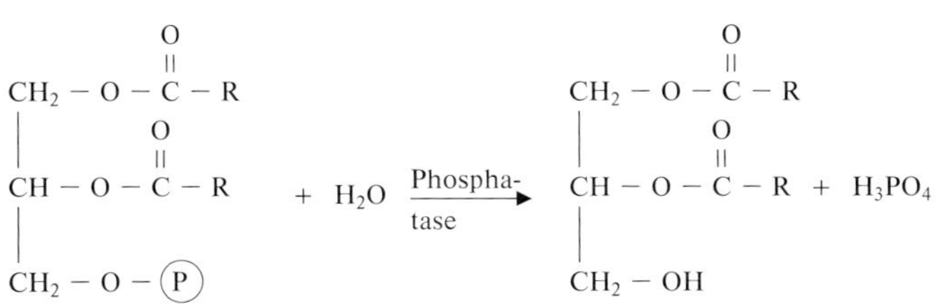

Phosphatidsäure *α,β-Diglycerid* *Phosphorsäure*

Die Spaltungsreaktionen sind reversibel; das ermöglicht Umesterungen der Fette im Verdauungskanal.

β-Monoglycerid *α-Monoglycerid*

3. Das entstandene Diglycerid reagiert mit einem weiteren Acyl-CoA unter Bildung eines Triglycerids.

Die Bedeutung der Gallensäuren für die Resorption ist geringer, als man früher annahm. Ihre hauptsächliche Wirkung besteht darin, die Pankreaslipase zu aktivieren, vor allem dadurch, daß sie den pH-Wert in Richtung auf das im sauren liegende pH-Optimum des Enzyms verschiebt.

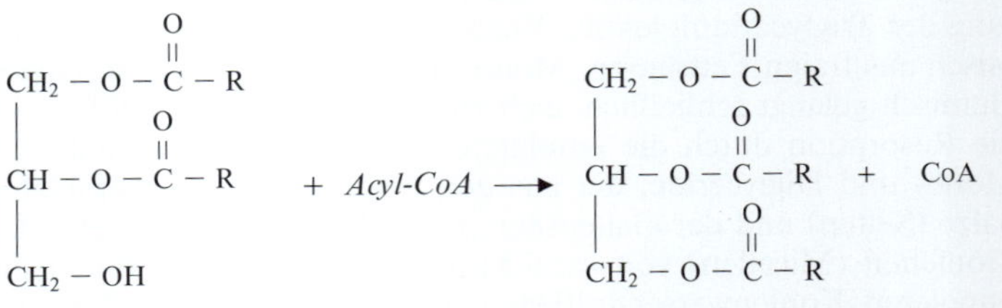

α,β-Diglycerid — *Triglycerid* — *Coenzym A*

Bei dieser Art der Synthese entstehen Triglyceride, deren Fettsäureverteilung der des Menschen entspricht, sie unterscheidet sich daher oftmals von der Verteilung im ursprünglichen Nahrungsfett.

Zusammensetzung der Chylomikronen

Triglyceride	85–90 %
Freie Fettsäuren	0,2 %
Cholesterinester	1–2 %
Freies Cholesterin	0,5–1 %
Phosphatide	3–5 %
Proteine	2–2,5 %

Abtransport der Triglyceride

Die Triglyceride werden von den Zellen der Darmschleimhaut in Form kleiner Partikelchen, der sogenannten Chylomikronen, an die Lymphe abgegeben. Sie enthalten hauptsächlich Triglyceride, daneben aber noch wenig Phosphatide und Cholesterin. Außen sind sie von einer dünnen Proteinmembran umgeben. Die dazu benötigten Proteine werden ebenfalls in der Darmschleimhaut synthetisiert.
Von der Lymphe aus wandern sie weiter in das Blut. Der Einstrom von Chylomikronen nach einer Mahlzeit ist an der milchigen Trübung des Serums zu erkennen.
Die Chylomikronen werden in der Leber und den peripheren Geweben (Fettgewebe, Herz, Skelettmuskel, Lunge) durch Enzyme aufgelöst und die dabei entstehenden Spaltprodukte verwertet.

Verdauung von Trigylceriden mit kurz- und mittelkettigen Fettsäuren

Die Spaltung von Triglyceriden, die kurz- bzw. mittelkettige Fettsäuren gebunden haben, erfolgt viel rascher als bei denen mit langkettigen Fettsäuren. Sie können zum Teil sogar ungespalten resorbiert und erst intrazellulär gespalten werden. Die dabei freigesetzten Säuren werden nicht in Chylomikronen eingebaut, sondern auf dem Blutweg abtransportiert.

Resorptionsgeschwindigkeit von Fetten (im Tierversuch ermittelt)

Fett	AT_{50}-Wert
Butterfett	305
Maisöl	350
Baumwollsaatöl	352
Rindertalg	354
Cocosfett	354
Sojaöl	359
Sonnenblumenöl	362
Olivenöl	369
Sesamöl	392
Palmfett	416

AT_{50}-Wert = Zeit in Minuten bis zur Resorption von 50 % der verabreichten Fettmenge

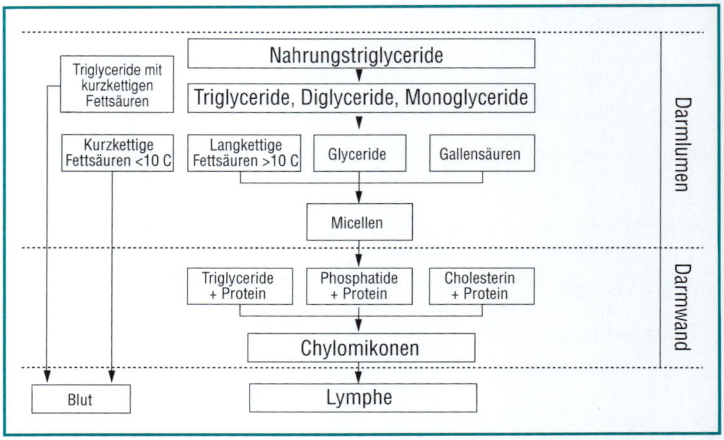

Schematische Übersicht: Triglyceridabbau

7.2.5 Verdauung der Proteine

Es gibt zwei große Gruppen proteinspaltende (proteolytische) Enzyme.

Peptidasen
Diese proteolytischen Enzyme spalten Proteine schrittweise vom N-terminalen oder C-terminalen Ende her. Sie sind also Exo-Enzyme.

Proteinasen
Diese proteolytischen Enzyme spalten die Peptidketten an nichtterminalen Bindungen. Sie sind also Endo-Enzyme. Die weitere Unterteilung beider Gruppen richtet sich nach der Art des aktiven Zentrums.

Die Spaltung der Proteine im Magen-Darm-Trakt verläuft unter Einwirkung eines kompliziert zusammengesetzten Gemisches aus Peptidasen und Proteinasen.
Die Proteinverdauung beginnt im Magen. Vorbereitet wird dort der enzymatische Angriff von der Magensalzsäure. Sie denaturiert das Nahrungseiweiß und bringt es auf diese Weise in eine besser angreifbare Form. Es gibt allerdings auch Proteine, die von der Magensäure nicht denaturiert werden, z. B. Ovalbumin, das Hauptprotein des Eiklars.
Die hydrolytische Spaltung selbst wird von einer Proteinase, dem Pepsin, vollzogen. Dieses Enzym wird als unwirksame Vorstufe, als sogenanntes Pepsinogen, von den Zellen der Magenschleimhaut abgesondert. Für seine Überführung in aktives Pepsin sorgt ebenfalls die Salzsäure des Magens, und zwar gemeinsam mit bereits vorhandenem aktivem Pepsin. Chemisch gesehen handelt es sich dabei um einen Teilabbau der außenliegenden Peptidkette. Durch Abspalten mehrerer Peptidreste entsteht aus Pepsinogen das Pepsin. Es spaltet vorwiegend die Peptidbindung zwischen der Aminogruppe einer aromatischen Aminosäure (Phenylalanin, Tyrosin) und der Carboxylgruppe einer anderen Aminosäure.

Im allgemeinen werden native Proteine schlechter gespalten als denaturierte. Daher ist die denaturierende Wirkung der Magen-Salzsäure ein wichtiger Faktor bei der Proteinverdauung.

Im Dünndarm befinden sich mehrere proteolytische Enzyme:

- Trypsin: Es wird als inaktives Trypsinogen mit dem Pankreassaft abgesondert. Bei der Umwandlung in die wirksame Form wird ein Peptidbindungen spaltendes Enzym aktiv. Es spaltet ein Hexapeptid aus dem Trypsinogen ab, das dadurch in Trypsin übergeht. Sobald Trypsin entstanden ist, bewirkt es selbst die Umwandlung von Trypsinogen in Trypsin. Es wirkt beim Proteinabbau als Proteinase, die bevorzugt die Peptidbindung zwischen der Carboxylgruppe von Lysin oder Arginin und einer anderen Aminosäure auflöst.
- Chymotrypsin: Es wird als unwirksames Chymotrypsinogen ebenfalls mit dem Pankreassaft abgesondert. Die Aktivierung von Chymotrypsinogen wird durch Trypsin eingeleitet. Es spaltet eine bestimmte Peptidbindung; das führt zu Konformationsänderungen am Chymotrypsinogenmolekül.
  Die Abspaltung mehrerer Dipeptide läßt dann das wirksame Enzym entstehen. Chymotrypsin wirkt als Proteinase, die bevorzugt die Peptidbindung zwischen der Carboxylgruppe einer aromatischen und einer anderen Aminosäure spaltet.

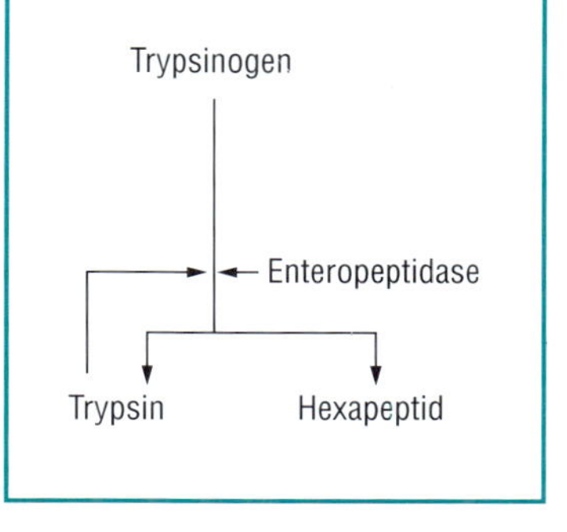

Schema der Aktivierung von Trypsinogen

- Carboxypeptidase A: Sie wird vom Pankreassaft als unwirksame Vorstufe abgesondert, auf die Trypsin aktivierend wirkt. Sie wirkt als Peptidase, und zwar spaltet sie die Peptidkette vom C-terminalen Ende her.
- Aminopeptidasen: Sie werden von den Mucosazellen der Dünndarmschleimhaut abgesondert und wirken als Peptidasen, die vom N-terminalen Ende her spalten. Viele dieser Enzyme werden in einer inaktiven Form in den Darm abgegeben und dort aktiviert.
- Aminotripeptidasen und Dipeptidasen: Für diese beiden Arten von Enzymen gelten die gleichen Bedingungen wie für die Aminopeptidasen.

Die Spaltung der Nahrungsproteine und die Resorption der Aminosäuren verläuft sehr rasch. Für die meisten L-Aminosäuren ist ein aktiver Transport nachgewiesen. Sie werden daher schneller resorbiert als die D-Aminosäuren. Außer den bereits im Darm freigesetzten Aminosäuren können auch Oligopeptide resorbiert werden, wahrscheinlich handelt es sich dabei um Di- bis Tetrapeptide. Sie werden in die Mucosazellen des Darms aufgenommen und dort enzymatisch gespalten.
Resorbierte Aminosäuren werden über die Blutbahn zur Leber transportiert und stehen danach für die Synthese von körpereigenen Proteinen zur Verfügung.

Schematische Übersicht: Proteinabbau

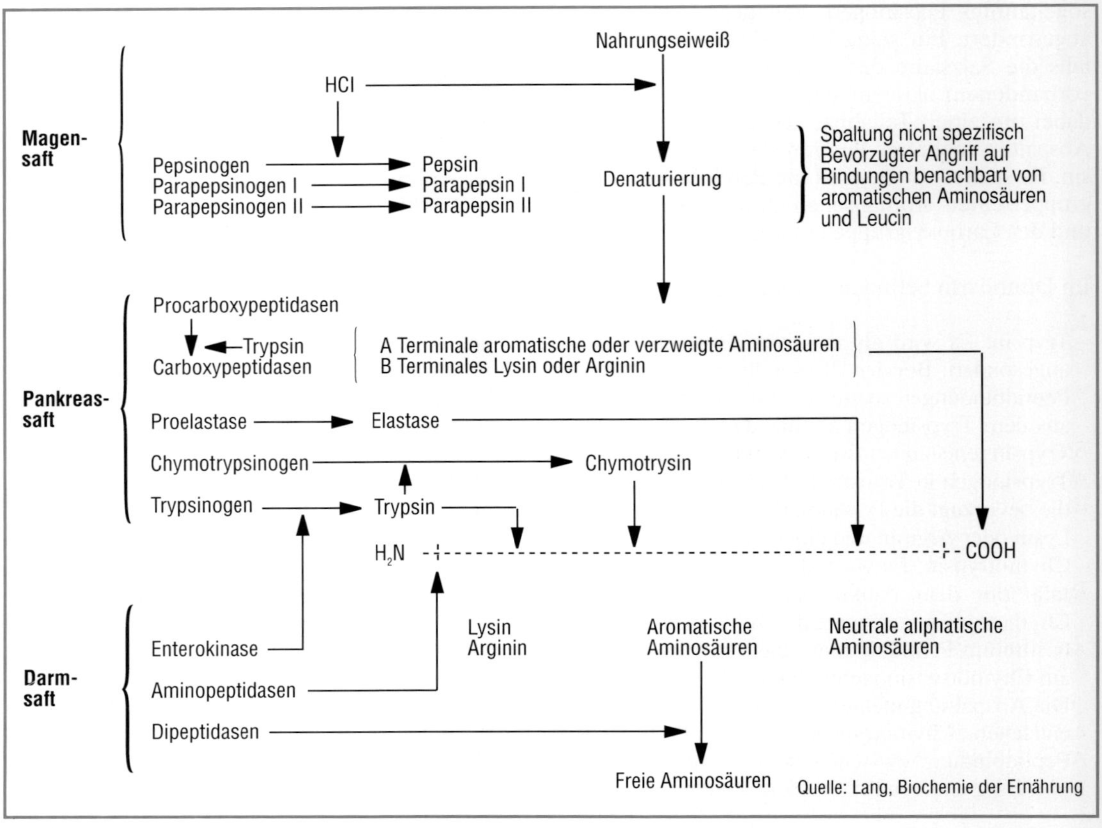

7.3 Der Stoffwechsel: Drehscheibe von Energie und Materie

An sich soll an dieser Stelle der Stoffwechsel des Menschen behandelt werden; welchen Weg die Nährstoffe in seinem Organismus gehen und in welcher Form sie umgesetzt werden. Nun lebt der Mensch aber nicht isoliert in dieser Welt, sondern ist eingebunden in die Gesamtheit aller Lebewesen mit ihren seit Jahrtausenden gültigen Strukturen und Gesetzmäßigkeiten. Der Mensch hat darin zwar, was seinen Intellekt anlangt, eine privilegierte Position, sein Körper dagegen ist, wie alle anderen Organismen auch, existentiellen Abhängigkeiten und Notwendigkeiten unterworfen.
Der Einblick in deren grundlegende Zusammenhänge wird sicher Zugang und Verständnis der einzelnen komplizierten Abläufe des Stoffwechselgeschehens erleichtern.

Nichts geht ohne Energie

Wer den Grundfragen des Lebens und seiner Unterhaltung nachgeht, wird bald feststellen, daß dabei der Umgang mit Energie, deren Gewinnung, Übertragung und Speicherung ein zentrales Thema ist und zwar deshalb, weil jeder lebende Organismus energetisch gesehen ein labiles System darstellt, das nur durch regelmäßige Stoff- bzw. Energiezufuhr im Gleichgewicht gehalten werden kann. Ohne diese „Dauer-Stütze" versagt ein Körper bald seinen Dienst; das Leben verlöscht.
Streng naturwissenschaftlich, ohne philosophische oder gar religiöse Theorien mit einzubeziehen, kann man Leben daher sowohl in seiner Gesamtheit als auch für jedes einzelne Individuum als einen ständigen Fluß von Energie und Materie definieren. Das hört sich zunächst sehr abstrakt an, wird im folgenden aber Gesicht und Gestalt bekommen.

7.3.1 Möglichkeiten der Energiegewinnung

Je nach Art ihrer Energie- und Nährstoffgewinnung teilt man alle lebenden Organismen in zwei Gruppen ein.

Autotrophe Organismen (selbsternährend)

Sie können die einfache Verbindung CO_2 zum Aufbau komplexer organischer Moleküle, wie sie in den Zellen zu finden sind, verwenden. Die dazu nötige Energie beziehen sie aus dem Sonnenlicht.

Heterotrophe Organismen (sich von anderen ernährend)

Zu ihnen gehört auch der Mensch. Sie können mit einfachen Grundverbindungen wie CO_2 nichts anfangen, sondern benötigen „höher entwickelte" organische Verbindungen wie z. B. Glucose, aus denen sie durch Abbau Energie gewinnen. Diesen Abbau nennt man Atmung. Als Endprodukt entsteht dabei CO_2. Die Heterotrophen sind allein nicht existenzfähig, sondern letztlich von den Autotrophen bzw. deren „vorfabrizierten" Nährstoffen abhängig.

Auf jeder Ebene unseres Nahrungssystems wird Energie zur Leistung der verschiedenen Arten biologischer Arbeit verwendet, zum Aufbau neuer Zellen, zum Verrichten mechanischer Arbeit etc. Bei jedem dieser Vorgänge wird die Energie jedoch nicht hundertprozentig übertragen, sondern es treten „Reibungsverluste" auf. So erreicht auch nur ein Teil der von den Autotrophen auf dem Wege der Photosynthese gebundenen Sonnenenergie die Zellen der Heterotrophen.

7.3.1.1 Photosynthese: erste Etappe im Energiefluß

Bei dem Begriff Photosynthese denkt man wohl vor allem an die höheren Pflanzen wie Bäume, Sträucher, Ackerpflanzen oder Gräser. Diese Arten tragen jedoch nur mit schätzungsweise 10 % zur gesamten Photosyntheseleistung bei. Der Hauptanteil wird von Mikroorganismen wie Bakterien, Algen oder Diatomeen getragen.
Das Wesen der Photosynthese besteht, wie wir bereits wissen, darin, daß die Strahlungsenergie der Sonne vom Chlorophyll und anderen Pigmenten absorbiert und in chemische Energie umgewandelt wird. Diese chemische Energie dient dann zur Reduktion von atmosphärischem CO_2 zu Glucose. Bei den meisten photosynthetisch aktiven Pflanzen entsteht außerdem Sauerstoff.
Die Photosyntheseleistung läßt sich folgendermaßen formulieren:

$$6\,CO_2 + 6\,H_2O + n \cdot h \cdot \nu = C_6H_{12}O_6 + 6\,O_2$$

Kohlendioxid · *Wasser* · *Glucose* · *Sauerstoff*

(h · v = 1 Lichtquant)

Diese Gleichung gibt zwar die Stoffbilanz genau wieder, sagt jedoch nichts über den genauen Reaktionsweg aus, der nämlich ist außerordentlich kompliziert. Obgleich er noch immer nicht bis ins Detail geklärt ist, wissen wir, daß mehr als hundert Einzelschritte notwendig sind, um Glucose aus CO_2 und H_2O zu synthetisieren.
Glucose ist allerdings nicht das einzige Photosyntheseprodukt. In Folgereaktionen werden andere Kohlenstoffverbindungen wie Cellulose, Proteine und Lipide gebildet. All diese Substanzen, die reich an Energie sind, dienen letzten Endes heterotrophen Organismen, also auch dem Menschen, als Energie- und Nährstoffquelle.

7.3.1.2 Atmung in heterotrophen Zellen: zweite Etappe im Energiefluß

Die photosynthetisch produzierten Kohlenhydrate, Fette und Proteine werden in der nächsten Etappe des Energieflusses von heterotrophen Organismen verwertet. Die meisten heterotrophen Zellen verwenden Luftsauerstoff, um Glucose und andere Nährstoffe zu Kohlendioxid und Wasser zu oxidieren und dabei Energie zu gewinnen.
Es besteht aber auch die Möglichkeit, Glucose ohne Sauerstoff, jedoch ebenfalls unter Energiegewinnung, zu einfachen Verbindungen, z. B. Milchsäure, abzubauen.

$$C_6H_{12}O_6 = 2\,CH_3 - \underset{\displaystyle OH}{\underset{|}{CH}} - COOH$$

Glucose · *Milchsäure*

Eine solche Reaktion bezeichnet man als Gärung. Gärungsprodukte wie Milchsäure, die noch keine energetische Endstufe des Glucose-Abbaus darstellen, können in andere Reaktionsabläufe eingeschleust und dann in Anwesenheit von Sauerstoff zu CO_2 und

Die heterotrophen Organismen benötigen die Photosyntheseprodukte aus zwei Gründen:

- Sie benötigen chemische Energie, die sie durch den Abbau energiereicher Verbindungen wie Glucose erhalten.
- Sie benötigen Kohlenstoffverbindungen als Bausteine für die Synthese ihrer eigenen Zellkomponenten, die sie nicht wie die Autotrophen allein aus CO_2 synthetisieren können.

H_2O weiteroxidiert werden.
Im Endeffekt sorgt die Welt der Heterotrophen für die vollständige Oxidation der von den Autotrophen vorproduzierten Nährstoffe zu CO_2.
Den dabei ablaufenden Gesamtprozeß bezeichnet man als Atmung. Die chemische Gleichung für die Oxidation von Glucose ist:

$C_6H_{12}O_6$	+	$6\ O_2$	=	$6\ CO_2$	+	$6\ H_2O$
Glucose		*Sauerstoff*		*Kohlendioxid*		*Wasser*

Man sieht auf den ersten Blick, daß diese Gleichung die einfache Umkehrung der Photosynthese darstellt. Bei vollständiger Umsetzung ohne Energieverluste würde sie ziemlich genau 2870 kJ pro Mol liefern.

Wie die Photosynthese ist die Atmung ein hochkomplizierter chemischer Vorgang; mehr als siebzig Teilreaktionen folgen aufeinander. Bei jeder ihrer Einzelreaktionen wird eine kleine Portion Energie freigesetzt. Das geht so weit, bis mit der Endreaktion der letzte Rest der ursprünglich im Nährstoff gebundenen Energie vom Körper genutzt worden ist.

Dieses behutsame Nach-und-nach-Abbauen der Energie ist für den Organismus optimal. Warum, läßt sich am besten mit einem bildhaften Vergleich erklären.
Wenn wir unsere Wohnung so heizen wollen, daß ein stetig angenehmes Raumklima herrscht, so erreichen wir das am besten durch eine Heizung, die den ganzen Tag über kontinuierlich mäßige Wärme abstrahlt. Eine einmalige, sehr starke Erhitzung würde zwar auch die insgesamt benötigte Wärme erzeugen können, aber ganz sicher keine „körpergerechte" Raumtemperatur schaffen. Genauso ist es für unseren Organismus „körpergerechter", wenn er die Nährstoffenergie in kleinen „Häppchen", ohne die Gefahr eines Energiestaus, den verschiedenen Verwendungszwecken zuführen kann.
Einen Teil der auf diese Weise freigesetzten Energie verwendet der Körper zur Erhaltung der Körpertemperatur; der Rest dient ihm zur Verrichtung biologischer Arbeit.

Jährliche Bindung von Kohlenstoff durch die Photosynthese

Region	Fläche (km^2)	Kohlenstoff (to pro Jahr)
Wald	$44 \cdot 10^6$	$11{,}0 \cdot 10^9$
Kulturland	$27 \cdot 10^6$	$4{,}3 \cdot 10^9$
Grasland	$31 \cdot 10^6$	$1{,}0 \cdot 10^9$
Wüste	$47 \cdot 10^6$	$0{,}3 \cdot 10^9$
Land insgesamt	$149 \cdot 10^6$	$16{,}6 \cdot 10^9$
Ozean insgesamt	$361 \cdot 10^6$	$122{,}6 \cdot 10^9$

7.3.1.3 Biologische Arbeit: dritte Etappe im Energiefluß

Damit wären wir nun bei der letzten Etappe im Fluß biologischer Energie, der Leistung von Arbeit im Organismus bzw. in seinen Zellen.
Man unterscheidet im wesentlichen drei Arten von Arbeit.

Chemische Arbeit
Sie läuft in praktisch jeder Zelle ab. Aus einfachen ungeordneten Molekülbausteinen werden große geordnete Makromoleküle wie z. B. Proteine, Nucleinsäuren oder Polysaccharide zusammengesetzt. Solche Vorgänge bezeichnet man als Biosynthese.
Im menschlichen Organismus haben Biosynthesen vor allem den Zweck, das bereits vorhandene Zellmaterial zu vermehren. Der aus-

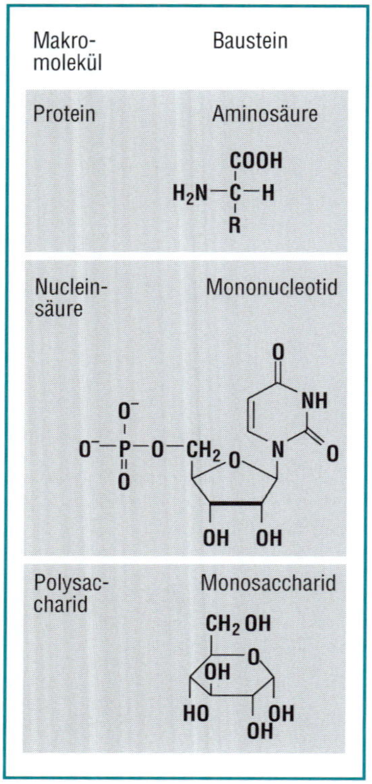

Die chemische Arbeit der Biosynthese

gewachsene Organismus ersetzt auf diese Weise verbrauchte Körpersubstanz. Die alten Zellen werden ab- und an ihrer Stelle neue aufgebaut.
Synthese und Abbau stehen dabei in einem ausgewogenen Verhältnis zueinander. Alle Biosyntheseleistungen des Körpers laufen energetisch gesehen „bergauf" und verbrauchen daher neben Baumaterial Energie, je nach Art der Reaktion unterschiedlich viel.

Transportarbeit
Diese Art von Arbeit ist für die Funktion der Körperzellen genauso bedeutsam wie die Biosynthese. Sie ermöglicht es ihnen, bestimmte lebensnotwendige Substanzen, z. B. Mineralien wie Kalium oder Nährstoffe wie Glucose aus der Umgebung aufzunehmen und soweit anzureichern, daß die Konzentration im Zellinnern beträchtlich höher ist als im Außenmedium. In gleicher Weise können umgekehrt überflüssige oder gar schädliche Stoffe aktiv herausgepumpt werden, selbst wenn die Konzentration außerhalb der Zelle höher ist als darin. Solcher Stofftransport erfordert Energie, denn normalerweise zeigen Moleküle in Lösung das Bestreben, bestehende Konzentrationsunterschiede auszugleichen und sich im gesamten zugänglichen Raum zu verteilen. Der sogenannte „aktive Transport" wirkt dem entgegen und macht die Zelle unabhängig von ihrer Umgebung. Sie kann dadurch die Zusammensetzung ihres Zellsaftes jederzeit konstant und optimal halten.

Mechanische Arbeit
Die Fähigkeit vieler Organismen, mechanische Arbeit zu leisten, ist wohl jedem bekannt. Besonders augenfällig und leicht nachzuvollziehen ist die mechanische Arbeit der Muskelkontraktion. Aber auch im Mikrobereich der Zellen wird mechanische Arbeit verrichtet. Bei der Teilung höher entwickelter Zellen beispielsweise sind kontraktile Fasern für das Auseinanderziehen der Chromosomen im Zellkern verantwortlich.
Das besondere an der von Organismen geleisteten Arbeit ist, daß sie direkt durch chemische Energie betrieben wird.
Eine nach diesem Prinzip arbeitende Maschine zu konstruieren, ist bislang noch keinem Ingenieur geglückt. In der Technik kommen zur Zeit nur Wärmeenergie oder Elektrizität als Antrieb in Betracht. Es ist fraglich, ob wir die Natur in dieser Hinsicht jemals einholen werden.

7.3.2 Kreislauf der Materie

Der biologische Energiefluß von der Sonne über die autotrophen zu den heterotrophen Organismen ist von einem steten Kreislauf der Materie begleitet.

Kreislauf von Kohlenstoff, Sauerstoff und Wasserstoff:

- Die grünen Pflanzen entnehmen bei der Photosynthese ihrer Umgebung CO_2 und H_2O und scheiden O_2 aus.
- Die heterotrophen Zellen nehmen bei der Atmung organische Nährstoffe und Sauerstoff auf und scheiden CO_2 und Wasser wieder aus.

Daneben gibt es noch den Kreislauf des biologisch nutzbaren Stickstoffs.

Kreislauf des Stickstoffs:

– Die Pflanzen beziehen Stickstoff als Nitrat (NO_3^-) aus dem Boden, überführen dieses in Ammoniak (NH_3) und bauen daraus Aminosäuren auf.

– Die von den Pflanzen synthetisierten Aminosäuren werden von heterotrophen Zellen verwertet; dabei entsteht wieder Ammoniak, der in den Boden zurückfließt und dort durch nitrifizierende Bakterien zu Nitrat umgesetzt wird.

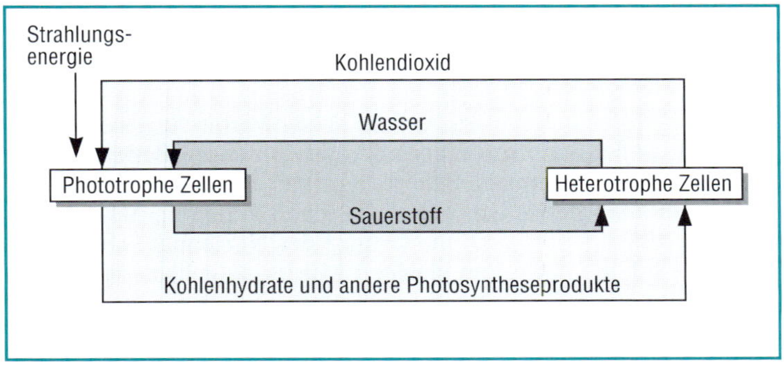

Kreislauf von Kohlenstoff und Sauerstoff zwischen Pflanzen- und Tierwelt

Die vier Grundelemente aller organischen Verbindungen (C, H, O, N) befinden sich also in einem ständigen Kreislauf zwischen Pflanzenwelt und tierischen bzw. menschlichen Organismen.
Die zur Photosynthese befähigten Organismen leben mit den heterotrophen in einer Symbiose, bei der sowohl Energie als auch Materie wichtige Faktoren sind. Auch der Mensch ist Teil dieser Symbiose und auf die synthetisierende Vorarbeit der grünen Pflanzen angewiesen.

Definition der Oxidation

Chemisch gesehen bedeutet Oxidation die Abgabe von Elektronen. Ein Atom oder Molekül, das oxidiert wird, bezeichnet man daher auch als Elektronendonator (Reduktionsmittel). Jede Oxidation ist gleichzeitig an eine Reduktion gekoppelt. Reduktion bedeutet Aufnahme von Elektronen. Atome oder Moleküle, die reduziert werden, bezeichnet man daher auch als Elektronenakzeptoren (Oxidationsmittel).

7.3.3 Prinzip der Energieübertragung in der Zelle

Jede lebende Zelle, egal welcher Herkunft, setzt Energie nach den gleichen grundlegenden Reaktionsmechanismen um. Am Anfang steht dabei stets der oxidative Abbau von Nährstoffmolekülen.
Bei der biologischen Oxidation wirken die Nährstoffe als Elektronendonatoren. Viele heterotrophe Zellen verwenden als Elektronenakzeptoren (Oxidationsmittel) den Sauerstoff. Biologische Oxidationen, an denen Sauerstoff beteiligt ist, bezeichnet man als aerob. Daneben gibt es, z. B. bei Glucose, noch die Möglichkeit der anaeroben Oxidationen, an denen kein Sauerstoff beteiligt ist. Die Zelle wendet dabei einen besonderen Trick an. Sie spaltet das Glucosemolekül in zwei oder mehr Bruchstücke. Eines dieser Bruchstücke übernimmt nun die Rolle des Elektronenakzeptors (Oxidationsmittel). Ein anderes Bruchstück stellt sich als Elektronendonator zur Verfügung und läßt sich oxidieren. Die Bruchstücke oxidieren bzw. reduzieren sich also gegenseitig und setzen dabei Energie frei. Diese Art Oxidation bezeichnet man als Gärung.
Ob nun durch aerobe oder anaerobe Oxidation, beide Reaktionstypen liefern Energie, die jedoch nicht wie sonst bei Oxidationen üblich als Wärme an die Umgebung abgegeben, sondern in Form che-

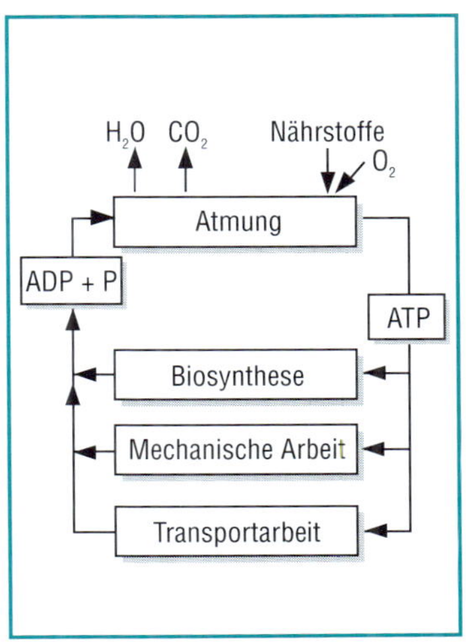

Die Übertragung von Energie in heterotrophen Zellen durch das ATP-ADP-System

mischer Energie gespeichert wird.
Als Speicher fungiert dabei eine chemische Verbindung, die wir bereits kennengelernt haben, das Adenosintriphosphat oder kurz ausgedrückt ATP. Diese Substanz ist für das gesamte Stoffwechselgeschehen von zentraler Bedeutung. Über sie laufen sämtliche Energieübertragungen in der Zelle.
Es gibt neben ATP zwar noch andere energiereiche Verbindungen, die dem Organismus als Energiespeicher dienen können, die Übertragung von einer „Energiestation" zur anderen jedoch geschieht in allen Fällen über ATP. Diese Verbindung ist sozusagen die Transportform für Energie.

7.3.3.1 ATP: Portrait einer chemischen Verbindung

Obwohl uns der molekulare Aufbau dieser Verbindung bereits bekannt ist, wollen wir uns, wegen ihrer so immensen Bedeutung, an dieser Stelle noch einmal ausführlich mit ihr auseinandersetzen.
ATP ist in allen tierischen und pflanzlichen Zellen enthalten. Chemisch gesehen gehört es in die Gruppe der Nucleotide. Diese Substanzen sind alle nach dem gleichen Muster aufgebaut. Sie enthalten:

- eine Stickstoffbase (entweder ein Purin- oder ein Pyrimidinderivat)
- eine Pentose
- eine oder mehrere Phosphatgruppen.

ATP enthält:

- als Stickstoffbase Adenin, ein Purinderivat
- als Pentose die D-Ribose.

Verknüpft man diese beiden Bausteine miteinander und verestert die Ribose am C_5 mit Phosphorsäure, so entsteht Adenosinmonophosphat, abgekürzt AMP.

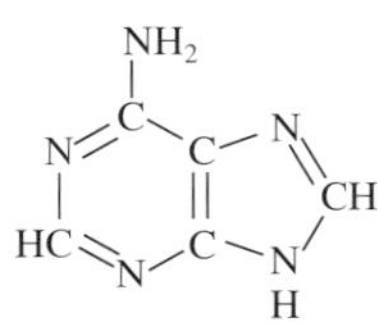

Adenin

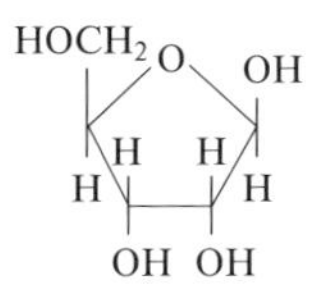

Ribose

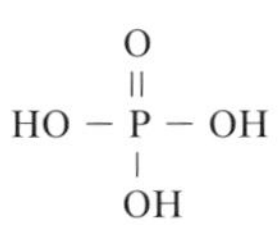

Phosphorsäure

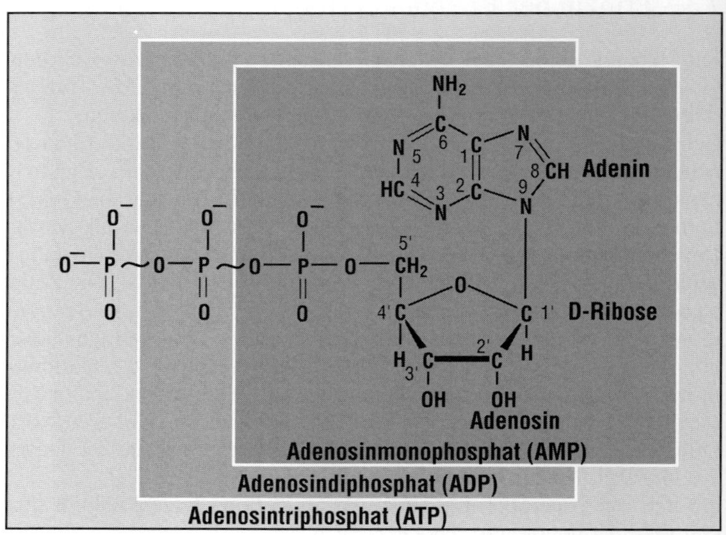

Struktur von ATP

Verbindet man die Phosphatgruppe dann anhydridartig weiter mit einer zweiten Phosphorsäure, entsteht Adenosindiphosphat oder ADP.
Bei Verknüpfung mit einer dritten H_3PO_4 entsteht schließlich Adenosintriphosphat bzw. ATP.
Als man sich mit dieser Verbindung näher befaßte, stellte sich heraus, daß bei der hydrolytischen Abspaltung von einer oder auch zwei Phosphorsäure-Molekülen Energie frei wird. Der Übergang von ATP in ADP und weiter in AMP ist also eine energieliefernde Reaktion.
Man spricht in diesem Zusammenhang auch von energiereicher Phosphatbindung und kennzeichnet sie mit dem Symbol $\sim$ P.

ATP als Mittelpunkt einer ganzen „Phosphatfamilie"
Wie oben bereits erwähnt, existieren noch andere energiereiche Phosphatverbindungen, deren freie Energie jedoch sehr unterschiedlich ist. Eine Zusammenstellung der wichtigsten Verbindungen soll das verdeutlichen.

Die ATP-ADP-Energieschleuse
Die Frage liegt nahe, warum eigentlich ATP eine so bedeutsame Sonderstellung innerhalb des Energie-Geschehens einnimmt. Schließlich gibt es ja noch eine ganze Reihe anderer vergleichbarer Verbindungen mit zum Teil sogar noch wesentlich höherem Energiegehalt.

Nun, eine herausragende Bedeutung erhält ATP eben gerade deshalb, weil es nicht die energiereichste Verbindung ist, sondern energetisch gesehen eine Mittelposition einnimmt. Es stellt die unumgängliche Zwischenstufe dar, wenn Phosphatgruppen vom hohen Energieniveau der oberen Phosphatverbindungen auf energiearme Verbindungen übertragen werden sollen.
Diese sehr energiereichen Verbindungen entstehen in der Zelle bei der Oxidation von Nährstoffen und enthalten einen großen Teil der in diesen gebundenen Energie.
Sie übertragen ihre Phosphatgruppe auf ADP. Das entstandene ATP gibt seine Phosphatgruppe dann wieder an weniger energiereiche Verbindungen wie Glucose oder Glycerin unter Bildung von Glucose-6-phosphat bzw. Glycerin-3-phosphat weiter.
Der Weg über ATP ist zwingend. So wie man eine Treppe nicht mit einem einzigen großen Schritt herabschreiten kann, ist in der Zelle ein Energiesprung über zu viele Stufen nicht möglich.
Es gibt keine biochemische Möglichkeit, Phosphatgruppen direkt von den energiereichen auf weniger energiereiche Verbindungen zu übertragen; es fehlen die entsprechenden Enzymsysteme.
Dadurch, daß der gesamte „Energieverkehr" über ATP läuft, hat die Zelle außerdem eine einfache Kontrolle über den gesamten Energiefluß.

7.3.3.2 Das Prinzip der gekoppelten Reaktionen

Die Möglichkeit, Energie in Form energiereicher Bindungen zu speichern, ist uns nun bekannt. Ebenso wurde ATP als „Transportform" von Energie beim Transfer von einer chemischen Reaktion auf die andere vorgestellt. Jetzt bleibt noch zu klären, nach welchem Mechanismus ein solcher Transfer verläuft.

Energiereiche Phosphatverbindungen

Name	Freie Energie (kJ/Mol)
Phosphoenolbrenztraubensäure	61,9
1,3-Diphosphoglycerinsäure	49,4
Kreatinphosphat	43,1
Acetylphosphat	42,3
ATP	30,5
Glucose-1-phosphat	20,9
Fructose-6-phosphat	15,9
Glucose-6-phosphat	13,8
3-Phosphoglycerinsäure	10,0
Glycerin-3-phosphat	9,2

Diese Aufstellung zeigt, daß ATP bei weitem nicht die höchste freie Energie besitzt, sondern eine Mittelstellung einnimmt.

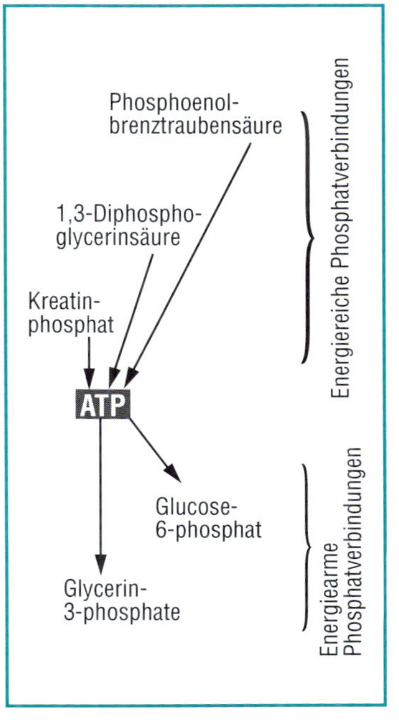

Transfer von Phosphatgruppen

Allgemeines Reaktionsbeispiel:

Reaktion 1

A + B → C + D

Reaktion 2

D + E → F + G

Das gemeinsame Zwischenprodukt: Bindeglied chemischer Reaktionen

Die einzige Möglichkeit, chemische Energie von einem Reaktionsablauf auf einen anderen zu übertragen, besteht darin, sie über ein gemeinsames Zwischenprodukt miteinander zu koppeln.
Von einem gemeinsamen Zwischenprodukt spricht man immer dann, wenn das Reaktionsprodukt der ersten Reaktion als Reaktionspartner in die zweite Reaktion eintritt.
Die Substanz D im nebenstehenden Beispiel ist das gemeinsame Zwischenprodukt beider Reaktionen und könnte chemische Energie der ersten Reaktion auf die zweite übertragen. Der Substanz C wäre das nicht möglich, denn sie taucht im zweiten Reaktionsablauf gar nicht mehr auf.
Das Prinzip des gemeinsamen Zwischenproduktes ist die Grundlage für sämtliche biologischen Energieübertragungen. Wir werden es überall im Stoffwechselgeschehen immer wieder finden, denn jeder chemische Prozeß in der Zelle setzt sich aus vielen aufeinanderfolgenden Einzelreaktionen zusammen, wobei das Produkt jeder Reaktion der nächsten als Substrat dient.
Im Falle des Energietransfers über ATP ist diese Verbindung das gemeinsame Zwischenprodukt.

Kopplung energieliefernder und energieverbrauchender Reaktionen in der Zelle

In der Zelle laufen zwei Grundtypen chemischer Reaktionen ab.

<u>Reaktionstyp 1: energieliefernde Reaktionen</u>

Die energieliefernden Reaktionen setzen Energie frei, z. B. die Oxidation von Nährstoffen.

<u>Reaktionstyp 2: energieverbrauchende Reaktionen</u>

Die energieverbrauchenden Reaktionen benötigen Energie, um ablaufen zu können, z. B. die Biosynthese von Aminosäuren bzw. Proteinen.

Jeder lebende Organismus ist in der Lage, den einen Reaktionstyp mit dem anderen zu koppeln. Allein dieser Fähigkeit wegen ist er überhaupt fähig, seinen gesamten Stoffwechsel aufrecht zu erhalten. Er „füttert" mit dem Energiegewinn aus dem Reaktionstyp 1 den Reaktionstyp 2 und stillt damit dessen Energiebedarf. Ein einfaches Beispiel soll dieses biochemische Grundprinzip verdeutlichen.

Allgemeines Reaktionsbeispiel

Reaktion 1

X ~ P + ADP → X + ATP

Reaktion 2

ATP + Y → ADP + Y-P

X ~ P ist dabei ein energiereicher Phosphatgruppenspender.
Y ist dabei ein Phosphatgruppenempfänger.

Reaktionsgeschehen

Die bei der Oxidation eines Aldehyds frei werdende Energie soll über ATP auf die Glutaminbildung aus Glutaminsäure übertragen werden.

<u>Reaktionstyp 1</u>

Oxidation von 3-Phosphoglycerinaldehyd zu 1,3-Diphosphoglycerinsäure. Die dabei frei werdende Energie wird auf ADP unter Bildung von ATP übertragen.
Die „normale" Reaktionsgleichung für die Oxidation von Aldehyden sieht folgendermaßen aus:

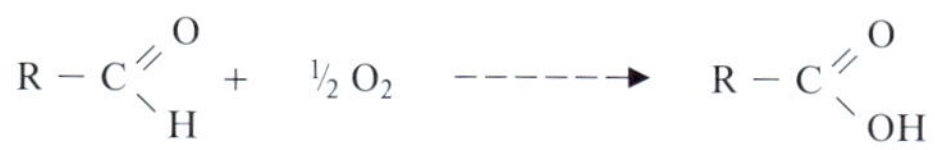

Aldehyd *Carbonsäure*

Die Oxidation eines Aldehyds zur Carbonsäure ist eine exotherme Reaktion, verläuft also unter Energieabgabe. Um diesen Energiebetrag nutzen zu können, koppelt die Zelle diese Reaktion an ATP.

In einer lebenden Zelle jedoch wird eine solche energieliefernde Reaktion mit der Bildung von ATP gekoppelt.

Reaktionsablauf:

A. 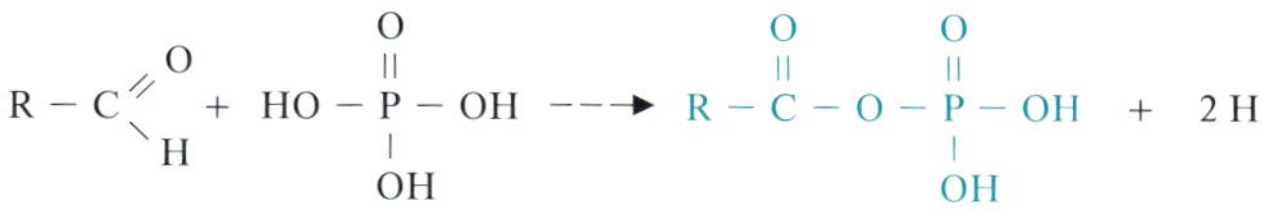

3-Phosphoglycerinaldehyd *Phosphorsäure* *1,3-Diphosphoglycerinsäure* *Wasserstoff*

Oxidation des Aldehyds und gleichzeitige Bildung von 1,3-Diphosphoglycerinsäure, einer energiereichen Verbingung

B. 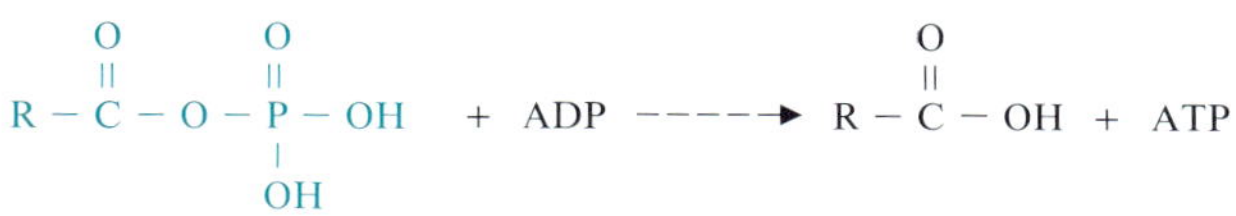

1,3-Diphosphoglycerinsäure *Adenosindiphosphat* *3-Phosphoglycerinsäure* *Adenosintriphosphat*

Übertragung der Phosphorsäure auf ADP, Bildung von ATP und 3-Phosphoglycerinsäure

Reaktionsteilnehmer:

1. 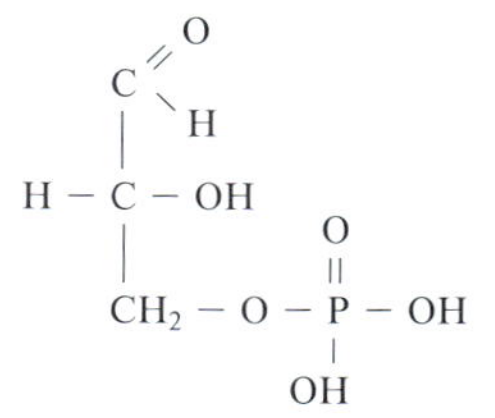

3-Phosphoglycerinaldehyd

Symbolisierte Formel:

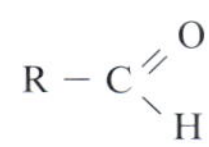

2. 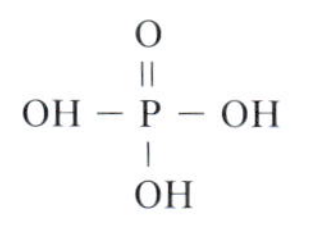

Anorganisches Phosphat

Symbolisierte Formel: P

3. ADP

Adenosindiphosphat

Diskussion des Reaktionsablaufes

Auffällig ist, daß bei der Oxidation nicht sofort das „normale" Oxidationsprodukt in Form der freien Carbonsäure entsteht, sondern deren Phosphorderivat.

Der Grund: Die 1,3-Diphosphoglycerinsäure ist im Unterschied zur freien Säure erheblich energiereicher. Die Oxidationsenergie wird daher zu einem ganz geringen Teil frei und bleibt größtenteils im Energiekäfig 1,3-Diphosphoglycerinsäure stecken. Von dort kann sie dann durch Wiederabspalten der Phosphorsäure aus der Position 1 problemlos auf ADP übertragen und in Form von ATP gespeichert werden.

Zweierlei ist bei diesem Reaktionsablauf von Bedeutung:

- 1,3-Diphosphoglycerinsäure ist eine energiereiche Verbindung und dient als Zwischenspeicher für die Oxidationsenergie des Aldehyds.
- 1,3-Diphosphoglycerinsäure ist das gemeinsame Zwischenprodukt von Reaktion A und Reaktion B und dient damit der endgültigen Energieübertragung auf ATP.

Die bei der Aldehydoxidation frei werdende Energie kann nur deshalb als ATP-Energie konserviert werden, weil die Oxidationsreaktion und die Phosphorylierungsreaktion durch ein gemeinsames Zwischenprodukt miteinander verbunden sind.

Reaktionsteilnehmer:

1. ATP

Adenosintriphosphat

2.

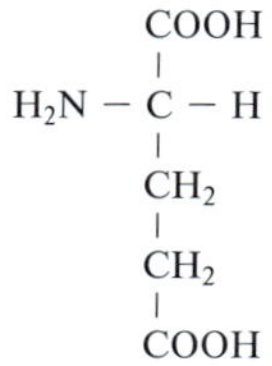

Glutaminsäure

3.

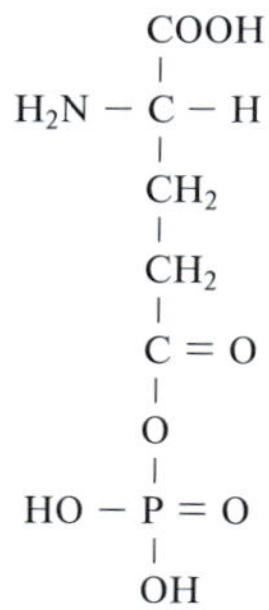

Glutamylphosphat

Reaktionstyp 2

Synthese von Glutamin aus Glutaminsäure und Ammoniak. Glutamin ist ein Amid der Glutaminsäure. Die normale Reaktionsgleichung für die Amidbildung sieht folgendermaßen aus:

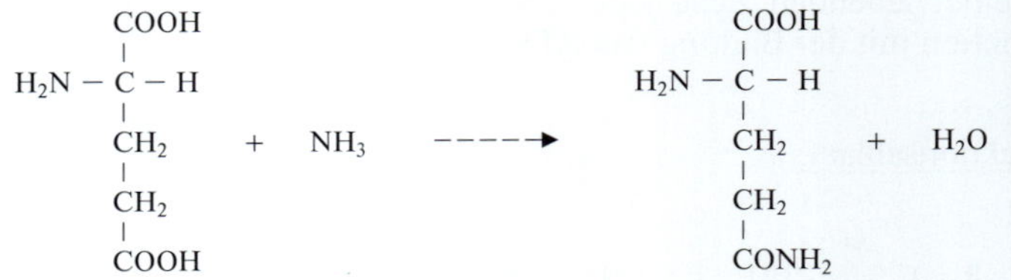

Glutaminsäure *Ammoniak* *Glutamin* *Wasser*

Da diese Reaktion nur unter Energiezufuhr abläuft, ist sie in der Zelle an ATP gekoppelt.

Reaktionsablauf:

A.

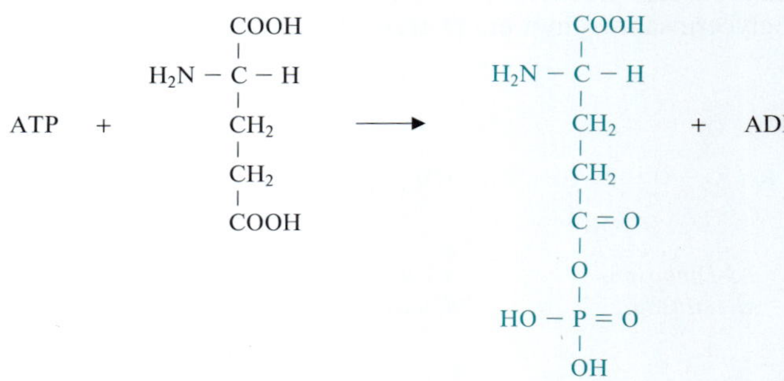

Adenosintriphosphat *Glutaminsäure* *Glutamylphosphat* *Adenosindiphosphat*

Die endständige Phosphatgruppe und damit die gebundene Energie wird von ATP auf Glutaminsäure übertragen. Glutamylphosphat und ADP entstehen.

B.

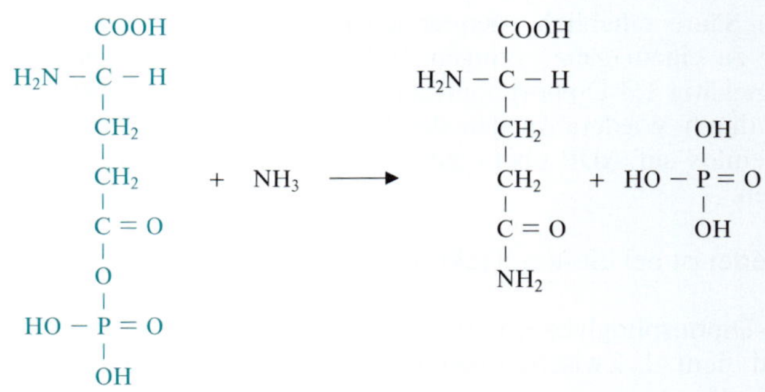

Glutamylphosphat *Ammoniak* *Glutamin* *Phosphorsäure*

Glutamylphosphat reagiert mit Ammoniak zu Glutamin.

Aus den Reaktionsschritten A und B ist zu ersehen, daß Glutamylphosphat beide Reaktionen als gemeinsames Zwischenprodukt miteinander verbindet.

Diskussion des Reaktionsablaufes

Im ersten Reaktionsschritt erhält die Glutaminsäure zunächst einmal eine „Energiespritze". Unter Einwirkung von ATP bildet sich das energiereiche Glutamylphosphat, das sich dann weiter mit NH_3 zu Glutamin umsetzt.

Zweierlei bei diesem Reaktionsablauf ist von Bedeutung:

- Glutamylphosphat entsteht aus Glutaminsäure unter Zufuhr von Energie und kann als „reaktionsbereite Abwandlung" von Glutaminsäure verstanden werden.
- Glutamylphosphat ist das gemeinsame Zwischenprodukt von Reaktion A und Reaktion B und reagiert mit NH_3 zu Glutamin.

Nach diesem Prinzip laufen die Biosynthesereaktionen in der Zelle ab, werden Ester-, Peptid- oder glykosidische Bindungen geknüpft. Der Organismus „opfert" energiereiche Phosphatbindungen wie ATP und schleust die freiwerdende Energie in die energieverbrauchende Reaktion ein. Dabei sind ATP-Abbau und die Synthese der oben genannten Bindungsarten stets über ein gemeinsames Zwischenprodukt miteinander gekoppelt.

Kopplung von Reaktionstyp 1 und Reaktionstyp 2

Erst die Kopplung der energieliefernden Oxidation mit der energieverbrauchenden Biosynthese spiegelt die grundlegenden Zusammenhänge des Stoffwechsels wider. Sie zeigt, daß die bei der Oxidation eines Aldehyds zur Säure frei werdende Energie zur Synthese von Glutamin aus Glutaminsäure und Ammoniak verbraucht wird.
Dabei wird die Energie jedoch nicht direkt übertragen, sondern über vier aufeinanderfolgende Reaktionsstufen, die jeweils durch ein gemeinsames Zwischenprodukt untereinander verbunden sind.

Reaktionsschema des Gesamtablaufes:

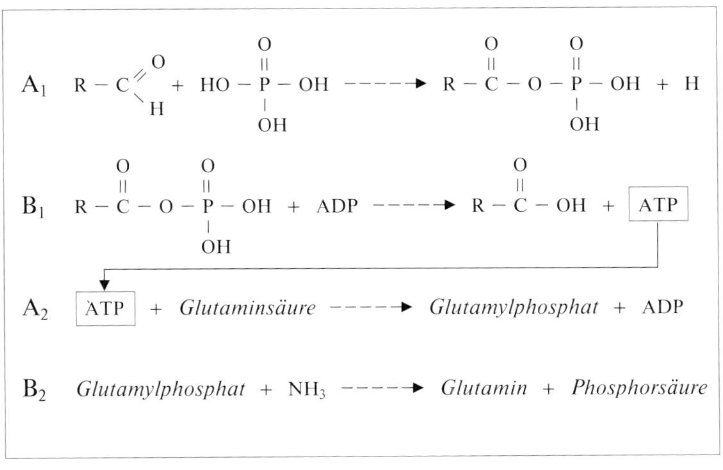

Die Übersicht über den Gesamtablauf macht deutlich, daß ATP das Bindeglied zwischen energieliefernder und energieverbrauchender Reaktion darstellt.
Nach diesem Muster verlaufen alle biochemischen Rekationssysteme, bewegen sich dabei jedoch meist über sehr viel mehr Zwischenstufen.

7.3.3.3 NAD und FAD: Überträger von Reduktionskraft und freier Energie

Neben dem Nucleotid ATP gibt es noch zwei Dinucleotide, das NAD und das FAD, die als Überträger von Energie ebenfalls eine wichtige Rolle spielen. Sie haben zwar nicht eine so zentrale Bedeutung wie ATP, sind aber für den Transfer größerer Energiebündel unentbehrlich. Während ATP ein Phosphatgruppenüberträger ist, übertragen NAD und FAD Elektronen von einer Verbindung auf die andere.

NAD (Nicotinamidadenindinucleotid)

NAD steht als Abkürzung für die chemische Verbindung Nicotinamidadenindinucleotid.

Bausteine von NAD:

1.

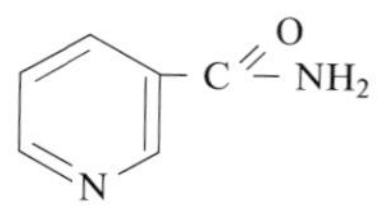

Nicotinsäureamid

2.

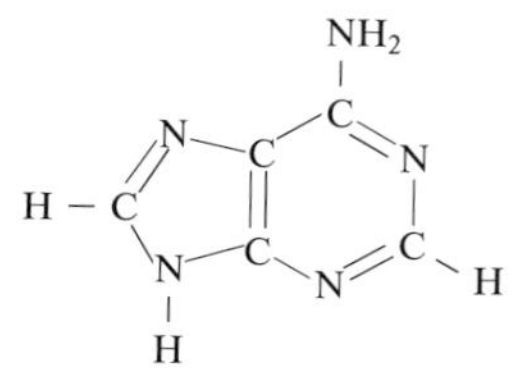

Adenin

3.

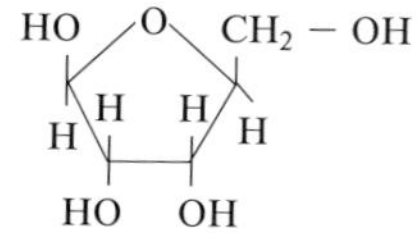

Ribose (2 Moleküle)

4.

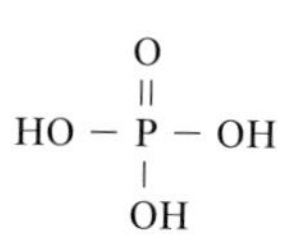

Phosphorsäure (2 Moleküle)

Gesamtformel

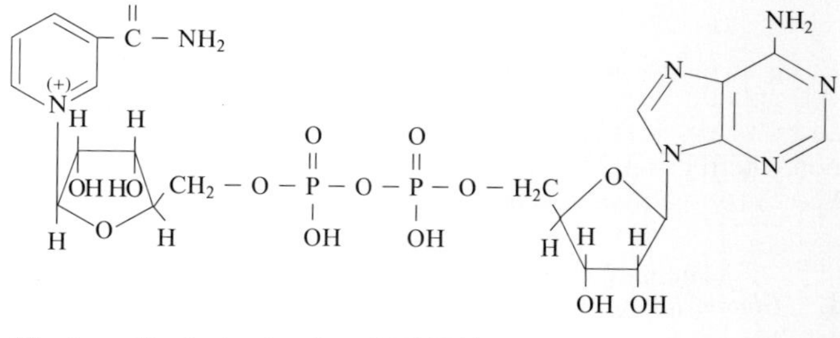

Nicotinamid-adenin-dinucleotid (NAD^+)

Definition des Begriffes Elektronegativität

Die physiologische Wirksamkeit des NAD ist auf die unterschiedliche Elektronegativität zwischen Stickstoff und Wasserstoff zurückzuführen.

Die Elektronegativität ist ein Maß für die Stärke, mit der Atome Elektronen anziehen. Sie nimmt im PSE innerhalb einer Gruppe von oben nach unten und innerhalb einer Periode von rechts nach links ab.

Die am stärksten elektronegativen Elemente sind Fluor und Sauerstoff. Wasserstoff zählt zu den weniger elektronegativen Elementen.

Im Pyridin-Ring des Nicotinamids hat der Stickstoff eine positive Ladung oder, anders ausgedrückt, einen Elektronenunterschuß. NAD^+ ist daher an genau dieser Stelle aufnahmebereit für Elektronen, kann also als Elektronenakzeptor wirken. Die Rolle des Elektronenspenders bzw. -donators übernimmt Wasserstoff. Der Elektronenübergang ist wegen der unterschiedlichen Elektronegativität von Spender und Empfänger möglich. Der weniger elektronegative Wasserstoff gibt seine Elektronen an den stärker elektronegativen Stickstoff ab.
Chemisch gesehen bezeichnet man eine Elektronenaufnahme als Reduktion.

Ein NAD^+ wird durch zwei Wasserstoffatome reduziert:

- Das eine H-Atom gibt sein Elektron an den positiven Stickstoff im Pyridinring ab und geht in H^+ über.
- Das zweite H-Atom wird an den Pyridinring gebunden.

Bei der formelmäßigen Darstellung wollen wir wieder den nicht reagierenden Teil der Übersicht halber durch ein R symbolisieren.

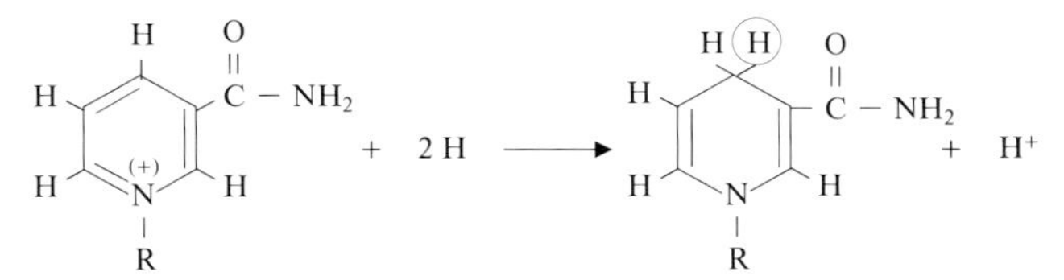

NAD^+ + 2 H ---→ NADH + H^+

Gleichzeitig mit den Elektronen wird bei dieser Reaktion auch Energie übertragen. NADH + H^+ ist also energiereicher. Oxidiert man NADH + H^+ wieder „zurück" in den Ausgangszustand, so wird mit den wieder frei werdenden Elektronen auch dieser Energiebetrag freigesetzt.

Als Oxidationsmittel dient bei der normalen Atmung Sauerstoff.

$$NADH + H^+ + 1/2\ O_2 \rightarrow NAD^+ + H_2O$$

Bei dieser Reaktion werden 220,5 kJ Energie frei.

NAD „pendelt" im Organismus ständig zwischen seiner oxidierten und reduzierten Form hin und her und kann dabei jedesmal einen Energiebetrag von 220,5 kJ hin oder her übertragen.

NADP (Nicotinamidadenindinucleotidphosphat)

NADP unterscheidet sich von NAD nur durch eine zusätzliche dritte Phosphatgruppe am C-2-Atom der Ribose.

Grundsätzliche Aufgabe von NAD

NAD dient bestimmten Dehydrogenasen als spezifischer Elektronenakzeptor und zwar solchen, die chemische Reaktionen katalysieren, bei denen Elektronen auf molekularen Sauerstoff übertragen werden. Ein solcher Prozeß ist beispielsweise die Atmung.

Da der Mensch im Laufe seiner Entwicklungsgeschichte die Fähigkeit eingebüßt hat, Nicotinsäure zu synthetisieren, muß er diese „NAD-Zutat" regelmäßig mit der Nahrung aufnehmen. Nicotinsäure zählt daher zu den Vitaminen.

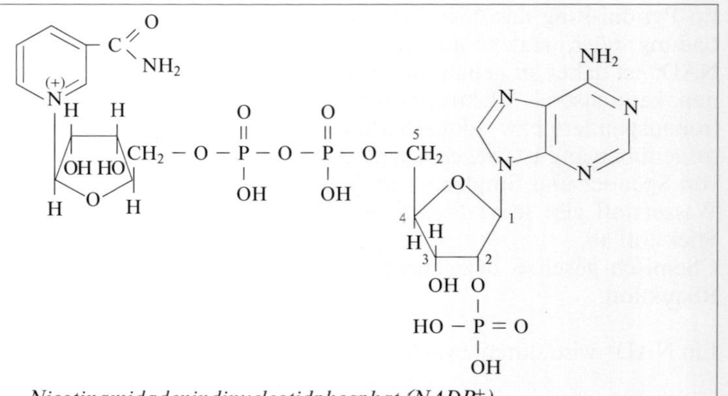

Nicotinamidadenindinucleotidphosphat (NADP⁺)

Obwohl NAD und NADP einen fast identischen chemischen Aufbau besitzen und gemeinsam in jeder Zelle vorkommen, sind beide nicht gegeneinander austauschbar und haben verschiedene physiologische Funktionen zu erfüllen.
NADP ist zwar ebenfalls Cofaktor für Dehydrogenasen, jedoch für solche, die Reduktionen organischer Moleküle katalysieren, beispielsweise die Überführung einer Aldehydgruppe in eine alkoholische OH-Gruppe.

FAD (Flavinadenindinucleotid)

FAD steht als Abkürzung für Flavinadenindinucleotid.

Bausteine von FAD:

1. 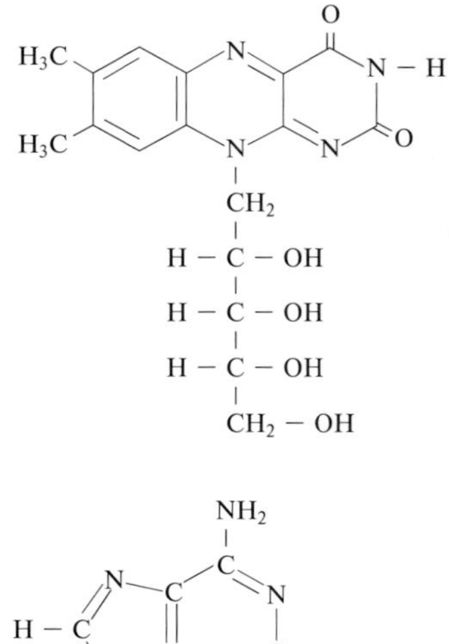

Riboflavin (ein Vitamin)

2. 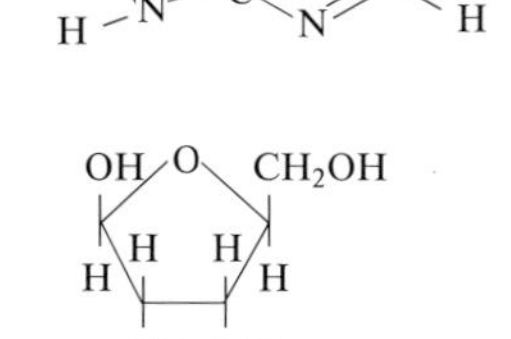

Adenin

3. 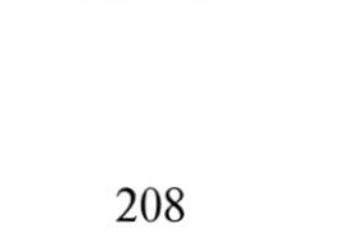

Ribose

Riboflavin ist eine Substanz, die der Organismus, wie Nicotinsäure, nicht selbst herstellen kann. Es muß daher regelmäßig mit der Nahrung zugeführt werden und gehört in die Gruppe der Vitamine.

4.

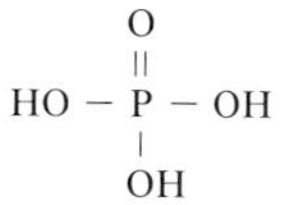

Phosphorsäure (2 Moleküle)

Gesamtformel

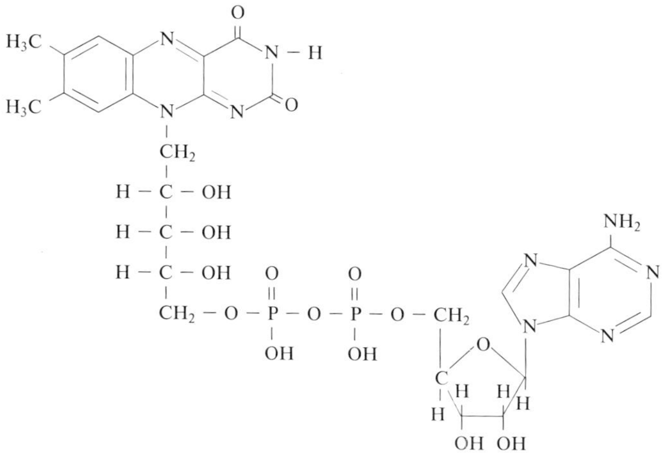

Flavinadenindinucleotid (FAD)

Auch FAD wirkt als Elektronüberträger und transportiert dabei gleichzeitig Energie. Bei der Reduktion von FAD wirkt ebenfalls Wasserstoff als Elektronendonator. Elektronenempfänger sind die beiden stickstoffhaltigen Ringe im tricyclischen Ringsystem des Riboflavins. Die beiden reduzierenden Wasserstoffatome werden an dieses Ringsystem angelagert bzw. addiert. Dabei verschwindet eine Doppelbindung.

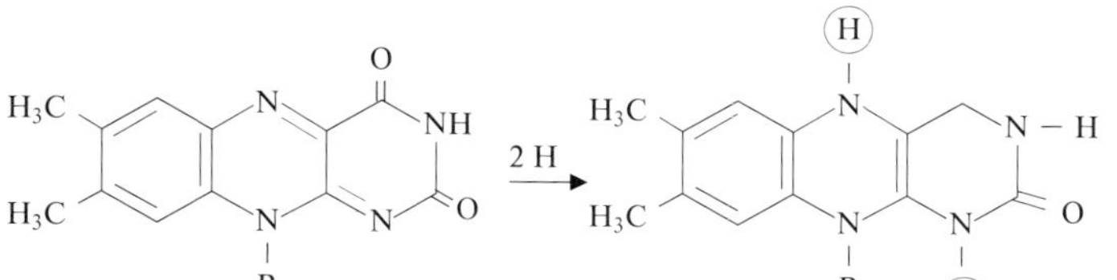

FAD + *2 H* -------→ *$FADH_2$*

$FADH_2$ ist ebenfalls energiereicher als FAD. Bei der „Rückoxidation" zu FAD wird Energie freigesetzt.

$$FADH_2 + 1/2\ O_2 \rightarrow FAD + H_2O$$

Der frei werdende Energiebetrag ist etwas geringer als bei der Oxidation von NADH + H^+. Er liegt bei 151,5 kJ. Riboflavin ist eine Substanz, die der Körper, wie Nicotinsäure, nicht selbst herstellen kann. Es muß daher regelmäßig mit der Nahrung zugeführt werden und gehört in die Gruppe der Vitamine.

7.3.4 Die Zelle: Schauplatz des intermediären Stoffwechsels

Die einzelne Körperzelle wird oftmals mit einer chemischen Fabrik verglichen, ein Vergleich, der durchaus seine Berechtigung hat. Eine solche Fabrik verfügt über verschiedene Abteilungen mit unterschiedlicher maschineller und personeller Ausstattung. Nach einem sorgfältig durchdachten Gesamtplan ist die Arbeit aller Abteilungen so aufeinander abgestimmt, daß sie gemeinsam bestimmte Endprodukte erzeugen.

In ganz ähnlicher Weise ist das chemische Geschehen in den Zellen organisiert. Man könnte sie als chemische Systeme bezeichnen, die sich selbst erhalten und zu diesem Zweck mit unterschiedlichen Strukturelementen, den sogenannten Zellorganellen, ausgestattet sind. Jede der Energie- bzw. Stoffübertragungen ist an eine dieser Organellen gebunden.

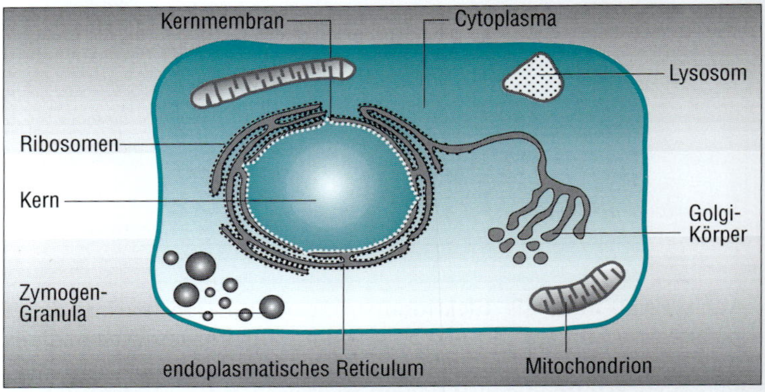

Modell einer menschlichen oder tierischen Zelle

Zellorganellen im Überblick

Zellmembran:
bildet schützende Hülle.

Cytoplasma:
Zellflüssigkeit, löst wichtige Inhaltsstoffe.

Zellkern:
Sitz der Erbanlagen.

Endoplasmatisches Reticulum: gefaltete und plattgedrückte Membran im Cytoplasma, auf der die Ribosomen sitzen.

Ribosomen:
Orte der Proteinsynthese.

Golgi-Körper:
Zentren der „Zwischenlagerung" synthetisierter Substanzen.

Mitochondrien:
Zentrum der Atmung und der ATP-Synthese.

Lyosomen:
Sitz zahlreicher Hydrolasen.

Zellmembran

Jede Zelle des menschlichen Körpers ist von einer schützenden Hülle, der Zellmembran, umgeben. Sie stellt eine Barriere dar gegen den Zutritt unerwünschter Stoffe von außen und umgekehrt gegen die unkontrollierte Abgabe von Inhaltsstoffen der Zelle. In ihr findet die gesamte osmotische Arbeit statt. Sie enthält daher Enzyme, die den gerichteten Transport von Stoffen katalysieren.

Cytoplasma

Das Cytoplasma ist eine viskose Flüssigkeit, in der ca. 20 Gew.-% Proteine und darüber hinaus noch verschiedene Ionen und kleinere Moleküle gelöst sind. Es zeigt verschiedene faserförmige und röhrenförmige Strukturen (Filamente bzw. Mikrotubuli), welche die eingelagerten Organellen miteinander verbinden.

Das Cytoplasma ist Schauplatz vieler wichtiger biochemischer Reaktionen, z. B. der Biosynthese von Glucose, Fettsäuren und Aminosäuren.

Zellkern

Der Zellkern enthält das genetische Material in Form von DNA (Desoxyribonucleinsäure). Die DNA ist auf verschiedene Chromosomen verteilt. Der Kern stellt das Zentrum für die Erneuerung der DNA und die Übertragung der in ihr enthaltenen Informationen auf die RNA dar. Diese Prozesse verlaufen ATP- abhängig.

Endoplasmatisches Reticulum (ER) und Ribosomen

Das endoplasmatische Reticulum (ER) ist ein dicht gefalteter Stapel aus Einheitsmembranen, die so eng geschichtet sind, daß es zur Ausbildung einer enormen Oberfläche kommt. Eine Seite des ER, die dem Cytoplasma zugewandte, ist dicht besetzt mit Ribosomen für die Proteinsynthese. Zum Teil schwimmen sie auch im Cytoplasma frei herum.
Außer für die Proteinsynthese ist die innere Oberfläche des ER unter anderem auch der Ort, an dem Fettsäuren zu Fetten verestert und Phospholipide und Cholesterin als Membranbausteine synthetisiert werden.

Golgi-Apparat

Der Golgi-Apparat ist ebenfalls ein Stapel gefalteter Membranen. Genau ist seine Funktion noch nicht bekannt. Man weiß bislang nur so viel: Dort werden Proteine, Fette, Polysaccharide und andere im ER synthetisierte Verbindungen gesammelt, in kugelförmige Gebilde (Vesikeln) verpackt und danach entweder in der Zelle gespeichert oder nach außen hin abgegeben.

Mitochondrien

Diese Zellorganellen sind Schauplätze des Citronensäurecylus (s. S. 220), der Atmung und der ATP-Synthese. Größe und Form der Mitochondrien variieren stark von Zelle zu Zelle. Außen sind sie von einer glatten, der Zellmembran ähnlichen Hülle umgeben, die sie völlig vom Cytoplasma abtrennt. Im Inneren befindet sich eine stark gewundene und gefaltete Membran.
In den Mitochondrien sind Enzyme lokalisiert, die an der sauerstoffabhängigen Oxidation von Nährstoffen beteiligt sind. Die dabei freiwerdende Energie wird in Form von ATP gespeichert und steht damit energieverbrauchenden Reaktionen zur Verfügung.

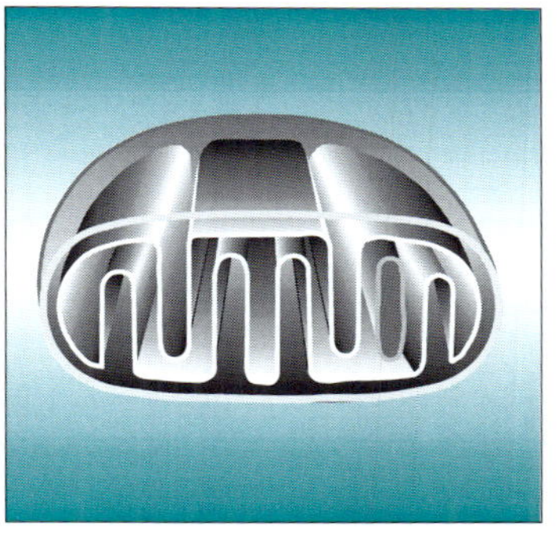

Mitochondrien

Lyosomen

Lyosomen sind Partikel in der Größe von Mitochondrien. Sie enthalten zahlreiche Hydrolasen. Man nimmt an, daß diese Enzyme von der Zelle in den Lyosomen gewissermaßen unter Verschluß gehalten werden. Erst, wenn die Membran der Lyosomen zerstört wird, kommen sie frei und können mit ihrem Substrat zusammentreffen.
Beim Tod einer Zelle innerhalb eines vielzelligen Organismus zerlegen und verdauen die Lyosomen deren „sterbliche" Überreste.

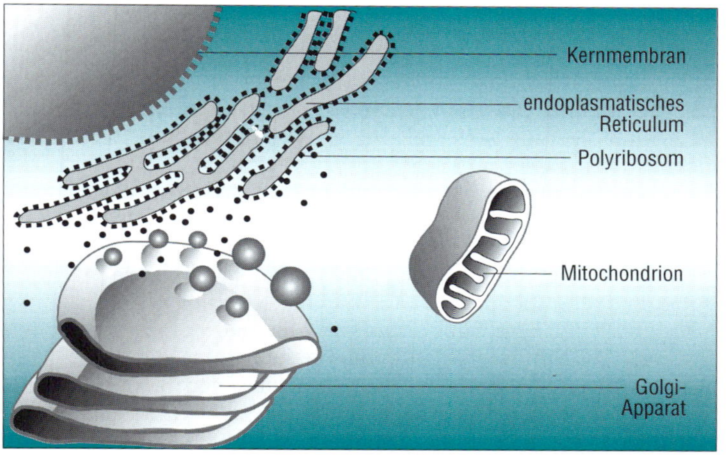

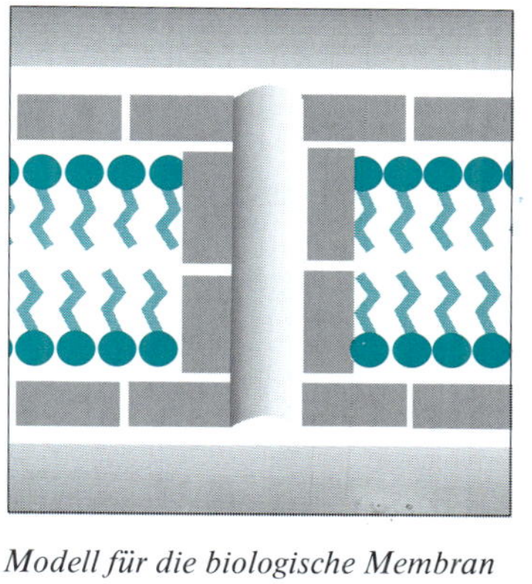

Modell für die biologische Membran

7.3.5 Aktiver Transport

Voraussetzung für einen ungestörten Ablauf der biochemischen Stoffwechselreaktionen sind ein reibungsloser Transport der dafür benötigten Stoffe, ein Konstanthalten von osmotischem Druck und pH-Wert und nicht zuletzt die gründliche „Entsorgung" der Zellen von Abfallstoffen bzw. nicht verwertbaren Reaktionsprodukten. Dies alles ist dem Organismus nur mit Hilfe des sogenannten aktiven Transportes möglich.

7.3.5.1 Membranen und ihre Permeabilität

Um den Mechanismus der aktiven Transportsysteme verstehen zu können, müssen wir uns zunächst mit der Struktur, den Eigenschaften und der Permeabilität von Zellmembranen beschäftigen, denn sie sind Barrieren, wenn es die Grenzen zwischen dem Inneren einer bestimmten Zelle zu einer anderen oder zu der extrazellulären Flüssigkeit zu überwinden gilt.

Die meisten Zellmembranen bestehen zu etwa 50 Prozent aus Proteinen und zu 50 Prozent aus Lipiden, die zum größten Teil als Phospholipide vorliegen.

Praktisch alle Membranen besitzen einen hohen elektrischen Widerstand und sind aus diesem Grund für Ionen nur schwer passierbar.

Über den Aufbau weiß man noch nichts Genaueres. Es gibt zwar verschiedene Modelle für ihre Struktur; keines von ihnen ist jedoch bislang endgültig bestätigt. Nur soviel ist sicher: Jede Membran besteht im Inneren aus einer Lipid-Doppelschicht (hauptsächlich Phospholipide), die auf beiden Seiten mit Proteinen belegt ist.

Das Innere der Membran ist daher hydrophob, die Außenseite dagegen polar und damit hydrophil.

Dieser Anordnung wegen können elektrisch neutrale Moleküle, die Kohlenwasserstoffketten besitzen, die Zellmembranen sehr leicht durchdringen. Verallgemeinernd läßt sich sagen, daß Substanzen, die sich in der lipophilen Innenschicht leicht auflösen, auch ohne weiteres die gesamte Membran durchdringen können. Hydrophile Moleküle, die dazu noch Ladungen tragen, scheitern dagegen an der Kohlenwasserstoffbarriere. Eine Ausnahme bildet dabei das Wasser, das jede Membran leicht durchwandern kann, man vermutet, durch hydratisierte Kanäle.

Diese Eigenschaften der Membranen lassen ganz klar erkennen, daß sie von ihrer Struktur her so eingerichtet sind, daß sie den freien Durchtritt elektrisch geladener Teilchen verhindern. Zu dieser Schlußfolgerung wollen allerdings zwei altbekannte Tatbestände nicht so recht passen:

- Die Zellen tauschen ständig und in beträchtlichen Mengen verschiedene polare Moleküle sowie Kationen oder Anionen mit ihrer Umgebung aus, z. B. Glucose, die sehr viel polare OH-Gruppen trägt oder Aminosäuren, die im pH-Bereich um 7 herum über zwei oder mehrere Ladungen verfügen.
- Elektrisch geladene Substanzen wie z. B. Hydrogencarbonationen müssen, als Stoffwechselendprodukte, die Zellen verlassen.

Darüber hinaus ist noch ein weiteres Phänomen bemerkenswert. Die weniger polaren Moleküle wie Glucose oder Aminosäuren bewegen sich, wenn sie in das Zellinnere aufgenommen werden, ge-

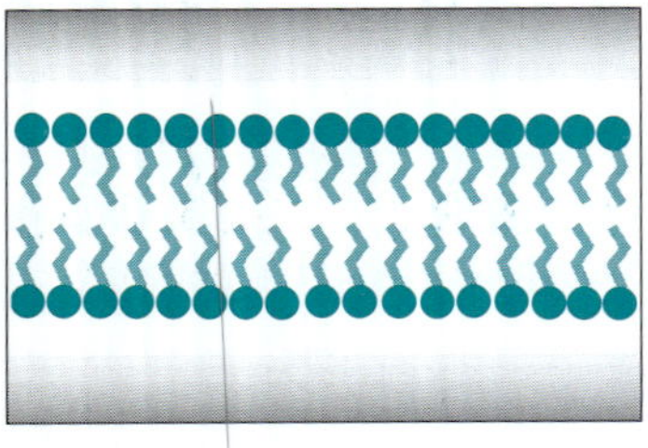

Modell für die Lipid-Doppelschicht

gen ein Konzentrationsgefälle, d. h. die Konzentration innerhalb der Zelle ist höher als in ihrer Umgebung.
All diese Besonderheiten, die mit der natürlichen Permeabilität der Membranen nicht zu erklären sind, werden erst durch die Mechanismen des aktiven Transportes möglich.

7.3.5.2 Mechanismus des Transportes

Grundsätzlich unterscheidet man beim Transport von Stoffen durch Membranen zwei verschiedene Formen.

Passiver Transport
Werden zwei Flüssigkeiten unterschiedlicher Konzentration durch eine Membran getrennt, die für die gelösten Teilchen durchlässig ist, so kommt es von beiden Seiten aus zu einem Stofftransport; die Moleküle der gelösten Substanz diffundieren durch die Poren der Membran. Allerdings tun sie das mit unterschiedlicher Geschwindigkeit. Von der Seite höherer Konzentration aus ist die Diffusionsgeschwindigkeit höher als von der Gegenseite, d. h. es treten mehr Moleküle von dieser als von der anderen Seite durch die Membran. Dadurch sinkt hier die Stoffkonzentration, während sie gegenüber steigt. Das läuft so lange, bis schließlich ein Gleichgewichtszustand erreicht ist, an dem sowohl beide Diffusionsgeschwindigkeiten als auch beide Konzentrationen gleich sind. Letztendlich ist also ein Stofftransport vom Bereich der höheren Konzentration zum Bereich der niedrigeren Konzentration erfolgt, also **mit** dem Konzentrationsgefälle. Man bezeichnet diesen Vorgang als passiven Transport. Auf diese Weise passieren alle lipophilen Substanzen die Membranen, wobei die Permeationsgeschwindigkeit um so größer ist, je besser lipidlöslich sie sind.

Aktiver Transport
Bei dieser Art von Stofftransport arbeitet die Zelle mit „Trick". Sie kehrt die natürliche Diffusionsrichtung um und transportiert Substanzen gegen ein Konzentrationsgefälle durch ihre Membran. Diese Besonderheit hat jedoch ihren Preis; die Zelle muß dafür ihre ATP-Reserven anzapfen. Mit dieser Energiespritze kann sie dann den aktiven Transport durchführen.
Ein charakteristisches Merkmal dieses Transportes ist also die Abhängigkeit von einer Energiezufuhr.
Eine weitere wichtige Eigenschaft der biologischen, aktiven Transportsysteme ist, daß sie für eine gegebene Substanz spezifisch sind. Einige Zellen können keine Glucose transportieren, besitzen aber „Pumpen", die für bestimmte Aminosäuren spezifisch sind, während andere wiederum Aminosäuren nicht transportieren können, jedoch über eine spezifische „Glucosepumpe" verfügen. Die aktiven Transportsysteme sind durch eine Spezifität ausgezeichnet, die der eines Enzyms für sein Substrat vergleichbar ist.
Ein weiteres Charakteristikum ist, daß auch die Richtung des Transportes spezifisch ist. So transportieren z. B. die Pumpen für Glucose und Aminosäuren diese Substanzen vorwiegend in die Zelle hinein. Der aktive Transport ist also ein gerichteter Prozeß.
Man nimmt an, daß die Systeme des aktiven Transportes aus zwei Komponenten bestehen.
Die eine Komponente ist ein Proteinmolekül mit einem spezifischen Bindungszentrum für die zu transportierende Substanz. Dieses Bindungszentrum ist mit dem aktiven Zentrum eines En-

Erwähnenswert ist hierbei, daß durch das Zusammenwirken der aktiven Transportprozesse die Zusammensetzung der in der Zelle gelösten Substanzen und Ionen auf einem bemerkenswert konstanten Niveau gehalten wird, und zwar auch dann, wenn das extrazelluläre Milieu in dieser Hinsicht starken Schwankungen unterliegt.

zyms zu vergleichen. Die Funktion dieser Komponente, die man Carrier nennt, besteht darin, die gebundene Substanz durch die Membran zu transportieren und auf der anderen Seite „abzuladen".
Bei der zweiten Komponente handelt es sich wahrscheinlich ebenfalls um ein Protein oder den Teil eines Proteins. Sie versorgt den Carrier mit der notwendigen Energie.

Transport durch eine Membran

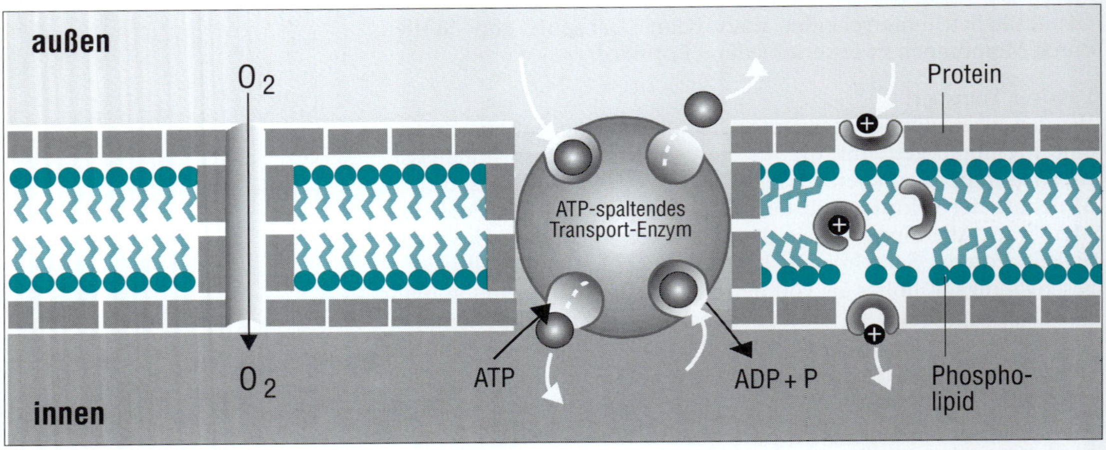

7.3.5.3 Wichtige aktive Transportsysteme der Zelle

Es gibt zwei Arten aktiver Transportsysteme, die fast in jeder Zelle zu finden sind:

- Transportsysteme, die ein ausgewogenes Gleichgewicht von Na^+, K^+ und Wasser sichern.
- Transportsysteme, die für das Einbringen essentieller Nährstoffe, vor allem Glucose und Aminosäuren, in die Zelle verantwortlich sind.

Neben diesen Hauptpumpen gibt es noch andere, jedoch weniger bedeutsame.

<u>Transport von Na^+ und K^+</u>
Fast alle Zellen sind durch eine sehr geringe Na^+- und relativ hohe K^+-Konzentration ausgezeichnet. Hohe K^+-Konzentrationen sind für den Ablauf biochemischer Prozesse in den Zellen außerordentlich wichtig. Sie beeinflussen die Aktivität bestimmter lebensnotwendiger Enzyme. In dieser Funktion ist K^+ nicht durch Na^+ zu ersetzen. Die Zellen verfügen daher über ein aktives Transportsystem, das Na^+ gegen ein Konzentrationsgefälle aus der Zelle herauspumpt und K^+, ebenfalls gegen ein Konzentrationsgefälle, in sie hinein.

<u>Transport von Glucose und Aminosäuren</u>
Eine zweite große Gruppe der aktiven Transportsysteme bewerkstelligt das Einbringen lebensnotwendiger Nährstoffe aus der Umgebung der Zelle, wo diese Substanzen meist sehr verdünnt vorliegen. Die Nährstoffe werden als Energiequelle, z. B. Glucose, oder als Stickstoffquelle, z. B. Aminosäuren, benötigt.
Die Systeme, die den aktiven Transport von Zuckern und Aminosäuren in den Epithelzellen des Dünndarms katalysieren, sind

durch eine interessante Eigenschaft ausgezeichnet:

sie sind **nur** in Gegenwart einer **hohen** Na^+-Konzentration im Darmlumen aktiv. Fehlt diese Ionenart dort, so können weder Glucose noch Aminosäuren resorbiert werden.
Man nimmt an, daß es sich bei dem Transportsystem für die beiden Nährstoffe um einen Carrier handelt, der nur dann aktiv werden kann, wenn er **gleichzeitig** Na^+ in die **gleiche** Richtung transportiert. Er bindet vermutlich Na^+ und den Nährstoff gemeinsam, allerdings an unterschiedlichen Bindungszentren. Nach dem Transport auf die andere Membranseite diffundieren beide Liganden in das Cytoplasma.
Für die reibungslose Resorption soll außerdem noch eine zweite Komponente erforderlich sein, und zwar eine nach außen gerichtete Na^+-Pumpe, die durch ATP-Hydrolyse betrieben wird. Diese Pumpe bindet oder transportiert Glucose bzw. Aminosäuren nicht. Ihre alleinige Funktion besteht darin, für eine hohe extrazelluläre Na^+-Konzentration zu sorgen, die stets höher liegt (und auch liegen muß) als die intrazelluläre.
Diese Überlagerungen führten zu der allgemeinen Hypothese, daß möglicherweise sämtliche, in die Zelle führenden aktiven Transportprozesse durch Carrier erfolgen, die mit nach außen gerichteten Na^+-Pumpen gekoppelt sind.

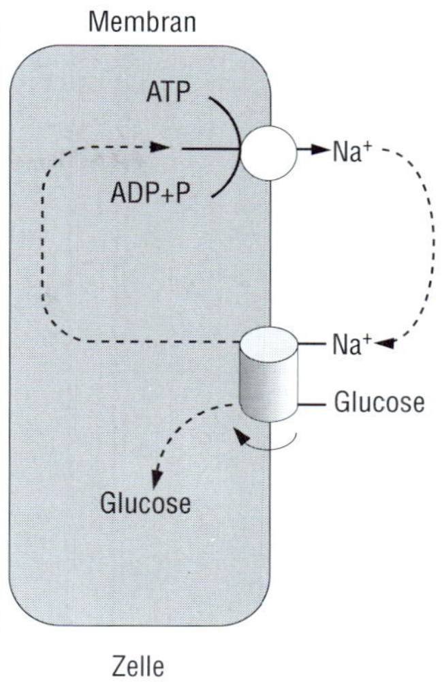

Funktion der Na^+-Pumpe beim Glucose-Transport

7.3.6 Die Nährstoffe im Zusammenspiel biochemischer Reaktionen

Wir haben jetzt alle Hauptakteure im komplizierten Spiel um Materie und Energie kennengelernt. Wir haben uns mit ihren Eigenschaften befaßt, ihre Vorlieben für bestimmte Reaktionspartner erläutert und die Bedeutung für den menschlichen Organismus diskutiert. Auch die Schauplätze der biochemischen Abläufe sind uns vertraut. Die Rollen sind verteilt; es fehlt also nur noch das Drehbuch mit den genauen Regieanweisungen.
Bevor wir uns mit der Dramaturgie des menschlichen Stoffwechsels genauer befassen, wollen wir uns noch einmal daran erinnern, daß die gesamte Ernährung der Pflanzen und ein großer Teil der Ernährung von tierischen und menschlichen Organismen auf einem einzigen Molekül beruht, auf der Glucose. Wenn man noch weiter geht und die „Drehbücher" der verschiedenen Lebewesen für den körpereigenen Stoffwechsel miteinander vergleicht, so wird man feststellen, daß sie in den grundsätzlichen Passagen miteinander übereinstimmen. Alles Leben bedient sich nämlich des gleichen Apparates, um Glucose zwecks Energiegewinnung abzubauen.
Zwar unterscheiden sich die Gesamtvorgänge in einigen Punkten voneinander: Nicht alle Organismen spielen das gesamte Stück von Anfang bis Ende, manche haben einen Teil des „Textes" verloren, andere manche Textpassagen nie in ihrer Regieanweisung besessen. Dennoch, das entscheidende Kernstück des Stoffwechsels ist bei allen Lebewesen gleich: Der Mensch, Hefepilze, die Dinosaurier und jeder Regenwurm, sie alle verfahren nach der gleichen Chemie.
Wir werden uns daher in diesem Kapitel als erstes mit dem Stoffwechsel der Glucose befassen, zunächst mit ihrem Abbau in kleinere Moleküle ohne Beteiligung von Sauerstoff (Glykolyse), danach mit ihrer wesentlich effektiveren Verbrennung durch Sauerstoff

Die Tatsache dieser hundertprozentigen Übereinstimmung bei der Grundversorgung mit Energie stützt die Hypothese, daß sich das Leben auf diesem Planeten einmal entwickelt hat und aus diesen ersten Ursprüngen dann die Vielfalt der Arten entstanden ist. Genau genommen sind also alle Bewohner dieser Erde miteinander verwandt.

(Atmung) und schließlich ihre Neusynthese kennenlernen, die dann stattfindet, wenn sich Energieüberschüsse angesammelt haben.
In diesem Zusammenhang muß unbedingt noch darauf hingewiesen werden, daß dieses Kapitel keine Übung im Auswendiglernen sein soll. Es kommt weniger darauf an, jeden winzigen Einzelschritt im Gedächtnis zu behalten. Wichtig ist vielmehr, daß wir die Strategie verstehen lernen, nach der alle Lebewesen ihren Energiebedarf sichern, um am Leben zu bleiben.
„Den Zusammenhängen auf die Spur zu kommen", so heißt die Devise.

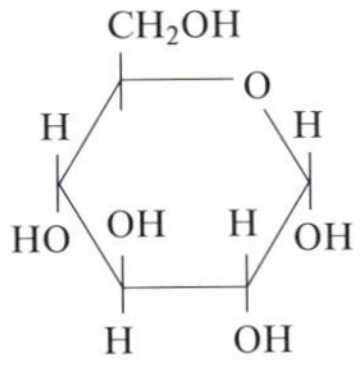

Glucose-Molekül

Organische Säuren liegen bei solchen Reaktionsfolgen meist als Anionen vor. Das Anion der Brenztraubensäure heißt Pyruvat.

7.3.6.1 Stoffwechsel von Glucose und anderen Kohlenhydraten

Glucose ist reich an Energie. Jedes Mol dieser chemischen Verbindung liefert daher bei seiner Verbrennung einen hohen Energiebetrag, nämlich genau 2870 kJ.
Führt man die Reaktion mit Sauerstoff unter Laborbedingungen durch, so verläuft sie als einstufiger Prozeß nach der einfachen Reaktionsgleichung:

$$\underset{\textit{Glucose}}{C_6H_{12}O_6} + \underset{\textit{Sauerstoff}}{6\,O_2} \rightarrow \underset{\textit{Kohlendioxid}}{6\,CO_2} + \underset{\textit{Wasser}}{6\,H_2O}$$

Das bedeutet: Die gesamte in Glucose gebundene Energie wird auf einmal frei.
Würde der Organismus Glucose auf die gleiche Weise oxidieren, so wäre das eine enorme Verschwendung, und zwar deshalb, weil es keinen wirksamen Mechanismus gibt, mit dessen Hilfe man einen so hohen Energiebetrag auf einmal auffangen und dann auch noch für spätere Verwendungszwecke verfügbar halten kann. Der größte Teil würde ungenutzt „verpuffen". Aus diesem Grund wird die Glucose im Stoffwechsel der Körperzellen in einen komplizierten vielstufigen Prozeß eingeschleust und darin Schritt für Schritt abgebaut, wobei jedesmal immer nur kleine Energiebeträge freigesetzt werden.

Gesamtschema der Energiegewinnung aus Glucose

Die Gewinnung von Energie verläuft in drei Abschnitten.

1. Glykolyse

Im ersten Schritt wird Glucose zu Brenztraubensäure abgebaut, eine Reaktion, die anaerob, also ohne Beteiligung von Sauerstoff verläuft.

Bei zahlreichen Mikroorganismen endet der Kohlenhydratstoffwechsel bereits beim anaeroben Abbau der Glucose. Sie bauen sie zu einer Reihe verschiedener Endprodukte ab, z. B. Ethanol, Milch-, Ameisen-, Essig-, Propion- oder Buttersäure.

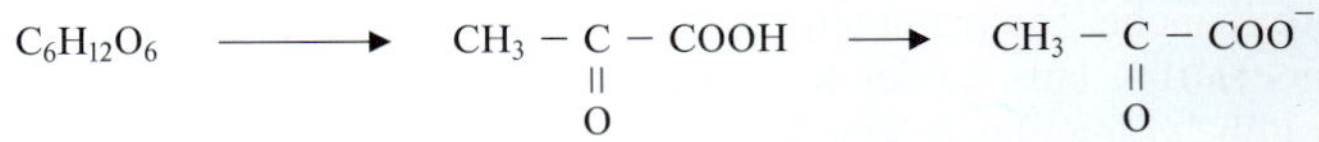

Dieser Abbau ist an die Synthese von ATP gekoppelt, allerdings entsteht bei der Glykolyse nur relativ wenig ATP. Der frei werdende Wasserstoff wird auf NAD^+ übertragen.

Diesen ersten noch recht unergiebigen anaeroben Schritt der Energiegewinnung bezeichnet man als Gärung oder Glykolyse.

2. Citronensäurecyclus

Der zweite Schritt der Reaktionsfolge ist in puncto Energiegewinnung schon sehr viel wirkungsvoller. Das Pyruvat wird dabei zu CO_2 abgebaut. Gleichzeitig werden Wasserstoff-Atome auf NAD^+ und FAD übertragen. Außerdem entsteht zusätzlich etwas ATP.

3. Atmungskette

In diesen letzten Schritt nun geht alles NADH und $FADH_2$ aus Gärung und Citronensäurecyclus ein. Beide werden unter Abgabe von Wasserstoff zu NAD^+ bzw. FAD reoxidiert. Den abgespaltenen Wasserstoff übertragen Enzymsysteme auf Sauerstoff; die dabei frei werdende Energie dient zur Synthese von ATP.

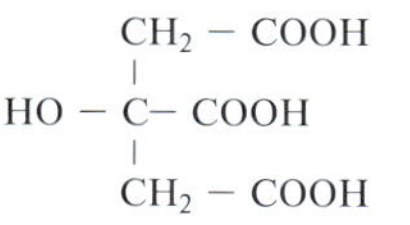

Das Molekül der Citronensäure. Sie gab der zweiten Abbaustufe der Glucose ihren Namen.

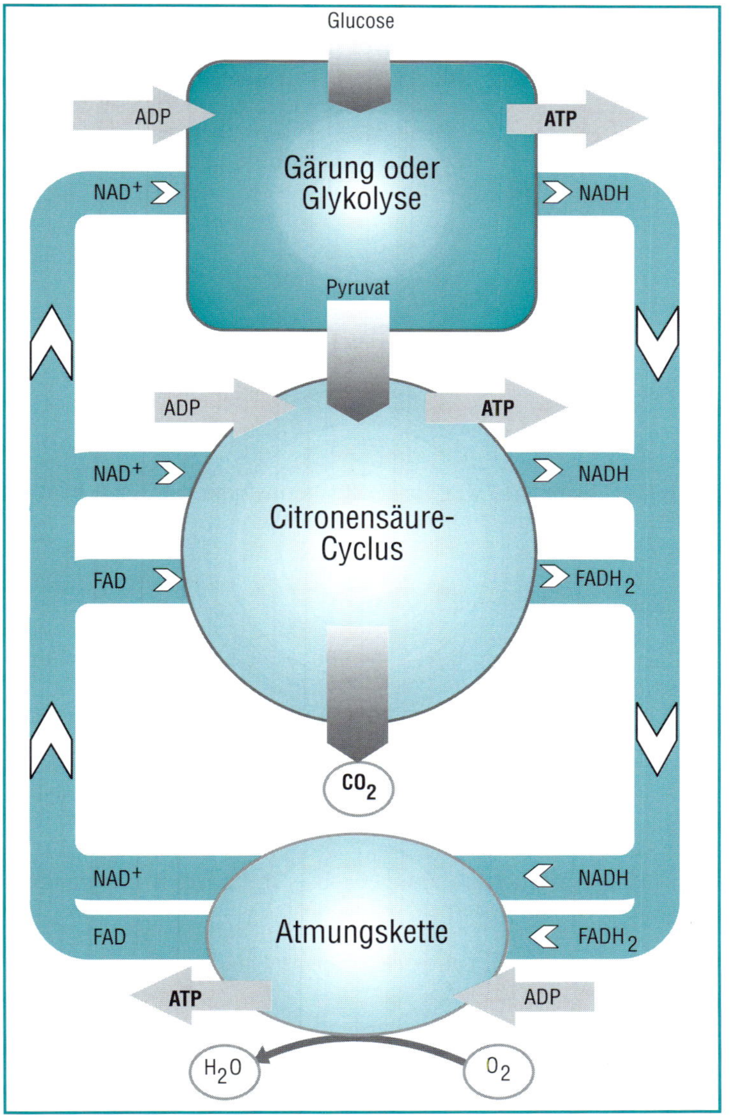

Übersicht über die Stoffwechselvorgänge beim Kohlenhydratabbau

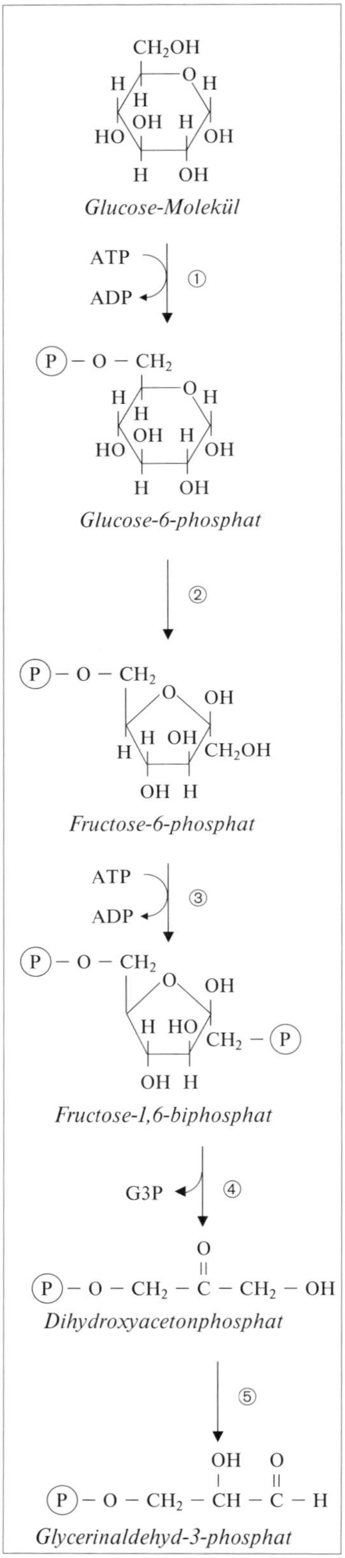

Die Abbaureaktionen von Glykolyse, Citronensäurecyclus und Atmungskette

Nachdem wir nun die allgemeine Strategie der „Kleinen Schritte" beim Glucoseabbau kennengelernt haben, wird es nicht mehr schwer sein, die einzelnen Teilreaktionen der drei großen Abschnitte zu verstehen.

Glykolyse

Sie ist eine der ältesten Reaktionsfolgen in lebenden Organismen und wurde wohl bereits bei Entstehung der ersten Lebensformen mit „erfunden". Auch heute noch gibt es kein Lebewesen, in dessen Stoffwechsel sie nicht abliefe.
Die Glykolyse ist ein Prozeß, der aus zehn aufeinanderfolgenden Reaktionen besteht, deren jede durch ein eigenes Enzym katalysiert wird. Dabei dient das Produkt der vorangehenden Enzymreaktion der jeweils nachfolgenden als Substrat.
Insgesamt werden pro Molekül Glucose zwei Moleküle ATP gebildet sowie zwei Moleküle NADH, die später in der Atmungskette die Synthese von sechs Molekülen ATP ermöglichen.
Die ersten fünf Reaktionsschritte der Glykolyse bringen noch keinen Energiegewinn. Im Gegenteil, sie verbrauchen Energie, und zwar, um Glucose in eine reaktionsbereite Form zu überführen, in das Glycerinaldehyd-3-phosphat (G3P).

$$C_6H_{12}O_6 + 2\,ATP \longrightarrow 2\,O^- - \underset{\underset{O}{\|}}{\overset{\overset{O^-}{|}}{P}} - O - CH_2 - \overset{\overset{OH}{|}}{CH} - \overset{\overset{O}{\|}}{C} - H + 2\,ADP + 2\,H^+$$

Glucose *Glycerinaldehyd-3-phosphat*

Die freie Energie, die ATP in die Reaktionsfolge einbringt, wird in den Phosphatbindungen von G3P gespeichert.

Reaktionsablauf der ersten 5 Schritte

1. Glucose wird durch 1 ATP zu Glucose-6-phosphat phosphoryliert.

2. Glucose-6-phosphat wird zur Fructose-6-phosphat umgelagert.

3. Fructose-6-phosphat wird durch ein zweites ATP nochmals phosphoryliert, zu Fructose-1,6-biphosphat.

4. Spaltung des Fructose-1,6-biphosphats in Dihydroxyacetonphosphat und Glycerinaldehyd-3-phosphat.

5. Umlagerung des Dihydroxyacetonphosphats in Glycerinaldehyd-3-phosphat.

Auf diese Weise ist Glucose also in zwei Moleküle G3P überführt worden.
In den nächsten fünf Schritten wird die in G3P enthaltene Energie

„flüssig gemacht", d. h., aus dem G3P durch weiteren Abbau herausgeholt und in die leicht verfügbare Form von ATP und NADH + H^+ umgewandelt.
Aus G3P entsteht gleichzeitig Brenztraubensäure bzw. Pyruvat.

Gesamtreaktion

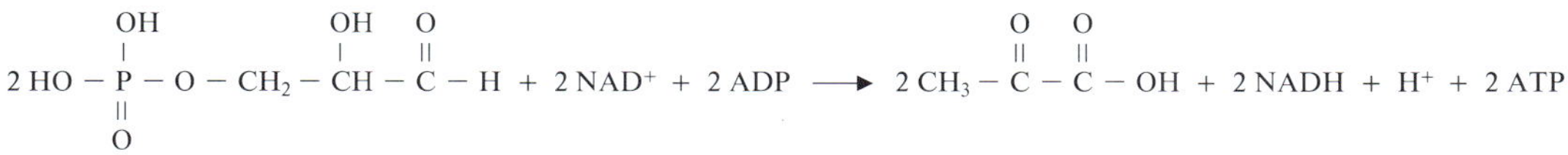

Glycerinaldehyd-3-phosphat *Brenztraubensäure*

Dabei wird der größte Energiebetrag im ersten Reaktionsschritt frei, durch Umwandlung von G3P in Diphosphoglycerat (DPG).
Das erklärt sich daraus, daß diese Reaktion genau genommen eine Oxidation darstellt. Aus einem Aldehyd ist ein Ester (1,3-Biphosphoglycerat) entstanden. Da Ester auf der Oxidationsstufe von Carbonsäuren stehen, ist klar, daß dieser Vorgang gleichbedeutend mit einer Oxidation ist.

Reaktionsablauf der letzten fünf Schritte

1. Überführung von G3P in 1,3-Biphosphoglycerat. Es werden 2 NADH + H^+ gebildet.
2. Überführung von 1,3-Biphosphoglycerat in 3-Phosphoglycerat. Es werden 2 ATP gebildet.
3. Umlagerung von 3-Phosphoglycerat in 2-Phosphoglycerat. Es wird keine Energie frei.
4. Überführung von 2-Phosphoglycerat in Phosphoenolpyruvat, keine Energiefreisetzung.
5. Überführung von Phosphoenolpyruvat in Pyruvat. Es werden zwei ATP gebildet.

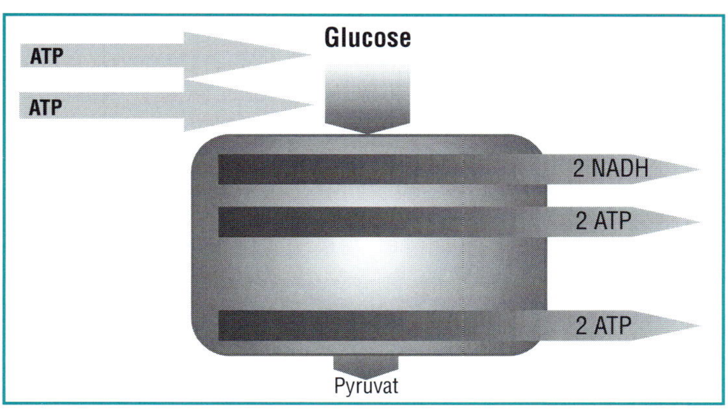

Abbauschema der Glykolyse

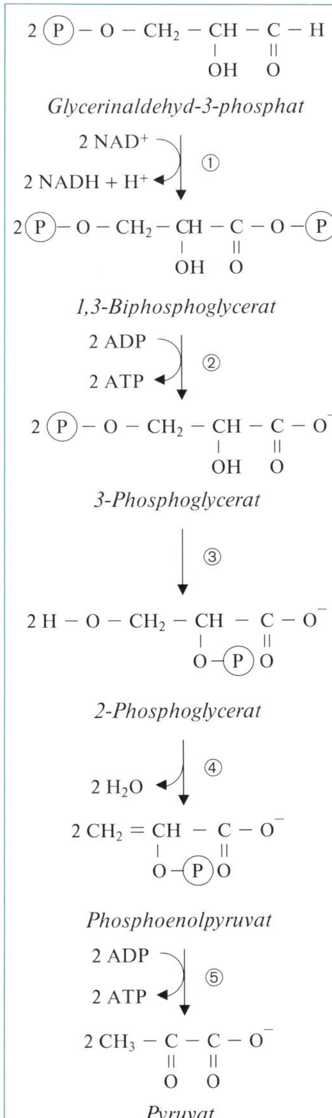

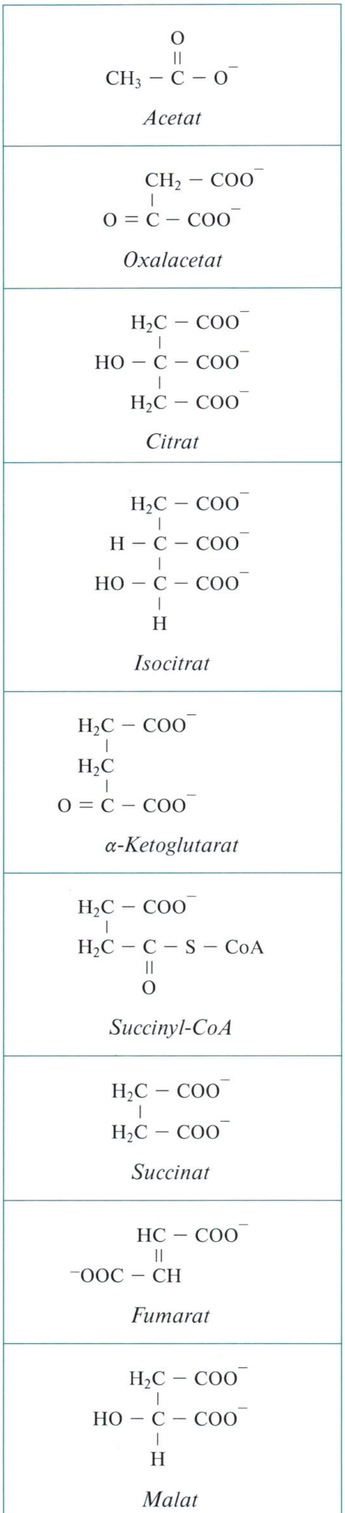

Citronensäurecyclus

Diesen zweiten Reaktionsschritt finden wir nur bei Lebewesen, die atmen und ihre Nährstoffe vollständig bis zur Stufe des CO_2 oxidieren. Auch der Citronensäurecyclus setzt sich aus vielen aufeinander folgenden Einzelreaktionen zusammen.

Schauplatz dieses Reaktionsgeschehens ist das Innere der Mitochondrien. Die im Pyruvat gebundene Energiemenge von ca. 2283 kJ pro Mol wird zerlegt in kleinere Energiepakete von 221 kJ (NADH) und 151 kJ ($FADH_2$).

Der Start in den Cyclus ist dadurch frei, daß Pyruvat oxidiert wird und dabei in eine aktivierte Form von Acetat übergeht, das uns bereits bekannte Acetyl-Coenzym A.

Stationen des Citronensäurecyclus

1. Oxidation des Pyruvats zu Acetat. Die dabei frei werdende Oxidationsenergie wird einerseits als NADH + H^+ gespeichert, zum anderen dadurch, daß Acetat mit Coenzym A zum energiereichen Acetyl-Coenzym A kombiniert wird. Diese Reaktion stellt das Bindeglied zwischen Glykolyse und Citronensäurecyclus dar.

2. Jetzt beginnt der eigentliche Cyclus. Acetyl-Coenzym A wird mit Oxalacetat zu Citrat verbunden. Coenzym A bildet sich gleichzeitig zurück und steht erneut für die Startreaktion zur Verfügung.

3. Umlagerung des Citrats zum Isocitrat. Dabei wandert eine OH-Gruppe von der Mittelposition an das endständige C-Atom.

4. Oxidation des Isocitrats zu α-Ketoglutarat, wobei CO_2 gebildet wird. Die freiwerdende Oxidationsenergie wird in Form von NADH + H^+ gespeichert.

5. Oxidation von α-Ketoglutarat zu Succinat. Auch hier entsteht CO_2. Ein Teil der freiwerdenden Oxidationsenergie wird als NADH + H^+ gespeichert, der andere Teil dadurch, daß Succinat vorübergehend an Coenzym A gebunden wird.

6. Abspaltung des Coenzym A und gleichzeitige Bildung von ATP. Das ATP entsteht allerdings nicht direkt. Die bei Abspaltung von Coenzym A frei werdende Energie wird zunächst auf GDP (s. Seite 240) übertragen. Das dabei entstandene GTP gibt seine energiereiche Phosphatbindung aber gleich weiter an ADP. Außerdem entsteht freies Succinat.

7. Oxidation des Succinats zu Fumarat, die freiwerdende Oxidationsenergie wird als $FADH_2$ gespeichert.

8. Addition von H_2O an Fumarat. Dabei entsteht Malat. Energie wird nicht frei.

9. Oxidation des Malats zu Oxalacetat. Die frei werdende Oxidationsenergie wird als NADH + H^+ gespeichert. Das Oxalacetat beginnt die Rundreise durch den Citronensäurecyclus aufs Neue.

Zwischenbilanz

Bevor wir zum letzten Schritt des Glucoseabbaus kommen, wollen wir zunächst Zwischenbilanz ziehen und betrachten, wie die Energie-Situation nach Ablauf von Glykolyse und Citronensäurecyclus aussieht.

Glykolyse: 2 ATP + 2 NADH + H^+ + 0 $FADH_2$

1 Pyr in 2 Acetyl-CoA: 0 ATP + 2 NADH + H^+ + 0 $FADH_2$

2 Umläufe im Cyclus: 2 ATP + 6 NADH + H^+ + 2 $FADH_2$

Summe: 4 ATP + 10 NADH + H^+ + 2 $FADH_2$

Der Citronensäure-Cyclus

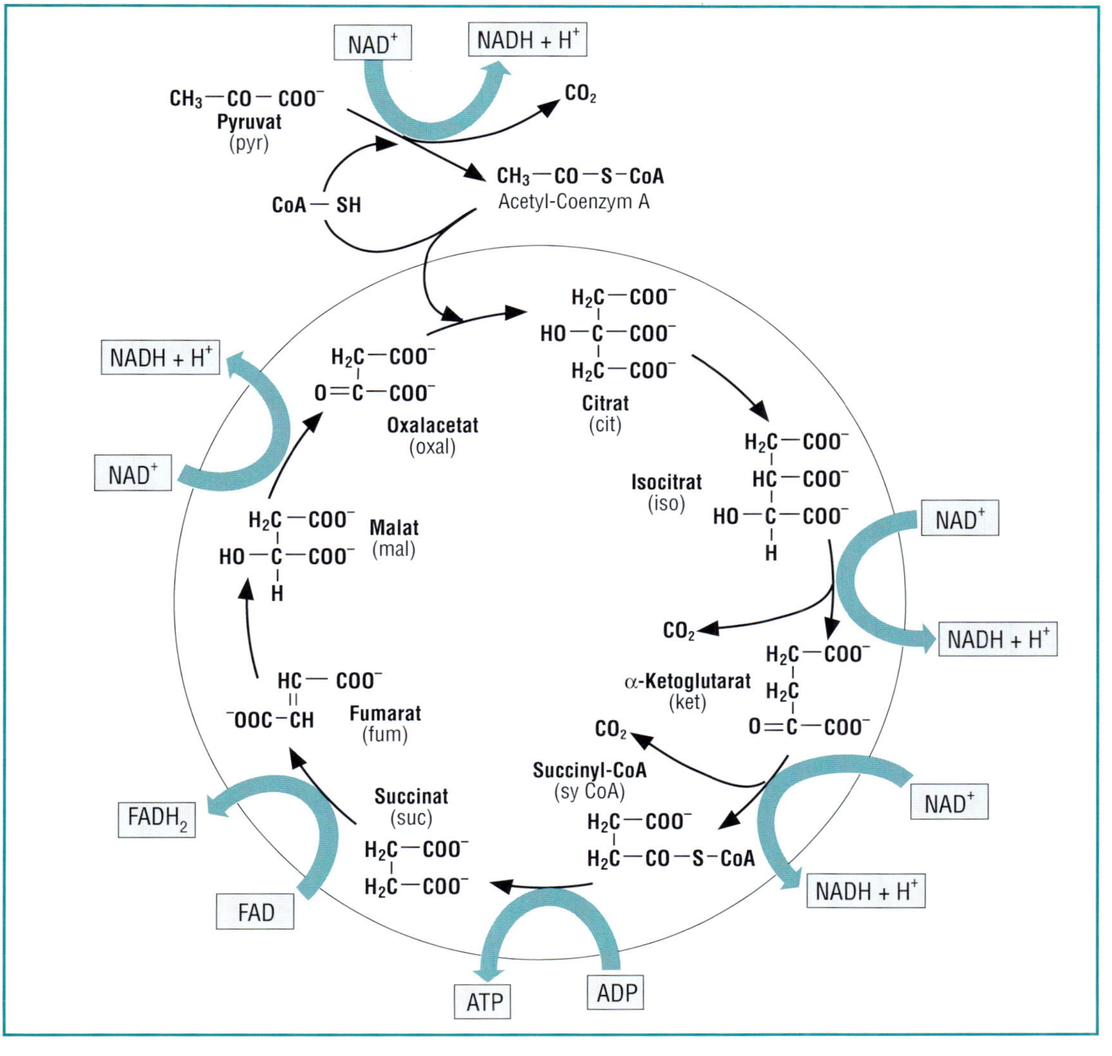

Atmung: Die Energieträger werden reoxidiert

Die Atmung stellt den Abschluß des Prozesses dar, der von der Glykolyse eingeleitet und vom Citronensäure-Cyclus fortgesetzt wurde. Sinn und Zweck dieser Reaktionsfolge ist, die energieübertragenden Moleküle NADH + H^+ und $FADH_2$ wieder in ihre oxidierte Form zu überführen. Dabei tritt jetzt erstmals der Sauerstoff als Elektronenakzeptor auf den Plan. Zwar ist es im Verlauf des Citronensäurecyclus bereits zu verschiedenen Oxidationen gekommen. Die gemeinsam mit dem Wasserstoff abgespaltenen Elektronen wurden jedoch auf NAD^+ bzw. FAD mitübertragen, wobei NADH + H^+ und $FADH_2$ entstanden. Von diesen beiden Verbindungen aus werden sie nun in der Atmungskette an den Sauerstoff weitergereicht, wobei sich NAD^+ und FAD zurückbilden.

Aus dem Elektronentransport über die Atmungskette zieht die Zelle den eigentlichen großen Energiegewinn, denn die Elektronen besitzen, wenn sie in die Atmungskette eingehen, einen relativ hohen Energiegehalt. Beim Durchfließen der Atmungskette geben sie einen erheblichen Teil ihrer Energie ab, die dann, wie wir gleich sehen werden, in Form von ATP gespeichert wird. Alle Reaktionen der Atmungskette finden in den Mitochondrien statt.

Es gibt noch eine Reihe anderer energieliefernder Reaktionsfolgen, die wie die Glykolyse in den Citronensäurecyclus einmünden:

- Wenn Fettsäuren als Energiequelle dienen, werden sie zu Acetat abgebaut und danach in den Cyclus eingeschleust.

- Eine Reihe von Aminosäuren werden ebenfalls in Pyruvat oder Acetat umgewandelt und auf dem Weg über den Citronensäure-Cyclus zu CO_2 weiter abgebaut.

Man bezeichnet die energieübertragenden Moleküle von NADH + H^+ und $FADH_2$ auch als Carrier-Moleküle.

Reaktionsablauf der Atmungskette

Im ersten Schritt der Reaktionsfolge wird NADH + H^+ zu NAD^+ oxidiert. Gekoppelt damit ist die Reduktion eines Flavoproteins, dabei handelt es sich um ein Enzym, das die Flavin-Gruppe trägt, ähnlich derjenigen, die wir vom FAD her kennen. Dieses Flavoprotein gibt den vom NADH + H^+ aufgenommenen Wasserstoff samt Elektronen dann an eine Verbindung namens Ubichinon weiter und wird selbst reoxidiert.

Bis hierher wurden Wasserstoff und Elektronen gemeinsam übertragen. Jetzt werden die reduzierenden Wasserstoffatome gespalten: Einerseits in Protonen, die an die umgebende Lösung abgegeben werden, andererseits in Elektronen, die dann weiter von einem Elektronenakzeptor zum anderen wandern. Am Ende dieser Kette befindet sich dann als letzter Elektronenakzeptor der Sauerstoff.

Die Funktion der Cytochrome in der Atmungskette

Cytochrome sind elektronen-übertragende Enzyme, die als aktive Gruppe die aus Porphyrin und Eisen zusammengesetzten Häme enthalten. Sie sind rot gefärbt und ähneln in ihrer Struktur dem sauerstoffübertragenden Farbstoff Hämoglobin in den roten Blutkörperchen. In den Cytochrommolekülen kann das Eisen entweder in seiner zweiwertigen Form (Fe (II) = Ferro- Form) oder dreiwertig (Fe (III) = Ferri-Form) gebunden sein.

Die Möglichkeit dieser beiden Zustandsformen ist Grundlage für die Elektronenübertragung in der Atmungskette.

Das in der Ferri-Form vorliegende Cytochrom geht durch Aufnahme eines Elektrons in die reduzierte Ferro-Form über. Im reduzierten Zustand kann es das Elektron an den nächsten Überträger weitergeben und ist dann wieder aufnahmebereit für ein neues Elektron.

Insgesamt sind fünf Cytochrome an der Atmungskette beteiligt (Cytochrom b, c_1, c, a, a_3). Sie unterscheiden sich geringfügig in ihrem chemischen Aufbau und in ihren Molekulargewichten voneinander. Nur das letzte, das Cytochrom a_3 ist in der Lage, Elektronen auf Sauerstoff zu übertragen.

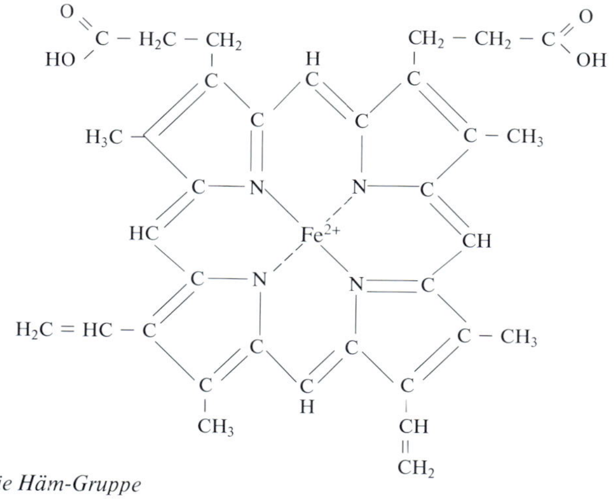

Die Häm-Gruppe

Ubichinon ist ein kleines Carrier-Molekül. Es besteht aus einem substituierten Chinon-Ring mit einer langen, isoprenoiden Seitenkette.
Die Reaktion setzt am Chinon-Ring an, auf den Wasserstoff und Elektronen übertragen werden.

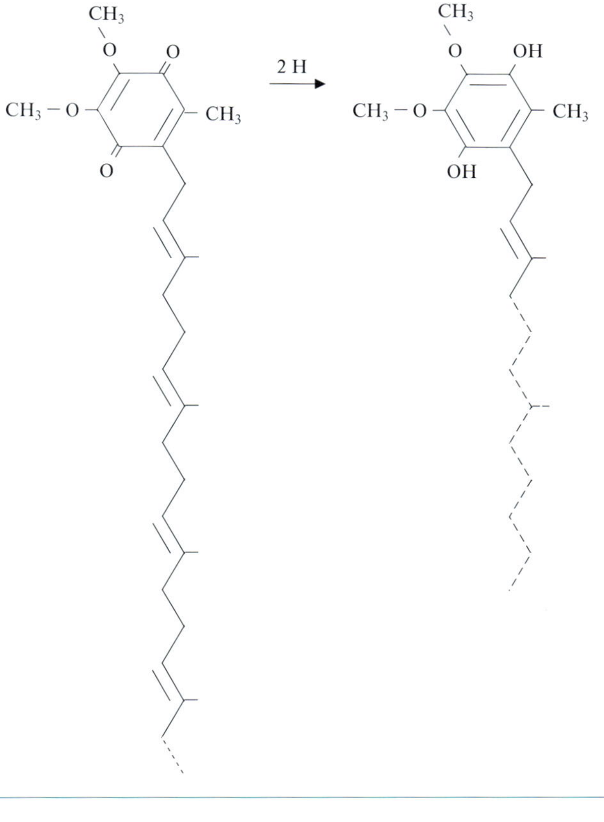

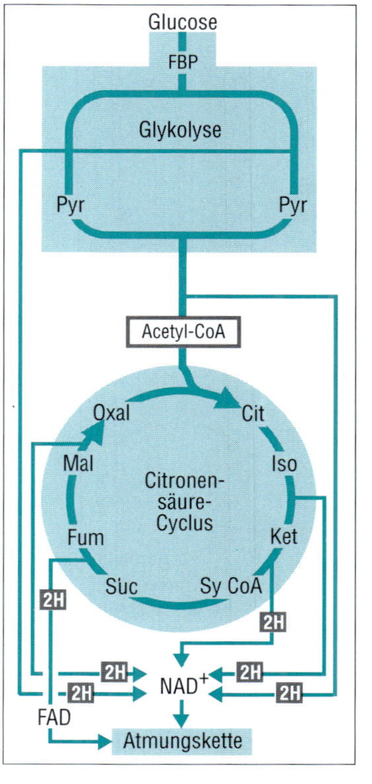

Kopplung von Glykolyse und Citronensäure-Cyclus

Reaktionsfolge der Atmungskette

1. Oxidation von NADH + H^+ zu NAD^+, dabei gleichzeitig Reduktion des Flavinenzyms.

2. Oxidation des Flavinenzyms unter gleichzeitiger Oxidation von Ubichinon.

3. Oxidation von Ubichinon unter gleichzeitiger Reduktion von Cytochrom b.

4. Oxidation von Cytochrom b unter gleichzeitiger Reduktion von Cytochrom c_1.

5. Oxidation von Cytochrom c_1 unter gleichzeitiger Reduktion von Cytochrom c.

6. Oxidation von Cytochrom c unter gleichzeitiger Reduktion von Cytochrom a.

7. Oxidation von Cytochrom a unter gleichzeitiger Reduktion von Cytochrom a_3.

8. Oxidation von Cytochrom a_3 und „Endabgabe" der Elektronen an Sauerstoff, der dann H^+ aus der Lösung zu H_2O bindet.

So also sieht die Strategie aus, nach der lebende Organismen organische Verbindungen in Energie umwandeln. Kohlenhydrate werden in Glucose zerlegt, die dann auf ihrer Reise durch Glykolyse, Citronensäurecyclus und Atmungskette ihre gesamte freie Energie abgibt.

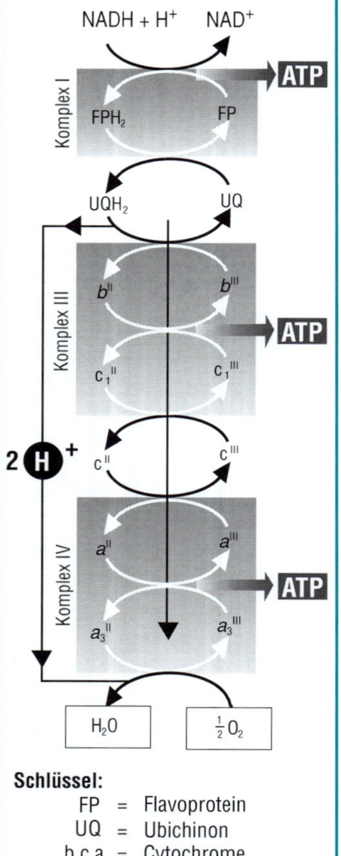

Jedes Glied der Atmungskette wird durch die Verbindung reduziert, die in der Kette vor ihm steht, und durch die ihm folgende Substanz rückoxidiert.

Gesamtbilanz des Glucoseabbaus

Die bei Glykolyse und Citronensäurecyclus als NADH + H^+ und $FADH_2$ gebundene Energie wird im Rahmen der Atmungskette in ATP überführt.
Insgesamt sind nach unserer Zwischenbilanz von Seite 221 entstanden:
4 ATP + 10 NADH + H^+ + 2 $FADH_2$
Aus 10 NADH + H^+ werden 30 ATP gebildet.
Aus 2 $FADH_2$ werden 4 ATP gebildet.
Zusammen mit den ATP aus der Glykolyse ergibt das 38 ATP.
Für den Abbau der Glucose erhalten wir also folgende Gesamtgleichung:
$C_6H_{12}O_6 + 6\,O_2 + 38\text{ ADP} + 38\text{ P} \rightarrow 6\,CO_2 + 6\,H_2O + 38\text{ ATP}$

Damit haben wir die Glucose auf dem Weg ihres Abbaus bis hin zum Wasser begleitet.
Nun enthält die Nahrung aber nicht nur Glucose oder Kohlenhydrate, die aus ihr zusammengesetzt sind, sondern auch noch andere Monosaccharide, hauptsächlich Fructose (aus Saccharose) und Galaktose (aus Lactose). Auch sie werden zwecks Energiegewinnung in den Citronensäure-Cyclus eingespeist.

Fehlt Sauerstoff, um das bei der Glykolyse gebildete NADH + H^+ über die Atmungskette zu reoxidieren, muß es auf andere Weise zu NAD^+ regeneriert werden. In solchen Fällen reduziert der Organismus mit Hilfe von NADH + H^+ das Pyruvat zu Lactat und gewinnt auf die Weise NAD^+ zurück.

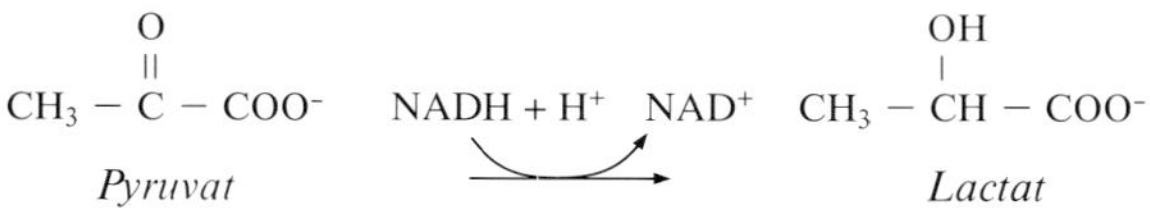

Mit dieser Reaktion erzielt der Organismus zwar eine geringere Energieausbeute, sichert aber seine für den Ablauf der Glykolyse erforderlichen NAD^+-Bestände.
Eine andere Möglichkeit, Pyruvat anaerob abzubauen, ist z. B. die Umsetzung zu Ethanol.

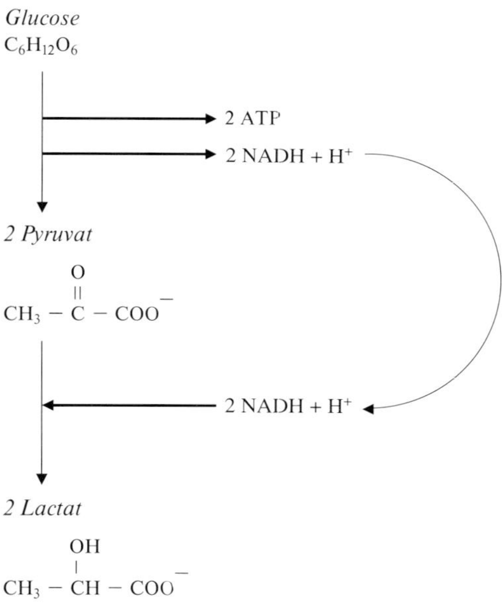

Abbau von Glucose zu Lactat

Auch höher entwickelte Lebewesen bis hin zu uns Menschen kennen die rein anaerobe Variante des Glucoseabbaus. Bei extremer Beanspruchung der Muskeln, wenn viel Glucose in den Erstabbau der Glykolyse eingeschleust wird, ohne daß der Organismus die entsprechende Menge Sauerstoff für die spätere Endoxidation bereitstellen kann, entsteht ebenfalls Milchsäure im Muskel, ein Phänomen, mit dem man den „Muskelkater" erklärt.

Abbau von Fructose

Für den Abbau der Fructose sind zwei Wege möglich.

1. Phosphorylierung von Fructose am C-Atom in 6-Position zu Fructose-6-Phosphat und direktes Einschleusen in die Glykolyse.

2. Phosphorylierung in 1-Position zu Fructose-1-phosphat und anschließend Aufspaltung zu Glycerinaldehyd und Dihydroxyacetonphosphat. Beide Verbindungen werden danach zu Glycerinaldehyd-3-phosphat und dann weiter zu Pyruvat umgesetzt. Damit ist ebenfalls der Weg in den Citronensäure-Cyclus frei. Dieser Reaktionsweg ist der bedeutendere.

Zusammensetzung der Nahrungskohlenhydrate bei gemischter Kost

– 60 % Stärke

– 30 % Saccharose

– 10 % Lactose.

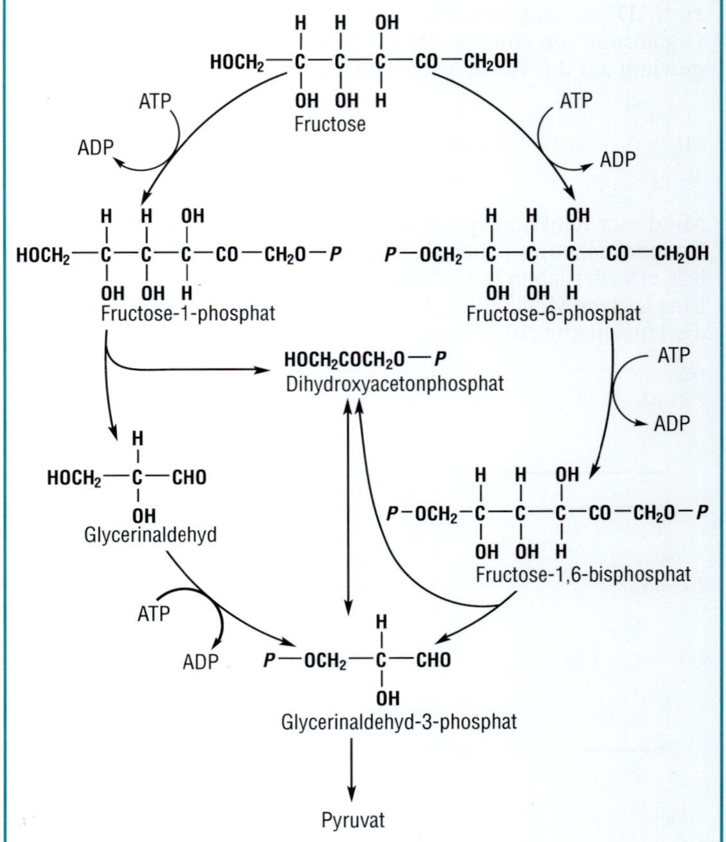

Abbau der Fructose

Wie Fett- und Proteinstoffwechsel in den Citronensäure-Cyclus einmünden

In den Citronensäure-Cyclus münden auch Fett- und Proteinstoffwechsel.
Dienen Fette als Energiequelle, so werden die Fettsäuren bis zum Acetyl CoA abgebaut und so in den Cyclus eingeschleust.
Auch einige der Aminosäuren lassen sich bis zum Pyruvat oder Acetyl CoA abbauen und sind damit in der geeigneten Weise für den Citronensäure-Cyclus vorbereitet.
Ganz allgemein kann man sagen, jedes Molekül, das zu Acetyl CoA abgebaut werden kann, liefert Nachschub für den Citronensäure-Cyclus, ist tauglich als Energielieferant für den Organismus.

Abbau von Galaktose

Der Stoffwechsel der Galaktose verläuft über eine Epimerisierung (s. S. 31) der OH-Gruppe in 4-Position. Zuerst wird Galaktose zu Galaktose-1-phosphat phosphoryliert, das sich anschließend zu Glucose-1-phosphat umlagert. Diese Verbindung geht dann in die Glykolyse ein.

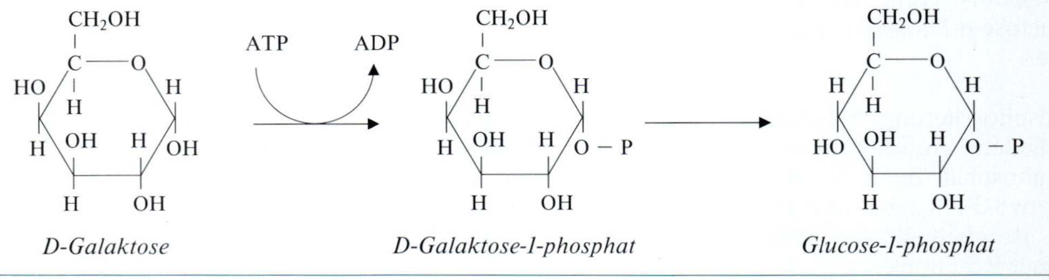

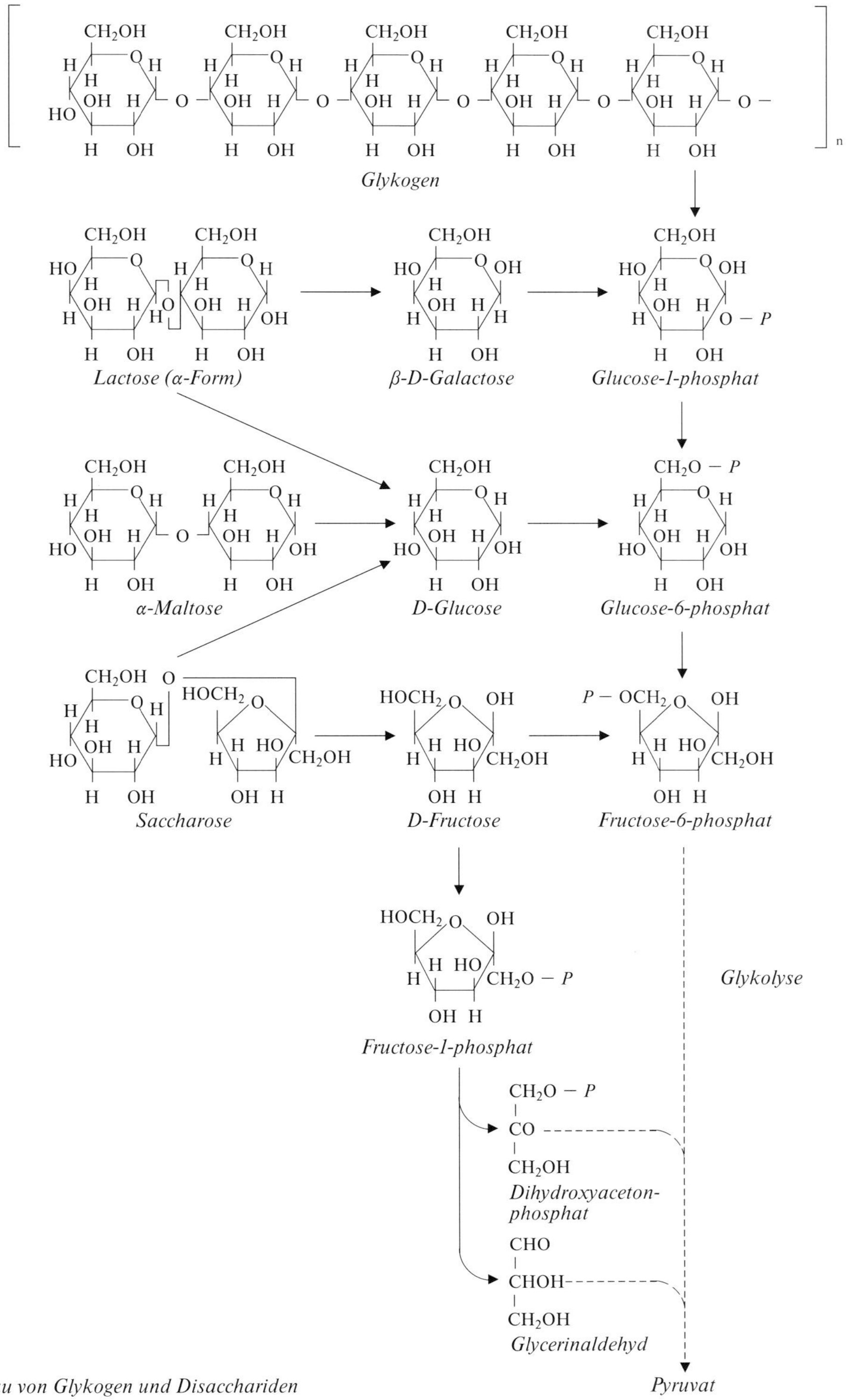

Abbau von Glykogen und Disacchariden

7.3.6.2 Abbau der Fette

Fette sind für den Organismus eine bessere Energiequelle als Kohlenhydrate oder Proteine, denn sie enthalten mehr oxidierbare, also energieliefernde Substanz. Darüber hinaus binden sie als unpolare Stoffe weniger Wasser, so daß die Masseneinheit Gewebefett bis zu sechsmal mehr Energie liefern kann als die entsprechende Masseneinheit gespeichertes Glykogen. Bevor der eigentliche Abbau der Fette beginnen kann, werden die Triglycerid-Moleküle zunächst durch hormonsensitive Lipasen hydrolysiert, also in Glycerin und Fettsäuren gespalten.

Abbau des Glycerins

Das Glycerin wird zunächst am endständigen C-Atom phosphoryliert und anschließend am mittelständigen C-Atom oxidiert.

Reaktionsablauf

1. Phosphorylierung am endständigen C-Atom unter Beteiligung von ATP. Es entsteht Glycerin-3-phosphat.

2. Oxidation am mittelständigen C-Atom und Übertragung des abgespaltenen Wasserstoffes samt Bindungselektron auf NAD.+ Es entsteht Dihydroxyacetonphosphat.

3. Einschleusen des Oxidationsproduktes in die Glykolyse.

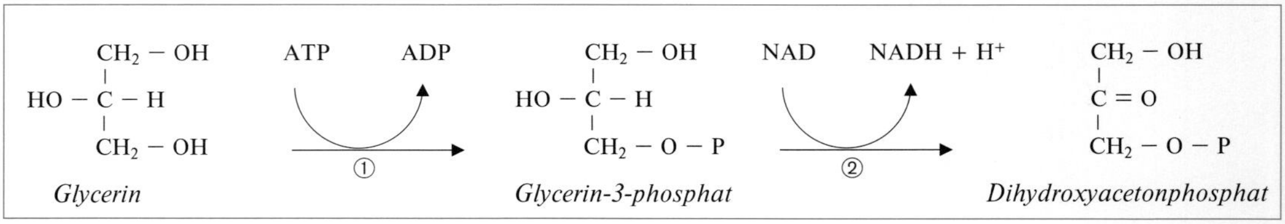

Wir sehen, das Glycerin wird bereits nach geringem Reaktionsaufwand in den Kohlenhydratabbau eingebracht.

Abbau von Fettsäuren

Die am Abbau der Fettsäuren beteiligten Enzyme sind in den Mitochondrien lokalisiert; deshalb müssen die Fettsäuren zuerst vom Ort ihrer Bindung, dem Cytoplasma, in das Innere der Mitochondrien transportiert werden.
Hauptakteur beim oxidativen Abbau der Fettsäuren ist das Coenzym A. Es bildet mit den freien Fettsäuren Acyl-Coenzym A, das dann der Oxidation zur Verfügung steht.
Die Oxidation der Fettsäuren findet in β-Stellung statt, d. h., am zweiten C-Atom nach der Carboxyl-Gruppe.

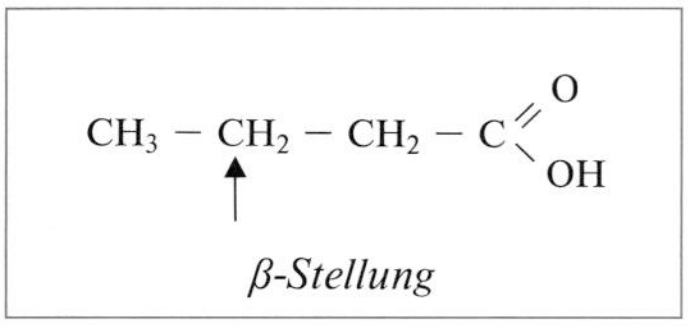

Reaktionsablauf der β-Oxidation

Diese Reaktion verläuft jeweils in vier Stufen:

1. Es kommt zu einer Abspaltung von zwei Wasserstoffatomen am C-2- und am C-3-Atom, wodurch eine Doppelbindung entsteht (α-β-ungesättigte Carbonsäure).

2. Anlagerung von Wasser an die Doppelbindung, am C-3-Atom entsteht dadurch eine OH-Gruppe (β-Hydroxycarbonsäure).
3. Nochmalige Abspaltung von Wasserstoff, diesmal ausschließlich am C-3-Atom; es entsteht eine Doppelbindung zwischen Kohlenstoff und Sauerstoff (β-Ketocarbonsäure).
4. Im letzten Schritt wird unter Einwirkung eines Coenzym A aus der Umgebung ein Acetyl-Coenzym A abgespalten. Zurück bleibt ein um zwei C-Atome kürzeres Acyl-Coenzym A.

Die verkürzte Kette geht nun wiederholt durch die gleiche Reihe von Reaktionen, bis sie zu einem aus weniger als vier C-Atomen bestehenden Fragment abgebaut ist. Bei geradzahligen Ketten ist das Endprodukt Acetyl-Coenzym A, bei ungeradzahligen ist es Propionyl-Coenzym A. Da die meisten natürlichen Fettsäuren aus einer geraden Anzahl von C-Atomen bestehen, wird beim β-oxidativen Abbau der Fettsäuren praktisch nur Acetyl-Coenzym A gebildet.

Abbau der Buttersäure

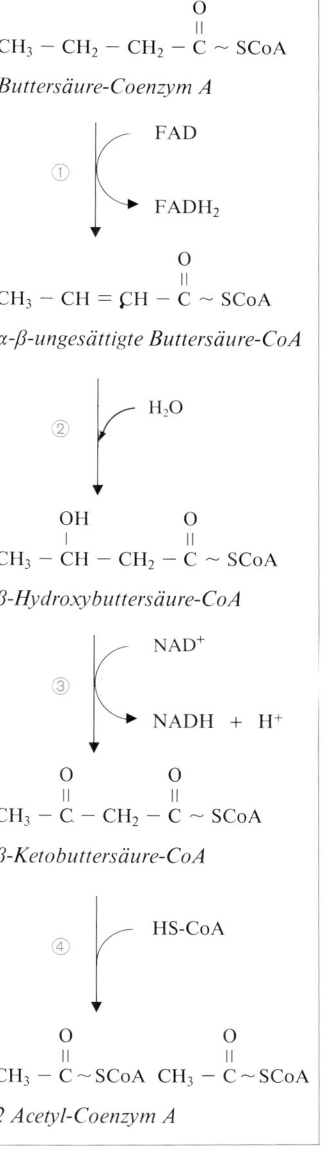

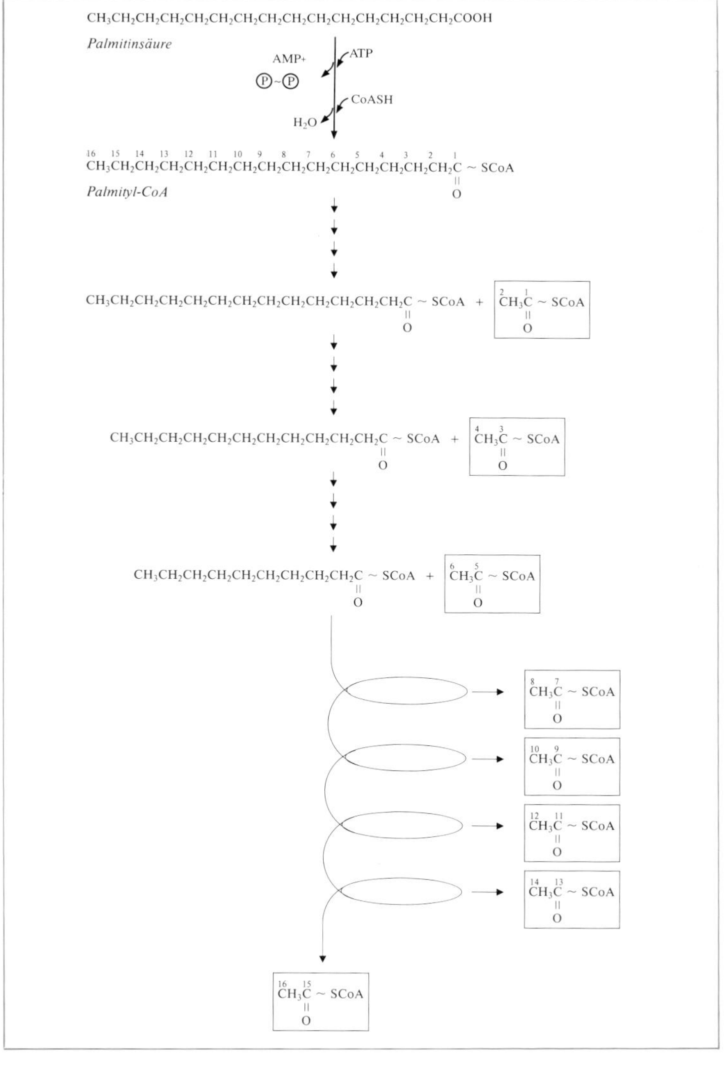

Ungesättigte Fettsäuren werden ebenfalls durch β-Oxidation abgebaut, jedoch sind dazu ein oder zwei zusätzliche Enzyme erforderlich, und zwar aus folgenden Gründen:

- Die Doppelbindungen der natürlichen Fettsäuren haben cis-Konfiguration; für die Anlagerung von Wasser wird jedoch die trans-Form benötigt; eine entsprechende Isomerisierung ist erforderlich.

- Die Lage der Doppelbindungen innerhalb der Kohlenstoffkette ist so, daß nach aufeinanderfolgender Abspaltung von C_2-Bruchstücken bei Erreichen der Doppelbindung schließlich ein Acetyl-Coenzym A entsteht, dessen Doppelbindung zwischen dem β- und γ-C-Atom liegt; eine Verschiebung der Doppelbindung ist erforderlich.

Das über den β-oxidativen Abbau von Fettsäuren entstandene Acetyl-Coenzym A geht ebenfalls in den Citronensäurecyclus ein.

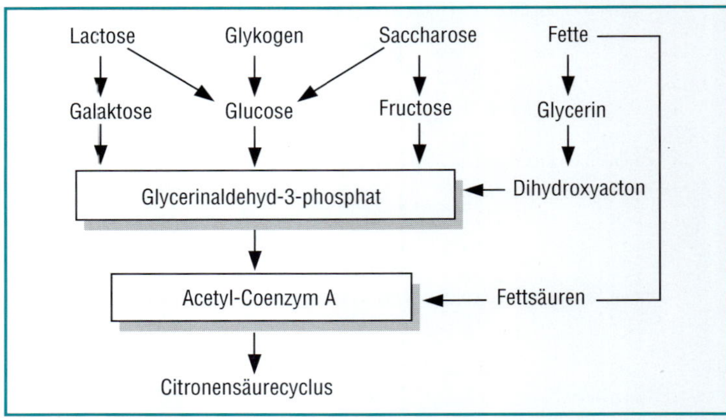

Kopplung von Kohlenhydrat- und Fettabbau

Definition der Ketone

Ketone sind chemische Verbindungen, die in ihrem Molekül eine >C = O, also eine Ketogruppe, tragen.

$$CH_3 - \overset{\overset{\displaystyle O}{\|}}{C} - CH_3$$

Aceton

Erhöhte Konzentrationen an Keton-Körpern können unter folgenden Bedingungen auftreten:

- Hungerzustände
- fortgeschrittene Schwangerschaft
- unbehandelte Diabetes mellitus
- erbbedingte Kohlenhydrat-Stoffwechselkrankheiten.

Bildung von Ketonkörpern

Der normale Weg des Fettabbaus mündet, wie oben ausgeführt, in den Citronensäurecyclus, wo das Acetyl-Coenzym A unter Bildung von NADH und $FADH_2$ zu CO_2 oxidiert wird. Allerdings ist die Menge Acetyl-Coenzym A, die auf diese Weise verarbeitet werden kann, begrenzt.

Der Grund: Wie aus dem Übersichtsschema auf Seite 221 zu ersehen ist, hängt die Verwertung in Richtung Citratbildung davon ab, ob ausreichend Oxalacetat zur Verfügung steht. Ist dies nicht der Fall, so kann Acetyl-Coenzym A nur zum Teil in den Citronensäure-Cyklus eingehen, der Überschuß muß auf andere Weise verarbeitet werden. Es kommt dabei zur Bildung von Keton-Körpern.

Reaktionsablauf

1. Aus zwei Molekülen Acetyl-Coenzym A entsteht ein Molekül Acetacetyl-Coenzym A.

2. Acetacetyl-Coenzym A reagiert mit einem weiteren Acetyl-Co-

enzym A, wobei 3-Methyl-3-Hydroxyglutaryl-Coenzym A entsteht.

3. Diese Verbindung wird in Acetyl-Coenzym A und Acetacetat gespalten.

4. Falls NADH + H^+ zur Verfügung steht, kann Acetacetat weiter reduziert werden zu 3-Hydroxybutyrat.
   Eine weitere Möglichkeit der Umsetzung ist die Decarboxylierung zu Aceton.

Zur Bildung von Ketonkörpern kommt es nur im Rahmen des Fettstoffwechsels. Beim Kohlenhydratabbau treten solche Versorgungsengpässe mit Oxalacetat nicht auf, denn diese Verbindung kann aus Pyruvat gebildet werden. Die Tatsache, daß Pyruvat zwar im Kohlenhydrat-, aber nicht im Fettstoffwechsel als Zwischenprodukt auftaucht, ist auch Grund dafür, daß zwar Kohlenhydrate in Fett, aber nicht Fett in Kohlenhydrate umgewandelt werden können. Deshalb führt schließlich reichlicher Fettabbau bei geringem Kohlenhydratabbau zu einem „Stau" von Acetyl-Coenzym A, d.h., zur Bildung von Ketonkörpern.
Die Bildung von Ketonkörpern ist auf die Leber beschränkt. Sie diffundieren von dort in das Blut und weiter in andere Gewebe, wo sie bei ausgeglichener Nahrungszufuhr in nur geringen Konzentrationen vorliegen.
Acetacetat bzw. 3-Hydroxybutyrat sind gute Energielieferanten und werden z.B. vom Herzmuskel im Vergleich zu Glucose bevorzugt verarbeitet.

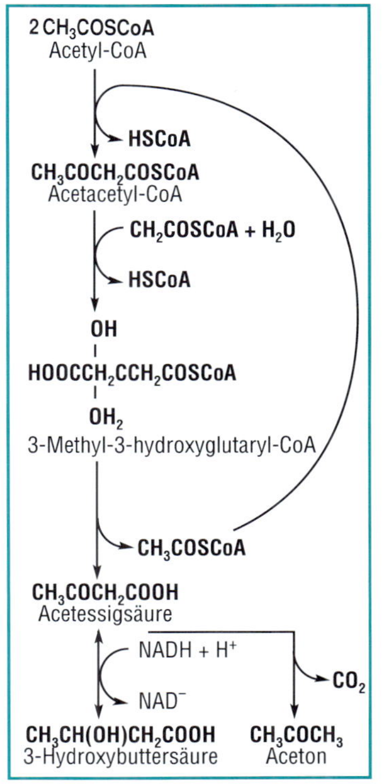

Reaktionsablauf der Bildung von Ketonkörpern

7.3.6.3 Abbau der Proteine

Die Proteine des Körpers unterliegen einem ständigen Auf- und Abbau. Obwohl Proteine dem Organismus hauptsächlich als Baustoff dienen, werden überschüssige Aminosäuren nicht gespeichert oder gar ausgeschieden, sondern dienen der Energiegewinnung.
Der Abbau der meisten Aminosäuren beginnt mit der Abspaltung der Aminogruppen. Die verbleibenden Kohlenstoffgerüste werden danach einer Reihe von Reaktionen unterworfen, die dann schließlich zur Bildung von Pyruvat, Acetyl-Coenzym A, Acetacetyl-Coenzym A oder auch eines Zwischenproduktes des Citronensäure-Cyclus führen können. Auf diese Weise besteht eine Beziehung zwischen dem Proteinabbau und dem Fett- bzw. Kohlenhydratstoffwechsel.

Abspaltung und Weiterverarbeitung von Aminogruppen

Bei den meisten Aminosäuren verläuft die Abspaltung der Aminogruppen so, daß die α-Aminogruppe durch Transaminierung auf eine α-Ketosäure übertragen wird. Diese Transaminierung führt normalerweise zur Bildung von Glutaminsäure, aus der anschließend durch oxidative Desaminierung NH_3 abgespalten wird. NH_3 kann dann zwei unterschiedliche Wege gehen. Der größte Teil geht in den Harnstoff-Cyclus ein. Daneben besteht aber noch die Möglichkeit, sich mit Glutaminsäure zu Glutamin zu verbinden. Diese Verbindung wird dann über die Blutbahn in die Leber transportiert, wo NH_3 wieder aus Glutamin abgespalten wird und ebenfalls der Harnstoffsynthese zur Verfügung steht.

Transaminierung

Grundsätzlich ist die Transaminierung eine reversible Reaktion zwischen α-Amino- und α-Ketosäuren im Sinne eines Austausches der Amino- und Ketogruppe.

α-Ketosäure A + α-Aminosäure B → α-Aminosäure A + α-Ketosäure B

Es gibt unzählige Reaktionen dieser Art; hier sollen nur die wichtigsten vorgestellt werden.

Reaktion einer α-Aminosäure mit Pyruvat:

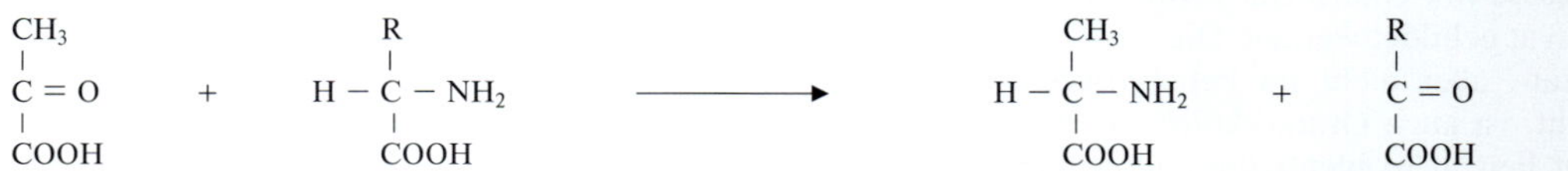

Pyruvat *α-Aminosäure* *Alanin* *α-Ketosäure*

Reaktion von Alanin mit α-Ketoglutarsäure:

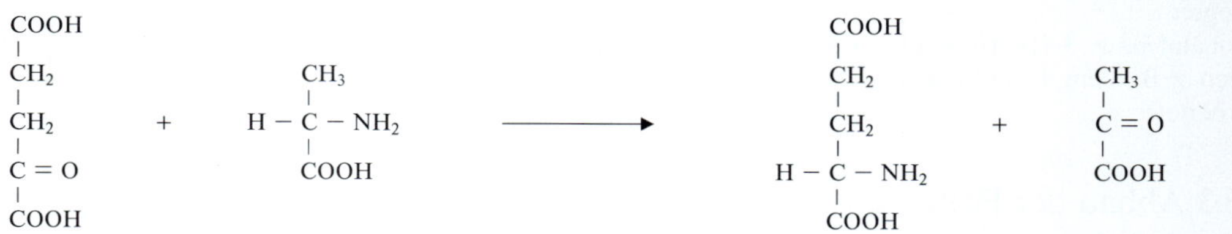

α-Ketoglutarsäure *Alanin* *Glutaminsäure* *Brenztraubensäure*

Reaktionen von Glutaminsäure mit Oxalacetat:

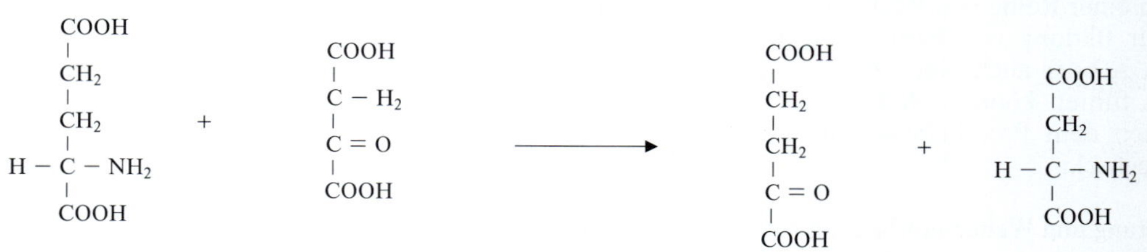

Glutaminsäure *Oxalacetat* *α-Ketoglutarsäure* *Asparaginsäure*

Alle diese Transaminierungen benötigen Pyridoxalphosphat (Vitamin B_6 s. Seite 106) als Cofaktor.

Transaminasen kommen in vielen Geweben vor. Hohe Enzymaktivitäten finden sich in der Leber, dem Herz- und den Skelettmuskeln.

Oxidative Desaminierung

Diese Reaktion ist für den Organismus von großer Bedeutung, da auf diese Weise die durch Transaminierung entstandene Glutaminsäure durch Abspaltung von Ammoniak (NH_3) wieder in α-Ketoglutarsäure überführt werden kann. Das abgespaltene NH_3 wird dann in den Harnstoff-Cyclus eingeschleust.

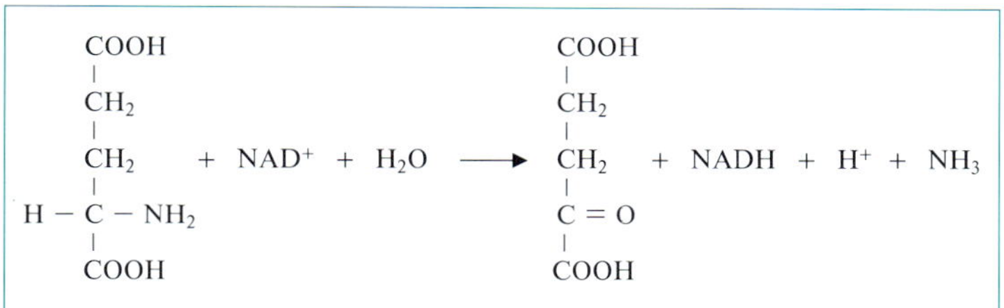

Glutaminsäure *α-Ketoglutarsäure*

Diese Reaktion wird von Glutamatdehydrogenasen katalysiert, die NAD^+ oder auch $NADP^+$ als Wasserstoff- bzw. Elektronenakzeptoren verwenden.

Harnstoff-Cyclus

Der Harnstoff-Cyclus hat die Funktion, die Ammoniak-Konzentration in Geweben und Körperflüssigkeiten niedrig zu halten. Das ist deshalb wichtig, weil NH_3 als starkes Zellgift wirkt.
So reagiert es beispielsweise sehr leicht mit α-Ketoglutarsäure wieder zu Glutaminsäure und macht die oxidative Desaminierung wieder rückgängig.
Die Blockierung der α-Ketoglutarsäure hat für den Organismus schwerwiegende Konsequenzen. Es kommt zu erheblichen Störungen der Zellatmung und zur Bildung großer Mengen von Ketonkörpern. Aus diesem Grund schleust der Organismus überschüssiges NH_3 in den Harnstoff-Cyclus ein.
Bevor die eigentliche Harnstoffsynthese beginnt, reagiert NH_3 mit Carbonat zu Carbamoylphosphat unter Beteiligung von ATP.
Das entstandene Carbamoylphosphat geht dann in den eigentlichen Harnstoff-Cyclus ein.

Quellen für die Bildung von Ammoniak:

- überschüssige Aminosäuren
- Glutamin
- Abbau von Nucleinsäuren.

Reaktionsablauf

1. Carbamoylphosphat lagert sich mit Ornithin zu Citrullin zusammen.

2. Im nächsten Reaktionsschritt geht eine zweite Aminogruppe in den Cyclus ein, und zwar in Form von Asparaginsäure, die durch Transaminierung aus Glutaminsäure oder anderen Aminosäuren entstanden ist. Das Citrullin reagiert mit Asparaginsäure zu Argininosuccinat. An dieser Reaktion ist ATP beteiligt.

3. Das Argininosuccinat wird nun wieder gespalten, zu Fumarat und Arginin.

4. In der Schlußreaktion wird Arginin hydrolytisch zu Harnstoff und Ornithin gespalten. Damit ist das Ornithin wieder zur Aufnahme eines neuen Moleküls Carbamoylphosphat freigesetzt.

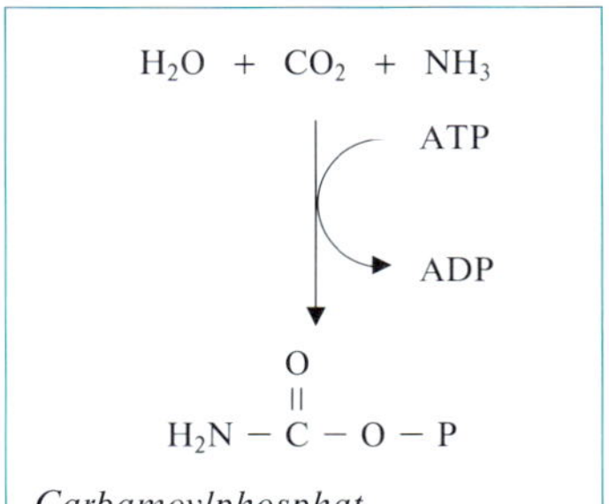

Carbamoylphosphat entsteht aus H_2O, CO_2 und NH_3.

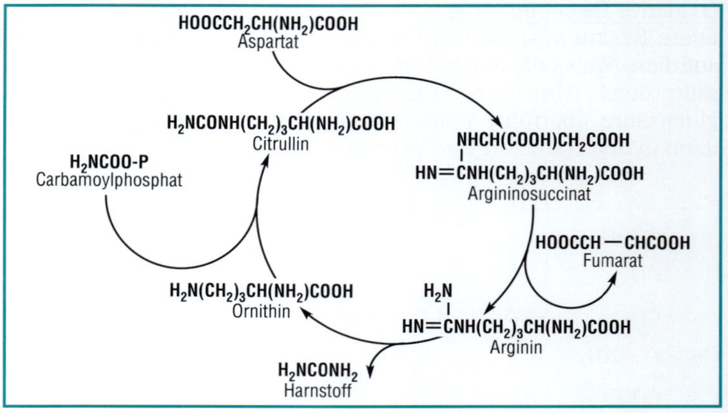

Reaktionsablauf im Harnstoff-Cyclus

Es gibt drei Arten von Aminen:

$R - CH_2 - \overline{N}H_2$

↑

primäres Amin

↓

$R - \overline{N}H_2$

$$R - \underline{N}H - R$$

sekundäres Amin

$$R - N(R) - R$$

tertiäres Amin

Decarboxylierung von Aminosäuren

Die Decarboxylierung vieler Aminosäuren geschieht nach folgendem allgemeinen Schema:

$$H - C(R)(COOH) - NH_2 \longrightarrow H - C(R)(H) - NH_2 + CO_2$$

Aminosäure → *primäres Amin* *Kohlendioxid*

Zwar kommen Decarboxylasen in nahezu allen Geweben vor, aber nicht jede Aminosäure läßt sich enzymatisch decarboxylieren.
Die Bedeutung dieser Reaktion liegt in der Bildung wichtiger Stoffwechselprodukte wie z. B. Taurin, das für die Bildung von Gallensäuren benötigt wird. Bei den meisten Decarboxylierungen wirkt Pyridoxalphosphat als Cofaktor.

Abbau einzelner Aminosäuren

Die α-Ketosäuren, die durch Transaminierung aus den Aminosäuren entstanden sind, werden meist weiter abgebaut, je nach chemischem Aufbau zu Pyruvat, Acetyl-Coenzym A oder zu Zwischenstufen des Citronensäurecyclus.
Aminosäuren, aus denen Acetacetyl-Coenzym A oder Acetyl-Coenzym A hervorgehen, bezeichnet man, weil sie in Ketonkörper umgewandelt werden können, als ketogen. Alle anderen heißen wegen ihrer Umwandlung in Glucose oder Pyruvat glucogene Aminosäuren.

Abbau von Aminosäuren über Pyruvat

Den Abbau jeder einzelnen Aminosäure darzustellen, würde den Rahmen dieses Buches sprengen. Wir wollen daher nur zwei Abbauwege vorstellen.

L-Alanin:

Der Abbau dieser Aminosäure zu Pyruvat verläuft denkbar einfach.

Durch oxidative Desaminierung oder durch Transaminierung entsteht das Pyruvat direkt.

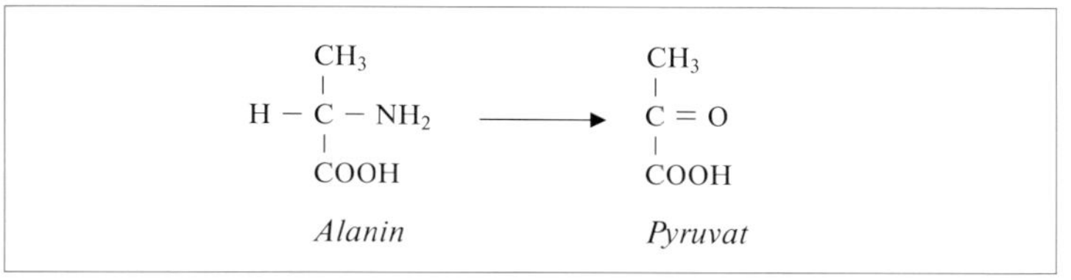

Cystein:

Der Abbau von Cystein zu Pyruvat verläuft in drei Schritten:

1. Oxidation des Cysteins zu Cysteinsulfinat.
2. Transaminierung unter Bildung von 3-Sulfinylpyruvat.
3. Hydrolytische Abspaltung der schwefelhaltigen Gruppierung und Bildung von Pyruvat.

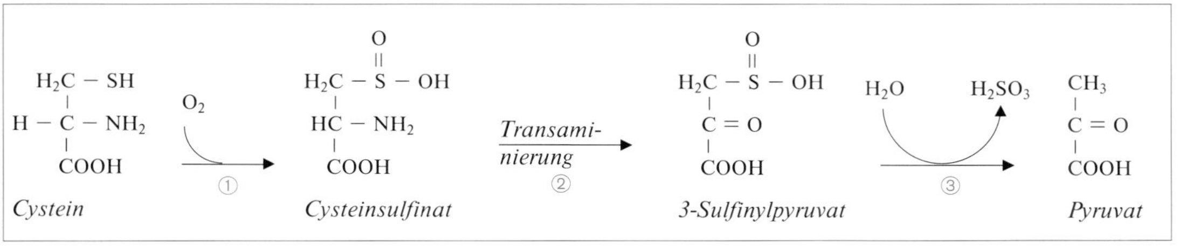

Abbau von Aminosäuren über Succinyl-Coenzym A

Die Aminosäuren Valin, Methionin und Isoleucin werden über Propionyl-Coenzym A zu Succinyl-Coenzym A abgebaut und gehen in dieser Form in den Citronensäure-Cyclus ein.

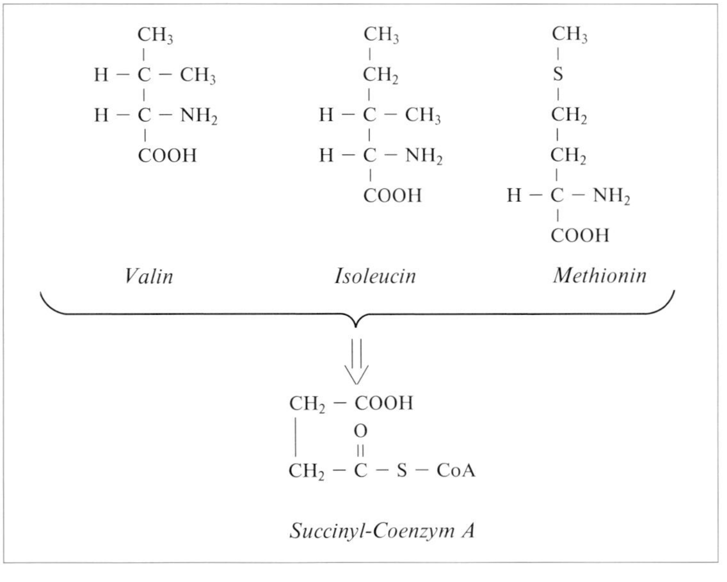

Da die Abbauwege sehr kompliziert sind, wollen wir auf eine ausführliche Darstellung verzichten.

Abbau von Aminosäuren über Acetyl-Coenzym A

Da die Abbauwege zu Acetyl-Coenzym A meist vielstufige Prozesse sind, wollen wir uns nur auf die exemplarische Darstellung des Abbaus von Leucin beschränken.

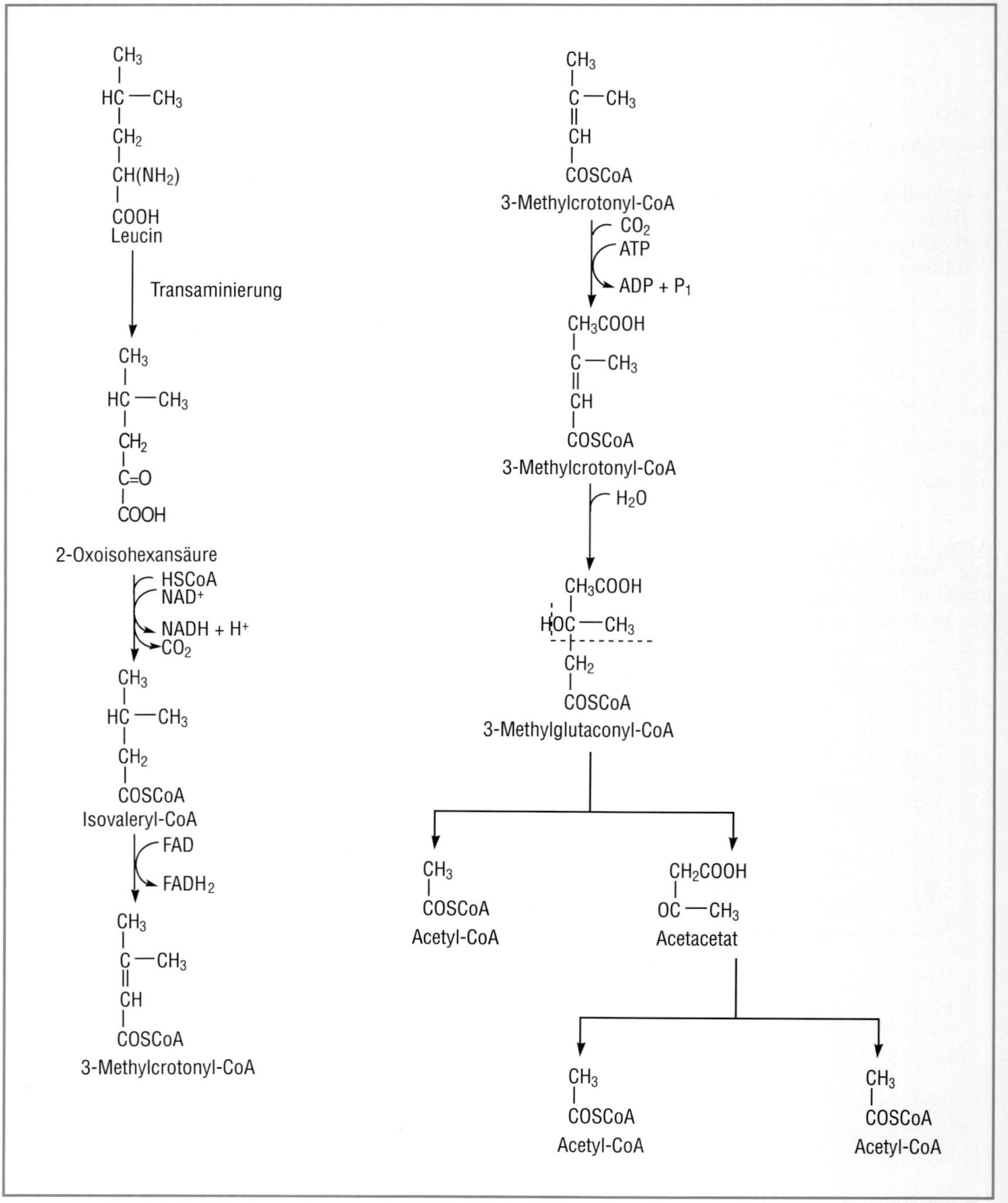

Reaktionsfolge: Abbau von Leucin

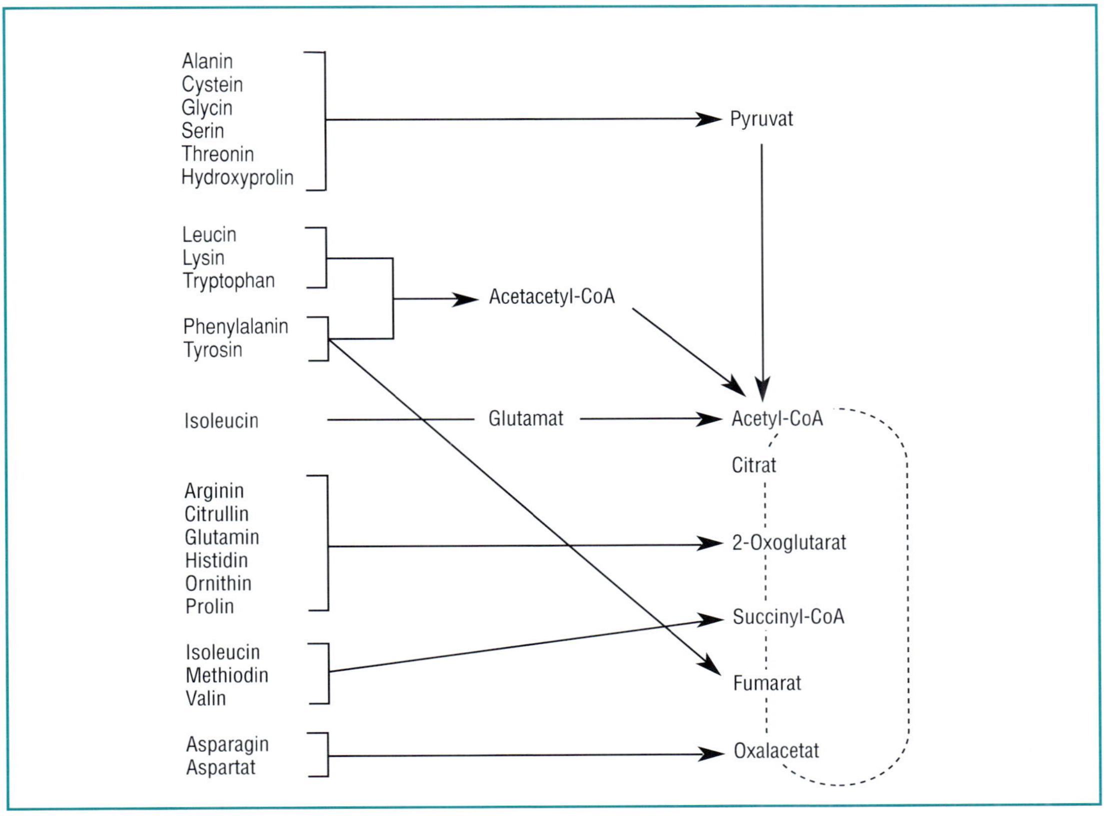

Abbauwege der Aminosäuren im Überblick

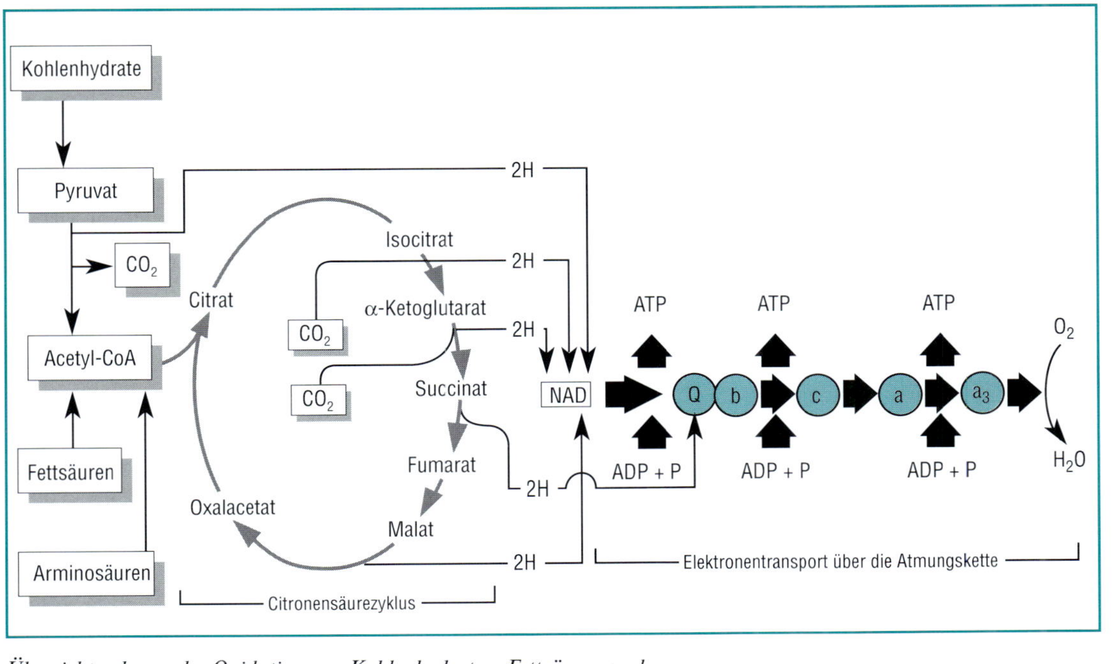

Übersichtsschema der Oxidation von Kohlenhydraten, Fettsäuren und Aminosäuren

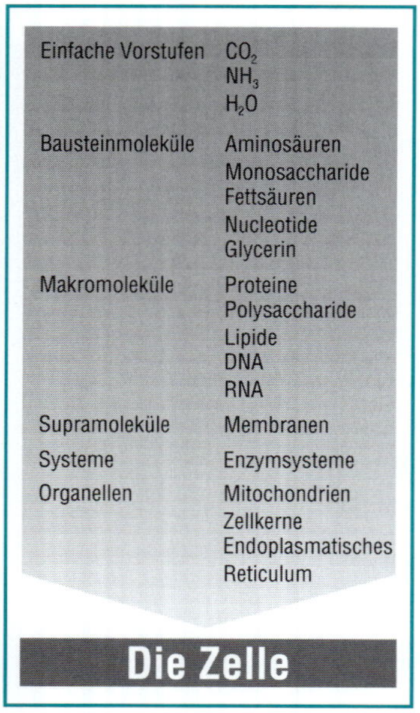

Hauptstufen der Biosynthese

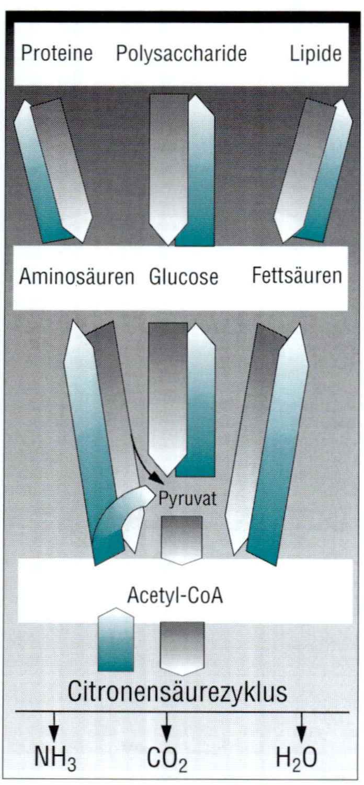

Übersicht über den Gesamt-Stoffwechel

7.3.6.4 Biosynthese von Kohlenhydraten, Fetten und Proteinen

In seiner Biosyntheseleistung stellt ein jeder Organismus unter Beweis, zu welchem Höchstmaß an perfektem Zusammenspiel seine körpereigenen Hormon- und Enzymsysteme entwickelt sind.

Genau genommen ist die Fähigkeit zur Biosynthese die charakteristische Wesenseigenschaft von Leben überhaupt, denn hier werden nicht nur aus einfachen Bausteinen bestimmte chemische Verbindungen aufgebaut. Sie bedeutet vielmehr auch deren Zusammenfügen zu Struktureinheiten wie z. B. Membransystemen, kontraktilen Elementen, Mitochondrien oder Zellkernen. Die Biosynthese ist ein genetisch vorprogrammierter Prozeß, der von sehr einfachen Molekülen bis hin zur Organisation der Zelle selbst führt.

Beim Wachstum lebender Organismen wird deren Biosyntheseleistung besonders augenfällig. Die Zellen vermehren sich in einem solchen Ausmaß, daß die Zunahme an Körpermasse meist direkt zu beobachten ist.

Biosynthesearbeit wird aber auch von Zellen geleistet, die nicht aktiv wachsen und ihre Masse vermehren, denn viele chemische Komponenten der Zelle befinden sich in einem ständigen dynamischen Umsatz.

Konzept der Biosynthese

Um den Aufbau von Zellbestandteilen reibungslos abwickeln zu können, benötigt die Zelle zweierlei:

- Einfache „Grundzutaten", die Kohlenstoff, Wasserstoff, Stickstoff, Sauerstoff und andere für die Biosynthese erforderliche Atomarten liefern.
- Chemische Energie in Form von ATP oder anderen Energieträgern, die ein Verknüpfen der einfachen Moleküle zu höheren Ordnungen ermöglichen.

Betrachten wir nun, welcher Art die von der Zelle zur Biosynthese verwendeten „Grundzutaten" sind, so werden wir feststellen, daß in der Regel fast alle heterotrophen Zellen ihre eigenen Zellbestandteile hauptsächlich aus zwei Stoffen aufbauen können, aus Glucose und Aminosäuren oder NH_3.

Da stellt sich natürlich die Frage, wie nur ist es möglich, daß eine Zelle ihre hoch differenzierten Bestandteile im Prinzip aus nur zwei hauptsächlichen Vorstufen synthetisieren kann?

Sie beantwortet sich jedoch eigentlich fast von selbst, wenn man sich das Gesamtkonzept der Stoffwechselwege vor Augen hält.

Den Verlauf der Abbauwege von Kohlenhydraten, Fetten und Proteinen kennen wir bereits. Sie alle münden über Acetyl-Coenzym A in den Citronensäurecyclus und liefern letztendlich als einfache Endprodukte NH_3, CO_2 und H_2O. Die Biosynthese nutzt genau diese Wege, nur in umgekehrter Richtung. So ist beispielsweise die Umwandlung von überschüssigem Pyruvat in Glucose fast genau die Umkehrung der Glykolyse, und immer wenn bei der Glykolyse eine bestimmte Energiemenge frei wurde, so muß beim Reaktionsablauf in umgekehrter Richtung, also „bergauf", die gleiche Energiemenge zugeführt werden.

Durch diese Bündelung der Stoffwechselwege und Beschränkung auf wenige „Hauptrichtungen" wird es dem Organismus möglich, die vielfältigen Zellkomponenten aus den relativ wenigen Bausteinen zu synthetisieren.

Biosynthese von Glucose (Gluconeogenese)

Den glykolytischen Abbau von Glucose zu Pyruvat haben wir bereits ausführlich dargestellt. Der gegenläufige Stoffwechselweg, also die Synthese von Glucose, ist in den Teilschritten ihres Reaktionsablaufes der Glykolyse zwar verblüffend ähnlich, aber nicht völlig identisch. Um das zu erläutern, müssen wir uns die Abfolge der Glykolyse noch einmal ins Gedächtnis rufen. Der Reaktionsweg läuft über insgesamt zehn Einzelschritte von der Glucose bis zum Pyruvat. Von diesen zehn Reaktionen nun sind sieben reversibel, können also problemlos „rückwärts laufen".

Bei dreien von ihnen handelt es sich jedoch um vollkommen irreversible Prozesse, die mit den bei der Glykolyse aktiven Enzymen nur in Richtung des Glucoseabbaus ablaufen. Es sind dies:

Schritt 1

Die Überführung von Glucose in Glucose-6-phosphat.

$$\text{ATP} + \text{Glucose} \xrightarrow{\text{Hexokinase}} \text{Glucose-6-phosphat} + \text{ADP}$$

Schritt 3

Die Überführung von Fructose-6-phosphat in Fructose-1,6-biphosphat.

$$\text{ATP} + \text{Fructose-6-phosphat} \xrightarrow[\text{fructokinase}]{\text{Phospho-}} \text{Fructose-1,6-biphosphat}$$

Schritt 9

Die Überführung von Phosphoenolpyruvat in Pyruvat.

$$\text{Phosphoenolpyruvat} + \text{ADP} \xrightarrow{\text{Pyruvatkinase}} \text{Pyruvat} + \text{ATP}$$

Die an diesen Reaktionen beteiligten Enzyme katalysieren die Umsetzungen nur in eine Richtung. Sollen die Reaktionen in entgegengesetzter Richtung ablaufen, muß der Organismus andere Enzyme bzw. Enzymsysteme einsetzen.

Umkehrung Schritt 1

Die Umsetzung von Glucose-6-phosphat zu Glucose wird durch das Enzym Glucose-6-phosphatase katalysiert.

Umkehrung von Schritt 3

Die Umsetzung von Fructose-1,6-biphosphat zu Fructose-6-phosphat wird durch das Enzym Fructosebiphosphatase katalysiert.

Umkehrung von Schritt 9

Diese Reaktion wird durch eine ganze Reaktionsfolge ersetzt mit den beiden folgenden Teilreaktionen.

$$\text{Pyruvat} + \text{ATP} + CO_2 \xrightarrow[\text{Carboxylase}]{\text{Pyruvat-}} \text{Oxalacetat} + \text{ADP} + H_3PO_4$$

$$\text{Oxalacetat} + \text{GTP} \xrightarrow[\text{Carboxykinase}]{\text{Phosphoenolpyruvat-}} \text{Phosphoenolpyruvat} + CO_2 + \text{GDP}$$

Die Reaktion von Pyruvat zu Oxalacetat ist an die Anwesenheit von Acetyl-Coenzym A gebunden.

Die Reaktion von Fructose-1,6-biphosphat zu Fructose-6-phosphat dient gleichzeitig als Regulationsmechanismus bzw. Kontrollpunkt. Das katalysierende Enzym, die Fructosediphosphatase wird von ATP als positivem Effektor stimuliert und von AMP oder ADP als negativen Effektoren gehemmt. Bei reichlichem Vorhandensein von ATP findet vorwiegend die Synthese von Glucose, bei reichlichem Vorhandensein von AMP bzw. ADP dagegen der Abbau statt.

Auch die Reaktion von Pyruvat ist ein Kontrollpunkt im Stoffwechsel. Reichliches Vorhandensein von Acetyl-Coenzym A stimuliert die Synthese von Glucose.

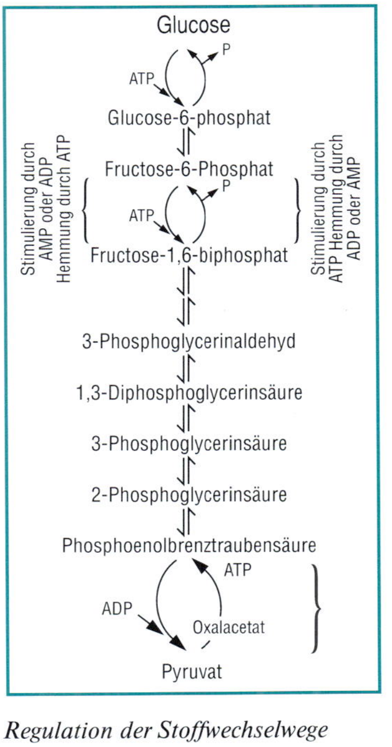

Regulation der Stoffwechselwege zwischen Glucose und Pyruvat

Biosynthese von Glykogen aus Glucose

Bei der Synthese von großen, komplexen Makromolekülen, wie z. B. Glykogen, werden viele kleine, frei nebeneinander vorliegende Bausteine zu höher organisierten Systemen verknüpft, oder anders ausgedrückt: Die Bausteine gehen von einem Zustand geringer in einen Zustand höherer Ordnung über. Solche Reaktionen benötigen Energie und können daher nur ablaufen, wenn sie mit anderen Reaktionen gekoppelt sind, die diese Energie aufbringen.
Wir haben bereits früher gesehen, wie das Prinzip der gekoppelten Reaktionen bzw. des gemeinsamen Zwischenproduktes die Möglichkeit schafft, die bei der Glykolyse und Atmung frei werdende Oxidationsenergie in den energiereichen Phosphatverbindungen von ATP zu konservieren.
Dieses Prinzip finden wir auch bei allen Biosynthesereaktionen realisiert, wo Bausteinmoleküle durch Kondensationsreaktionen, also unter Freisetzung von Wasser, miteinander verknüpft werden. Auch hier dient wiederum ATP als obligatorische Komponente im Phosphatgruppen- bzw. Energietransfer.
Jede Zelle verfügt daneben jedoch noch über andere Phosphatverbindungen, die dem ATP strukturell sehr ähnlich sind und ihm als Schalt- und Verteilerelemente bei der Übertragung energiereicher Phosphatgruppen assistieren. Man kann diese Verbindungen in zwei Gruppen einteilen.

Ribonucleosid-5'-triphosphate

Sie unterscheiden sich vom ATP nur dadurch, daß das Adeninringsystem des ATP gegen das Purin Guanin oder die Pyrimidine Uracil und Cytosin ausgetauscht sind.

Sie werden analog zum ATP benannt und abgekürzt:

- Guanosintriphosphat (GTP),
  Guanosindiphosphat (GDP),
  Guanosinmonophosphat (GMP).

- Uridintriphosphat (UTP),
  Uridindiphosphat (UDP),
  Uridinmonophosphat (UMP).

- Cytidintriphosphat (CTP),
  Cytidindiphosphat (CDP),
  Cytidinmonophosphat (CMP).

2-Desoxyribonucleosid-5'-triphosphate

Diese Verbindungen sind analog zu den Ribonucleosidphosphaten gebaut, enthalten jedoch an Stelle von Ribose die Pentose 2-Desoxyribose.
Außerdem ist in der Reihe der Desoxyribonucleoside die Base Uracil durch Thymin ersetzt.
Entsprechend lauten Benennung und Abkürzung der Verbindungen:

- Desoxyadenosintriphosphat (dATP), (dADP), (dAMP).
- Desoxythymidintriphosphat (dTTP), (dTDP), (dTMP).
- Desoxycytidintriphosphat (dCTP), (dCDP), (dCMP).

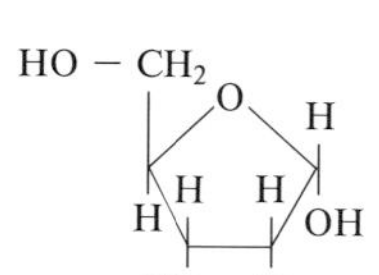

2-Desoxyribose

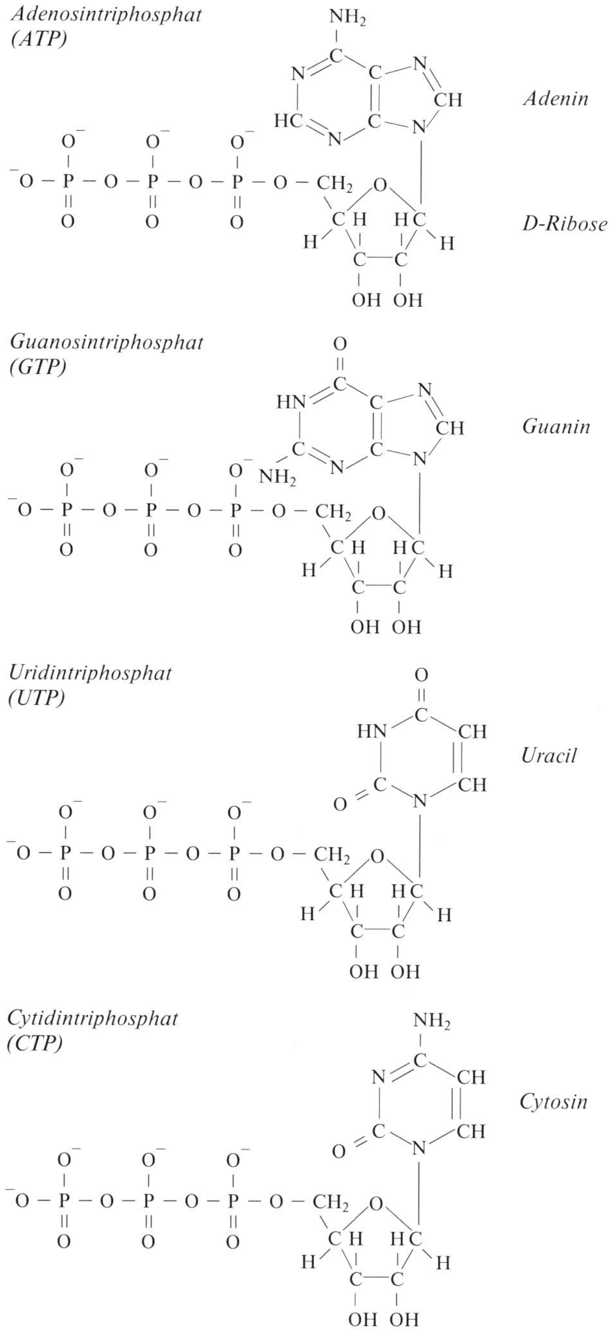

Verteilung der ATP-Energie auf andere Triphosphate

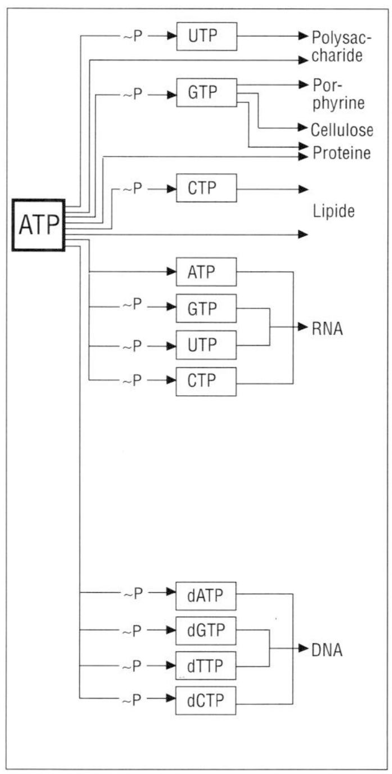

Die Kanalisierung der in ATP gebundenen Energie

Die Rollenverteilung zwischen ATP und den übrigen Nucleosid-5'-triphosphaten bzw. Desoxyribonucleosid-5'-triphosphaten sieht nun so aus, daß ATP stets das obligatorische Zwischenprodukt bei der Übertragung von Phosphatbindungsenergie darstellt, während

alle anderen die ATP-Energie auf die verschiedenen Biosynthesewege verteilen. Diese Verteilung wird dadurch möglich, weil die endständige Phosphatgruppe von ATP enzymatisch durch Nucleosiddiphosphokinasen auf die übrigen Nucleoside übertragen werden kann.
Wenden wir uns nun wieder der Glykogen-Synthese zu.
Um das Prinzip dieses Vorganges leichter zu verstehen, wollen wir uns die Struktur des Glykogens noch einmal vergegenwärtigen. Es setzt sich aus zahlreichen Glucosemolekülen zusammen, die 1,4-glykosidisch miteinander verknüpft sind und vielfach verzweigte Ketten bilden.
Glykogen wird in einem sich vielfach wiederholenden Prozeß synthetisiert, durch den jeweils ein Glucosebaustein an das wachsende Kettenende des entstandenen Gesamtmoleküls angehängt wird. Um einen Baustein anzukoppeln, sind fünf aufeinanderfolgende Reaktionen erforderlich. Jede dieser Reaktionen wird von einem spezifischen Enzym katalysiert.

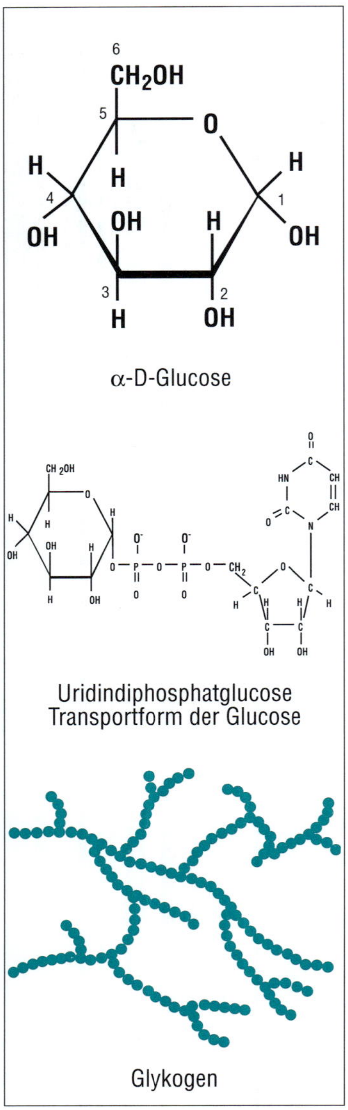

Die Elemente der Glykogensynthese

<u>Reaktionsablauf</u>

1. Phosphorylieren von Glucose zu Glucose-6-phosphat unter Beteiligung von ATP.

$$\text{Glucose} + \text{ATP} \xrightarrow{\text{Hexokinase}} \text{Glucose-6-phosphat} + \text{ADP}$$

2. Umlagerung von Glucose-6-phosphat in Glucose-1-phosphat.

$$\text{Glucose-6-phosphat} \xrightarrow{\text{Phosphoglucomutase}} \text{Glucose-1-phosphat}$$

3. Reaktion des Glucose-1-phosphats mit UTP zu einem aktivierten Glucosederivat, kurz UDP-Glucose genannt.

$$\text{Glucose-1-phosphat} + \text{UTP} \xrightarrow[\text{Pyrophosphorylase}]{\text{UDP-Glucose-}} \text{UDP-Glucose} + \text{Pyrophosphat}$$

UDP-Glucose ist eine Transportform der Glucose bzw. ein Glucoseüberträger.

4. Reaktion der UDP-Glucose mit einem freien Ende einer bereits begonnenen Glykogenkette, die sich dadurch um ein Glied verlängert.

$$\text{UDP-Glucose} + \text{Glykogen} \xrightarrow[\text{synthetase}]{\text{Glykogen-}} \text{Glykogen}_{n+1} + \text{UDP}$$

5. Durch Übertragung einer Phosphatgruppe von ATP wird UDP wieder in UTP überführt.

$$\text{ATP} + \text{UDP} \xrightarrow{\text{Nucleosiddiphosphokinase}} \text{ADP} + \text{UTP}$$

Für jede Glucoseeinheit, die zu einer Glykogenkette addiert wird, muß der gesamte Reaktionsablauf wiederholt werden.
Die Synthese eines einzigen Glykogenmoleküls, bestehend aus 10 000 Glucosebausteinen, erfordert den Einsatz von insgesamt 20 000 ATP-Molekülen.
Die in den Pflanzen erzeugten Polysaccharide wie Stärke und Cellulose werden aus einfachen Monosacchariden über ganz ähnliche

Reaktionsfolgen, die ebenfalls Zuckernucleoside als Zwischenprodukt benötigen, synthetisiert.

Biosynthese von Lipiden

Die Stoffklasse der Lipide umfaßt wesentlich kleinere Moleküle als die der Polysaccharide. Ihre Biosynthese ist jedoch komplizierter als die von Glykogen, weil manche von ihnen, z. B. die Phospholipide, von verschiedenartigen Bindungstypen zusammengehalten werden, während beim Glykogen nur die 1,4-glykosidische Bindung auftritt.

Aufbau der Fettsäuren

Ausgangsmaterial für den Aufbau von Fettsäuren ist das Acetyl-Coenzym A, das im aeroben Kohlenhydratabbau durch oxidative Decarboxylierung aus Pyruvat entsteht.
Vor Beginn der eigentlichen Fettsäuresynthese wird Acetyl-Coenzym A zu dem besonders reaktionsfähigen Malonyl-Coenzym A carboxyliert. Diese Reaktion ist ATP-abhängig.
Der gesamte, umlaufende Reaktionsablauf spielt sich an einem Multienzym-Komplex ab.
Um eine zentrale Achse sind alle an der Fettsäuresynthese beteiligten Enzyme in der benötigten Reihenfolge angeordnet. Die Zwischenprodukte werden von einem zum anderen direkt weitergereicht.

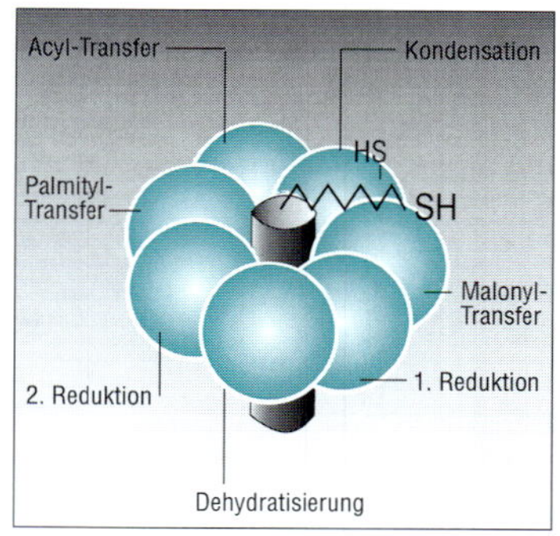

Multi-Enzym-System der Fettsynthese

Reaktionsablauf

1. Acetyl- und Malonylrest werden vom Acetyl-Coenzym A und Malonyl-Coenzym A auf das Multienzymsystem übertragen und dort jeweils an eine SH-Gruppe gebunden.

2. Acetyl- und Malonylrest kondensieren unter gleichzeitiger Abspaltung von CO_2 zum β-Ketosuccinat. Dabei ist die Kette um ein C_2-Bruchstück verlängert worden.

3. Reduktion der Ketogruppe unter Beteiligung von $NADPH_2$. Von hier an kann die Reaktion als Umkehrung der β-Oxidation betrachtet werden.

4. Abspaltung von Wasser unter Bildung einer α-β-ungesättigten Fettsäure.

5. Reduktion der Doppelbindung und Bildung einer gesättigten Fettsäure, in diesem Fall der Buttersäure, unter Beteiligung von $NADPH_2$.

Der verlängerte Acylrest kann nun seine Rundreise von neuem beginnen und verlängert sich dabei wiederum um ein C_2-Bruchstück. Erst wenn die gewünschte Kettenlänge erreicht ist, löst sich die fertige Fettsäure vom Enzymsystem ab, wird auf Coenzym A übertragen und steht der Veresterung mit Glycerin zur Verfügung.

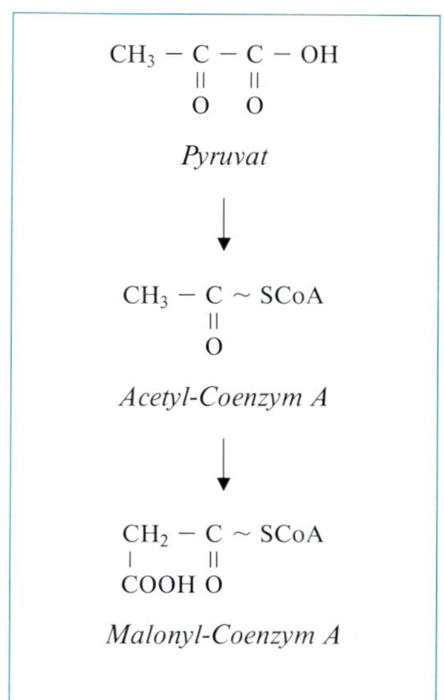

Bildung von Malonyl-CoA

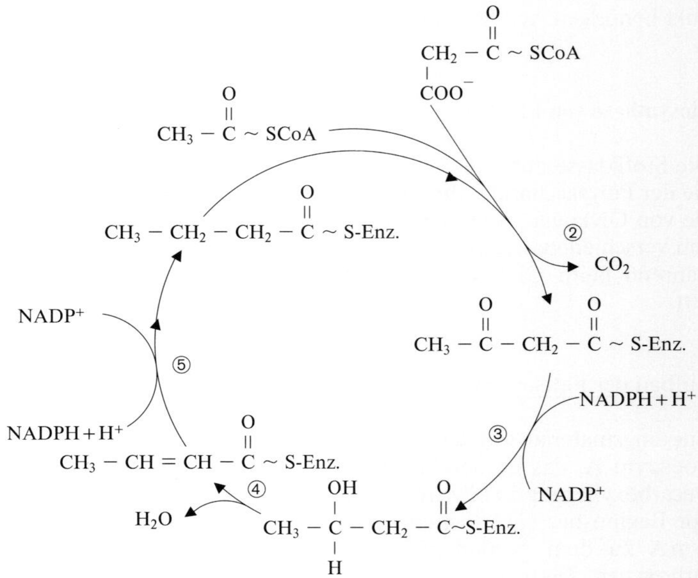

Aufbau von Fettsäuren

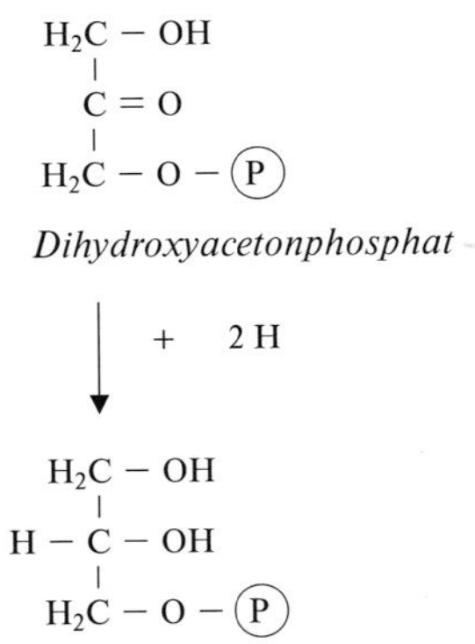

Dihydroxyacetonphosphat

Glycerin-3-phosphat

Aufbau von Glycerin

Glycerin tritt beim Aufbau der Fettmoleküle nicht als freies Glycerin, sondern als Glycerin-3-phosphat in die Reaktion ein. Diese Verbindung entsteht im Organismus hauptsächlich durch Reduktion von dem bei der Glykolyse gebildeten Dihydroxyacetonphosphat.

Aufbau der Fette

In diesem letzten Schritt werden Glycerin und Fettsäuren miteinander verestert.

Reaktionsablauf

1. Reaktion von Glycerin-3-phosphat mit zwei Molekülen Acyl-Coenzym A. Dabei werden die Acylreste auf Glycerin-3-phosphat übertragen, wobei Phosphatidsäure entsteht. Außerdem werden zwei Coenzyme A freigesetzt.

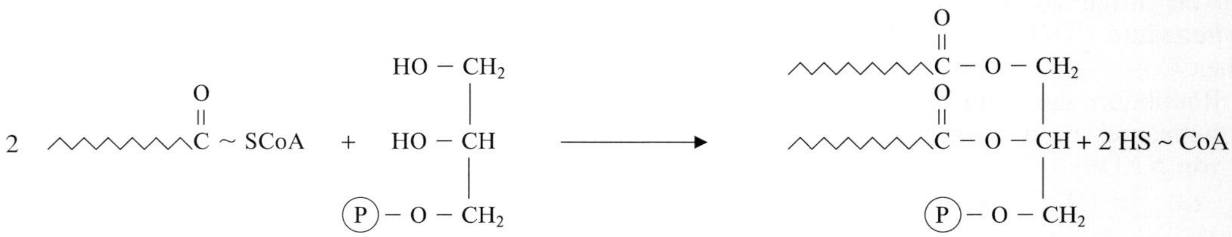

Acyl-Coenzym A *Glycerin-3-phosphat* *Phosphatidsäure*

2. Die Phosphorsäure wird enzymatisch abgespalten, ein Diglycerid entsteht.

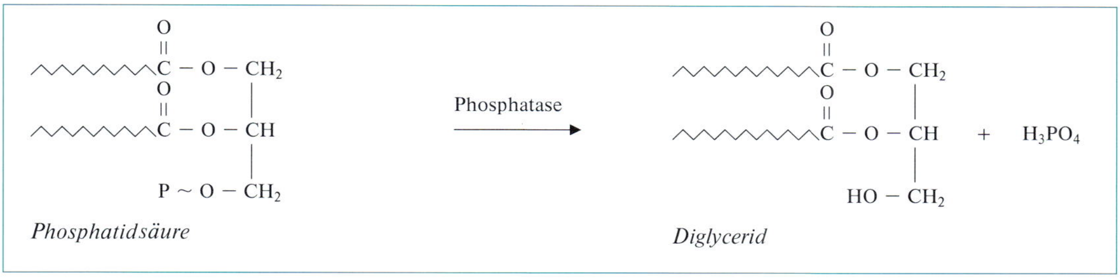

3. Das Diglycerid wird mit einem dritten Acyl-Coenzym A umgesetzt. Ein Triglycerid entsteht.

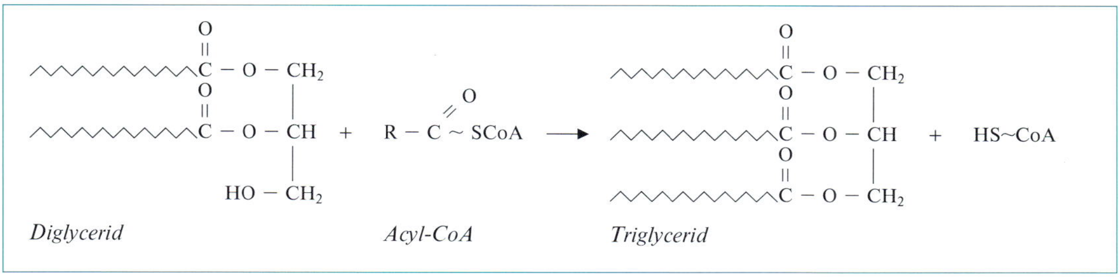

Damit ist die Bildung des Triglycerids abgeschlossen, das nun im Organismus als Depotfett abgelagert werden kann.

Biosynthese von Proteinen

Wir haben uns im Vorangehenden mit den Biosynthesen des Glykogens und der Lipide beschäftigt. Da es sich bei diesen beiden Stoffklassen um relativ einfache Moleküle handelte, konnten wir uns allein auf den biochemischen Ablauf der einzelnen Reaktionen konzentrieren. Wenn jetzt die Biosynthese der Proteine dargestellt werden soll, kommt ein Aspekt hinzu, auf den wir bislang noch nicht eingegangen sind, nämlich die Speicherung und Übertragung von Information. Er wird deshalb wichtig, weil die Biosynthese von Proteinen ungleich komplizierter ist als die von Lipiden und Kohlenhydraten, was jedoch nicht etwa damit zu erklären ist, daß die Peptidbindung schwierig zu knüpfen sei. Der Grund ist vielmehr: Die Aminosäuren müssen in einer ganz bestimmten Reihenfolge miteinander verknüpft werden. Jede von ihnen hat in den Polypeptidketten einen ganz bestimmten Platz. Die Information darüber, wie sie im einzelnen zu dirigieren und zu plazieren sind, ist in der Desoxyribonucleinsäure (DNA) festgelegt. Man bezeichnet sie auch als genetischen Code. Die genetische Information im DNA-Molekül wird bei der Proteinsynthese benötigt, um die charakteristische Aminosäuresequenz in den Peptidketten zu realisieren.

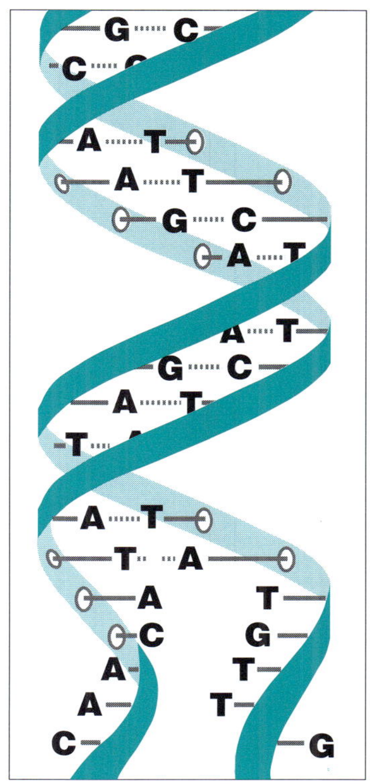

Struktur der DNA

Struktur der DNA

Bausteine der DNA sind vier verschiedene Desoxyribonucleotide, deren Aufbau sich lediglich in den Stickstoffbasen unterscheidet. Sie sind zu langen Ketten zusammengeschlossen (Polynucleotide). Das Rückgrat dieser Ketten besteht aus einer alternierenden Folge von Phosphat und Desoxyriboseeinheiten, von denen die verschie-

denen Basen in einer charakteristischen Sequenz als Seitenketten abgehen. Die genetische Botschaft ist in der spezifischen Sequenz dieser Basen entlang der Kette verschlüsselt. Jeweils zwei solcher DNA-Stränge sind zu einer Doppelhelix schraubenartig umeinander gewunden, wobei die beiden Moleküle in entgegengesetzter Richtung verlaufen und die Basen beider Stränge in komplementärer Weise zusammenpassen.
Die DNA ist die von jeder Zelle sorgfältig gehütete Originalschablone für die genetische Information. Sie hat ihren Sitz im Zellkern, wo sie, wie in einem Safe, eingeschlossen bleibt. Nur ab und zu öffnet die Zelle diesen kostbaren Schrein und fertigt originalgetreue Kopien an, die dann der Proteinsynthese als Matritze dienen. Diese Arbeitsschablonen sind spezialisierte RNA-Moleküle, die als „Messenger-RNA" (Boten-RNA) bezeichnet werden.
Auch die Messenger-RNA besteht aus langen, kettenartigen Molekülen, deren Seitenketten Basen sind. Die Sequenz der Basen ist der Sequenz der DNA komplementär. Einziger Unterschied: Als Kohlenhydratbaustein diente Ribose und nicht Desoxyribose.
Der Kopiervorgang der genetischen Information von DNA auf RNA wird als Transcription bezeichnet; die nachfolgende Synthese spezifischer Proteinketten anhand der Basensequenz der RNA heißt Translation.
Während der Transcription trennen sich die Stränge der Doppelhelix abschnittweise voneinander, damit das entsprechende Stück des Stranges kopiert werden kann. Ein Enzym, die RNA-Polymerase, wandert gleichzeitig den Strang entlang und knüpft die Komplementäre der RNA-Kette.
Die fertige Messenger-RNA trennt sich von der DNA und diffundiert aus dem Kern zu den Ribosomen, wo die Translation in eine Peptidkette stattfindet. In der ersten Phase der Proteinsynthese werden die zwanzig verschiedenen Aminosäuren unter Verbrauch von ATP aktiviert. Bei dieser Aktivierungsreaktion reagiert jede von ihnen unter Bildung einer energiereichen Esterbindung mit ihrem spezifischen Überträger, einer spezialisierten RNA, die als Transfer-RNA (t-RNA) bezeichnet wird. Für jede Aminosäure existiert mindestens eine spezifische t-RNA. Die meisten haben sogar mehrere, an die sie gebunden werden können.

Außer der Aktivierung der Aminosäuren haben die t-RNA-Moleküle noch eine zweite wichtige Aufgabe: Sie dienen als Dolmetscher und übersetzen die 4-Zeichen-Sprache der DNA in die 20-Zeichen-Sprache der Proteine. Als eine Art Platzanweiser sorgen sie dann dafür, daß alle Aminosäuren **ihre** Position einnehmen.
In der zweiten Phase der Proteinsynthese werden die Messenger-RNA und die mit ihrer Transfer-RNA verbundenen Aminosäuren an der Oberfläche der Ribosomen zusammengebracht.

Dies ist in groben Zügen der Mechanismus, nach dem die Information der DNA in RNA und weiter in Proteine umgesetzt wird. Damit haben wir in der DNA eine Substanz kennengelernt, bei der sozusagen alle Fäden zusammenlaufen, denn die von ihr codierte Aminosäuresequenz bestimmt Aufbau und Eigenschaften der Proteine, und von Proteinen wissen wir wiederum, daß sie in Form der Enzyme und Hormone alle chemischen Prozesse in lebenden Organismen unter Kontrolle haben.
Verglichen mit ihnen sind Lipide und Kohlenhydrate eher Statisten.

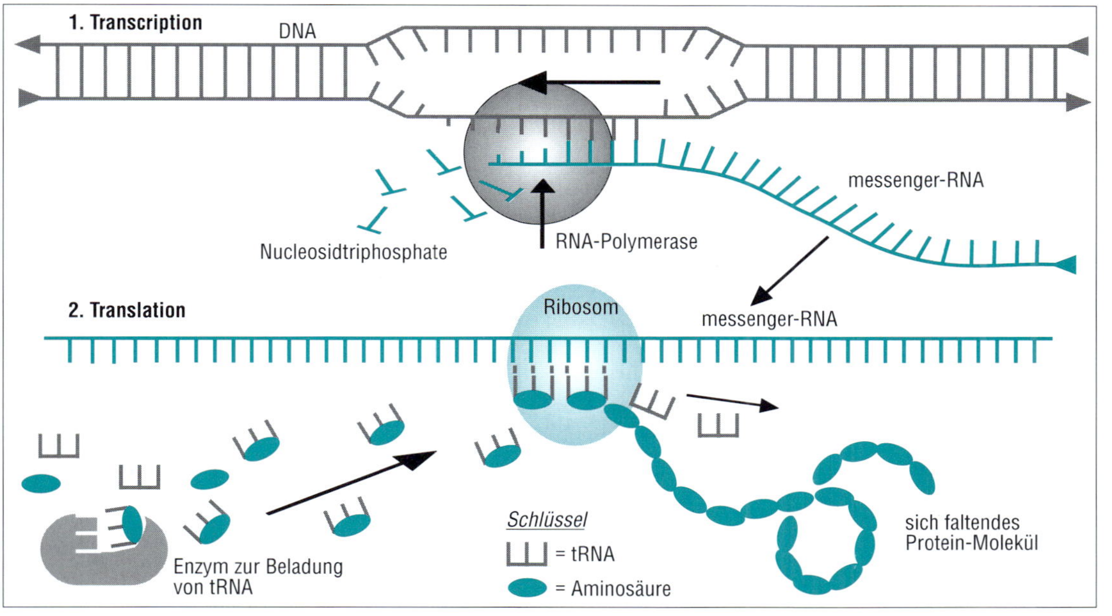

Ablauf der Proteinsynthese

7.3.6.5 Wechselbeziehungen im Intermediärstoffwechsel

Wir sind nun mit den Hauptwegen des Stoffwechsels vertraut, haben Abbau- und Synthesevorgänge im Organismus kennengelernt und auf diese Weise ein recht detailliertes Bild des Gesamtgeschehens gewonnen. Um dieses Bild noch schärfer zu zeichnen, wollen wir die einzelnen Vorgänge als Kurzübersicht im Zusammenhang darstellen.

Kohlenhydratstoffwechsel

Ausgangspunkt für den Kohlenhydratstoffwechsel sind Glykogen bzw. Glucose.

<u>Die wichtigsten Fakten zum Abbau:</u>

- Glykogen wird zu Glucose gespalten.
- Direkt abgebaut wird Glucose.
- Die übrigen Monosaccharide können durch Umbau in den Glucosestoffwechsel eingeschleust werden.
- Bei der anaerob verlaufenden Glykolyse entsteht Pyruvat.
- Pyruvat geht normalerweise nach der Umwandlung in Acetyl-Coenzym A in den Citronensäurecyclus ein, wird dort zu CO_2 und Wasser abgebaut, und die dabei frei werdende Energie wird in der sich anschließenden Atmungskette als ATP gespeichert. Dieser Abbau dient allen Körperzellen als Energiequelle.
- Pyruvat kann auch anaerob zu Milchsäure abgebaut werden. Dieser Abbau dient in den Muskelzellen zur schnellen Versorgung mit Energie.

Die wichtigsten Fakten zum Aufbau:

Schlüsselsubstanz für den Aufbau von Glucose ist das Phosphoenolpyruvat. Es entsteht aus Oxalacetat:

- Oxalacetat wird phosphoryliert und gleichzeitig decarboxyliert.
- Das so entstandene Phosphoenolpyruvat wird auf dem umgekehrten Glykolyseweg aufgebaut.
- In die Glucosesynthese können auch alle Aminosäuren einmünden, deren Abbau Pyruvat liefert.
- Glykogen und Disaccharide werden aus Glucosebausteinen aufgebaut. Dabei ist Uridintriphosphat beteiligt.

Fettstoffwechsel

Lipide sind die ergiebigsten Energielieferanten, dienen aber auch als Strukturelemente.

Die wichtigsten Fakten zum Abbau:

- Fette werden zu Glycerin und Fettsäuren hydrolysiert.
- Die Fettsäuren werden unter Beteiligung von Coenzym A in C_2-Bruchstücke zerlegt und liegen danach als Acetyl-Coenzym A vor.
- Als Acetyl-Coenzym A können die Fettsäurebruchstücke in Citronensäurecyclus und Atmungskette einmünden. Auf diese Weise kann die in Fett gespeicherte Energie von allen Körperzellen genutzt werden.
- Glycerin wird über Dihydroxyacetonphosphat in den Citronensäurecyclus eingeschleust und stellt seine Oxidationsenergie damit ebenfalls zur allgemeinen Verfügung.

Die wichtigsten Fakten zum Aufbau:

Das durch verschiedenste Abbauwege gebildete Acetyl-Coenzym A ist Ausgangssubstanz für die Biosynthese von Fett.

- Acetyl-Coenzym A wird auf Malonyl-Coenzym A übertragen, das geschieht so oft nacheinander, bis eine Fettsäure der gewünschten Kettenlänge entstanden ist.
- Dem Kohlenhydratstoffwechsel entstammt Glycerinphosphat.
- Fettsäuren und Glycerin werden zu Fettmolekülen verbunden.

Proteinstoffwechsel

Ausgangspunkt sind die aus Aminosäuren zusammengesetzten Proteine.

Die wichtigsten Fakten zum Abbau:

- Proteine werden hydrolytisch zu Aminosäuren gespalten.
- Ein Teil der Aminosäuren kann zu Pyruvat abgebaut werden und mündet dann in den Citronensäurecyclus ein.
- Einige Aminosäuren lassen sich in den Fettsäureabbau einschleusen und zu Acetyl-Coenzym A abbauen.

– Der in den Aminosäuren gebundene Stickstoff wird zu Harnstoff umgebaut und ausgeschieden.

Wichtige Fakten zum Aufbau:

– Proteine werden in den Zellen durch Verknüpfen von Aminosäuren synthetisiert.

– Essentielle Aminosäuren können vom Organismus nicht aufgebaut werden.

– Nichtessentielle Aminosäuren kann der Organismus selbst synthetisieren, und zwar durch Transaminierung, entweder aus Pyruvat oder aus Zwischenprodukten des Citronensäurecyclus.

7.3.6.6 Physiologie des Hungerstoffwechsels

Wie der Stoffwechsel im Normalfall, also bei regelmäßiger Zufuhr von Nahrung, abläuft, wissen wir nun. Was aber, wenn der Energie- und Stoffbedarf des Körpers nicht durch eine entsprechende Nahrungszufuhr gedeckt wird? Für diesen Fall stehen dem Körper Maßnahmen der „Notversorgung" zur Verfügung; sie verhindern, daß sofort alle Funktionen zusammenbrechen. Ein gesunder, normal ernährter Mensch kann auf diese Weise sogar lange Hungerperioden überstehen, ohne Schaden zu nehmen.
Von seinen Vorräten her ist der Organismus, bezogen auf den Brennstoffbedarf, nicht besonders gut ausgestattet:

– Der Kohlenhydratvorrat ist so gering, daß er nicht einmal den Grundumsatz eines Tages zu decken vermag.
– Die Proteine können genau genommen überhaupt nicht als Vorrat angesehen werden, denn sie alle sind Funktionsträger, und eine spürbare Verringerung des Proteinanteils wird sehr schnell zu Mangel- oder gar Fehlfunktionen führen.
– Die Fette sind zwar ein guter Energiespeicher, manche Organe jedoch sind sehr wählerisch. Das Gehirn beispielsweise benötigt ein Mindestquantum an Glucose (ca. 40 g).

Die Hungerstrategie des Organismus

Dieser Strategie liegen folgende Grundüberlegungen zugrunde:

– Ein Organismus ist so lange lebensfähig, wie noch etwa 2/3 seines Proteinbestandes erhalten sind.

– Protein ist nun aber bei fehlender Nahrungszufuhr für den Körper der einzige Stoff, aus dem er Glucose gewinnen kann.

– Daraus ergibt sich, je sparsamer der Organismus Glucose verbraucht, desto mehr schont er seine Proteinbestände und desto länger bleibt er am Leben.

Diese Grundüberlegungen setzt der Organismus in konkrete Handlungsanweisungen für den Stoffwechselablauf um.

1. Bei Hunger werden die Kohlenhydrate zunächst noch eine Weile wie sonst abgebaut, da jedoch kein Nachschub über die Nahrung eintrifft, sind die Kohlenhydratreserven bald erschöpft, was zu einem Absinken des Blutzuckerspiegels führt.

Durchschnittliche Brennstoffreserven des Körpers

Brennstoff	Organ	Brennwert kJ
Fett	Fettgewebe	400 000
Glykogen	Leber	800-1600
	Muskel	1600-3200
	Körperflüssigkeit	80
Protein	Muskel	100 000

2. Dieses Absinken ist das Signal für die Lipasen des Fettgewebes, aktiv zu werden, sie spalten die Fette in Glycerin und freie Fettsäuren.

3. In der Muskulatur werden nun Fettsäuren anstelle von Glucose als Brennstoff verwendet.

4. Auch die Leber „verbrennt" Fettsäuren. Daneben produziert sie jedoch aus einem Teil der Fettsäuren Ketonkörper, von denen wir wissen, daß sie noch sehr energiereich sind, sie dienen Muskulatur und Nervengewebe als Brennstoff.

5. Für den Glucose-Minimalbedarf baut der Organismus Aminosäuren zu Glucose um.

> Durch das Umstellen der Energiegewinnung von Glucose auf Fettsäuren kann der Glucosebedarf des Gehirns von 120 auf ca. 40 g pro Tag gesenkt werden.

6. Ein weiterer Trick des Stoffwechsels schränkt die Glucosesynthese und damit den Proteinverbrauch noch weiter ein: die Glucose wird zum größten Teil nur bis zum Lactat abgebaut, als solches an das Blut abgegeben und in der Leber wieder zu Glucose aufgebaut. Dieser Wiederaufbau kostet zwar Energie, die aber wird der Fettsäureoxidation entnommen und nicht aus dem Proteinvorkommen.

Das Zusammenspiel all dieser Notmaßnahmen macht es dem Organismus möglich, selbst über einen längeren Zeitraum ohne Nahrung auszukommen.

8. Die Lebensmittel

Das Streben nach fundierten Erkenntnissen über unsere Lebensmittel, das Bemühen, Beschaffenheit, Zusammensetzung, Verarbeitungsmöglichkeiten und die Bedeutung für den menschlichen Organismus genau zu ergründen, sind wohl so alt wie die Menschheit selbst.

Die ersten primitiven, aber zu ihrer Zeit revolutionären Schritte in Richtung auf einen gezielten und bewußten Umgang mit Lebensmitteln waren Errungenschaften wie z. B. das Zubereiten von Nahrung mit Hilfe des Feuers.
Später mit Eintritt in die geschichtliche Zeit begann der Mensch bald lebensmitteltechnologische Prozesse auf oftmals überraschend hohem Niveau zu entwickeln, z. B. die molkereimäßige Verarbeitung von Milch, die Bereitung von Wein und Bier, das Vermahlen von Getreide zu Mehl und dessen Weiterverarbeitung zu Brot, das Extrahieren von Ölen aus Ölsaaten oder die Gewinnung von Genußmitteln wie Kaffee, Tee oder Kakao aus alkaloidhaltigen Pflanzen.

Er lernte außerdem, Lebensmittel auf verschiedenste Art haltbar zu machen; schon in der Frühzeit waren Konservierungsmethoden wie Trocknen, Salzen, Zuckern, Pökeln oder das Herstellen von Gärungsgemüse bekannt. Eng verknüpft war dies alles schon damals mit einem gezielten Züchten besonders ergiebiger Pflanzen- und Tierarten.

Neben der Verfeinerung dieses mehr technischen Wissens begann man aber im Laufe der Zeit, den „dynamischen Aspekt" der Lebensmittel zu entdecken und sich damit näher zu befassen. Grundlage solcher Überlegungen ist, daß alle Lebensmittel, bis auf ganz wenige Ausnahmen, pflanzlichen oder tierischen, also lebenden Organismen entstammen. Auch nach der Verarbeitung zu Lebensmitteln besteht deren physiologisch-chemisches „Eigenleben" bis zu einem gewissen Grad noch weiter. Die Enzyme zelleigener oder mikrobieller Herkunft und andere Wirkstoffe sind noch aktiv und können zu tiefgreifenden, vielfach unerwünschten Veränderungen führen.

Werden nun die im Laufe des Lebens von Pflanze oder Tier synthetisierten Stoffe, die nach dem Tod des Organismus ihr Eigenleben weiterführen, vom menschlichen Körper als Nahrung aufgenommen, so treten sie in das physiologisch-chemische Geschehen eines anderen Körpers ein, das allerdings den gleichen Grundgesetzen der Natur gehorcht. Die ernährungsphysiologische Qualität hängt nun sehr entscheidend davon ab, wie reibungslos und effektiv diese Aufnahme und Verwertung abläuft.

Insbesondere die letzten Jahrzehnte haben zahlreiche bahnbrechende Erkenntnisse gebracht, z. B. über die Wirkungsweise der Vitamine oder die biologische Wertigkeit der Proteine, abgeschlossen sind die Forschungen in dieser Richtung jedoch noch lange nicht.

8.1 Getreide und Getreideerzeugnisse

Getreide, Getreideerzeugnisse und Brot sind die Grundpfeiler der menschlichen Ernährung. Rund 50 % unseres Energiebedarfs, 50 % des Kohlenhydratbedarfs, 30 % des Proteinbedarfs und 50–60 % des Bedarfs an B-Vitaminen werden durch sie gedeckt. Außerdem leisten sie einen wesentlichen Beitrag zur Versorgung mit Mineralstoffen.

8.1.1 Getreidearten

Unter Getreide versteht man bestimmte Gräser (Gramineen), die bei der Reifung stärkehaltige Schließfrüchte (Karyopse) ausbilden.

Weizen

Weizen ist das wichtigste Brotgetreide der Erde. Man unterscheidet zwei Grundsorten:

- Hartweizen liefert harte, glasige Körner mit zähem Kleber und dient vor allem zur Herstellung von Teigwaren und Grieß.
- Weichweizen ist kleberärmer und stärkereicher. Er liefert rein weißes Mehl. Man verwendet ihn, verarbeitet zu Mehl, hauptsächlich zur Herstellung von Backwaren.

Das Charakteristische aller Weizensorten ist ihr hoher Klebergehalt (s. S. 256), der ihren Mehlen eine besonders gute Backfähigkeit verleiht.

Grünkern: eine Weizenspezialität

Grünkern ist das unreife, schwach gedörrte und geschälte Korn des Dinkel (Spelzweizen). Er ist ein in der Vollwertkost häufig verwendetes Getreide.

Hafer-Erzeugnisse:

- Haferflocken werden durch Wenden, Walzen, Darren und Dämpfen des Haferkorns gewonnen.
- Hafergrütze entsteht durch grobes Schroten.

Hafer

Hafer ist neben Mais die fettreichste Getreideart. Er dient meist als Futterpflanze. Für die menschliche Ernährung sind vor allem Haferflocken und Hafergrütze von Bedeutung. Beide Erzeugnisse werden als Schleim oder Brei (Porridge) zubereitet oder roh, zusammen mit Milch, Zucker, Früchten, Nüssen und anderen Zutaten als Müsli verzehrt.

Haferprodukte werden bei längerer Lagerung leicht bitter. Dieser Vorgang ist noch nicht genau geklärt. Gesichert ist, daß daran Lipoxydasen beteiligt sind, die den Fettanteil mit seinem reichlichen Gehalt an ungesättigten Fettsäuren oxidativ angreifen.

Gerste

Sie ist die älteste, schon in der Steinzeit bekannte Getreideart.

Der Anbau von Gerste steht hinter Weizen und Mais, wenn man die Reiserzeugung ausklammert, an dritter Stelle. Charakteristisch

Die Produktion von Weizen

Land	Produktion (1000 t)
USSR	108 000
China	96 004
USA	74 534
Indien	49 652
Frankreich	33 363
Kanada	31 798
Türkei	20 000
Australien	15 787
UK	13 900

Die Produktion von Hafer

Land	Produktion (1000 t)
USSR	18 800
USA	5 184
Kanada	3 507
Polen	2 119
Bundesrepublik Deutschland	2 115
Finnland	1 662
Australien	1 645
Schweden	1 614
Frankreich	875

Die Produktion von Gerste

Land	Produktion (1000 t)
USSR	57 000
Bundesrepublik Deutschland	14 073
Kanada	13 521
Frankreich	10 067
Spanien	9 415
USA	9 119
UK	7 900
Türkei	7 200
Dänemark	5 030

und technologisch bedeutsam ist die hohe Maltosebildung beim Keimen. Sie macht Gerste zu einem für die Brauerei besonders tauglichen Getreide.
Die Hauptmenge deutscher Gerste wird in der Brauerei und Brennerei verwendet.

Erzeugnisse der Gerste:

- Gerstengrütze sind geschälte, grob gebrochene Gerstenkörner.
- Gerstengrieß ist fein zerkleinerte Grütze.
- Gerstengraupen sind entspelzte, geschälte und polierte Gerstenkörner. Sie werden als Einlagen für Suppen und Eintöpfe verwendet oder zu Breien verarbeitet.

Roggen

Roggen ist eine Getreidepflanze, die in rauhen Gegenden an Stelle des anspruchsvollen Weizens angebaut wird. Er stellt zwar die wichtigste Getreidepflanze der Bundesrepublik Deutschland und der nördlichen Länder dar, tritt jedoch in der Weltproduktion hinter Weizen zurück.
Roggenmehl wird, im Gemisch mit Weizenmehl, vor allem zur Herstellung von Backwaren verwendet. Die beim Vermahlen anfallende Kleie dient als Viehfutter.

Mais

Mais war bis zum 16. Jahrhundert ausschließlich in Südamerika bekannt. Heute sind die USA sein wichtigster Produzent.
Zwar wird etwa die Hälfte der Weltproduktion für Futterzwecke verwendet, in vielen Ländern hat Mais jedoch einen beträchtlichen Anteil an der Gesamternährung.
Mais-Protein hat eine nur geringe biologische Wertigkeit und enthält nur wenig Vitamine. Einseitige Maisernährung kann daher zu Eiweißmangel und Pellagra führen.

Die Verwendung von Mais in der Ernährung ist vielfältig:

- Maiskeimöl entsteht, wenn bei Verarbeitung von Mais der Keimling abgetrennt und das darin enthaltene Öl gewonnen wird.
- Maismehl entsteht beim Vermahlen der Körner. Es enthält keinen Kleber und wird in den USA und auf dem Balkan daher im Gemisch mit anderen Mehlen zu Brot verbacken. Maismehl ist hellgelb und stark „griffig«.
- Maisgrütze sind grob gebrochene Maiskörner.
- Maisgrieß ist zerkleinerte Grütze.
- Puffmais (Popcorn) wird aus gequollenem Mais gewonnen, den man in der „Puffkanone” unter Überdruck dämpft. Beim plötzlichen Wegnehmen des Überdrucks platzt das Korn und vergrößert dabei sein Volumen auf ein Vielfaches.
- Maisstärke entsteht beim feinen Vermahlen der Maiskörner.
- Maisflocken (Cornflakes) werden aus einem gekochten süßen Maisbrei durch Trocknen, Flockieren und Rösten hergestellt.

Hirse

Hirse wird vor allem in Afrika, Asien und neuerdings auch in Nordamerika angebaut. Für Afrika ist diese Getreideart die wichtigste Brotfrucht. Die geschälte Frucht findet als Grütze oder Brei Verwendung.

Die Produktion von Roggen

Land	Produktion (1000 t)
USSR	21 000
Polen	6 044
Bundesrepublik Deutschland	4 001
China	1 000
Kanada	939
Tschechoslowakei	736
Dänemark	565
Österreich	375

Die Produktion von Mais

Land	Produktion (1000 t)
USA	201 509
China	87 345
Brasilien	21 298
USSR	16 000
Mexiko	14 762
Südafrika	9 442
Frankreich	8 996
Kanada	7 033

Verschiedene Maisgerichte:

- Tortillas sind aus Maismehl gebackene flache Fladen.
- Polenta ist ein aus Maisgrieß zubereiteter Brei.

Die Produktion von Millet-Hirse

Land	Produktion (1000 t)
Indien	11 500
China	4 401
Nigeria	4 000
USSR	3 647
Niger	1 133
Mali	695
Uganda	620

Die Produktion von Sorghum-Hirse

Land	Produktion (1000 t)
USA	14516
Indien	12500
Mexiko	6230
China	5310
Nigeria	4000

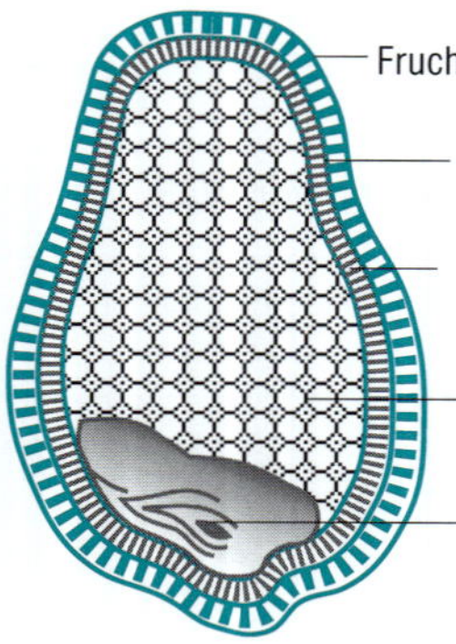

Buchweizen

Der Buchweizen ist eigentlich kein Getreide, sondern zählt zu den Knöterichgewächsen. Er liefert Früchte in Form kleiner Nüßchen, die den Bucheckern ähneln. Sie sind reich an Protein (9–11 %) und Kohlenhydraten (70–75 %).
Buchweizen wird zu Mehl, Grieß oder Grütze verarbeitet und kann in Suppen, Brei, Speckpfannkuchen oder als Wurstzusatz Verwendung finden.
In der Vollwertkost ist Buchweizen häufiger Bestandteil von Gerichten.

8.1.2 Aufbau und Zusammensetzung des Getreidekorns

Die Getreide unterscheiden sich von den Gräsern dadurch, daß sie relativ große Früchte ausbilden, bei denen die Fruchtschale fest mit der Samenschale verwachsen ist. Man bezeichnet sie als Karyopse.
In ihrer chemischen Zusammensetzung haben alle Getreidearten relativ große Ähnlichkeit untereinander. Abweichungen beziehen sich auf nur wenige Inhaltsstoffe:

- Der Lipidgehalt von Hafer ist höher als bei allen anderen Getreidearten.
- Stärke ist in Hafer, Gerste und Roggen weniger als bei den anderen enthalten, dafür kommen mehr andere Kohlenhydrate, z. B. Hemicellulosen, Pentosane und Cellulose, vor.
- B-Vitamine sind in sehr unterschiedlichen Mengen vorhanden.

Chemische Zusammensetzung der Getreidearten (Mittelwerte) (Nach H. D. Belitz et. al., 1992)

Inhaltsstoff	Getreideart					
	Weizen	Roggen	Mais	Gerste	Hafer	Hirse
	(Gew.-%)	(Gew.-%)	(Gew.-%)	(Gew.-%)	(Gew.-%)	(Gew.-%)
Wasser	13,2	13,7	12,5	11,7	13,0	12,1
Protein	11,7	11,6	9,2	10,6	12,6	10,6
Lipide	2,2	1,7	3,8	2,1	5,7	4,05
Stärke	59,2	52,4	62,6	52,2	40,1	64,4
Übrige Kohlenhydrate	10,1	16,6	8,4	19,6	22,8	6,3
Rohfaser	2,0	2,1	2,15	1,55	1,56	1,1
Mineralstoffe	1,5	1,9	1,3	2,25	2,85	1,6
	(mg/kg)	(mg/kg)	(mg/kg)	(mg/kg)	(mg/kg)	(mg/kg)
Thiamin	5,5	4,4	4,6	5,7	7,0	4,6
Nicotinsäure	63,6	15,0	26,6	64,5	17,8	48,4
Riboflavin	1,3	1,8	1,3	2,2	1,8	1,5
Pantothensäure	13,6	7,7	5,9	7,3	14,5	12,5

8.1.3 Inhaltsstoffe der Getreide

Art und Zusammensetzung der Getreideinhaltsstoffe bestimmen ganz entscheidend die technologischen Eigenschaften der entsprechenden Getreideprodukte.

Verteilung (%) der Mineralstoffe und Vitamine auf die einzelnen Kornfraktionen bei Weizen (Nach H. D. Belitz et. al., 1992)

	Inhaltsstoffe					
Fraktion	Mineralstoffe	Thiamin	Riboflavin	Nicotinsäure	Pyridoxalphosphat	Pantothensäure
Schalen	7	1	5	4	12	9
Keimling	12	64	26	2	21	7
Aleuronschicht	61	32	37	82	61	41
Mehlkörper	20	3	32	12	6	43

Proteine

Für alle Getreideproteine gilt, daß sie einen sehr geringen Gehalt an Lysin und Methionin aufweisen. Durch Züchtung versucht man, den Mangel auszugleichen und den Gehalt an diesen essentiellen Aminosäuren zu steigern. Gelungen ist dies bereits bei lysinreichen Gersten- und Maissorten.

Aminosäurenzusammensetzung des Getreideproteins von Mehlen (mol-%) (Nach Belitz et. al., 1992)

	Getreideart					
Aminosäure	Weizen	Roggen	Gerste	Hafer	Hirse	Mais
Thr	3,2	4,0	3,8	3,9	4,5	3,7
Ser	6,6	6,4	6,0	6,6	6,6	6,4
Glx	31,1	23,6	24,8	19,5	17,1	17,7
Pro	12,6	12,2	14,3	6,2	7,5	10,8
Gly	6,1	7,0	6,0	8,2	5,7	4,9
Ala	4,3	6,0	5,1	6,7	11,2	11,2
Cys	1,8	1,6	1,5	2,6	1,2	1,6
Val	4,9	5,5	6,1	6,2	6,7	5,0
Met	1,4	1,3	1,6	1,7	2,9	1,8
Ile	3,8	3,6	3,7	4,0	3,9	3,6
Leu	6,8	6,6	6,8	7,6	9,6	14,1
Tyr	2,3	2,2	2,7	2,8	2,7	3,1
Phe	3,8	3,9	4,3	4,4	4,0	4,0
His	1,8	1,9	1,8	2,0	2,1	2,2
Lys	1,8	3,1	2,6	3,3	2,5	1,4
Arg	2,8	3,7	3,3	5,4	3,1	2,4
Trp	0,7	0,5	0,7	0,8	1,0	0,2

Die Proteinfraktion setzt sich vorwiegend aus vier Bestandteilen zusammen. Es sind dies Albumine, Globuline, Prolamine und Gluteline.

Proteinverteilung (%) (Nach Belitz et. al., 1992)

	Getreideart					
Fraktion	Weizen	Roggen	Gerste	Hafer	Hirse	Mais
Albumine	14,7	44,4	12,1	20,2	18,2	4,0
Globuline	7,0	10,2	8,4	11,9	6,1	2,8
Prolamine	32,6	20,9	25,0	14,0	33,9	47,9
Gluteline	45,7	24,5	54,5	53,9	41,8	45,3

Zöliakie

Weizen, Roggen und Gerste können bei entsprechend disponierten Personen die Zöliakie hervorrufen, eine Erkrankung, bei der es zu Veränderungen der Darmschleimhaut kommt, die mit einer gestörten Resorption der Nährstoffe verbunden ist. Ausgelöst wird sie durch die Prolamine der oben genannten Getreidearten. Durch Umstellung der Nahrung auf Hirse oder Mais kann eine Symptomfreiheit erzielt werden. Die Häufigkeit der Erkrankungen liegt in Mitteleuropa bei 0,05 % der Gesamtbevölkerung.

Enzyme
Von hauptsächlichem Interesse sind Enzyme, die bei der Verarbeitung eine Rolle spielen und auf diese Weise einen gewissen Einfluß auf die Qualität der Getreideprodukte besitzen.

Hier eine Übersicht:

- α- und β-Amylasen kommen in allen Getreiden vor. Sie fördern die Teiglockerung durch Hefe.
- Proteinasen wurden in Weizen, Roggen und Gerste gefunden. Sie sind an der Erweichung des Weizenklebers beim Backprozeß beteiligt.
- Lipasen sind in unterschiedlichen Konzentrationen in sämtlichen Getreidearten vorhanden. Hafer enthält besonders viel Lipasen, die nach Zerkleinern oder Quetschen der Körner sehr aktiv werden.
  Eine Phospholipase, die beide Säurereste im Lecithinmolekül abspaltet, macht sich in keimendem Getreide bemerkbar.
  Sie kann bei der Herstellung und Lagerung von Eierteigwaren den Phospholipidgehalt erniedrigen.
- Lipoxygenasen sind in den meisten Getreidearten enthalten. Sie setzen Linolsäure zu Hydroxypersäuren um.
- Peroxidase und Katalase sind Hämverbindungen und beschleunigen die Oxidation der Ascorbinsäure zu Dehydroascorbinsäure. Sie sind damit möglicherweise an der Verbesserung der Backeigenschaften von Weizenmehl durch Ascorbinsäure beteiligt.

Kohlenhydrate
Die Stärke kommt als Reservestoff nur im Mehlkörper vor.
Im Stärkekorn sind die Polysaccharidmoleküle radial angeordnet. Dabei wechseln wasserreiche und wasserarme Schichten einander ab. Dadurch ergeben sich Unterschiede im Brechungsindex, die dann im Mikroskop zu erkennen sind.
Getreidestärken bestehen zu ca. 25 % aus Amylose und zu 75 % aus Amylopektin.
Neben der Stärke sind noch weitere Kohlenhydrate enthalten, deren Anteil im Mehlkörper jedoch wesentlich niedriger liegt:

- Pentosane sind aus Pentosen aufgebaute Polysaccharide. Sie quellen sehr stark mit Wasser; dadurch verbessern sich die Backeigenschaften der Mehle und die „Saftigkeit" der Krume.
- Mono-, Di- und Trisaccharide kommen in geringen Konzentrationen in den verschiedenen Getreidearten vor.

Lipide
Die in Getreide enthaltenen Lipidmengen sind sehr gering. Bevorzugt werden die Lipide im Keimling gespeichert, er dient daher bei Mais und Weizen als Quelle für die Ölgewinnung.

Kleberbildung: Sonderstellung des Weizens

Aus Weizenmehl läßt sich nach Zugabe von Wasser ein elastischer Teig kneten. Bei anderen Getreidemehlen ist das nicht oder nur sehr eingeschränkt möglich. Maßgebend für die Stabilität des Teiges ist der sich beim Anteigen bildende Kleberanteil (Gluten).

Zusammensetzung des Klebers:

- 90 % Proteine
- 8 % Lipide, die sich mit einem Teil des Kleberproteins zu Lipoproteinen zusammenschließen.
- 2 % Kohlenhydrate.

Für die Elastizität des Teiges sind die Kleberproteine im Zusammenwirken mit den Lipiden verantwortlich. Sie verleihen dem Teig sein Gashaltevermögen und die Fähigkeit, beim Backprozeß ein lockeres poröses Gebäck mit elastischer Krume zu liefern. Die Backfähigkeit des Roggens beruht auf seinem Gehalt an Pentosanen und an bestimmten Proteinen, die durch die Säuerung ihren Quellungszustand so verändern, daß sie an der Gashaltung mitwirken können.

8.1.4 Vermahlen von Getreide

Wie viele andere pflanzliche Lebensmittel auch müssen die Getreide einer weitgehenden Verarbeitung unterzogen werden, um die von den Cellulosemembranen umschlossenen, wertvollen Inhaltsstoffe der Samen freizulegen.

Bereits seit alters her praktiziert der Mensch daher das Vermahlen von Getreide. Haupterzeugnis der Müllerei ist das Mehl. Im lebensmittelchemischen Sinn ist darunter das im Mahlprozeß von den Gewebselementen der Frucht- und Samenschale, des Keimlings und, mehr oder weniger weitgehend, von der Aleuronschicht befreite und zu einem Pulver verschiedenen Feinheitsgrades zerkleinerte Erzeugnis aus Getreidefrüchten zu verstehen. Wenn Getreide geschnitten wird, hat es meist einen Wassergehalt von 20–24 %. Um die Haltbarkeit zu verbessern, senkt man seinen Wassergehalt zunächst auf mindestens 14 %. Es wird durch Rieseltrockner geschickt, wo ihm die Feuchtigkeit mit Hilfe von durchströmender Heißluft von 60–80 °C langsam und schonend entzogen wird.
Zur Schädlingsbekämpfung begast man das Getreide mit Gasen, die sich ohne Rückstände wieder entfernen lassen. In Frage kommen dafür Aluminiumphosphide, Blausäuregas und Ethylenoxid.
So behandeltes Getreide ist ca. 3 Jahre ohne nennenswerte Qualitätseinbußen lagerfähig.

Mehl besteht hauptsächlich aus dem Mehlkörper. Beim Vermahlen werden Frucht- und Samenschale, Keimling und Teile der Aleuronschicht als Kleie abgetrennt.
Je nach Verwendungszweck unterscheidet man:

- Vollkornmehl und -schrote, bei denen das ganze Korn verarbeitet wurde.
- Mehl verschiedenen Ausmahlungsgrades, bei dem die Kleie ganz oder nur teilweise abgetrennt wurde.

8.1.4.1 Die mahltechnische Vorbereitung

Das angelieferte Getreide muß vor dem eigentlichen Vermahlen durch einige mechanische Prozesse vorbereitet werden:
- Einstellen auf gleiche Korngröße in Sortierzylindern oder geneigten Flachsieben (Plansieben).
- Entfernen leichterer Teilchen wie Staub oder Spreu im Aspirateur.
- Entfernen schwerer Teilchen wie Sand und Erde über Rüttelsiebe.
- Abtrennen von Unkrautsamen, Mutterkorn und verdorbenen Körnern mit dem Trieur.
- Einstellung (Konditionierung) auf einen Wassergehalt von 15,5 %, bei dem der Mehlkörper optimal mürbe ist, während die Schale zäh bleibt. Dies geschieht durch das Netzen, ein 3- bis 24-stündiges Einweichen der Körner.
- Abschleifen der Barthaare des Korns und des Keimlings auf rotierenden Schmirgelscheiben.

Stärkemehle

Bei Stärkemehlen handelt es sich praktisch um reine Stärke. Sie werden nicht nur aus Getreide, sondern auch aus anderen Pflanzen gewonnen, z. B. Kartoffeln, Maniok oder der Sagopalme.
Man verwendet sie in erster Linie zum Binden von Suppen oder Saucen.

8.1.4.2 Der Mahlprozeß

Zum Vermahlen verwendet man Walzenstühle, in denen sich Walzen, meist verschieden schnell, gegeneinander drehen. Sie besitzen eine teils glatte, teils geriffelte Oberfläche.
Je nach Walzenabstand unterscheidet man verschiedene Mahlverfahren:

- Flachmüllerei bedeutet engen Walzenabstand und wird vor allem bei Roggen eingesetzt. Innerhalb von vier bis fünf Mahlgängen entsteht dabei ein dunkles Mehl.
- Hochmüllerei wird mit weit auseinanderstehenden Walzen betrieben. Das Korn wird unter Bildung von Grieß und Dunst gebrochen.
- Halbhochmüllerei arbeitet mit Walzen, die einen mittleren Abstand voneinander haben, und wird z. B. beim Vermahlen von Weichweizen zu Mehl angewendet. Dazu sind acht bis neun Mahlgänge erforderlich.

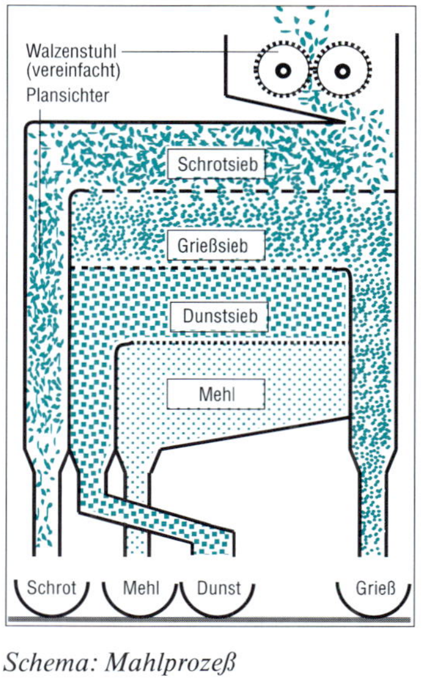

Schema: Mahlprozeß

Definition des Ausmahlungsgrades:

Gewichtsteile Mehl aus 100 Gewichtsteilen Getreide.

Definition der Mehltype

Mehltype = Aschegehalt
mg Mineralstoffe in 1kg Mehl

Mahlerzeugnisse aus Weizen und Roggen

Mahlerzeugnis	Verwendung
Standardmehl	Übliches Handelsmehl zur Herstellung verschiedener Backwaren
Spezialmehl	Besonders für spezielle Gebäcke geeignet, z. B.: – Kleberreiche Weizenmehle für Toastbrot – Kleberarme Weizenmehle für Mürbe- oder Sandgebäck
Fertigmehl	Fertige Backmischungen, die bereits Zutaten wie Zukker oder Milchpulver enthalten.
Backschrot	Aus geschältem Getreide (ohne Keimling und Fruchtschale).
Vollkornschrot bzw. -mehl	Aus ungeschältem Getreide (einschließlich Keimling).

Nach jedem Mahlgang werden die anfallenden Produkte mit Sieben und Windsichtern aufgetrennt und einem neuen Mahlgang zugeführt.
Die Zusammensetzung des Endproduktes hängt vom Ausmahlungsgrad ab. Sehr weiße Mehle mit niedrigem Ausmahlungsgrad bestehen praktisch nur aus dem Mehlkörper. Höher ausgemahlene Mehle dagegen enthalten noch zusätzlich Anteile aus den Randzonen und damit mehr Vitamine, Enzyme, Rohfaser und Mineralstoffe.
In der Bundesrepublik Deutschland werden Mehle auf der Basis des Aschegehaltes, der gleichbedeutend ist mit dem Mineralstoffgehalt, typisiert.

Mittlere Zusammensetzung von Weizenmehl (Nach H.D. Belitz et. al., 1992)

	Type			
Inhaltsstoff (%)	405	550	1050	1700
Stärke	84,2	81,8	78,2	66
Protein	11,7	12,3	13,3	14,8
Lipide	1,0	1,2	1,9	2,3
Ballaststoffe	3,7	3,7	4,9	10,9
Mineralstoffe	0,41	0,55	1,05	1,7
Ausmahlungsgrad	40-56%	64-71%	82-85%	100%

Mittlere Zusammensetzung von Roggenmehl (Nach H.D. Belitz et. al., 1992)

	Type				
Inhaltsstoff (%)	815	997	1150	1370	1740
Stärke	77,5	74,6	72,2	69,3	62,8
Protein	9,6	10,1	10,6	11,2	12,4
Lipide	–	1,1	1,3	1,5	1,5
Unlösl. Pentosane	3,8	4,3	4,8	5,2	6,5
Lösl. Pentosane	1,4	1,5	1,6	1,7	1,9
Mineralsstoffe	0,82	1,0	1,15	1,37	1,74
Ausmahlungsgrad	69-72%	75-78%	79-83%	84-87%	90-95%

8.1.5 Backwaren

Backwaren werden aus Mahlerzeugnissen von Weizen und Roggen, in geringem Umfang auch anderer Getreide, unter Zusatz von Wasser, Kochsalz und Lockerungsmitteln hergestellt. Je nach Rezeptur können noch andere Zutaten wie Fett, Milch, Zucker oder Eier hinzukommen.

8.1.5.1 Brot

Brot stellt gemeinsam mit der Kartoffel das wichtigste Grundnahrungsmittel unseres Kulturkreises dar. Es bestreitet damit, wie bereits ausgeführt, ca. 30 % des Protein- und 50 % des Kohlenhydratbedarfs.

Brotherstellung

Die Herstellung von Brot verläuft in zwei getrennten Prozessen, der Teiggewinnung und dem Ausbacken.

Teigentwicklung
Zur Herstellung des Teiges dienen als Zutaten im allgemeinen Mehl, Wasser (evtl. Milch), Salz und Triebmittel.
Beim Vermischen von Weizenmehl mit Wasser quillt das Klebereiweiß. Das optimale Mischungsverhältnis von Mehl und Wasser (bzw. Milch) hängt von dem Quellungsvermögen des jeweiligen Mehles ab. Der Zusatz von Kochsalz verbessert die Quellfähigkeit der Mehle.
Wichtig für die Teigentwicklung ist das Kneten. Es bewirkt ein inniges Vermischen der Bestandteile, lüftet den Teig gut durch und hilft, Plastizität und elastische Eigenschaften des Teiges zu entwickeln.
Kleberreiche Mehle erfordern längere Knetzeiten als kleberarme. Entsprechend müssen Teige aus Weizenmehlen etwa doppelt so lange geknetet werden wie Teige aus Roggenmehlen.

Teiglockerung
Unmittelbar verbackene Teige liefern kaum gelockerte Fladengebäcke. Soll das Brot die uns gewohnte lockere poröse Struktur erhalten, ist eine Teiglockerung notwendig.

Für die Lockerung von Brot kommen dabei zwei Arten der Teiglockerung in Frage:

- Sauerteiggärung ist die wohl älteste Form der Teiglockerung und wird vor allem bei Verarbeitung von Roggenmehlen angewendet. Sauerteig ist eine Mischkultur aus Hefepilzen und Milchsäurebakterien, gezogen auf einem aus Mehl und Wasser bereiteten Teig.
  Grundlage für das Wachstum beider Mikroorganismen ist ein genügender Gehalt an Maltose bzw. Glucose im Teig, die beide durch die Aktivität von Amylasen des Mehls gebildet werden.
  Die Hefepilze spalten während ihres Wachstums CO_2 ab, die Milchsäurebakterien entwickeln zusätzlich Methan (CH_4), etwas Wasserstoff (H_2) und natürlich Milchsäure. Dadurch sinkt der pH-Wert des Teiges. Das ist für die Teigentwicklung wichtig, denn die Proteine des Roggens vermögen nur in gesäuertem Zustand Wasser aufzunehmen und zu binden.
- Hefepilze werden vor allem zur Lockerung von Weizenmehlteigen verwendet. Die Hefegärung besitzt gegenüber der Sauerteigführung erhebliche Vorteile: die verwendete Preßhefe (Backhefe aus obergärigen Bier- oder Brennereihefen) ist stets gebrauchsfertig, von gleichmäßiger Triebkraft und einfach in der Gärführung.

Teigruhe
Die Teigmasse überläßt man nach dem ersten Durchkneten einer 15 bis 30minütigen Teigruhe. Dabei quellen die Bestandteile nach, so daß der zunächst feucht-klebrige Teig eine gleichmäßige Porung erhält.
Anschließend wird der Teig noch einmal kurz durchgearbeitet (aufgewirkt) und zu einzelnen Stücken geformt, die man nochmals ruhen läßt (Stückgare).
Während dieser Phase tritt die endgültige Lockerung ein.

Einteilung der Backwaren

Man unterscheidet zwei Grundtypen von Backwaren:

- Brot (einschließlich Brötchen) wird ganz oder überwiegend aus Getreidemahlerzeugnissen hergestellt. Die Zusätze wie Zucker, Milch oder Fett betragen insgesamt nicht mehr als 10 % des Gesamtgewichtes.

- Feine Backwaren werden ebenfalls aus Getreidemahlerzeugnissen hergestellt, enthalten aber mindestens, meist mehr, als 10 % Zusätze.

Man unterscheidet bei Hefeteigen zwei Arten der Gärführung:

- Direkte Hefeführung bedeutet: die gesamte Hefemenge wird sofort zum Teig gegeben. Dieses Verfahren ist heute allgemein eingeführt. Vorteile sind: Verkürzung der Brotbereitung, gute Brotqualität und geringe Gärverluste.

- Indirekte Hefeführung bedeutet: Es wird zuerst ein Vorteig (Hefestück, Dämpfchen) angesetzt, in dem sich die Hefe vermehrt und der dann in den Hauptteig eingearbeitet wird. Vorteile sind hier die bessere Ausnutzung der Hefe, bessere Quellung der Mehlbestandteile, höheres Gebäckvolumen und Aromaverbesserung durch Gärprodukte des Vorteiges. Nachteile sind vor allem der erhöhte Zeit- und Arbeitsaufwand und eine niedrige Brotausbeute.

Die Urform des Backofens ist der Steinofen mit einfacher Holzfeuerung. Auch heute noch werden Steinofenbrote gebacken.

Backeigenschaft von Weizenmehl

Die Klebermenge, die nach Auswaschen eines Teiges verbleibt, der aus 10 g Weizenmehl und 6 %iger NaCl-Lösung geknetet wurde, gibt einen Hinweis auf die Mehlqualität. Bei einer zu geringen Klebermenge, unter 20 %, ist die Verarbeitung häufig beeinträchtigt, und es treten Gebäckfehler auf.

Backeigenschaften von Roggenmehl

Das Backverhalten von Roggenmehl ist in hohem Maße von den Verkleisterungseigenschaften der Stärke und der Aktivität der α-Amylase abhängig.
Ein zu geringer Stärkeabbau während des Backprozesses beeinträchtigt sowohl den Geschmack als auch die Struktur der Krume.
Der Grund: Die Membranen der Gasbläschen, die durch die Teiglockerung entstehen, enthalten neben Pentosanen, Proteinen und unversehrten Stärkekörnern noch verkleisterte und teilweise abgebaute Stärke.

Ausbacken des Brotes

Dieser Prozeß verwandelt jetzt den rohen, genußuntauglichen und leicht verderblichen Teig in ein gut ausnutzbares, haltbares und wohlschmeckendes Lebensmittel. Die Ursache dafür sind tiefgreifende Veränderungen, die unter dem Einfluß der hohen Temperaturen ablaufen.
Es kommt zu einer Denaturierung der Proteine und einer Quellung der Stärke. Das Ausmaß der Stärkequellung hängt von der Wassermenge ab, die beim Anteigen des Mehles von den Prolaminen, Glutelinen und Pentosanen gebunden wurde. Beim Backprozeß stellen sie einen Teil des Wassers für die Quellung der Stärke wieder zur Verfügung.
Im Weizenbrotteig erstarrt der durch die Teiglockerung aufgeschäumte Kleber gemeinsam mit gequollener Stärke zu einem von Poren durchzogenen Krumengerüst. Ist vorher zu wenig Stärke gequollen, entsteht eine brüchige Krume, war es zu viel, wird die Krume „klitschig«.
An der Oberfläche kommt es zu keiner nennenswerten Quellung der Stärke. Dort verkleistert sie und bildet eine feste Kruste.

Backzeiten und Backtemperaturen

Gebäck	Zeit	Temperatur (°C)
Knäckebrot	8 min.	350
Kleingebäck	20-30 min.	200-230
Weizenbrot (2 kg)	50 min.	220-230
Roggenbrot (1 kg)	40-60 min.	220-230
Westfälisches Schwarzbrot	8-10 h	180-200
Pumpernickel	16-36 h	100-180

Brotqualität

Die lebensmittelrechtlichen Vorschriften regeln lediglich das Gewicht und gegebenenfalls auch die Zusammensetzung einzelner Brotsorten. Die Beurteilung der Brotqualität ist meist subjektiv und bezieht sich vor allem auf den Genußwert und die backtechnisch bedingten Eigenschaften. Im wesentlichen spielen dabei folgende Gesichtspunkte eine Rolle:

- Im allgemeinen Aussehen soll Brot eine regelmäßige Oberfläche und typische Form besitzen.
- Die Kruste ist gleichmäßig dick, bei Weizenbrot gold-gelb bis hellbraun, bei Roggenbrot braun bis dunkelbraun gefärbt.
- Die Krume soll elastisch, d. h. gut schneid- und kaubar sein, und eine feine gleichmäßige Porung ohne Risse aufweisen.

Lagerung von Brot

Die Qualität von Brot erleidet bei der Lagerung schnell Einbußen:

- Die Kruste adsorbiert Wasserdampf und verliert ihre Knusprigkeit (Rösche).
- Die Kruste wird ärmer an Aromastoffen. Entweder verflüchtigen sie sich in die Umgebung, oder sie werden mehr und mehr von den Helices der Amylose eingeschlossen. Aus den Einschlüssen können sie durch Aufbacken wieder freigesetzt werden.

– Das Krumengefüge wandelt sich um; dies verläuft langsamer als die Veränderungen der Kruste. Die Krume wird fester; Saftigkeit und Elastizität gehen verloren. Ursache für dieses „Altbackenwerden" ist hauptsächlich die sogenannte Retrogratation der Stärke. Man versteht darunter deren zunehmende Entquellung durch Übergang vom amorphen in einen kristallinen Zustand. Da diese Kristallisation bei Temperaturen um 0 °C besonders schnell verläuft, sollte man Brot niemals im Kühlschrank aufbewahren. Es wird darin besonders schnell altbacken.

Lagerung von unverpacktem Brot

Am besten geeignet sind:

– Brotkästen oder Fächer mit Lüftungsschlitzen

– Steinguttöpfe, in die das Brot mit der Schnittfläche nach unten gelegt wird.

Alte Brotreste oder Krümel können die Schimmelbildung begünstigen. Sie sollen daher regelmäßig entfernt und der Brotbehälter mit Essigwasser ausgewaschen werden.

Brotarten

Brot zeigt eine Fülle verschiedenster Zubereitungsarten. Allein in Deutschland gibt es 1800 verschiedene Gebäcksorten. Wir wollen hier nur die Hauptsorten tabellarisch zusammenstellen.

Übersicht über die wichtigsten Brotarten (Nach H. D. Belitz et. al., 1992)

Brotarten	Hauptbestandteile
Weizenbrot (Weißbrot)	Mindestens 90 % Weizenanteile, Schrotanteil <10 % (evtl. Zusätze von Milchprodukten, Zucker oder Fetten)
Weizenmischbrot	50-89 % Weizenanteile, nicht genau festgelegte Menge an Roggenanteilen, (Zusätze wie bei Weizenbrot möglich)
Roggenmischbrot	50-89 % Roggenanteile, nicht genau festgelegte Menge Weizenanteile, (Zusätze wie bei Weizenbrot möglich)
Roggenbrot	Mindestens 90 % Roggenanteile, bis 10% Weizenanteile, (Zusätze wie bei Weizenbrot möglich)
Roggenvollkornbrot	Aus Mehl, das sämtliche Bestandteile des Roggenkornes enthält, auch ganze Körner, andere Roggen- und Weizenmahlerzeugnisse < 10 %

Lagerung von Schnittbrot

Dafür gilt:

– Brot in der Verpackung aufbewahren.

– Verpackung nach jedem Gebrauch sorgfältig schließen.

Für die längere Lagerung von Brot ist das Gefriergerät optimal geeignet; am besten die noch ofenfrische Ware einfrieren.

Bewertung von Brot

Je nach verwendeter Mehlart oder Mehlmischung schwankt die Zusammensetzung von Brot ganz erheblich. Insbesondere Spezialbrote können große Abweichungen von den Durchschnittswerten zeigen.
Auch der Verlauf des Backprozesses spielt eine Rolle. Durch die Hitzeeinwirkung werden die Vitamine geschädigt. Längere Backzeiten erhöhen den Verlust.

Ernährungsphysiologische Bewertung
Grundsätzlich gilt, daß mit steigendem Ausmahlungsgrad der Gehalt an Protein, Mineralstoffen und Vitaminen zunimmt, der prozentuale Kohlenhydratanteil dagegen sinkt.
Was die Verdaulichkeit und Ausnutzung der einzelnen Nährstoffe anlangt, so gibt es Unterschiede:

– Kohlenhydrate werden bei den verschiedenen Broten gleich gut verwertet.

– Proteine aus niedrig ausgemahlenen Mehlen können von den Verdauungsenzymen problemlos abgebaut werden.
Bei Brot aus hoch ausgemahlenen kleiehaltigen Mehlen ist die Ausnutzung dagegen weniger gut. Die biologische Wertigkeit der

Durchschnittliche Zusammensetzung von Brot

Inhaltsstoff	%
Gesamtwasser	35-43
Kohlenhydrate	45-58
Protein	6-16
Lipide	0,5-1,4
Kochsalz	1,0-1,5
Mineralstoffe	0,4-1,1
Rohfaser	0,1-1,2

Kurze Übersicht über einige Spezialbrote

Neben den nach Standardrezepten zubereiteten Broten gibt es noch einige Brotspezialitäten, die durch besondere Zutaten oder Backverfahren **ihren** typischen Geschmack erhalten.

Toastbrot
Wird aus Weizenmehl unter Zusatz von Fett hergestellt und hat daher eine sehr lockere, feinporige Krume und einen mild-lieblichen Geschmack. Es wird heute auch Dreikorntoast, hergestellt aus Weizen-, Hafer- und Roggenmehl, angeboten.

Knäckebrot
Ein Flachbrot, das bei hohen Temperaturen schnell gebacken und anschließend getrocknet wird. Wegen des geringen Wassergehaltes (ca. 8 %) sehr lange haltbar.

Gewürzbrote
Werden unter Beigabe würziger Zutaten wie Sesam, Kümmel, Leinsamen oder Zwiebeln gebacken; sind kräftig im Geschmack.

Rosinenbrot
Aus Weizenmehl mit Hefe unter Zusatz von Rosinen, Sultaninen oder Korinthen gebakken.

Sechskornbrot
Wird aus sechs verschiedenen Kornarten gebacken, z. B. Roggen, Hafer, Gerste, Hirse, Leinsamen und Sesam. Es gibt auch Drei- und Fünfkornbrote.

Grahambrot
Wird aus Weizenschrot ohne Zusatz von Salz und Hefe gebacken. Hat einen relativ hohen Proteingehalt.

Steinmetzbrot
Wird aus dem vollen Korn von Weizen oder Roggen oder aus Kornmischungen gebacken, nur die Außenhülse wurde entfernt.

Proteine ist relativ gering. Die limitierende Aminosäure ist dabei vor allem Lysin.

- Vitamine der B-Gruppe sind hauptsächlich im Keim und in der Aleuronschicht enthalten, daher kommen sie in hoch ausgemahlenen Mehlen besonders reichlich vor.
- Als Mineralstoffe treten vor allem Kalium, Magnesium, Calcium und Phosphat auf.
  In Roggenmehl ist außerdem Fluor enthalten.

Aus diesen Fakten ergeben sich für die Bewertung der verschiedenen Brotsorten folgende Gesichtspunkte:

- Da einerseits die Ausnutzbarkeit der Proteine mit steigendem Ausmahlungsgrad abnimmt, andererseits lediglich hoch ausgemahlene Mehle genügend Mineralstoffe und Vitamine liefern, hat man versucht eine »Kompromiß-Empfehlung« für den optimalen Ausmahlungsgrad zu finden. Sie liegt bei 75 bis 80 %.
- Dunkle, kleiehaltige Brote liefern neben reichlich Mineralstoffen und Vitaminen noch Ballaststoffe und regen dadurch die Darmtätigkeit an.
  Sie sind außerdem reich an Geschmacksstoffen und sekretionsfördernden Substanzen.
- Helle Brote aus niedrig ausgemahlenen Mehlen sind zwar ärmer an Mineralstoffen und Vitaminen, dafür aber leichter bekömmlich und werden auch von magenempfindlichen Menschen gut vertragen.

Vitamingehalt von Weizenmehl

Ausmahlung (%)	Vitamin B_1 (mg/100 g)	Vitamin B_2 (mg/100 g)	Nicotinsäure (mg/100 g)
100	290	160	3400
75	60	80	1500
40	0	0	0

Vitamingehalt von Roggenbrot

Ausmahlung (%)	Vitamin B_1 (mg/100 g)	Vitamin B_2 (mg/100 g)	Nicotinsäure (mg/100 g)
100	190	140	560
75	140	110	450
40	40	35	120

8.1.5.2 Feinbackwaren

Feinbackwaren sind Backerzeugnisse, die neben Mehl mindestens 10 % Zucker, meist noch Fett und eine große Zahl anderer Zutaten wie Eier, Milch, Schokolade, Nüsse, Rosinen oder Aromen enthalten. Als Mehl wird hauptsächlich Weizenmehl verwendet.
Das Fett macht dabei die Gebäcke mürbe und verfeinert die Krume, gleichzeitig wird sie weich und geschmeidig. Eier wirken wegen des im Dotter enthaltenen Lecithins und Cholesterins emulgierend und machen mürbe.

Zucker fördert die Hefegärung und die Aromabildung, weil er an der Maillard-Reaktion teilnimmt.
Beim Zubereiten von Feinbackwaren finden verschiedene Verfahren der Teiglockerung Verwendung.
Hefe haben wir bereits bei der Bereitung von Brotteig kennengelernt. Die Teigführung verläuft dabei nach dem gleichen Muster.

Backpulver

Sehr häufig wird bei Feinbackwaren Backpulver eingesetzt. Backpulver sind Gemische aus Hydrogencarbonat und einer säureabspaltenen Substanz. Solche Stoffe sind z. B. Weinsäure, Adipinsäure, saures Natriumphosphat oder Aluminiumsulfat. Als dritte Komponente ist noch ein Trennmittel, meist Stärke, beigemischt. Beim Backprozeß wird aus diesem Gemisch CO_2 abgespalten.

Reaktionsgleichung der CO_2-Bildung

$Na_2H_2P_2O_7$	+	$2\,NaHCO_3$	→	$Na_4P_2O_7$	+	$2\,H_2O$	+	$2\,CO_2$
Natrium-hydrogen-phosphat		*Natrium-hydrogen-carbonat*		*Natrium-phosphat*		*Wasser*		*Kohlen-dioxid*

Bei der Wirkung von Backpulver unterscheidet man zwischen dem Trieb, das ist der in der Kälte freigesetzte CO_2-Anteil, und dem Nachtrieb, das ist die während des Backens entwickelte Teiglockerung.

Hirschhornsalz

Dieses Triebmittel ist ein Gemisch aus Ammoniumcarbonat und Ammoniumcarbaminat.

$(NH_4)_2\,CO_3$	→	$2\,NH_3$	+	CO_2	+	H_2O
Ammonium-carbonat		*Ammoniak*		*Kohlen-dioxid*		*Wasser*
$NH_4\,CO_2\,NH_2$	→			$2\,NH_3$	+	CO_2
Ammonium-carbaminat				*Ammoniak*		*Kohlendioxid*

Für sehr schwere Teige, z. B. Lebkuchen und Honigkuchen, verwendet man manchmal auch heute noch Pottasche (K_2CO_3).

Beim Erhitzen entwickeln sich aus beiden Substanzen Ammoniak und CO_2.

ABC-Trieb

Dabei wird Ammoniumhydrogencarbonat allein eingesetzt, das sich zu Ammoniak und CO_2 zersetzt.

$(NH_4)\,HCO_3$	→	NH_3	+	CO_2	+	H_2O
Ammonium-hydrogen-carbonat		*Ammoniak*		*Kohlen-dioxid*		*Wasser*

8.1.6 Teigwaren

Teigwaren werden im Prinzip aus vergleichbaren Rohstoffen wie Brot oder Feinbackwaren hergestellt, aus Weizengrieß oder Weizenmehl.
Es gibt heute aber auch schon Vollkornprodukte. Von Backwaren

Wie das Lebensmittelgesetz Teigwaren definiert

Teigwaren sind kochfertige Erzeugnisse, die aus Weizengrieß oder Weizenmehl von nicht höherem Ausmahlungsgrad als 70 Hundertteile, mit oder ohne Verwendung von Ei, durch Einteigen ohne Anwendung eines Gärungs- oder Backverfahrens sowie durch Formen und Trocknen bei gewöhnlicher Temperatur oder bei mäßiger Wärme hergestellt werden.

unterscheiden sie sich in zweierlei Hinsicht:

– Teigwaren werden nicht gelockert.

– Teigwaren werden nicht gebacken, sondern getrocknet.

8.1.6.1 Rohstoffe

Rohstoff für Teigwaren ist vor allem kleber- und pigmentreicher feiner Hartweizengrieß (Durum-Grieß). Er liefert besonders kochfeste Produkte, die das Kochwasser nicht trüben. Aus ihm werden ca. 90 % der bundesdeutschen Teigwaren hergestellt.

Als weitere Zutaten kommen in erster Linie Eier und Salz in Frage. Schon zwei bis vier Eier pro kg Grieß verbessern Kochfestigkeit und Farbe.

Teigwaren-Besonderheiten:

– Milchteigwaren enthalten pro Kilogramm Weizenrohstoff eine mindestens 20 g Milchtrockenmasse entsprechende Menge Milch oder Milchpulver.

– Gemüse- oder Kräuter-Teigwaren enthalten Gemüse oder Küchenkräuter.

– Kleber-Teigwaren enthalten Kleber-Zusätze.

– Lecithin-Teigwaren enthalten pro Kilogramm 4,5 g Lecithin.

– Vollkorn-Teigwaren enthalten als Weizenrohstoff ausschließlich Weizenvollkornmehl.

– Graumehl-Teigwaren enthalten als Weizenrohstoff Mahlerzeugnisse mit einem Ausmahlungsgrad von 80 bis 85 %.

– Roggen-Teigwaren sind unter Verwendung von Roggen- statt Weizenrohstoff hergestellt.

8.1.6.2 Herstellung

Industriell werden Teigwaren heute in computergesteuerten, vollautomatisierten Anlagen unter Vakuum hergestellt.

Produktionsablauf

1. Grieß, Dunst oder Mehl wird mit Wasser (ca. 30 %) und Salz, bei Eierteigwaren noch mit Eiern, vermischt. Das besorgen automatische Dosieranlagen.
2. Alle Zutaten werden zu einer Masse verknetet.
3. Wie es jetzt weiter geht, hängt davon ab, welche Art Nudeln hergestellt werden soll.
   – Für die Herstellung von Walzwaren, z. B. Bandnudeln, wird der Teig hauchdünn ausgewalzt und danach in Bänder geschnitten.
   – Für die Herstellung von Preßwaren, z. B. Spaghetti, Makkaroni, Hörnchen, wird der Teig durch Formen gepreßt.
4. Der letzte Verarbeitungsschritt vollzieht sich bei allen Sorten wieder auf die gleiche Weise; die Teigwaren werden jetzt getrocknet.
   Wichtig dabei: Die Trocknung muß von innen nach außen verlaufen. Die Oberfläche darf nicht vor dem Inneren hart werden; es käme sonst zu Spannungen im Teiggefüge, und die Produkte würden beim Kochen Risse bekommen. Um die Restfeuchte besonders schonend und bis in den Kern hinein zu entziehen, trocknet man nicht bei gleichbleibender Temperatur, sondern schickt die Ware durch verschiedene Klimazonen mit abwechselnd hoher und niedriger Temperatur bzw. Luftfeuchtigkeit. Man spricht in diesem Zusammenhang auch von Schwitz- und Ruheperioden des Trockengutes. Die anzuwendenden Trocknungszeiten liegen je nach Sorte bei sechs bis zehn Stunden. Nach der Endtrocknung haben die Teigwaren noch einen Wassergehalt von 11-13 %.

Zusammensetzung von Eierteigwaren

Bestandteil	%
Wasser	11,1
Protein	14,5
Fett	2,9
Kohlenhydrate	70,0
Rohfaser	0,5
Mineralstoffe	1,0

8.1.6.3 Nudelsorten

Für Teigwaren, die auf dem deutschen Markt angeboten werden, sind genaue Qualitätsnormen festgelegt.

Grießnudeln
Sie werden aus normalem Weizengrieß oder -dunst ohne Eier hergestellt und sind als Teigwaren einfacher Qualität anzusehen.

Hartweizengrießnudeln
Bei ihrer Herstellung darf ausschließlich Hartweizengrieß verwendet werden; sie haben daher beste Kocheigenschaften. Man erkennt sie an ihrer intensiven bräunlich-gelben Farbe.

Eiernudeln
Sie werden unter Verwendung von Eiern hergestellt. Der Zusatz von Eiern macht die Nudeln besonders zart und locker. Eiernudeln werden in verschieden hohen Eiergehalten in den Handel gebracht.

- Einfache Eiernudeln enthalten pro kg Grieß 2 1/4 Hühnereier.
- Eiernudeln mit hohem Eiergehalt enthalten pro kg Grieß 4 Hühnereier.
- Eiernudeln mit sehr hohem Eiergehalt enthalten pro kg Grieß 6 Hühnereier.

Frischeinudeln

Von der Rezeptur her sind sie ganz normale Eiernudeln, die es in allen drei Qualitätsstufen mit normalem, hohem und sehr hohem Eiergehalt gibt.
Einziger Unterschied: es dürfen nur im Produktionsbetrieb frisch aufgeschlagene Eier verwendet werden.

Nährwertgehalt von Teigwaren (in 100 g ungekochter Ware)

	Nährstoffe				Vitamine				Mineralstoffe				
	Protein (g)	Fett (g)	Kohlenhydrate (g)	Energie (kJ)	A (I.E.)	B_1 (mg)	B_2 (mg)	Nicotins. (mg)	Na (mg)	K (mg)	Ca (mg)	Fe (mg)	P (mg)
Teigwaren (ohne Ei)	12,5	1,2	75,2	1544	–	0,09	0,06	2,0	5	–	22	1,5	165
Eierteigwaren	13,0	2,9	73,0	1573	100	0,2	0,08	2,1	7	157	20	2,1	196

8.1.7 Reis

Mehr als die Hälfte der Erdbevölkerung ernährt sich von Reis. Für den Großteil dieser Menschen stellt Reis das »tägliche Brot« dar. Insbesondere die Asiaten sind große Reisesser. Sie verzehren jährlich pro Person ca. 90 kg und haben die Kochkunst rund um den Reis bis zur Meisterschaft entwickelt.
Der Reiskonsum von uns Europäern liegt bei bescheidenen 1,7 kg pro Jahr. Dabei stellt Reis nicht nur als Beilage, sondern auch in Form von Aufläufen, Salaten und Eintopfgerichten eine echte Alternative zu Kartoffeln und Nudeln dar.

8.1.7.1 Anbau und Bearbeitung von Reis

Reis gedeiht nur in heißem Klima und auf natürlichem oder künstlich überflutetem Sumpfboden. Er wird daher hauptsächlich in den tropischen und subtropischen Regionen Asiens und Amerikas kultiviert.
Man sät ihn direkt in den Sumpfboden und läßt das Wasser danach so lange stehen, bis die jungen Pflänzchen die Wasseroberfläche erreicht haben. Dann wird das Wasser abgeleitet, das Unkraut entfernt und die Schößlinge werden verpflanzt.

Aufbau des Reiskorns

Ein ausgereiftes Reiskorn ist außen von der harten Spelze (Hülse) umgeben. Frucht- und Samenschale sind zusammengewachsen und bilden gemeinsam die Aleuronschicht, das sogenannte Silberhäutchen.
Es umschließt den Stärkekörper und enthält die Inhaltsstoffe Protein, Vitamine und Mineralstoffe.

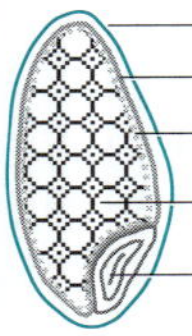

Aufbau des Reiskornes

Veränderungen bei der Herstellung von Parboiled-Reis

- Stärke verkleistert, retrogradiert aber zum Teil wieder bei der Trocknung.
- Enzyme werden durch die Hitze inaktiviert. Das verhindert die enzymatische Hydrolyse von Lipiden bei der Lagerung.
- Die Öltröpfchen der Lipide werden gesprengt, und sie wandern zum Teil in die äußeren Schichten der Reiskörner.
- Natürliche Antioxidantien werden zerstört, daher ist Parboiled-Reis anfällig gegen Oxidation der Lipide.

Qualitätsstufen von Reis

Maßgebend für die Qualität ist der Anteil an gebrochenen Körnern. Je mehr Bruch enthalten ist, desto mehr Stärke tritt beim Kochen aus; der Reis klebt.

- Spitzenreis enthält nur bis zu 5 % Bruch.
- Standardreis enthält bis zu 15 % Bruch.
- Haushaltsreis enthält bis zu 25 % Bruch.
- Bruchreis enthält bis zu 40 % Bruch.

Nach mehrmaligem Be- und Entwässern können die dann 1 bis 2 Meter langen Halme geschnitten, anschließend gebündelt und gedroschen werden.
Die 4 bis 8 mm langen Reiskörner sind zunächst noch von der Spelze umgeben. Diese Rohfrucht bezeichnet man als Paddy-Reis.
Der Paddy-Reis wird meist noch in den Erzeugerländern entspelzt und anschließend als Cargo-Reis in die Einfuhrländer transportiert, wo man ihn weiterverarbeitet. Je nach Art der Weiterverarbeitung unterscheidet man zwischen vier verschiedenen Reisprodukten.

Braunreis
Bei Gewinnung von Braunreis wird das Reiskorn nur enthülst und enthält noch Silberhäutchen und Keim mit den darin enthaltenen wertvollen Nähr- und Wirkstoffen. Wegen des hohen Fettgehaltes im Keimling ist er jedoch nur begrenzt lagerfähig.

Weißreis
Bei der Verarbeitung zu Weißreis wird das Korn geschliffen und poliert.
Silberhäutchen und Kern werden dabei entfernt. Trocken gelagert ist diese Art Reis jahrelang haltbar.

Parboiled-Reis
Dieser Reis wird noch in der Spelze mit Druck und Dampf behandelt. Dabei wandern die wasserlöslichen Vitamine und Mineralstoffe aus dem Silberhäutchen ins Innere des Korns. Erst nach dieser Behandlung wird der Reis geschält und geschliffen. Parboiled-Reis ist daher wirkstoffreicher als gewöhnlicher Weißreis.

Schnellkochender Reis
So bezeichnet man Weißreis, der industriell vorgegart und danach wieder getrocknet wurde. Nach einer sehr kurzen Garzeit von 5 bis 10 Minuten ist dieser Reis bereits servierfertig.

8.1.7.2 Reissorten

Die Kocheigenschaften einer Reissorte werden vor allem von ihrem Klebergehalt bestimmt. Kleberarme Sorten kochen weich, kleberreicher Reis wird beim Kochen körnig-trocken.

Es gibt beim Reis zwei Grundsorten:

Langkorn- oder Patnareis
Diese Sorte hat lange, schlanke Körner und wird wegen des hohen Klebergehaltes beim Kochen weiß, trocken und körnig. Er eignet sich als Beilage zu Fleisch-, Fisch- oder Gemüsegerichten, als Suppeneinlage oder als Hauptgericht, dann vermischt mit verschiedenen Zutaten.

Rundkorn- oder Milchreis
Diese Sorte hat dicke, runde Körner und wird wegen des geringen Klebergehaltes beim Kochen ziemlich weich. Rundkornreis findet bevorzugt für Breie, Pudding, süße Aufläufe und Reisklößchen Verwendung. Der Verzehr von Rundkornreis ist in der letzten Zeit ständig zurückgegangen. Er spielt im Vergleich zu Langkornreis keine große Rolle mehr.

Bewertung von Reis

Ob die »tägliche Schüssel Reis« den gesamten Nährstoffbedarf eines Menschen abdeckt, ist sicher fraglich, dennoch ist Reis, insbesondere dann, wenn seine Vitamine und Mineralstoffe weitgehend erhalten sind, als wertvolles Nahrungsmittel anzusehen.

Nährwertgehalt von Reis (in 100 g)

Reisart	Nährstoffe			Energie	Vitamine			Mineralstoffe				
	Protein (g)	Fett (g)	Kohlenhydrate (g)	(kJ)	B_1 (mg)	B_2 (mg)	Nicotins. (mg)	Na (mg)	K (mg)	Mg (mg)	Fe (mg)	Mn (mg)
Vollreis	7,5	1,9	77,4	1507	0,29	0,05	4,7	9	150	119	1,6	1,7
polierter Reis	6,7	0,4	80,4	1514	0,07	0,03	1,6	6	113	28	0,8	1,08

Wie die Aufstellung zeigt, enthält Reis nur wenig Fett. Hauptbestandteil ist das Kohlenhydrat Stärke. Daneben sind noch Protein, Vitamine und Mineralstoffe vorhanden. Auffällig ist der relativ geringe Gehalt an Natrium. Für Menschen, die Probleme mit dem Wasserhaushalt haben, z. B. wegen kranker Nieren oder Bluthochdruck, ist Reis daher von diätetischer Bedeutung.
Auch für die Diät bei Gicht ist Reis geeignet, denn er zählt zu den purinarmen Nahrungsmitteln.

Wie man Reis am besten lagert
Reis muß besonders trocken gelagert werden, denn er zieht Feuchtigkeit stark an. Totaler Luftabschluß bekommt ihm allerdings auch nicht, er wird dann leicht muffig. Am besten in den üblichen Verpackungen des Handels in luftigen Schränken oder Schüben lagern. Auf keinen Fall in Dosen oder Gläser umfüllen.

8.2 Zucker

Zucker hat erst relativ spät den Honig als ältestes Süßungsmittel verdrängt. Er kam durch die Araber aus Persien nach Europa. Damals wurde Zucker ausschließlich aus Zuckerrohr gewonnen.
Im 18. Jahrhundert entdeckte Marggraf dann den Saccharosegehalt der Zuckerrübe. Seitdem ist Zucker auch bei uns eine Selbstverständlichkeit geworden.

8.2.1 Gewinnung von Rübenzucker

Die Zuckerrübe erreicht im Oktober die höchste Zuckerkonzentration. Da der Zuckergehalt durch Atmungsvorgänge rasch wieder absinken kann, muß die Verarbeitung der Rüben zügig abgewickelt werden.

Stationen der Verarbeitung

1. Waschen der Rüben in Schwemmrinnen, Quirlwäschen oder Vibrationswäschen. Das Waschwasser wird geklärt und im Kreislauf zurückgeführt.

Anbaugebiete für die Zuckerrübe sind vor allem:

- USSR
- Frankreich
- USA
- Bundesrepublik Deutschland
- Polen
- Türkei
- Italien

2. Zerkleinern in Schneidemaschinen in Schnitzel von 2–3 mm Dicke und 4–7 mm Breite.
3. Saftgewinnung durch Auslaugen der Schnitzel. Dabei werden ca. 90 % der Saccharose herausgelöst. Der Dünnsaft entsteht.
4. Filtrieren und Versetzen des Filtrats mit $Ca(OH)_2$, wodurch mitextrahierte Säuren ausgefällt werden.
5. Ausfällen überschüssiger Ca-Ionen durch Einleiten von CO_2 ($CaCO_3$ fällt aus).
6. Entfernen von mitextrahierten Aminosäuren durch Behandlung mit Ionenaustauschern.
7. Einkochen des Dünnsaftes bis zur Übersättigung. Der Dicksaft entsteht.
8. Isolierung der Saccharose durch ein mehrstufiges Kristallisationsverfahren. Der so gewonnene, noch verunreinigte Zucker wird als Affinade bezeichnet.
9. Bei der Raffination wird der Affinade-Zucker gelöst und unter Zusatz von Aktiv-Kohle umkristallisiert. Dadurch wird Zucker in seiner reinsten Form als Raffinade erhalten.

Die Mutterlauge aus der Zuckergewinnung bezeichnet man als Melasse. Sie enthält neben Nichtzuckerstoffen und Raffinose noch etwa 60 % Saccharose. Melasse dient als Rohmaterial für die Hefeherstellung und als Viehfutter.

Zuckerqualität und Handelssorten

Zucker kommt in zwei Qualitätsstufen in den Handel.

Weißzucker
Unter dieser Bezeichnung wird Zucker einfacher Qualität gehandelt.

Raffinade
Dieser Zucker ist von höchster Reinheit und bester Qualität.

Entwicklung der Welterzeugung an Rüben- und Rohrzucker (Nach H. D. Belitz et. al., 1992)

Jahr	Erzeugung (Mio. t)
1900	11,3
1920	16,4
1940	30,9
1960	61,1
1965	71,1
1970	82,3
1975	92,2
1980	98,4
1981	108,5
1982	98,6

8.2.2 Die wichtigsten Zuckersorten

Bei der handelsüblichen Unterscheidung der Zucker spielt auch die äußere Form eine Rolle.

Haushaltszucker
Er liegt in losen, deutlich ausgebildeten Kristallen vor. Diese Sorte ist **der** Küchenzucker und wird zum Bereiten von Speisen und Gebäck und zum Süßen von Getränken verwendet.

Würfelzucker
Er wird aus angefeuchteter Haushaltsraffinade gepreßt und vor allem zum Süßen von Getränken verwendet.

Hagelzucker
Er ist ein hagelkornähnlich aussehender Zucker, hergestellt durch Granulieren (Körnen) von Haushaltsraffinade und wird vor allem zum Bestreuen von Gebäck und Süßspeisen verwendet.

Puderzucker
Er entsteht beim Vermahlen von Raffinade und wird zum Bestreuen von Gebäck verwendet.

Wie das Lebensmittelgesetz Zucker definiert

Raffinierter Zucker, raffinierter Weißzucker oder Raffinade ist gereinigte und kristallisierte Saccharose.

Kandis
Dieser besonders großkristalline Zucker entsteht durch langsame Kristallisation aus hochkonzentrierten Zuckerlösungen. Man verwendet ihn zum Süßen von Getränken, z. B. von Tee.

Einmachzucker
Diese grobkristalline Raffinade wird, wie der Name bereits sagt, zum Einmachen verwendet. Die großen Kristalle lösen sich beim Erhitzen des Einmachgutes nur langsam auf; ein Schäumen tritt daher nicht auf.

Gelierzucker
Gelierzucker ist kein reiner Zucker, sondern wurde mit Geliermitteln und Obstsäure (Weinsäure oder Citronensäure) gemischt. Man verwendet ihn zum Herstellen von Konfitüren, Marmeladen und Gelees. Er geliert in kürzester Zeit. Aroma, Farbe und auch die Vitamine der Früchte bleiben daher gut erhalten.

Vanillinzucker
Auch er ist kein reiner Zucker, sondern ein Gemisch von Raffinade und dem synthetischen Aromastoff Vanillin.

8.2.3 Lagerung von Zucker

Zucker wird leicht feucht; er zieht die Feuchtigkeit aus seiner Umgebung an und wird dadurch klumpig. Außerdem nimmt er leicht Fremdgerüche an.
Am besten in der handelsüblichen Verpackung in luftigen, trockenen Vorratsschränken und nicht gemeinsam mit stark riechenden Lebensmitteln lagern.
Unter solchen Bedingungen ist Zucker nahezu unbegrenzt haltbar.

8.2.4 Ernährungsphysiologische Bedeutung

Zucker ist als Lebensmittel umstritten. Die einen, z.B. die Befürworter der Vollwertkost, möchten Zucker am liebsten total aus der Ernährung verbannen. Sie verteufeln ihn als »leeren Kalorienträger«, als hochraffiniertes und damit »totes« Nahrungsmittel. Ihre Empfehlung: Statt mit Zucker nur noch mit Honig zu süßen. Für die anderen hat Zucker ganz selbstverständlich als nicht zu ersetzender süßer Geschmacksstoff seine Daseinsberechtigung.
An welcher Auffassung soll man sich nun orientieren? Zunächst einmal haben die Zuckerkritiker insoweit recht, daß Zucker tatsächlich ausschließlich aus Saccharose besteht, während der von ihnen empfohlene Honig neben Glucose und Fructose noch Vitamine und Mineralstoffe enthält.
Genau betrachtet ist Zucker also ein Nahrungsmittel, auf das in der menschlichen Ernährung verzichtet werden könnte, ohne daß wir Schaden an Leib und Leben nehmen. Warum also nicht einfach auf Zucker verzichten? Der Grund dafür, daß die meisten Menschen das nicht tun und auch nicht tun möchten, liegt ganz einfach darin, daß sie sich nicht nur streng zweckmäßig ernähren, sondern auch schmackhafte Speisen genießen wollen, und als süßer Geschmacksstoff ist Zucker nun einmal nur sehr begrenzt ersetzbar. Ein mit Honig gebackener Kuchen z. B. schmeckt anders als herkömmlich

Verbrauch von Haushaltszucker, männliche Personen

Alter	Verbrauch (g/Tag und Person)
4- 6	7
7- 9	13,1
10-12	18,9
13-14	22,5
15-18	26,1
19-35	27,0
36-50	33,7
51-65	35,0
66 und älter	33,4

Verbrauch von Haushaltszucker, weibliche Personen

Alter	Verbrauch (g/Tag und Person)
4- 6	1,3
7- 9	6,6
10-12	11,6
13-14	15,7
15-18	19,4
19-35	24,5
36-50	38,9
51-65	43,6
66 und älter	49,9

zubereitetes Gebäck und ist eben nicht jedermanns Geschmack. Andererseits darf man natürlich nicht übersehen, daß es für den Verzehr von Zucker bzw. zuckerhaltigen Nahrungsmitteln physiologisch begründete Grenzen gibt, und die sind zur Zeit mit einem Konsum von etwa 100 g Gesamt-Zucker pro Tag und Person ohne Zweifel überschritten.
Die Empfehlung daher: Reduktion des Zuckerverzehrs zugunsten stärkehaltiger Nahrungsmittel wie Getreide, Kartoffeln oder Teigwaren und Verwendung von Zucker dort, wo es keine geschmacklichen Alternativen gibt.

8.2.5 Zuckeraustauschstoffe

Hauptvertreter dieser Verbindungsgruppe sind Fructose, Sorbit, Mannit und Xylit.
Chemisch gesehen handelt es sich bei diesen Substanzen entweder um Monosaccharide oder Zuckeralkohole. Das bedeutet, sie haben einen vergleichbaren Energieinhalt wie andere Kohlenhydrate auch. Ein wesentlicher Unterschied besteht jedoch: Sie werden weitgehend insulinabhängig abgebaut. Der Organismus kann sie also auch verwerten, ohne daß Insulin in ausreichender Menge vorhanden sein müßte.
Diabetikern sind Zuckeraustauschstoffe daher schon seit Jahrzehnten eine wertvolle Hilfe bei der Aufrechterhaltung ihrer Diät.
Wer sich von ihnen allerdings eine Hilfe bei der Reduktion von Übergewicht verspricht, der ist einem Irrtum erlegen, denn sie werden, wie Glucose auch, über Glykolyse und Citronensäurecyclus unter Freisetzung von Energie zu CO_2 und Wasser abgebaut.
Übergewichtige sollten sich daher lieber auf die Hilfe von Süßstoffen verlassen.

Süßkraft der Zuckeraustauschstoffe

Vergleichssubstanz: Saccharose mit dem Wert 100.	
Fructose	120
Sorbit	50
Mannit	40
Xylit	110

8.2.6 Süßstoffe

Süßstoffe sind synthetisch hergestellte Substanzen mit völlig anderen chemischen Strukturen und Eigenschaften als Zuckeraustauschstoffe.
Ihre Süßkraft ist sehr viel höher, sie können daher in sehr geringen Mengen verwendet werden. Mit Ausnahme von Aspartam liefern sie keine Energie.

8.2.6.1 Saccharin

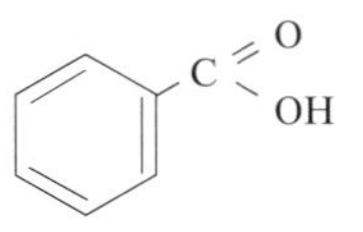

Benzoesäure

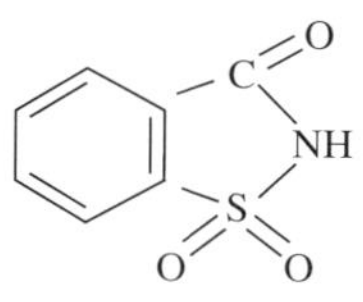

Saccharin (Benzoesäuresulfimid)

Diese Substanz ist der älteste und bekannteste Süßstoff und wurde bereits vor 200 Jahren entdeckt. Saccharin ist ein Benzoesäuresulfimid und in Form des Na-Salzes in Wasser löslich. Seine Süßkraft ist ca. 500 mal so stark wie die von Saccharose. Allerdings hat es einen unangenehmen, metallischen Beigeschmack, den man durch Kombination mit anderen Süßstoffen zum Teil überdecken kann. Beim Kochen wird der Imid-Ring hydrolytisch gespalten, so daß die Süßkraft des Saccharins verloren geht.
In den letzten Jahren wurde Saccharin wiederholt der canzerogen Wirkung verdächtigt. Untersuchungen ergaben Hinweise auf eine mögliche Krebsauslösung durch o-Toluolsulfonamid. Diese Substanz ist ein Zwischenprodukt bei der Saccharin-Synthese. Bei un-

genügender Reinigung kann das Endprodukt noch geringe Konzentrationen davon enthalten.

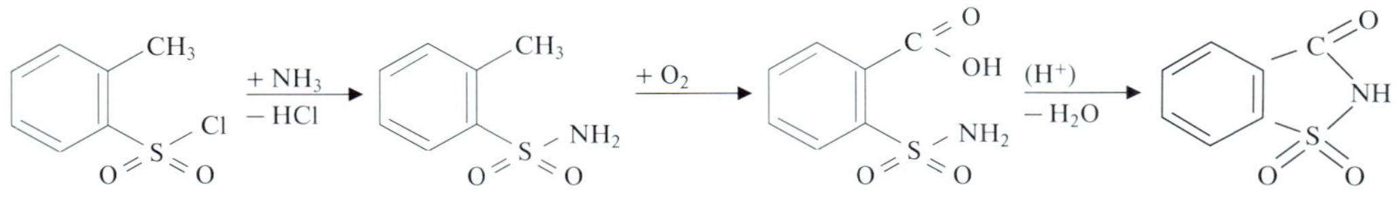

o-Toluolsulfochlorid *o-Toluol-sulfonamid* *o-Sulfamidobenzoesäure* *Saccharin*

8.2.6.2 Cyclamat

Dieser Süßstoff entwickelt einen reineren Süßgeschmack als Saccharin, besitzt allerdings eine etwas geringere Süßkraft.
In den USA wurde es 1970 verboten, nachdem starke Überdosierungen an Ratten Blasenkrebs erzeugt hatten.

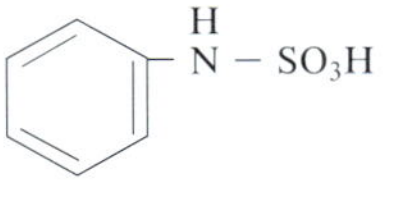

Cyclamat
(Cyclohexylaminsulfamid)

8.2.6.3 Neue Süßstoffe

In den letzten Jahren hat eine intensive Suche nach neuen Süßstoffen eingesetzt. Die dabei entdeckten Stoffe sind bei uns jedoch noch nicht zugelassen.

- Acesulfam ähnelt in seinem Aufbau dem Saccharin. Es ist aufgrund der vorliegenden toxikologischen Daten auch in der Bundesrepublik Deutschland für bestimmte Lebensmittel, z.B. Süßwaren oder Obstkonserven, erlaubt.
- Steviosid wird aus den Blättern eines im Gran Chaco wachsenden Strauches gewonnen und besitzt einen fast reinen Süßgeschmack. In Paraguay wird er heute schon verwendet. Chemisch gesehen ist es ein Glykosid, das aus drei Molekülen Glucose und einer Hydroxytriterpensäure zusammengesetzt ist. Diese Verbindung könnte möglicherweise als Süßstoff große Bedeutung erlangen.
- Bestimmte Dipeptidester (Aspartate) weisen einen erheblichen Süßgeschmack auf. Sie enthalten stets die Aminosäure Asparagin. Hier hat sich besonders der Asparagylphenylalaninmethylester bewährt, der inzwischen in den USA unter der Bezeichnung Aspartam begrenzt für den Lebensmittelverzehr zugelassen wurde. Auch in der Bundesrepublik Deutschland ist Aspartam zugelassen.

Allerdings ist die Stabilität von Aspartam noch nicht befriedigend. Keine Probleme gibt es beim Süßen von Getränken (Kaffee, Tee) zum sofortigen Genuß.

Schwierig wird es bei Zusätzen von Aspartam zu Lebensmitteln, die erhitzt werden müssen, und Getränken, die längere Zeit gelagert werden sollen. Es kommt dann leicht zu hydrolytischen Abbaureaktionen.

8.3 Honig

Honig ist ein Naturprodukt, das diesen Namen wirklich verdient. Er wird von den Bienen erzeugt; sie sammeln Blütennektar und andere süße Pflanzensäfte und verarbeiten sie unter Einwirkung körpereigener Sekrete, lagern ihn in den Waben des Bienenstocks und lassen ihn dort reifen.

8.3.1 Gewinnung und Arten

Wie das Lebensmittelgesetz Honig definiert
Honig ist ein dickflüssiges oder kristallisiertes Lebensmittel, das von Bienen erzeugt wird, indem sie Blütennektar, andere Sekrete von lebenden Pflanzenteilen oder auf lebenden Pflanzen befindliche Sekrete von Insekten aufnehmen, durch körpereigene Sekrete bereichern und verändern, in Waben speichern und dort reifen lassen.

Bei der Gewinnung von Honig ist vor allem darauf zu achten, daß die ursprüngliche Zusammensetzung, insbesondere der Gehalt an Aromastoffen, nicht leidet und der Honig frei von Verunreinigungen bleibt.
Je nach Art der Gewinnung unterscheidet man verschiedene Sorten:

Scheiben- oder Wabenhonig
Er befindet sich in frisch erbauten, verdeckten und nicht bebrüteten Waben. Dunkler Wabenhonig ist solcher, der in höchstens ein Jahr alten Waben steckt, die nur wenig bebrütet sind.

Leckhonig
Er fließt aus brutfreien, zerkleinerten Waben ohne weiteres Einwirken aus. Bei zähflüssigen Honigen ist diese Gewinnungsart meist nicht möglich.

Schleuderhonig
Er wird mit der Schleuder aus brutfreien, stockwarmen Waben herauszentrifugiert. Gelinde Wärme begünstigt das Auslaufen.

Preßhonig
Er wird aus brutfreien Waben durch Auspressen gewonnen.

Zusammensetzung von Honig (%)

Bestandteil	Gehalt
Wasser	17,2
Fructose	38,2
Glucose	31,3
Saccharose	1,3
Maltose	7,3
Höhere Zucker	1,5
Mineralstoffe	0,17

8.3.2 Lagerung

Bei der Lagerung von Honig wird die Farbe im allgemeinen dunkler und das Aroma nimmt ab.
Damit die empfindlichen Aromastoffe nicht unnötig Schaden nehmen, lagert man ihn am besten vor Licht und Wärme geschützt. Geeignete Lagertemperatur: 18 °C. So erhält Honig mindestens ein Jahr lang seine gute Qualität.

8.4 Speisefette und Speiseöle

Die Fette sind als Energielieferanten und als Träger essentieller Nahrungsbestandteile, der essentiellen Fettsäuren und fettlöslichen Vitamine, für unsere Ernährung unentbehrlich.
Die in der Natur vorkommenden Fette sind feste oder flüssige Mischungen verschiedener Triglyceride, die stets begleitet werden von Substanzen wie freien Fettsäuren, Phosphatiden, Sterinen, Kohlenwasserstoffen, Farbstoffen und Vitaminen bzw. Provitaminen.

Fetterzeugung der Welt (Nach H.D. Belitz et. al., 1992)

Fettart	Erzeugte Mengen (1000 t)
Sojaöl	12495
Sonnenblumenöl	4515
Baumwollsaatöl	3245
Erdnußöl	2945
Rüböl (Rapsöl)	3750
Palmkern- und Palmöl	6155
Kokosöl	2925
Olivenöl	1325
Butter	5515
Schweine-schmalz	4615
Rindertalg	5980

8.4.1 Tierische Fette

Als Ausgangsmaterial für die Gewinnung tierischer Fette dienen heute hauptsächlich die Milch von Kuh, Ziege und Schaf sowie das Fettgewebe von Tieren, vor allem Rind und Schwein. Die Zusammensetzung tierischer Fette ist von verschiedenen Faktoren abhängig wie Rasse, Fütterung und Klima.
Die Depot- und Organfette von Rind und Schwein gehören zu den Hauptquellen für tierische Fette. Die Bedeutung von Hammelfett ist dagegen stark zurückgegangen.

Um das Fett aus den Geweben abzutrennen, genügt eine Erwärmung, entweder trocken oder mit Hilfe von heißem Wasser, eventuell auch Dampf. Das Fett dehnt sich durch die Temperatursteigerung aus, sprengt die Zellwände und tritt aus.

8.4.1.1 Rindertalg

Dieses Fett wird aus verschiedenen Fettpartien des Rindes gewonnen, vor allem aus Netz-, Nieren-, Herz- und Eingeweidefett. Es ist schwach gelblich gefärbt und von spröder Konsistenz.

Handelssorten:

- Feintalg wird aus frischem Fettgewebe mit Wasser bei 50 bis 55 °C ausgeschmolzen.
- Oleomargarin entsteht als flüssige Fraktion aus Feintalg, der auf 30 bis 34 °C erwärmt wurde. Es ist ein dem Butterschmalz ähnliches Weichfett und findet vor allem in der Margarine- und Backwarenindustrie Verwendung.
- Oleostearin entsteht als feste Fraktion aus Feintalg beim Erwärmen auf 30 bis 34 °C und dient zur Herstellung von Ziehmargarine.
- Speisetalg wird bei 60 bis 65 °C mit Wasser ausgeschmolzen und besitzt einen typischen Talggeruch und -geschmack.

8.4.1.2 Schweineschmalz

Als Teile zur Gewinnung von Schweineschmalz dienen vor allem Bauchwand-, Gekröse- und Netzfett. Es hat einen angenehmen Geschmack und Geruch und ist von körniger bis salbenartiger Konsistenz. Die Haltbarkeit ist nicht besonders gut.

Handelssorten:

- Neutralschmalz ist von bester Qualität. Es hat eine reinweiße Farbe und einen milden Geschmack. Die Säurezahl darf 0,8 nicht übersteigen.
- Liesenschmalz wird mit Dampf ausgeschmolzen. Die Grenze für die Säurezahl liegt bei 1,0.
- Dampfschmalz wird im Autoklaven mit Dampf ausgeschmolzen. Die Säurezahl ist auf 1,5 begrenzt.

8.4.1.3 Gänseschmalz

Es wird aus Eingeweide- und Brustfett als weiß bis blaßgelb gefärbtes Fett ausgeschmolzen. Es ist nur von geringer wirtschaftlicher Bedeutung.

8.4.1.4 Butter

Butter ist eines der wichtigsten Speisefette in Ländern mit gemäßigtem Klima. Sie wird aus Milch oder Rahm durch Phasenumkehr gewonnen, d. h., aus der Fett-in-Wasser-Emulsion entsteht eine Wasser-in-Fett-Emulsion.

Wie das Lebensmittelgesetz Butter definiert:

Butter ist das aus Milch, Rahm oder Molkensahne, süß oder gesäuert, gegebenenfalls unter Verwendung von spezifischen Milchsäurebakterienkulturen, Wasser und Kochsalz gewonnene plastische Gemisch, aus dem bei Erwärmen auf 45 °C überwiegend eine klare Milchfettschicht und im geringen Maße eine Wasser- und Milchbestandteile enthaltende Schicht abgeschieden werden.

Beurteilungsgrundsätze

Die Beurteilung von Butter und ihre Einstufung nach Handelsklassen richtet sich nach der Zahl der Bewertungspunkte, die für folgende Eigenschaften vergeben werden:

- Sensorische Eigenschaften (Aussehen, Geruch, Geschmack und Textur),
- Verteilung des Wassers,
- Streichfähigkeit
- Säuregrad (pH-Wert)

Handelsklassen von Butter

Butter wird nach folgenden Handelsklassen in den Handel gebracht:

- Deutsche Markenbutter wird aus Sahne hergestellt. Sie muß pro Eigenschaft mindestens 4 Punkte besitzen.
- Deutsche Molkereibutter kann aus Milch, Sahne oder Molkensahne hergestellt werden.

Butter, die diesen Qualitätskriterien nicht genügt, wird zu Butterschmalz verarbeitet.

Als „gesalzen“ darf Butter bezeichnet werden, wenn sie mehr als 0,1% Salz enthält.

Gewinnung von Butter

Je nach Herstellungsverfahren unterscheidet man zwischen Sauerrahmbutter aus gesäuertem Rahm und Süßrahmbutter aus ungesäuertem Rahm.

Rahmbehandlung

Der Rahm wird zunächst bei 90 bis 110 °C pasteurisiert. Die weitere Bearbeitung hat großen Einfluß auf die späteren Eigenschaften der Butter.

- Zur Herstellung von Sauerrahmbutter versetzt man den Rahm mit Buttersäureweckern, das sind Bakterienkulturen, die organische Säuren und Aromastoffe bilden. Im Rahmreifer wird der so geimpfte Rahm bis zu 24 h bei 8 bis 10 °C „inkubiert".
- Bei der Herstellung von Süßrahmbutter entfällt dieser Verarbeitungsschritt. Um den Rahm für die anschließende Butterung vorzubereiten, lagert man ihn lediglich einige Stunden bei 6 bis 10 °C. Dadurch nehmen die Fettkristalle eine für die weitere Bearbeitung günstige Form an.

Butterung

Bei diesem Prozeß wird der inkubierte bzw. gereifte Rahm durch Rotieren und Stürzen im Butterfertiger so lange mechanisch bearbeitet, bis er schließlich „bricht". Die Fetteilchen des Rahms vereinigen sich zu Butterkörnern von ca. 2 mm Durchmesser und trennen sich von der Buttermilch ab. Die Rohbutter wird im Butterfertiger mit Wasser gewaschen und anschließend in der Knetabteilung nachbearbeitet, um den Luftgehalt der Butter unter 1 % zu senken. Salz- und Wassergehalt werden über Zudosierungen eingestellt.

Verpackung

Verpackt wird die fertig geformte Butter entweder in Pergamentpapier oder in beschichtete Aluminiumfolie.

Mildgesäuerte Butter

So werden Produkte bezeichnet, die weder der Definition von Sauerrahm- noch von Süßrahmbutter entsprechen. Man erzeugt sie mit Hilfe von Kulturen aus spezifischen Milchsäurebakterien oder durch Zusatz von Milchsäure.

Zusätze

Vitamingehalt und Schmelzbereich von Kuhmilch schwanken je nach Jahreszeit und Fütterung. Um gleichbleibende Zusammensetzung und Qualität sicherzustellen, dürfen Sommer- und Winterbutter gemischt werden. Auch der Zusatz von β-Carotin ist erlaubt.

8.4.2 Pflanzenfette und Pflanzenöle

Fette und Öle sind im Pflanzenreich weit verbreitet. Sie dienen den Pflanzen als Energiereserve. Man unterscheidet dabei zwischen Samen- und Fruchtfleischfetten. Alle Speiseöle sind pflanzlicher Herkunft. In den Handel gebracht werden sie entweder als Öle nur einer Pflanzenart, die dann unter Bezeichnungen wie Oliven-, Soja-

oder Sonnenblumenöl angeboten werden, oder in Form von Mischungen, die dann ganz allgemein als Speiseöl, Tafelöl etc. bezeichnet werden.

8.4.2.1 Fruchtfleischfette

Von wirtschaftlicher Bedeutung sind in erster Linie Oliven- und Palmöl.

Olivenöl

Schon im Altertum war Olivenöl ein bedeutendes Handelsprodukt und ist in den Mittelmeerländern auch heute noch das am meisten verwendete Speiseöl. Es wird aus dem Fruchtfleisch der Steinfrüchte des Olivenbaums gewonnen. Der Ölgehalt der Oliven liegt bei ca. 25 %.

Gewinnung
Die zerkleinerten Früchte werden intensiv geknetet. Dabei kommt es zu einer Zerstörung der ölhaltigen Pflanzenzellen; das Öl kann austreten bzw. ausgepreßt werden. Dabei werden Öle unterschiedlicher Qualität gewonnen.

- Die Vierge-Sorten ergeben sich aus dem ersten, freiwillig austretenden oder durch Kaltpressen gewonnenen Öl (Jungfernöl, Provenceöl).
- Durch Warmpressen, bei etwa 40 °C, gewinnt man Öle, die nicht zum direkten Verzehr geeignet sind, sondern raffiniert werden müssen.

Olivenöl ist von gold- bis strohgelber Farbe, fast geruchlos und hat einen charakteristischen, schwach süßlichen Geschmack.

Palmöl
Dieses Öl stammt aus dem Fruchtfleisch des Ölpalmensamens. Es enthält ca. 60 % Fett. Die Ölpalme gehört zu den bedeutendsten Ölpflanzen, deren wirtschaftliche Nutzung in den letzten Jahren ständig gestiegen ist.

Gewinnung
Die Fruchtstände der Ölpalme enthalten 3000 bis 6000 Einzelfrüchte. Sie werden zunächst mit heißem Dampf behandelt. Das ist nötig, um das Fruchtfleisch von den Samen zu trennen und um die enthaltene Lipase zu inaktivieren. Aus dem zerkleinerten Fruchtfleisch gewinnt man das Öl durch Herauspressen. Das Rohprodukt ist wegen seines hohen Carotingehaltes gelb bis rot gefärbt. Das reine, raffinierte Öl ist gelblich bis weiß und geruchlos. Es hat einen angenehmen Geschmack und ist von butterähnlicher, plastischer Konsistenz (Palmbutter). Es dient vor allem als Rohstoff für die Margarineherstellung.

8.4.2.2 Samenfette

Pflanzensamen sind die ergiebigste Quelle für Speisefette und Speiseöle.

Laurin- und myristinsäurereiche Fette

Vertreter dieser Fette sind wichtige Ausgangsprodukte für Margarine.

Haupterzeugerländer für Olivenöl sind:

- Spanien
- Italien
- Griechenland
- Türkei
- Tunesien
- Syrien
- Portugal.

Qualitätsabstufungen der Vierge-Sorten:

- Extra vierge ist ein Öl mit angenehm aromatischem Geschmack, das bis 1 % freie Fettsäuren enthält.
- Fine vierge ist etwas weniger fein im Geschmack und enthält bis 1,5 % freie Fettsäuren.
- Semi-fine vierge fällt etwas stärker im Geschmack ab und enthält bis 3 % freie Fettsäuren.

Mischungen aus kaltgepreßten und raffinierten Olivenölen kommen unter der Bezeichnung „Olivenöl" oder „reines Olivenöl" in den Handel.

Haupterzeugerländer für Palmöl sind:

- Malaysia
- Nigeria
- Brasilien
- Indonesien
- Benin
- Zaire.

Ölgehalt von Samen

Samenart	Gehalt (%)
Kokosnuß	67
Erdnuß	45
Kakaokerne	50
Leinsamen	37
Palmkerne	50
Raps	43
Sojabohne	18
Sonnenblume	45

Haupterzeugerländer für Kopra

- Phillipinen
- Indonesien
- Indien
- Malaysia
- Neuguinea
- Mexiko
- Sri Lanka.

Bedeutung von Kokosfett

- Brat- und Backfett (Palmin u. a.)
- Rohstoff für die Margarineindustrie

Kokosfett und Palmkernfett haben eine hohe Schmelzwärme. Beim Schmelzen im Mund bewirkt dies einen deutlich wahrnehmbaren Kühleffekt.

Kokosfett
Dieses Fett wird aus den Steinfrüchten der Kokospalme gewonnen. Als Ausgangsmaterial dient das getrocknete Kernfleisch (Kopra). Durch hydraulisches Pressen bei 70–80 °C fließt das Fett aus. Es wird zu einer weiß bis gelblichen Masse raffiniert. Wegen seines hohen Gehaltes an gesättigten Fettsäuren ist es relativ beständig gegen Autoxidation. Durch mikrobiellen Verderb können jedoch mittelkettige Fettsäuren freigesetzt und teilweise bis zu Methylketonen abgebaut werden (Parfümranzigkeit).

Palmkernfett
Es stammt aus den Samenkernen der Ölpalme. Palmkernfett ist dem Kokosfett sehr ähnlich und bildet ebenfalls eine weiße bis gelbliche Masse von neutralem Geschmack und Geruch. Sein Gehalt an niederkettigen Fettsäuren ist allerdings geringer, der an Ölsäure liegt dagegen höher.

Babassufett
Es ist in den Samen der in Süd- und Mittelamerika beheimateten Babassupalme enthalten. Im Aussehen ähnelt es dem Kokosfett, in der Zusammensetzung stimmt es mehr mit dem Palmenkernfett überein.

Palmitin- und stearinsäurereiche Fette

Charakteristisch für diese Gruppe von Fetten ist der in Pflanzenfetten sonst nur selten angetroffene Gehalt an Stearinsäure.

Kakaobutter
Sie ist wesentlicher Bestandteil der Kakaobohne, dem Samen des tropischen Baumes Theobroma cacao. Kakaobutter ist ein schwach gelbes, nach Kakao schmeckendes Fett, das einen Schmelzbereich von 32 bis 36 °C besitzt. Bei Raumtemperatur ist sie fest und hart und im Gegensatz zu anderen Fetten nicht streichfähig. Weil sie außerdem mit deutlich kühlendem Geschmack im Mund schmilzt, verwendet man sie für das Herstellen von Schokolade und Schokoladenüberzügen.
Um das feine Kakaoaroma zu erhalten, verzichtet man auf jede chemische Nachbehandlung.
Obwohl Kakaobutter reichlich Palmitin- und Stearinsäure enthält, ist sie dennoch gut verdaulich.

Borneotalg
Dieses Fett wird aus den Fruchtkernen südostasiatischer Shoreabäume gewonnen und ist äußerlich der Kakaobutter ähnlich. Borneotalg wird von den Bewohnern tropischer Länder als wertvolles Speisefett geschätzt.

Palmitinsäurereiche Öle
Neben meist mehr als 10 Gew.-% Palmitinsäure enthalten sie hohe Konzentrationen an Öl- und Linolsäure.

Baumwollsaatöl
Man gewinnt es aus der ölhaltigen Saat von Baumwollstauden.
Nach Entfasern und Schälen wird es herausgepreßt oder extrahiert. Rohes Baumwollsaatöl ist wegen darin gelöster Harz- und Farbstoffe dunkel, meist tiefrot gefärbt. Außerdem enthält es eine toxische phenolische Verbindung, die bei der Raffination mit entfernt wird.

Getreidekeimöle
Die Keime sämtlicher Getreide sind sehr fettreich. Die Gewinnung der Keimöle ist dann wirtschaftlich, wenn der Keim ohnehin bei der Verarbeitung abgetrennt wird.
Von größter industrieller Bedeutung ist das Maiskeimöl, das vor allem als Salatöl verwendet wird, sich aber auch für die Herstellung von Margarine eignet. Weizenkeimöl besitzt einen hohen Tocopherolgehalt und wird daher zu diätetischen Zwecken eingesetzt.

Palmitinsäurearme, öl- und linolsäurehaltige Öle
Diese Gruppe umfaßt eine große Zahl unterschiedlicher Öle. Sie alle dienen als Rohstoffe für die Margarinegewinnung.

Sonnenblumenöl
Die Sonnenblume ist in Europa Ölpflanze Nr. 1. Das beim ersten Auspressen der Samen gewonnene Öl muß nur von noch enthaltenen Gewebeteilchen befreit werden und ist danach bereits zum Verzehr geeignet. Es besitzt einen milden Geschmack und ist ein hochwertiges Salatöl.
Raffiniertes Sonnenblumenöl ist Bestandteil vieler Salatöle und dient als Rohstoff für die Margarineproduktion.

Haupterzeugerländer von Sonnenblumenöl

- USSR
- Argentinien
- USA
- China
- Frankreich
- Spanien
- Rumänien

Leinöl
Es wird aus Ölsaat, den Früchten des Saatleins, gewonnen durch Pressen oder Extrahieren. Für Leinöl typisch ist eine hohe Konzentration an Linolensäure. Das macht es sehr empfindlich gegen Autoxidation, die sehr schnell zu polymeren Verbindungen und damit zu einer Verfestigung führt. Leinöl wird daher größtenteils für technische Zwecke, z.B. für Lacke und Anstrichfarben, verwendet. Geringe Mengen kaltgeschlagenes Öl dienen der menschlichen Ernährung.
Leinöl ist ein hell- bis dunkelgelb gefärbtes Öl mit mildem, leicht bitteren Geschmack.

Haupterzeugerländer von Leinöl

- Argentinien
- Kanada
- Indien
- USSR
- USA
- China

Sojaöl
In den letzten Jahren hat dieses Öl zunehmend an Bedeutung gewonnen. Auch Sojaöl hat einen hohen Gehalt an Linolensäure und neigt daher bei unsachgemäßer Verarbeitung und Lagerung zur Autoxidation. Dem kann man durch teilweise Hydrierung entgegenwirken. Sojaöl ist von hellgelber Farbe und angenehm mildem Geschmack.

Haupterzeugerländer von Sojaöl
- USA
- Brasilien
- China

Sesamöl
Dieses Öl stammt aus den Samen der Sesampflanze und wird vorwiegend durch Kaltpressen gewonnen.
Es enthält zwar ebenfalls hohe Anteile ungesättigter Fettsäuren, gleichzeitig aber auch beachtliche Mengen an Tocopherol, so daß es sehr gut haltbar ist.
Sesamöl ist fast wasserhell und von mildem Geschmack.

Haupterzeugerländer von Sesamöl
- Indien
- China
- Burma
- Sudan
- Mexiko
- Nigeria

Erdnußöl
Es wird aus Erdnüssen durch Pressen und Extrahieren gewonnen. Es dient als Speiseöl und als Rohstoff für die Margarineproduktion. Seine Fettsäurezusammensetzung variiert stark je nach Anbaugebiet. Erdnußöl ist hellgelb und hat einen milden Geschmack.

Haupterzeugerländer von Erdnußöl
- Senegal
- Nigeria
- Mexiko
- Brasilien

Rüböl
Es wird aus Brassica-Arten, vor allem Raps und Rübsen, gewonnen, meist durch ein kombiniertes Verfahren aus Pressen und Extrahie-

Haupterzeugerländer von Rüböl
- China
- Kanada
- Indien
- Frankreich
- UK
- Polen
- Bundesrepublik Deutschland
- Dänemark
- Schweden

Haupterzeugerländer von Safloröl
- Indien
- Mexiko
- USA
- Äthiopien
- Spanien

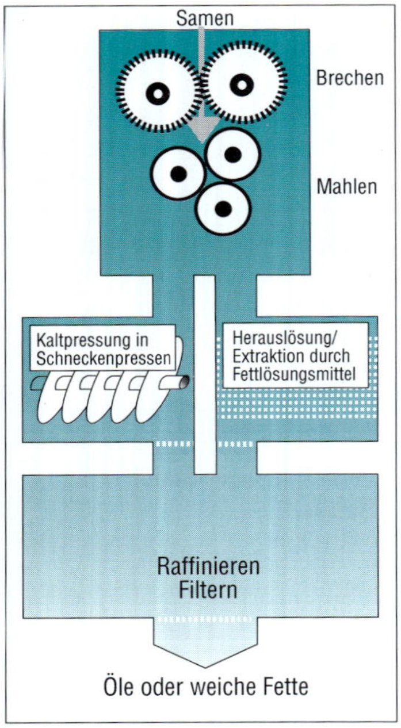

Gewinnung pflanzlicher Öle und Fette

Die Entlecithinierung ist vor allem bei der Raffination von Raps- und Sojaöl von Bedeutung.

ren. Die Rapspflanze ist in der Bundesrepublik Deutschland der bedeutendste Rohstoff für die Gewinnung von Pflanzenölen. Das Rohöl hat einen strengen, manchmal beißenden Geschmack, der bei der Raffination jedoch völlig verschwindet. Rüböl wird, meist im Gemisch mit anderen Ölen, als Speiseöl verwendet. Es dient aber auch als Rohstoff für die Margarineherstellung.

Safloröl

Dieses Öl wird aus der Färberdistel gewonnen, einer Pflanze, die bereits im alten Ägypten bekannt war. Die den Sonnenblumenkernen ähnlichen Samen sind besonders reich an ungesättigten Fettsäuren. Man verwendet sie daher für Diät-Speiseöle und hochwertige Margarinen. Safloröl ist ein schwach-gelbes, mild schmeckendes Öl.

Gewinnung von Samenfetten

Im Prinzip verläuft die Gewinnung bei allen Samenfetten gleich.

1. Konditionierung

Um das Abtrennen des Öls zu erleichtern, behandelt man die zerkleinerten Samen zunächst mit Wasserdampf. Dabei zerreißen die Zellen der ölhaltigen Gewebe, und es kommt zu einer Denaturierung der Proteine, d. h., auch Enzyme werden inaktiviert.

2. Pressen bzw. Extrahieren

Aus dem wieder auf Ausgangsfeuchte heruntergetrockneten Material kann das Fett dann durch Pressen oder Extrahieren gewonnen werden.

- Beim Pressen wird das Fett mit kontinuierlich arbeitenden Schneckenpressen bis auf einen Rest von 4 bis 7 % abgetrennt.
- Für die Extraktion wird das Material in einem Quetschwalzwerk zu dünnen Blättchen gewalzt, aus denen das Fett dann mit Benzin herausgelöst wird. Die Extraktion läuft in Extraktoren ab, wo das Lösungsmittel im Gegenstrom zum Extraktionsgut geführt wird.
  Aus dem so entstandenen Rohöl trennt man die Lösungsmittelrückstände durch Vakuumdestillation ab.

3. Filtrieren

Aus dem durch Pressen oder Extrahieren gewonnenen Rohfett werden suspendierte Pflanzenreste, Schleimstoffe und andere Partikel durch Filtration abgetrennt.

8.4.2.3 Raffination der pflanzlichen Fette und Öle

Abgesehen von den kalt gepreßten Ölen sind die übrigen Rohprodukte noch nicht für den Verzehr geeignet. Sie enthalten noch Verunreinigungen wie freie Fettsäuren, spezifische Geruchs- und Geschmacksstoffe, Metallspuren und Autoxidationsprodukte.

Stationen der Raffination

1. Entlecithinierung

Im ersten Verarbeitungsschritt wird das Öl unter Zugabe von Wasser auf ca. 90 °C erhitzt, wobei sich die Phospholipide an der Öl-

Wasser-Grenze anreichern und anschließend im Separator abscheiden lassen.

2. Entschleimung
Dabei werden fein verteilte Proteine und Kohlenhydrate entfernt. Das geschieht durch Ausfällen mit Phosphorsäure und anschließender Filtration.

3. Entsäuerung

Dabei werden freie Fettsäuren entfernt. Es gibt dafür verschiedene Methoden.
Am häufigsten wird das Ausfällen der Fettsäuren mit ca. 15%-iger NaOH angewendet. Sie scheiden sich als „Seifenstock" ab, der abgezogen oder über kontinuierlich arbeitenden Zentrifugen entfernt wird. Fette mit mehr als 5 % an freien Säuren benötigen relativ hohe Alkalimengen zur Abscheidung. Dabei kann es dann durch hydrolytische Reaktionen zu einem Verlust an Neutralfetten kommen.

4. Bleichung

Zur Abtrennung von Farbstoffen (Chlorophyll, Carotinoide) versetzt man das Fett im Vakuum bei 90 °C mit Aluminiumsilikaten, die derartige Stoffe adsorbieren. Zur Verstärkung der adsorbierenden Wirkung setzt man oftmals außerdem noch Aktivkohle zu. Gleichzeitig mit den Farbstoffen werden noch Reste der Alkaliseifen und Schleimstoffe mit adsorbiert.

5. Desodorierung

Im letzten Verarbeitungsschritt trennt man auf dem Wege einer Wasserdampfdestillation unerwünschte Geruchsstoffe ab. Je nach Art und Menge der abzutrennenden Stoffe dauert dieser Prozeß 20 Minuten bis sechs Stunden.

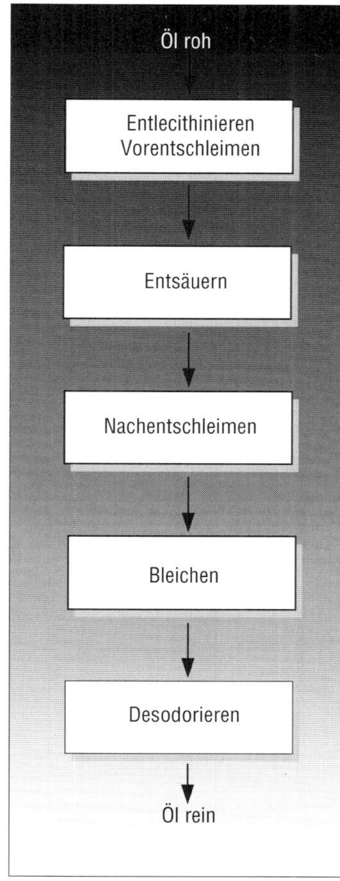

Raffination von Fetten

8.4.3 Margarine

Im Jahre 1869 schrieb die Regierung unter Napoleon III. einen Wettbewerb aus. Ein Preis winkte dem, der es schaffen würde, ein Ersatzfett für die damals knappe und teure Butter zu entwickeln. Das Rennen machte der Chemiker Mège Mouriers. Er stellte durch Vermischen von Oleomargarin mit Milch eine Suspension her, die sich beim Kühlen zu einem Produkt verfestigte, das er als Margarine bezeichnete. Heute ist Margarine zwar immer noch ein der Butter ähnliches Produkt, aber auf gar keinen Fall ein Butterersatzfett. Sie hat sich ihren eigenen Platz in unserer Ernährung erobert.

Herstellung von Margarine

Als Ausgangsprodukte für die Herstellung von Margarine dienen überwiegend pflanzliche Fette und Öle. Tierische Fette wie Rindertalg oder Fischöle finden nur noch wenig Verwendung.

Wie das Lebensmittelgesetz Margarine definiert

Margarine sind die durch Emulgieren, hauptsächlich nach dem Typ Wasser-in-Öl, aus genußtauglichen Fettstoffen hergestellten Zubereitungen, deren Gesamtfettgehalt mindestens 80 Gew.-% beträgt. Der Anteil an Milchfett darf nicht mehr als 1 Gew.-% betragen.

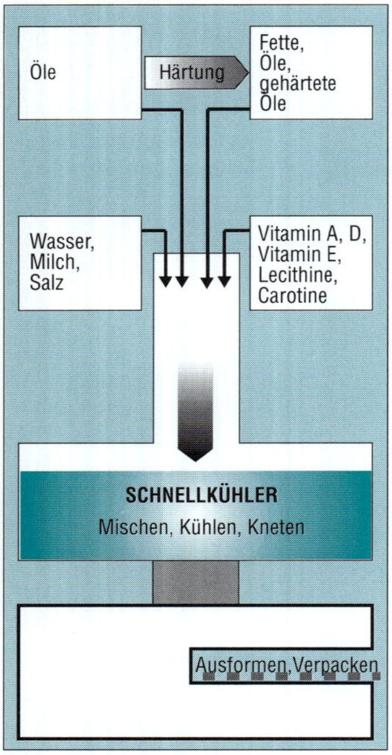

Gewinnung von Margarine

Kennzeichnung von Margarine

- Die Bezeichnung „Margarine" oder „Halbfettmargarine". Bei Halbfettmargarine zusätzlich der Vermerk: „Zum Braten und Backen nicht geeignet."
- Der Name oder die Firma und der Ort der gewerblichen Niederlassung des Herstellers bzw. Anbieters.
- Die Gewichtsmenge des Inhaltes zur Zeit der Abfüllung. Bei Halbfettmargarinen außerdem der Fettgehalt in Gew.-%.
- Ein unverschlüsseltes Herstellungsdatum oder Mindesthaltbarkeitsdatum. Hat die Lagertemperatur Einfluß auf die Haltbarkeit, ist auch das zu vermerken.

Stationen der Margarine-Produktion

Die Herstellung von Margarine läuft heute in kontinuierlich arbeitenden Anlagen ab. Dabei sind folgende Verarbeitungsschritte zu unterscheiden.

1. Ein Gemisch aus flüssigen und festen Fetten wird mit fettlöslichen Vitaminen (A und D), Carotin und Emulgatoren versetzt (Fettphase).
2. Entrahmte Milch, Wasser, Kochsalz und Stärke werden miteinander gemischt (Wasserphase). Die Milch ist zuvor mit Milchsäurebakterien gesäuert worden. Das gibt der Margarine später ein feines Aroma.
3. Beide Phasen werden emulgiert (Fett-in-Wasser-Emulsion) und im Schnellkühler so lange gekühlt und geknetet, bis die Emulsion weich und streichfähig geworden ist. Das Wasser ist zum Schluß so fein verteilt, daß die einzelnen Tröpfchen kaum noch Lebensraum für Mikroorganismen bieten.
4. Direkt an den Schnellkühler ist die Packmaschine angeschlossen. Dort wird die Margarine vollautomatisch portioniert und verpackt.

Margarinesorten

Die einzelnen Margarinesorten unterscheiden sich zum Teil erheblich in ihrer Zusammensetzung. Nicht jede Margarine eignet sich für jeden Zweck.

<u>Haushaltsmargarine</u>

- Standardware enthält Fette pflanzlicher und tierischer Herkunft. Der Gehalt an ungesättigten Fettsäuren ist verhältnismäßig gering. Geeignet zum Kochen, Braten und Backen.
- Pflanzenmargarine wird ausschließlich aus pflanzlichen Fetten hergestellt (bis 3 % tierische Fette sind erlaubt). Von den im Ursprungsfett enthaltenen Fettsäuren müssen im Endprodukt mehr als die Hälfte unverändert sein. Dieser Anteil wiederum muß zu mindestens 15 % aus Linolsäure bestehen.
  Geeignet zum Kochen, Braten, Backen und als Streichfett.
- Diätmargarine darf nur aus pflanzlichen Fetten hergestellt werden, ohne jeden Minimalgehalt an tierischen Fetten. Vorgeschrieben ist außerdem ein Mindestgehalt mehrfach ungesättigter Fettsäuren von ca. 40 %. Darüber hinaus sind diese Produkte streng kochsalzarm.
  Geeignet vor allem als Streichfett.

<u>Halbfettmargarine</u>

Diese Produktgruppe ist im Rahmen „kalorienverminderter" Lebensmittel in den Handel gekommen. Sie sind aus pflanzlichen Fetten mit einem tolerierbaren Gehalt von 3 % tierischer Fette hergestellt. Der Unterschied zu anderen Margarinesorten: ein stark reduzierter Fettgehalt von höchstens 41 %. Der geringe Fettanteil wird durch einen höheren Wassergehalt ausgeglichen.
Weil Halbfettmargarine sehr wasserreich ist, kann man sie nur als Streichfett verwenden. Die Packung muß einen entsprechenden Vermerk tragen.

Spezialsorten für die gewerbliche Verarbeitung:

- Backmargarine dient zur Herstellung von Hefe- und Mürbeteig. Sie enthält weniger Öl als Haushaltsmargarine, dafür viel mittelhochschmelzende und hochschmelzende Triglyceride. Außerdem ist ihnen ein thermostabiler „Aromacocktail" beigemischt. Backmargarinen bilden auf der Oberfläche der Stärke- und Proteinpartikel Fettfilme aus, die zu lockeren, homogen strukturierten Teigen führen.
- Ziehmargarinen verwendet man zur Herstellung von Blätterteigerzeugnissen. Ihre Fettphase enthält neben wenig Öl vorwiegend hochschmelzende Triglyceride. Sie sind wegen dieser Zusammensetzung nicht nur extrem geschmeidig, sondern auch zäh und ermöglichen daher die Ausbildung nichtreißender, sehr dünner Schichten im Teig.
- Crèmemargarinen dienen vor allem zur Herstellung von Crèmemassen für den Konditoreibedarf. Sie enthalten beträchtliche Anteile Kokosfett. Neben einem guten Schmelzvermögen im Mund bewirken sie daher einen deutlichen Kühleffekt.

8.4.4 Bewertung der Nahrungsfette

Für die Bewertung der Nahrungsfette sind folgende Gesichtspunkte von entscheidender Bedeutung.

Gehalt an essentiellen Fettsäuren
Den höchsten Gehalt an essentiellen Fettsäuren besitzen zweifellos pflanzliche Öle und die meisten Margarinesorten. Diese Speisefette sollten daher in der Ernährung auf jeden Fall vertreten sein. Fette mit mehrfach ungesättigten Fettsäuren sollten ca. 1/3 der gesamten Fettzufuhr ausmachen.

Vitamingehalt
In erster Linie sind Fette Lieferanten fettlöslicher Vitamine. Vitamin E ist in allen Nahrungsfetten enthalten. Vitamin D kommt vor allem in Butter und Margarine vor. Beide Fette sind auch reich an Vitamin A und β-Carotin.

Verdaulichkeit
Besonders gut verdaulich sind emulgierte Fette wie Butter und Margarine.
Daneben spielt noch der Gehalt an kurz- und mittelkettigen Fettsäuren eine Rolle. Sie kommen vor allem in Butter vor.
Auch der Schmelzpunkt beeinflußt die Verdaulichkeit: Je niedriger, desto leichter verdaulich ist ein Fett. Die niedrigsten Schmelzpunkte haben Pflanzenöle.

Gehalt an Cholesterin
Das Cholesterin in der Nahrung wirkt sich nicht allein auf die Cholesterinkonzentration im Serum aus. Von genauso entscheidender Bedeutung ist vielmehr das Verhältnis zwischen mehrfach ungesättigten und gesättigten Fettsäuren im Nahrungsfett. Gesättigte Fettsäuren lassen die Konzentration von Cholesterin ansteigen, ungesättigte Fettsäuren senken sie.

Nährwertgehalt der verschiedenen Speisefette und -öle (in 100 g)

Fettart	Nährstoffe			Energie	Vitamine			Mineralstoffe			
	Protein (g)	Fett (g)	Polyenfettsäuren (g)	(kJ)	A β-Carotin (I.E.)	D (mg)	E (mg)	Na (mg)	K (mg)	Ca (mg)	Cu (mg)
Butter	0,6	81,0	4	3000	3300	0,3-2,5	2,4	10	23	16	0,03
Margarine	0,5	78,4	18	2920	3000	2,5-7,5	12	104	7	13	0,05
Pflanzliche Öle	–	99,9	10-63	3700	–	–	10-30	–	Spur	Spur	0,1
Schweineschmalz	Spur	99,0	10	3770	–	–	2	0,3	0,2	1,0	0,02
Rindertalg	1,0	97,0	1-3	3850	3500	–	1	10	–	–	–

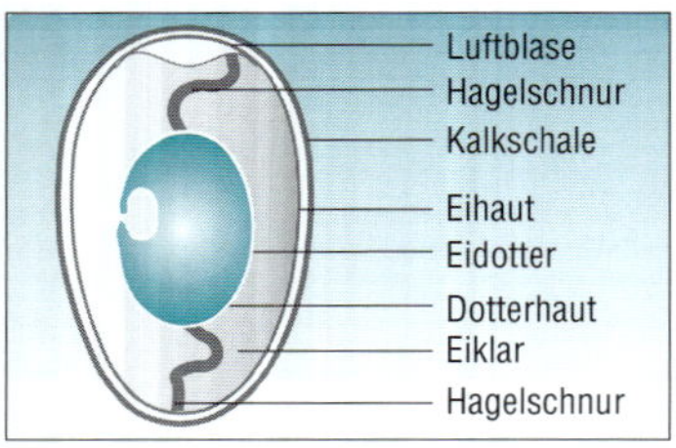

Längsschnitt durch ein Hühnerei

Was das Lebensmittelgesetz unter dem Begriff „Eier" versteht

„Eier" sind Hühnereier in der Schale, die zum Direktverzehr oder zur Verarbeitung durch die Nahrungsmittelindustrie geeignet sind, ausgenommen bebrütete Eier.

Chemische Zusammensetzung der Schale

Hauptbestandteil ist Calciumcarbonat ($CaCO_3$). Daneben sind noch in geringen Mengen enthalten:

– Proteinfasern

– Magnesiumcarbonat ($MgCO_3$)

– Phosphate.

8.5 Eier

Kaum ein Lebensmittel verfügt über eine derart reichhaltige Palette an Nähr- und Wirkstoffen wie das Ei. Kein Wunder, schließlich birgt seine Schale alles, was ein heranwachsender Embryo benötigt, um sich entwickeln zu können.

8.5.1 Aufbau und Zusammensetzung

Ein Ei ist sowohl von seinen biologischen Strukturen her als auch hinsichtlich der chemischen Zusammensetzung ein außerordentlich komplexes System.

8.5.1.1 Aufbau des Hühnereies

Das Ei ist von einer porösen 0,2 bis 0,4 mm dicken Schale umgeben, die entweder weiß oder braun gefärbt ist. Innen ist sie mit einer doppelschichtigen Haut ausgekleidet, die sich am stumpfen Ende teilt und dort die Luftkammer bildet. Sie hat bei Frischeiern einen Durchmesser von ca. 5 mm, vergrößert sich jedoch während der Lagerung. Die Größe der Luftkammer ist daher ein verläßlicher Anhaltspunkt für die Bestimmung des Alters.
An die Innenhaut schließt sich das Eiklar an, eine hochviskose Flüssigkeit. Im Inneren, umgeben vom Eiklar, befindet sich der Dotter. Er ist durch die Hagelschnüre fixiert, das sind zwei spiralig gedrehte, im Eiklar haftende Stränge.

8.5.1.2 Chemische Zusammensetzung

Eiklar und Eidotter weisen in ihrer Zusammensetzung große Unterschiede auf und sollen daher getrennt vorgestellt werden.

Eiklar (Weißei)

Eiklar ist eine ca. 10%-ige wäßrige Lösung verschiedener globulärer Proteine. Daneben sind geringe Mengen Kohlenhydrate und Lipide enthalten; außerdem noch Vitamine und Mineralstoffe.

Proteine

Das Eiklar setzt sich hauptsächlich aus 12 verschiedenen Proteinfraktionen zusammen. Hier die wichtigsten:

- Ovalbumin ist ein Glykoprotein mit einem Kohlenhydratanteil von 3,2 %. Es ist relativ hitzestabil, seine Denaturierungstemperatur liegt bei 84,5 °C. Durch Schütteln oder Schlagen tritt jedoch auch bereits bei Raumtemperatur Denaturierung ein.
- Conalbumin ist nicht durch mechanische Behandlung denaturierbar, koaguliert aber bereits bei 61,5 °C. Typisch für dieses Protein ist die Bindung von Metallionen in Form von Komplexen. So ist z. B. die bei industrieller Verarbeitung zuweilen auftretende Rotfärbung von Eiprodukten auf die Bildung eines Conalbumin-Eisen-Komplexes zurückzuführen. Außerdem wirkt es hemmend auf das Wachstum von Mikroorganismen.
- Ovomucoid ist ein Glykoprotein mit einem Kohlenhydratanteil von 23 %. Es ist relativ hitzestabil und denaturiert erst bei 70 °C.
- Lysozym ist ein reines Protein. Es wirkt als Enzym, das die Zellwände von bestimmten Bakterien hydrolysieren kann. Es denaturiert bei 75 °C.
- G_2- und G_3-Globulin sind beides Proteine, die als besonders gute Schaumbildner wirken. Sie sind sehr hitzestabil und denaturieren erst bei 92,5 °C.
- Ovomucin ist ein Protein, das fibrilläre Strukturen ausbilden kann und damit Einfluß auf die Viskosität von Eiklar nimmt.
- Flavoprotein ist ein Protein, das Riboflavin sehr fest bindet, und stellt möglicherweise dessen Transportform dar.
- Ovoinhibitor ist ein Glykoprotein mit einem Kohlenhydratanteil von 9,2 %. Es wirkt als Inhibitor für Proteinasen und hemmt auf diese Weise die Enzyme Trypsin, Chymotrypsin und mikrobielle Enzyme.
- Avidin ist ein basisches Glykoprotein, dessen Kohlenhydratanteil bei 10 % liegt. Man nimmt an, daß ihm eine antibakterielle Wirkung zukommt.

Proteine des Eiklars

Protein	Anteil (%)
Ovalbumin	54,0
Conalbumin	12.0
Ovomucoid	11,0
Lysozym	3,5
G_2-Globulin	4,0
G_3-Globulin	4,0
Ovomucin	1,5
Flavoprotein	0,8
Ovoglykoprotein	0,5
Ovomakroglobulin	0,5
Ovoinhibitor	0,1
Avidin	0,05

Kohlenhydrate

Der Kohlenhydratgehalt des Eiklars beträgt ca. 0,9 %. Ein Teil (ca. 0,5 %) liegt proteingebunden vor, der Rest als freies Kohlenhydrat. Dabei handelt es sich hauptsächlich um Glucose. Daneben kommen geringe Mengen an Mannose, Galaktose, Arabinose, Xylose und Ribose vor.

Vitamine

Im Vergleich zum Dotter ist der Vitamingehalt des Eiklars vergleichsweise gering.

Vitamingehalt des Eiklars (mg/100g)

Vitamin	B_1	B_2	Niacin	Pyridoxin	Pantothensäure	Biotin	Folsäure
Gehalt	Spuren	0,2	0,1	Spuren	0,14	0,007	0,016

Aminosäurenzusammensetzung von Eiklar (Nach H.D. Belitz et al., 1992)

Aminosäure	Gehalt (g/100g)
Ala	0,65
Arg	0,63
Asx	0,85
Cys	0,26
Glx	1,52
Gly	0,40
His	0,23
Ile	0,70
Leu	0,95
Lys	0,65
Met	0,42
Phe	0,69
Pro	0,41
Ser	0,75
Thr	0,48
Trp	0,16
Tyr	0,45
Val	0,84

Aminosäurezusammensetzung von Phosvitin (Nach H.D. Belitz et. al., 1992)

Aminosäure	Phosvitin (mol-%)
Gly	2,7
Ala	3,6
Val	1,3
Leu	1,3
Ile	0,9
Pro	1,3
Phe	0,9
Tyr	0,5
Trp	0,5
Ser	54,5
Thr	2,2
Cys	0,0
Met	0,5
Asx	6,2
Glx	5,8
His	4,9
Lys	7,6
Arg	5,3

Aminosäurezusammensetzung von α- und β-Lipovitellin (Nach H.D. Belitz et. al., 1992)

Aminosäure	α-Lipovitellin (mol-%)	β-Lipovitellin (mol-%)
Gly	5,0	4,6
Ala	8,0	7,5
Val	6,2	6,6
Leu	9,2	9,0
Ile	5,6	6,2
Pro	5,5	5,5
Phe	3,2	3,3
Tyr	3,3	3,0
Trp	0,8	0,8
Ser	9,0	9,0
Thr	5,2	5,6
Cys	2,1	1,9
Met	2,6	2,6
Asx	9,6	9,3
Glx	11,4	11,6
His	2,2	2,0
Lys	5,7	5,9
Arg	5,4	5,6

Mineralstoffe

Der Mineralstoffgehalt des Eiklares ist beachtlich.

Mineralstoffgehalt des Eiklars (mg/100g)

Mineralstoff	Na	K	Ca	Mg	Fe	Cu	P	S
Gehalt	192	148	9	0,04	0,2	0,03	17	208

Eidotter

Eidotter ist im Unterschied zu Eiklar keine wäßrige Lösung, sondern eine Fett-in-Wasser-Emulsion.

Proteine

Ein Großteil der Dotterproteine sind Lipoproteine:

- Lipovitelline sind Lipoproteine, die als Lipidanteil Triglyceride, Phospholipide und Cholesterin bzw. Cholesterinester gebunden haben.
  Auf dem Weg der elektrophoretischen oder chromatographischen Trennung lassen sie sich in zwei Fraktionen, das α- und das β-Lipovitellin, auftrennen.
- Phosvitin ist ein Glykophosphoprotein mit einem außerordentlich hohen Anteil an seringebundener Phosphorsäure. Am Aufbau des Kohlenhydratanteils sind beteiligt: Mannose und Galaktose.

Lipide

Sie sind fast ausschließlich als Lipoproteine gebunden. Welcher Art sie sind, wurde im Zusammenhang mit den Lipovitellin bereits dargestellt.

Kohlenhydrate

Etwa 0,2 % der Kohlenhydrate sind an Proteine gebunden. Der Rest liegt frei vor. Dabei handelt es sich hauptsächlich um Glucose.

Vitamine

Der Vitamingehalt des Dotters liegt deutlich über dem von Eiklar.

Vitamingehalt des Eidotters (mg/100g)

Vitamin	A	B_1	B_2	Niacin	Pyridoxin	Pantothensäure	Biotin	Folsäure	E
Gehalt	0,22	0,11	0,30	0,10	0,12	1,59	0,025	0,051	1,0

Mineralstoffe

Im Mineralstoffgehalt ähneln Eiklar und Dotter einander.

8.5.2 Bewertung von Eiern

Eier sind als hochwertiges Nahrungsmittel anzusehen. Für diese Einschätzung sind vor allem folgende Gesichtspunkte maßgebend:

- Eiproteine haben von allen Nahrungsproteinen die höchste biologische Wertigkeit.

- Eier enthalten wichtige Mineralstoffe wie z. B. Eisen, Phosphor und Calcium.
- Eier enthalten zahlreiche Vitamine, sowohl fett- als auch wasserlösliche.
- Die in Eiern enthaltenen Nähr- und Wirkstoffe sind bei entsprechender Zubereitung leicht resorbierbar. Sie finden daher auch in der Säuglings- und Krankenkost Verwendung.
- Insbesondere das Eigelb enthält reichlich Cholesterin. Von einem überreichlichen Verzehr ist daher abzuraten.

Verdaulichkeit von Eiern

Die Verdaulichkeit von Eiern wird von der Zubereitungsart beeinflußt:

- Rohe Eier sind schwer verdaulich, denn die Proteine liegen darin in der natürlichen, nicht denaturierten Form vor. Die Verdauungsenzyme können weniger gut angreifen.
- Weichgekochte Eier sind leichter verdaulich. Die Proteine werden durch die Hitzeeinwirkung denaturiert und sind dadurch besser enzymatisch angreifbar.
- Bei hartgekochten Eiern sind durch die länger andauernde Hitzeeinwirkung verstärkt neue Bindungen geknüpft worden. Die Struktur des Proteinmoleküls wird dadurch fester und ist jetzt wieder weniger gut enzymatisch angreifbar. Hartgekochte Eier sind also schwer verdaulich.

8.5.3 Lagerung von Eiern

Zwar sind Eier durch ihre Schale recht gut gegen Einwirkungen von außen, z. B. gegen Bakterienbefall, geschützt, dennoch kommt es während der Lagerung zu einer ganzen Reihe von Veränderungen:

- CO_2 diffundiert durch die Schale nach außen. Dadurch kommt es zu einem Anstieg des pH-Wertes, vor allem im Eiklar.
- Wasserdampf dringt ebenfalls durch die Schale nach außen. Das führt zu einer Vergrößerung der Luftkammer.
- Die Viskosität des Eiklars wird durch Entquellungsvorgänge der Proteine geringer. Dadurch kann der spezifisch leichtere Dotter aufsteigen.
- Die Dotterkugel flacht ab.
- Die Dotterhaut wird unelastisch und reißt beim Aufschlagen des Eies leicht ein; der Dotter zerfließt.

Die Qualitätsverluste werden bei der Lagerung um so niedriger sein, je mehr man die CO_2- und Wasserverluste unterbinden kann. Am besten gelingt dies durch die Kühlhauslagerung von Eiern, d. h. bei 0 bis 1,5 °C und einer relativen Luftfeuchtigkeit von 85 bis 90 %. Vielfach lagert man zusätzlich noch unter Schutzgas, z. B. Stickstoff im Gemisch mit CO_2. Unter diesen Bedingungen sind Eier sechs bis neun Monate lagerfähig. Im privaten Haushalt ist der Kühlschrank am besten zur Lagerung geeignet.

Frischetests von Eiern

Will man die Frische von Eiern bestimmen, so untersucht man, ob die beschriebenen Veränderungen eingetreten sind:

- Mit der Schwimmprobe ermittelt man Dichteveränderungen.
- Beim Durchleuchten bestimmt man Dottergröße und -lage und die Größe der Luftkammer.

Wer Eier auch zuhause länger lagern möchte, für den bietet sich das Gefriergerät an. Die Eier werden aufgeschlagen und entweder als Vollei oder getrennt in Eiklar und Eidotter tiefgefroren.

Im industriellen Bereich werden auch große Mengen Eier zu Trockenei verarbeitet. Die aufgeschlagenen Eier werden zu einer einheitlichen Masse homogenisiert und dann sprühgetrocknet. 1 kg Trokkenvollei entspricht ca. 80 Eiern.

8.5.4. Vermarktungsordnung von Eiern

Nach den EG-Vermarktungsnormen wurden für Eier Güte- und Gewichtsklassen festgelegt.

Güteklassen für Eier

Merkmal	Klasse A („frisch")	Klasse B („2. Qualität" oder „haltbar gemacht")
Schale und Kutikula	normal, sauber, unverletzt	normal, unverletzt
Luftkammer	nicht über 6 mm hoch, unbeweglich	nicht über 9 mm hoch
Eiklar	klar, durchsichtig, gallertartig fest, frei von fremden Einlagerungen jeder Art	klar, durchsichtig, frei von fremden Einlagerungen jeder Art
Dotter	beim Durchleuchten nur schattenhaft, ohne deutliche Umrißlinien sichtbar, beim Drehen des Eies nicht wesentlich von der zentralen Lage abweichend, frei von fremden Ein- oder Auflagerungen jeder Art	beim Durchleuchten nur schattenhaft sichtbar, (dieses Merkmal brauchen die mit Kalk haltbar gemachten Eier nicht aufzuweisen), frei von fremden Ein- oder Auflagerungen jeder Art.
Keim	nicht sichtbar entwickelt	nicht sichtbar entwickelt
Geruch	frei von fremdem Geruch	frei von fremdem Geruch

Gewichtsklassen

Eier der Klasse A und B werden nach folgenden Gewichtsklassen sortiert:

- Klasse 1: 70 g und darüber
- Klasse 2: unter 70 g bis 65 g
- Klasse 3: unter 65 g bis 60 g
- Klasse 4: unter 60 g bis 55 g
- Klasse 5: unter 55 g bis 50 g
- Klasse 6: unter 50 g bis 45 g
- Klasse 7: unter 45 g.

Weitere Bestimmungen zur Klasse A

- Eier der Klasse A dürfen weder gewaschen noch auf sonstige Weise gereinigt worden sein.
- Eier der Klasse A dürfen weder haltbar gemacht noch in Räumen oder Einrichtungen mit einer künstlich unter 8 °C gehaltenen Temperatur gekühlt worden sein.

Weitere Bestimmungen zur Klasse B

Die Eier der Klasse B werden in drei Gruppen eingeteilt:

- Nicht gekühlte und nicht haltbargemachte Eier wurden keinerlei Konservierungsverfahren unterworfen und nicht künstlich gekühlt.
- Gekühlte Eier dürfen künstlich gekühlt worden sein.
- Haltbar gemachte Eier dürfen, mit oder ohne Kühlung, einem Konservierungsverfahren unterworfen worden sein.

Güteklasse C

Eier der Klasse C sind Eier, die nicht den Anforderungen der Klasse A und B entsprechen. Sie dürfen nur an die Industrie abgegeben werden.

8.5.5 Lebensmitteltechnologische Eigenschaften von Eiern

Eier finden bei der Zubereitung von Nahrungsmitteln vielfache Verwendung. Diese lebensmitteltechnologische Bedeutung ist in erster Linie auf drei Eigenschaften zurückzuführen.

Thermische Koagulierbarkeit
Eiklar und Eidotter beginnen bereits bei 62 °C bzw. 65 °C zu koagulieren. Dieser Eigenschaft wegen verwendet man Eier zum Klären und Binden von Flüssigkeit.

Emulgatorwirkung
Eier enthalten in ihrem Dotter reichlich Lecithin und Lipoproteine, Stoffe die als Emulgatoren wirken. Man verwendet Eier daher bei der Zubereitung, z. B. von Mayonnaise, wo sie eine „Öl-in-Wasser-Emulsion" stabilsieren.

Bildung von Eischnee
Beim Aufschlagen von Eiklar geht die Proteinlösung in einen weißen Schaum über, den Eischnee. Die Erklärung dafür ist: durch die intensive mechanische Bearbeitung wird die Grenzfläche zwischen Eiflüssigkeit und Luft stark vergrößert. An der Grenzfläche kommt es zu einer Denaturierung und Zusammenlagerung von Proteinmolekülen.
Eine wichtige Rolle bei diesem Vorgang spielt vor allem Ovomucin. Es bildet um die einzelnen Luftbläschen einen unlöslichen Film und stabilisiert auf diese Weise den Schaum.
Auch die Globuline sind beteiligt. Sie erhöhen die Viskosität und setzen die Oberflächenspannung herab. Eischnee wird zur Lockerung von Lebensmitteln verwendet, z. B. bei Soufflés, Biskuits oder Meringues.

8.6 Milch und Milchprodukte

Milch hat als Nahrungsmittel für den Menschen bereits eine lange Geschichte. Schon die Sumerer hielten Kuhherden und die Römer, als hervorragende Technologen des Altertums, hatten sogar richtige Molkereien.
Auch heute noch spielen Milch und Milchprodukte als wichtige Quellen für hochwertige Proteine, Vitamine und Mineralstoffe eine große Rolle in der Ernährung des Menschen.

Wie das Lebensmittelgesetz Milch definiert

Milch ist das durch regelmäßiges Ausmelken des Euters gewonnene und gründlich durchgemischte Gemelke einer oder mehrerer Kühe.

8.6.1 Milch

Als Milch bezeichnet man die von der Milchdrüse weiblicher Säugetiere abgesonderte Flüssigkeit. Unter Milch als Handelsware versteht man lediglich Kuhmilch. Die Milch anderer Tiere darf nur unter deutlicher Kennzeichnung der Tierart, z. B. als Ziegen- oder Schafmilch, in den Verkehr gebracht werden.
Milch ist eine Flüssigkeit von weißlicher bis gelblich-weißer Farbe, die durch Lichtstreuung bzw. -adsorption an den Fettröpfchen zustande kommt. Magermilch ist reinweiß. Der Geschmack ist schwach süß, der Geruch unspezifisch.

Produktionszahlen von Milch (Nach H. D. Belitz et. al., 1992)

Land	Menge (1000t)
USSR	97200
USA	61436
Frankreich	33300
Bundesrepublik Deutschland	26141
Polen	16744
UK	16200
Indien	14200
Niederlande	12752

Aminosäurenzusammensetzung des Gesamtproteins von Milch

Aminosäure	Gehalt (g/100g)
Ala	3,7
Arg	3,6
Asp	8,2
Cys	0,8
Glu	22,8
Gly	2,2
His	2,8
Ile	6,2
Leu	10,4
Lys	8,3
Met	2,9
Phe	5,3
Pro	10,2
Ser	5,8
Thr	4,8
Trp	1,5
Tyr	5,4
Val	6,8

Zusammensetzung der Proteinfraktion

Proteinart	Durchschnittlicher Anteil (%)
Caseine	80
– α-Caseine	42
– κ-Caseine	9
– β-Caseine	25
– γ-Caseine	4
Molkenproteine	20
– β-Lactoglobuline	9
– α-Lactalbumin	4
– Serumalbumin	1
– Immunoglobuline	2
– Proteose-Pepton	4

Fettsäuren des Milchfettes

Fettsäure	Gehalt (Gew.-%)
Buttersäure	2,79
Capronsäure	2,34
Caprylsäure	1,06
Caprinsäure	3,04
Laurinsäure	2,87
Myristinsäure	8,94
Palmitinsäure	23,80
Stearinsäure	13,20
Ölsäure	25,50

8.6.1.1 Zusammensetzung

Hauptbestandteil der Milch ist Wasser. Wertgebende Bestandteile sind Proteine, Kohlenhydrate, Vitamine und Mineralstoffe.

Proteine

Bei den Proteinen der Milch lassen sich zunächst zwei große Fraktionen unterscheiden, die Caseine und die Molkenproteine. Beide können durch Ansäuern mit Essigsäure voneinander getrennt werden. Casein flockt aus, die Molkenproteine bleiben in Lösung. Jede von ihnen setzt sich aus verschiedenen Proteinarten zusammen.

Caseinfraktion
Alle Caseinproteine sind Phosphoproteine. Die Proteine im Einzelnen:

- α-Casein bildet mit Ca^{2+} ein unlösliches Calciumsalz.
- β-Casein ist ein Protein-Molekül mit einem polaren und einem unpolaren Ende. Auch ist hier die Bildung eines unlöslichen Calciumsalzes möglich.
- κ-Casein enthält neben Phosphorsäure noch Kohlenhydrate als Fremdbestandteil. Es bleibt als einzige Hauptkomponente des Caseins auch in Gegenwart von Ca^{2+} in Lösung. Außerdem besitzt κ-Casein eine Schutzfunktion für die fällbaren Anteile des Caseins; es bildet mit ihnen stabile Komplexe, die mit Ca^{2+} nicht reagieren.
- γ-Casein ist ein Gemisch von Proteinen, die durch enzymatischen Abbau aus β-Casein gebildet wurden.

Molkenproteine:

- β-Lactoglobulin enthält einen Kohlenhydratanteil. Bei einem pH-Wert über 8,6 wird es irreversibel denaturiert.
- α-Lactalbumin hat als Bestandteil von Enzymen Bedeutung.

Kohlenhydrate

Hauptkomponente der Kohlenhydratfraktion ist Lactose. Sie liegt in der α- und in der β-Form vor. In geringen Mengen enthält Milch daneben noch Glucose.
Beim Erhitzen von Milch setzt sich ein Teil der Lactose zu Lactulose um, ein Monosaccharid, das etwas süßer schmeckt und besser löslich ist als Lactose.

Lipide

Milchfett besteht fast ausschließlich aus Triglyceriden (ca. 95 bis 96 %). Charakteristisch ist der hohe Gehalt an mittel- und kurzkettigen Fettsäuren. Der Anteil ungesättigter Fettsäuren schwankt. Er ist abhängig von Jahreszeit und Art der Fütterung. Insgesamt hat man ca. 60 verschiedene Fettsäuren in der Milch nachgewiesen. Außer Glyceriden kommen in der Milch noch freie Fettsäuren, Phospholipide, Sphingolipide und Sterine, hauptsächlich Cholesterin, vor.
Fett liegt in Form feiner Tröpfchen vor, mit einem Durchmesser von 0,1 bis 10 µm. Sie sind umgeben von Phospholipiden sowie etwas Cholesterin und β-Carotin.

Organische Säuren

Frisch gemolkene Milch enthält vor allem Citronensäure in einer Konzentration von ca. 1,8 g pro Liter. Schon bald danach werden durch die Aktivität von Bakterien andere Säuren, z. B. Milchsäure und Essigsäure, gebildet. Sie sind Abbauprodukte von Lactose. Außerdem enthält Milch Orotsäure, die ein Wachstumsfaktor für verschiedene Darmbakterien ist.

Mineralstoffe

Hauptsächlich enthält Milch Kalium, Calcium und Natrium, die entweder als Citrate, Phosphate oder Chloride vorliegen. Daneben kommen zahlreiche Spurenelemente vor.

Mengenelemente der Milch

Mengenelement	K	Ca	Na	Mg	Phosphat	Chlorid	Sulfat
Gehalt (mg/l)	1500	1200	500	120	3000	1000	100

Zusammensetzung der Milchlipide

Lipidfraktion	Gehalt (% am Gesamtlipid)
Triglyceride	95 -96
Diglyceride	1,3 - 1,6
Monoglyceride	0,02- 0,04
Ketosäureglyceride	0,9 - 1,3
Hydroxysäureglyceride	0,6 - 0,8
Freie Fettsäuren	0,1 - 0,4
Phopholipide	0,8 - 1,0
Sphingolipide	0,06
Sterine	0,2 - 0,4

Spurenelemente der Milch

Spurenelemente	Zn	Al	Fe	Cu	Mo	Mn	Ni	Si	Br	B	F	J
Gehalt (µg/l)	4000	500	400	120	60	30	25	1500	1000	200	150	60

Vitamine der Milch

Die Milch ist eines der wenigen Nahrungsmittel, das, wenn auch in unterschiedlichen Mengen, alle Vitamine enthält.

Vitamingehalt der Milch

Vitamin (mg/l)	A	D	E	B_1	B_2	B_6	B_{12}	Niacin	Panthensäure	Biotin	C	Folsäure
Gehalt	0,4	0,001	1,0	0,4	1,7	0,6	0,005	1,0	3,5	0,03	2,0	0,05

8.6.1.2 Bearbeitung von Milch

Früher, als die Mehrzahl der Menschen in ländlicher Umgebung lebten, war es durchaus üblich, die Milch direkt beim Bauern zu beziehen. In den industrialisierten Ländern der heutigen Zeit sind Erzeuger und Verbraucher meist weit voneinander getrennt und längere Transportwege nicht zu vermeiden. Da Rohmilch zu den leicht verderblichen Nahrungsmitteln zählt, ist eine Bearbeitung und Haltbarmachung unbedingt notwendig.

Stationen der Bearbeitung von Milch

Vom Erzeuger aus wird die Milch in Tankwagen zur Molkerei befördert, wo schon bei der Anlieferung Reinheit, Frischezustand,

Fremdstoffe in der Milch

Ein großes Problem sind die immer wieder festgestellten Fremdstoffgehalte der Milch:

- Pestizide können über kontaminiertes Futter in die Milch gelangen.
- Antibiotika und Sulfonamide können in die Milch gelangen, wenn bei der medikamentösen Behandlung der Kühe die vorgeschriebenen Wartezeiten nicht eingehalten werden.

Besonderheiten homogenisierter Milch:

- Sie schmeckt vollmundiger, weil die größere Fettoberfläche eine intensivere Berührung mit den Geschmackspapillen zuläßt.
- Sie ist leichter verdaulich, weil die fettspaltenden Enzyme eine größere Angriffsfläche zur Verfügung haben.
- Sie rahmt nicht auf.

Wirkungen und Veränderungen beim Ultrahocherhitzen:

- Sämtliche lebenden Keime sterben ab.
- Hitzeempfindliche Vitamine werden geschädigt.
- Leichter „Brenzlig-Geschmack" tritt auf.

Fett- und Wassergehalt und die bakteriologische Beschaffenheit überprüft werden. Danach durchläuft sie verschiedene Verarbeitungsstufen.

1. Reinigung

In Separatoren werden Verunreinigungen abgetrennt.

2. Entrahmen

In Zentrifugen wird der Rahm abgetrennt.

3. Einstellen des Fettgehaltes

Durch gezieltes Rückmischen wird die Milch auf einen ganz bestimmten Fettgehalt eingestellt.

4. Homogenisieren

Dabei werden die Fettkügelchen feiner verteilt. Das erreicht man, indem man die Milch durch haarfeine Düsen preßt. Nach dieser Prozedur befinden sich zwar kleinere, aber dafür sehr viel mehr Fettpartikel in der Flüssigkeit, so viele, daß die Fettoberfläche insgesamt größer wird.

5. Hitzebehandlung

Um pathogene Keime abzutöten, wird die Milch einer Hitzebehandlung unterzogen, je nach Verfahren bei 62 bis 85 °C. Nach dem französischen Forscher L. Pasteur heißt dieser Vorgang pasteurisieren. Die Dauer der Hitzeeinwirkung richtet sich nach Höhe der einwirkenden Temperatur.
- Dauererhitzung: 30 Minuten bei 62 bis 65 °C.
- Kurzzeiterhitzung: 40 Sekunden bei 70 bis 74 °C.
- Hocherhitzung: 8 bis 16 Sekunden bei 85 °C.

Danach wird sofort auf 5 °C heruntergekühlt.

Die nach diesem Verfahren gewonnene Milch ist zwar im Vergleich zu Rohmilch deutlich haltbarer, aber länger als drei bis sechs Tage läßt auch sie sich nicht im Kühlschrank aufbewahren.
Da Frischmilch in den Haushalten ohnehin normalerweise schnell verbraucht wird, ist das eigentlich kein Problem. Dennoch wird für die längerfristige Vorratshaltung Milch angeboten, die eine Haltbarkeit von zum Teil mehreren Monaten besitzt. Das erreicht man durch verschiedene Bearbeitungsverfahren, die allerdings in allen Fällen mit deutlichen Qualitätseinbußen verbunden sind.

Ultrahocherhitzen

Die Milch wird für wenige Sekunden auf 135 bis 150 °C gebracht. Ultrahocherhitzte Milch wird als sogenannte H-Milch angeboten. Ungeöffnet ist H-Milch bei Zimmertemperatur ca. 6 Wochen haltbar.

Sterilisieren

Die Milch wird bis zu 20 Minuten lang auf 110 bis 120 °C erhitzt. Sterilmilch hat einen entschieden geringeren Nährwert als Frischmilch. Sie sollte daher nicht als Nahrung für Säuglinge und Kleinkinder verwendet werden, sondern mehr für Speisen, die ohnehin gekocht werden, z. B. Milchflammeris. Sterilmilch ist ohne Kühlung bis zu einem halben Jahr haltbar.

Kondensieren

Die Milch wird bei vermindertem Druck erwärmt, bis ein Teil des enthaltenen Wassers verdampft ist. Dies geschieht bei schonenden Temperaturen von 40 bis 50 °C, der Unterdruck hat die Siedetemperatur von Wasser herabgesetzt.
Kondensmilch wird in verschiedenen Fettstufen angeboten.

8.6.1.3 Milchsorten

Milch wird in unterschiedlichen Handelsformen angegeben, die sich hauptsächlich in ihrem Fettgehalt unterscheiden. Sie alle werden unter dem Oberbegriff Konsummilch zusammengefaßt.

Rohmilch
Sie wird vielfach auch als Vorzugsmilch bezeichnet und ist völlig naturbelassene Milch, die, abgesehen von Kühlen und Filtern, völlig unbehandelt geblieben ist.
Rohmilch enthält sämtliche Bestandteile in ihrer natürlichen Zusammensetzung und Beschaffenheit. Da sie nicht keimfrei gemacht wurde, muß sie für Säuglinge und Kleinkinder abgekocht werden.

Vollmilch
Sie ist die hauptsächlich auf dem Markt angebotene Milch. Vollmilch ist erhitzte Milch. Der Fettgehalt kann unterschiedlich sein:

- Standardisierte Vollmilch enthält mindestens 3,5 % Fett.
- Nicht standardisierte Vollmilch ist nach dem Melken nicht in ihrem Fettgehalt verändert worden. Er darf nicht unter 3,0 % liegen.

Teilentrahmte Milch
Diese Milch wurde erhitzt und auf einen Fettgehalt zwischen 1,5 und 1,8 % eingestellt.

Entrahmte Milch
Auch sie wurde erhitzt und auf einen Fettgehalt unter 0,3 % eingestellt.

8.6.1.4 Haltbarkeit und Lagerung

Je nach Art der Hitzebehandlung ist Milch unterschiedlich lange lagerfähig.

Die Haltbarkeit im Überblick:

- Rohmilch: 2 Tage im Kühlschrank
- Pasteurisierte Milch: 3 bis 6 Tage im Kühlschrank
- H-Milch: mindestens 6 Wochen ohne Kühlung
- Steril-Milch: bis zu einem halben Jahr ohne Kühlung
- Kondensmilch: mindestens 1 Jahr ohne Kühlung.

8.6.1.5 Bewertung von Milch

Wegen ihres ausgewogenen Gehaltes an Nähr- und Wirkstoffen ist Milch ein hochwertiges Lebensmittel, das zu Recht in der Kost aller Völker eine bedeutende Rolle spielt.

Die ernährungsphysiologische Beurteilung im einzelnen:

- Milch enthält biologisch hochwertige Proteine.

Wirkungen und Veränderungen beim Sterilisieren:

- Sämtliche Keime werden abgetötet.
- Hitzeempfindliche Vitamine werden weitgehend geschädigt.
- Starke geschmackliche Einbußen treten auf.
- Die Proteine werden in ihrer biologischen Wertigkeit geschädigt.

Wirkungen und Veränderungen beim Kondensieren:

- Die Milch wird sterilisiert.
- Hitzeempfindliche Vitamine werden zum Teil geschädigt.
- Die Proteine werden wegen der niedrigen Temperaturen weitgehend geschont.

Wie die Milch gekennzeichnet werden muß

- Datum
- Inhalt
- Milchsorte
- Molkerei
- Wärmebehandlung
- Fettgehalt
- Art der Haltbarmachung, z. B. „homogenisiert".

- Milch ist eine der Hauptquellen für Calcium, Phosphor und Vitamin B_2.
- Die in Milch enthaltenen Nährstoffe sind leicht resorbierbar. Der Ausnutzungsgrad liegt bei 95 bis 98 %.

Vor allem unter dem Aspekt der Calciumversorgung wird ein Verzehr von ca. 500 ml Milch pro Tag empfohlen.

8.6.2 Sauermilchprodukte

Sauermilchprodukte entstehen aus Milch durch Gärung, die größtenteils durch Milchsäurebakterien hervorgerufen wird, an der aber auch andere Mikroorganismen, z. B. Hefen, beteiligt sein können.
Je nach Art der Mikroorganismen verläuft die Gärung entweder über den Reaktionsweg der Glykolyse oder über das Pentosephosphat.
Im ersten Fall wird fast ausschließlich Milchsäure gebildet, im zweiten entstehen daneben noch Ethanol, Essigsäure und zum Teil CO_2.
Unter dem Einfluß der Säure werden die Proteine denaturiert und koagulieren; die Milch wird „dickgelegt".

Allgemeine Eigenschaften

Für Sauermilcherzeugnisse gibt es drei charakteristische Merkmale.

Fettgehalt
Wie bei der Trinkmilch gibt es Produkte unterschiedlicher Fettstufen, von mager (0,3 %) bis sahnig (mindestens 10 %).

Geschmack
Je nach Säuregrad schmecken die Produkte mild bis kräftig säuerlich. Man erreicht den gewünschten Säuregrad zum einen durch die Wahl eines geeigneten Bakterienstammes und zum anderen durch eine entsprechende Kontrolle beim Dicklegen.

Konsistenz
Es gibt Sauermilch entweder als dickflüssiges Getränk oder „löffelfeste" Masse. Die flüssigen Produkte werden meist in Tanks gesäuert und dann vor dem Abfüllen flüssig gerührt.
Die festen säuert man erst in der Verpackung.

Die Produkt-Palette

Aus dem großen Angebot sollen hier nur die Hauptprodukte vorgestellt werden.

Sauermilch
Sauermilch enthält 0,5 bis 0,9 % Milchsäure und hat einen pH-Wert von 4 bis 5. Es gibt sie in flüssiger und gut trinkbarer Form oder dickgelegt; dann ist sie stichfest und wird unter der Bezeichnung „Dickmilch" in den Handel gebracht.

Joghurt
Joghurt wird aus pasteurisierter Milch durch Zusatz von thermophilen Milchsäurebakterien gewonnen. Bebrütet wird bei 42 bis 45 °C etwa drei Stunden lang. Genußfertiger Joghurt enthält 0,7 bis 1,1 % Milchsäure und hat einen pH-Wert von 4 bis 4,2.
Joghurt wird auch mit verschiedenen Zusätzen wie Früchten, Nüssen oder Säften angeboten.

Es gibt Joghurt in vier Fettstufen:

- Sahnejoghurt mit mindestens 10 % Fett.
- Vollmilchjoghurt mit mindestens 3,5 % Fett.
- Fettarmer Joghurt mit 1,5 bis 1,8 % Fett.
- Magermilchjoghurt mit höchstens 0,3 % Fett.

Bioghurt
Er ist dem Joghurt sehr ähnlich. Der einzige Unterschied: zum Säuern werden spezielle Milchsäurebakterien eingesetzt.
Es sind Stämme, wie sie auch im Verdauungstrakt des Menschen vorkommen. Sie passen sich daher der natürlichen Darmflora besonders gut an.

Kefir
Kefir ist ein schäumendes, leicht alkoholhaltiges Getränk, das ursprünglich aus Asien stammt und dort aus Stutenmilch bereitet wurde. An seiner Gewinnung sind neben Milchsäurebakterien noch Hefepilze beteiligt. Das erklärt den Alkoholgehalt von 0,5 bis 2,0 %, der diesem Getränk seinen typischen spritzigen Geschmack verleiht.

Buttermilch
Sie ist eigentlich kein „echtes" Sauermilchprodukt, sondern entsteht als Nebenprodukt beim Buttern, hat aber einen vergleichbaren

Genußwert. Sie enthält nur noch wenig Fett (höchstens 1 %), jedoch ansonsten alle Nähr- und Wirkstoffe der Milch. Sie ist ein erfrischendes, säuerlich schmeckendes Getränk mit sehr niedrigem Energiegehalt.

Haltbarkeit von Sauermilcherzeugnissen und Buttermilch

Wegen des Säuregehaltes sind Sauermilcherzeugnisse und Buttermilch haltbarer als Frischmilch, denn bei niedrigen pH-Werten können sich zahlreiche Mikroorganismen nicht mehr ungehindert entwickeln.

Es gibt Sauermilch in drei Fettstufen:

- mindestens 3,5 %.
- 1,5 bis 1,8 %.
- höchstens 0,3 %.

Haltbarkeit im Überblick

Produkt	Haltbarkeit (im Kühlschrank)
Joghurt, Bioghurt	3- 4 Wochen
Kefir	3- 4 Wochen
Sauermilch	3- 4 Wochen
Buttermilch	8-14 Tage

8.6.3 Sahne-Erzeugnisse

Sahne (Rahm) sammelt sich als fettreiche Schicht beim Stehenlassen von Milch an der Oberfläche. In den Molkereien wird sie mit Hilfe von Entrahmungsseparatoren gewonnen, die nach dem Prinzip der Zentrifuge arbeiten. Sahne findet entweder direkt als süße Sahne oder in verschiedenen Zubereitungsformen Verwendung.

Süße Sahne

Wie Milch ist Sahne in verschiedenen Fettgehaltsstufen im Handel. Sie läßt sich zu einer schaumigen Masse schlagen. Das gelingt allerdings nur bei frischer kühler Sahne von einer Temperatur unter 6 °C.

<u>Sahne</u>
Der Fettgehalt liegt zwischen 25 und 29 %. Wegen dieses relativ niedrigen Gehaltes läßt sie sich weniger gut steifschlagen.

<u>Schlagsahne</u>
Sie muß einen Fettgehalt von mindestens 30 % aufweisen und wird beim Schlagen leichter steif als einfache Sahne.

<u>Schlagsahne „extra"</u>
Dieses Produkt muß einen Mindestfettgehalt von 36 % aufweisen und ist am besten zum Steifschlagen geeignet.

<u>Kaffeesahne</u>
Sie wird als „Kaffeerahm" oder „Trinksahne" angeboten und muß einen Mindestfettgehalt von 10 % aufweisen. Kaffeesahne läßt sich nicht steifschlagen, ist aber gut zum Verfeinern geeignet.

Verwendung von ungeschlagener Sahne:

- Verfeinern von Suppen und Soßen
- Ergänzung zu Süßspeisen wie z. B. Rote Grütze

Verwendung von geschlagener Sahne:

- Füllung von Torten und Gebäck
- Verfeinern von Süßspeisen
- Verzieren von Speisen und Gebäck
- Gemischt mit Gewürzen und Kräutern oder anderen Geschmackszutaten als pikante Sauce, z.B. Meerrettichsauce zu Fisch.

Saure Sahne-Erzeugnisse

Sie werden durch Säuerung von Rahm gewonnen. Je nach Art des Verfahrens unterscheidet man unterschiedliche Produkte.

<u>Saure Sahne</u>
Sie entsteht aus frischem Rahm durch Säuern mit Hilfe von Milchsäurebakterien. Ein Mindestfettgehalt von 10 % ist vorgeschrieben.

<u>Crème fraîche</u>
Diese französische Spezialität wird nach einer besonderen Rezeptur hergestellt. Crème fraîche besitzt ein mildes Aroma und ist wegen des hohen Fettgehaltes von 30 bis 40 % besonders weich und cremig. Es gibt sie natur oder mit Zusätzen wie Kräuter und Knoblauch.

Verwendung von Saurer Sahne und Crème fraîche:

- Verfeinern und Binden von Suppen und Saucen
- Grundbestandteil von Salatsaucen.

Wie das Lebensmittelgesetz Käse definiert:

Käse sind frische oder in verschiedenen Stadien der Reife befindliche Erzeugnisse, die aus dickgelegter Käsereimilch hergestellt sind.
Käsereimilch ist die zur Herstellung von Käse bestimmte Milch, auch unter Mitverwendung von Buttermilcherzeugnissen, Sahneerzeugnissen, Süßmolke, Sauermolke und Molkensahne.

Weitere mögliche Zusätze zur Kesselmilch:

– Gewürze

– Lactoflavin

– β-Carotin

– Natriumnitrat ($NaNO_3$) gegen anaerobe Sporenbildner.

Fettgehaltsstufen von Käse

Fettgehaltsstufe	Fettgehalt in Trokkenmasse
Doppelrahmstufe	höchstens 85% mindestens 60%
Rahmstufe	mindestens 50%
Vollfettstufe	mindestens 45%
Fettstufe	mindestens 40%
Dreiviertelfettstufe	mindestens 30%
Halbfettstufe	mindestens 20%
Viertelfettstufe	mindestens 10%
Magerfettstufe	weniger als 10%

8.6.4 Käse

Käse wird aus dickgelegter Milch unter Abscheidung von Molke gewonnen. Hauptsächlich dient Kuhmilch als Rohprodukt; für spezielle Sorten verwendet man auch Ziegen- oder Schafsmilch.

Gerinnungsmethoden
Es gibt verschiedene Möglichkeiten, die Milch dickzulegen.

Zusatz von Milchsäurebakterien
Die Milchsäurebakterien setzen den Milchzucker um. Der pH-Wert sinkt, die Säure läßt die Milchproteine gerinnen. Das Endprodukt hat ein feines, leicht säuerliches Aroma.

Zusatz von Lab
Lab ist ein Enzym, das im Kälbermagen vorkommt. Es ist auf Milchproteine spezialisiert und bringt sie zum Gerinnen, ohne daß die Milch dabei sauer wird.

Zusatz von einem Gemisch aus Lab und Milchsäurebakterien
Um Aroma, Geschmack und Konsistenz besonders günstig zu beeinflussen, kombiniert man heute oftmals beide Methoden.

Gewinnung von Käsemasse

Zur Vorbereitung auf die Dicklegung wird die Milch auf einen bestimmten Fettgehalt eingestellt und gegebenenfalls auch der Proteingehalt korrigiert.
Zur Verbesserung der Gerinnungsfähigkeit und Konsistenz setzt man außerdem zuweilen Calciumsalze zu. Das fertig vorbereitete Gemisch bezeichnet man auch als „Kesselmilch".

Stationen der Verarbeitung:

1. Bei Temperaturen von 18 bis 50 °C bringt man die Milch zum Gerinnen. Während der Fällung wird das gebildete Proteingel durch rotierende Schneidevorrichtungen (Käseharfe) in kleine Teilchen zerschnitten. Dabei kommt es unter Abscheidung von Molke zu einer Verfestigung des Gels (Bruch). Sie ist um so stärker, je intensiver die mechanische Bearbeitung erfolgt.
2. Durch Erhitzen auf 35 bis 55 °C (Brennen) verfestigt sich der Bruch weiter unter Wasserabscheidung.
3. Die Trennung von Bruch und Molke wird je nach gewünschter Konsistenz durch Ablaufen oder Abpressen vorgenommen.

Jetzt gibt es grundsätzlich zwei Möglichkeiten der Weiterverarbeitung.

Herstellung von Frischkäse

Der Bruch wird gesalzen und eventuell mit Gewürzen, Kräutern oder anderen Zutaten vermischt und anschließend verpackt.

Herstellen von gereiftem Käse

Der Bruch wird einer Reifezeit überlassen, je nach Sorte unterschiedlich lange, eventuell mit Zutaten vermischt und nach Ende der Reifezeit geformt und verpackt.

Übersicht über wichtige gereifte Käsesorten

Käsegruppe	% Trockenmasse	% Fett i. Tr.	Reifezeit
Hartkäse	58-63	30-50	2-8 Monate
Wichtige Vertreter	Chester, Cheddar, Emmentaler, Gruyère, Parmigiano-Reggiano, Grana, Bagozzo, Provolone, Cacciocavallo		
Schnittkäse	% Trockenmasse	% Fett i. Tr.	Reifezeit
	44-57	30-50	5 Wochen
Wichtige Vertreter	Edamer, Geheimratskäse, Molbo, Gouda, Pecorino, Aunis, Esrom, Jerôme, Deutscher Trappistenkäse		
Halbfeste Schnittkäse	% Trockenmasse	% Fett i. Tr.	Reifezeit
	45-55	30-60	3-5 Wochen
Wichtige Vertreter	Butterkäse, Italio, Klosterkäse, Roquefort, Gorgonzola, Stracchino, Stilton, Danablu, Steinbuscher, Weißlacker		
Weichkäse	% Trockenmasse	% Fett i. Tr.	Reifezeit
	35-52	20-60	2 Wochen
Wichtige Vertreter	Chèvre, Nicolin, Rebbiola, Brie, Le Coulommiers, Camembert, Petit Camembert, Romadur, Kümmelkäse, Limburger, Münsterkäse, Weinkäse		
Sauermilchkäse	% Trockenmasse	% Fett i. Tr.	Reifezeit
	35	<10	1-2 Wochen
Wichtige Vertreter	Harzerkäse, Mainzer Käse, Handkäse, Korbkäse, Stangenkäse, Gamelost		

Frischkäse

Frischkäse können sowohl durch Labzusatz als auch durch Impfen mit Bakterienkulturen gewonnen werden.

Die Hauptsorten:

- Quark wird heute vorzugsweise aus schwach gesäuerter, weitgehend entrahmter Milch gewonnen. Er besitzt einen leicht säuerlichen Geschmack.
- Schichtkäse muß Schichten unterschiedlichen Fettgehaltes aufweisen.
- Rahm- und Doppelrahmfrischkäse haben einen Fettgehalt von 50 bzw. 60 % Fett i.Tr. Sie werden aus mit Rahm versetzter Vollmilch durch Labgerinnung gewonnen. Wichtige Vertreter: Gervais, Demi Suisse, Carréfrais, Cream cheese.
- Mozzarella entsteht, wenn der Bruch in der Molke auf ca. 60 °C erhitzt wird; er bekommt dadurch eine plastische Konsistenz.

Neue Verfahren der Käseherstellung sind so konzipiert, daß sie den bislang in der Molke verbleibenden Proteinanteil verstärkt in den Bruch mit einarbeiten. Das gelingt, indem man die Molke einer Ultrafiltration unterzieht. Die auf diese Weise angereicherten Proteine mischt man dem Bruch anschließend zu.

Käsegruppen

Käse wird nach dem Wassergehalt in der fettfreien Käsemasse in folgende Gruppen eingeteilt.

Käsegruppe	Wassergehalt in der fettfreien Käsemasse
Hartkäse	50 % und weniger
Halbfester Schnittkäse	55 bis 63 %
Schnittkäse	62 bis 69 %
Sauermilchkäse	61 bis 73 %
Weichkäse	mehr als 67 %
Frischkäse	mehr als 73 %

Nährwertgehalt von Speisequark, Magerstufe (100g)

Inhaltsstoff	Gehalt
Proteine	15,0 g
Fett	0,3 g
Wasser	80,0 g
Vitamin A + β-Carotin	0,01 mg
Vitamin B_1	0,04 mg
Vitamin B_2	0,31 mg
Niacin	0,1 mg
Vitamine	1,0 mg
Na	36,0 mg
K	95,0 mg
Ca	90,0 mg
P	189,0 mg

Schmelzkäse

Schmelzkäse wird aus zerkleinerten Schnitt- und Hartkäsen durch Erhitzen auf 75 bis 95 °C unter Zusatz von 2 bis 3 % Schmelzsalzen hergestellt. Als Schmelzsalze sind Phosphate oder Citrate zugelassen.
Es gibt ihn in streichfähiger und in schnittfähiger Form.

Gereifte Käse

Je nach Art der Dicklegung unterscheidet man Süßmilch- (Labkäse) und Sauermilchkäse.

- Süßmilchkäse werden aus Milch hergestellt, die man mit Hilfe von Labferment unter Zusatz von Bakterienkulturen dicklegt.
- Sauermilchkäse entstehen, wenn die Milch durch Milchsäurebakterien dickgelegt wird. Sie reifen von außen nach innen, wobei der zunächst weiße Quarkkern zunehmend gelblich und geschmeidig fest wird.
  Sauermilchkäse werden hauptsächlich in niedrigen Fettstufen hergestellt. Sie haben ein hohen Proteingehalt. Im Vergleich zu anderen Käsesorten sind sie sehr preiswert.

Haltbarkeit und Lagerung

Käse muß mit Sorgfalt gelagert werden, wenn Geschmack und Aroma optimal erhalten bleiben sollen:

- Frischkäse ist am besten im Kühlschrank aufgehoben und hält sich dort bis zu einer Woche.
- Weich- und Schimmelkäse lagert man, wenn sie schon durchgereift sind, am besten in der Originalverpackung im Kühlschrank. Er hält sich ca. eine Woche. Einmal geöffnet, sollte er innerhalb von zwei bis drei Tagen verbraucht werden.
  Falls er die richtige Reife noch nicht hat, außerhalb des Kühlschrankes bei 15 bis 16 °C durchreifen lassen.
- Schnittkäse bewahrt man gut verpackt (Alu- oder Kunststoffolie) im Kühlschrank auf. So ist er bis zu einer Woche lagerfähig. Etwa eine Stunde vor dem Verzehr aus dem Kühlschrank nehmen.
  Ebenfalls gut verpackt im Kühlschrank lagern. So bleibt er bis zu zwei Wochen frisch. Er muß zwei Stunden vor dem Verzehr aus dem Kühlschrank genommen werden; sein Aroma braucht länger, um sich zu entfalten.

Bewertung von Käse

Käse enthält die Nährstoffe der Milch in konzentrierter Form. Sein Nährwert ist daher beträchtlich. Der Gehalt an biologisch hochwertigen Proteinen macht auch magere Käsesorten zu einem ausgesprochen hochwertigen Nahrungsmittel.

Proteine
Den höchsten Proteingehalt haben magere Käse wie magerer Quark oder Sauermilchkäse. Er beträgt zwischen 10 und 30 %. Die biologische Wertigkeit ist hoch.

Fett
Das Fett ist leicht verdaulich, weil es sehr viel kurzkettige Fettsäuren enthält und in sehr fein verteilter Form vorliegt.

Fettlösliche Vitamine
Die Vitamine A, D und E sind hauptsächlich in fettreichen Käsen enthalten; in mageren Sorten ist ihr Vorkommen sehr gering.

Wasserlösliche Vitamine
Vertreter dieser Gruppe, hauptsächlich Vitamin B_1, Vitamin B_2 und

Kann man Käse einfrieren?
Man kann, aber mit Einschränkungen. Käse im Stück eingefroren verändert seine Struktur und läßt sich nicht mehr gut schneiden. Deshalb sind Käse in Scheiben und geriebener Käse am besten zum Einfrieren geeignet.

Vitamin C, befinden sich vor allem in der Molke. Je mehr Restflüssigkeit ein Käse noch enthält, desto mehr von ihnen kommen darin vor. Das gilt z.B. für Quark und Weichkäse.

Calcium
Auch wenn ein Großteil der Mineralstoffe mit der Molke abgetrennt wird, Käse ist neben Milch die wichtigste Calciumquelle.

Nährwertgehalt verschiedener Käsesorten (in 100 g)

Käsesorte	Wasser (g)	Nährstoffe			Energie	Vitamine					Mineralstoffe				
		Proteine (g)	Fett (g)	Kohlenhydrate (g)	(kJ)	A + β-Carotin (I.E.)	B_1 (mg)	B_2 (mg)	B_6 (mg)	Niacin (mg)	Na (mg)	K (mg)	Ca (mg)	Mg (mg)	P (mg)
Camembert	51,3	18,7	22,8	1,8	1200	1010	0,05	0,45	0,25	1,45	1150	109	382	18	184
Edamer	43,3	26,1	23,6	3,5	1100	600	0,06	0,35	0,06	0,07	737	76	765	59	455
Emmentaler	34,9	27,4	30,5	3,4	1670	1140	0,05	0,33	0,09	0,10	620	100	1180	55	860
Rahmkäse	50,5	14,6	30,5	1,9	1410	1540	0,04	0,28	–	0,10	606	74	62	–	189
Roquefort	40,0	21,0	32,0	1,8	1580	800	0,06	0,5	–	0,4	–	–	700	40	–

8.7 Fleisch und Wurstwaren

Fleisch ist seit ältester Zeit von großer Bedeutung für die menschliche Ernährung. Bereits mehrere Tausend Jahre v. Chr. hielten sich die Menschen z. B. Schafe, Rinder und Schweine als Haustiere.
Als Fleisch sind insbesondere anzusehen:
- Muskelfleisch (mit oder ohne Knochen, Fett- und Bindegewebe), Innereien, Schlund, Magen, Dünn- und Dickdarm, vom Schwein die ganze Haut (Schwarte), ferner Knochen und daran anhaftende Weichteile.
- Fett, unverarbeitet oder zubereitet.
- Wurst und ähnliche Gemenge aus Fleisch.

Fleischverbrauch einiger Länder (kg pro Person und Jahr)

Land	Jahr	Rind, Kalb	Schwein	Geflügel
USA	1960	41,5	29,5	17,2
	1970	48,6	30,6	18,9
EG	1960	19,9	19,2	5,2
	1970	25,2	23,7	8,9
Frankreich	1960	29,2	19,8	8,6
	1970	35,9	24,8	11,3
Italien	1960	12,9	7,2	3,6
	1970	18,9	9,1	9,2

Wie das Lebensmittelgesetz Fleisch definiert:

Fleisch sind Teile von warmblütigen Tieren, frisch oder zubereitet, die sich zum Genuß für Menschen eignen.

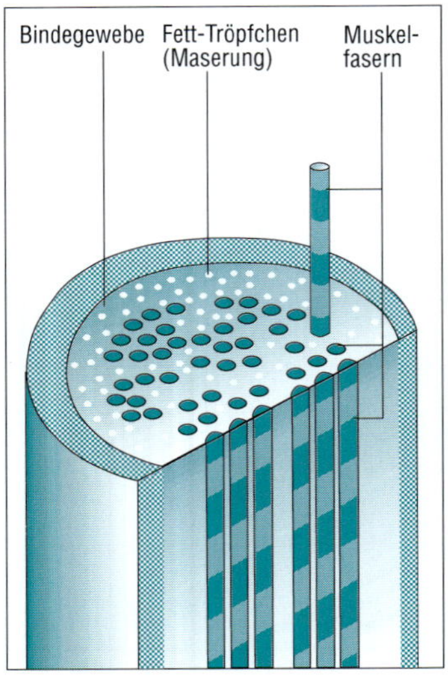

Aufbau von Muskelfleisch

Fleischverbrauch in der Bundesrepublik Deutschland (kg pro Person und Jahr)

Jahr	Rind Kalb	Schwein	Geflügel
1960	18,7	29,3	4,2
1964	19,2	33,9	6,0
1970	22,9	36,1	7,4
1972	20,5	42,0	9,0
1974	21,0	44,6	8,8
1976	21,6	45,5	9,1

Fakten zum Myoglobin
Myoglobin ist ein Chromoprotein. Seine Struktur wurde auf S. 174 schon besprochen. Myoglobin hat die Fähigkeit, Sauerstoff reversibel zu binden und dient daher als Sauerstoffspeicher des Muskels. Im lebenden Tier sind nur ca. 10 % des Eisens an Myoglobin gebunden, beim gut ausgebluteten Rindermuskel sind es dagegen 95 %. Hämoglobin leistet demnach nur einen geringen Beitrag zur Farbe des Fleisches.

8.7.1 Muskelfleisch

Für die menschliche Ernährung kommt in erster Linie Muskelfleisch mit eventuell anhaftendem Fett- und Bindegewebe in Frage.

Struktur
Muskelfleisch ist aus quergestreiften Fasern zusammengesetzt. Sie bestehen aus den kontraktilen Myofibrillen, einer Zwischensubstanz, dem Sarcoplasma, und einer Hülle, dem Sarcolemma.
Die Fasern werden durch zartes Bindegewebe miteinander verbunden, wobei immer mehrere von ihnen zu Bündeln zusammengefaßt sind. Die wiederum gruppieren sich dann zum eigentlichen Muskel.
Dazwischen ist je nach Tierart und Fütterung Fett eingelagert.

8.7.1.1 Zusammensetzung

Für das von Knochen und sichtbarem Fett befreite Fleisch lassen sich Durchschnittswerte angeben, die jedoch Schwankungen unterworfen sind und dabei von Tierart, Rasse, Alter und Fütterung beeinflußt werden.

Wasser
Der Wassergehalt liegt zwischen 74 und 79 % und ist beim Kalb und anderen jungen Tieren am höchsten, bei sehr fettreichem Fleisch am niedrigsten.

Proteine
Die biologische Wertigkeit von Fleischproteinen ist hoch und liegt bei etwa 74. Man unterscheidet drei Hauptgruppen:

- Kontraktile Proteine sind größtenteils mit konzentrierten Salzlösungen extrahierbar.
  Hauptvertreter sind Myosin, Actin, Tropomyosin und Troponin. Mengenmäßig überwiegen Myosin und Actin mit einem Anteil von 65 bis 70 % am Gesamtprotein.
- Lösliche Proteine haben einen Anteil von 25 bis 30 % am Gesamtprotein. Sie sind Bestandteil des Sarcoplasmas. Es handelt sich dabei vor allem um Enzyme und um Myoglobin. Die hohe Viskosität ist auf diesen Proteingehalt zurückzuführen.
- Unlösliche Proteine bilden vor allem die Bindegewebsanteile des Muskels. Hauptvertreter sind Kollagen und Elastin. Charakteristisch für Kollagen ist sein hoher Gehalt an Glycin, Prolin und Hydroxyprolin.

Aminosäuren und Peptide sind in frischem Fleisch nur geringfügig vorhanden. Bei der Fleischreifung nimmt ihr Gehalt jedoch stark zu. Sie sind von Bedeutung für den Fleischgeschmack.

Fett
Viele Fleischarten enthalten mehr oder weniger große Fettmengen, entweder als Reservefett (Bauch- und Rückenspeck) oder im Bindegewebe abgelagert. Tierisches Fett setzt sich vor allem aus Glyceriden der Palmitin-, Stearin- und Ölsäure zusammen. Daneben kommen geringe Mengen Cholesterin und Phosphate vor.

Kohlenhydrate
Der Glykogengehalt des Muskelgewebes schwankt sehr stark zwischen 0,02 und 1 % des Frischfleisches. Er wird vom Alter und vom

Zustand des Tieres vor dem Schlachten beeinflußt.
Zucker sind nur in Mengen von 0,10 bis 0,15 % vorhanden. Davon entfallen auf Glucose-6-phosphat und andere Monosaccharidphosphate ca. 0,1 %; der Rest sind Spuren von Glucose und Fructose.

Mineralstoffe
Hauptsächlich sind enthalten: Kalium, Calcium, Magnesium, Eisen und Phosphor. Insgesamt beträgt der Mineralstoffgehalt 0,8 bis 1,8 %.

Vitamine
Im Vergleich zu den Innereien enthält Muskelfleisch nur geringe Mengen. Bemerkenswert ist allerdings der Gehalt an B-Vitaminen.

8.7.1.2 Postmortale Veränderungen im Muskel

Unmittelbar nach Eintritt des Todes ist der Muskel weich, schlaff und trocken. Einige Stunden nach der Schlachtung verfestigt er sich und die Muskelstarre (rigor mortis) tritt ein.

Rigor mortis

Um diesen Vorgang besser verstehen zu können, müssen wir noch etwas näher auf den Feinbau des Muskels eingehen.
In den langgestreckten Muskelzellen sind abwechselnd Myosin und Actin angeordnet. Die einzelne Proteinschicht wird als Filament bezeichnet. Die Actin-Filamente ragen dabei über die Myosin-Filamente hinaus. Muskelarbeit kommt nun ganz einfach dadurch zustande, daß die Actin-Filamente sich zusammenziehen und in den Bereich der Myosin-Filamente hineingleiten. Die erforderliche Energie liefert ATP, das dabei in AMP übergeht und anschließend über die Glykolyse wieder regeneriert wird.

Beim rigor mortis nun findet ein ebensolches Ineinandergleiten statt. Der Unterschied zur Muskelarbeit im lebenden Organismus ist jedoch: Das ATP kann nicht mehr regeneriert werden, da die Glykolyse unterbrochen ist. Dadurch kommt es zu einer Freisetzung von Phosphorsäure im Muskel. Das führt zu einem Absinken des pH-Wertes auf ca. 5,4, dem isoelektrischen Punkt von Actin und Myosin, und zu einem Erstarren dieser Proteine.
Die pH-Wert-Veränderung kommt außerdem noch durch Milchsäure zustande, die im Rahmen der auslaufenden Glykolyse gebildet und nicht mehr decarboxyliert wurde.

Gleichzeitig mit dem pH-Wert sinkt auch das Wasserbindevermögen des Muskels. Das Fleisch wird feucht bis naß. Nach einiger Zeit steigt der pH-Wert wieder auf 6,5 an; gleichzeitig nimmt das Wasserbindevermögen zu, erreicht allerdings nicht wieder den ursprünglichen Wert.

Die Geschwindigkeit, mit der die pH-Wert-Veränderungen ablaufen, sowie der erreichte End-pH-Wert haben großen Einfluß auf das Wasserbindevermögen und damit auf die Fleischqualität. Günstige Auswirkungen auf den Gesamtprozeß hat eine schnelle, intensive Kühlung.

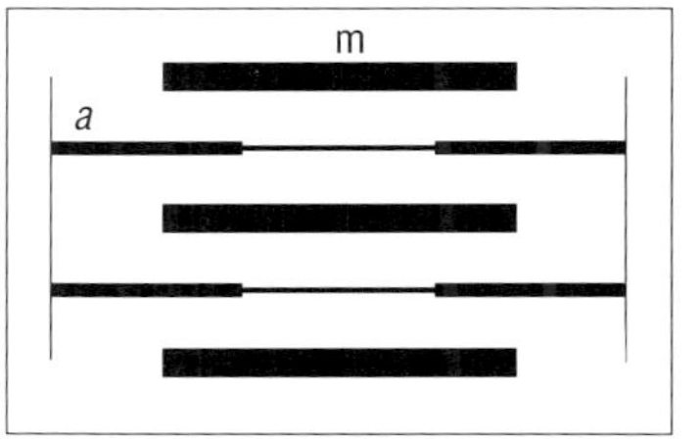

Actin (a)- und Myosin (m)-Filamente

Eintritt des rigor mortis bei verschiedenen Tieren

Tierart	Zeit
Rind	10-24 h
Schwein	4-18 h
Huhn	2- 4 h

Fleischfehler (PSE- und DFD-Fleisch)

- PSE-Fleisch (pale, soft, exsudative) ist wäßrig und blaß. Es besitzt nur geringe Festigkeit und zeigt große Gewichtsverluste beim Abhängen bzw. Abtropfverluste beim Auftauen von tiefgefrorenem Fleisch. Dieser Fleischfehler tritt ein bei schnellem ATP- und pH-Abfall. Er ist typisch für Schweine mit genetisch bedingter Streßempfindlichkeit. Durch psychische Belastungen vor dem Schlachten verlaufen ATP-Abbau und Glykolyse mit abnorm erhöhter Geschwindigkeit.
- DFD-Fleisch (dark, firm, dry) ist dunkel und klebrig und tritt ebenfalls bei streßanfälligen Tieren auf. Es kommt dadurch zustande, daß Lactat und Protonen kurz vor oder nach der Schlachtung in das Blut übergehen. Das Muskelfleisch hat danach einen hohen pH-Wert und ist arm an Milchsäure.

Vergleich normales und fehlerhaftes Fleisch

	Beschaffenheit	pH nach 1 h	pH nach 24 h	ATP (mg/g nach 1 h)	Glykogen (mg/g nach 1 h)	Lactat (mg/g nach 1 h)
Normalfleisch	normal	6,5	5,8	2,2	6,2	4,2
PSE-Fleisch	blaß, wäßrig, schlaff	5,6	5,6	0,3	1,9	9,0
DFD-Fleisch	dunkel, klebrig, fest	6,5	6,3	1,1	1,5	4,0

Fleischreifung

Während andere Fleischarten zum Teil bereits nach Ablauf des rigor mortis gleich verzehrt werden können, benötigt vor allem Rindfleisch noch einige Zeit der Reifung (Abhängen).
Schlachtfrisches Rindfleisch ist durch Kochen, Braten oder andere Garmethoden nicht weich zu bekommen; es bleibt zäh.
Während der Reifung treten die im Muskel enthaltenen Kathepsine, ein proteolytischer Enzymkomplex, in Aktion. Sie sind durch die Vorgänge des rigor mortis aktiviert worden und greifen bevorzugt das Bindegewebe im Muskel an. Dadurch wird das Fleisch mürbe.
Gut abgehangenes bzw. gereiftes Rindfleisch ist besonders zart und hat kürzere Garzeiten. Am längsten abgehangen müssen Stücke sein, die kurz gebraten werden sollen, also neben Filet und Roastbeef alle Teile, die zu Steaks geschnitten werden.

Bestes Rindfleisch liefern:

- 4 bis 6 Jahre alte Ochsen
- bis zu 8 Jahre alte Rinder
- 1 1/2 bis 2 Jahre alte Bullen.

8.7.2 Fleischarten und Schlachtabgänge

Die verschiedenen Fleischarten zeigen zum Teil erhebliche Unterschiede in Aussehen und Geschmack.

8.7.2.1 Rindfleisch

Das Fleisch ist ziegelrot bis dunkelrot, wird meist von feinen Fettadern durchzogen (Marmorierung) und hat einen Fettrand.

Verwendung der einzelnen Teile vom Rind

Rindfleisch ist in der Qualität sehr unterschiedlich, je nachdem aus welchem Teil es geschnitten wurde.

Braten
- Keule
- Roastbeef
- Schulter (Dicker Bug).

Rouladen
- Keule
- Schulter.

Steaks
- Filet
- Roastbeef
- Keule
- Hohe Rippe.

8.7.2.2 Schweinefleisch

Schweinefleisch ist feinfaserig und von reichlich Fett durch- bzw. umwachsen. Es hat normalerweise eine blaßrosa Farbe, die bei älteren Tieren etwas dunkler sein kann. Beim Kochen wird Schweinefleisch im Unterschied zu anderen Fleischarten grauweiß. Wegen seiner zarten Beschaffenheit benötigt es keine längere Reifezeit und kann auch frisch zubereitet werden.

8.7.2.3 Kalbfleisch

Das Fleisch ist hellrosa, sehr saftig und fast fettfrei. Der typische Geruch wird durch reichlich Bildung von Milchsäure hervorgerufen. Das beste Schlachtalter der Tiere liegt bei vier bis sechs Wochen. Kalbfleisch sollte acht Wochen abhängen.
Kalbfleisch ist im Vergleich zu Rind- und Schweinefleisch sehr teuer und spielt in unserer Ernährung daher auch eine untergeordnete Rolle.

8.7.2.4 Hammel- und Schaffleisch

Das Fleisch ist hell-, ziegel- oder dunkelrot und meist mit Fett durchsetzt.
Das beste Schlachtalter liegt bei zwei bis vier Jahren. Schaffleisch hat einen sehr ausgeprägten, typischen Geruch und Geschmack.

8.7.2.5 Geflügelfleisch

Die Farbe von Geflügelfleisch ist je nach Alter, Tierart und Körperteil unterschiedlich.
Geflügelsorten mit dunklem Fleisch sind Gans, Ente und Taube. Hell dagegen ist das Fleisch von Haushuhn und Truthahn.
Für beide gilt, daß die Brustmuskulatur im Vergleich zu den hinteren Extremitäten meist heller getönt ist.
Geflügelfleisch ist arm an Bindegewebe und eignet sich daher gut für diätetische Zwecke.

8.7.2.6 Innereien und sonstige Nebenprodukte

Dazu zählen vor allem Zunge, Herz, Leber, Niere, Milz, Gehirn, Schlund, Därme und Schweineschwarte.

- Leber wird kurzgebraten oder dient als typischer Aromaträger in der Leberwurst und in Pasteten (Gänseleberpastete).
- Herz, Nieren, Lungen, Schweine- und Rindermagen, Kalbsgekröse und Kuheuter werden in billigen Wurstsorten verarbeitet.
- Milz liefert Milzwurst.
- Zunge gilt als Delikatesse und wird gekocht oder gepökelt verzehrt. Auch in feinen Wurstarten findet sie Verwendung.
- Kalbshirn und die Thymusdrüse vom Kalb (Bries, Kalbsmilch) werden in der Krankenkost geschätzt.
- Därme, die aus hochelastischem Bindegewebe bestehen, sind ideale Wursthüllen. Zusammen mit dem Magen des Rindes werden sie zu speziellen Gerichten verarbeitet (Königsberger Fleck, Kuttelflecke).
- Schweineschwarte spielt bei der Herstellung von Sülz- und Blutwurst eine Rolle.
- Knochen geben beim Kochen mit Wasser Leimsubstanz und Fett an die Flüssigkeit ab und dienen deshalb zur Bereitung von Brühen.

Verwendung der einzelnen Teile vom Schwein

Braten
- Schinken
- Unterseite des hinteren Kotelettstranges
- Schulter
- Nacken.

Kotelett
- Mittelstück des Kotelettstranges (Stielkoteletts)
- Filetstück des Kotelettstranges (Filet-Kotelett)
- Nackenstück (Nacken-Koteletts).

Schnitzel
- Schinken
- ausgelöster Rücken
- Schulter.

Weitere Stücke zum Kurzbraten
- Filet
- Bauchfleisch.

8.7.3 Lagern und Verarbeiten von Fleisch

Frischfleisch ist ein idealer Nährboden für Mikroorganismen und daher nur begrenzt haltbar.

8.7.3.1 Kühlen

Kühlen ist ein wichtiges Verfahren der Haltbarmachung von Fleisch. Nach der Schlachtung werden die Tiere in Hälften oder Vierteln gekühlt gelagert. Solange Fleisch im Stück gelagert wird, beträgt die mögliche Lagerzeit drei bis sechs Wochen. Mit der weitergehenden Zerkleinerung des Gewebes steigt die Verderbsanfälligkeit.

Hinweis zur Kühllagerung

- Nicht in der Nähe stark riechender Nahrungsmittel aufbewahren.
- Aus der Verpackung nehmen und in einer abgedeckten Schüssel lagern.

Lagerzeiten von tiefgefrorenem Fleisch (–18 °C)

Rindfleisch
ca. 10–12 Monate

Schweinefleisch
ca. 6–9 Monate

Lammfleisch
ca. 6–9 Monate

Kalbfleisch ca. 6–9 Monate

Hackfleisch ca. 2–3 Monate

Im privaten Haushalt sollte man Fleisch daher nicht länger als zwei bis drei Tage lagern.

8.7.3.2 Gefrieren

Durch Tiefgefrieren kann die Haltbarkeit erheblich verlängert werden. Sie wird bei dieser Art der Haltbarmachung in erster Linie durch oxidative Veränderungen in der Lipidfraktion begrenzt, denn auch bei tiefen Temperaturen bleiben Lipidoxidasen noch aktiv.
Ein wichtiges Kriterium für die Qualität des wieder aufgetauten Fleisches stellt die Erhaltung des Wasserbindevermögens dar. Sie ist um so besser, je tiefer die Einfriertemperatur und je größer die Gefriergeschwindigkeit sind. Unter solchen Bedingungen bilden sich schlagartig (Schockgefrieren) viele kleine Eiskristalle, so daß die empfindlichen Zellstrukturen geschont werden.
Bei einem langsamen Einfrieren und vergleichsweise höheren Temperaturen entstehen große Eiskristalle, die das Zellgefüge an vielen Stellen sprengen.

8.7.3.3 Trocknen

Das Trocknen von Fleisch führt zu einem Endprodukt, das nur noch 3 bis 10 % Wasser enthält. Wichtiges Qualitätskriterium für Trockenfleisch ist die Wiederaufnahmefähigkeit für Wasser. Die Haltbarkeit ist durch die Fettoxidation und die Maillard-Reaktion begrenzt.
Getrocknetes Rind- und Hühnerfleisch werden als Einlage für Trockensuppen verwendet.

8.7.4 Zubereiten von Fleisch

Fleisch wird nur in Ausnahmefällen roh genossen und meist durch geeignete Garverfahren zubereitet.

Allgemeine Hinweise zum Zubereiten

– Während des Garens das Fleisch nicht anstechen; Saft könnte sonst austreten, und es kommt zu Nährstoffverlusten.
– Unpaniertes Fleisch erst nach dem Garen salzen; Salz entzieht dem Gargut Flüssigkeit und es trocknet aus.
– Größere Fleischmengen portionsweise anbraten; zu große Stücke erreichen nur schwer die nötige Gartemperatur, und die Bräunung ist nicht optimal.

Veränderung des Fleisches beim Garen

Das Erhitzen ist die wichtigste Art, Fleisch zuzubereiten. Es kommt dabei zu einer Reihe typischer Veränderungen:

– Umschlag der Farbe nach graubraun.
– Koagulation der Proteine.
– Ansteigen des pH-Wertes.
– Austritt von Saft, da das Wasserbindevermögen abnimmt.
– Schrumpfung des Collagens; das Fleisch wird dadurch zarter.
– Entwicklung von typischen Aromastoffen.

Hinweise zum Vorbereiten von Fleisch

– Nur große Fleischstücke waschen, kleine Stücke mit Küchenkrepp trocken tupfen.
– Beim Waschen nur wenig Wasser verwenden, um den Verlust an wasserlöslichen Stoffen gering zu halten.

Überblick über die Zubereitungsverfahren

Garmethode	Anwendung	Bemerkung
Kurzbraten	Kleine Fleischstücke und Scheiben, möglichst mager und bindegewebsarm	Immer in heißes Fett einlegen, so schließen sich die Poren und die Inhaltsstoffe bleiben erhalten
Braten	Kleine und große Braten	Beim Braten im Backofen entsteht eine braune Kruste, die das Ausfließen von Fleischsaft verhindert
Schmoren	Kleine und große Braten, Rouladen, Gulasch	Relativ hohe Nährstoffverluste, das Fleisch ist schwerverdaulich
Dünsten	Zartes bindegewebsarmes Fleisch	Besonders schonende Art der Garmachung, das Fleisch bleibt saftig und leicht verdaulich
Kochen	Kochfleisch, z.B. Tafelspitz, Suppenfleisch	Kochfleisch in kochendes Wasser geben, Suppenfleisch kalt aufsetzen
Grillen	Kleine Fleischstücke und -scheiben	Das Fleisch bleibt sehr saftig
Garen in Folie	Kleine und große Braten	Das Fleisch bleibt sehr saftig

8.7.5 Bewertung von Fleisch

Der Verzehr von Fleisch in der Bundesrepublik Deutschland liegt hoch. Die Nachfrage nach Fleisch hat in den letzten 20 Jahren kontinuierlich zugenommen und ist erst Anfang der achtziger Jahre zum Stillstand gekommen.

Entwicklung der Nachfrage nach Fleisch (kg pro Kopf und Jahr)

Zeitraum	Rindfleisch	Kalbfleisch	Schweinefleisch	Schaf- und Ziegenfleisch	Geflügelfleisch	Innereien
60/63	18,6	1,9	31	0,3	5	4,5
64/67	19,7	1,9	33,7	0,2	6,5	4,5
68/71	21,4	2,1	38,7	0,2	8,0	4,7
72/75	20,8	1,7	42,4	0,4	8,9	4,7
76/79	21,7	1,8	46,6	0,8	9,4	5,3
80	21,5	1,8	50,2	0,9	9,8	5,6
81	20,7	1,6	49,9	0,8	9,6	5,5
82	19,8	1,4	49,6	0,8	9,9	5,7

Auch wenn die Entwicklung des Fleischverbrauches unter dem Aspekt Protein-, Vitamin- und Eisenversorgung zu begrüßen ist, so hat der hohe Fleischkonsum doch eine Kehrseite, denn Fleisch enthält neben den wertvollen Inhaltsstoffen noch Fett, Cholesterin und Purine.
Unter diesem Gesichtspunkt ist eine weitere Steigung des Fleischkonsums nicht wünschenswert. Ebenso ist wegen der Schwermetallbelastung eine Zunahme des Verzehrs von Innereien nicht zu empfehlen.
Das Problem der Fettzufuhr hat sich allerdings in den letzten Jahren entschärft, denn es zeichnet sich ein Trend zu magerem Fleisch ab.

Nährwertgehalt von Fleisch (in 100 g)

		Nährstoffe				Energie	Vitamine				Mineralstoffe					
Fleischart	Wasser (g)	Proteine (g)	Fett (g)	Kohlenhydrate (g)	Cholesterin (g)	(kJ)	A + β-Carotin (I.E.)	B_1 (mg)	B_2 (mg)	Niacin (mg)	Na (mg)	K (mg)	Ca (mg)	Mg (mg)	Fe (mg)	P (mg)
Ente	54,0	16,0	28,6	–	0,07	1360	–	0,10	0,24	5,6	85	285	15	–	1,8	188
Huhn	72,7	20,6	5,6	–	0,09	580	30	0,10	0,20	6,8	83	359	12	37	1,8	200
Kalb (Kotelett)	70,0	19,5	9,0	–	–	690	–	0,14	0,26	6,5	90	301	11	16	2,9	200
Lamm (Keule)	64,0	18,0	18,0	–	0,07	1000	–	0,16	0,22	5,2	78	380	10	16	2,7	213
Rind (Filet)	75,1	19,2	4,4	–	0,07	510	–	0,10	0,13	4,6	51	340	3	24	2,5	164
Rind (Lende)	62,7	16,4	19,2	–	0,12	1020	–	0,08	0,13	4,7	68	348	3	22	2,9	180
Schwein (Filet)	71,2	18,6	9,9	–	0,06	700	–	1,1	0,31	6,5	74	348	12	22	3,0	234
Schwein (Kotelett)	53,9	15,2	30,6	–	0,07	1430	–	0,80	0,19	4,3	62	326	9	19	2,3	170
Leber (Rind)	69,9	19,7	3,8	5,9	0,32	570	20000	0,30	2,9	13,6	116	292	7	15	6,5	352
Leber (Schwein)	71,6	20,6	4,8	2,6	0,30	550	10900	0,43	2,7	16,4	77	350	10	18	19	316

8.7.6 Wurstwaren

Schnittfeste Roh-Würste:

- Cervelatwurst
- Salami
- Plockwurst
- Schinkenwurst
- Katenrauchwurst.

Schnittfeste Rohwürstchen:

- Mettenden
- Landjäger
- Schinken.

Zutaten für die Herstellung von Würsten sind zerkleinertes Muskelfleisch, andere Organe und Fett der Schlachttiere. Aus ihnen wird unter Zusatz von Gewürzen, Salzen und Wasser die Wurstmasse zubereitet und je nach Verfahren zu Rohwurst, Kochwurst oder Brühwurst verarbeitet.

Rohwürste
Hauptbestandteile sind Muskelfleisch und Fett. Sie werden unter Zusatz von Gewürzen und Salz, ohne Wasser, verarbeitet. Als zusätzliche Verfahren der Haltbarmachung kommen Trocknen, Räuchern oder Pökeln in Betracht.
Schnittfeste Rohwürste sind besonders haltbar und werden daher auch als Dauerwürste bezeichnet.

Kochwürste
Kochwürste werden aus gekochten Ausgangsmaterialien hergestellt, aus Fleisch, Innereien, Speck und Schwarten, unter Zusatz

von Wasser, Salz und Gewürzen. Haltbar gemacht werden sie durch Hitzebehandlung („Ziehen” in heißem Wasser oder Erhitzen in heißer Luft). Ihre Lagerfähigkeit ist sehr begrenzt.

Brühwürste
Für dicke Sorten benötigt man Fleisch mit einem besonders hohen Wasserbindevermögen und verwendet daher möglichst noch schlachtwarmes Fleisch. Es wird mit Speck, Pökelsalz, Kochsalz und Gewürzen gemischt und verarbeitet. Mit Hilfe sogenannter Kutterhilfsmittel läßt sich das Wasserbindevermögen steigern.
Nach Abfüllen der Wurstmasse wird kurz bei 100 °C geräuchert und anschließend 30 Minuten bei 75 °C gebrüht. Brühwürste sind Frischwürste, also nur wenig haltbar, und sollten rasch verzehrt werden.

Nährwertgehalt von Wurstwaren
Der Nährwert von Wurstwaren ist ganz erheblich. Sie enthalten Proteine, daneben Vitamine, jedoch leider auch reichlich Fett, manche Sorten bis zu 50 %. In diesem Zusammenhang wurde der Begriff „verstecktes Fett” geprägt. Wurstwaren sind also Nahrungsmittel, deren Verzehr sehr bewußt und kontrolliert erfolgen sollte.

Streichfähige Rohwürste:

- Teewurst
- Braunschweiger Mettwurst
- Zwiebelmettwurst.

Kochwürste

- Leberwurst
- Blutwurst
- Sülzwurst

Zugelassene Kutterhilfsmittel

- Kondensierte Phosphate
- Lactat
- Acetat
- Tartrat
- Citrat.

Brühwürste

- Fleischwurst
- Bierschinken
- Jagdwurst
- Mortadella.

8.8 Fisch

Die Nachfrage nach Fisch und Fischerzeugnissen ist in den letzten 10 Jahren leicht rückläufig. Aus ernährungsphysiologischer Sicht ist diese Entwicklung nicht zu begrüßen, denn Fisch ist eine Quelle für biologisch hochwertige Proteine und Vitamine. Seefische enthalten außerdem erhebliche Mengen an Jod.

8.8.1 Fischarten

Man unterscheidet ja nach Lebensraum zwischen Seefischen und Süßwasserfischen. In unserem Land kommt jedoch den Seefischen die größere Bedeutung zu.

Übersicht über die Süßwasserfische

Name	Zubereitung und Verwendung	Besonderheiten
Aal	– geräuchert – in Gelee	gute Qualität bis 1 kg, sehr fetthaltig
Lachs	vor allem gepökelt und geräuchert	sehr edler Fisch von feinstem Geschmack und mit sehr zartem Fleisch
Forelle	– gebacken – blau gekocht	Edelfisch, keine Gräten
Karpfen	– gekocht	wertvoller Speisefisch, weiches, leicht verdauliches Fleisch
Zander	– gebacken – gedünstet	feinster Süßwasserfisch, weißes, zartes, leicht verdauliches Fleisch

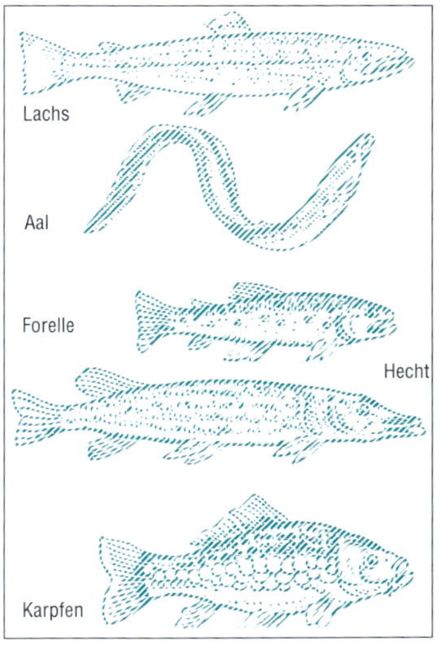

Übersicht über die Seefische

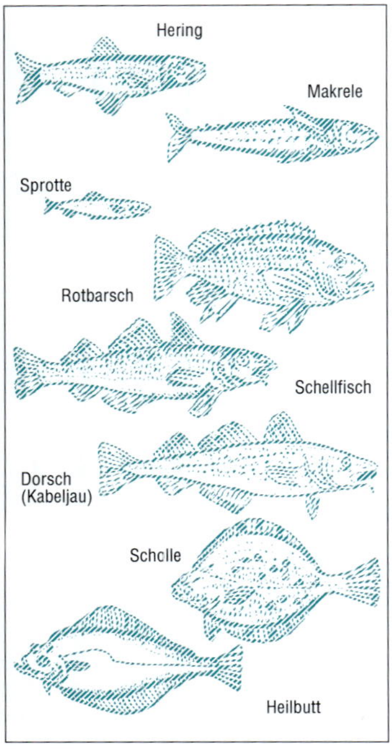

Name	Zubereitung und Verwendung	Besonderheiten
Stör	hauptsächlich als Räucherfisch	aus dem Rogen ist der Kaviar
Hering	– eingelegt in Sahne- oder Joghurtsaucen – für Salate – gebraten – industriell verarbeitet zu Bismarckhering, Rollmops, Brathering	feines, weißes Fleisch, hoher Fettgehalt (20%)
Sprotte	hauptsächlich geräuchert	der ganze Fisch wird verzehrt
Sardelle	– als Filet eingelegt – zu Sardellenpaste	sehr aromatisches Fleisch
Kabeljau	– als Filet gebraten – Kochfisch – Trockenfisch (Stock-, Klippfisch)	Fleisch leicht brüchig
Sardine	– gekocht und dann in Öl eingelegt – gebraten, gegrillt	
Schellfisch	– gedünstet – gebraten – gebacken – mariniert – geräuchert	sehr feiner Geschmack, besonders helles Fleisch
Seelachs	– gebraten – geräuchert – Lachsersatz	leicht graubraunes Fleisch, wird beim Garen heller
Rotbarsch	– als Filet, gebraten – geräuchert	wohlschmeckendes Fleisch
Makrele	– gegrillt – gebraten – geräuchert	schmackhaftes, rötliches Fleisch, wegen des relativ hohen Fettgehaltes schwer verdaulich
Thunfisch	bei uns vor allem als Konserve in Öl	leicht rötliches, äußerst wohlschmeckendes Fleisch
Steinbutt	– Kochfisch – gegrillt	schneeweißes, festes würziges Fleisch
Scholle	– vor allem als Filet gebraten	besonders schmackhaft sind junge Schollen
Seezunge	– gebraten – gebacken – gegrillt	sehr feines Fleisch, gilt als Delikatesse

Äußere Merkmale von frischem Fisch:

- rote Kiemen
- klare Augen
- straffe Haut
- keine Druckstellen.

Bei schon zerteiltem Fisch sind die Schnittflächen weiß, saftig und fest.

8.8.2 Zusammensetzung von Fischfleisch

Fischfleisch wird wesentlich schneller verdaut als Fleisch von Warmblütern; es sättigt daher weniger gut, belastet andererseits aber auch die Verdauungsorgane weniger.
Während der Rohproteingehalt von Fisch ziemlich konstant bei 17 bis 20 % liegt, können Fett- und Wassergehalt stark schwanken.

Proteine
Fischproteine enthalten alle essentiellen Aminosäuren, sind also von hoher biologischer Wertigkeit.
Der Bindegewebsanteil des Fischmuskels ist geringer als der des Säugetiermuskels. Außerdem liegt die Schrumpftemperatur des Fischcollagens mit 45 °C deutlich niedriger als das Warmblütercollagen. Fischfleisch ist daher zarter und leichter bekömmlich.

Kohlenhydrate
Der Glykogengehalt von Fischfleisch ist sehr niedrig und liegt bei maximal 0,3 %.

Lipide
Der Fettgehalt von Fischfleisch schwankt innerhalb weiter Grenzen. Es gibt ausgesprochene Magerfische, mit Fettgehalten von 0,1 bis 0,3 %, wie z. B. Schellfisch und Kabeljau, und ausgesprochene Fettfische mit Gehalten von 16 bis 26 %, wie z. B. Aal, Hering und Thunfisch.
Charakteristisch für die Zusammensetzung von Fischfett ist sein hoher Anteil an Polyenfettsäuren mit vier bis sechs Doppelbindungen. Da der Gehalt an natürlichen Antioxidantien, also an Tocopherolen, sehr gering ist, verdirbt Fischfett sehr leicht.

Vitamine
Fettreiche Fische sind wichtige Quellen für fettlösliche Vitamine. Ansonsten liefern Fische reichlich Thiamin, Riboflavin und Niacin.

Mineralstoffe
Von herausragender Bedeutung ist der Jodgehalt von Fischfleisch. Daneben kommen noch nennenswerte Mengen an Calcium, Magnesium, Phosphor, Eisen und Kupfer vor.

Aminosäurezusammensetzung von Fisch- und Rindfleisch im Vergleich (%)

Aminosäure	Kabeljau	Rind
Asparaginsäure	6,8	4,0
Threonin	3,4	3,7
Serin	3,6	4,6
Glutaminsäure	8,8	9,3
Prolin	3,4	4,3
Glycin	5,8	6,0
Alanin	5,9	4,9
Cystin	2,5	0,8
Valin	2,5	3,7
Methionin	2,0	2,2
Isoleucin	2,7	4,2
Leucin	5,1	5,1
Thyrosin	1,7	2,1
Phenylalanin	2,1	2,7
Tryptophan	1,1	1,2
Lysin	11,7	9,8
Histidin	3,5	4,9
Arginin	13,2	14,5

Mineralstoffgehalt von Fischfleisch

Element	Gehalt (mg/kg)
Ca	48- 420
Mg	240- 310
P	1730-2170
Fe	5- 248
Cu	0,4- 1,7
J	0,1- 1,0

8.8.3 Postmortale Veränderungen

Nach dem Tod des Fisches laufen im Muskel praktisch die gleichen Vorgänge ab wie im Säugetiermuskel. Da der Glykogengehalt sehr gering ist, kann jedoch nur entsprechend wenig Milchsäure gebildet werden; der pH-Wert sinkt meist nicht weiter als 6,2. Der pH-Wert ist ein Anhaltspunkt für den Frischezustand von Fisch. Als Grenze für die Genußtauglichkeit ist ein pH-Wert von 6,8 anzusehen. Fischfleisch mit einem pH-Wert von 7 gilt als verdorben.

8.8.4 Haltbarkeit und Lagerung

Fisch gehört zu den besonders leicht verderblichen Nahrungsmitteln. In seiner lockeren, bindegewebsarmen Struktur können sich Mikroorganismen sehr leicht ansiedeln und giftige Stoffwechselprodukte bilden. Durch verdorbenen Fisch hervorgerufene Vergiftungen können lebensgefährlich sein.

Lagerfähigkeit von gefrorenem Fisch

	Lagerzeit (Monate)	
Lagertemperatur	Magerfisch	Fettfisch
– 18°C	8	4
– 25°C	18	8
– 30°C	24	12

Wegen seiner hohen Verderbsanfälligkeit wird Seefisch vielfach noch auf See, an Bord spezieller „Fabrikschiffe", filetiert und unmittelbar nach dem Fang tiefgefroren.
Tiefgefrieren ist von allen Möglichkeiten die schonendste Art, Fisch haltbar zu machen.
Frischer Fisch muß nach dem Einkauf sofort in der kältesten Zone des Kühlschrankes gelagert und noch am gleichen Tag verbraucht werden.

Die Nematoden-Diskussion

Im Jahr 1987 gingen Alarmmeldungen durch die Presse. Man hatte in Fischen Wurmlarven, die sogenannten Nematoden, entdeckt.
Es wurde jedoch eindeutig nachgewiesen, daß Nematoden hitzeempfindlich sind und bei den üblichen Garmethoden zerstört werden. Außerdem führt die Fischindustrie seitdem gründliche Kontrollen durch. Die Fische werden auf Nematoden untersucht.
Fisch kann also nach wie vor als wertvolles Nahrungsmittel angesehen werden.

8.8.5 Zubereiten von Fisch

Fisch muß vor dem Garen sorgfältig vorbereitet werden.

Vorbereiten:

- Fisch unter fließendem Wasser gründlich waschen.
- Kurz vor dem Garen Zitronensaft auf den Fisch träufeln; durch das Säuern werden die Fischproteine zum Teil denaturiert und verfestigen sich.
- Kurz vor dem Garen salzen.

Da Fischfleisch wegen des geringen Bindegewebsgehaltes leicht zerfällt, muß es schonend, d. h., bei milder Hitze und in kurzer Zeit gegart werden.

Übersicht über Zubereitungsarten von Fisch

Garmachungsart	Bemerkungen
Braten	Da Fisch nicht hoch erhitzt werden darf, eignen sich auch Butter und Margarine als Bratfett.
Grillen	Der Fisch wird gewürzt und möglichst weit von der Glut entfernt gegart.
Garziehen	Der Fisch wird in einem Gemüsesud bei Temperaturen zwischen 70 und 90°C gegart.
Dämpfen	Der Fisch wird nicht in, sondern über dem Gemüsesud gegart, eine besonders schonende Art der Garmachung.
Dünsten im Gemüsebett	Der Fisch wird im Backofen auf verschiedenen Gemüsen gegart. So zubereiteter Fisch ist besonders bekömmlich.
Dünsten in Alu-Folie	Der Fisch wird in Alu-Folie eingeschlagen und im Backofen gegart. Auf diese Weise bleiben die Verluste an wertvollen Inhaltsstoffen sehr gering.

Hinweise zur Verarbeitung von Fisch

- Fisch beim Säubern nie im Wasser liegen lassen, sonst werden wertvolle Inhaltsstoffe herausgelöst.
- Nie sprudelnd kochen, wegen des geringen Bindegewebsanteils zerfällt er sonst leicht.
- Tiefgefrorenen Fisch unaufgetaut zubereiten; er zerfällt dann nicht und laugt weniger aus.
- Garflüssigkeit für Suppen und Saucen weiter verwenden, herausgelöste Inhaltsstoffe gehen so nicht verloren.

8.8.6 Bewertung von Fisch

Fisch ist hauptsächlich Proteinspender, enthält aber auch reichlich Vitamine und Mineralstoffe.

Nährwertgehalt von Fisch (in 100 g)

Fischart	Nährstoffe		Energie	Vitamine						Mineralstoffe					
	Protein (g)	Fett (g)	(kJ)	A (I.E.)	B_1 (mg)	B_2 (mg)	B_6 (mg)	Nicotinsäure (mg)	D (I.E.)	Na (mg)	K (mg)	Ca (mg)	Fe (mg)	P (mg)	Mg (mg)
Aal	12,7	25,6	1192	2000	0,15	0,31	0,28	2,2	5000	78	247	18	0,7	166	18
Forelle	19,2	2,1	422	150	0,09	0,25	–	3,5	–	39	470	19	1,0	220	25
Hering	17,3	18,8	1016	130	0,06	0,24	0,45	4,3	900	118	317	57	1,1	240	26
Kabeljau	17,6	0,3	326	–	0,06	0,07	0,20	2,2	–	86	339	11	0,5	190	28
Karpfen	18,9	7,1	606	300	0,08	0,04	–	1,5	–	51	285	34	1,0	220	15
Rotbarsch	18,9	3,0	452	30	0,09	0,08	0,41	2,5	–	94	345	46	1,0	212	–
Schellfisch	18,3	0,1	330	60	0,06	0,17	0,2	3,0	–	99	301	18	0,7	197	24

Fisch ist als hochwertiges Nahrungsmittel anzusehen. Hauptsächlich aus folgenden Gründen:

- Die biologische Wertigkeit von Fischprotein liegt bei mindestens 75.
- Er ist wegen des geringen Bindegewebsanteils leicht verdaulich und daher auch für diätetische Zwecke geeignet.
- Fisch enthält Vitamine der B-Gruppe, Fettfisch außerdem noch große Mengen fettlösliche Vitamine.
- Seefisch enthält reichlich Jod.

8.9 Hülsenfrüchte

Hülsenfrüchte gehören zu den ältesten Kulturpflanzen der Menschen; bereits im Alten Testament werden sie erwähnt, Heimisch sind Hülsenfrüchte fast überall auf der Welt, in Europa, Mittel- und Südamerika, Afrika und Asien. Bis in dieses Jahrhundert hinein gehörten sie auch bei uns zu den Grundnahrungsmitteln. Eine Zeit lang waren sie dann ein wenig ins Hintertreffen geraten, galten als sehr schwer verdaulich und daher für eine gesunde Ernährung wenig empfehlenswert. Auch war vielen die Zubereitung zu aufwendig. Inzwischen weiß man nicht nur ihren kräftigen Geschmack wieder zu schätzen, sondern hat auch ihren hohen Nährwert neu entdeckt. Sie enthalten nämlich reichlich Proteine, Kohlenhydrate, Mineralstoffe, Vitamine und Ballaststoffe.

8.9.1 Hülsenfruchtarten

Unter Hülsenfrüchten versteht man die reifen, luftgetrockneten Samen der Erbsen, Bohnen, Linsen und Sojabohnen.
Junge, frische Erbsen und Bohnen werden als Schotengemüse gehandelt.

8.9.1.1 Erbse

Es gibt weltweit 250 Sorten, die nach Größe, Form und Farbe un-

Erzeugung von Erbsen

Land	Menge (1000 t)
USSR	8500
Frankreich	3623
China	1600
Dänemark	544
Indien	440
Australien	392
Ungarn	380

Erzeugung von Bohnen

Land	Menge (1000 t)
Indien	4000
Brasilien	2040
China	1915
USA	1471
Mexiko	1292
Indonesien	460

Erzeugung von Linsen

Land	Menge (1000 t)
Türkei	900
Indien	703
Kanada	219
Bangladesch	162
Syrien	101
Nepal	76

Erzeugung von Sojabohnen

Land	Menge (1000 t)
USA	52303
Brasilien	19888
China	11508
Argentinien	10672
Indien	2250
Italien	1690
Paraguay	1500

Zusammensetzung von Tofu

- 5 bis 8 % Proteine
- 3 bis 4 % Fett
- 2 bis 4 % Kohlenhydrate
- 0,6 % Mineralstoffe

Wie Asiaten Tofu verwenden:

- als Suppeneinlage
- wie Quark, mit Kräutern verrührt
- sehr schmackhaft: Tofu kleinhacken, mit Gemüse und Fisch mischen, zu Frikadellen formen und in Öl backen.

terschieden werden. Der menschlichen Ernährung dienen in erster Linie die grünen und gelben Garten- und Felderbsen.
Um Erbsen leichter verdaulich zu machen, entfernt man ihre cellulosereiche Schale. Nach dem Schälen ist die Oberfläche nicht mehr glatt und eben; geschälte Erbsen werden daher geschliffen und poliert.

8.9.1.2 Bohne

Mit fast 500 Sorten ist die Vielfalt bei den Bohnen noch größer. Man unterscheidet grundsätzlich zwischen weißen und bunten Bohnen. Weiße Bohnen kochen im allgemeinen weicher als bunte.

8.9.1.3 Linse

Diese Hülsenfrucht ist auch in der feinen Küche beliebt. Linsen der frischen Ernte sind hell- bis olivgrün. Nach längerer Lagerung werden sie gelbbraun bis braun. Diese Färbung beeinträchtigt jedoch weder Geschmack noch Kochfähigkeit.

8.9.1.4 Sojabohne

In Ostasien spielt die Sojabohne bereits seit Jahrtausenden eine bedeutende Rolle. Bei uns hingegen war sie bis vor ca. 100 Jahren völlig unbekannt. Heute jedoch weiß man auch in Europa um ihren hohen ernährungsphysiologischen Wert.

Sojaprodukte

Sojabohnen werden mittlerweile auch bei uns zu einer Vielzahl von Produkten verarbeitet.

Sojaprotein
Die Gewinnung von Proteinkonzentraten erfolgt meist aus entfettetem Sojamehl. Es wird eingeweicht und durch Zugabe von Säure auf einen pH-Wert von 4 bis 5 eingestellt. Die Proteine flocken aus und können per Zentrifuge abgetrennt werden.
Sojaproteine verwendet man bei der Herstellung von Fleisch- und Backwaren zur Erhöhung der Wasserbindung und zur Stabilisierung von Öl-in-Wasser-Emulsionen.

Sojamilch
Zur Gewinnung von Sojamilch werden Sojabohnen in der 10fachen Menge Wasser 12 Stunden eingeweicht, dann gemahlen. Die sogenannte Maische wird kurz auf 100 °C erhitzt und zentrifugiert. Dabei trennt sich die milchähnliche Sojamilch ab. Sie hat die Farbe von Rahm und schmeckt leicht nußartig. Sojamilch, angereichert mit Calcium und Vitaminen, ist für die Ernährung von Säuglingen von Bedeutung, die keine Kuhmilch vertragen können.

Tofu
In den asiatischen Ländern wird Sojamilch zu Tofu weiterverarbeitet, das es inzwischen auch schon bei uns zu kaufen gibt.
Durch Zugabe von Calciumsulfat geht Sojamilch bei 65 °C langsam in ein Gel über, den Sojaquark.
Durch leichtes Abpressen entwässert man den Sojaquark und teilt ihn in kleine Stückchen auf. In dieser Form wird er dann verkauft.
In China und Japan spielt Tofu als Proteinquelle eine wichtige Rolle.

8.9.2 Zusammensetzung

Neben Nähr- und Wirkstoffen enthalten einige Hülsenfrüchte toxisch wirkende Substanzen.

Proteine

Eine Fraktionierung der Proteine aus Hülsenfrüchten ergibt nur drei Fraktionen: Albumine, Globuline und Gluteline, wobei die Globuline überwiegen. Der hohe Gehalt an Globulinen deutet darauf hin, daß es sich bei den Proteinen vorwiegend um Reservestoffe des Samens handelt.

Inhibitoren für Proteinasen

Inhibitoren für Proteinasen sind zwar in fast allen tierischen und pflanzlichen Geweben anzutreffen, aber nur selten so reichhaltig wie in Hülsenfrüchten. Es handelt sich dabei um Proteine, die mit Proteinasen inaktive Komplexe bilden.
Inhibitorhaltiges Material kann zu Ernährungsstörungen führen. Bei der Verarbeitung bzw. Zubereitung entsprechender Lebensmittel werden Proteinaseninhibitoren im allgemeinen durch Erhitzung mehr oder weniger vollständig inaktiviert.

Hämagglutinine (Lactine)

In Hülsenfrüchten sind Proteine bzw. Glykoproteine weit verbreitet, die sich im Organismus an die roten Blutkörperchen heften und sie ausfällen, daher die Bezeichnung Hämagglutinine.
Tierversuche haben ergeben, daß die toxische Wirkung dieser Substanzen nicht allein auf dieses Phänomen zurückzuführen ist. Genau geklärt sind die Zusammenhänge jedoch noch nicht. Man vermutet eine Herabsetzung der Nährstoffresorption an Zellen der Darmwand, die von Hämagglutininen besetzt sind, oder eine Hemmung der Proteinsynthese.
Durch längeres Erhitzen werden die Hämagglutinine in den Hülsenfrüchten inaktiviert.

Kohlenhydrate

Mit einem Anteil von 75 bis 80 % überwiegt die Stärke in der Kohlenhydratfraktion. Im Unterschied zu den Getreiden enthalten Hülsenfrüchte daneben höhere Konzentrationen an Oligosacchariden.

Lipide

Die Lipidfraktion der Hülsenfrüchte besteht zwar überwiegend aus Triglyceriden, enthält aber auch meßbare Mengen an Phosphatiden. Das erklärt, warum z. B. Soja als Rohprodukt für die Gewinnung von Emulgatoren dienen kann.

Mineralstoffe

Der Mineralstoffgehalt schwankt zwischen 2 und 7%, wobei Kalium und Calcium besonders reichlich vorkommen.
Der Phosphatgehalt ist niedriger als der von Getreide.

Vitamine

Der Vitamingehalt reifer Hülsenfrüchte beschränkt sich vor allem auf die Vitamin-B-Gruppe. Die Sojabohne enthält außerdem noch reichlich Tocopherol.

Kohlenhydratgehalt von Mehlen aus Linse und Sojabohne

Kohlenhydrat	Gehalt (Gew.-% i.T.) Linse	Sojabohne
Glucose	0,07	0,01
Saccharose	1,81	4,50
Raffinose	0,39	1,10

8.9.3 Bewertung von Hülsenfrüchten

Hülsenfrüchte sind von allen pflanzlichen Nahrungsmitteln die proteinreichsten überhaupt.

Nährwertgehalt von Hülsenfrüchten (in 100 g)

Hülsenfrucht	Nährstoffe			Energie	Vitamine				Mineralstoffe			
	Protein (g)	Fett (g)	Kohlenhydrat (g)	(kJ)	B_1 (mg)	B_2 (mg)	Niacin (mg)	C (mg)	K (mg)	Ca (mg)	Fe (mg)	P (mg)
Bohnen, weiß	21	2	57	1460	0,45	0,15	2	3	1300	105	6	425
Erbsen, gelb	22	1	59	1502	0,70	0,20	3	1	930	44	5	229
Linsen	24	1	56	1481	0,45	0,45	2	–	810	74	7	410
Sojamehl	37	21	26	1962	0,75	0,30	2	–	1870	195	12	555

Die Proteine von Erbsen, Bohnen und Linsen haben eine geringere biologische Wertigkeit als tierische Nahrungsmittel wie Fleisch, Fisch, Eier oder Milch.
Sojaprotein dagegen kann bei einer biologischen Wertigkeit von 72,8 durchaus mit traditionellen Proteinlieferanten mithalten. Sojabohnen enthalten außerdem noch reichlich hochwertiges Öl. Die Samenschalen aller Hülsenfrüchte sind reich an Ballaststoffen, ca. 7 bis 13 %.

Erzeugung von Tomaten

Land	Menge (1000 t)
USA	10905
USSR	6700
Türkei	5850
China	5599
Italien	5186
Ägypten	4300
Spanien	2928

Erzeugung von Möhren

Land	Menge (1000 t)
China	2749
USSR	2200
USA	1312
Polen	740
Japan	700

Erzeugung von grünen Bohnen

Land	Menge (1000 t)
China	466
Türkei	400
Spanien	236
Italien	224
Frankreich	220
Ägypten	135
USA	115
Rumänien	100
Japan	98
Indonesien	85
Thailand	82

8.10 Gemüse und Obst

Gemüse und Obst stellen neben den Getreiden die wichtigsten pflanzlichen Nahrungsmittel für die Ernährung dar.

8.10.1 Gemüse

Unter Gemüse versteht man eßbare Teile meist einjähriger Pflanzen. Sie werden entweder roh oder gegart verzehrt.

8.10.1.1 Gemüsearten

Man teilt das Gemüse meist nach botanischen Gesichtspunkten ein.

Übersicht über die Gemüsearten

Gemüseart	Wichtige Vertreter
Wurzelgemüse	Möhre, Rettich, Schwarzwurzel
Knollengemüse	Kartoffel, Knollensellerie, Kohlrabi, Rote Bete
Zwiebelgemüse	Gemüsefenchel, Küchenzwiebel, Gemüsezwiebel, Porree
Stengelgemüse	Bambus, Spargel
Blattstielgemüse	Bleichsellerie, Rhabarber

Gemüseart	Wichtige Vertreter
Blattgemüse	Brunnenkresse, Chicorée, Chinakohl, Feldsalat, Gartenkresse, Grünkohl, Kopfsalat, Mangold, Rosenkohl, Rotkohl, Spinat, Weißkohl, Wirsingkohl
Blütenstände als Gemüse	Artischocke, Blumenkohl, Brokkoli
Samengemüse	Edelkastanie, Grüne Bohne, Grüne Erbse
Fruchtgemüse	Aubergine, Gemüsepaprika, Gurke, Kürbis, Tomate, Zucchini

Erzeugung von Grünen Erbsen

Land	Menge (1000 t)
USA	1 187
UK	475
China	328
Ungarn	325
Indien	264
USSR	250

8.10.1.2 Zusammensetzung

Die Zusammensetzung von Gemüse kann je nach Sorte und Anbaugebiet stark schwanken. Charakteristisch für alle ist jedoch der hohe Wassergehalt, der meist im Bereich zwischen 80 und 90 % liegt.

Proteine

Die Proteinfraktion setzt sich größtenteils aus Enzymen zusammen, sie bewirken bei der Verarbeitung und Zubereitung von Gemüse sowohl positive als auch negative Veränderungen:

- Sie tragen zur Bildung typischer Aromastoffe bei.
- Sie können aber auch Fehlaromen, Weichwerden oder Verfärbungen verursachen.

Außer Enzymen kommen im Gemüse noch Enzyminhibitoren vor. So enthalten beispielsweise Grüne Bohnen und Gurken Proteine, die als Inhibitor auf pektinspaltende Enzyme wirken.

Beispiele für in Gemüse enthaltene Enzyme:

- Oxidoreduktase (z. B. Lipoxygenasen, Peroxidasen)
- Hydrolasen (z. B. Glykosidasen, Proteinasen, Esterasen)
- Transferasen (z. B. Transaminasen)
- Ligasen (z. B. Glutaminsynthetase).

Kohlenhydrate
Im Gemüse sind sowohl Mono- und Oligosaccharide als auch Polysaccharide enthalten.

Zucker und Zuckeralkohole
In Gemüsen sind vor allem Glucose und Fructose (0,3–4 %) sowie Saccharose (0,1–12 %) enthalten. Außerdem wurde in Brassicaceae (Kohlrabi, Radieschen, Rettich) und Cucurbitaceae (Gurke, Zucchini) Mannit nachgewiesen.

Polysaccharide
Die Polysaccharidfraktion ist vielfältiger zusammengesetzt:

- Als Reservekohlenhydrat ist Stärke weit verbreitet, vor allem in Wurzel- und Knollengemüse.
- In Schwarzwurzeln und Artischocken kommt hauptsächlich Inulin als Energiereserve vor.
- Cellulose, Hemicellulosen und Pektine bilden den unverdaulichen Anteil der Kohlenhydrate. Als Ballaststoffe sind sie für den menschlichen Organismus von Bedeutung.

Fakten zu Inulin

Inulin ist ein aus Fructose aufgebautes Polysaccarid. Die einzelnen Moleküle sind durch 1,2-Bindung miteinander verknüpft.

Alle drei Substanzen dienen den Pflanzen als festigende Elemente. Für die Gewebefestigkeit sind dabei vor allem die Pektine von Bedeutung. Bereits ein teilweiser Abbau dieser Inhaltsstoffe durch Pektinesterasen hat negative Auswirkungen auf die Gewebestrukturen.
Um die Aktivität derartiger Enzyme von vornherein zu unterbinden und damit die pflanzlichen Gewebe optimal zu erhalten, werden Gemüse daher vor der Verarbeitung meist blanchiert.

Lipide

Der Lipidgehalt ist niedrig und liegt meist zwischen 0,1 bis 0,9 %. Neben Triglyceriden liegen Glyko- und Phospholipide vor. Carotinoide sind ebenfalls verbreitet.

Organische Säuren

Organische Säuren sind im Pflanzenreich weit verbreitet. Hauptsächlich sind Äpfel- und Citronensäure vertreten. Einige Gemüse enthalten noch meßbare Mengen an Oxalsäure. Im Vergleich zu Obst sind die Konzentrationen jedoch gering.

Äpfel- und Citronensäuregehalte einiger Gemüse (Nach H.D. Belitz et. al., 1987)

Gemüse	Äpfelsäure (mg/100 g)	Citronensäure (mg/100 g)
Artischocke	170	100
Aubergine	170	–
Blumenkohl	390	210
Brokkoli	120	210
Grüne Bohne	112	34
Grüne Erbse	75	142
Grünkohl	50	350
Möhre	240	90
Rhabarber	910	137
Rosenkohl	200	240

Oxalsäuregehalte einiger Gemüse

Gemüse	Oxalsäure (mg/100 g)
Grüne Bohne	20- 45
Grünkohl	13-125
Rhabarber	230-500
Rosenkohl	37
Rote Bete	30-138
Sauerampfer	360

Vitamine

Wegen ihres hohen Wassergehaltes sind Gemüse in erster Linie Lieferanten für wasserlösliche Vitamine. Im einzelnen können die Vitamingehalte in Abhängigkeit von Sorte und Klima starken Schwankungen unterworfen sein.

Vitamingehalt verschiedener Gemüse (in 100 g Frischgewicht) (Nach Belitz et. al., 1987)

Gemüseart	C (mg)	B_1 (mg)	B_2 (mg)	Nicotinsäure (mg)	Folsäure (mg)
Artischocke	12	0,08	0,05	1,00	–
Blumenkohl	78	0,11	0,10	0,70	0,02
Brokkoli	113	0,10	0,23	0,90	–
Grünkohl	186	0,16	0,26	2,10	–
Gurke	11	0,03	0,04	0,20	0,02
Kopfsalat	10	0,06	0,09	0,40	–
Möhre	8	0,06	0,05	0,60	–
Paprika	128	0,08	0,08	0,50	–
Porree	17	0,11	0,06	0,50	–
Rosenkohl	102	0,10	0,16	0,90	–
Rote Bete	10	0,03	0,05	0,40	–
Rotkohl	61	0,09	0,06	0,40	0,04
Spargel	33	0,18	0,20	1,50	–
Spinat	51	0,10	0,20	0,60	0,08
Tomate	23	0,06	0,04	0,70	0,01

Mineralstoffe

Im Gemüse sind insgesamt praktisch alle lebensnotwendigen Mengen- und Spurenelemente enthalten. Hauptbestandteil der Mineralstoffe ist mit großem Abstand das Kalium.

Mineralstoffgehalt einiger Gemüse (in 100 g Frischgewicht) (Nach H.D. Belitz et. al., 1992)

Gemüseart	K (mg)	Na (mg)	Ca (mg)	Mg (mg)	Fe (mg)	Mn (mg)	Co (mg)	Cu (mg)	Zn (mg)	P (mg)	Cl (mg)	F (mg)	J (mg)
Blumenkohl	328	16	20	17	0,6	0,2	–	0,1	0,2	54	29	0,01	0,1
Grüne Bohne	256	1,7	51	26	0,8	0,5	–	0,1	–	37	36	0,01	–
Grüne Erbse	296	2	26	33	1,9	0,7	0,003	0,2	3	119	40	0,02	0,004
Gurke	141	8,5	15	8	0,5	0,2	–	0,1	0,2	23	37	0,02	0,003
Rote Bete	336	86	29	1,4	0,9	1,0	0,001	0,2	0,6	45	0,4	0,02	–
Tomate	297	6,3	14	20	0,5	0,1	0,01	0,1	0,2	26	60	0,02	0,002
Weißkohl	227	13	46	23	0,5	0,1	0,01	0,1	0,8	28	37	0,01	0,005

8.10.1.3 Lagerung von Gemüse

Wegen ihres hohen Wassergehaltes sind die meisten Gemüsearten nur schlecht lagerfähig. Bei Blattgemüsen wie Kopfsalat und Spinat, aber auch bei Grünen Bohnen, Grünen Erbsen, Blumenkohl, Gurken, Spargel und Tomaten, ist die Lagerzeit sehr begrenzt. Wurzel- und Knollengemüse wie Möhren, Kartoffeln, Kohlrabi und Sellerie sind dagegen bei geeigneten Lagerbedingungen mehrere Monate haltbar.
Am günstigsten für alle Gemüse ist die Kühllagerung.

Lagerzeiten für verschiedene Gemüse

Gemüseart	Temperatur (°C)	Lagerdauer
Blumenkohl	–1 bis 0	4–6 Wochen
Grüne Bohnen	+3 bis +4	1–2 Wochen
Grüne Erbsen	0 bis +1	4–6 Wochen
Grüne Paprika	–1 bis 0	ca. 4 Wochen
Grünkohl	–2 bis –1	ca. 12 Wochen
Gurken	+1 bis +2	2–3 Wochen
Kopfsalat	+0,5 bis 1	2–4 Wochen
Möhren	–0,5 bis +0,5	ca. 8 Wochen
Porree	–1 bis 0	8–12 Wochen
Rosenkohl	–3 bis –2	6–10 Wochen
Sellerie	–0,5 bis 1	ca. 9 Monate
Tomaten	+1 bis +2	3–4 Wochen
Zwiebeln	–2,5 bis –2	8–9 Monate

Auch bei der Kühllagerung von Gemüsen kommt es zu Veränderungen, die in der Regel einen Qualitätsverlust bedeuten:

- Stärke wird enzymatisch abgebaut.
- Proteine werden enzymatisch abgebaut.
- Gewichtsverluste treten auf; meist liegen sie zwischen 2 und 10 % und sind durch Austritt von Wasser bedingt.
- Vitaminverluste treten auf; besonders empfindlich ist Ascorbinsäure.

8.10.1.4 Handelsklassen

Um dem Verbraucher die Orientierung beim Einkauf zu erleichtern, sind im Rahmen der EG, wie bei anderen Nahrungsmitteln auch, Handelsklassen festgelegt worden.

Gewichtsschwund bei längerer Lagerung von Gemüsen

Gemüse	Gewichtsverlust (%)	
	1 Monat	4 Monate
Möhren	10	49
Rote Bete	10	44
Rotkohl	9	35
Weißkohl	7	30
Kartoffel	2	6

Qualitätsnormen für Gemüse

Gemüseart	erlaubte Handelsklasse
Artischocken	Extra I II III
Auberginen	I II III
Stangensellerie	I II
Blumenkohl	Extra I II III
Chicorée	Extra I II III
Gemüsepaprika	I II
Prinzeßbohnen	Extra I II
sonst. Bohnen	I II
Gurken	Extra I II III
Kopfkohl	I II
Kopfsalat	I II III
Endivie	I II III
Möhren	Extra I II
Erbsen	Extra I II
Porree	I II III
Rosenkohl	I II III
Spargel	Extra I II III
Spinat	I II
Tomaten	Extra I II III
Zucchini	I II III
Zwiebeln	I II III

Die Definition der Handelsklassen für Gemüse stimmt mit denen für Obst überein.

Klasse Extra
– hervorragende Qualität
– keinerlei Mängel

Klasse I
– gute Qualität
– kleinste Fehler

Klasse II
– marktfähige Qualität
– kleinere Fehler in Farbe und Form

Klasse III
– marktfähige Qualität
– auch größere Abweichungen in Farbe und Form sind möglich.

Nicht alle Gemüsearten sind für die Klasse III zugelassen.

8.10.1.5 Bewertung von Gemüse

Gemüse hat in seiner Nährstoffzusammensetzung viel Ähnlichkeit mit Obst. Beide sind mit die wichtigsten Quellen zur Deckung des Vitamin- und Mineralstoffbedarfs des Menschen.

Nährwertgehalt von Gemüse (in 100 g)

	Nährstoffe			Energie	Vitamine						Mineralstoffe						Wasser
Gemüseart	Protein (g)	Fett (g)	Kohlenhydrate (g)	(kJ)	A (I.E.)	B_1 (mg)	B_2 (mg)	B_6 (mg)	Nicotinsäure (mg)	C (mg)	Na (mg)	K (mg)	Ca (mg)	Mg (mg)	Fe (mg)	P (mg)	(g)
Blumenkohl	2,7	0,2	5,2	110	60	0,11	0,10	0,2	0,6	78	16	400	25	23	1,1	56	91,0
Grüne Bohnen	1,9	0,2	7,1	130	600	0,07	0,11	0,14	0,5	19	1,7	256	56	26	0,8	44	90,1
Brokkoli	3,6	0,3	5,9	130	2500	0,1	0,23	0,17	0,9	113	15	400	103	24	1,1	78	89,1
Auberginen	1,2	0,2	5,6	100	10	0,05	0,05	0,7	0,6	5	0,9	790	17	10	0,4	26	92,1
Endivien	1,7	0,1	4,1	80	3300	0,10	0,20	0,05	0,72	10	18	400	104	13	1,7	38	93,1
Grüne Erbsen	6,3	0,4	17,0	350	640	0,32	0,15	0,18	2,5	27	2	370	26	30	2,0	116	75,0
Gurken	0,8	0,1	3,0	50	300	0,04	0,05	0,04	0,2	8	5	140	25	9	1,1	27	95,6
Möhren	1,1	0,2	9,1	170	11000	0,06	0,06	0,12	0,6	8	50	311	37	21	0,7	36	88,6
Grünkohl	4,2	0,8	6,0	160	8900	0,16	0,26	0,19	2,0	115	75	410	179	37	2,2	73	87,5
Rotkohl	1,5	0,2	5,9	110	50	0,07	0,05	0,15	0,4	50	4	266	35	18	0,5	30	91,8
Weißkohl	1,4	0,2	5,7	100	70	0,05	0,04	0,11	0,32	46	13	227	46	23	0,5	28	92,1
Wirsing	3,0	0,4	5,6	130	200	0,05	0,06	0,20	0,33	45	9	282	47	12	–	56	90,0
Kohlrabi	2,0	0,1	6,6	120	20	0,06	0,04	0,12	0,30	53	10	392	41	48	0,5	51	90,3
Porree	2,0	0,3	9,4	180	50	0,06	0,04	0,25	0,5	18	5	300	60	18	1,0	50	87,8
Grüne Paprika	1,2	0,2	5,3	100	420	0,08	0,08	0,22	0,4	128	4	186	9	12	0,4	25	92,8
Rosenkohl	4,7	0,4	8,7	200	550	0,1	0,16	0,16	0,9	100	12	450	29	20	1,5	80	84,8
Rote Bete	1,6	0,1	9,9	180	20	0,03	0,04	0,05	0,4	10	84	303	25	23	0,7	33	87,3
Kopfsalat	1,3	0,2	2,5	60	970	0,06	0,07	0,07	0,3	8	12	140	35	10	2,0	26	95,1
Schwarzwurzeln	3,2	0,6	16,4	320	10	0,04	0,04	0,18	0,2	12	5	320	40	23	1,5	76	79,0
Spargel	2,1	0,2	4,1	90	900	0,18	0,20	0,14	1,5	33	2	240	22	20	1,0	62	92,9
Spinat	3,2	0,3	4,3	110	8100	0,10	0,20	0,20	0,6	51	62	662	106	62	3,1	51	90,7
Tomaten	1,1	0,2	4,7	90	900	0,06	0,04	0,1	0,6	23	3	268	13	11	0,6	27	93,7
Zucchini	1,2	0,1	3,6	70	320	0,05	0,09	0,09	1,0	19	1	202	28	10	0,4	29	94,6
Zwiebeln	1,5	0,1	8,7	160	40	0,03	0,04	0,1	0,2	10	10	130	27	8	0,5	36	89,1

Wie die Tabelle zeigt, sind Gemüse ausgesprochen energiearme Nahrungsmittel. Bis auf grüne Erbsen und Schwarzwurzeln liegt der Brennwert bei allen Arten unter 200 kJ pro 100 g. Der Grund dafür: Sie enthalten zwar meßbare, aber dennoch sehr geringe Mengen an Fett und im Vergleich zu Obst deutlich weniger Kohlenhydrate. Ihr Proteinanteil ist ebenfalls sehr gering. Wertvoll sind sie durch ihren Gehalt an Vitaminen und Mineralstoffen.

8.10.1.6 Zubereiten von Gemüse

Grundsätzlich ist wichtig, daß man Gemüse sehr schonend behandelt, um die empfindlichen Vitamine weitgehend zu erhalten und ein Auslaugen der Mineralstoffe möglichst zu verhindern.

Hinweise für das Vorbereiten von Gemüse:

- Nach Möglichkeit sollten alle genießbaren Teile der Gemüse verwendet werden; daher nur die besonders harten und die welken äußeren Teile beim Putzen entfernen und außerdem bitter schmeckende und verdorbene Stellen abschneiden.
- Geputztes Gemüse stets unzerkleinert waschen, damit keine wasserlöslichen Vitamine herausgelöst werden können; das Gemüse keinesfalls im Wasser liegen lassen.
- Gemüse erst unmittelbar vor dem Weiterverwenden zerkleinern, damit die sauerstoffempfindlichen Vitamine geschützt bleiben.

Putzabfall verschiedener Gemüsesorten

Gemüseart	Putzabfall (%)
Grüne Bohnen	6
Weißkohl	22
Gurken	26
Spargel	26
Sellerie	27
Kopfsalat	32
Blumenkohl	38
Grünkohl	49
Grüne Erbsen	60

Hinweise für das Zubereiten von Gemüse:

Rohkost ist zweifellos die gesündeste Art, Gemüse zu verzehren; die Vitamin- und Mineralstoffverluste bleiben sehr gering.
Beim Garen gibt es, unabhängig davon, für welche Garmethode man sich entscheidet, einige allgemein gültige Grundregeln:

- Die Garzeiten so kurz wie möglich halten. Vitamine sind sehr hitzeempfindlich und werden durch zu langes Garen nur unnötig stark geschädigt.
- Gemüse nie längere Zeit warmhalten; besser abkühlen lassen und wieder aufwärmen. Der Grund für diese Empfehlung ist ebenfalls die Hitzeempfindlichkeit der Vitamine.
- Mit wenig Flüssigkeit garen, damit die wasserlöslichen Inhaltsstoffe nicht zu sehr herausgelöst werden.
- Garflüssigkeit möglichst weiterverwenden, damit die darin gelösten Stoffe nicht verloren gehen.

Als geeignete Garmachungsarten sind vor allem Dämpfen und Dünsten anzusehen. Gekocht werden heute eigentlich nur noch Spargel und Blumenkohl.

8.10.1.7 Kartoffel

Die Kartoffel nimmt unter den Gemüsen eine Sonderstellung ein. Obwohl erst im 17. Jahrhundert aus den Hochgebirgen Südamerikas zu uns gelangt, hat sie sich im Laufe der Zeit zu einem Grundnahrungsmittel entwickelt und soll daher an dieser Stelle ausführlicher behandelt werden.

Kochtypen von Kartoffeln:

- Festkochende Kartoffeln besitzen ein festes Fleisch, das seine Festigkeit auch beim Kochen behält.
- Vorwiegend festkochende Kartoffeln sind zwar nach dem Kochen noch fest, lassen sich aber mit der Gabel ganz leicht zerteilen und eignen sich daher sehr gut als Beilage.
- Mehligkochende Kartoffeln haben einen besonders hohen Stärkegehalt und sind nach dem Kochen relativ weich.

Anbau und Reifezeit

Die Kartoffelpflanze gehört zu den Nachtschattengewächsen. Ihre oberirdisch wachsenden Früchte sind ungenießbar; sie enthalten das giftige Solanin. Genießbar sind die unterirdisch austreibenden Knollen. Kartoffelpflanzen sind anspruchslos und gedeihen auf nahezu jedem Boden.
Je nach Reifezeit unterscheidet man drei Gruppen von Speisekartoffeln.

Speisefrühkartoffeln
Man erntet sie ab Anfang Juni bis Mitte August. Nach dem 10. August geerntete Kartoffeln dürfen nicht mehr unter dieser Bezeichnung in den Handel gebracht werden. Sie sind wegen ihrer zarten Schale und ihres feinen Geschmacks besonders geschätzt.
Zur Vorratshaltung sind Frühkartoffeln nicht geeignet, denn sie enthalten relativ viel Wasser und sind daher leicht verderblich.

Mittelfrühe Kartoffeln
Sie werden ab Mitte August geerntet. Das Angebot ist zu dieser Zeit besonders vielfältig.

Mittelspäte bis sehr späte Sorten
Sie werden ab Mitte September geerntet und sind für die Vorratshaltung besonders geeignet.

Handelsklassen

Speisekartoffeln dürfen nur nach den beiden gesetzlichen Handelsklassen in den Verkehr gebracht werden.

Klasse Extra
Kartoffeln dieser Qualitätsstufe müssen besonders sauber gewaschen, gesund, ganz, schalenfest und gleichmäßig sortiert sein. Höchstens 5 % eines Packungsinhaltes dürfen von dieser Norm abweichen.

Klasse I
Kartoffeln dieser Qualitätsstufe sind weniger gleichmäßig sortiert. Der Anteil abweichender Ware darf 8 % betragen.

Kennzeichnung von Kartoffeln

In den Handel dürfen Speisekartoffeln nur mit folgenden Angaben gebracht werden:

- Handelsklasse
- Sortenbezeichnung
- Kochtyp
- bei sehr kleinen Kartoffeln (unter 35 mm Länge) die Bezeichnung Drillinge
- Erzeugeranschrift.

Bewertung der Kartoffel

Ihrer Zusammensetzung nach steht die Kartoffel zwischen den Gemüsen und den Getreiden. Sie ist wie Getreide Stärketräger, enthält aber wesentlich mehr Wasser (75 %).
In Art und Höhe ihres Vitamin- und Mineralstoffgehaltes ähnelt sie den Gemüsen.

Nährwertgehalt der Kartoffel (in 100 g)

Nährstoffe			Energie	Vitamine					Mineralstoffe						
Protein (g)	Fett (g)	Kohlenhydrate (g)	(kJ)	B_1 (mg)	B_2 (mg)	B_6 (mg)	Nicotins. (mg)	C (mg)	Na (mg)	K (mg)	Ca (mg)	Mg (mg)	Mn (mg)	Fe (mg)	P (mg)
2,1	0,1	17,7	322	0,11	0,04	0,2	1,2	20	3	410	14	27	0,17	0,8	53

Die Proteine der Kartoffel sind hochwertig, mit einer biologischen Wertigkeit von ca. 67. Ideal ist die Kombination von Kartoffeln mit Ei oder Milch.

Lagerung von Kartoffeln

Grundsätzlich sollte man nur saubere und unbeschädigte Kartoffeln lagern und dabei auf folgendes achten:

- Luft muß Zutritt haben. Größere Mengen daher am besten in Horden oder auf Lattenrosten lagern.
- Die zweckmäßige Lagertemperatur liegt zwischen +3 und +6 °C. Bei Temperaturen darüber beginnen die Kartoffeln zu keimen. Bei Temperaturen darunter werden Amylasen aktiv und wirken sich ungünstig auf den Geschmack aus.
- Möglichst dunkel lagern, denn Licht begünstigt das Auskeimen und schädigt außerdem lichtempfindliche Inhaltsstoffe, vor allem Vitamin C.
- Trocken lagern, denn Feuchtigkeit begünstigt das Wachstum von Mikroorganismen; die Kartoffeln faulen.

Unter diesen Bedingungen bleiben Kartoffeln ca. 6 bis 8 Monate genießbar. Auch sachgemäße Lagerung kann jedoch gewisse Nährstoffverluste nicht verhindern.

8.10.2 Obst

Im allgemeinen versteht man unter Obst nur Früchte, nicht aber Wurzel, Stengel, Blätter oder andere eßbare Pflanzenteile.

Dabei ist der Begriff „Frucht" jedoch nicht im streng botanischen Sinn zu verstehen, denn zu Obst zählt man auch Scheinfrüchte, Samen oder ganze Fruchtstände. Obst wird meist von mehrjährigen Pflanzen geerntet.

8.10.2.1 Obstarten

Obwohl die Übergänge zwischen den einzelnen Obstarten fließend sind, hat man sich auf folgende Einteilung geeinigt.

Übersicht über die wichtigsten Obstarten

Obstart	Wichtige Vertreter
Kernobst	Apfel, Birne, Quitte
Steinobst	Aprikose, Pfirsich, Pflaume, Kirsche
Beerenobst	Brombeere, Erdbeere, Heidelbeere, Himbeere, Johannisbeere, Preiselbeere, Stachelbeere, Weintraube
Citrusfrüchte	Apfelsine, Grapefruit, Mandarine, Pampelmuse, Pomeranze, Zitrone
Südfrüchte	Ananas, Banane, Dattel, Feige, Feigenkaktus, Guave, Kakipflaume, Kiwi, Papaya, Passionsfrucht
Schalenfrüchte	Cashewnuß, Erdnuß, Haselnuß, Mandel, Paranuß, Pistazie, Walnuß

Erzeugung von Äpfeln (1984)

Land	Menge (1000 t)
USSR	5800
China	4712
USA	4302
Deutschland	2658
Frankreich	2400
Italien	1970
Türkei	1800
Iran	1250

Erzeugung von Weintrauben

Land	Menge (1000 t)
Italien	8450
Frankreich	7340
Spanien	6481
USSR	5600
USA	4644
Türkei	3300

Erzeugung von Pflaumen

Land	Menge (1000 t)
USSR	1000
China	887
USA	570
Rumänien	560
Jugoslavien	523
Deutschland	330
Türkei	180
Ungarn	160

Schalenobst

Schalenobst nimmt unter den Obstarten eine Sonderstellung ein:

- Der Wassergehalt liegt unter 10 %.
- Der Gehalt an Proteinen liegt zwischen 10 und 30 %.
- Der Lipidgehalt kann bis zu 65 % betragen.

Beispiele für in Obst vorkommende Enzyme

- Cellulasen
- Amylasen
- Saccharasen
- Lipasen
- Lipoxygenasen
- Transaminasen

8.10.2.2 Zusammensetzung

Wie bei Gemüse auch kann die Zusammensetzung in Abhängigkeit von Sorte und Anbaugebiet starken Schwankungen unterworfen sein. Alle entsprechenden Zahlenangaben können daher nur Orientierungswerte darstellen.
In ähnlichen Größenordnungen wie bei Gemüse liegt auch der Wassergehalt, zwischen 80 und 90 %. Weitere Hauptbestandteile sind Zucker, Polysaccharide und Organische Säuren. Der Gehalt an Proteinen und Lipiden ist unbedeutend.
Der ernährungsphysiologische Wert von Obst ist vor allem in seinem Gehalt an Vitaminen und Mineralstoffen zu sehen.

Kohlenhydrate

Der Gesamtgehalt an Kohlenhydraten liegt meist zwischen 10 und 20 %.

Monosaccharide
Obst enthält fast ausschließlich Glucose und Fructose. Andere Monosaccharide kommen nur in Spuren vor.

Oligosaccharide
Hauptvertreter ist die Saccharose. In einigen Obstarten, z. B. Weintrauben, kommen noch in geringen Mengen Maltose und Raffinose vor.

Polysaccharide
In allen Obstarten kommen die typischen Vertreter der Ballaststoffe, Cellulose, Hemicellulosen und Pektine, vor. Während der Reifezeit können sich Art und Anteil der Pektinfraktion verändern. Unlösliche Pektine können in lösliche übergehen. Außerdem kann durch die Aktivität pektinspaltender Enzyme der Gesamtgehalt an Pektinen sinken.
Stärke findet sich meist nur in unreifen Früchten. Ihr Gehalt nimmt während der Reifezeit bis auf unwesentliche Mengen ab. Ausnahmen sind die Banane und einige Schalenfrüchte, z. B. Paranuß und Cashewnuß.

Lipide

Der Lipidanteil von Obst ist mit Ausnahme der Schalenfrüchte sehr niedrig und liegt zwischen 0,1 und 0,5 %. Eine gewisse Bedeutung kommt dabei den Carotinoiden zu; sie tragen bei einer Reihe von Obstarten (Pfirsich, Citrusfrüchte) entscheidend zu deren charakteristischer Färbung bei.

Proteine

Bei der Proteinfraktion handelt es sich hauptsächlich um Enzyme. Art und Zusammensetzung der Enzyme sind im allgemeinen für die einzelnen Obstarten so typisch, daß sie für die analytische Bestimmung herangezogen werden können.

Organische Säuren

Säuren sind in freier Form oder gebunden als Ester wichtige Geschmacksträger von Obst, und zwar in erster Linie die Äpfel-, Citronen- und Weinsäure.

In Kern- und Steinobst überwiegt meist die Äpfelsäure, in Citrusfrüchten und Beerenobst dagegen die Citronensäure. Weinsäure kommt vorwiegend in Weintrauben vor.
Weitere Säuren sind Bernsteinsäure, Milchsäure und Oxalsäure.

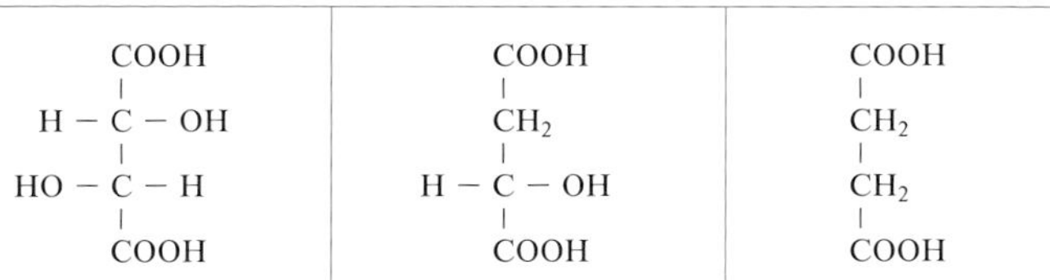

Weinsäure | *Äpfelsäure* | *Bernsteinsäure*

Aromastoffe

Für Geruch und Geschmack von Obst spielen neben den organischen Säuren noch eine Reihe anderer Verbindungen eine Rolle. Dabei sind verschiedene Stoffgruppen zu unterscheiden.

Ester
Dabei handelt es sich meist um Verbindungen, in denen kurz- und mittelkettige Fettsäuren mit niederen, einwertigen Alkoholen verestert sind. So enthält Ananas z. B. den Buttersäureethylester.

$$CH_3-CH_2-C\begin{smallmatrix}\nearrow O\\ \searrow OH\end{smallmatrix} + C_2H_5OH \xrightarrow{-H_2O} CH_3-CH_2-\overset{\overset{O}{\|}}{C}-O-C_2H_5$$

Buttersäure *Ethanol* *Buttersäureethylester*

Terpene
Vertreter dieser Stoffgruppe finden sich vor allem in Citrusfrüchten. Sie sind vielfach unbeständig gegen Einwirkung von Licht und Sauerstoff. Es kann dann zu Veränderungen des Aromas kommen, die sich sensorisch sehr schnell unangenehm bemerkbar machen.

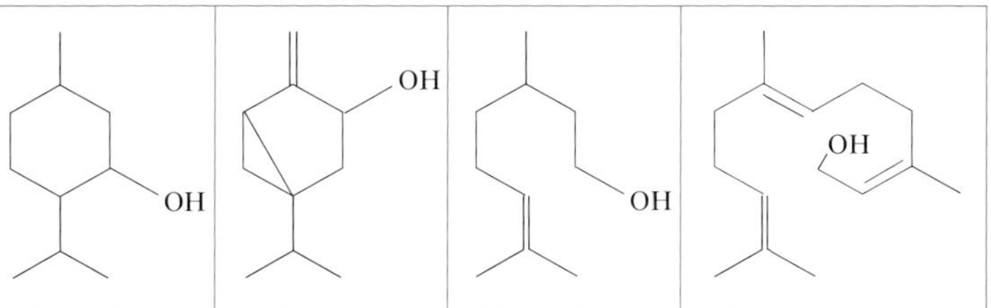

Menthol | *Sabinol* | *Citronellol* | *Farnesol*

Aldehyde
An Aldehyden wurden in zahlreichen Früchten Acetaldehyd und höhere gesättigte oder auch aromatische und heterocyclische Aldehyde gefunden. So ist z. B. Benzaldehyd glykosidisch in den Samen von Mandeln, Kirschen und Pflaumen gebunden.

Farbstoffe

Als Farbstoffe der Früchte treten neben Chlorophyll, Riboflavin und Carotinoiden vor allem die Anthocyane auf. Sie bilden die roten, violetten und blauen Farbstoffe vieler Beeren.

Monosaccharidgehalt verschiedener Obstarten (im eßbaren Anteil)

Obstart	Glucose (%)	Fructose (%)
Apfel	1,8	5,0
Ananas	2,3	1,4
Aprikose	1,9	0,4
Banane	5,8	3,8
Birne	2,2	6,0
Brombeere	3,2	2,9
Erdbeere	2,6	2,3
Grapefruit	2,0	1,2
Himbeere	2,3	2,4
Johannisbeere (rot)	2,3	1,0
Kirsche (süß)	5,5	6,1
Orange	2,4	2,4
Pfirsich	1,5	0,9
Pflaume	3,5	1,3
Zitrone	0,5	0,9

Saccharosegehalt verschiedener Obstarten (im eßbaren Anteil)

Obstart	Saccharose (%)
Apfel	2,4
Ananas	7,9
Aprikose	4,4
Banane	6,6
Birne	1,1
Brombeere	0,2
Erdbeere	1,3
Grapefruit	2,1
Himbeere	1,0
Johannisbeere (rot)	0,2
Kirsche (süß)	0,0
Orange	4,7
Pfirsich	6,7
Pflaume	1,5
Zitrone	0,2

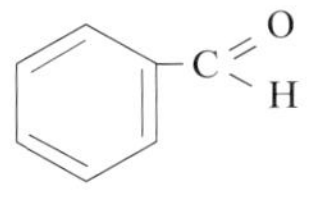

Benzaldehyd

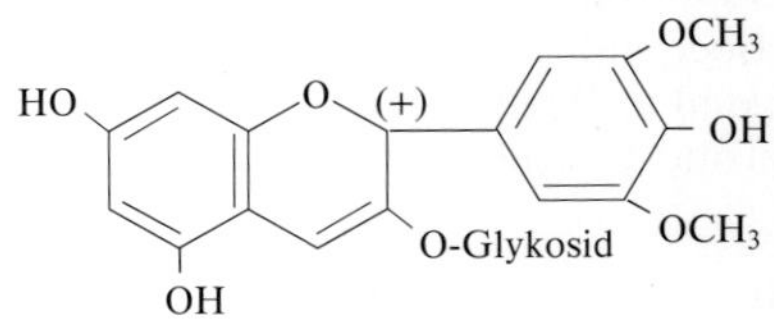

Anthocyan in blauen Weintrauben und Heidelbeeren

Vitamin-C-Gehalt verschiedener Obstarten

Obstart	Vitamin (mg/100 g)
Ananas	25
Apfel	2-10
Banane	10-30
Erdbeere	60
Grapefruit	40
Johannisbeere (schwarz)	210
Kirsche	5- 8
Pfirsich	7
Zitrone	50

Vitamine

Obst ist neben Gemüse die wichtigste Quelle für Vitamin C und Provitamin A. Besonders reich an Vitamin C sind die schwarze Johannisbeere und die Erdbeere. Provitamin A kommt vor allem in Aprikosen, Brombeeren, Kirschen und Mandarinen vor.
Die Vitamine der B-Gruppe sind im Vergleich dazu nur mäßig vertreten.

Mineralstoffe

Etwa die Hälfte der enthaltenen Mineralstoffe entfällt auf Kalium. Der Rest verteilt sich auf Natrium, Magnesium, Calcium, Eisen, Bor und Mangan. Der physiologisch bedeutsame Calciumgehalt ist lediglich bei den Citrusfrüchten von nennenswerter Höhe.

8.10.2.3 Lagerung von Obst

Während des Reifens steht die Frucht noch in enger Beziehung zur Mutterpflanze und ist weitgehend in deren Stoffwechsel mit einbezogen.
Hauptmerkmal des Reifeprozesses ist der nahezu vollständige Abbau von Stärke. Gleichzeitig nimmt der Zuckergehalt stark zu.
Beim Nachreifen im Anschluß an die Ernte laufen derartige Reaktionen verstärkt ab. Die Frucht ist jetzt von der Mutterpflanze abgetrennt und bewerkstelligt ihre Stoffwechselvorgänge mit den eigenen Enzymen.
Beim Nachreifen ist ebenfalls wieder der Kohlenhydratstoffwechsel vorherrschend. Saccharose wird in Glucose und Fructose gespalten. Ein Teil der Glucose geht in die stärker süße Fructose über.
Die Cellulose und Hemicellulosen werden deutlich abgebaut.
Soll Obst längere Zeit gelagert werden, so pflückt man es unreif und versucht, die Reifevorgänge durch entsprechende Lagerbedingungen zu verlangsamen. Das gelingt bei Temperaturen von 0 bis –1 °C und einer Luftfeuchtigkeit von ca. 90 %.
Eine zusätzliche Verbesserung der Haltbarkeit läßt sich durch Verwendung von Inert-Gasen erreichen:
– Lagern in Stickstoff-Atmosphäre
– Zusatz von 20 bis 50 % CO_2 zur Luft.

Definition von Inert-Gasen:

Als Inert-Gas bezeichnet man gasförmige Substanzen, die chemisch sehr reaktionsträge sind. Man verwendet sie daher als Schutzgas für die Lagerung sauerstoffempfindlicher Güter.

8.10.2.4 Handelsklassen

Deutsches Obst muß nach Handelsklassen angeboten werden, die heute auch als „EG-Normen" verbindlich sind. Gesetzlich vorgeschrieben sind Handelsklassen für folgende Obstarten: Äpfel, Bir-

nen, Kirschen, Pfirsiche, Pflaumen, Zwetschgen, Reineclauden, Mirabellen, Erdbeeren und Tafeltrauben.
Daneben gibt es freiwillige Handelsklassen für Beerenobst. Bei der Zuordnung zu bestimmten Handelsklassen spielen Fruchtform, -farbe und -größe eine Rolle.

Klasse Extra
Sie bezeichnet Obst von Spitzenqualität. Es ist frei von Schmutz und Rückständen. Die Früchte sind rundum fehlerlos, typisch in Form, Farbe und Größe; sogar ein unverletzter Stiel ist vorgeschrieben.

Klasse I
Es gelten nahezu die gleichen Qualitätsnormen, lediglich leichte Schalenfehler sind zulässig. Die Früchte dürfen etwas kleiner und der Stiel leicht beschädigt sein. Das Fruchtfleisch jedoch muß völlig unverletzt sein.

Klasse II
Kleine Fehler in Form und Farbe sind zugelassen. Die Mindestgröße ist festgelegt.

Klasse III
Hier werden auch etwas größere Schalenfehler toleriert. Auch sind besonders kleine Früchte noch zugelassen, jedoch nur, wenn sie ansonsten den Anforderungen der Klasse II entsprechen.

Die Klasse III ist nicht für alle Produkte zugelassen. Äpfel z. B. dürfen schon seit Jahren nicht mehr in dieser Handelsklasse vermarktet werden.

Was bei frisch verpacktem Obst auf der Packung angegeben sein muß:

– Anschrift des Erzeugers, Abpackers oder Verkäufers
– Inhalt nach handelsüblicher Bezeichnung
– Handelsklasse
– Nettogewicht in g oder kg (ggf. die Stückzahl)

8.10.2.5 Bewertung von Obst

Die Bedeutung von Obst für die menschliche Ernährung liegt vor allem in seinem Gehalt an Vitaminen und Mineralstoffen.

Nährwertgehalt von Obst (in 100 g)

Obstart	Nährstoffe			Energie	Vitamine						Mineralstoffe					
	Eiweiß (g)	Fett (g)	Kohlenhydrate (g)	(kJ)	A (I.E.)	B_1 (mg)	B_2 (mg)	B_6 (mg)	Nicotinsäure (mg)	C (mg)	Na (mg)	K (mg)	Ca (mg)	Mg (mg)	Fe (mg)	P (mg)
Ananas	0,4	0,2	12,2	196	70	0,08	0,03	0,08	0,2	17	0,3	210	17	17	0,5	8
Äpfel (süß)	0,3	0,6	15,0	242	90	0,04	0,02	0,03	0,1	5	1,0	116	7	5	0,3	10
Aprikosen	0,9	0,2	12,8	213	2700	0,03	0,05	0,07	0,7	7	0,6	440	17	9	0,5	23
Bananen	1,1	0,2	22,2	355	190	0,05	0,06	0,32	0,6	10	1,0	420	8	31	0,7	28
Birnen	0,5	0,4	15,5	255	20	0,02	0,04	0,02	0,1	4	2,0	129	8	9	0,3	11
Brombeeren	1,2	0,9	12,9	242	200	0,03	0,04	0,05	0,4	21	4,0	181	32	24	1,0	19
Erdbeeren	0,7	0,5	8,4	154	60	0,03	0,07	0,04	0,6	60	1,0	145	21	12	1,0	21
Himbeeren	1,2	0,5	13,6	238	150	0,03	0,09	0,09	0,9	25	3,0	190	49	20	1,0	22
Johannisbeeren (rot und weiß)	1,4	0,2	12,1	210	120	0,04	0,02	0,05	0,3	41	2,0	275	36	15	1,0	23
Kirschen	1,2	0,4	14,6	251	1000	0,05	0,06	0,05	0,3	10	2,0	260	19	14	0,5	19
Mandarinen	0,8	0,2	11,6	192	420	0,07	0,02	0,07	0,2	31	2,0	110	40	11	0,4	18
Orangen	1,0	0,2	12,2	205	200	0,1	0,03	0,03	0,2	50	0,3	170	41	10	0,4	23
Pfirsiche	0,6	0,1	11,8	192	880	0,02	0,05	0,02	1,0	7	0,5	160	9	10	0,5	19
Plaumen	0,7	0,1	12,3	209	250	0,07	0,04	0,05	0,5	6	2,0	167	13	13	0,4	23
Stachelbeeren	0,8	0,2	9,7	163	290	0,15	0,03	0,02	0,3	25	1,0	210	35	9	0,5	31
Trauben	0,6	0,3	17,3	280	100	0,05	0,02	0,01	0,3	4	2,0	250	12	7	0,4	20
Zitronen	1,1	0,3	8,2	112	20	0,04	0,02	0,06	0,1	45	6,0	148	26	9	0,6	16
Erdnüsse	26,2	48,7	20,6	2435	360	0,32	0,13	0,3	17,2	–	3,0	740	74	181	2,2	407
Haselnüsse	12,7	60,9	18,0	2623	100	0,47	0,55	0,54	1,6	7,5	3,0	618	250	150	4,5	320
Mandeln	18,6	54,2	19,5	2502	75	0,25	0,92	0,10	3,5	–	3,0	690	234	252	4,7	504
Paranüsse	14,3	66,9	10,9	2736	10	1,0	0,07	0,11	7,7	2	2,0	670	127	255	2,8	600
Walnüsse	14,8	64,0	15,8	2724	30	0,3	0,13	1,0	1,0	2	4,0	450	99	134	3,1	380

Als Energielieferant kommt Obst praktisch nicht in Betracht; zu gering ist der Gehalt an Kohlenhydraten, von Fetten ganz zu schweigen. Einzige Ausnahme: die Schalenfrüchte, sie enthalten reichlich von beidem.
Zu betonen ist noch das Vorkommen der unverdaulichen Kohlenhydrate, in erster Linie Cellulose und Hemicellulosen; sie wirken anregend auf die Darmtätigkeit.
Unübertroffen ist Obst in seinem Reichtum an erfrischenden und appetitanregenden Geruchs- und Geschmacksstoffen. Sie fördern die Bildung von Speichel und Verdauungssäften und tragen auf diese Weise zur besseren Ausnutzung der Nahrung bei.

8.11 Trinkwasser

Welche bedeutende Rolle das Wasser für den menschlichen Organismus spielt, wurde bereits ausführlich dargestellt. Da es ein unerläßlicher Grundbestandteil unserer Ernährung ist, sind die Qualitätsanforderungen an Trinkwasser sehr streng.

Definition von Oberflächenwasser:

Als Oberflächenwasser bezeichnet man das Wasser aus Flüssen oder Talsperren.

8.11.1 Gewinnung von Trinkwasser

Trinkwasser wird in erster Linie aus Grundwasser und Oberflächenwasser gewonnen. Manche Industriebetriebe, z. B. Brauereien, verwenden für die Herstellung ihrer Produkte Quellwasser.
Um eine einwandfreie Qualität sicherzustellen, wird Wasser so aufbereitet, daß keine unerwünschten Chemikalien oder Keime mehr darin enthalten sind.

Anforderungen an einwandfreies Trinkwasser

- Es soll appetitlich, klar, farblos und geruchlos sein.
- Es soll frei von Stoffen sein, die eine spätere Trübung hervorrufen könnten (vor allem Eisen- und Mangansalze).
- Es darf chemische Stoffe nur bis zu festgelegten Höchstmengen enthalten.
- Es muß hygienisch einwandfrei sein, d. h. frei von Krankheitserregern. Diese Forderung gilt nur dann als erfüllt, wenn in 100 ml Trinkwasser keine Coli-Bakterien nachzuweisen sind.

Stationen der Aufbereitung

1. Im Trinkwasser dürfen die Eisenkonzentration 0,1 mg pro Liter und die Mangankonzentration 0,05 mg pro Liter nicht übersteigen. Da beide Elemente häufig im natürlichen Grundwasser enthalten sind, wird das Wasser zunächst in einer speziellen Belüftungsanlage intensiv mit Sauerstoff angereichert. Dabei gehen Eisen und Mangan in höhere Oxidationsstufen über und fallen als unlösliche Hydroxide aus.

2. Im nächsten Aufbereitungsschritt wird das Wasser gefiltert. Zu diesem Zweck läßt man es meist durch etwa 2 m mächtige Kiesschichten sickern. Hier werden nicht nur die Eisen- und Manganverbindungen zurückgehalten. Innerhalb solcher Schichten befindet sich vielmehr meist eine bestimmte Bakterienflora, die sonstigen Schmutz und sogar schädliche Keime bindet. Außer der klassischen Kiesfiltration gibt es noch spezielle Verfahren, auf die hier nicht näher eingegangen werden soll.

3. Nach der Reinigung gelangt das Wasser in Reinwasserbehälter und wird von dort in das Leitungsnetz eingespeist. Um die hygienische Qualität zu sichern, wird es zuvor mehrfach gechlort. Zu diesem Zweck leitet man 0,3 bis 0,6 mg Chlorgas pro Liter Wasser ein.

8.11.2 Beurteilungskriterien

Für die Beurteilung eines Wassers dienen in erster Linie Art und Menge der darin gelösten Salze und die Wasserhärte.

8.11.2.1 Gelöste Salze

Als Kriterium für die Brauchbarkeit als Trinkwasser werden hauptsächlich folgende Ionen chemisch bestimmt:

Anionen
Nitrat (NO_3^-), Nitrit (NO_2^-), Chlorid (Cl^-), Phosphat (PO_4^{3-}), Sulfat (SO_4^{2-}), Carbonat (CO_3^{2-}) und Sulfid (S^{2-}).

Kationen
Ammonium (NH_4^+), Calcium (Ca^{2+}), Magnesium (Mg^{2+}), Eisen (Fe^{2+}) und Mangan (Mn^{2+}).
Ergibt die Wasseranalyse meßbare Mengen an NH_4^+, NO_2^-, PO_4^{3-} und S^{2-}, so ist dies ein Anhaltspunkt für die Verunreinigung durch Fäkalien.
Ein Problem ist zunehmend der Nitratgehalt des Trinkwassers. Ursprünglich auf 40 mg pro Liter festgesetzt wurde der Grenzwert inzwischen auf 50 mg pro Liter angehoben. Damit liegt die gesetzlich zugelassene Nitratmenge jedoch bereits in Bereichen, die für Säuglinge als kritisch anzusehen sind. Diese Bevölkerungsgruppe ist deshalb gefährdet, weil sich im kindlichen Darm Bakterien entwickeln können, die Nitrate zu Nitriten reduzieren. Das entstehende Krankheitsbild wird als Methämoglobinämie des Säuglings bezeichnet. In der Literatur wird ein Grenzwert von 45 mg pro Liter angegeben. Wird er überschritten, besteht für Säuglinge und Kleinkinder die Gefahr einer Intoxikation.

Grenzwerte einzelner chemischen Stoffe

Stoff	Grenzwert (mg/l)
Arsen (As)	0,04
Blei (Pb)	0,04
Cadmium (Cd)	0,005
Chrom (Cr)	0,05
Cyanid (CN^-)	0,05
Fluorid (F^-)	1,50
Nickel (Ni)	0,05
Nitrat (NO_3^-)	50,00
Nitrit (NO_2^-)	0,10
Quecksilber (Hg)	0,001

8.11.2.2 Wasserhärte

Unter Wasserhärte versteht man die in einem Wasser gelöste Menge an Calcium- und Magnesium-Ionen. Dabei bedeutet 1 Grad deutsche Härte die Menge an Calcium- bzw. Magnesium-Ionen im Liter Wasser, die in 10 mg CaO oder 7,14 mg MgO gebunden sind.
Die Summe der enthaltenen Magnesium- und Calcium-Ionen bezeichnet man als Gesamthärte.

Carbonathärte
Ein Teil des Calciums und Magnesiums ist in Wasser in Form des Hydrogencarbonats gelöst. Beim Erhitzen gehen diese Salze in unlösliche Verbindungen über, die sich als Kesselstein absetzen.

$$Ca(HCO_3)_2 \rightarrow CaCO_3\downarrow + H_2O + CO_2$$
$$Mg(HCO_3)_2 + 2\,H_2O \rightarrow Mg(OH)_2\downarrow + 2H_2O + 2\,CO_2$$

($CaCO_3$, $Mg(OH)_2$: Kesselstein)

Man bezeichnet die durch Hydrogencarbonate von Calcium und Magnesium hervorgerufene Härte daher als „temporäre" oder „Carbonathärte".

Nichtcarbonathärte
Andere Calcium- und Magnesiumsalze, in erster Linie sind das Sulfate, Silikate, Nitrate und Chloride, bleiben auch beim Erhitzen in

Wie Chlor im Wasser wirkt
Ein Teil des Chlors wirkt direkt keimtötend. Das restliche Chlor reagiert mit Wasser zu Unterchloriger Säure und Salzsäure.

Cl_2 +	H_2O	→ $HClO$ +	HCl
Chlor	*Wasser*	*Unterchlorige Säure*	*Salzsäure*

Die Unterchlorige Säure ist eine unbeständige Verbindung und zerfällt unter Abspaltung von Sauerstoff, der dann ebenfalls Mikroorganismen abtötet.
$2\,HClO \rightarrow 2\,HCl + O_2$

Einheit der Wasserhärte

1° deutsche Härte (°d. H.) entspricht:

- 10 mg CaO pro Liter Wasser, oder
- 7,14 mg MgO pro Liter Wasser.

Lösung. Sie bewirken eine „permanente" Härte, die als Nichtcarbonathärte bezeichnet wird.

Einteilung der Wässer nach Härtegraden

Gesamthärte (° d.H.)	Bezeichnung
0- 4	sehr weich
4- 8	weich
8-12	mittelhart
12-18	ziemlich hart
18-30	hart
über 30	sehr hart

Gesamthärte = Carbonathärte + Nichtcarbonathärte

Für die Eignung als Trinkwasser ist eine mittlere Härte zwischen 8 und 12° d. H. am günstigsten. Weiche Wasser schmecken fade und wenig erfrischend. Eine hohe Wasserhärte wirkt sich noch ungünstiger aus. Bei der Zubereitung und Verarbeitung von Lebensmitteln mit hartem Wasser kommt es vielfach zu ausgesprochen unangenehmen Störungen:

– Kaffee- oder Teeaufgüsse zeigen vor allem bei stark magnesiumhaltigem Wasser eindeutige Geschmackseinbußen.
– Mit Mehl angedickte Soßen werden nicht „glatt", sondern flockig.
– Hülsenfrüchte lassen sich schlechter weich kochen.
– Fleisch wird weniger zart.

Kennzeichnung von natürlichen Mineralwässern

Alle Wässer tragen die Bezeichnung „natürliches Mineralwasser".
Darüber hinaus sind noch folgende Zusätze möglich:

– „kohlensäurehaltig", wenn es spontan CO_2 freisetzt.

– „mit Kohlensäure versetzt", wenn CO_2 anderer Herkunft zugesetzt wurde.

– „Säuerling" oder „Sauerbrunnen", wenn es einen natürlichen CO_2-Gehalt von mehr als 250 mg pro Liter besitzt.

8.11.2.3 Mineral- und Tafelwässer

Diese Wässer werden nur dann als Lebensmittel aufgefaßt, wenn sie ausschließlich als Erfrischungsgetränke in den Verkehr gebracht werden.
Die entsprechenden lebensmittelrechtlichen Vorschriften gelten daher nicht für Wässer, die wegen ihrer heilenden Wirkung getrunken werden.

<u>Natürliches Mineralwasser</u>
Für natürliches Mineralwasser gelten folgende Anforderungen:

– Es stammt aus einem unterirdischen, vor Verunreinigungen geschützten Wasservorkommen.

– Es ist von ursprünglicher Reinheit und besitzt meßbare Mengen an Mineralstoffen.

– Seine Zusammensetzung ist im Rahmen natürlicher Schwankungen konstant.

<u>Quellwasser</u>
Für Quellwasser gelten folgende Anforderungen:

– Es muß seinen Ursprung in einem unterirdischen Wasservorkommen haben und aus natürlichen oder künstlich erschlossenen Quellen stammen.

– Es darf nicht mit chemischen Mitteln behandelt oder aufbereitet worden sein.

<u>Tafelwasser</u>
Es wird aus Wasser hergestellt, dem man eine oder mehrere der folgenden Zutaten beigefügt hat:

– natürliches salzreiches Wasser oder konzentriertes natürliches Mineralwasser

– Meerwasser

– Bestimmte Salze ($NaCl$, $CaCl_2$, Na_2CO_3, $NaHCO_3$, $CaCO_3$, $MgCO_3$) und CO_2.

Grenzwerte für chemische Stoffe in Tafelwässern

Stoff	Grenzwert (mg/l)
Arsen (As)	0,04
Blei (Pb)	0,04
Cadmium (Cd)	0,005
Chrom (Cr)	0,05
Cyanide (CN^-)	0,05
Fluoride (F^-)	1,50
Nitrate (NO_3^-)	50,00
Nitrite (NO_2^-)	0,10
Quecksilber (Hg)	0,001
Selen (Se)	0,008
Sulfate (SO_4^{2-})	240,00

9. Genußmittel

Unter dieser Bezeichnung faßt man Lebensmittel zusammen, die nicht wegen ihres Nährwertes verzehrt werden, sondern wegen der anregenden Wirkung, die sie auf den Organismus ausüben.

9.1 Alkaloidhaltige Genußmittel

Unter dem Begriff „Alkaloide" faßt man eine Gruppe von stickstoffhaltigen Naturstoffen zusammen, die in bestimmten Pflanzen vorkommen. In den Pflanzen sind sie fast stets salzartig an Pflanzensäuren gebunden, z. B. an Oxalsäure, Essigsäure, Milchsäure, Äpfelsäure oder Weinsäure. Im Organismus zeigen die Alkaloide, vielfach bereits in kleinen Dosen, deutlich eine physiologische Wirkung. Sie werden daher zum Teil bereits seit ältesten Zeiten als Genuß- und Heilmittel verwendet, aber auch als Rauschmittel mißbraucht.
Einige alkaloidhaltige Genußmittel haben im Rahmen unserer Lebensgewohnheiten ihren festen Platz.

In diesem Zusammenhang sind vor allem zu nennen:

- Kaffee und Tee mit ihrem Gehalt an Coffein,
- Kakao und die daraus hergestellte Schokolade mit dem enthaltenen Theobromin,
- Tabak als nicotinhaltiges Genußmittel.

Alkaloide, die als Arzneimittel Verwendung finden:

- Atropin in der Augenheilkunde; es erweitert beim Einträufeln in das Auge die Pupillen
- Scopolamin als Beruhigungsmittel und einleitendes Narkotikum
- Chinin zur Malaria-Prophylaxe
- Codein als hustenstillendes Mittel
- Mutterkorn-Alkaloide als wehenfördernde Mittel

9.1.1 Kaffee

Die Heimat des Kaffees ist Afrika, genauer gesagt Äthiopien. Der Überlieferung nach soll er im 15. Jahrhundert durch mohammedanische Pilger nach Mekka und von dort im Zuge der Türkenkriege nach Europa gelangt sein.
Haupterzeugerländer für Kaffee sind heutzutage Brasilien und Kolumbien.

9.1.1.1 Rohkaffee

Rohkaffee wird aus den Früchten des Kaffeebaumes, den Kaffee-Kirschen, gewonnen. Sie enthalten in ihrem süßen Fruchtfleisch zwei mit den abgeflachten Seiten aneinanderliegende Steinkerne, die Kaffeebohnen.
Von den ca. 70 Coffea-Arten sind nur zwei von großer wirtschaftlicher Bedeutung. Coffea arabica ist die am längsten bekannte Coffea-Art und liefert rund 75 % der Welterzeugung. Daneben ist noch Coffea canephora bedeutend. Ihr Anteil liegt bei rund 25 %.

Wie das Lebensmittelgesetz Kaffee definiert:

- Rohkaffee ist der von Frucht- und Samenschale befreite Samen von Pflanzen der Gattung Coffea.
- Röstkaffee (kurz Kaffee genannt) ist gerösteter Rohkaffee, ungemahlen oder gemahlen, mit einem Wassergehalt von höchstens 50 g pro kg.

Erzeugung

Für die Gewinnung eines marktfähigen Rohkaffees müssen die Bohnen aus ihrer Umhüllung entfernt und getrocknet werden.

Trockene Aufbereitung der Kaffee-Kirschen
Die Kirschen werden so lange in Trockenanlagen getrocknet, bis sich die Bohnen ohne anhaftende Rückstände herausschälen lassen. Diese Art der Aufbereitung ist vor allem in Gebieten mit den entsprechenden klimatischen Voraussetzungen, z. B. Brasilien, üblich.

Nasse Aufbereitung der Kaffee-Kirschen
In Anbaugebieten mit wenig Sonnenschein und hoher Luftfeuchtigkeit hat sich die nasse Aufbereitung bewährt. Die geernteten Kaffee-Kirschen werden mit reichlich Wasser versetzt. Dabei sinken die vollgewichtigen, wertvollen Kirschen ab. Nur sie werden in einem sogenannten Entpulper weiterverarbeitet, der die äußere Haut und das Fruchtfleisch abquetscht.
Nachdem eventuell noch anhaftende Fruchtfleischreste durch Fermentation abgebaut worden sind, werden die Bohnen nochmals gewaschen und anschließend getrocknet.

Selektion

Vor dem Transport in die Verbraucherländer werden die Kaffeebohnen nach Größe, Gewicht und Farbe selektiert. Rohkaffee ist gut haltbar und kann über Jahre hinweg gelagert werden.

Erzeugung von Rohkaffee

Land	Menge (1000 Sack zu je 60 kg)
Brasilien	38000
Kolumbien	11500
Indonesien	5500
Mexiko	4850
Elfenbeinküste	4500
Äthiopien	2900
Guatemala	2700

Zusammensetzung von Rohkaffee

Bestandteil	Gehalt (%)
Protein	8,8-12,5
Fett	10,2-16,4
Saccharose	6- 8
Rohfaser	22-28
Mineralstoffe	3- 5
Coffein	0,9-1,4
Chlorogensäuren	4,5-8,5
Trigonellin	0,5-1
Wasser	9,5-11,0

Zusammensetzung von Röstkaffee

Bestandteil	Gehalt (%)
Protein	9,0
Fett	17,5
Saccharose	0,2
Rohfaser	17,2
Mineralstoffe	4,0
Coffein	1,4
Chlorogensäuren	3,7
Trigonellin	0,4
Wasser	2,0

9.1.1.2 Röstkaffee

Beim Rösten werden die Kaffeebohnen in speziellen Röstern auf 200 bis 250 °C erhitzt, meist etwa 15 Minuten lang. Dabei kommt es zu tiefgreifenden Veränderungen, die sich rein äußerlich durch Zunahme des Volumens (ca. 50 bis 80 %) sowie Veränderungen von Farbe und Struktur bemerkbar machen. Außerdem verringern sich Masse und Dichte.

Die Veränderungen im einzelnen:

- Bei ca. 50 °C treten die ersten Veränderungen in den äußeren Gewebeschichten auf; die Proteine gerinnen und das Wasser verdampft.

- Oberhalb von ca. 100 °C beginnen die Bohnen zu bräunen.

- Bei ca. 150 °C bilden sich gasförmige Substanzen (H_2O-Dampf, CO_2, CO), die zu einer Volumenvergrößerung führen.

- Ab ca. 180 °C beginnt die Zersetzung. Die Bohnen platzen an der Kaffeefurche auf, und das typische Kaffeearoma entsteht. Anschließend bildet sich Karamel; das Stadium der Vollröstung ist erreicht.

9.1.1.3 Physiologisch wirksame Bestandteile

Auch wenn Kaffee eine fast unüberschaubare Vielzahl von Stoffen enthält, deren Struktur zum Teil noch gar nicht geklärt ist, beruht seine physiologische Wirkung hauptsächlich auf nur wenigen Inhaltsstoffen.

Coffein
Coffein ist im Röstkaffee in Form eines Kalium-Chlorogensäure-Komplexes vorhanden. Daraus wird es nach dem Genuß von Kaffee sehr schnell freigesetzt und anschließend sofort vollständig resorbiert. Das erklärt die relativ schnelle Wirkung von Kaffee.

Die Wirkungen von Coffein im Organismus:

- Es stimuliert das Zentralnervensystem.
- Es regt Herz und Kreislauf an.
- Es steigert die Darmtätigkeit.

In diesem Zusammenhang sollte vielleicht noch gesagt werden, daß, entgegen landläufiger Meinungen, der Genuß von Kaffee kein Mittel zur Milderung der Alkoholwirkung ist.

Trigonellin
Diese Verbindung ist ein Abkömmling der Nicotinsäure. Sie wird während des Röstvorganges zu etwa 50 % abgebaut. Dabei entstehen unter anderem Nicotinsäure, Nicotinsäuremethylester und Pyridin.
Seine Wirkung im Organismus ist ähnlich wie die von Coffein.

Chlorogensäuren
Die mengenmäßig wichtigen Säuren sind die Chlorogensäuren. Es handelt sich dabei um Ester, die durch Verbindung von Chinasäure mit aromatischen Säuren entstehen.
Neben der eigentlich Chlorogensäure gibt es noch eine ganze Reihe von Chlorogensäurevarianten, die alle ähnlich aufgebaut sind.

Als Folgen übertriebenen Kaffeegenusses können Symptome wie Herzbeschwerden, nervöse Störungen, Schlaflosigkeit und Magenbeschwerden entstehen.

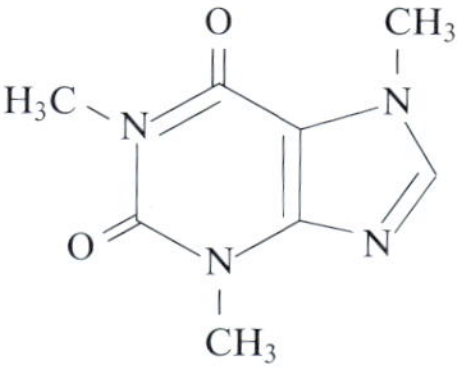

Coffein

Die erforderlichen Kaffeemengen:

- Für normalen Kaffee 40 bis 50 g pro Liter
- Für Espresso ca. 150 g pro Liter
- Für Mokka ca. 100 g pro Liter.

Bildung von Chlorogensäure

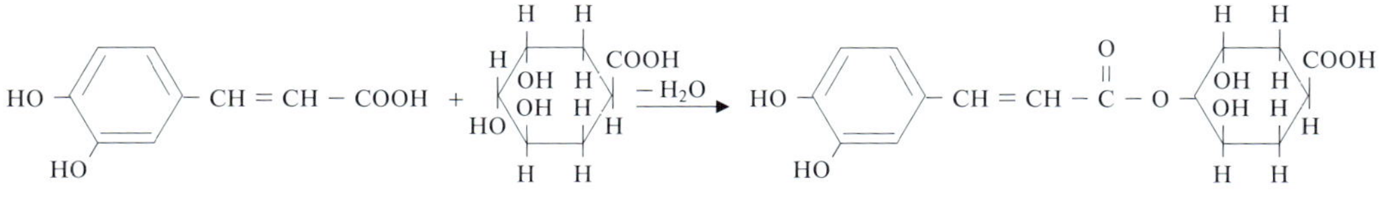

Kaffeesäure *Chinasäure* *Chlorogensäure*

9.1.1.4 Kaffeegetränk

Die **richtige** Art der Bereitung von Kaffee gibt es wohl nicht. Wie Kaffee genossen wird, ist weitgehend eine Frage des persönlichen Geschmacks und auch der Tradition.

Filterkaffee
Diese Art hat sich bei uns allgemein durchgesetzt. Der gemahlene Kaffee wird in eine Filtertüte gegeben und mit kochendem Wasser übergossen. Nach diesem Prinzip arbeiten auch die haushaltsüblichen Kaffeemaschinen.

Aufgußkaffee
Man läßt den Kaffee ca. 10 Minuten mit kochend heißem Wasser ziehen und gießt ihn dann über ein Sieb ab.

Eine Tasse Kaffee enthält durchschnittlich:

- 50 mg Coffein
- 50 mg Trigonellin
- 140 mg Chlorogensäuren
- 0,5 mg Nicotinsäure.

Espresso
In den Espressomaschinen wird der Kaffee mit 100 bis 110 °C heißem Wasserdampf kurz extrahiert und die Filtration durch Überdruck beschleunigt. Man verwendet dazu besonders geröstete, dunkle Kaffeesorten. Espresso ist ein besonders starkes, meist trübes Kaffeegetränk.

Türkischer Mokka
Im Orient bereitet man Kaffee aus feinst gemahlenen Bohnen, die man mit kaltem Wasser aufsetzt und zum Kochen bringt. Man genießt ihn samt dem Satz als Trübgetränk.

9.1.1.5 Entcoffeinierter Kaffee

Um den Gehalt an Coffein zu reduzieren und den Kaffee damit bekömmlicher zu machen, unterwirft man die Kaffeebohnen speziellen Extraktionsverfahren.
Der so behandelte Kaffee ist dann bis auf geringfügige Restgehalte weitgehend von Coffein befreit.

9.1.2 Tee

Tee ist seit vielen Jahrhunderten das Volksgetränk Ostasiens, hat im Laufe der Zeit jedoch auch bei uns in Europa viele Liebhaber gefunden.
Man bereitet ihn aus Blattknospen und jungen Blättern des Teestrauches.
Die Qualität des Tees ist um so besser, je jünger die Blätter sind. Geerntet werden daher normalerweise nur die beiden jüngsten Blätter und die Blattknospe (two leaves and the bud).

Erzeugung von Tee

Land	Menge (1000 t)
Indien	717
China	551
Sri Lanka	233
Kenia	197
Indonesien	165
Türkei	127
USSR	115
Japan	89

Jahres-Pro-Kopf-Verbrauch

Land	Menge (g)
Irland	3440
England	3140
Bahrain	2530
Neuseeland	2130
Hongkong	1610
Australien	1570
Kanada	830
Niederlande	640
USSR	600
Indien	520
Bundesrepublik Deutschland	220

Die Ostfriesen liegen mit 3000 g Tee pro Kopf und Jahr mit an der Weltspitze.

9.1.2.1 Schwarzer Tee

Die Hauptmenge der Tee-Ernte wird zu schwarzem Tee aufgearbeitet.

Stationen der Verarbeitung

1. In Welkhäusern werden die frischen Teeblätter so weit in ihrem Wassergehalt reduziert, daß sie sich, ohne zu brechen, rollen lassen, von 75 % auf ca. 60 %. Dazu werden sie bei 25 bis 35 °C etwa 4 bis 18 Stunden in dünner Schicht ausgebreitet.

2. Jetzt werden die Blätter zunächst leicht und später in Rollmaschinen kräftig bearbeitet. Dabei zerreißen die Zellstrukturen, der Saft tritt aus, und der Luftsauerstoff bekommt Zutritt zu den Inhaltsstoffen.

3. Die gewelkten und gerollten Blätter werden nun in Schichten von 15 bis 25 cm Dicke bei ca. 45 °C unter Luftabschluß der Fermentierung unterworfen. Dabei lösen zelleigene Enzyme, die Phenoloxidasen, verschiedene Oxidationsreaktionen aus. Die Fermentierung ist beendet, wenn die Masse eine kupferrote Färbung angenommen hat.

4. Zum Schluß wird der Tee an der Luft bei 85 bis 140 °C getrocknet und färbt sich dabei schwarz.

9.1.2.2 Grüner Tee

Bei dem vor allen in Japan und China verwendeten Tee unterbleibt die Fermentierung. Die Blätter werden zunächst gedämpft, um die Enzyme zu inaktivieren. Dann breitet man sie an der Sonne aus, rollt und trocknet anschließend.
Grüner Tee liefert ein sehr helles, klares, bitter schmeckendes Getränk.

9.1.2.3 Teesorten

Tee kommt entweder als Blatt-Tee oder in Form von Broken-Tees in den Handel. Ca. 98 % aller Tees sind Broken-Qualität.

9.1.2.4 Physiologisch wirksame Inhaltsstoffe

Die chemische Zusammensetzung des Teeblattes schwankt je nach Herkunft, Alter und Behandlung innerhalb weiter Grenzen.

Coffein
Für den Geschmack von Tee ist Coffein von großer Bedeutung. Daneben kommen noch in sehr geringen Mengen Theobromin und Theophyllin vor. Für die anregende Wirkung ist in erster Linie das Coffein verantwortlich.

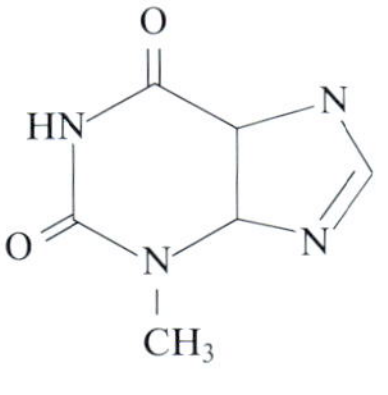
Theobromin

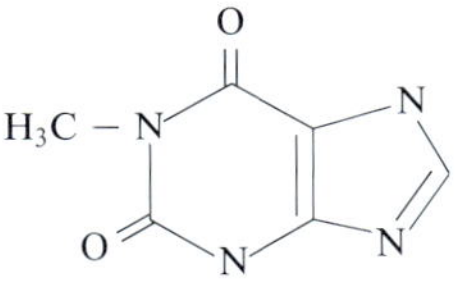
Theophyllin

Mineralstoffe
Hauptelement des Mineralstoffanteils ist mit 50 % das Kalium. Außerdem ist der relativ hohe Fluorgehalt, 0,015–0,03 %, bemerkenswert.

9.1.2.5 Teegetränk

Das Zubereiten von Tee erfolgt meist durch Übergießen der Teeblätter mit heißem Wasser und Ziehenlassen bis zu 5 Minuten. Normalerweise verwendet man dafür 4 bis 6 g pro Liter, bei starken Aufgüssen ca. 8 g pro Liter.

9.2 Alkoholische Getränke

Alkoholische Getränke werden aus zuckerhaltigen Flüssigkeiten durch alkoholische Gärung gewonnen. Dabei kann der vergärbare Zucker entweder bereits im Rohstoff vorliegen oder darin durch hy-

Berühmte Anbaugebiete von Tee

- Darjeeling: von dort kommt besonders aromatischer Tee.
- Assam: von dort kommen dunklere, kräftige Sorten, die auch mit hartem Wasser bereitet werden können und gern in Mischungen verwendet werden.
- Ceylon: als Anbauland für Tee heißt Sri Lanka noch immer Ceylon. Die Sorten von dort sind herb und liegen in der Farbe zwischen Darjeeling und Assam.

CTC-Verfahren

Vielfach wird die gesamte Tee-Verarbeitung heute nach dem CTC-Verfahren durchgeführt.

CTC steht für:
- Crushing (Zerbrechen)
- Tearing (Zerreißen)
- Curling (Rollen).

Nach dem Welken und Rollen wird das Blattgut zusätzlich zwischen Dornenwalzen zerrissen, so daß die Zellwände noch weiter aufbrechen und der Luftsauerstoff noch besser Zutritt hat. Dadurch verkürzt sich die Fermentationszeit ganz erheblich.

drolytische Spaltung von Stärke, Dextrinen oder Disacchariden gebildet werden.
Die wichtigsten alkoholischen Getränke sind Bier, Wein und Branntwein.

Vergärbare Zucker

Folgende Zucker können von Hefen vergoren werden:

Monosaccharide:
- Glucose
- Fructose
- Mannose
- Galaktose, jedoch nur in geringem Umfang.

Di- und Trisaccharide:
- Saccharose
- Maltose
- Raffinose, jedoch nur in geringem Umfang.

9.2.1 Alkoholische Gärung

Hefen haben die Fähigkeit, ihren Stoffwechsel bei anaeroben Bedingungen so umzustellen, daß sie Glucose nicht mehr zu Kohlendioxid und Wasser veratmen, sondern zu Kohlendioxid und Ethanol abbauen.
Beim anaeroben Abbau von Glucose wird wesentlich weniger Energie frei als beim aeroben, etwa 1/20. Hefen vermehren sich daher in Abwesenheit von Sauerstoff sehr viel langsamer, da sie sehr viel mehr Glucose umsetzen müssen, um eine ausgeglichene Energiebilanz zu erreichen.
Dabei sind die Stoffwechselwege des aeroben und anaeroben Abbaus über weite Strecken identisch.

9.2.2 Bier

Bier wird vorwiegend aus Gerstenmalz, Hopfen und Wasser hergestellt. Andere stärke- bzw. zuckerhaltige Rohstoffe wie z. B. Weizenmalz treten in ihrer Bedeutung hinter Gerstenmalz zurück.

Produktion von Bier pro Jahr

Land	Menge (10^5 hl)
USA	1930
Bundesrepublik Deutschland	917
UK	664
USSR	650
Japan	443

Stationen der Bierbereitung

1. Getreide, meist Gerste, wird mit Wasser angefeuchtet und zum Keimen gebracht. Aus dem so entstandenen Grünmalz erhält man durch Trocknen und Rösten das mehr oder weniger dunkle, aromareiche Darrmalz. Bis zur Verwendung wird es 4 bis 6 Wochen gelagert.

2. Das Darrmalz wird über Walzenstühle zerkleinert und anschließend mit Wasser eingeteigt (eingemaischt). Dabei kommt es durch die malzeigenen Enzyme zu einer Hydrolyse der Stärke und anderer Malzinhaltsstoffe.

3. Durch Abtrennen der als Treber bezeichneten, unlöslichen Rückstände erhält man eine vergärbare, klare Lösung, die Würze.

4. Die Würze wird zur Aromatisierung mit Hopfen gekocht.

5. In Gärtanks wird die gekühlte Würze mit Hefekulturen versetzt. Während der anschließenden Gärung werden ca. 90 % des vergärbaren Extraktes umgesetzt.

6. Über Kieselgur-Filter trennt man die Hefen ab und füllt das Bier in Flaschen oder Fässer ab.

Durchschnittlicher Bierkonsum pro Jahr (l/Einwohner)

Land	Konsum
Bundesrepublik Deutschland	145,6
Australien	137,7
Tschechoslowakei	130,7
Belgien	124,0
UK	122,1

Gärungsarten

Man unterscheidet grundsätzlich zwei Arten von Gärung bei der Bierherstellung:
- Untergärung: sie wird in zwei Stufen, der Haupt- und der Nachgärung, durchgeführt. Zur Hauptgärung wird die gekühlte Würze

Untergärige Vollbiere

- Pilsener
- Dortmunder
- Lager
- Münchner

bei 6 bis 10 °C ca. 6 bis 10 Tage lang vergoren. Zur Nachgärung wird das Jungbier bei 1 bis 2 °C über 1 bis 2 Monate gelagert.

– Obergärung: sie wird bei 18 bis 25 °C durchgeführt. Dadurch verkürzt sich die Gärzeit auf 2 bis 7 Tage.

Zusammensetzung

Bier ist ein alkoholisches Getränk, das neben Alkohol eine ganze Reihe zum Teil wertvoller Inhaltsstoffe aufweist.

Ethanol
Der Ethanolgehalt ist je nach Biersorte unterschiedlich:

– 1,0 bis 1,5 Gew.-% bei niedrig vergorenen Bieren
– 1,5 bis 2,0 Gew.-% bei Dünnbieren
– 3,5 bis 4,5 Gew.-% bei Vollbieren
– 4,8 bis 5,5 Gew.-% bei Starkbieren.

Proteine
Sie stammen vor allem aus dem Getreide und der Hefe. Der Gehalt liegt bei 0,15 bis 0,75 Gew.-%.

Kohlenhydrate
Der Gehalt liegt bei 3 bis 5 %, bei manchen Starkbieren und Malzbieren erheblich darüber. Hauptsächlich handelt es sich dabei um Dextrine, Mono- und Disaccharide.

Mineralstoffe
Der Gehalt liegt bei 0,3 bis 0,4 %. Hauptbestandteile sind Kalium und Phosphat. Daneben kommen noch Calcium, Magnesium, Eisen, Chlorid und Sulfat vor.

Vitamine
Bier enthält reichlich Vitamine der B-Gruppe, vor allem Thiamin und Riboflavin.

Säuren
Für den Genußwert und die Haltbarkeit von Bier ist vor allem sein Kohlensäuregehalt wesentlich. Er liegt bei 0,4 bis 0,7 %. Biere mit einem Kohlensäuregehalt unter 0,2 % schmecken schal.
Außerdem kommen kleine Mengen an Milch-, Essig-, Ameisen- und Bernsteinsäure vor.

9.2.3 Wein

Der Anbau von Wein hat vor allem in den Mittelmeerländern seit alters her Tradition. Sie sind auch heute noch weltweit führend. Allein Italien, Frankreich und Spanien sind mit mehr als 50 % an der Weltproduktion beteiligt.

Gewinnen von Wein

Wein ist ein Getränk, das durch vollständige oder teilweise alkoholische Gärung aus frischen oder eingemaischten Trauben oder auch aus Traubenmost gewonnen wird.

Untergärige Starkbiere

– Bock
– Salvator
– Animator

Obergärige Vollbiere

– Weißbier
– Malzbier
– Kölsch
– Stout

Diätbiere

Bei diesen Bieren wurde die Gärung so vollständig geführt, daß fast keine Kohlenhydrate mehr vorhanden sind; entsprechend hoch ist ihr Alkoholgehalt.
Sie sind für Diabetiker geeignet.

Produktion von Wein (1984)

Land	Menge (1000 t)
Italien	7000
Frankreich	6447
USSR	3800
Spanien	3554
Argentinien	2000
USA	1620
Rumänien	920
Bundesrepublik Deutschland	810
Jugoslawien	750

Weinkonsum verschiedener Länder pro Jahr

Land	Konsum (l pro Kopf)
Italien	111
Frankreich	107
Portugal	91
Argentinien	85
Spanien	60
Jugoslawien	27
Rumänien	23
Bundesrepublik Deutschland	18

Vergärung von Rotwein

Bei Rotwein werden Most und Trester zunächst gemeinsam vergoren (Maischegärung) und zwar deshalb, weil die roten und blauen Farbstoffe (Anthocyane) in der Schale lokalisiert sind und erst während der Gärung in Lösung gehen. Werden blaue Trauben genauso wie Weißwein vergoren, so erhält man schwach rot gefärbte Weine (Rosé und Weißherbst).

Schwefeln

Maische oder Most werden meist unmittelbar nach der Kelterung geschwefelt. Damit sollen oxidationsempfindliche Inhaltsstoffe geschützt, die enzymatische Bräunung unterbunden und das Wachstum unerwünschter Mikroorganismen gehemmt werden.

Schönen

So bezeichnet man ein bestimmtes Verfahren, um die im Wein enthaltenen Trübstoffe auszufällen.

Stationen der Produktion von Wein

1. Die Weinproduktion beginnt mit der Lese, die möglichst im Stadium der Vollreife, etwa Mitte September bis Ende November, stattfindet.
2. Die Trauben werden abgebeert und zwischen Gummiquetschwalzen vermahlen (keltern).
3. Die so gewonnene Maische wird abgepreßt und dabei der Most von den Pflanzenrückständen abgetrennt. Für die Bewertung des Mostes ist seine spezifische Masse bei 20 °C entscheidend (Mostgewicht = M). Sie wird meist in Oechsle-Graden angegeben (°Oe).

   $°Oe = (M - 1)\,10^3$

   Anhand des Mostgewichtes werden die Weine später den verschiedenen Güteklassen zugeordnet.
4. Für die Gärung setzt man Reinzuchthefen zu. Die Hauptgärung dauert ca. 5 bis 7 Tage. Danach ist der Zucker weitgehend vergoren. Proteine, Pektine, Gerbstoffe, Tartrate und Gewebereste haben sich dann zusammen mit den Hefen am Boden abgesetzt. Bei ca. 12 bis 15 Vol.-% an Ethanol kommt die Reaktion dann zum Stillstand.
5. Jetzt folgt ein für die spätere Qualität des Weines sehr entscheidendes Stadium. Der junge Wein (Federweißer, Sauser) wird über Klärseparatoren aus dem Gärtank abgezogen und über einen Zeitraum von einigen Wochen bis mehreren Monaten nachvergoren. Dabei wird der Restzucker fast vollständig abgebaut. In dieser Phase bilden sich auch die wertvollen Aromastoffe (Bukett, Blume).
6. Im weiteren wird der Jungwein abgestochen, d. h., von den am Boden abgesetzten Trübstoffen abgezogen, auf andere Fässer umgefüllt und gelagert. Diese Prozedur muß zuweilen mehrmals wiederholt werden.
7. Im allgemeinen wird der Wein nach 3 bis 9 Monaten in Flaschen abgefüllt, in denen sich dann die Reifung fortsetzt. Dauer der Reifung und Lagerfähigkeit sind unterschiedlich und hängen vor allem von der Qualität des Weines ab. Eine Lagerzeit von mehr als 10 Jahren vertragen nur sehr edle Weine, ohne Qualitätseinbußen zu erleiden.

Zusammensetzung

Die Zusammensetzung des Weines wird sehr stark von Klima, Boden, Lage und Behandlung beeinflußt und schwankt daher innerhalb weiter Grenzen.

<u>Ethanol</u>

Die Weine weichen in ihrem Ethanolgehalt voneinander ab. Im Durchschnitt beträgt die Alkoholkonzentration 55 bis 110 g pro Liter. Sehr starke Weine aus südlichen Ländern können bis zu 130 g pro Liter enthalten. Ein Alkoholgehalt über 144 g pro Liter ist ein Indiz dafür, daß Ethanol zugesetzt wurde.

Kohlenhydrate
Weine enthalten die Monosaccharide Glucose und Fructose. Bei voll durchgegorenen Weinen liegt der Restzucker-Gehalt bei weniger als 4 g pro Liter. Solche Weine bezeichnet man als trocken.

Säure
Traubenweine weisen einen pH-Wert zwischen 2,8 und 3,8 auf, wobei Rotweine meist säurereicher als Weißweine sind. Ausgesprochen säurearm sind vor allem Weine aus südlichen Ländern.

Säuren des Weins

- Weinsäure
- Äpfelsäure
- Citronensäure
- Bernsteinsäure
- Milchsäure.

9.2.4 Alkohol im Organismus

Der Alkoholkonsum ist in den letzten zwanzig Jahren um ca. 15 % gestiegen, keine begrüßenswerte Entwicklung, denn Alkohol kann dem menschlichen Organismus auf vielerlei Weise Schaden zufügen.

Ausscheidung von Ethanol

Nur etwa 2 bis 4 % des aufgenommenen Alkohols werden über die Niere bzw. Lunge ausgeschieden.

9.2.4.1 Resorption

Ethanol wird nach Verlassen des Magens im Darm ohne jede Verzögerung auf dem Wege der einfachen Diffusion resorbiert. Die Entleerungsgeschwindigkeit des Magens hat also direkten Einfluß auf die Resorption. Schwer verdauliche Speisen verzögern daher die Aufnahme von Alkohol in die Blutbahn.
Der resorbierte Alkohol verteilt sich anschließend im gesamten Organismus, wobei die Aufnahmekapazität der einzelnen Gewebe und Organe von deren Wassergehalt abhängig ist.
Die Alkoholkonzentration im Blut steigt während der Resorption zunächst kontinuierlich an, erreicht schließlich ein Maximum und sinkt danach wieder ab, wenn der oxidative Abbau im Organismus beginnt.

Energiebilanz

Die Oxidation von Alkohol liefert knapp 30 kJ pro Gramm. Diese Energiemenge steht dem Organismus voll zur Verfügung und muß daher bei Energieberechnungen in ganzer Höhe berücksichtigt werden.

9.2.4.2 Stoffwechsel des Ethanol

Das wichtigste Organ für den Stoffwechsel des Alkohols ist die Leber, denn sie verfügt über einen hohen Gehalt an Alkoholdehydrogenase.

Stationen des Ethanolabbaus

1. Ethanol wird zu Ethanal (Acetaldehyd) dehydriert bzw. oxidiert. Diese Reaktion verläuft sehr langsam und ist daher für den gesamten Abbau von Ethanol geschwindigkeitsbestimmend.
2. Das Ethanal wird zu Ethansäure (Essigsäure) weiteroxidiert und liegt anschließend als Acetyl-CoA vor. Für diese Umsetzung stehen zwei unterschiedliche Enzyme zur Verfügung:
   - eine mit NAD arbeitende Acetaldehyd-Dehydrogenase
   - das Flavinenzym Aldehydoxidase.

Das bei der Alkoholoxidation gebildete Acetyl-CoA steht dem Organismus anschließend zur Synthese von Fett zur Verfügung. Aus diesem Grund entsteht bei langjährigem Alkoholmißbrauch vielfach eine sogenannte Fettleber.

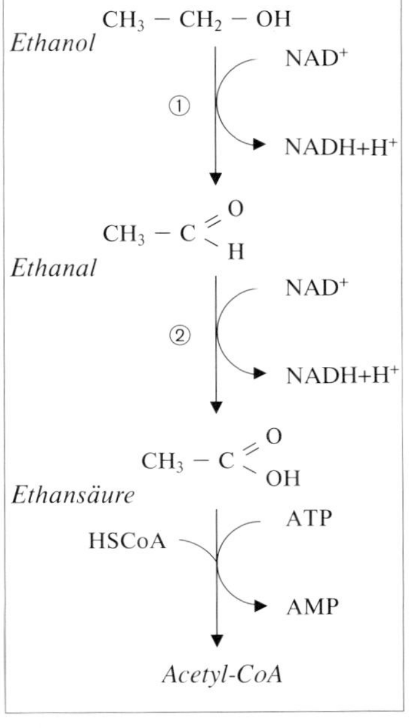

9.2.4.3 Gesundheitliche Schäden durch Alkoholmißbrauch

Ein überhöhter Alkoholkonsum über längere Zeit hat ernste Störungen des Stoffwechselgeschehens zur Folge:

- Die Fähigkeit der Lebermitochondrien, Substrate zu oxidieren, nimmt ab, vor allem die Energieproduktion aus NAD-abhängigen Substraten.

- Bestimmte Enzyme, wie z. B. Cytochromoxidase oder Glycerophosphatdehydrogenase, werden in geringerem Maße produziert.

Beides führt zu einer Hemmung des Elektronentransports und damit zu Störungen der Energiegewinnung und -verwertung. Darauf beruhen letztlich auch die chronischen Alkoholschäden. Sie manifestieren sich dann in Form unterschiedlicher Erkrankungen.

Zahlen zum Alkoholkonsum

Der mittlere Alkoholkonsum liegt in der Bundesrepublik Deutschland in folgenden Bereichen:

- für männliche Personen bei 39 g reinen Alkohol pro Tag

- für weibliche Personen bei 17 g reinen Alkohol pro Tag.

<u>Schädigungen der Leber</u>
Sie gehören zu den bedeutsamsten Folgen chronisch erhöhten Alkoholkonsums. Aus der anfänglich gebildeten Fettleber entwickelt sich in vielen Fällen im Laufe der Zeit eine Leberzirrhose. Man versteht darunter den narbigen Umbau der Leber. Er führt zu fortschreitenden Funktionsstörungen und schließlich zu einem totalen Versagen des Organs mit Todesfolge.
Nach aktuellen Untersuchungsergebnissen ist damit bei einem langjährigen, täglichen Alkoholkonsum von mehr als 60 g bei Männern und 20 bis 30 g bei Frauen zu rechnen.

<u>Stoffwechselerkrankungen</u>
Wegen der mit dem Alkoholkonsum verbundenen hohen Energiezufuhr ist Alkoholmißbrauch häufige Ursache von verschiedenen Stoffwechselerkrankungen oder ist zumindest an deren Entstehung mit beteiligt. Mit Alkohol in Zusammenhang gebracht werden vor allem:

- Gicht
- Diabetes mellitus
- Hyperlipidämien.

Zahlen zum Alkoholismus

Man schätzt die Häufigkeit des Alkoholismus, also der physischen und psychischen Abhängigkeit, für die Bundesrepublik Deutschland auf 2 bis 3 % der Gesamtbevölkerung.

<u>Schädigungen des Nervensystems</u>
Physiologisch gesehen handelt es sich bei Ethanol um ein Nervengift. Chronischer Alkoholmißbrauch führt daher auch unweigerlich zu Schäden in diesem Bereich. Sie äußer sich in Zittern, Lähmungen und Bewegungsstörungen.
Besonders charakteristisch für die Erkrankung des Zentralnervensystems ist das sogenannte „Delirium tremens". Es wird ausgelöst durch plötzlichen Alkoholentzug und äußert sich in Angstzuständen und Sinnestäuschungen.

Nicht zu vergessen!

Alkohol zählt zu den häufigsten Ursachen für Unfälle im Straßenverkehr. Bei ca. 20 % aller tödlichen Autounfälle ist Alkohol im Spiel.

<u>Schädigung von Neugeborenen</u>
Der Alkoholmißbrauch von Schwangeren ist Ursache von Alkoholembryopathien, das sind Schädigungen von Neugeborenen, die mit körperlichen und geistigen Behinderungen verbunden sind. Jährlich werden bei uns mindestens 3000 Kinder mit solchen Schäden geboren.

10. Verarbeitung von Lebensmitteln

Aus der Ernährung des Menschen ist die Verarbeitung von Lebensmitteln nicht wegzudenken. Schon die Sammler und Jäger der Frühzeit haben nicht nur „von der Hand in den Mund" gelebt, sondern einen Teil ihrer Nahrung, z. B. durch Erhitzen im Feuer, schmackhafter und bekömmlicher gemacht oder durch geeignete Behandlungsmethoden, wie z. B. Trocknen, für eine längere Lagerung vorbereitet.

Die Verarbeitung von Lebensmitteln ist hauptsächlich aus zweierlei Gründen notwendig.

Zum einen sind nur relativ wenige Lebensmittel, wie z. B. Milch oder Obst, in ihrer ursprünglichen Form genießbar. Viele von ihnen müssen erst durch geeignete Zubereitungstechniken für den Menschen genießbar gemacht werden.

Zum anderen ist die Haltbarkeit der meisten Lebensmittel sehr begrenzt. Sie läßt sich nur durch Anwendung von Konservierungsverfahren verlängern.

Viele der entsprechenden Verarbeitungsmethoden, z. B. das Zubereiten durch Anwenden von Hitze oder das Haltbarmachen durch Trocknen an der Luft, sind bereits Jahrtausende alt. Andere, z. B. das Druckgaren oder die Gefriertrocknung, haben uns erst die technischen Errungenschaften der Neuzeit beschert.

10.1. Zubereiten von Lebensmitteln

Für das Zubereiten von Lebensmitteln zu Speisen und Getränken können, je nach Ausgangsprodukt, unterschiedliche Arbeitsverfahren eingesetzt werden.

10.1.1 Vorbereiten

Bei den Vorbereitungstechniken werden die Lebensmittel vor allem mechanisch behandelt und dabei entweder küchenfertig, garfertig oder aufbereitfertig gemacht.

Die wichtigsten Vorbereitungstechniken (Nach Zacharias et. al., 1984)
Aus der Vielzahl der unterschiedlichen Verfahren sollen an dieser Stelle nur die hauptsächlich gebräuchlichen aufgeführt werden.

Durchdrehen
Zerkleinern von weichem Nahrungsgut mit Hilfe von Vierkantmessern und Pressen durch eine Lochscheibe mittels einer Schnecke mit Gewindegängen.

Entsaften
Trennen von festen und flüssigen Bestandteilen bei Obst bzw. Gemüse durch mechanische Verfahren (z. B. Ausdrücken oder -pressen) oder durch thermische Verfahren (z. B. Dampfentsaften).

Hacken
Zerkleinern durch rasch wiederholte Schneidebewegungen mit Kraftaufwand in der Schneideebene und senkrecht zur Schnittkante.

Allgemeine Hinweise

Um den Verlust an wertvollen wasserlöslichen Bestandteilen (Vitamine, Mineralstoffe, Proteine) gering zu halten:

- unzerkleinert waschen,
- kurz mit kaltem Wasser waschen, danach nicht im Wasser liegen lassen,
- ist ein Wässern aus geschmacklichen Gründen unvermeidlich (Salzheringe), nur so lange wie unbedingt nötig im Wasser lassen.

Um sauerstoff- und lichtempfindliche Vitamine zu schonen, die Lebensmittel

- erst kurz vor der Weiterverarbeitung zerkleinern,
- auch bei kurzem Stehenlassen abdecken.

Um wärmeempfindliche Vitamine zu schonen, die Lebensmittel

- auch bei kurzem Stehenlassen kühl aufbewahren,
- beim Blanchieren das optimale Verhältnis von Gemüse- zu Wassermenge einhalten (1 kg Gemüse auf 10 l Wasser) und die empfohlenen Blanchierzeiten nicht überschreiten.

Filetieren
Auslösen von Stücken bei rohen tierischen Lebensmitteln und gleichzeitiges Entfernen von Haut, Gräten oder Knochen oder Auslösen von Fruchtsegmenten und gleichzeitiges Entfernen von Scheidewänden.

Kneten
Vermengen unter Druck zu einer einheitlichen, teigigen Konsistenz, meist unter Zugabe von wenig Flüssigkeit.

Mahlen
Zerkleinern von festem Nahrungsgut zwischen Mahlelementen (Kegel, Walzen, Scheiben), auch das Zerkleinern mit Hilfe von rotierendem Schlagkreuz gehört hierzu.

Mixen
Mischen von Flüssigkeiten und evtl. feinteiligen festen Zutaten. Beim Mixen mit rotierendem Messer-Rührkreuz können gleichzeitig zugegebene feste Komponenten zerkleinert oder püriert werden.

Panieren
Einhüllen, Einkrusten von Lebensmitteln mit Panierungsmitteln.

Parieren
Entfernen von unerwünschter Haut und überflüssigem Fett sowie Zurechtschneiden, z. B. von Fleisch oder Fisch, zu gleichmäßig geformten Stücken.

Passieren
(Durchpressen, Durchschlagen, Durchstreichen)
Pressen von weichem, rohem oder gegartem Nahrungsgut durch Siebe oder Metalleinsätze.

Putzen
Entfernen der für den Genuß nicht verwertbaren Anteile.

Raspeln
Zerkleinern von Lebensmitteln in mehr oder minder grobe Streifen auf gelochter Fläche.

Reiben
Zerkleinern von Lebensmitteln in feine Teile mittels aufgerauhter Flächen.

Rühren
Vermengen von Lebensmitteln, meist mit einem größeren Anteil von Flüssigkeit, zu einer flüssigen, breiartigen, teigigen oder trockenen Konsistenz, in der alle Zutaten gleichmäßig verteilt sind bzw. durch Luft aufgelockert werden.

Schälen
(Pellen, Abziehen, Schrappen) Entfernen von Schalen.

Schneiden
Zerkleinern von Lebensmitteln, z. B. in Scheiben, Würfel, Stifte, Streifen.

Wässern
Einlegen in kaltes Wasser.

Blanchierzeiten von Gemüse

Gemüse	Blanchierzeit in kochendem Wasser (min)
Blumenkohl (Röschen)	2
Bohnen, grün	3
Bohnen, dicke	3-4
Erbsen, grün	2
Grünkohl	1-2
Kohlrabi (Scheiben, Stifte)	3
Möhren (Scheiben)	3
Paprikaschoten	2-3
Porree	4-5
Rosenkohl	3
Rotkohl	3
Spargel	1-1,5
Spinat	
Staudensellerie	3
Weißkohl	2
Wirsingkohl	2

Abfallmengen beim Vorbereiten von Lebensmitteln

Beim Filetieren, Parieren, Putzen oder Schälen werden nicht genießbare Anteile wie Knochen, Sehnen, Häute, Gräten bei tierischen bzw. Kerne, Steine, Stiele oder ähnliches bei pflanzlichen

Lebensmitteln entfernt. Die dabei entstehenden Mengen an Abfall können sehr unterschiedlich sein.

Küchenabfall und Mengen einzukaufender Rohware verschiedener Lebensmittel (Nach Zacharias et. al., 1984)

Gemüse	Küchenabfall (%)	einzukaufende Rohware für 100 g eßbaren Anteil (Mittelwert) (g)
Blumenkohl	25-55	161
Bohnen (grün)	3-10	106
Champignons	0- 5	102
Chinakohl	13-28	127
Endivie	14-44	130
Erbsen (grün)	55-75	250
Grünkohl	30-57	196
Gurke	14-42	135
Kartoffeln	15-25	125
Möhren	10-25	123
Porree	35-48	172
Rosenkohl	16-30	128
Rotkohl	8-42	128
Spargel	20-33	135
Spinat	8-22	118
Tomate	0-14	109
Weißkohl	8-42	128
Wirsingkohl	18-40	139

Obst	Küchenabfall (%)	einzukaufende Rohware (g)
Apfel	2-30	109
Apfelsine	20-41	139
Bananen	29-42	149
Erdbeeren	2- 5	103
Johannisbeeren	1- 3	102
Kirschen, süß	9-16	114
Pfirsiche	6-10	109
Pflaumen	4-10	106
Weintrauben	2- 6	104
Haselnüsse	54-65	238
Walnüsse	51-65	233

Rindfleisch	Küchenabfall (%)	einzukaufende Rohware (g)
Bug, Schulter	13-19	119
Filet	1- 3	102
Kamm, Hals	24-27	133
Keule	10-20	120
Lende, Roastbeef	6-12	109

Schweinefleisch	Küchenabfall (%)	einzukaufende Rohware (g)
Bauch	9-54	139
Eisbein	26-51	156
Filet	0- 3	101
Kasseler	10-21	120
Keule, Hinterschinken	7-15	111
Kotelett	16-22	125

Fische, Krustentiere	Küchenabfall (%)	einzukaufende Rohware (g)
Aal, geräuchert	19-30	132
Forelle, Bachforelle	44-52	192
Hering	24-36	143
Karpfen	34-61	192
Rotbarschfilet	17-26	127
Scholle	36-54	179
Miesmuschel	80-83	556

Geflügel	Küchenabfall (%)	einzukaufende Rohware (g)
Ente	14-25	125
Gans	33-41	159
Huhn, Brathuhn	23-30	135
Truthahn	22-35	137

10.1.2 Garen

Beim Garen werden küchen- bzw. garfertige Lebensmittel durch Wärmeeinwirkung genußfähig gemacht. Dabei kommt es zu Veränderungen, die sich in unterschiedlicher Weise auf die Qualität des Endproduktes auswirken können.

Erwünschte Veränderungen

Diese Veränderungen verbessern die Bekömmlichkeit der Lebensmittel und führen außerdem vielfach zur Bildung von Geschmacks- und Aromastoffen.

Abbau von Stärke
Bei Einwirken trockener Hitze (ab 100°C) wird Stärke abgebaut; es entstehen die leichter verdaulichen Dextrine.

Stärkeart	Verkleisterungstemperatur (°C)
Weizen	53-65
Roggen	57-70
Mais	62-70
Reis	61-78
Kartoffeln	58-66
Bohnen	64-67
Erbsen	57-70

Quellen und Verkleistern von Stärke
Bei höheren Temperaturen bildet der Amylose-Bestandteil von Stärke unter Aufnahme von Wasser einen Stärkekleister. Untersuchungen haben ergeben, daß es sich dabei um ein System von stark gequollenen Stärkekörnern in Stärkelösung handelt.
Der Temperaturbereich, in dem die Verkleisterung abläuft, liegt je nach Herkunft der Stärke unterschiedlich hoch. Verkleisterte Stärke kann von den Amylasen besser abgebaut werden.

Denaturieren von Proteinen
Bereits bei Temperaturen ab 50° C tritt bei Proteinen die Denaturierung ein. Durch die Zerstörung ihrer Ordnungsstrukturen sind sie für die Verdauungssäfte leichter angreifbar. Außerdem wird die enzymhemmende Wirkung mancher Nahrungsproteine aufgehoben.

Schrumpfen von Collagen
Beim Kochen und Braten von Fleisch schrumpft Collagen unter Bildung löslicher Gelatine. Die Schrumpftemperatur (T_s) hängt von der Art des Collagens ab und liegt z. B. für Fischcollagen bei 45°C, für Säugetiercollagen bei 60 bis 65°C.
Das Ausmaß der Gelatinierung hängt von der Quervernetzung und damit vom Alter der Tiere ebenso ab wie vom Garprozeß (Temperatur, Zeit, Druck).

Hydrolyse und Strukturumwandlung von Cellulose
Bei Temperaturen über 100° C tritt bei Cellulose eine – allerdings geringgradige – Hydrolyse ein. Durch leichte Strukturumwandlungen des Polysaccharids werden die Zellgefüge insgesamt lockerer und sind damit leichter von Verdauungssäften zu durchdringen.

Unerwünschte Veränderungen

Sie bewirken eine Beeinträchtigung der Qualität von Lebensmitteln und sollten so weit als möglich vermieden werden.

Vitaminverluste
Eine ganze Reihe von Vitaminen ist hitzeempfindlich, entsprechend hoch sind in diesen Fällen die Garverluste.

Oxidation ungesättigter Fettsäuren
Bei zu hohen Temperaturen (ab ca. 190°C) treten die Doppelbindungen der ungesättigten Fettsäuren leichter mit Sauerstoff in Reaktion. Sie verlieren dadurch ihren essentiellen Charakter und können außerdem zur Bildung toxischer Produkte führen.

Acroleinbildung aus Fetten
Bei Überhitzung von Fetten zersetzen sich die Triglyceride und es kann toxisches Acrolein entstehen. Die Gefahr der Acroleinbildung ist vor allem bei zu oft genutzten Fritierfetten gegeben.

Garverluste einiger Vitamine

Vitamin	Verluste (%)
Vitamin A	10-30
Vitamin B_1	30-50
Viamin B_2	0-50
Vitamin B_6	0-40
Vitamin C	20-80
Vitamin E	45-50
Biotin	0-70
Folsäure	0-90

Die wichtigsten Garverfahren

Die einzelnen Garverfahren werden hauptsächlich durch vier Merkmale charakterisiert:

- die Art des wärmeübertragenden Mediums (Flüssigkeit, Dampf, Fett, Luft)
- die Menge des wärmeübertragenden Mediums
- den Temperaturverlauf während des Garens
- die Art des Wärmetransportes (Kontakt, Konvektion, Strahlung).

Backen
Garen meist stärkehaltiger Mischungen unter Bräunung in heißer Luft.
Angewendet für: Backwaren, Auflaufmassen

Braten
Garen meist proteinhaltiger roher Lebensmittel unter Bräunung mit oder ohne Zugabe von Fett im Backofen oder auf der Kochstelle.
Angewendet für: Fleisch, Fisch, Kartoffeln.

Gartemperaturen der einzelnen Verfahren (Nach Zacharias et. al., 1984)

Verfahren	Temperatur des wärmeübertragenden Mediums (Umgebungstemperatur) (°C)
Backen	100-250
Braten (Pfanne)	120-200
Braten (Backofen)	140-280
Dämpfen	98-100
Druckgaren	100-125
Dünsten	98-100
Fritieren	140-200
Garziehen	75- 95
Grillen	225-240
Kochen	98-100
Schmoren	100-180

Dämpfen
Garen im Wasserdampf.
Angewendet für: Gemüse, Fisch, zartes Fleisch, Kartoffeln.

Druckgaren
Garen im Siebeinsatz in Wasserdampf (Druckdämpfen) oder in Flüssigkeit (Druckkochen, Druckschmoren) im entlüfteten, fest verschlossenen Gefäß bei einem Betriebsdruck von 2,2 bar.
Angewendet für: Gemüse, Fleisch, Kartoffeln, Eintöpfe.

Dünsten
Garen mit wenig Flüssigkeit (Wasser, Milch, Brühe), meist unter Zugabe von wenig Fett; Wasser kann zugesetzt sein oder aus dem Gargut kommen.
Angewendet für: Gemüse, Obst, Fisch, zartes Fleisch.

Fritieren
Garen unter Bräunung in soviel Fett, daß das Gargut schwimmt.
Angewendet für: Kleingebäck, Kartoffeln, kleine panierte Fleischstücke.

Garziehen (Pochieren)
Lebensmittel in Flüssigkeit bei Temperaturen unterhalb des Siedepunktes garen.
Angewendet für: Pudding, Creme, Klöße, Eierspeisen.

Grillen (Grillieren)
Garen unter Bräunung durch Strahlungs- oder Kontaktwärme mit oder ohne Fettzugabe.
Angewendet für: Kleine Fleisch- und Fischstücke, Obst, Gemüse, Kartoffeln.

Kochen (Sieden)
Garen in viel Flüssigkeit.
Angewendet für: Fleisch, Teigwaren, einige Gemüse, wie z. B. Spargel.

Schmoren (Braisieren)
Bräunen in Fett (Anbraten) und anschließend garen in siedender Flüssigkeit.
Angewendet für: Große Fleischstücke, Rouladen, gefüllte Gemüse.

Mengenveränderungen beim Garen (Nach Zacharias et. al., 1984)

Beim Garen von Lebensmitteln treten Mengenveränderungen auf, die entweder durch Aufnahme oder Abgabe von Stoffen entstehen. In diesem Zusammenhang spielen vor allem Wasser, Fett und wasserlösliche Nahrungsbestandteile eine Rolle.

Gewichtsveränderungen beim Backen

Lebensmittel	Biskuitmasse (Blech)	Brotteig (Blech)	Hefeteig (Blech)	Hefeteig (Kasten)	Rührteig (Kasten)
Gewichtsveränderung (%)	-20	-18	-10	-7	-10

Gewichtsveränderungen beim Braten

Lebensmittel	Rindfleisch (Keule)	Rindfleisch (Steak)	Schweinefleisch (Schulter)	Schweinefleisch Kotelett, Schnitzel unpaniert	Rotbarschfilet	Hähnchen	Ente	Gans	Pute
Gewichtsveränderung (%)	-42	-21	-26	-30	-5	-30	-47	-40	-33

Gewichtsveränderungen beim Dämpfen

Lebensmittel	Blumenkohl	Bohnen	Grünkohl	Möhren (Würfel)	Rosenkohl	Rotkohl	Spinat	Weißkohl	Kartoffeln ohne Schale
Gewichtsveränderung (%)	-6	-9	+30	-10	-1	-6	-7	-6	-3

Gewichtsveränderungen beim Grillen

Lebensmittel	Rindfleisch, Steak (medium)	Schweinefleisch, Kotelett, Schnitzel unpaniert	Schweinefleisch, Kotelett, Schnitzel paniert	Rotbarschfilet
Gewichtsveränderung (%)	-11	-24	-9	-20

Gewichtsveränderungen beim Kochen

Lebensmittel	Rindfleisch ohne Knochen, mager	Schweinefleisch	Rotbarschfilet	Huhn	Blumenkohl	Bohnen	Grünkohl	Möhren (Würfel)	Rosenkohl	Rotkohl	Kartoffeln (ohne Schale)	Spaghetti (Eierteigware)	Reis
Gewichtsveränderung (%)	-35	-40	-23	-30	-2 [1)]	-8 [1)]	+18 [1)]	-8	+10	-8	-3	+160	+190

[1)] frische Ware

Gewichtsveränderungen beim Schmoren

Lebensmittel	Rindfleisch, Braten (Keule)	Rindfleisch, Rouladen	Rindfleisch, Gulasch	Schweinefleisch, Braten (Schulter)	Schweinefleisch, Rouladen	Schweinefleisch, Gulasch
Gewichtsveränderung (%)	-40	-37	-33	-30	-39	-46

10.1.3 Aufbereiten

Beim Aufbereiten bringt man vorbereitete oder bereits gegarte Lebensmittel in den verzehrfertigen Zustand. Vor allem um den Genußwert zu verbessern, werden die Lebensmittel dabei vielfach zusätzlichen mechanischen oder thermischen Verfahren unterworfen. Unter Aufbereiten versteht man auch das Erwärmen haltbar gemachter Speisen oder die Zugabe von Flüssigkeit zu Instant- Produkten.
Von den zahlreichen Verfahren sollen der Übersichtlichkeit halber nur die wichtigsten genannt werden.

Abschrecken (Rafraîchieren)
Übergießen heißer Lebensmittel mit kaltem Wasser oder rasches Abkühlen durch Eintauchen in kaltes Wasser bzw. gestoßenes Eis.

Aufwärmen (Rechauffieren)
Wiedererwärmen gegarter, erkalteter Speisen und Getränke.

Dressieren
Verzehrfertige Lebensmittel beim Anrichten in die gewünschte Form bringen.

Emulgieren
Feines Verteilen zweier nicht mischbarer Flüssigkeiten ineinander, meist mit Hilfe eines Emulgators.

Gratinieren
Bräunen der Oberfläche unter gleichzeitiger Verkrustung durch Wärmeeinwirkung.

Klären
Entfernen fein verteilter Trübstoffe durch Zugabe von mit etwas Brühe angeschlagenem Eiklar, langsames Erhitzen und Filtrieren.

Legieren
Einrühren von Eigelb, Sahne oder Butter in nicht mehr kochende Flüssigkeit.

Schwenken
Durchschütteln roher oder gegarter Lebensmittel mit Speisefett und evtl. Kräutern oder mit Salatsauce.

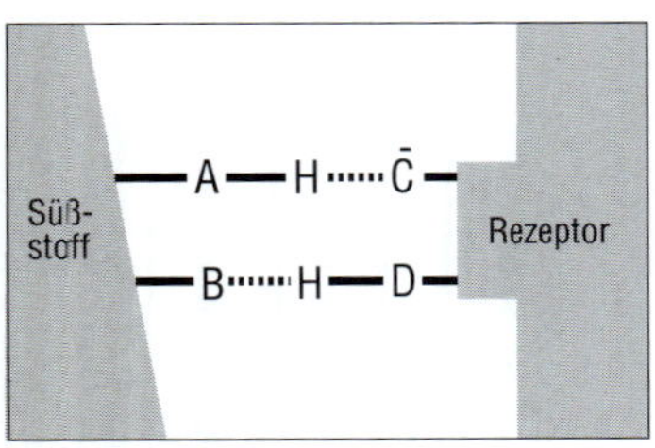

Molekulare Strukturen eines süßen Geschmacksstoffes

Was einer Substanz süßen Geschmack verleiht

Eine Verbindung schmeckt immer dann süß, wenn in ihrem Molekül ein Protonendonator A-H und ein Protonenakzeptor B im Abstand von 0,3 nm nebeneinander gebunden sind; das z. B. ist bei Zuckern der Fall.

10.1.4 Sensorischer Wert und Aromabildung

Für den sensorischen Wert von Lebensmitteln sind zwei Arten von Inhaltsstoffen verantwortlich.

10.1.4.1 Geschmacksstoffe

Der Mensch kann mit seinen auf der Zunge angeordneten Geschmackspapillen vier Grund-Geschmacksrichtungen wahrnehmen.

salzig * sauer * süß * bitter

Alle anderen Geschmacksnoten sind lediglich Mischungen aus diesen Grundarten.

Den Mechanismus der Geschmackswahrnehmung hat man sich folgendermaßen vorzustellen: Die Geschmackspapillen sind mit speziell gebauten Rezeptoren ausgestattet, in die eine geschmacklich wahrnehmbare Verbindung hineinpassen muß, etwa zu vergleichen mit einem nach bestimmtem Muster gebauten Gefäß, das nur von solchen Formen optimal ausgefüllt werden kann, die diesem Baumuster weitgehend entsprechen. Für jede der Geschmacksrichtungen gibt es eine Art von Rezeptor, also insgesamt vier verschiedene Typen.
Jeder Stoff, der beispielsweise in den Rezeptor „süß" hineinpaßt, löst im Mund die entsprechende Geschmacksempfindung aus. Chemisch können sich diese Substanzen durchaus voneinander unterscheiden, denn ausschlaggebend für die Eignung als Geschmacksstoff ist vor allem die Stuktur, oder besser gesagt, die Paßform eines Moleküls.
Es ist sogar möglich, durch Umbau eines Moleküls dessen geschmackliche Wirkung zu verändern.

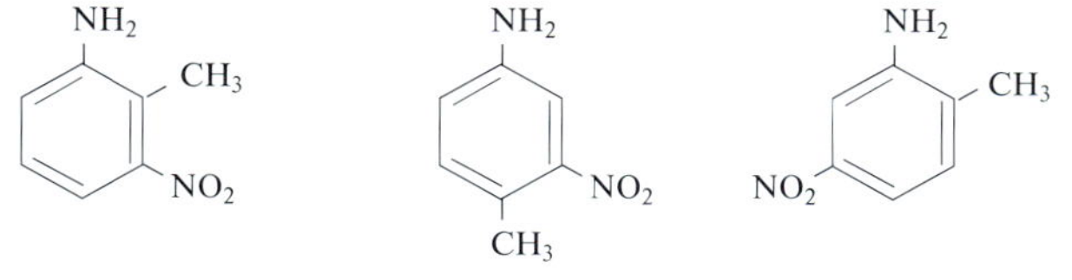

geschmacksneutral *schwach bitter* *süß*

10.1.4.2 Aromastoffe

Die sensorische Prägung eines Lebensmittels wird außerdem von Aromastoffen mitbestimmt. Im Mund-Nasen-Raum befinden sich spezielle Geruchsrezeptoren, an die solche Aromastoffe gebunden werden können und dadurch insgesamt einen charakteristischen Aroma-Eindruck vermitteln, wobei man insgesamt sieben primäre Geruchsnoten unterscheidet.
Die Geruchsschwellenwerte der Aromastoffe, also die Konzentrationen, von denen an sie geruchlich wahrzunehmen sind, liegen im Bereich ppm oder ppb, manchmal sogar noch darunter.
Nur wenige Aromastoffe besitzen die Eigenschaft, das Aroma eines Lebensmittels ganz allein zu bestimmen. Ein Beispiel dafür ist das Vanillin der Vanille. Solche Substanzen bezeichnet man als „character-impact-components".
In den weitaus meisten Fällen jedoch entsteht das Aroma eines Lebensmittels aus dem Miteinander von mehr als 200 Aromastoffen. Als Einzelkomponenten vermitteln sie meist ganz andere Aromaeindrücke, die zudem oftmals noch konzentrationsabhängig sind. So riecht reines β-Ionon beispielsweise nach Zedernholz, nach Verdünnen mit Alkohol jedoch nach Veilchen.

Primäre Geruchsnoten

– campher-artig
– moschus-artig
– blumig
– minzig
– etherisch
– stechend
– faulig.

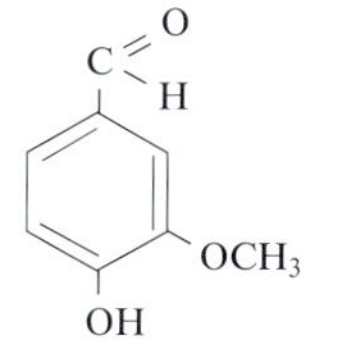

Vanillin

Prinzipien der Aromabildung in Obst und Gemüse

Obst und Gemüse unterscheiden sich erheblich in der Art, wie ihr charakteristisches Aroma zustandekommt.

Benennung der Abbauprodukte

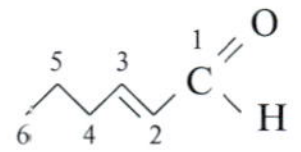

– Sechs C-Atome im Molekül; leitet sich also vom Grundkohlenwasserstoff Hexan ab.
– Eine Doppelbindung im Molekül, die Endsilbe „an“ muß daher in „en“ verändert werden: Hexen.
– Eine Aldehyd-Gruppe am C-1, zur Silbe „en“ muß daher noch die Silbe „al“ kommen: Hexenal.
– Die Substituenten der Doppelbindung zwischen C-2 und C-3 sind transständig angeordnet, daher: trans-2-Hexenal.

<u>Gemüse</u>

In Gemüse werden die Aromastoffe vielfach erst bei der Verarbeitung gebildet. Sie sind in den Zellen zunächst als nichtflüchtige Vorstufen vorhanden. Durch Zerstören der Zellstrukturen kommen sie mit Enzymen in Kontakt und werden zu flüchtigen Verbindungen umgesetzt.

Beispiele für Vorstufen von Aromastoffen

- *Linolsäure:*
  $CH_2 - (CH_2)_4 - CH = CH - CH_2 - CH = CH - (CH_2)_7 - COOH$
- *Linolensäure:*
  $CH_3 - CH_2 - CH = CH - CH_2 - CH = CH - CH_2 - CH = CH - (CH_2)_7 - COOH$
- *Senfölglykoside:* $CH_2 = CH - CH_2 - C(-S-O-\text{Glucosid}) = N - O - SO_3K$
- *Cystein-Schwefeloxide:* $CH_2 = CH - CH_2 - S(=O) - CH_2 - CH(NH_2) - COOH$

Enzymatische Oxidation von Linolensäure

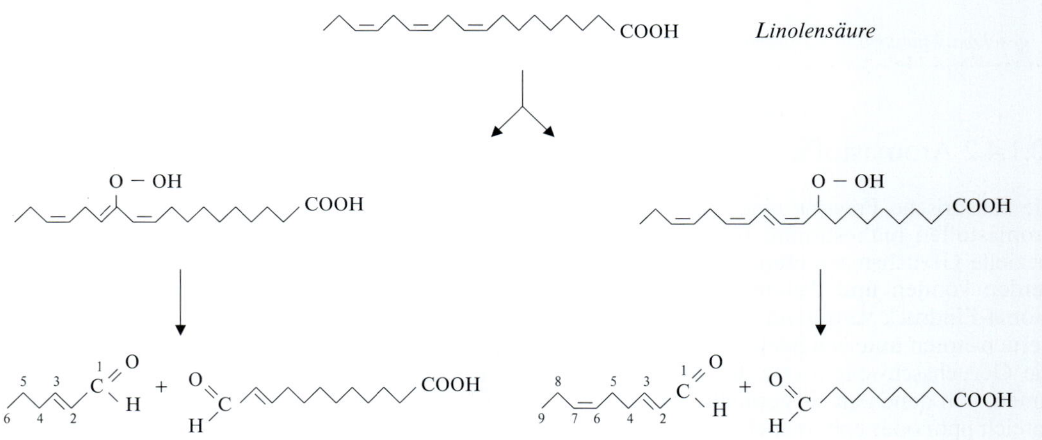

trans-2-Hexenal

trans-2-cis-6-Nonenal

Bennennung der Abbauprodukte

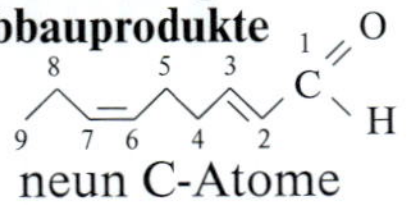

- neun C-Atome
- zwei Doppelbindungen zwischen C-2 und C-3 bzw. C-6 und C-7 in trans- bzw. cis-Anordnung
- eine Aldehyd-Gruppe.

Benennung daher: trans-2-cis-6-Nonenal.

Trans-2-cis-6-Nonenal ist das für frisch angeschnittene Gurken typische Aroma. Trans-2-Hexenal kommt im Aroma frischer Tomaten vor.

Weitere bekannte Beispiele für diese Art der Aromabildung sind die Freisetzung von tränenreizendem Allicin bei der Zwiebel oder der Bildung von Senfölen beim Verarbeiten von Senfkörnern oder Kohl.

<u>Obst</u>

Die Aromabildung in Früchten verläuft ganz anders. Während der Reifungsphase werden aus Inhaltsstoffen wie Fett, Stärke, Cellulose, Proteinen, Carotinoiden oder Chlorogensäuren die einzelnen

Aromastoffe in mengenmäßigen Abstufungen gebildet.
Wird diese Biosynthese dadurch abgebrochen, daß man die Früchte zerkleinert, so tritt eine Veränderung der chemischen Abläufe ein. Es kommt zu enzymatisch gesteuerten Oxidationen oder hydrolytischen Spaltungen der bis dahin gebildeten Aromastoffe. Aus diesem Grund zeigen Fruchtsäfte oftmals andere Aromen als die noch intakten Früchte.

Stoffgruppen, die in den Aromen von Früchten vorkommen

- Säuren
- Alkohole
- Ester
- Ketone
- Aldehyde
- Terpene
- Lactone.

Insgesamt setzen sich Fruchtaromen aus 200 bis 400 verschiedenen Verbindungen zusammen.

Hitzebedingte Aromabildung

Bei der Erhitzung von Lebensmitteln ist eine Verfärbung unter gleichzeitiger Bildung charakteristisch riechender Aromastoffe zu beobachten.

Karamelisierung
Das Schmelzen von Zucker oder das Erhitzen von Zuckersirup führt zu braungefärbten Reaktionsprodukten mit einem typischen Karamelaroma. Hauptbestandteil des Aromas ist das Maltol, ein Pyran-Abkömmling.

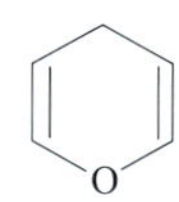

Pyran

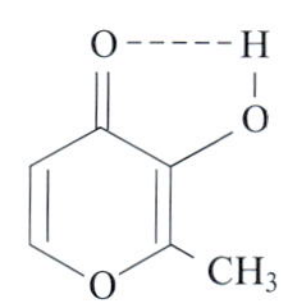

Maltol

Maillard-Reaktion
Beim Erhitzen von Lebensmitteln wie Fleisch, Brot oder Kaffee ist das Entstehen der Braunfärbung und der Aromastoffe auf die sogenannte Maillard-Reaktion zurückzuführen. Sie wird eingeleitet durch die Reaktion reduzierender Kohlenhydrate wie z. B. Glucose oder Lactose mit Aminoverbindungen, wobei sich N-Glykoside bilden.

Reaktionsabfolge der Bildung von N-Glykosiden

1. Addition der Aminoverbindung an die Carbonylgruppe (>C=O)

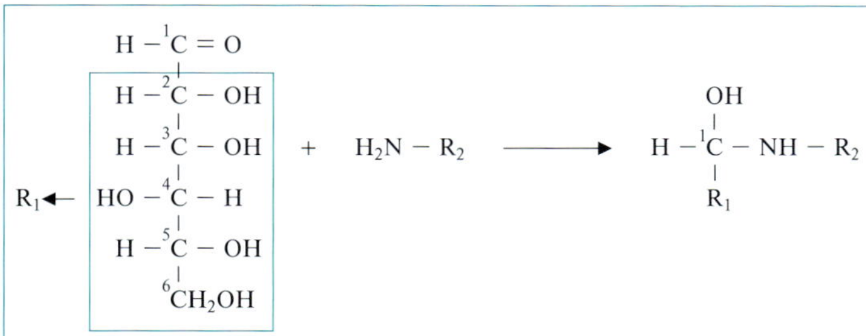

Glucose *Aminoverbindung* *Additionsprodukt*

2. Abspaltung von Wasser aus dem Additionsprodukt und Bildung einer Schiffschen Base.

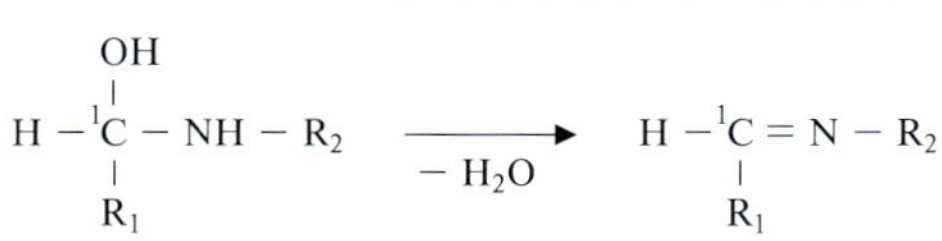

Additionsprodukt *Schiffsche Base*

Allgemeiner Reaktionsmechanismus für die Addition von Aminogruppen an Aldehyde

1. Nucleophiler Angriff der NH_2-Gruppe am C-Atom der Aldehydgruppe und Bildung eines Additionsproduktes.

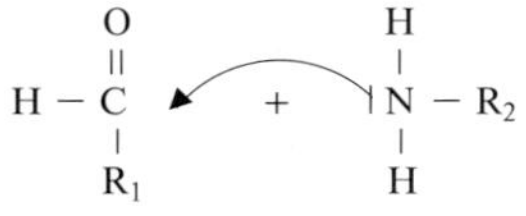

Aldehyd *Amin*

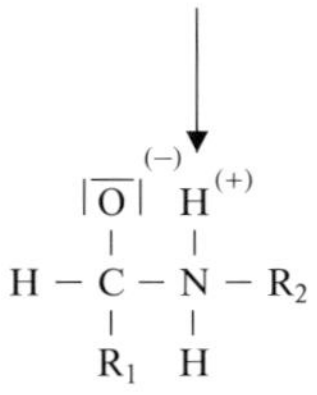

Additionsprodukt

2. Abspaltung von Wasser aus dem Reaktionsprodukt und Bildung einer Schiffschen Base.

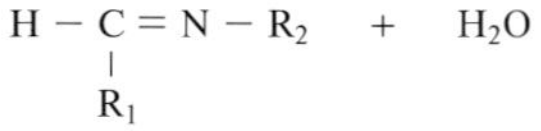

Schiffsche Base

Das Amadori-Produkt kann zu einem Ring weiterreagieren.

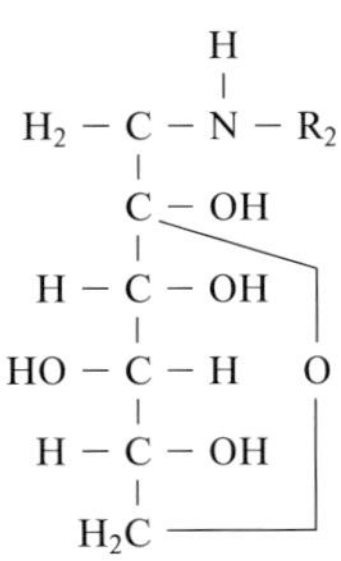

3. Cyclisierung der Schiffschen Base zum Glykosylamin, (N-Glykoside), im Fall der Glucose zum Glucosylamin.

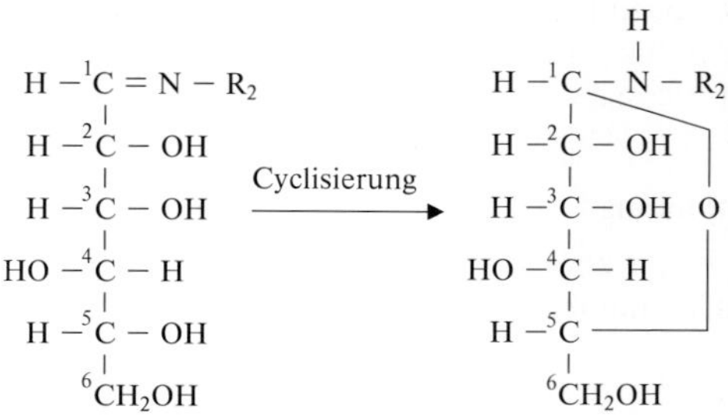

Schiffsche Base *D-Glucosylamin*

N-Glykoside entstehen in Lebensmitteln immer dann, wenn reduzierende Zucker mit Proteinen, Peptiden, Aminosäuren oder Aminen zusammenkommen. Sie entstehen besonders leicht bei höheren Temperaturen.
Die N-Glykoside können nun sehr schnell weiterreagieren, und zwar erleiden sie die sogenannte Amadori-Umlagerung.

Reaktionsfolge der Amadori-Umlagerung

1. Bildung einer offenen Endiol-Form

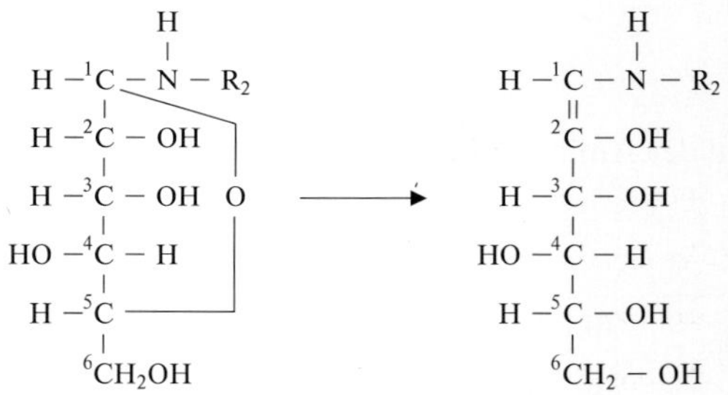

D-Glucosylamin *Endiol-Form*

2. Stabilisierung der Endiol-Form durch Verschiebung eines Wasserstoff-Atoms aus der OH-Gruppe in die C-1-Stellung

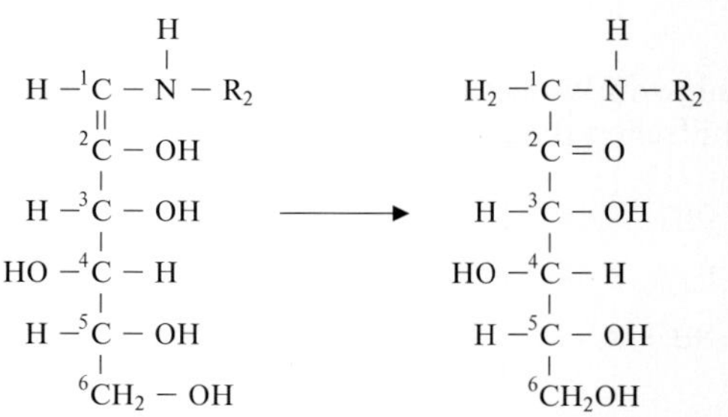

Endiol-Form *Amadori-Produkt*

Sowohl die Endiol-Form als auch die Amadori-Produkte können anschließend unter Abspaltung von Aminen zu Desoxyverbindungen weiterreagieren. Dabei entstehen hauptsächlich 1-Desoxyverbindungen, daneben aber auch 3- und 4-Desoxyverbindungen.

Bildung einer 3-Desoxyverbindung

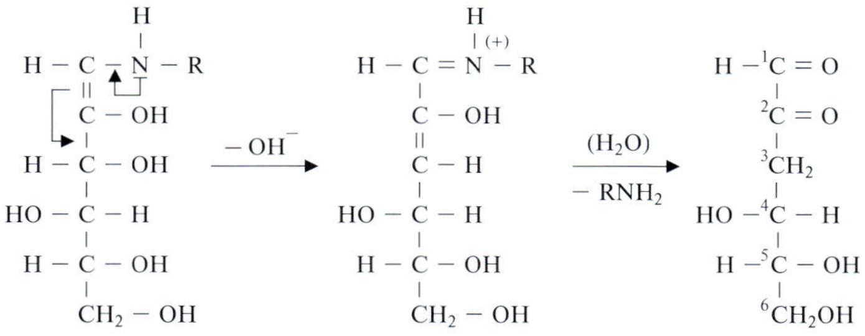

Endiol-Form — *instabiles Zwischenprodukt* — *3-Desoxyhexoson*

Anmerkung zur Nomenklatur des 3-Desoxyhexosons

Die Verbindung wird deshalb 3-Desoxyhexoson genannt, weil am C-3-Atom der Sauerstoff eliminiert wurde. Das 3-Desoxyhexoson kann durch Abspaltung von zwei Molekülen Wasser zu Hydroxymethylfurfural werden (s. S. 31).

3-Desoxyhexoson kann durch Abspaltung von zwei Molekülen Wasser zu Hydroxymethylfurfural weiterreagieren.

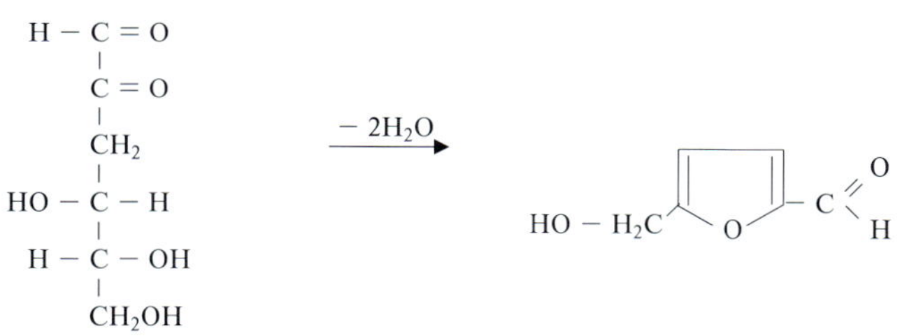

3-Desoxyhexoson — *Hydroxymethylfurfural*

Bildung einer 1-Desoxyverbindung

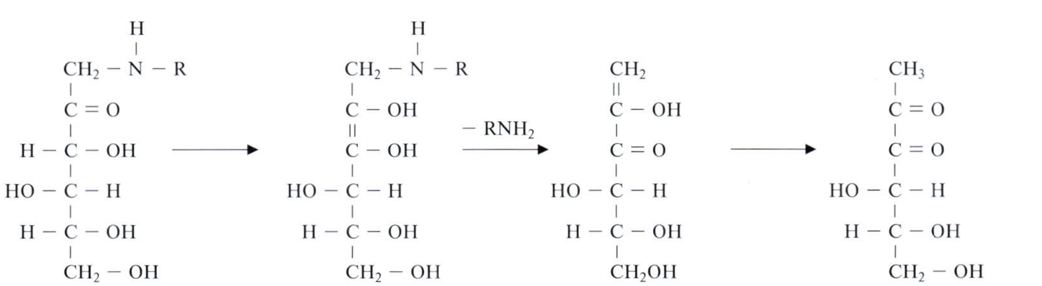

Amadori-Produkt — *1-Desoxyhexoson*

Das 1-Desoxyhexoson kann zu verschiedenen Verbindungen weiterreagieren:

- *Diketone*

z. B.: 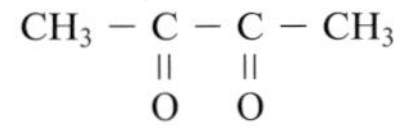

- *Hydroxydiketone*

z. B.: 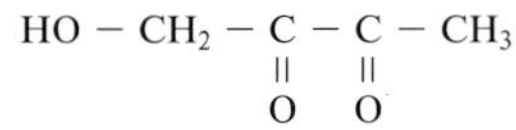

- *Furanone*

z. B.: 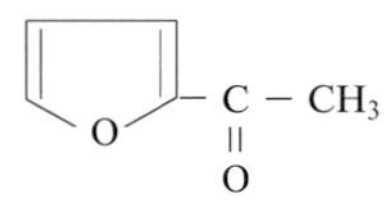

Die im Rahmen der oben beschriebenen Reaktionen gebildeten Desoxy- bzw. Carbonylverbindungen sind fast alle außerordentlich reaktiv und können sich im weiteren Verlauf der Maillard-Reaktion auf verschiedene Weise weiter umsetzen.

Reaktion mit Amino-Gruppen
Dabei entstehen dann braun gefärbte Substanzgemische höherer Molekülmassen, wie sie auf der Oberfläche von gebratenem Fleisch oder in der Brotkruste zu beobachten sind. Ihre Zusammensetzung ist noch nicht genau bekannt.

Reaktion mit Aminosäuren
Sie verläuft nach dem Mechanismus des sogenannten Streckerschen Abbaus. Neben Kohlendioxid und Aldehyden werden dabei auch α-Aminoketone gebildet, die sehr schnell weiter zu Pyrazinen kondensieren.

1. Reaktion (z. B. eines Diketons) mit einer Aminosäure

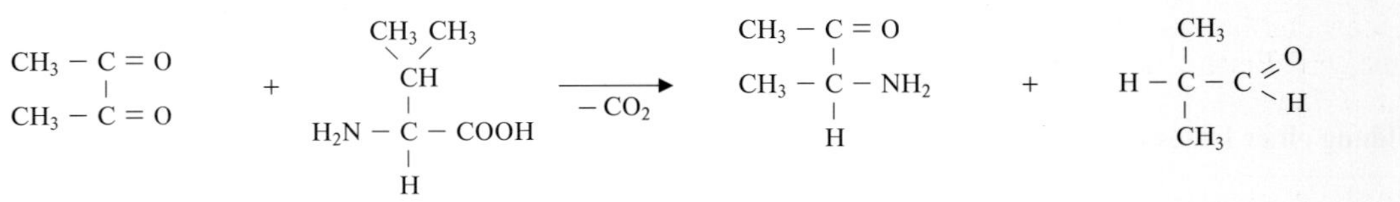

Diketon (Diacetyl) | *Valin* | *α-Aminoketon* | *Aldehyd*

2. Kondensation von zwei Molekülen α-Aminoketon zu einem Pyrazin.

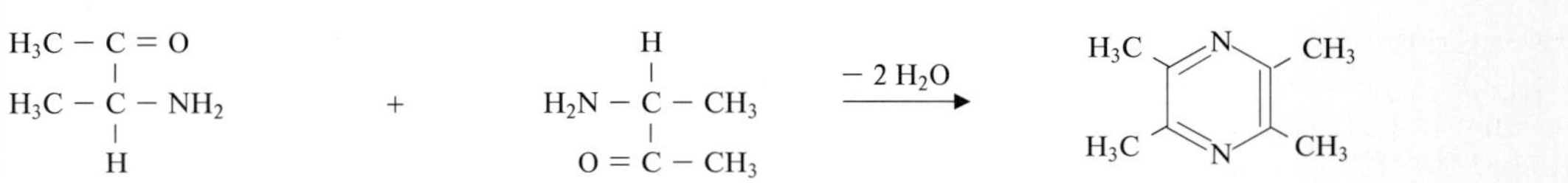

α-Aminoketon | *Tetramethylpyrazin*

Pyrazine riechen häufig nach gerösteten Lebensmitteln und werden stets im Aroma erhitzter oder gerösteter Produkte gefunden.

Abbauprodukte schwefelhaltiger Verbindungen
Außerordentlich aromaintensiv sind vor allem schwefelhaltige Verbindungen, die aus den Aminosäuren Methionin und Cystein entstehen. Viele von ihnen werden von unserem Geruchssinn bereits wahrgenommen, wenn ihre Konzentration noch im ppb-Bereich liegt.

Geschmacksschwellenwerte einiger Aromastoffe.

Formel	Name	Schwellenwert (ppb)
$CH_3 - S - CH_3$	Dimethylsufid	0,33
$CH_3 - S - S - CH_3$	Dimethyldisulfid	12,00
$CH_3 - S - CH_2 - CH_2 - C\begin{smallmatrix} =O \\ -H \end{smallmatrix}$	Methional	0,20
$CH_3 - S - S - S - CH_3$	Dimethyltrisulfid	0,01

Schwefelhaltige Aromastoffe spielen vor allem im Röstkaffee- und Bratenfleischaroma eine wesentliche Rolle.

Grundform des Pyrazins

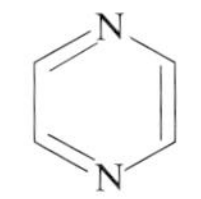

Strukturen einiger Pyrazine

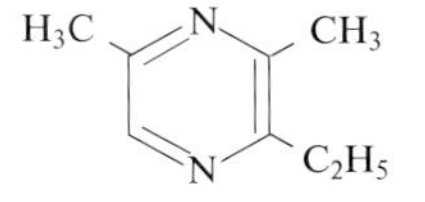

2,6-Dimethyl-3-ethylpyrazin (in gebackenen Kartoffeln)

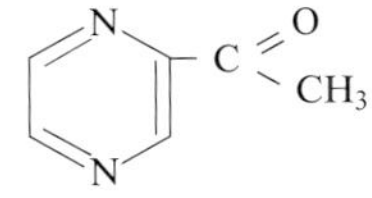

Acetyl-Pyrazin (in Popcorn, Röstkaffee, Brot, gebratenem Fleisch)

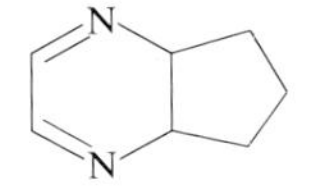

Cyclopenta-Pyrazin (in Röstkaffee, gebratenem Fleisch)

10.2 Haltbarmachen von Lebensmitteln

Nahezu alle Lebensmittel entstammen lebenden Organismen aus der Tier- und Pflanzenwelt. Bei der Verarbeitung sterben diese Organismen zwar ab, sind danach aber keine „tote“ Materie, sondern noch immer Schauplatz zahlreicher chemischer und physikalischer Prozesse.

10.2.1 Mögliche Veränderungen während des Lagerns

Während des Lagerns von Lebensmitteln setzen nach und nach tiefgreifende Veränderungen ein, die oft eine Wertminderung bedeuten und bis hin zum totalen Verderb führen können. Für Ursachen und Erscheinungsformen der Verderbsvorgänge gibt es ganz unterschiedliche Gründe.

10.2.1.1 Physikalische Prozesse

Physikalische Vorgänge beruhen meist auf einem Austausch von Stoffen zwischen dem Lebensmittel und seiner Umgebung. Am chemischen Charakter der Inhaltsstoffe ändert sich dadurch normalerweise nichts.

Wasserverlust
Das Nahrungsmittel gibt Wasser an seine Umgebung ab, trocknet also aus. Dieser Vorgang macht sich bei den Nahrungsmitteln unterschiedlich bemerkbar:
- Obst und Gemüse werden welk.
- Brot, Käse usw. werden hart.

Wasserverlust wird begünstigt durch:

- hohe Raumtemperatur
- geringe Luftfeuchtigkeit
- Lagern ohne Verpackung.

Wasseraufnahme wird begünstigt durch:

- hohe Luftfeuchtigkeit
- Lagern ohne Verpackung.

Wasseraufnahme
Das Nahrungsmittel nimmt Wasser aus der Umgebung auf. Beispiele dafür sind:
- das Klumpen von Salz, Zucker und Mehl
- das Weichwerden von Kleingebäck.

Verlust von Aromastoffen
Die in Nahrungsmitteln enthaltenen Aromastoffe sind größtenteils flüchtige Verbindungen. Sie werden insbesondere bei längerer Lagerung an die Umgebung abgegeben. Das bewirkt meist eine Beeinträchtigung der geschmacklichen Qualität.
Beispiele dafür sind:
– Aromaverluste bei Gewürzen und getrockneten Kräutern
– Aromaverluste bei Kaffee und Tee.

10.2.1.2 Chemische Prozesse

Durch chemische Prozesse können Lebensmittel besonders tiefgreifend verändert werden, wobei es meist zu erheblichen Qualitätseinbußen kommt.

Oxidative Veränderungen durch Angriff von Luftsauerstoff
Sauerstoff ist ein starkes Oxidationsmittel und kann sich sehr rasch mit oxidationsempfindlichen Substanzen umsetzen.
Beispiele dafür sind:
– Autoxidation der Fette
– Oxidation von Vitaminen, wie z. B. Ascorbinsäure.

Maillard-Reaktion (nicht-enzymatische Bräunung)
Die Maillard-Reaktion kann, wenn auch stark verlangsamt, bereits in der Kälte ablaufen. Das bereitet vielfach bei der Lagerung von Lebensmitteln Probleme, denn es treten dann meist Schäden durch Farbveränderungen und Bildung von Fehlaromen auf.

10.2.1.3 Enzymatische Reaktionen

Viele frische Lebensmittel wie Obst, Gemüse, Fleisch oder Eier enthalten noch ihre komplette, von der Natur zusammengestellte, stoffliche Ausstattung. Im Zusammenhang mit Verderbsvorgängen sind aus dieser Substanzpalette vor allem die Enzyme von Bedeutung.
Beispiele für die Tätigkeit von Eigenenzymen in Lebensmitteln sind:
– Lipasen spalten Glyceride in Glycerin und Fettsäuren. Werden dabei kurzkettige Fettsäuren freigesetzt, macht sich das durch einen sehr unangenehmen Geruch bemerkbar.
– Proteasen bauen Proteine ab, wobei toxische Endprodukte entstehen können.
– Lipoxidasen oxidieren ungesättigte Fettsäuren; auch dabei können gesundheitlich bedenkliche Stoffe gebildet werden.
– Phenoloxidasen oxidieren Polyphenole zu braun gefärbten Produkten (enzymatische Bräunung), was vor allem bei Lebensmitteln wie Kartoffeln oder Aprikosen auftritt.

10.2.1.4 Mikrobielle Prozesse

Die meisten Lebensmittel sind ideale Nährböden für Mikroorganismen. Als „Lebensmittelschädlinge" sind vor allem Hefen, Schimmelpilze und Bakterien zu nennen.

Hefen
Sie entwickeln sich vorwiegend auf sauren und kohlenhydratreichen Lebensmitteln. In der Natur siedeln sie sich besonders gern auf Früchten an, so daß aus Obst gewonnene Produkte sehr gefährdet sind.
Charakteristisch für Hefen: sie können sich auch ohne Luftsauerstoff entwickeln und rufen dann Gärungen hervor. Das Temperaturoptimum für Hefen liegt bei 25°C.

Schimmelpilze
Man findet sie bevorzugt auf kohlenhydrathaltigen Lebensmitteln, doch siedeln sie sich auch auf proteinhaltigen Medien an.
Sie sind gegen Hitze weniger resistent. Im Unterschied zu Hefen können sie unter anaeroben Bedingungen nicht gedeihen.
Manche von ihnen scheiden Gifte, z. B. Aflatoxine, aus und sind daher besonders gefährlich.

Bakterien
Sie vermehren sich besonders leicht im neutralen Milieu und sind vielfach Verursacher von Fäulnisprozessen. Im Zusammenhang mit der Lagerung von Lebensmitteln sind vor allem die Vertreter der Gattung „Bazillus" von Bedeutung, denn sie bilden äußerst hitzeresistente Sporen, also Dauerformen, aus.
Einige von ihnen sondern Toxine ab, wobei das von Chlostridium botulinum gebildete Botulinus-Toxin am weitaus gefährlichsten ist. Es kann bereits in Dosen ab 10 μg tödlich wirken.

Besondere Hefen

- Osmotolerante Hefen wachsen auch auf Lebensmitteln mit sehr hohen Zuckerkonzentrationen.
- Halophile Hefen wachsen auch auf salzhaltigen Medien, z. B. die Kahmhefen, die sich gern auf Salzgemüse ansiedeln.

Wachstumstemperaturen der Bakterien

Die Bakterien unterscheiden sich zum Teil erheblich in ihrer optimalen Wachstumstemperatur. Je nach Lage des Optimums teilt man sie in drei Gruppen ein:
- psychrophile (kälteliebende) Bakterien mit einem Optimum von ca. +10°C
- mesophile Bakterien mit einem Optimum von ca. +30°C
- thermophile Bakterien mit einem Optimum von ca. +50°C

10.2.2 Die einzelnen Verfahren zur Lebensmittelkonservierung

Ziel der verschiedenen Konservierungsverfahren ist natürlich zum einen, den Verderb aufzuhalten; zum anderen sollen aber auch Nähr- und Genußwert so weit als möglich erhalten bleiben.

10.2.2.1 Physikalische Verfahren

Die meisten dieser Verfahren sind sehr schonend, weil sie die Inhaltsstoffe der Lebensmittel nur relativ wenig verändern.

Konservieren durch Kälte
Obwohl erst in den letzten Jahrzehnten zu technischer Perfektion entwickelt, ist diese Methode schon fast so alt wie die Geschichte der Menschheit; bereits seit Jahrtausenden konservieren die Bewohner arktischer Gebiete ihre Fang- und Jagdbeute im ewigen Eis. Physikalisch gesehen bedeutet diese Art der Haltbarmachung einen Entzug von Energie, genauer gesagt: von Wärmeenergie.

Auswirkungen auf lebensmitteleigene Enzyme

Enzymkatalysierte Prozesse sind, wie andere chemische Reaktionen auch, temperaturabhängig. Dabei gilt: je niedriger die Temperatur, desto geringer die Reaktionsgeschwindigkeit. Bei -20°C ist die Aktivität bereits derart herabgesetzt, daß unter solchen Temperaturbedingungen gelagerte Lebensmittel in puncto Qualität mit Frischware zu vergleichen sind.

Auswirkungen auf Mikroorganismen

Wie andere Lebewesen auch sind Mikroorganismen empfindlich gegen tiefe Temperaturen. Manche von ihnen sterben bereits bei wenigen Graden unter Null ab. Unterhalb von -10° C entwickeln sich überhaupt keine Bakterien, Pilze oder Hefen mehr.
Resistent auch gegen extreme Kälte sind jedoch Sporen und Viren, die zum Teil sogar in flüssiger Luft (-183° C) überleben.

Kühlen

Die Anwendung von Kälte in Bereichen zwischen 0 und +6°C bezeichnet man als Kühl- oder Kaltlagerung. Bei der Kühllagerung vermehren sich die meisten Mikroorganismen zwar nur noch sehr langsam, werden jedoch nicht abgetötet.
Chemische und enzymatisch gesteuerte Prozesse laufen ebenfalls stark verlangsamt ab, werden aber nicht unterbunden.
Dazu kommt, daß die Lagertemperaturen einigen physikalischen Veränderungen, z. B. dem Austrocknen, nicht entgegenwirken.
Der Lagerdauer beim Kühlen sind daher zum Teil enge Grenzen gesetzt.

Anwendung der Kühllagerung im Haushalt

Als kurzfristiger Vorrat werden vor allem gelagert:
- Fleisch
- Fisch
- Milch, Milchprodukte
- Obst
- Gemüse
- Eier
- gegarte Speisen.

Lagerdauer einiger Lebensmittel im Haushaltskühlschrank
(Temperatur: +2 bis +6° C) (Nach Zacharias et. al., 1984)

Lebensmittel	Lagerdauer (Tage)	Lebensmittel	Lagerdauer (Tage)
Fleisch, roh	2- 5	Weichkäse	4-10
Fleisch, gegart	2- 6	Schnittkäse	4-14
Hackfleisch, roh	bis 1/2	Eier, roh	21-28
Brühwurst	1- 4	Eier, gekocht	14-16
Schinken, gekocht	3- 5	Gemüse, roh	3- 8
Schinken, geräuchert	4-10	Blattgemüse, roh	1- 3
Fisch, roh	bis 1		
Fisch, gegart	2- 3	Gemüse, gegart	1- 3
Fisch, geräuchert	2- 5	Beerenobst	2-10
Milch, Sahne	4- 5	Steinobst	3-10
Joghurt	4- 6	Kompott	3- 5
Reis, gegart	2- 4	Teigwaren, gegart	2- 4

Tips zur Kühllagerung:

- Lebensmittel gut verpackt lagern, so wird das Austrocknen verhindert
- Stark riechende oder geruchsempfindliche Lebensmittel in festverschlossenen Gefäßen lagern, so wird die Übertragung von Gerüchen verhindert
- Besonders leicht verderbliche Lebensmittel, wie z. B. Fleisch, an der kühlsten Stelle des Kühlschrankes, in der Nähe des Verdampferteiles, aufbewahren
- Kühlschrank regelmäßig abtauen, damit er volle Leistung bringt.

Bei der Kühllagerung von Lebensmitteln im industriellen Maßstab sorgt man neben der günstigen Lagertemperatur noch für eine optimale Luftfeuchtigkeit. Besonders empfindliche Güter werden außerdem noch durch eine Inertgasatmosphäre, z. B. Kohlendioxid (CO_2) oder Stickstoff (N_2), geschützt.

Lagerdauer verschiedener Gemüsearten in Kühlräumen (Nach Zacharias et. al., 1984)

Gemüseart	Temperatur (°C)	rel. Luftfeuchtigkeit (%)	Lagerdauer (Monate)
Blumenkohl	0-1	95	0,5 -1
Chicorée	0-1	90	1
Endivien	0-1	92-95	0,75
Feldsalat	-1-0	95	0,75
Grüne Bohnen	7-8	92-95	0,25-0,5
Grünkohl	-2	92-95	2 -3
Gurken	7-8	92-95	0,25-0,5
Kartoffeln	4-5	92-95	8
Rot-, Weißkohl	0-1	92-95	5 -8
Möhren	1	95	5 -6
Porree	-1-0	95	2

Tiefgefrierlagerung

Das Tiefgefrieren unterscheidet sich vom Kühlen hauptsächlich in zwei Punkten:

– Die in den Lebensmitteln enthaltene Flüssigkeit ist gefroren.
– Die Lagertemperaturen sind so tief gewählt, daß einige Mikroorganismen bereits absterben und enzymatische Reaktion weitgehend blockiert sind. So beträgt die Reaktionsgeschwindigkeit enzymatischer Prozesse bei -20° C nur noch 1% im Vergleich zu der bei Raumtemperatur.

Um bei pflanzlichen Produkten die Enzymaktivität nahezu auszuschalten, werden sie vor dem Einfrieren meistens noch blanchiert.

Einfrieren

In der Nahrungsmittelindustrie wird das Gefriergut meist auf -2°C heruntergekühlt und dann bei -40 bis -50°C „schockgefroren". Das schnelle Herunterkühlen ist deshalb notwendig, weil sich dabei nur winzigste Eiskristalle in den Geweben ausbilden. Auf diese Weise bleiben die Zellwände weitgehend geschont und das Lebensmittel behält seine ursprüngliche Beschaffenheit. Beim langsamen Gefrieren würden die Eiskristalle sehr langsam zu großen Gebilden heranwachsen und die Zellstrukturen zerstören.
Für das Einfrieren im Haushalt sind solche Geräte zweckmäßig, die mit einem Vorfroster (-25°C) oder einem Schockgefrierfach (-35°C) ausgerüstet sind.

Gefrierlagerung von Fleisch

Durch Tiefgefrieren läßt sich die Haltbarkeit von Fleisch beträchtlich verlängern. Sie beträgt bei Lagertemperaturen von -18 bis -20°C und 90% relativer Luftfeuchtigkeit ca. 9-15 Monate. Begrenzt wird die Lagerfähigkeit von tiefgefrorenem Fleisch durch oxidative Veränderungen der Lipide. Sie treten bei Geflügel- und Schweinefleisch leichter ein als bei Rind- und Hammel- bzw. Lammfleisch. Eine zu lange Gefrierlagerung von Fleisch führt zu einer Verminderung des Wasserbindevermögens mit entsprechend hohen Auftauverlusten.

Gefrierlagerung von Fisch

Für Fisch, der noch leichter verdirbt als Fleisch, ist das Tiefgefrieren heute die wichtigste Möglichkeit, ihn für längere Zeit haltbar zu machen. Das industrielle Einfrieren von Fisch wurde früher vor al-

Anwendung des Gefrierens im Haushalt:

Als langfristiger Vorrat wird im Gefriergerät hauptsächlich gelagert:
- Fleisch
- Fisch
- Backwaren
- Gemüse
- Obst
- industriell vorgefertigte Tiefkühlkost
- gegarte Speisen.

Einfrierbedingungen von Fleisch:

Die Einfriertemperatur soll -40°C betragen.

Außerdem ganz wichtig: Fleisch sollte nur in ausreichend gereiftem Zustand eingefroren werden. Das Einfrieren von schlachtwarmem Fleisch führt zu hohen Saftverlusten beim Auftauen. Der Grund: wenn das Fleisch den Rigor mortis nicht durchläuft, verbleiben hohe ATP-Konzentrationen im Fleisch. Beim Auftauen kommt es dann zu einem extrem schnellen ATP-Abbau, verbunden mit einem stark herabgesetzten Wasserbindevermögen.

Da die zelleigenen Enzyme des Fischmuskels auch bei -10°C noch aktiv sind, führt zu lange Lagerung zu einem Ranzigwerden, und das Fleisch färbt sich gelb.

lem an Land vorgenommen, in den letzten Jahren hat sich zunehmend das Einfrieren unmittelbar nach dem Fang an Bord von Fabrikschiffen durchgesetzt.
Obwohl sich auch ganze Seefische für diese Art der Konservierung eignen, tritt deren Bedeutung neben portionierter Filetware erheblich zurück.

Im wesentlichen werden zwei Verfahren des Gefrierens angewendet:
– Im Kaltluftstrom in meist kontinuierlich arbeitenden Anlagen, z. B. dem Gefriertunnel. Das Gefriergut wird auf einem Fließband durch die Kältezonen geführt.
– Beim Kontaktgefrierverfahren wird der Fisch zwischen zwei mit Kühlmittel durchströmten Kontaktplatten gepreßt und gefrostet. Die so geformten Blöcke werden durch Bandsägen in Tafeln oder Stäbchen portioniert, die entweder ohne jede weitere Verarbeitung oder paniert und vorgebraten in den Handel kommen.

Gefrierlagerung von Gemüse
Das küchenfertige Gemüse wird zur Inaktivierung der Enzyme zunächst blanchiert, entweder mit kochendem Wasser (1,5 – 4 min) oder mit strömendem Dampf (2 – 5 min), wobei das Dampfblanchieren als die schonendere Methode gilt.
Unmittelbar nach dem Blanchieren wird das Gemüse abgekühlt, bei Temperaturen von mindestens -40°C tiefgefroren und im allgemeinen bei -18°C bis -20°C gelagert. Für das Einfrieren werden fast ausschließlich die konventionellen Gefriertechniken, also Luft- und Plattengefrieranlagen, eingesetzt.
Die Einbußen an empfindlichen Inhaltsstoffen sind gering. Während der Vorbereitungsarbeiten kann es zu einer geringfügigen Schädigung der B-Vitamine und der Ascorbinsäure kommen. Der Gefrierprozess selbst und die Lagerung verursachen so gut wie keine Verluste.

Gemüseprodukte haben mit mehr als 50% den höchsten Anteil an industriell vorgefertigter Tiefkühlkost.

Das Blanchieren bewirkt bei Gemüse folgendes:
– Inaktivierung der Enzyme
– Entfernung unerwünschter Geschmacksstoffe (Kohlarten)
– Eliminierung der im Gewebe eingeschlossenen Luft
– Schrumpfen bzw. Erweichen der Rohware.

Für das Einfrieren besonders geeignet sind z.B.:	Für das Einfrieren ungeeignet sind stark wasserhaltige Gemüsearten wie z.B.:
- Bohnen	- Rettiche
- Erbsen	- Radieschen
- Paprika	- Blattsalate
- Rosenkohl	- ganze Tomaten
- Karotten	
- Grünkohl	
- Rotkohl	
- Spinat	

Gefrierlagerung von Obst
Obst friert man sowohl zum Endverbrauch ein als auch zur späteren Weiterverarbeitung.
Wegen des meist recht hohen Wassergehalts und der zarteren Zellstrukturen ist ein rasches Einfrieren und damit die Bildung kleiner Eiskristalle besonders wichtig.
Ein Blanchieren ist nur in wenigen Fällen üblich, z. B. bei Birnen, zuweilen auch bei Äpfeln, Pfirsichen und Aprikosen. Oftmals werden die Früchte auch vor dem Einfrieren mit Zuckerlösung bedeckt (30 – 50%-ig) oder mit Raffinade (1 Teil Zucker auf 10 Teile Obst)

Für das Einfrieren gut geeignet sind z. B.:

- Ananas
- Apfel
- Aprikose
- Beerenobst
- dunkle Kirsche
- Pfirsich

behandelt und so lange stehen gelassen, bis der Saft austritt.

Die Vorteile der Zuckerung:
– Fernhalten des Sauerstoffs
– Verhindern der enzymatischen Bräunung
– Besseres Erhalten von Konsistenz und Aroma.

Für das Einfrieren nicht oder wenig geeignet:

- helle Kirschen
- helle Pflaumen
- Weintrauben.

Lagerdauer von Lebensmitteln bei Temperaturen von -18°C bis -20°C

Lebensmittel	Lagerdauer (Monate)	Lebensmittel	Lagerdauer (Monate)
Rindfleisch	9-12	Blumenkohl	8-10
Schweinefleisch, mager	5- 7	Brechbohnen	9-12
Schweinefleisch, fett	4- 5	Erbsen, grün	9-12
Hackfleisch, mager	4- 6	Grünkohl	8-10
Hackfleisch, fett	2- 3	Möhren	8-10
Hähnchen	8-12	Paprika	6- 8
Fisch, mager	4- 8	Petersilie	6- 8
Fisch, fett	1- 4	Rosenkohl	10-12
Butter	6- 8	Spinat	10-12
Hartkäse	2- 4	Pommes Frites	6- 8
Quark	10-12	Erdbeeren	10-12
Speiseeis	6- 7	Himbeeren	10-12
Brot	4- 6	Kirschen, süß	8-12
Torten	2- 3	Kirschen, sauer	10-12
Mürbeteig	2- 3	Zwetschen	10-12

Konservieren durch Hitze
Beim Konservieren durch Kälte wird dem Lebensmittel Wärmeenergie entzogen. Die Hitzekonservierung verfährt nach genau dem entgegengesetzten Prinzip; man führt Wärme zu.

Auswirkung auf nahrungsmitteleigene Enzyme
Die Stabilität von Enzymen gegenüber höheren Temperaturen ist sehr unterschiedlich. Manche verlieren bereits bei relativ niedrigen Temperaturen ihre katalytische Aktivität, andere werden erst bei höheren Temperaturen unwirksam.
Bei der Inaktivierung werden im Enzymprotein, vor allem im aktiven Zentrum, Strukturveränderungen ausgelöst. Dabei hängt die Geschwindigkeit, mit der ein Enzym seine Wirksamkeit einbüßt, neben der Temperatur vor allem vom pH-Wert ab.

Auswirkung auf Mikroorganismen
Hefen, Schimmelpilze und Bakterien sind sehr temperaturempfindlich und sterben bereits bei Temperaturen unter 100 °C ab. Sollen auch die Sporen mit abgetötet werden, muß bis ca. 120 °C erhitzt werden.

Sterilisieren
Beim Sterilisieren liegen die angewandten Temperaturen zwischen 100 und 130 °C. Dieses Verfahren eignet sich ganz besonders für all diejenigen Lebensmittel, deren Konsistenz und Gefüge durch hohe Temperaturen nicht sehr verändert werden.

Zum Sterilisieren geeignet sind:

– Obst
– Gemüse
– Fleisch.

Fisch zerfällt wegen seines geringen Bindegewebeanteils sehr leicht und muß schonender als beim Sterilisieren üblich, d. h. bei niedrigen Temperaturen und kürzerer Einwirkungszeit, konserviert werden, er ist daher auch weniger haltbar.

Was man der Aufgußflüssigkeit häufig außerdem noch zusetzt:

- Zucker, z. B. bei Erbsen, Rote Beten, Tomaten, Süßmais
- Citronensäure (bis 0,05 %), z. B. bei Sellerie, Blumenkohl, Schwarzwurzeln
- Calciumsalze zur Festigung des Gewebes, z. B. bei Tomaten und Blumenkohl.

Man unterscheidet zwei Arten von Obststerilkonserven:

- Kompottfrüchte werden mit Zuckerlösung als Aufgußflüssigkeit sterilisiert.
- Dunstfrüchte (für Backwaren oder Süßwaren) werden mit Wasser als Aufgußflüssigkeit hergestellt.

Achtung beim Sterilisieren im Haushalt

Beim erstmaligen Erhitzen werden die Dauerformen vieler Mikroorganismen, die Sporen, nicht mit abgetötet. Deshalb: nach zwei Tagen ein zweites Mal erhitzen. Die Sporen sind in der Zwischenzeit zu Bakterien ausgekeimt und sterben ab.

Sterilisieren von Gemüse

Die Hitzesterilisierung ist nach wie vor die bedeutendste Form der Haltbarmachung von Gemüse. Die küchenfertige Ware wird blanchiert, abgefüllt und in den Behältern mit Aufgußflüssigkeit versetzt, die meist 1 bis 2 % Kochsalz enthält. Als Verpackung dienen entweder Dosen aus verzinntem Weißblech, eloxierte Alu-Dosen oder Gläser mit Schraubverschluß.
Sterilisiert wird im Autoklaven, wobei der Trend hier, wie bei anderen Lebensmitteln auch, zur Anwendung höherer Temperaturen und kürzerer Sterilisationszeit hingeht (HTST-Sterilisation). Nach Verlassen des Autoklaven werden die Behälter sofort gekühlt, um ein übermäßiges Nacherhitzen zu vermeiden.

Sterilisieren von Obst

Wie bei Gemüse ist auch bei Obst die Sterilisation das bislang bedeutendste Verfahren der Haltbarmachung.
Verarbeitet werden vor allem Steinobst, Birnen, Ananas. Das Verfahren der Sterilisation ist ähnlich dem bei Gemüse.

Sterilisierbedingungen für Obst und Gemüse

Nahrungsmittel	Temperatur (°C)	Einkochzeit (min)	
		Glas, 1l	Dose, 250 ml
Blumenkohl	100	110	90
Bohnen	100	120	120
Erbsen	100	120	120
Gurken	75	25	25
Äpfel	100	20	–
Apfelmus	100	20	–
Birnen, hart	100	30	–
Birnen, weich	100	20	–
Pfirsiche	100	10	–

Ernährungsphysiologische Bewertung

- Proteine und Kohlenhydrate erleiden keine wesentlichen Einbußen.
- Proteine werden denaturiert und daher besser verdaulich.
- Die Maillard-Reaktion, also die Umsetzung zwischen reduzierenden Zuckern und Aminosäuren, tritt zwar ein, aber in so geringem Umfang, daß die Veränderungen nicht ins Gewicht fallen.
- Carotin (Provitamin A) wird durch Waschen und Blanchieren nicht geschädigt; die Verluste durch die Sterilisation liegen bei 5 bis 30 %.
- Vitamin B_1 bleibt bei Karotten und Tomaten praktisch erhalten. Für andere Gemüse wie Erbsen, Spargel oder grüne Bohnen liegen die Verluste bei 10 bis 50 %. Spinat fällt mit 66 % aus dem Rahmen: zu erklären ist das mit seiner großen Oberfläche.
- Vitamin B_2 wird, vor allem beim Blanchieren, zu 5 bis 25 % herausgelöst, bei der weiteren Verarbeitung jedoch kaum geschädigt.
- Vitamin C wird sowohl beim Vorbereiten herausgelöst als auch während der weiteren Verarbeitung enzymatisch und chemisch abgebaut, insbesondere bei Anwesenheit von Schwermetallspuren, z. B. von Kupfer. Insgesamt liegen die Verluste zwischen 10 und 45 %.

Eine mehrjährige Lagerung führt darüber hinaus zu Vitaminverlusten von insgesamt ca. 20 %.

Haltbarkeit
Sachgemäß sterilisierte Lebensmittel sind praktisch keimfrei und daher besonders lange lagerfähig, bis zu mehreren Jahren.

Pasteurisieren

Dieses Verfahren arbeitet bei Temperaturen unter 100 °C und ist daher „milder" in seiner Wirkung. Man verwendet es für empfindliche Lebensmittel wie z. B. Obst- und Gemüsesäfte, die beim Sterilisieren farbliche Veränderungen oder geschmackliche Einbußen erleiden würden.
Die Lebensmittel werden in geeigneten Behältern auf 80 °C erhitzt, sofort wieder abgekühlt, abgefüllt und luftdicht verschlossen.

Ernährungsphysiologische Bewertung
Die Qualität der Lebensmittel bleibt beim Pasteurisieren weitgehend erhalten. Die Nährstoffverluste und geschmacklichen Veränderungen sind sehr gering.

Haltbarkeit
Die Haltbarkeit pasteurisierter Lebensmittel ist geringer als die von sterilisierten, denn hitzeresistente Sporen werden bei diesem Verfahren nicht abgetötet.
Sie ist je nach Art des Lebensmittels unterschiedlich. Milch ist besonders empfindlich und hält sich auch bei Kühllagerung nur wenige Tage (Haltbarkeitsdatum beachten!). Pasteurisierte Obst- und Gemüsesäfte sind bis zu einem Jahr lagerfähig.

Konservieren durch Trocknen

Alle Lebensvorgänge, aber auch viele andere chemische Reaktionen, sind an die Anwesenheit von Wasser gebunden, weil die beteiligten Stoffe nur in gelöster Form miteinander in Reaktion treten können. Verringert man die Wasserkonzentration, so verlaufen solche wasserabhängigen Prozesse zunächst langsamer und kommen schließlich, wenn ein gewisser Trocknungsgrad erreicht ist, ganz zum Stillstand.

$\frac{p}{p_0} = a_w$
p = Dampfdruck des Wassers im Lebensmittel
p_0 = Dampfdruck freien Wassers
a_w = Wasseraktivität

In Lebensmitteln wird Wasser vor allem auf zweierlei Weise festgehalten:

- durch Adsorptionskräfte an verschiedene Inhaltsstoffe wie z. B. Proteine gebunden.
- durch Kapillarkräfte in den feinen Kapillaren der Lebensmittel.

Die Ausbildung solcher Kräfte hat Konsequenzen für den Dampfdruck p des in Lebensmitteln gebundenen Wassers; er liegt niedriger als der Dampfdruck p_0 von freiem Wasser; je stärker die Bindekräfte, desto größer die Differenz.

Wasseraktivität von Lebensmitteln

Lebensmittel	a_w
Leberwurst	0,96
Getrocknete Früchte	0,72-0,80
Konfitüre	0,80-0,95
Honig	0,75

Um die Stärke der Wasserbindung auszudrücken, hat man p und p_0 zueinander in ein Verhältnis gesetzt, das als Wasseraktivität a_w bezeichnet wird. Die Wasseraktivität ist um so höher, das heißt, sie nimmt Werte an, die gegen 1 gehen, je höher der Wassergehalt und die Temperatur des Lebensmittels sind.
Die Wasseraktivität von Lebensmitteln ist von entscheidender Bedeutung für den Ablauf qualitätsmindernder Prozesse. Abneh-

Wachstumsgrenzen einiger Mikroorganismen

a_w-Wert	Art der Mikroorganismen
0,91–0,95	die meisten Bakterien
0,88	die meisten Hefen
0,80	die meisten Schimmelpilze
0,75	halophile Bakterien
0,75	osmophile Bakterien

Nachteile der Walzen- und Sprühtrocknung:

- Aussehen und Beschaffenheit verändern sich.
- Farbveränderungen durch teilweisen Abbau von Chlorophyll sind möglich.
- Bräunungsreaktionen können eintreten.
- Ungesättigte Fettsäuren können oxidiert werden.
- Die Vitamin-C-Verluste können bis zu 50 % betragen.

mende Wasseraktivität wirkt sich folgendermaßen aus:

- Die Aktivität von Enzymen wird gebremst, vor allem der Hydrolasen, denn die von ihnen katalysierten Reaktionen benötigen Wasser als Reaktionspartner.
- Das Wachstum von Mikroorganismen wird gestoppt.
- Die nichtenzymatische Bräunung wird weitgehend unterbunden.

Es gibt einen direkten Zusammenhang zwischen der Lagerstabilität eines Lebensmittels und seiner Wasseraktivität:

- Bei a_w-Werten zwischen 0,2 und 0,4 ist die Lagerstabilität am höchsten. Solche Lebensmittel bedürfen keiner Konservierung gegen Verderbsvorgänge.
- Bei a_w-Werten zwischen 0,6 und 0,9 sind die Lebensmittel weitgehend gegen Verderb geschützt. Man bezeichnet sie auch als „intermediate moisture foods".

Der Entzug von Wasser durch natürliche oder künstliche Trocknung ist also ein wirksamer Schutz von Nahrungsmitteln vor allem gegen mikrobiellen Verderb. Manche Lebensmittel besitzen bereits in ihrem natürlichen Zustand eine so geringe Wasseraktivität, daß sie gut haltbar sind, z. B. Mehl, Grieß, Teigwaren oder Reis. Andere werden nachträglich zur Verbesserung ihrer natürlichen Haltbarkeit getrocknet: hauptsächlich Milch, Eier, Obst, Gemüse, Kartoffeln und Fleisch. Daneben gibt es eine große Palette von getrockneten Halbfertig- und Fertigprodukten wie Kaffeepulver oder Trockensuppen.
Da Lebensmittel auf starke Erwärmung meist empfindlich reagieren, hat man zahlreiche Verfahren entwickelt, um das Wasser schonend, ohne übermäßige Hitzeeinwirkung, zu entziehen.
Im Haushalt spielt das Trocknen als Verfahren zur Haltbarmachung praktisch keine Rolle mehr. Dagegen sind industriell getrocknete Lebensmittel nach wie vor von großer Bedeutung.

Walzentrocknung

Sie wird vor allem für flüssige und breiige Lebensmittel eingesetzt. Man trägt das Trockengut in dünner Schicht auf große, leicht beheizte Walzen auf. Es trocknet während eines Umlaufs nach und nach und wird anschließend durch einen Schaber abgenommen.

Haltbarkeit

Wasser- und luftdicht verpackt sind die so getrockneten Lebensmittel bis zu etwa einem Jahr haltbar. Wichtig dabei: es darf keine Feuchtigkeit eindringen. Enzyme und Mikroorganismen können sonst wieder aktiv werden.

Sprühtrocknung

Dieses Verfahren empfiehlt sich bei flüssigen Nahrungsmitteln, deren Eiweiß geschont werden soll, z. B. Eier, Milch oder Gelatine. Das Trockengut wird durch eine Düse zu feinsten Tröpfchen zerstäubt. Durch diesen Flüssigkeitsnebel schickt man nun einen heißen Luft- oder Gasstrom, der die Feuchtigkeit mit sich fortführt.

Haltbarkeit

Die Haltbarkeit entspricht der von walzengetrockneten Produkten.

Gefriertrocknung

Dieses Verfahren unterscheidet sich in einem grundsätzlichen Punkt von den bisher beschriebenen. Das Wasser im Trockengut ist nicht flüssig, sondern gefroren. Das gefrorene Nahrungsmittel wird dann einem hohen Unterdruck ausgesetzt; der übt nun auf die gefrorene Flüssigkeit, auf das Eis also, eine enorme Saugwirkung aus. So stark, daß das feste Eis, ohne zwischendurch flüssig zu werden, direkt in den dampfförmigen Zustand übergeht. Um das Verdampfen zu beschleunigen, wird etwas Wärme zugeführt, aber nur so viel, daß die Eiskristalle nicht zum Schmelzen gebracht werden.

Definition zum Verdampfen von Eis:

Den direkten Übergang eines Stoffes vom festen in den gasförmigen Zustand bezeichnet man als Sublimation.

Prozeßablauf im Überblick:

1. Tiefgefrieren des Nahrungsmittels.
2. Anlegen eines Unterdrucks (Vakuum) und Zufuhr von Wärme.
3. „Absaugen" des Eises; das Eis verdampft (Sublimation).

Rein äußerlich sieht man den Nahrungsmitteln während dieses Vorgangs keine Veränderung an; sie behalten ihre Form. Dabei geht der „Eiskern" immer weiter zurück. Gleichzeitig überwiegt der eisfreie trockene Kern immer mehr. Zurück bleibt ein poröses, wasserarmes Trockengut.

Haltbarkeit

Die Gefriertrocknung ist ein besonders schonendes Verfahren. Geschmacks-, Farb- und Aromastoffe bleiben weitgehend erhalten. Wegen des hohen Unterdrucks ist außerdem die Sauerstoffkonzentration relativ gering, so daß oxidationsempfindliche Stoffe, z. B. Vitamin C, sehr gut erhalten bleiben.
Hohe Anforderungen stellen gefriergetrocknete Nahrungsmittel an ihre Verpackung. Wegen ihrer lockeren Struktur sind sie empfindlich gegen mechanische Einflüsse. Außerdem können Luftsauerstoff und Feuchtigkeit leicht eindringen.

Geeignete Verpackungen für gefriergetrocknete Nahrungsmittel:

- Dosen aus Weißblech oder Aluminium
- Becher aus Alufolie
- Mehrschichtfolien
- mit Polyethylen beschichtete Behälter.

Besonders empfindliche Nahrungsmittel werden im Vakuum oder unter Inertgas verpackt.

Ernährungsphysiologische Bewertung getrockneter Lebensmittel

Der Trocknungsprozeß bringt eine Reihe von Veränderungen mit sich, die größtenteils Qualitätseinbußen bedeuten:

- Die Inhaltsstoffe werden konzentriert.
- Ungesättigte Fettsäuren unterliegen der Autoxidation.
- Reduzierender Zucker und Aminoverbindungen setzen sich im Sinne der Maillard-Reaktion miteinander um: dabei bilden sich braungefärbte Produkte, und neue Aromastoffe entstehen.
- Vitamine werden zum Teil in erheblichem Umfang abgebaut.
- Flüchtige Aroma- und Geschmacksstoffe gehen in hohem Maße verloren.

Bestrahlung von Nahrungsmitteln

Für die Bestrahlung von Nahrungsmitteln kommen UV-Strahlen oder ionisierende Strahlen in Frage.

Was sind ionisierende Strahlen?

Zu den ionisierenden Strahlen zählen:

- Elektronenstrahlen
- Gammastrahlen
- Röntgenstrahlen.

UV-Strahlen

Mikroorganismen sind besonders empfindlich gegen UV-Strahlen der Wellenlängen im Bereich von 240 bis 300 nm. Man kann solche Strahlen mit Quecksilberdampflampen erzeugen.
UV-Strahlen dringen nicht sehr weit in das Innere der Nahrungs-

mittel vor, d. h., es wird vor allem die Oberfläche entkeimt. In der Bundesrepublik Deutschland ist das Bestrahlen von Nahrungsmitteln mit ultraviolettem Licht mit wenigen Ausnahmen verboten. Der Grund: UV-Strahlen verursachen chemische Veränderungen im Nahrungsmittel. Deren gesundheitliche Bedenklichkeit wird noch diskutiert.

Ionisierende Strahlen
Die Anwendung dieser Strahlenart ist bei uns grundsätzlich für alle Nahrungsmittel ohne Ausnahme verboten. Der Hauptgrund: die zur Sterilisierung erforderlichen Strahlendosen liegen außerordentlich hoch. Dazu kommt, daß sie unerwünschte Veränderungen von Geschmack, Aussehen und Konsistenz hervorrufen können.

10.2.2.2 Chemische Verfahren

Diese Verfahren der Haltbarmachung von Lebensmitteln haben Tradition. Bereits seit alters her wurde eingesalzen, gepökelt, gesäuert, geräuchert oder in Alkohol eingelegt.
Die chemische Konservierung bedeutet im Unterschied zu den physikalischen Methoden gleichzeitig eine Zubereitung. Die damit verbundenen Veränderungen von Geschmack, Aroma und Struktur sind in den meisten Fällen gewünscht. So sind geräucherter Schinken, gepökeltes Fleisch oder zu Sauerkraut verarbeiteter Weißkohl keine „Notlösungen", sondern schmackhaft zubereitete Lebensmittel, die außerdem noch den Vorteil haben, besser haltbar zu sein als die Rohware.
Um eine besonders gute Haltbarkeit zu erzielen, kombiniert man oftmals zwei oder mehrere Verfahren.

Salzen und Pökeln

Bei diesen Verfahren nutzt man die konservierende Wirkung von Salzen. Je nachdem, welche Art Salze man verwendet, wird zwischen Salzen und Pökeln unterschieden.

Salzen
Nach der offiziellen Definition bedeutet Salzen: Einreiben von Lebensmitteln mit Kochsalz oder Einlegen in eine 15 %-ige Kochsalzlösung.
Kochsalz ist stark hygroskopisch. Es entzieht daher den Lebensmitteln Wasser und nimmt den Mikroorganismen damit eine wesentliche Lebensgrundlage. So können Fäulniskeime bereits ab 8 % Salz im Aufguß in ihrem Wachstum gehemmt werden. Gleichzeitig kommt es zu typischen Geruchs- und Geschmacksveränderungen. Im Haushalt wird praktisch nicht mehr eingesalzen. Industriell wendet man dieses Verfahren noch an bei Fleisch, Fisch und Gemüse.

Beispiele für Salzgemüse:

- Salzspargel hat vor allem für die Herstellung von „Leipziger Allerlei" und Frischgemüsemischungen eine gewisse Bedeutung und wird durch Zusatz von 20 % NaCl zu frischem Spargel gewonnen.
- Salzbohnen werden durch Zusatz von 10 bis 12 % NaCl gewonnen und dienen als Gemüsebeilage bei deftiger Hausmannskost.

Haltbarkeit
Salzen hemmt zwar das Wachstum von Mikroorganismen, tötet sie jedoch nicht ab. Gesalzene Lebensmittel sind daher nur begrenzt haltbar. Vielfach werden sie daher anschließend noch geräuchert.

Salzen von Gemüse
Das Gemüse wird zunächst blanchiert und danach durch Zusatz von Salz oder Salzlösung ohne Gärung haltbar gemacht.

Salzgemüse müssen vor dem Verzehr gründlich gewässert oder mit heißem fließendem Wasser durchgespült werden.

Salzen von Fisch

Kochsalz ist das älteste Konservierungsmittel für Fisch. Gesalzen werden vor allem Hering, Sardellen, Seelachs, Kabeljau, Lachs und Thunfisch.
Man unterscheidet dabei zwei Verfahren:

- Trockensalzung: Fisch und Salz werden in offenen Stapeln abwechselnd geschichtet; die entstehende Lake kann abfließen.
- Naßsalzung: der Fisch wird in mehr oder weniger konzentrierte Salzlösung eingelegt.

Je nach verwendeter Salzmenge unterscheidet man bei Fisch zwischen Hartsalzung (20 g Salz auf 100 g Fischgewebewasser) und zwischen Mildsalzung (Salzgehalt von 12 bis 20 g).

Salzen von Fleisch

Salz in höheren Konzentrationen hemmt bei Fleisch sowohl die Entwicklung von Mikroorganismen als auch die Aktivität fleischeigener Enzyme.
Das Salzen bewirkt zunächst in niedrigen Konzentrationen bis zu ca. 5 % eine Quellung. Bei höheren Konzentrationen von 10 bis 20 % kehrt sich dieser Effekt um; die jetzt eintretende Entquellung führt zu Endprodukten mit niedrigerem Wassergehalt als unbehandeltes Fleisch. Die Myoglobinkonzentration ist durch den Wasserverlust erhöht, so daß sich die Farbe des Fleisches intensiviert bis hin zu einem tiefen Dunkelrot.

Fakten zum Salzen von Hering

Von besonderer Bedeutung ist das Salzen von Heringen. Dabei unterscheidet man:

- Matjeshering, mild gesalzen
- Salzhering („scotch cure"), mittelstark gesalzen
- Loggerfisch, hartgesalzen.

Salz- und Loggerhering sind als Dauerware monatelang haltbar; Matjeshering muß dagegen bald verbraucht werden.

Pökeln

Nach der offiziellen Definition bedeutet Pökeln: Einlegen von Fleisch in eine 15 %-ige Kochsalzlösung oder schichtweises Überstreuen mit Kochsalz unter gleichzeitigem Zusatz von Salpeter. Oftmals wird zum Pökeln auch Pökelsalz verwendet.

Salpeter

Salpeter ist das Kaliumsalz der Salpetersäure (HNO_3) und hat die Formel KNO_3. In Wasser löst es sich leicht auf und dissoziiert dabei.

Pökeln mit Kochsalz und Salpeter

Das Fleisch wird in eine 15 %-ige Kochsalzlösung eingelegt. Außerdem setzt man 1 bis 2 % Salpeter (bezogen auf die Kochsalzmenge) und etwas Zucker zu.
Die Wirkung des Salzes wurde bereits beim Salzen besprochen. Der wirksame Bestandteile des Salpeters ist das Nitrat (NO_3^-). Es wird unter Einwirkung von Enzymen zu Nitrit (NO_2^-) reduziert. Dieses nun reagiert mit dem Myoglobin zu einer intensiv rot gefärbten, kochbeständigen Verbindung.
Daher rührt die für Pökelwaren typische Farbe. Den Gesamtprozeß bezeichnet man in der Lebensmitteltechnologie als Umrötung. Das Nitrat des Salpeters wirkt also nicht nur konservierend, sondern auch farberhaltend.
Zucker wird aus mehreren Gründen zugesetzt. Er mildert den leicht bitteren Geschmack des Salpeters, erleichtert den Kochsalzeintritt in das Gewebe und fördert die Bildung des Pökelrots.

Natriumnitrit

Natriumnitrit ist das Natriumsalz der Salpetrigen Säure (HNO_2) und hat die Formel $NaNO_2$.

Pökeln mit Pökelsalz

Als Pökelsalz dient Kochsalz, das 0,5 bis 0,6 % Natriumnitrit enthält. Pökelsalz wirkt schneller, denn das Nitrit muß nicht erst aus Salpeter gebildet werden. Nitrite gehören zu den gesundheitsschäd-

Schnellpökelung

Bei diesem Verfahren wird Salzlake in das Adersystem gespritzt.

lichen Stoffen. Pökelsalz darf daher nicht in beliebigen Mengen zugesetzt werden, sondern muß stets so dosiert sein, daß nach erfolgter Umrötung das gesamt Nitrit verbraucht ist; nichts davon darf zurückbleiben. Wegen der Gefährlichkeit von Nitritpökelsalz ist dessen Verwendung im LMBG genauestens geregelt.

Haltbarkeit
Wird das Pökeln nicht mit anderen Verfahren kombiniert, ist die Haltbarkeit gepökelter Lebensmittel nur gering.

Ernährungsphysiologische Bewertung gesalzener und gepökelter Lebensmittel
Salzen und Pökeln sind keine nährstoffschonenden Konservierungsmethoden. Die Veränderungen im einzelnen:
- Wasserverluste bis zu 50 %.
- Beim Auslaufen der Lake gehen wertvolle Inhaltsstoffe teilweise verloren.

Räuchern
Beim Räuchern hängt man die Lebensmittel in den Rauch eines Feuers aus Buchen-, Eichen- oder Edelholzspänen. Erlaubt ist dabei auch der Zusatz von Gewürzen.
Der Rauch enthält Substanzen mit bakterizider und antioxidativer Wirkung, hauptsächlich Phenole, Säuren (Ameisensäure, Essigsäure), Aldehyde und Ketone. Sie dringen in das Räuchergut ein und erhöhen dessen Haltbarkeit.
Der Wassergehalt sinkt dabei je nach Räucherverfahren um 10 bis 40 %. Geschädigt werden die Vitamine der B-Gruppe um ca. 25 %.
Dieses Verfahren wird meist mit der Haltbarmachung durch Salzen und Pökeln kombiniert.
Je nach Höhe der angewendeten Temperatur unterscheidet man vor allem zwei Arten der Räucherung.

Kalträuchern
Dabei wirkt Rauch mit einer Temperatur von 12 bis 24 °C ein. Die Räucherdauer ist je nach Art des Lebensmittels unterschiedlich. Ganze Schinken benötigen bis zu vier Wochen, Fische dagegen räuchert man in ein bis zwei Tagen.
Kaltgeräuchert werden vor allem: Pökelfleisch, Speck, Schinken, Rohwurst und Fisch.

Verursachen geräucherte Lebensmittel Krebs?

Bei sachgemäßer Räucherung wird das Räuchergut nur in Spuren mit cancerogenen Substanzen, meist polycyclischen Kohlenwasserstoffen, kontaminiert, so daß eine Gesundheitsgefährdung nicht gegeben ist.
Man erreicht das vor allem durch externe Raucherzeugung und Reinigung des Rauches über Kühlfallen, Duschen oder Filter.

Heißräuchern
Der Rauch hat Temperaturen von 60 bis 120 °C. Die Räucherdauer beträgt nur wenige Stunden.
Heißgeräuchert werden vor allem: Brüh- und Kochwurst sowie Fisch.

Haltbarkeit
Kaltgeräucherte Produkte sind als Dauerwaren anzusehen und bis zu zwei Monaten lagerfähig.
Heißgeräucherte Waren sind auch kühlgelagert nur kurze Zeit haltbar, ca. eine Woche.

Zuckern
Zucker gehört wie Salz zu den hygroskopischen Substanzen. Er kann den Wassergehalt in Lebensmitteln so weit herabsetzen, daß

Mikroorganismen sich nicht mehr entwickeln können. Ab einem Zuckergehalt von 40 % ist ein Lebensmittel meist als konserviert anzusehen.
Die Anwesenheit von Fruchtsäuren, wie z. B. Citronensäure, steigert die konservierenden Eigenschaften der Saccharose noch.
Darüber, welche Zuckermenge zwecks Konservierung zugesetzt werden muß, entscheidet der Wassergehalt des Produktes. Beispiele für Zuckermengen:

- Pflaumenmus benötigt 40 % Saccharose
- Konfitüren und Marmeladen benötigen 50 bis 55 % Saccharose
- Sirup benötigt 60 % Saccharose.

Wie Obsterzeugnisse heute bezeichnet werden

Konfitüre
Obsterzeugnisse, die aus einer oder mehreren Fruchtarten hergestellt wurde.

Marmelade
So bezeichnet man heute nur noch Obsterzeugnisse aus Zitrusfrüchten.

Gelee
Obsterzeugnisse, die aus dem Saft einer oder mehrerer Fruchtsorten gewonnen wurden.

Konfitüren, Marmeladen, Gelees

Zerkleinertes Obst, Obstmus oder -saft werden mit derselben Gewichtsmenge Zucker und einem Verdickungsmittel gekocht, in Gläser abgefüllt und sofort verschlossen. Auf diese Weise können nahezu alle Obstsorten verarbeitet werden. Die dabei auftretenden Nährstoffverluste sind vor allem von der Kochdauer abhängig, je kürzer sie ist, desto geringer die Verluste.
Mit den heutigen Geliermitteln sind Obsterzeugnisse in wenigen Minuten, also sehr nährstoffschonend, zubereitet.

Haltbarkeit
Obsterzeugnisse sind bis zu zwei Jahren haltbar.

Kandierte Früchte

Besonders schöne reife Früchte legt man nach und nach in immer höher konzentrierte Zuckerlösungen ein (bis 50 %-ig). Das Fruchtfleisch wird ganz und gar von Zucker durchdrungen und verfestigt sich.
Kandierte Früchte werden ausschließlich industriell hergestellt.

Säuern

Die meisten auf Nahrungsmitteln unerwünschten Mikroorganismen lieben neutrales oder alkalisches Milieu. In saurer Lösung entwickeln sie sich entweder nur langsam oder sind in ihrem Wachstum total gehemmt. Ansäuern wirkt also dem mikrobiellen Verderb entgegen.
Es gibt zwei Möglichkeiten des Säuerns.

Zusatz von Genußsäuren

Man setzt dem Nahrungsmittel eine „körperverträgliche" Genußsäure zu, meistens Essigsäure. Geeignet sind aber auch Wein- oder Citronensäure. Geschmack und Aroma werden in erster Linie durch die zugesetzte Säure bestimmt und je nach Rezeptur durch Gewürze abgerundet.
Auf diese Art gesäuert werden: Essiggemüse (Mixed Pickles), Essigfrüchte (Essigpflaumen) und Fisch (in Marinaden).

Natürliche Säuerung

Dabei bilden spezielle Bakterienarten im Nahrungsmittel selbst die konservierende Säure. Die größte Bedeutung unter den Säurebildnern kommt in diesem Zusammenhang den Milchsäurebakterien zu. Sie sind entweder als natürliche Bakterien bereits auf dem Nah-

rungsmittel vorhanden, oder man beimpft mit extra zu diesem Zweck gezüchteten Bakterienkulturen.
Milchsäurebakterien vergären Zucker zu Milchsäure. Die auf biologischem Weg gebildete Milchsäure spielt eine Rolle bei der Zubereitung z. B. von: Sauerkraut, sauren Gurken, Dillgurken, Perlzwiebeln oder Salzbohnen.
Während der Säuerung verändern sich durch die biochemische Aktivität der Bakterien Struktur und Zusammensetzung des Kohlenhydrat- und Proteinanteils ganz erheblich. Das Gesamtgefüge wird dadurch lockerer, und das wiederum bedeutet eine bessere Bekömmlichkeit.
Die Vitamine bleiben bei natürlich gesäuerten Nahrungsmitteln weitgehend erhalten, auch das empfindliche Vitamin C. Außerdem bilden sich typische Geschmacks- und Geruchsstoffe.

Haltbarkeit
Die Haltbarkeit ist bei beiden Säuerungsarten etwa gleich. Die Säuerung bewirkt keine vollkommene Sterilisierung. Ohne Zusatzbehandlung sind gesäuerte Nahrungsmittel daher nur ca. 6 Monate haltbar, auch bei kühler Lagerung. Eine längere Lagerfähigkeit von bis zu 2 Jahren läßt sich nur durch zusätzliches Sterilisieren erreichen.

Einlegen in Alkohol
Auch wenn Alkohol in den Ernährungsgewohnheiten unserer Gesellschaft als Genußmittel seinen festen Platz hat, physiologisch gesehen handelt es sich bei dieser Substanz um ein Gift; insbesondere hochprozentiger Alkohol wirkt schädlich auf lebende Organismen. Auch Mikroorganismen sind empfindlich gegen seine toxische Wirkung. Alkoholhaltige Flüssigkeiten mit einem Gehalt über 14 Vol.-% wirken keimtötend, verhindern also den mikrobiellen Verderb.
Das Einlegen in Alkohol ist daher auch eine Möglichkeit, Nahrungsmittel haltbar zu machen. Diese Methode wird hauptsächlich zur Konservierung von Früchten angewendet. Man übergießt sie mit hochprozentigen alkoholischen Getränken, wie z. B. Rum, Arrak, Weinbrand oder Armagnac. Die Früchte werden dabei allerdings stark verändert. Sie werden durch die wasserentziehende Wirkung von Alkohol fester im Fleisch und nehmen außerdem eine dunklere Farbtönung an.

Haltbarkeit
In Alkohol eingelegte Früchte sind, bei kühler Lagerung, bis zu zwei Jahren haltbar.

11. Zusatzstoffe zu Lebensmitteln

Waren noch vor 100 Jahren hauptsächlich bäuerliche Kleinbetriebe und die privaten Haushalte Stätten der Gewinnung und Verarbeitung von Lebensmitteln, so verlagerte sich die Produktion im Laufe der Zeit mehr und mehr in den Bereich industrieller Fertigung und findet heute fast ausschließlich in Großbetrieben statt. Das brachte natürlich einschneidende Veränderungen der Arbeitsbedingungen mit sich:

- Um rationell und wirtschaftlich arbeiten zu können, stiegen die produzierten bzw. verarbeiteten Mengen um ein Vielfaches.
- Die geänderten Produktionsbedingungen machten neue Formen der Lagerhaltung erforderlich.
- Zwischen Erzeuger und Verbraucher lagen nun oftmals große räumliche Distanzen; das machte lange Transportwege erforderlich.

Vor diesem Hintergrund wurde in stärkerem Maße als zuvor der Einsatz chemischer Verbindungen nötig, die bei der Erzeugung und Haltbarmachung von Lebensmitteln unterstützend wirken.

Zunächst bezeichnete man solche Substanzen als „fremde Stoffe", da sie im natürlichen Lebensmittel oder seinen Rohstoffen nicht vorkommen. Mit der Novellierung des LMBG im Jahre 1974 wurde der Begriff „Zusatzstoffe" eingeführt, womit man sich der internationalen Bezeichnung, „food additives" anpaßte.
Unter Zusatzstoffen sind also Substanzen zu verstehen, die dem Lebensmittel zugesetzt werden, um chemische, physikalische oder physiologische Effekte zu erzielen, ohne selbst Hauptinhaltsstoff zu sein.
Meist verbleiben sie oder ihre Folgeprodukte im Lebensmittel; in manchen Fällen werden sie jedoch auch im Laufe der Verarbeitung wieder entfernt.

Die Hauptgründe für die Verwendung von Zusatzstoffen sind:

<u>Verbesserung des Nährwertes</u>
Diesem Zweck dienen z. B. Vitamine, Mineralstoffe, Aminosäuren.

<u>Erhaltung bzw. Verbesserung des Genußwertes</u>
Durch die Verarbeitung und Lagerung können Farbe, Geruch, Geschmack und Konsistenz beeinträchtigt werden. Solche Einbußen lassen sich durch Zusatz von Farb-, Aroma- und Geschmacksstoffen sowie Stabilisatoren und Antioxidantien ausgleichen bzw. unterbinden.

<u>Verbesserung der Haltbarkeit</u>
Die heute übliche Arten der Produktion und Verteilung von Lebensmitteln sowie der zunehmende Trend zu Convenience- Produkten stellen hohe Anforderungen an deren Haltbarkeit. Neben den bereits besprochenen Verfahren zur Haltbarmachung von Lebensmitteln spielen vor allem chemische Konservierungsstoffe eine Rolle.

Wie das Lebensmittelgesetz Zusatzstoffe definiert

Zusatzstoffe im Sinne des LMBG sind Stoffe, die dazu bestimmt sind, Lebensmitteln zur Beeinflussung ihrer Beschaffenheit oder zur Erzielung bestimmter Eigenschaften oder Wirkungen zugesetzt zu werden; ausgenommen sind Stoffe, die natürlicher Herkunft oder den natürlichen chemisch gleich sind und nach allgemeiner Verkehrsauffassung überwiegend wegen ihres Nähr-, Geruchs- oder Geschmackswertes oder als Genußmittel verwendet werden, sowie Trink- und Tafelwasser.

Den Zusatzstoffen stehen gleich:

- Mineralstoffe, außer Kochsalz
- Aminosäuren und deren Derivate
- Vitamin A und D sowie deren Derivate
- Zuckeraustauschstoffe, ausgenommen Fructose
- Süßstoffe.

Mögliche Wirkungen, auf die Zusatzstoffe normalerweise geprüft werden:

- Mutagenität, das sind Veränderungen des Erbmaterials, dabei wird vorwiegend die DNS der Zelle angegriffen.
- Kumulation, darunter versteht man die Anreicherung bestimmter Stoffe im Organismus, weil für sie kein Abbauweg existiert.
- Teratogenität, das ist die Fähigkeit, beim Fötus oder Embryo Mißbildungen hervorzurufen.

11.1 Zulassungsvoraussetzungen und lebensmittelrechtliche Bestimmungen

Eine Substanz wird nur dann als Zusatzstoff zugelassen, wenn sie folgende Voraussetzungen erfüllt:

- Die technologische Notwendigkeit muß begründet und nachgewiesen werden.
- Die toxikologische Unbedenklichkeit muß nachgewiesen werden.

11.1.1 Toxikologische Aspekte

Der LD_{50}-Wert ist inzwischen sehr umstritten. Viele Wissenschaftler und vor allem Tierschützer zweifeln seine Aussagekraft an und sind der Meinung, hier würden Tiere ohne viel Sinn „geopfert".

Die toxikologische Unbedenklichkeit wird meist durch Untersuchungen an kurzlebigen Tieren wie Mäusen und Ratten durchgeführt, zum Teil aber auch an Kaninchen und Hunden.

Sie erstrecken sich auf folgende Gesichtspunkte:

Akute Toxizität
Sie wird durch den sogenannten LD_{50}-Wert ausgedrückt. Darunter versteht man die Stoffmenge, bei deren Verabreichung 50 % der Tiere sterben. Er wird in mg pro kg Körpergewicht angegeben.

Subakute Toxizität
Sie wird in ca. vierwöchigen Fütterungsversuchen ermittelt.

Subchronische Toxizität
Sie wird im „90-Tage-Test" ermittelt.

Chronische Toxizität
Sie zu ermitteln erfordert längere Zeiträume, 6 Monate bis 2 Jahre.

Cancerogenität
Die Überprüfung auf eine mögliche krebserregende Wirkung muß an mindestens zwei Tierarten vorgenommen werden, da sich die einzelnen Spezies in ihren Empfindlichkeiten sehr voneinander unterscheiden.

DK-Wert

Um konkrete Bemessungsgrundlagen für die Verwendung von Zusatzstoffen zu schaffen, wurde für jeden dieser Stoffe der sogenannte DK-Wert (Toxikologisch duldbare Konzentration für einzelne Lebensmittel in mg/kg Lebensmittel) angegeben.

Ausgangspunkt für die Berechnung dieser Größe ist der sogenannte „No Effect Level" (NEL). Man versteht darunter die obere Grenze des Dosisbereichs einer Substanz, in dem auch bei lebenslanger Zufuhr und Beobachtung mehrerer Generationen von Versuchstieren keine schädlichen Wirkungen nachgewiesen werden können, seine Meßgröße: mg der Substanz pro kg Körpergewicht des Versuchstieres.

Durch Multiplikation des NEL mit einem Sicherheitsfaktor, er liegt meist bei 10^{-2}, ergibt sich die toxikologisch unbedenkliche Tagesdosis bzw. der ADI-Wert (Acceptable Daily Intake).

Er wird angegeben in mg pro kg Körpergewicht des Menschen.

Aus ihm läßt sich die toxikologisch duldbare Höchstmenge berechnen, wobei ein mittleres Körpergewicht von 70 kg und ein täglicher Verzehr des Lebensmittels von 400 g angenommen werden.

Warum ein Sicherheitsfaktor?

Der Sicherheitsfaktor soll besondere Empfindlichkeiten, extreme Abweichungen und andere, nicht bekannte Faktoren kompensieren.

$$\text{Toxikologisch duldbare Höchstmenge} = \frac{\text{ADI-Wert (mg/kg)} \times 70\ \text{kg}}{0{,}4\ \text{kg}}$$

Die durch Rechtsvorschriften festgelegten Höchstmengen liegen vielfach noch unter diesen toxikologisch duldbaren Konzentrationen.

11.1.2 Lebensmittelrechtliche Aspekte

Alle Zusatzstoffe sind in Positivlisten namentlich aufgeführt und als Anlage zur Verordnung über die Zulassung von Zusatzstoffen zu Lebensmitteln zusammengefaßt. Dabei wird grundsätzlich zwischen zwei Arten von Substanzen unterschieden:

- Zusatzstoffe, die allgemein ohne Einschränkung zugelassen sind. Sie brauchen nicht kenntlich gemacht zu werden. Dazu gehören z. B.: Ascorbinsäure, Äpfelsäure oder Lecithin.
- Zusatzstoffe, die nur beschränkt zugelassen und für deren Einsatz spezielle Auflagen hinsichtlich Verwendungszweck und Höchstmengen festgelegt sind. Dazu gehören z. B.: Hirschhornsalz, Pektin, L-Glutaminsäure, Saccharin und Sorbit.

Die Konservierungsstoffe wirken auf unterschiedliche Weise:

- Einige greifen die Zellmembranen der Mikroorganismen an, zerstören sie oder dichten sie ab. Auf diese Weise werden lebensnotwendige Austauschvorgänge unterbunden.
- Andere blockieren reaktionsfähige Gruppen an lebensnotwendigen Enzymen und hemmen auf diese Weise das Wachstum.

11.2 Konservierungsstoffe

Die schon besprochenen Verfahren der Haltbarmachung sind in manchen Fällen allein nicht ausreichend und werden dann durch den Zusatz von Stoffen mit antimikrobieller Wirkung ergänzt.
Im Vergleich zu anderen Zusatzstoff-Gruppen, etwa den Farbstoffen, ist der Katalog an zugelassenen Konservierungsstoffen nicht sehr umfangreich. Der Grund: es ist schwierig, neue Verbindungen zu finden, die ein möglichst breites Wirkungsspektrum besitzen, verbunden mit geringer Toxizität und kostengünstiger Produktion.

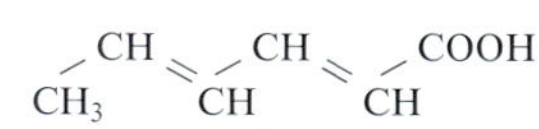

Sorbinsäure

Sorbinsäure
Sorbinsäure hat den großen Vorteil, in den verwendeten Konzentrationen geruchs- und geschmacksfrei zu sein.

Antimikrobielle Wirkung: Hefen und Pilze
Angewendete Konzentrationen: < 0,3 %
pH-Abhängigkeit: Wirkungsgrenze bis pH = 6,5.

Beispiele für den Einsatz von Sorbinsäure:

- Fischmarinaden
- Halbfettmargarine
- Fruchtsäfte
- Sauerkonserven
- Verpacktes Schnittbrot
- Brennwertverminderte Konfitüren.

Sorbinsäure wird im Organismus wie die Fettsäuren durch β-Oxidation (s. S. 228) abgebaut, das erklärt ihre gute Verträglichkeit.

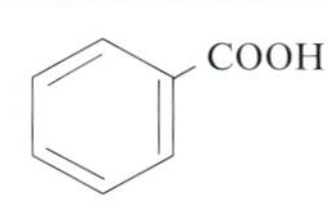

Benzoesäure

Benzoesäure
Benzoesäure wirkt auf die Zellmembran der Mikroorganismen und hemmt außerdem Enzyme des Citronensäurecyclus und der oxidativen Phosphorylierung. Sie wird wegen ihrer schlechten Löslichkeit als Alkalisalz eingesetzt.

Beispiele für den Einsatz von Benzoesäure:

- Fischpasten
- Mayonnaise
- Fleischsalat
- Fruchtsäfte
- Sauerkonserven.

Beispiele für den Einsatz von PHB- Estern:

- Seelachserzeugnisse
- Mayonnaise
- Gewürz- und Salatsaucen
- Fleischsalat
- Speisesenf.

Antimikrobielle Wirkung: Hefen und Pilze
Angewendete Konzentrationen: 0,05 bis 0,1 %
pH-Abhängigkeit: Optimum bei pH 4 bis 4,5

Der menschliche Organismus scheidet Benzoesäure als Hippursäure aus.

Ester der p-Hydroxybenzoesäure (PHB-Ester)
Die Verbindungen sind ziemlich stabil. Eingesetzt werden sie gelöst in wäßrigem Alkali, Ethanol oder Propylenglykol.

Antimikrobielle Wirkung: Pilze, Hefen, einige Bakterien wie Coli und Staphylokokken
Angewendete Konzentrationen: 0,03 bis 0,06 %
pH-Abhängigkeit: Keine

Im Organismus werden die Verbindungen hydrolysiert und danach als p-Hydroxybenzoesäure ausgeschieden.

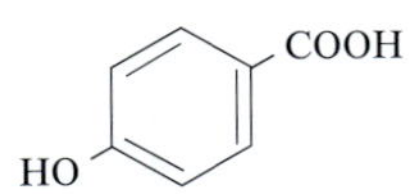

p-Hydroxybenzoesäure

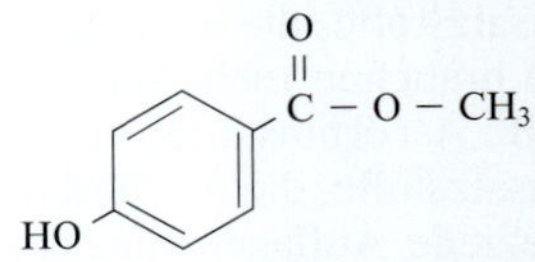

p-Hydroxybenzoesäuremethylester

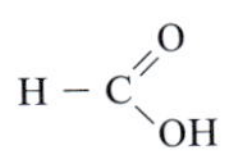

Ameisensäure

Ameisensäure
Unter den organischen Säuren hat die Ameisensäure die höchste antimikrobielle Wirkung.

Antimikrobielle Wirkung: Schimmelpilze, Bakterien und Hefen
Angewendete Konzentrationen: < 0,3 %
pH-Abhängigkeit: nur im sauren Bereich einsetzbar. In pektinreichen Lebensmitteln ist sie nicht einsetzbar, denn diese Substanzen werden von ihr ausgefällt.

Beispiele für den Einsatz von Ameisensäure:

- Brat- und Kochfischwaren, mariniert
- Fischwaren aus Rogen
- Fruchtsäfte
- Sauerkonserven.

Diphenyl und o-Phenylphenol
Diese beiden Konservierungsstoffe haben nur einen sehr eng begrenzten Einsatzbereich. Man verwendet sie, um bei Citrusfrüchten die leicht auftretende Bildung von Grün- und Blauschimmel zu verhindern. Zu diesem Zweck taucht man die Früchte meist in Bäder mit Suspensionen oder Lösungen dieser Substanzen. Zwar werden dabei lediglich die Fruchtoberflächen behandelt, dennoch dringen geringe Mengen in das Fruchtfleisch ein.

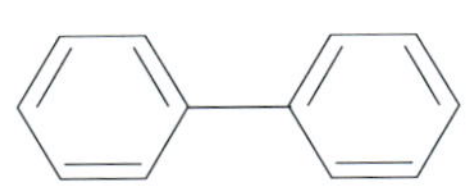
Diphenyl

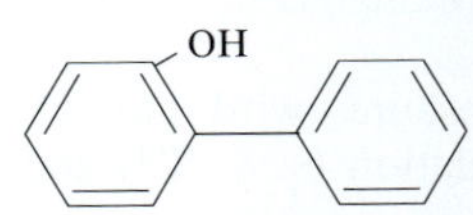

o-Phenylphenol

Definition eines Anhydrids:

Anhydride entstehen aus Säuren durch Abspaltung von H_2O.

$$H_2SO_3 \xrightarrow{-H_2O} SO_2$$

Schweflige Säure → *Anhydrid der Schwefligen Säure, Schwefeldioxid*

Schweflige Säure
Schweflige Säure (H_2SO_3) ist eine unbeständige Verbindung. Sie wird daher entweder in Form ihres Anhydrids (SO_2) oder ihrer

Salze eingesetzt.

Antimikrobielle Wirkung: Hefen, Pilze, Bakterien
Angewendete Konzentrationen: 200 ppm
pH-Abhängigkeit: Optimum unter einem pH von 3

Schweflige Säure ist nicht ganz ungiftig. Bereits ab Konzentrationen von 40 mg pro Liter, z. B. in Wein, können Kopfschmerzen auftreten. Außerdem zerstört sie Vitamin B_1 und Biotin.

Beispiele für den Einsatz von Schwefliger Säure:

- Trockenfrüchte
- Zitronat, Orangeat
- Rohe, geschälte Apfelstücke
- Kartoffelerzeugnisse
- Getrocknete Gemüse, z. B. Spargel, Sellerie, Blumenkohl.

Schweflige Säure hat nicht nur antimikrobielle Wirkung, sondern verhindert sowohl die Maillard-Reaktion als auch die enzymatische Bräunung.

11.3 Antioxidantien

Hoch ungesättigte Fettsäuren sind ausgesprochen anfällig gegen oxidativen Angriff. Da diese Umsetzungen meist mit erheblichen Beeinträchtigungen des Genußwertes verbunden sind, versucht man dem bei besonders gefährdeten Lebensmitteln durch Zusatz von Antioxidantien entgegenzuwirken. Das ist vor allem in solchen Fällen notwendig, wo Fett dem Angriff von Sauerstoff großflächig ausgesetzt ist.
Antioxidantien verbrauchen sich im Verlauf autoxidativer Einflüsse. Wichtig ist daher, sie möglichst früh, d. h. dem frischen Fett, zuzusetzen, damit höhere Konzentrationen an Radikalen bzw. Peroxiden (s. S. 64) gar nicht erst entstehen können.
Unbegrenzt zugelassen sind natürlich vorkommende Tocopherole und L-Ascorbinsäure bzw. deren Salze.
Neben diesen natürlichen Antioxidantien sind noch einige synthetische Substanzen zugelassen. Sie jedoch unterliegen genauen gesetzlichen Bestimmungen hinsichtlich Höchstmenge und Anwendungsbereich.

Gallate
Die Ester der natürlich vorkommenden Gallussäure besitzen gute antioxidative Eigenschaften. Als Grenzwert für die Dosierung in Lebensmitteln werden 100 mg pro kg angegeben.

Butylhydroxytoluol (BHT), Butylhydroxyanisol (BHA)
Diese beiden Verbindungen werden häufig im Gemisch eingesetzt.
Toxikologisch scheint vor allem BHT nicht ganz unbedenklich zu sein. Fütterungsversuche an Ratten haben ergeben, daß es bei höheren Dosen zu Störungen im Fettstoffwechsel kommt, denn BHT wird, zumindest vorübergehend, mit dem Fett resorbiert.
Der ADI-Wert für BHT und BHA liegt zur Zeit noch bei 0,5 mg pro kg Körpergewicht.

Allgemeine Reaktionsgleichung für die Wirkung von Antioxidantien

$AH + R^* \rightarrow A^* + RH$
$A^* + R^* \rightarrow AR$
AH = Antioxidans
R^* = durch Autoxidation entstandenes Radikal

Die Wirkung von Antioxidantien besteht also darin, die durch Autoxidation entstandenen Radikale zu binden.

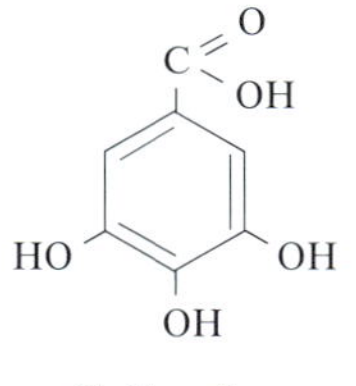

Gallussäure

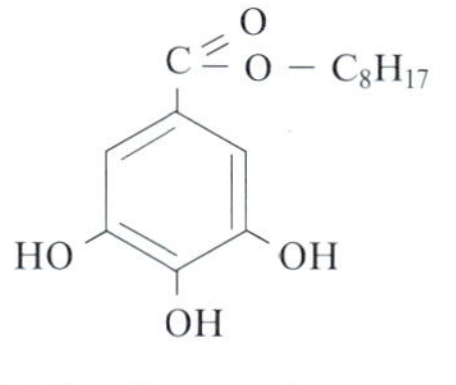

Gallussäureoctylester

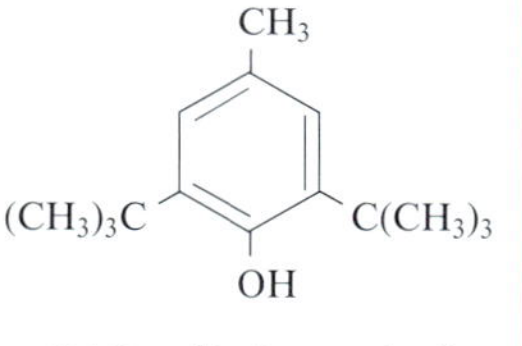

Di-Butylhydroxytoluol

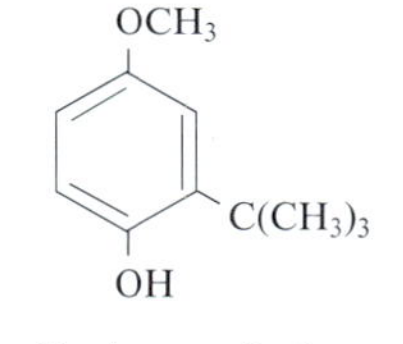

Butylhydroxyanisol

Gegen Autoxidation müssen geschützt werden:

- Trockensuppen
- Trockensaucen
- Kartoffeltrockenprodukte
- Marzipanmassen
- Knabbereierzeugnisse
- Kaugummi

Antioxidativer Faktor
Die Wirksamkeit von Antioxidantien kann durch vergleichende Untersuchungen mit Hilfe des „Antioxidativen Faktors" (AF) ermittelt werden. Ein Antioxidans ist um so wirksamer, je höher der AF ist.

Zusatz von 0,02 % verschiedener Antioxidantien zu raffiniertem Schweineschmalz

Antioxidans	α-Tocopherol	γ-Tocopherol	BHA	BHT	Octylgallat
AF	5	12	9,5	6	6

11.4 Emulgatoren

Unter Emulgatoren versteht man Substanzen, mit deren Hilfe sich die Grenzflächenspannung zwischen zwei nicht mischbaren Flüssigkeiten verringern läßt.
Im Bereich der Lebensmittel ist diese Wirkung in erster Linie zwischen Fett und Wasser von Interesse.

Die lebensmitteltechnologischen Anwendungsgebiete für den Zusatz von Emulgatoren sind zahlreich. Hier nur einige Beispiele:

- Die Streichfähigkeit der Margarine wird erhöht.
- Kaugummi-Massen werden plastischer.
- Die Einarbeitung von Luft in halbfeste Systeme, z. B. Softeis, wird erleichtert.
- Die Benetzung fetthaltiger Partikel in Milchpulver, Kartoffeltrokkenmassen und anderer Instantprodukte wird verbessert.
- In feinen Backwaren bewirken Emulgatoren eine gleichmäßige Porung.

Natürliche in Lebensmitteln vorkommende Emulgatoren sind:

- Lecithine
- Sterine
- Monoglyceride
- Diglyceride

Emulgator	Anwendung
Mono- und Diglyceride von Speisefettsäuren verestert mit:	
– Essigsäure, Milchsäure	– Feine Backwaren, Weizenkleingebäck, Knabbererzeugnisse
– Citronensäure	– Saucen, Suppen
– Weinsäure	– Schaumige Dessert- und Cremespeisen
– Monoacetyl- und Diacetylweinsäure	– Margarine, Halbfettmargarine
– Essigsäure und Weinsäure	– Weizengebäck
– Na-, K- und Ca-Verbindungen der Speisefettsäuren	– Zwieback
– Polyglycerinester von Speisefettsäuren	– Feine Backwaren

Fakten zu Emulsionen

Für das Erscheinungsbild einer Emulsion ist der Tröpfchendurchmesser von Bedeutung.

- Bei einem Durchmesser von > 1 μm ist sie milchigtrüb.
- Bei sehr kleinen Durchmessern von ca. 10^{-5} cm ist das System klar.

Da für diese Anwendungsbereiche genügend natürliche und daher deklarationsfreie Emulgatoren zur Verfügung stehen, sind in der Zusatzstoffzulassungsverordnung unter „Emulgatoren" nur wenige Verbindungen aufgeführt.

11.5 Verdickungsmittel

Verdickungsmittel sind Substanzen mit einem extrem hohen Wasserbindevermögen. Die meisten von ihnen können bereits in Konzentrationen von nur 1 bis 3 % die restlichen 97 bis 99 % Wasser binden. Sie werden daher überall da eingesetzt, wo stabile Gele und Emulsionen bzw. eine Erhöhung der Viskosität erwünscht sind.
Die Wirkung der Verdickungsmittel leitet sich aus deren Molekülstruktur ab. So sind große fadenförmige Moleküle ideale Gelbildner. Sie verknäulen miteinander zu lockeren Gerüsten, die das Wasser wie ein Schwamm einschließen. Aus verzweigten Molekülen entstehen solche Gerüste dagegen weniger leicht.

Einige Anwendungsbeispiele:

- Agar-Agar für die Wasserbindung bei Fleischprodukten wie Corned beef oder Wurst und Teigen
- Alginate für Speiseeis, Kefir, Joghurt und Sauermilch
- Carragen für die Stabilisierung fettreduzierter Margarinen und Trinkschokolade.
- Guarkernmehl für die Stabilisierung von Speiseeis und Fruchtsäften.
- Johannisbrotkernmehl für die Gelierung von Milch bei heiß und kalt zu bereitenden Flammeris, Mayonnaise, Ketchup und Salatcremes.
- Traganth für Streichkäse, Käsezubereitungen, Suppen und Saucen.
- Pektin für Konfitüren, Marmeladen, Gelees, Tortenguß, Stabilisierung von Fruchtsäften.

Beispiele für Lebensmittel, bei denen Verdickungsmittel eingesetzt werden:

- Suppen
- Saucen
- Cremes
- Füllungen
- Joghurt
- Mayonnaise
- Fruchtgelees.

Beispiele für im LMBG zugelassene Dickungsmittel:

- Agar-Agar
- Alginsäure und ihre Na-, K- und Ca-Salze
- Carragen
- Guarkernmehl
- Johannisbrotkernmehl
- Traganth
- Pektin.

11.6 Farbstoffe

Farbstoffe werden einem Lebensmittel hauptsächlich aus zweierlei Gründen zugesetzt:

- um Farbverluste oder -veränderungen, die bei der Verarbeitung von Lebensmitteln auftreten können, auszugleichen
- um Lebensmittel, die keine natürlichen Farbstoffe besitzen, attraktiver zu machen.

In erster Linie verwendet man zu diesem Zweck natürliche Farbstoffe, und zwar vor allem:

- Betanin, roter Farbstoff der Rote Bete
- Curcumin, gelber Farbstoff des Curry
- Crocetin, gelber Farbstoff des Safran
- β-Carotin, gelb-oranger Farbstoff der Möhre und anderer Gemüsearten
- Capsanthin, roter Farbstoff der Paprika
- Lycopin, roter Farbstoff der Tomate
- Cochenille, roter Farbstoff der weiblichen Cochenille-Schildläuse
- Chlorophyll, grüner Farbstoff aller Pflanzen.

Neben den natürlichen gibt es noch eine Reihe synthetischer Farbstoffe.

Betanin leitet sich vom Betanidin ab.

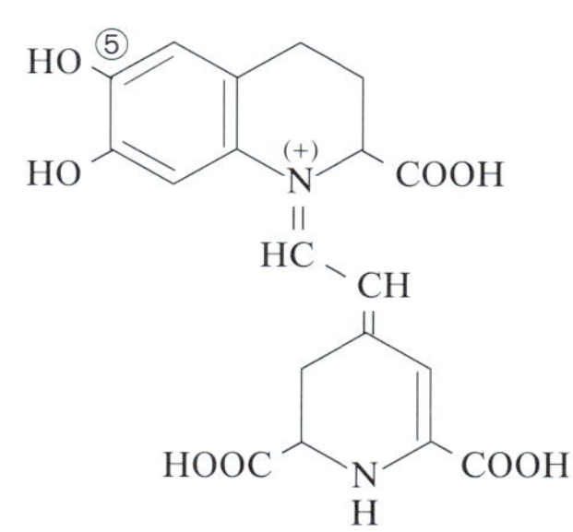

Betanidin

Betanin leitet sich vom Betanidin dadurch ab, daß in 5-Stellung eine Glucose glykosidisch gebunden wird. Es gibt in der Pflanzenwelt noch zahlreiche andere rot gefärbte Verbindungen, die sich ebenfalls vom Betanidin ableiten.

Definition von Azoverbindungen

Charakteristisch für Azoverbindungen ist die Azogruppe:

$$-N=N-$$

Beispiele für Lebensmittel, denen Farbstoffe zugesetzt werden dürfen:

- Seelachs
- Obstkonserven (Erdbeere, Kirsche, Himbeere, Pflaume)
- Brausen
- Geleespeisen, rote Grütze
- Zuckerwaren.

Die Bereitschaft des Organismus zur PAR wird gesteigert durch:

- Streß
- Infekte
- schlechte psychische Verfassung

Konservierungsstoffe, die PAR auslösen können:

- Benzoesäure und ihre Derivate
- Sorbinsäure
- Glutaminsäure
- Sulfite.

Farbstoffe, die PAR auslösen können:

- Tartrazin
- Indigotin
- Erythrosin
- Chinolingelb
- Carminsäure.

Bei diesen Substanzen handelt es sich in der Hauptsache um Azofarbstoffe. Sie sind in der Anlage zur Zulassungsverordnung zusammengestellt. Sie sind dort, wie andere Zusatzstoffe auch, mit EWG-Nummern versehen.

Synthetische Lebensmittelfarbstoffe

Name	Farbe	EWG-Nummern
Tartrazin	gelb	E 102
Chinolingelb	gelb	E 104
Gelborange S	orange	E 110
Azorubin	rot	E 122
Amaranth	rot	E 123
Patentblau V	blau	E 131
Indigotin I	blau	E 132
Brillantsäuregrün BS	grün	E 142
Brillantschwarz BN	schwarz	E 151

11.7 Pseudoallergische Intoleranzreaktionen auf Lebensmittelzusatzstoffe

Insbesondere Konservierungs- und Farbstoffe sind in der letzten Zeit im Zusammenhang mit „pseudoallergischen Reaktionen" (PAR) verstärkt diskutiert worden. Man versteht darunter gesundheitliche Störungen, die mit dem gleichen Symptombild wie „echte" allergische Reaktionen verlaufen. Die Betroffenen klagen z. B. über Nesselfieber, Hautausschläge, Schnupfen und Asthma.
Trotz dieser äußeren Übereinstimmung gibt es dabei jedoch einen gravierenden Unterschied: im Gegensatz zu Allergien ist das Immunsystem des Organismus nicht daran beteiligt. Das bedeutet für PAR im einzelnen:

- Ihnen fehlt ein substanz-spezifischer, immunologischer Auslösemechanismus.
- Sie können ohne vorherige Sensibilisierung bereits bei der ersten Disposition auftreten.

Epidemiologische Untersuchungen über Häufigkeit und Auftreten pseudoallergischer Erkrankungen stehen in der Bundesrepublik Deutschland nicht zur Verfügung; es existieren lediglich Einzelberichte bzw. spärliche Krankenhausstatistiken.
Als gesichert darf jedoch das Auftreten von PAR bei Patienten mit chronischer oder in akuten Schüben auftretender Nesselsucht (Urtikaria) angesehen werden, und zwar im Zusammenhang mit Konservierungs- und Lebensmittelfarbstoffen.
Noch nicht endgültig abgeklärt ist das Vorkommen einer Tartrazin-Intoleranz bei Asthmatikern. Als besonders gefährdet gelten in dieser Gruppe diejenigen, die bereits auf Aspirin bzw. Analgetika mit einer PAR reagieren. Noch sehr umstritten ist die Beteiligung von Zusatzstoffen an dem Zustandekommen bzw. der Unterhaltung von atopischen Ekzemen (Neurodermitis) im Kindesalter.
Gleiches gilt für das Auftreten von Verhaltensstörungen bei Kindern, insbesondere das „hyperkinetische Syndrom". Da zu PAR im Zusammenhang mit Lebensmittelzusatzstoffen bislang nur wenig aussagekräftiges Untersuchungsmaterial vorliegt, können endgültige Aussagen zur Zeit noch nicht gemacht werden.

12. Kontamination von Lebensmitteln

Lebensmittel stehen während ihrer Erzeugung, Lagerung und Verarbeitung auf verschiedenste Weise in Kontakt mit ihrer Umgebung. Hier nur einige Beispiele:

- Pflanzen sind im Laufe ihres Wachstums den Einflüssen aus Luft, Wasser und Boden ausgesetzt.
- Fütterung, Haltungsbedingungen und medizinische Behandlungen haben Auswirkungen auf den Organismus von Tieren, die später als Fleischlieferanten dienen.
- Art und Dauer der Lagerung können zu Veränderungen von Struktur und Zusammensetzung der Lebensmittel führen.

In nahezu allen Phasen zwischen Erzeugung und Verbrauch von Lebensmitteln besteht die Gefahr der Kontamination mit Schadstoffen. Dabei sind insbesondere von Bedeutung:

- Bestandteile von Emissionen, die bei Verbrennung oder anderen technischen Prozessen entstehen (Schwermetalle, radioaktive Nuklide, polycyclische aromatische Kohlenwasserstoffe)
- Komponenten aus Verpackungsmaterial (Monomere, polychlorierte Biphenyle bzw. PCB)
- Toxische Stoffwechselprodukte von Mikroorganismen
- Rückstände von Pflanzenschutzmitteln
- Rückstände von Tierarzneimitteln und Zusätzen zu Futtermitteln.

Um den Verbraucher vor gesundheitsschädlichen Stoffen zu schützen, ist der Schadstoffgehalt Gegenstand der Lebensmittelgesetzgebung. Im LMBG sind für die meisten Schadstoffe noch tolerierbare Höchstmengen festgelegt, die durchweg im ppm- oder gar ppb-Bereich liegen.
In Einzelfällen war man jedoch noch nicht in der Lage, gesetzliche Höchstmengen festzulegen. Das gilt in erster Linie für mineralische Kontaminanten.

Wie gesundheitsschädliche Stoffe noch vom Lebensmittel in den Organismus gelangen können:

- Sie können auf natürliche Weise im Lebensmittel selbst, z. B. als Stoffwechselprodukt, gebildet werden.
- Manche toxische Verbindungen entstehen erst im Verdauungstrakt aus den im Lebensmittel vorhandenen Vorstufen.

12.1 Natürlich gebildete Schadstoffe

Solche Substanzen trifft man in großer Vielzahl im Pflanzenreich an, die Pflanze ist nämlich in der Lage, bestimmte toxische Stoffe in ihren Zellen abzulagern. Sie werden entweder im Rahmen des Stoffwechsels gebildet oder über die Wurzeln aus dem Boden aufgenommen. Hier soll nur auf die wichtigsten eingegangen werden.

12.1.1 Solanin

Bei dieser Substanz handelt es sich um ein glykosidisch gebundenes Alkaloid mit Steroid-Konfiguration.

ppm = parts per million, entsprechend mg Schadstoff pro kg Lebensmittel.

ppb = parts per billion, entsprechend µg Schadstoff pro kg Lebensmittel.

Vorkommen

Grüne Beerenfrüchte, unreif geerntete Kartoffeln (besonders in der Schale), keimende Kartoffeln (vor allem Augen und Keime). Eine gut geschälte Kartoffel enthält 1 bis 2 mg Solanin pro 100 g. Die Substanz ist gut wasserlöslich und geht leicht in das Kochwasser über.

Tomatin

Grüne Tomaten enthalten ein ähnlich gebautes Alkaloid mit ebenfalls toxischer Wirkung.

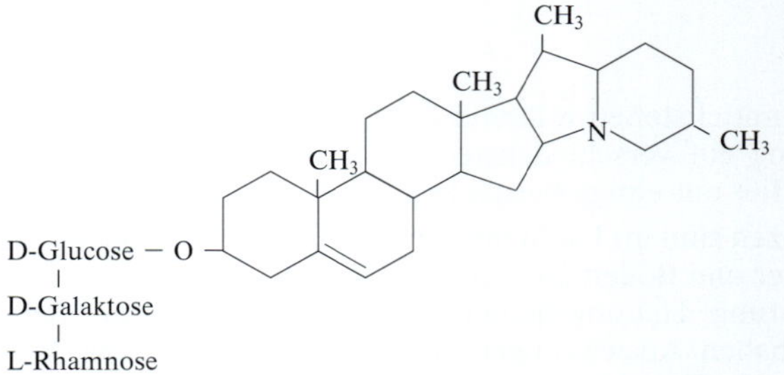

Solanin

Wirkung
Solanin hemmt die Cholinesterase und stört damit die Übertragung.

Symptome
Kratzen und Brennen im Hals, Übelkeit, Brechreiz, Brechdurchfall, Temperaturanstieg, Atemnot bis hin zu Bewußtlosigkeit und Krämpfen. Der Tod kann durch Atemlähmung eintreten.

Toxische Dosis
Ab 400 mg kann Solanin tödlich wirken.

Blausäuregehalte einiger Lebensmittel

Lebensmittel	Gehalt (g/kg)
unreife Bambussprossen	8
bittere Mandeln	2,5
Maniok	2,5

12.1.2 Blausäure

Blausäure (HCN, Cyanwasserstoff) ist eines der stärksten Gifte. Zahlreiche Pflanzen bilden Blausäure, die meist glykosidisch gebunden vorliegt.
Die am häufigsten vorkommende Verbindung ist Amygdalin.

Vorkommen
Unreife Bambussprossen, bittere Mandeln, Maniokwurzeln, Leinsamen, Fruchtkerne.

Wirkung
Das Cyanid (CN^-) der Blausäure blockiert die Eisen-III-Cytochromoxidasen. Dadurch wird der Sauerstofftransport im Organismus schlagartig unterbunden, und zelluläre Oxidationsprozesse sind nicht mehr möglich. Darauf reagieren insbesondere die Gehirnzellen sehr empfindlich; sie sterben augenblicklich ab.

Achtung:

Im Zusammenhang mit bitteren Mandeln oder Bittermandelöl ist es bei Kindern immer wieder zu tödlichen Vergiftungen gekommen.
Bereits 5 bis 10 bittere Mandeln oder 10 Tropfen Öl können tödlich wirken.

Symptome
Kratzen in Hals und Nase, Rötung der Augenbindehaut, Atemnot, Bewußtlosigkeit. Unter Krämpfen und Pupillenerweiterung tritt Atemstillstand ein.

Tödliche Dosis
Ca. 1 mg pro kg Körpergewicht wirken tödlich.

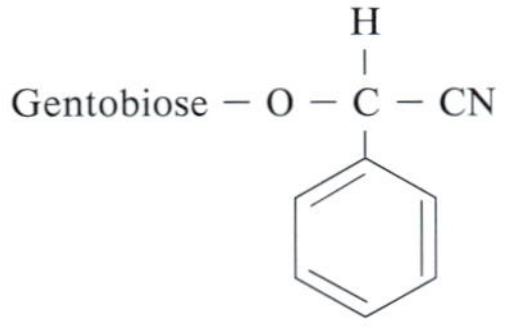

Amygdalin

12.1.3 Oxalsäure

Oxalsäure bildet farblose Kristalle, die unter dem Mikroskop als Gewebeablagerungen in vielen Pflanzen zu finden sind.

Vorkommen

Spinat, Sellerie, rote Bete, Rhabarber, Kakao.

Wirkung

Oxalsäure beeinträchtigt die Calciumresorption, denn sie kann sich mit Ca^{2+} zu unlöslichem Calciumoxalat (CaC_2O_4) verbinden.
Aus dem gleichen Grund fördert Oxalsäure auch die Bildung von Oxalatsteinen in der Niere.

COOH
|
COOH

Oxalsäure

Oxalsäuregehalte einiger Pflanzen

Gemüse	Gehalt (mg/100g)
Spinat	558
Rhabarber	440
Kakao	450
Stachelbeere	88

12.1.4 Nitrate

Nitrate kommen als natürlicher Bestandteil, allerdings in stark schwankenden Konzentrationen, in allen Lebensmitteln vor.

Pflanzliche Nahrungsmittel
Bei pflanzlichen Nahrungsmitteln unterliegt der Nitratgehalt verschiedenen Einflüssen:

- Hohe Lichteinstrahlung fördert die Assimilation und damit gleichzeitig den Abbau von Nitrat.
- Bei hohen Temperaturen ist die Nitratreduktase besonders aktiv, d. h., es kommt nur zu einer geringen Anreicherung von Nitrat.
- Anhaltende Trockenheit bewirkt im allgemeinen eine Nitratanreicherung.

Tierische Nahrungsmittel
Die Nitratgehalte in Lebensmitteln tierischen Ursprungs sind normalerweise recht niedrig, denn es gibt im lebenden Organismus kein Organ, das Nitrat speichern würde. In manchen Fällen, z. B. Fleischwaren oder Käse, wird Nitrat jedoch aus technologischen Gründen zugesetzt.

Nitratgehalt einiger pflanzlicher Lebensmittel

Lebensmittel	Gehalt (mg NO_3^-/kg)
Getreide	7
Kartoffeln	93
Kopfsalat	1489
Weißkohl	451
Spinat	964
Kresse	2326
Tomate	27
Rettich	2030
Rote Bete	1630
Erdbeeren	139
Äpfel	19

Trinkwasser
In den letzten Jahren ist zunehmend der allgemein deutlich angestiegene Nitratgehalt des Trinkwassers in die öffentliche Diskussion geraten. Der Grund für diesen Anstieg: die moderne Tierhaltung. Die Tiere stehen nicht mehr, wie früher üblich, auf Einstreu, sondern auf leicht zu reinigenden Rosten. Urin und Kot gelangen durch diese hindurch auf ein darunter liegendes Transportsystem, werden als Flüssigmist bzw. Gülle fortgebracht und in großen Gülletanks gesammelt.
Statt wie früher wird nun kein Stallmist mehr, sondern besagter Flüssigmist auf die Felder ausgebracht. Er versickert sofort im Erdreich und wandert von dort weiter ins Grundwasser. Übermäßige Düngung mit Gülle gilt deshalb auch als Hauptverursacher des mancherorts bedenklich hohen Nitratgehaltes im Trinkwasser.

Wirkung
In die Nahrung gelangt, kann Nitrat dem Organismus auf zweierlei Weise schaden.

Reduktion zu Nitrit
Nitrate können zu Nitriten reduziert werden. Eine solche Umwandlung kann entweder in nitrathaltigen Nahrungsmitteln oder im Körper selbst stattfinden:
- Die Umwandlung in nitrathaltigen Nahrungsmitteln ist vor allem im Zusammenhang mit Spinat von Bedeutung. Im bereits zubereiteten Spinat können sich bestimmte Mikroorganismen entwik-

Nitratgehalt einiger tierischer Lebensmittel

Lebensmittel	Gehalt (mg NO_3^-/kg)
Milch	1
Fleisch	8
Kassler, roh	69
Schwarzwälder Schinken, roh	351
Rohwürste, schnittfest	208

Geltende Bestimmungen für Trinkwasser:

Seit 1985 ist als zulässiger Nitrat-Höchstwert im Trinkwasser 50 mg pro Liter festgelegt. In Gebieten, wo Mastbetriebe mit Intensivhaltung angesiedelt sind, liegen die gemessenen Werte jedoch zum Teil erheblich darüber.

Für Säuglinge sind bereits Gehalte ab 45 mg pro Liter bedenklich. Im Zweifelsfall empfiehlt sich beim Bereiten von Säuglingsnahrung daher die Verwendung von Mineralwasser, dabei auf den Vermerk „für Säuglinge geeignet" achten. Der Nitratgehalt darf dann nicht über 25 mg pro Liter betragen.

keln, deren Enzyme das Nitrat zu Nitrit reduzieren. Beim Verzehr von nitrithaltigem Spinat kann das giftige Nitrit dann seine schädliche Wirkung entfalten. Es beeinträchtigt das Bindevermögen des roten Blutfarbstoffes für Sauerstoff. Die Folge ist ein akuter Sauerstoffmangel. Besonders gefährdet sind Säuglinge in den ersten Lebensmonaten, aber auch Erwachsene können zu Schaden kommen. Deshalb sollte man einmal zubereiteten Spinat gleich verzehren und nicht wieder aufwärmen.

- Aber auch im Körper selbst kann es zu einer Reduktion von Nitrat zu Nitrit kommen. Auch hier sind wiederum die Kleinsten der größten Gefahr ausgesetzt. So kann Säuglingsnahrung, die mit nitrathaltigem Trinkwasser zubereitet wurde, zu akuten Vergiftungserscheinungen führen.

Bildung von Nitrosaminen

Die aus den Nitraten gebildeten Nitrite können mit Aminogruppen, wie wir sie von den Aminosäuren her kennen, zu den außerordentlich giftigen Nitrosaminen reagieren, die zum Teil schon in geringen Konzentrationen Krebs erzeugen. Auch sie entstehen entweder in Nahrungsmitteln oder im Organismus.

Die Gefahr der Nitrosamin-Bildung ist besonders hoch bei:

- Fleisch- und Wurstwaren.
- Wesentlich größer scheint die Gefahr der Nitrosaminbildung im Körper zu sein. Die endgültige wissenschaftliche Klärung steht noch aus.

Beispiel für Nitrosamine

$(CH_3)_2N-N=O$

Dimethylnitrosamin

$(C_2H_5)_2N-N=O$

Diethylnitrosamin

Als Grund für die krebserregende Wirkung der Nitrosamine werden Alkylierungsreaktionen an der DNS vermutet.

12.1.5 Biogene Amine

Biogene Amine sind Abbauprodukte von Aminosäuren, aus denen sie durch Decarboxylierung im pflanzlichen und tierischen Stoffwechsel entstehen.
Sie werden gebildet:

- von Bakterien im Verdauungskanal
- von Mikroorganismen, die beim Verderb von Lebensmitteln auftreten
- im Zusammenhang mit enzymatischen Verarbeitungsverfahren, z. B. der alkoholischen Gärung oder der Käsereifung.

Vorkommen

Wein, Käse, Fleisch und Fisch.

Wirkung

Biogene Amine werden auch im menschlichen Organismus laufend gebildet. Er verfügt daher über Schutz- und Entgiftungsmechanismen, die in der Nahrung enthaltene oder von der Darmflora gebildete biogene Amine „in Schach halten". Zu gesundheitlichen Störungen, meist ein Absinken des Blutdrucks, kommt es nur bei hoher oraler Zufuhr, bei Leberfunktionsstörungen oder unter Einwirkung bestimmter Medikamente.
Für den Gesunden ist jedoch eine Gefährdung durch biogene Amine praktisch nicht gegeben.

Beispiele für biogene Amine:

- Histamin aus Histidin, in tierischem Gewebe und Spinat
- Cadaverin aus Lysin, in verdorbenem Fleisch
- Agmantin aus Arginin, in Käse.

12.1.6 Proteaseninhibitoren

Diese Substanzen hemmen die Aktivität von Proteasen, und zwar dadurch, daß sie mit ihnen eine feste chemische Verbindung eingehen; das Enzym ist anschließend völlig funktionsuntüchtig.

Vorkommen
Im Rahmen der menschlichen Ernährung sind vor allem die in Leguminosen vorkommenden Inhibitoren von Bedeutung. Sie hemmen die proteinspaltenden Enzyme der Bauchspeicheldrüse, das Trypsin und Chymotrypsin. Allerdings können sie ihre Wirkung im Organismus meist nicht entfalten, denn Hülsenfrüchte werden normalerweise vor dem Verzehr erhitzt. Dabei verlieren die Inhibitoren ihre Wirksamkeit.

12.2 Lebensmittelvergiftungen durch Mikroorganismen

Mikroorganismen können die Gesundheit des Menschen auf zweierlei Weise gefährden:
– Durch vermehrungsfähige, pathogene Keime, die sich auf dem Lebensmittel angesiedelt haben
– Durch Toxine, die von bestimmten Mikroorganismen gebildet werden und das Lebensmittel durchsetzen.

12.2.1 Lebensmittelvergiftungen bakteriellen Ursprungs

Die Mehrzahl aller Lebensmittelvergiftungen, bis zu 90 %, werden von Bakterien hervorgerufen.

Staphylococcus aureus
Intoxikationen mit Staphylococcus aureus gehören zu den häufigsten Lebensmittelvergiftungen und treten vorwiegend bei tierischen Lebensmitteln auf.
Diese Bakterien sind grampositiv und von kugeliger Gestalt.

Vorkommen
– in eitrigen Wunden
– auf Schleimhäuten des Nasen- und Rachenraumes.

Wachstumsbedingungen
St. aureus vermehrt sich bereits im schwach sauren Milieu, bei pH-Werten ab 4,5. Das Temperaturoptimum liegt bei 37 °C.

Wirkung
Die Bakterien sondern ein hitzeresistentes Toxin ab, das Übelkeit und Durchfälle hervorruft. Wirksame Menge: 0,5 bis 1 µg. Es kann durch 90-minütiges Erhitzen auf 100 °C zerstört werden.
Inkubationszeit: 2 bis 6 Stunden.
Dauer der Erkrankung: 1 bis 3 Tage.

Salmonellen
Aus der Gattung Salmonella sind über 1000 verschiedene Typen bekannt. Sie gelangen fast ausschließlich in Lebensmittel tierischer Herkunft, entweder über Primärinfektionen des geschlachteten Tieres oder durch nachträgliche Berührung mit Schmutz.

Definition von Endo- und Exotoxinen:

– Exotoxine werden vorwiegend von grampositiven Bakterien erzeugt und an das Lebensmittel abgegeben.
– Endotoxine werden vorwiegend von gramnegativen Bakterien gebildet. Sie sind Bestandteil der Zellmembran und werden erst nach Absterben des Bakteriums frei.

Lebensmittel, die gegen St. aureus anfällig sind:

– Aufschnitt
– Schnittkäse
– Kartoffelsalat
– Fleischsalat
– Geflügelsalat
– Mayonnaise
– Crèmefüllungen.

Dauerausscheider

Salmonellen können sich auch im Dickdarm von Menschen fest ansiedeln. Solche sogenannten Dauerausscheider dürfen nicht in lebensmittelverarbeitenden Betrieben oder im Lebensmittelhandel eingesetzt werden. Um Dauerausscheider zu erfassen, werden Menschen, die beruflich mit Lebensmitteln umgehen, einmal jährlich amtsärztlich untersucht. Diese Maßnahme soll die Ausbreitung von Salmonelleninfektionen verhindern.

Lebensmittel, die gegen Salmonellen anfällig sind:
- Geflügel
- Eier (vor allem Enteneier)
- Hackfleisch
- Kartoffelsalat
- Fleischsalat
- Wurstwaren.

Lebensmittel, die anfällig gegen Botulinus-Bakterien sind:
- große Knochenschinken
- aufgeschnittene Wurst
- Forellenfilets
- Konserven grüner Bohnen.

Woran Botulinus-infizierte Lebensmittel zu erkennen sind:
- übler Geruch
- Trübung von Flüssigkeit
- Bombage der Dosen
- Selbstöffnen der Gläser.

Bedingungen, die auch für Botulinus-Sporen abtötend sind:
- Temperatur von 121 °C
- Einwirkungszeit von 20 Minuten.

Vorkommen

Salmonellen sind gramnegative bewegliche Stäbchen. Sie leben im Dickdarm von Tieren, z. B. Geflügel. Über den Darm kranker Tiere können sie auch in Muskelfleisch gelangen.

Wachstumsbedingungen

Salmonellen haben ein Temperaturoptimum von 37 °C.

Wirkung

Salmonellen bilden Endotoxine. Diese werden bei der Verdauung im Darm freigesetzt und führen zu Krankheitserscheinungen wie Fieber, Kopfschmerzen, Durchfall, Übelkeit und Erbrechen.
Salmonellenerkrankungen (Salmonellose) sind meldepflichtig. Die Bakterien können durch 10-minütiges Erhitzen auf ca. 80 °C abgetötet werden.

Inkubationszeit: 3 bis 24 Stunden.
Dauer der Erkrankung: 1 bis 2 Tage.

Chlostridium botulinum

Im Gegensatz zu den akuten Brechdurchfällen, verursacht durch St. aureus oder Salmonellen, die meist in wenigen Tagen abklingen und nur äußerst selten zum Tode führen, stellen bakterielle Botulinusinfektionen eine lebensbedrohende Intoxikation dar.
Chlostridium botulinum sind grampositive Stäbchen, die Sporen ausbilden können. Es gibt vier verschiedene, für den Menschen pathogene Arten (Typ A, B, E, F).

Vorkommen

Die Bakterien sind überall im Boden verbreitet und können sich auf infizierten Lebensmitteln vermehren.

Wachstumsbedingungen

Botulinus-Bakterien leben anaerob.
Für den Typ E liegt das Temperaturoptimum bei +4 °C, für die anderen drei bei +22 °C. Das Wachstum wird durch 2 %-ige Essigsäure oder 10 %-ige Kochsalzlösung verhindert.

Wirkung

Alle vier Botulinus-Arten bilden hochwirksame Exotoxine, die zu den stärksten bekannten Giften gehören; wirksame Dosis: 0,1 bis 1 µg. Sie bewirken Lähmungen der Nervenzentren des verlängerten Marks. Die anfänglichen Symptome einer Vergiftung sind Kopfschmerzen, Übelkeit, Erbrechen. Ohne jede Temperatursteigerung setzen dann Lähmungen ein. Innerhalb einiger Tage kann dann bei vollständig erhaltenem Bewußtsein der Tod eintreten.
Die Mortalität der Vergiftung war früher sehr hoch und lag bei ca. 90 %. Erst nachdem Serumbehandlungen entwickelt worden waren, konnte sie auf ca. 15 % reduziert werden.
Die Toxine sind thermolabil und können durch Erhitzen zerstört werden, entweder 30 Minuten lang auf 80 °C oder 5 Minuten lang auf 100 °C.
Botulinus-Erkrankungen sind meldepflichtig.

Inkubationszeit: 1 bis 3 Tage.
Dauer der Erkrankung: 3 bis 6 Tage oder Eintreten des Todes nach 1 bis 8 Tagen.

Chlostridium perfringens
Diese anaerob lebenden Bakterien spielen als Fäulniserreger beim Lebensmittelverderb eine Rolle.

Vorkommen
Sie können sich in geringen Mengen im menschlichen Darm ansiedeln und werden dann meist durch unzureichende Hygiene auf Lebensmittel übertragen.

Wachstumsbedingungen
Sie vermehren sich besonders rasch bei Temperaturen zwischen 12 und 30 °C. pH-Werte zwischen 5 und 8,5 begünstigen ebenfalls das Wachstum.

Wirkung
Die Bakterien zersetzen organische Verbindungen, insbesondere Proteine. Als Endprodukte treten niedermolekulare, zum Teil übelriechende Verbindungen auf, z. B. Indol, Mercaptane oder Schwefelwasserstoff.
Nach dem Verzehr der infizierten Lebensmittel treten Bauchkrämpfe, Übelkeit, Durchfall und Appetitlosigkeit auf. Todesfälle sind kaum bekannt.

Inkubationszeit: 8 bis 24 Stunden.
Dauer der Erkrankung: ca. 1 Tag.

Lebensmittel, die gegen Infektionen mit Chlostridium perfringens anfällig sind:

- aufgewärmte oder lange warm gehaltene Fleischgerichte
- lange warm gehaltene Desserts
- Crèmefüllungen.

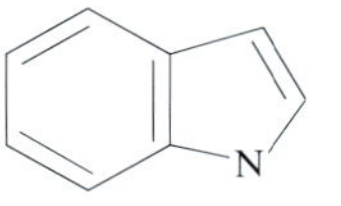

Indol

CH_3SH
Methylmercaptan

H_2S
Schwefelwasserstoff

12.2.2 Mykotoxine

Von den über 100 000 bislang beschriebenen Pilzarten sind ca. 100 Vertreter als Toxinbildner bekannt. Besonders die auf Lebensmitteln wachsenden können zu gesundheitlichen Schäden am Menschen führen.

Aflatoxine
Diese hochwirksamen Toxine werden von dem Schimmelpilz Aspergillus flavus gebildet.

Vorkommen
Erdnüsse, Mandeln, Paranüsse, Mais und andere Getreidearten.

Wirkung
Aus dem von Aspergillus flavus abgeschiedenen Toxin ließen sich verschiedene Toxinvarianten isolieren. Nach ihren Grundgerüsten unterteilte man sie in drei Gruppen, die Aflatoxine B, G und M.
Aflatoxine schädigen vor allem die Leber. Sie verursachen Lebernekrosen und sind stark carcinogen. Dabei wirken sie offensichtlich nicht in ihrer ursprünglichen Struktur, sondern greifen DNS und RNS erst nach enzymatischer Metabolisierung an.
Wegen des hohen Gefahrenpotentials verschimmelter Nahrungsmittel trat 1976 die Aflatoxin-Verordnung in Kraft; darin sind die zulässigen Höchstmengen für die einzelnen Aflatoxintypen festgelegt. Sie liegen zwischen 5 und 10 ppm.
Um einer Übertragung von Aflatoxin auf tierische Lebensmittel über das Futter entgegenzuwirken („Carry over"), sind auch im Futtermittelrecht Höchstmengen-Angaben enthalten.

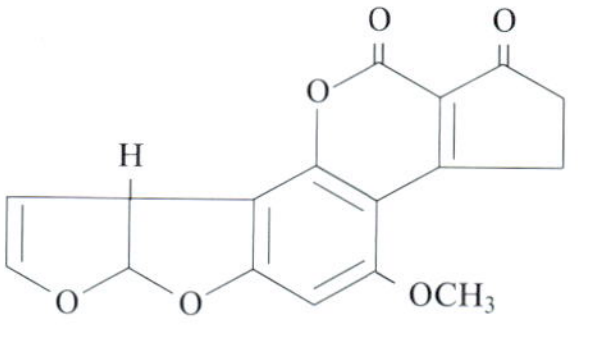

Aflatoxin B

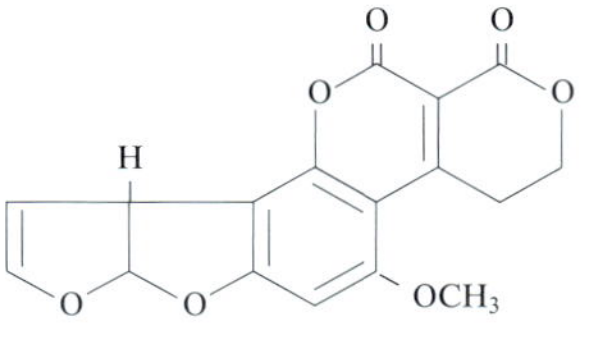

Aflatoxin G

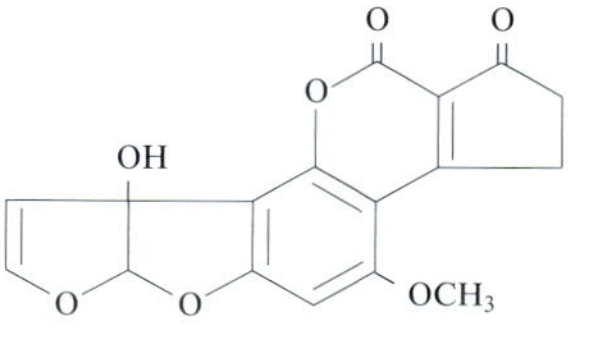

Aflatoxin M

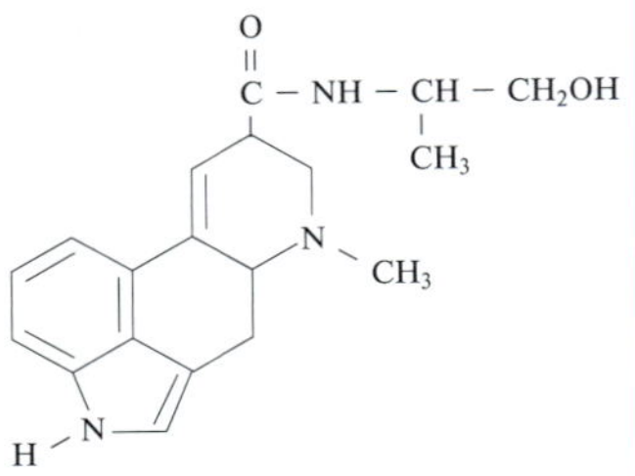

Ergometrin, ein Mutterkorn-Alkaloid

Mutterkorn-Alkaloide
Mutterkorn ist das vorwiegend auf Roggen durch den Pilz Claviceps purpura gebildete violette Dauermycel. Wegen seines Gehaltes an Ergot-Alkaloiden ist es hochgiftig. Mutterkornhaltiges Getreide bzw. daraus gebackenes Brot hat früher häufig zu Massenerkrankungen mit Todesfolge geführt, denn die Alkaloide bewirken nach oraler Einnahme den „Ergotismus", der sich in Form von Schwindel, Krämpfen und Lähmungen äußert und tödlich enden kann.
Ergotismus tritt neuerdings wieder häufiger auf, wenn Getreide ungereinigt verkauft und zu Hause zu Mehl vermahlen wurde.

Weitere Mykotoxine im Überblick
Mykotoxine werden auch von zahlreichen anderen Schimmelarten gebildet. Um den Rahmen dieses Buches nicht zu sprengen, sollen nur einige davon in einem kurzen Überblick dargestellt werden.

Patulin ruft im Tierversuch Lebernekrosen und Sarkome (besonders bösartige Tumore) hervor.
Ochratoxin A gilt als stark teratogen und löst im Tierversuch Leberschäden aus.

Patulin
Es wird von Penicillium patulum auf Getreide und Obst gebildet. Es ist häufig in Apfelsaft anzutreffen, wenn angefaulte Äpfel verwendet wurden.

Ochratoxin A
Es wird von Aspergillus ochraceus auf feuchtem Getreide gebildet und häufig durch den Carry-over-Effekt auf tierische Lebensmittel übertragen.

Sterigmatocystin
Es wird von Aspergillus versicolor auf feuchtem Mais und anderen Getreiden gebildet. Man findet es häufig auf Lebensmittelproben aus Mozambique, einem Land mit der höchsten Leberkrebsrate der Welt.

12.3 Agrochemikalien (Pestizide)

Einteilung der Pestizide

Man teilt die Pestizide nach ihrem Anwendungszweck ein:

- Insektizide wirken gegen Insekten
- Akarizide wirken gegen Spinnmilben
- Herbizide wirken gegen Unkräuter
- Fungizide wirken gegen Schimmel
- Nematizide wirken gegen Wurmbefall
- Molluskizide wirken gegen Schnecken.

Die Geschichte der Pestizide begann mit der Erfindung des DDT im Jahre 1938 durch den Schweizer Chemiker P. Müller, der dafür später sogar den Nobelpreis bekam, weil mit dieser Substanz erstmals ein Mittel gegen die malariaauslösenden Stechmücken gefunden war.
In der Folgezeit wurden zahlreiche weitere Pflanzenschutzmittel synthetisiert. Die weitere Entwicklung verlief so stürmisch, daß jetzt, 50 Jahre später, in der Bundesrepublik Deutschland ca. 1500 Präparate auf der Basis von knapp 300 Wirkstoffen zugelassen sind.
Die Anwendung einer so breiten Palette von Chemikalien hat den Gesetzgeber vor ernste Probleme gestellt. Zwar bemüht man sich seit vielen Jahren, nur noch solche Verbindungen einzusetzen, die bis zur Ernte vollständig abgebaut sind (Nulltoleranz); leider haben Untersuchungen jedoch ergeben, daß vor allem in den ersten Jahren der Anwendung von Pestiziden vielfach Substanzen eingesetzt wurden, die gar nicht oder nur sehr unvollkommen biologisch abgebaut wurden.
Das eingangs erwähnte DDT und eine ganze Reihe anderer chlo-

rierter Verbindungen besitzen diese außerordentlich große Beständigkeit, die man auch als Persistenz bezeichnet. Einige von ihnen konnten sich im Laufe der Zeit über die ganze Erde verteilen.
Die persistenten Pestizide haben noch eine andere unangenehme Eigenschaft. Wegen ihrer guten Fettlöslichkeit reichern sie sich im Körperfett von lebenden Organismen an; sie kumulieren dort. Das hat zur Folge, daß sie sich innerhalb der Nahrungskette mehr und mehr anreichern; an deren Ende steht dann der Mensch.
Daher nimmt es nicht wunder, daß im Depotfett jedes Menschen, sogar bei Eskimos, vor allem DDT, aber auch andere Organochlorverbindungen nachgewiesen werden können.
Inzwischen ist die Anwendung persistenter Pestizide daher bei uns auch weitgehend eingeschränkt oder überhaupt ganz verboten worden. Dennoch ist damit das Problem „DDT & Co." noch nicht als gelöst anzusehen, denn in den Ländern der Dritten Welt werden diese Stoffe noch immer in großem Umfang eingesetzt und verbreiten sich jetzt von dort aus auf unserem Globus.

Verbrauch an Pflanzenschutzmitteln

Zur Zeit werden in der Bundesrepublik Deutschland jährlich ca. 31 000 t Pflanzenschutzmittel ausgebracht. Ca. 80 % dieser Menge entfallen auf Insektizide, Akarizide, Herbizide und Fungizide.

12.3.1 Insektizide

Bei den Insektiziden hat sich seit einiger Zeit ein Wandel vollzogen. Zahlreiche Organochlor-Verbindungen sind inzwischen verboten; stattdessen setzt man zunehmend organische Phosphorsäureester ein. Sie sind biologisch abbaubar und reichern sich nicht in der Nahrungskette an, bereiten also keine Rückstandsprobleme. Allerdings ist ihre akute Toxizität höher; das erfordert eine besondere Sorgfalt bei der Anwendung.

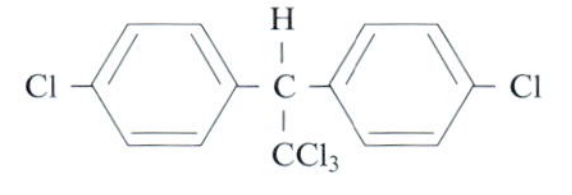

DDT

Bei dieser Verbindung handelt es sich um einen chlorierten Kohlenwasserstoff.

Name	Formel	Anwendung
Lindan	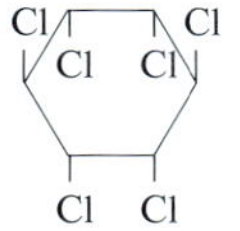	Saatgut (Getreide, Rüben, Leguminosen), Gemüse, Obst
Parathion (E 605)	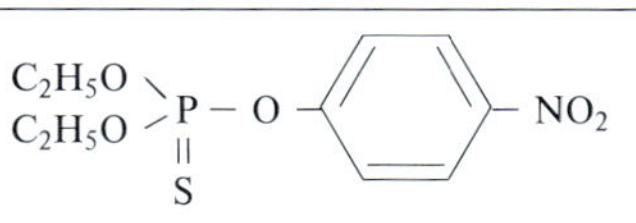	Gemüse, Obst, Getreide, Rüben, Raps, Kartoffeln, Wein, Futtermittel
Bromophos	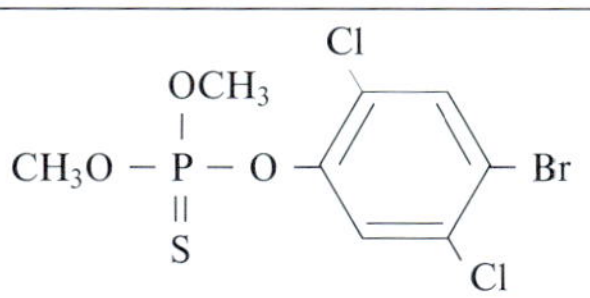	Gemüse, Obst, Getreide
Methomyl	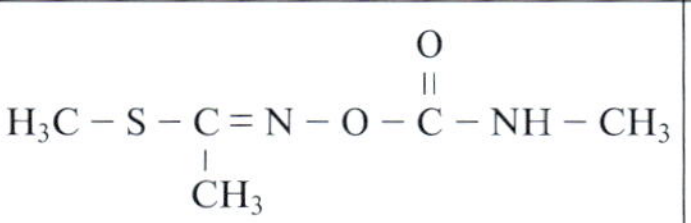	Gemüse, Wein
Promecarb	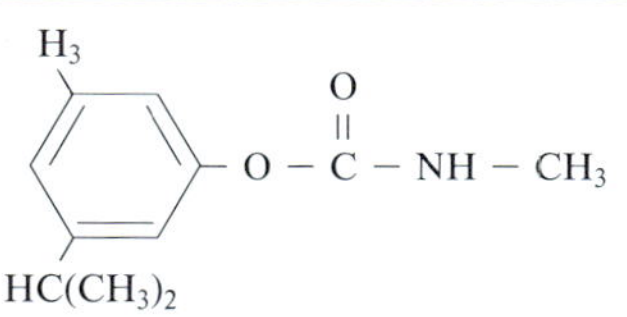	Kernobst, Gemüse, Kartoffeln, Raps, Rüben

„Integrierter Pflanzenschutz": eine vielversprechende Perspektive

Man versteht darunter den Versuch, verschiedene biologische, biotechnologische, pflanzenzüchterische und anbautechnische Maßnahmen derart miteinander zu kombinieren, daß die Anwendung chemischer Pflanzenschutzmittel weitgehend reduziert werden kann.

12.3.2 Fungizide

Mit Fungiziden bekämpft man parasitäre Pilzerkrankungen wie Mehltau, Grauschimmel oder Rost. Bei anfälligen Gütern will man damit auch einem raschen Verderb nach der Ernte entgegenwirken.
Von den bislang eingesetzten Substanzen sind inzwischen einige wegen ihrer Toxizität nicht mehr zugelassen.

Name	Formel	Anwendung
Dichlorfluamid	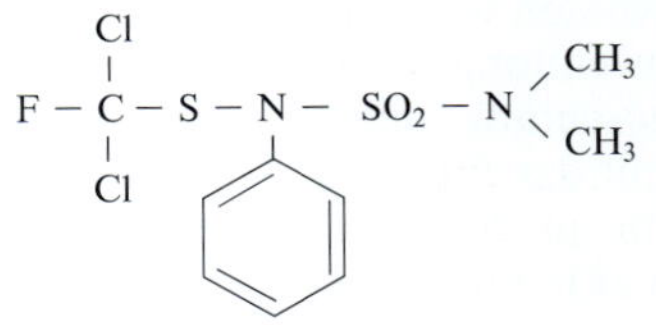	Kopfsalat, Tomaten, Beerenobst, Kernobst
Thiram	$(CH_3)_2N-C(=S)-S-S-C(=S)-N(CH_3)_2$	Kernobst, Erdbeeren, Endivie, Wein
Benomyl	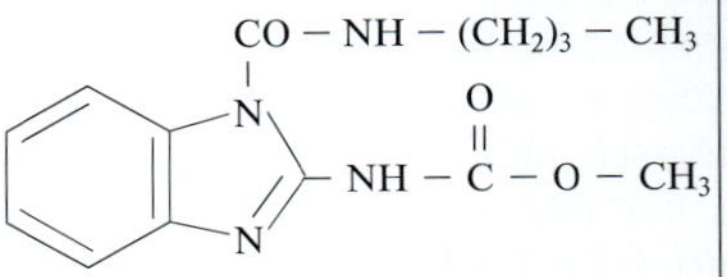	Kernobst, Gurken, Kopfsalat, Erdbeeren

Chlororganische Insektizide und Muttermilch

Aus dem Depotfett des mütterlichen Organismus gelangen bei stillenden Frauen chlororganische Verbindungen auch in die Muttermilch. Sie sind darin in 10 bis 30mal höheren Konzentrationen als in Kuhmilch enthalten. Bei Brustkindern wird daher auch der ADI-Wert für DDT und vergleichbare Verbindungen weit überschritten.
Der Schadstoffgehalt ist so hoch, daß Muttermilch als Lebensmittel nicht in den Verkehr gebracht werden dürfte.
Daher sollten Säuglinge maximal 4 Monate gestillt werden. Möglicherweise wird man die empfohlene Stillzeit noch weiter senken müssen.

12.3.3 Herbizide

Herbizide werden vor allem beim Anbau von Hackfrüchten, Getreide und Gemüse eingesetzt. Sie werden meist in einem sehr frühen Entwicklungsstadium angewendet und sind biologisch abbaubar. Rückstandsprobleme treten daher im Zusammenhang mit Herbiziden nur selten auf.

Name	Formel	Anwendung
Alachlor	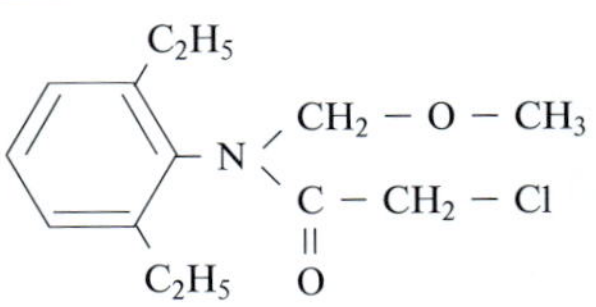	Mais, Kohl
Chlorbufan	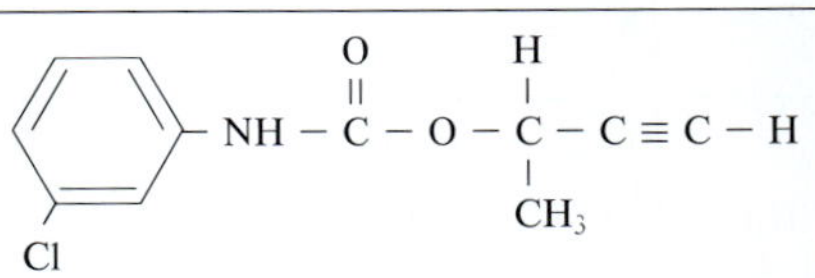	Gemüse
Lenacil	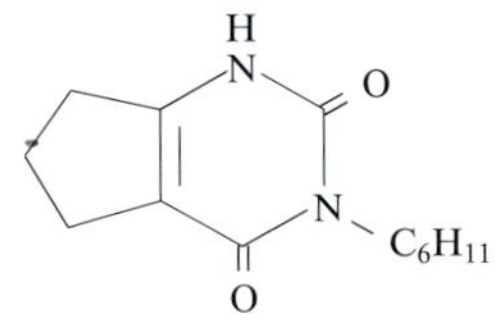	Erdbeeren, Spinat, Rüben

Rückstandssituation in der Bundesrepublik Deutschland

Die Auswertung von 19 000 Proben pflanzlicher Lebensmittel ergaben bei 2,6 % der Erzeugnisse Überschreitungen der zugelassenen Höchstmengen.
Importware gab dabei weit häufiger als inländische Produkte Anlaß für Beanstandungen.
Unbefriedigend jedoch ist, daß noch immer persistente Verbindungen gefunden werden. Zwar werden die festgelegten Höchstmengen dabei meist nicht überschritten; die Kumulationsfähigkeit dieser Substanzen und ihre chronisch-toxischen Eigenschaften geben aber dennoch Anlaß zur Sorge.

12.4 Stoffe mit pharmakologischer Wirkung

Stoffe mit pharmakologischer Wirkung werden in der Tierhaltung eingesetzt. Sie kommen im tierischen Organismus größtenteils überhaupt nicht oder nur in sehr geringen Mengen vor. Sie werden entweder als Arzneimittel oder als Futtermittelzusatzstoffe verabreicht. Die mit einer solchen Verabreichung verbundenen Zielsetzungen sind ganz unterschiedlicher Natur; entsprechend vielfältig ist die Palette der verwendeten Substanzen.

12.4.1 Anabolica

Als Rückstandsbildner in Fleisch von Schlachttieren sind diese Substanzen in den letzten Jahren häufig ins Kreuzfeuer der öffentlichen Diskussion geraten. Anabolica bewirken durch Eingriff in den Hormonhaushalt eine höhere Stickstoff-Retention im Organismus und führen damit zu einer gesteigerten Proteinbildung. Man setzt sie daher vielfach als Masthilfsmittel, z. B. bei Kälbern, ein. Die bekannten Anabolica wirken alle als Sexualhormone. Sie sind damit Stoffe mit pharmakologischer Wirkung, die in Lebensmitteln nicht vorhanden sein dürfen.

Natürliche Sexualhormone
Östrogen (17-β-Östradiol), Progesteron, Testosteron.

Synthetische Steroidabkömmlinge
Trenbolon, Methyltestosteron, Ethinylöstradiol.

Synthetische Anabolica ohne Steroidstruktur
Die nachfolgenden Verbindungen werden unter der Bezeichnung Stilbene zusammengefaßt:
Diethylstilböstrol (DES), Stilböstrol, Dienöstrol, Hexöstrol.
Stilbene sind seit 1981 als Masthilfsmittel ausdrücklich verboten.

Die Rückstandssituation ist bei den Anabolica noch unbefriedigend. Trotz des Verbotes der Stilbene wurden diese Stoffe in der Zeit danach noch immer in Fleisch von Kälbern nachgewiesen, wenn auch nicht in gleichem Umfang wie zuvor. Dafür fand man dann vermehrt künstliche Steroide sowie natürlich oder chemisch veränderte Östrogene.
Die Dunkelziffer der verbotswidrig verwendeten Anabolica dürfte jedoch deutlich höher liegen, als die positiven Ergebnisse lebensmittelchemischer Untersuchungen vermuten lassen. Ein Indiz dafür ist das gehäufte Auftreten von Injektions- oder auch Implantationsstellen bei der amtlichen Fleischbeschau von Kälbern. Der Hormonskandal im August 1988, wo bei Tausenden von Kälbern östrogenwirksame Substanzen gefunden wurden, hat solche Vermutungen eindrucksvoll bestätigt.
Die wohl einzige langfristig wirksame Möglichkeit, einem Hormonmißbrauch rechtzeitig auf die Spur zu kommen, sind Untersuchungen, die bereits während der Mast durchgeführt werden.

12.4.2 Chemotherapeutika

Tiermast wird heute nach ähnlichen ökonomischen Gesichtspunkten betrieben wie die Produktion industrieller Güter. Das bedeutet,

Beurteilungswerte für Chemotherapeutika, bei denen keine Höchstmengen festgelegt wurden

Stoff	Beurteilungswert
Chloramphenicol	10 µg/kg
Ampicillin	10 µg/kg
Benzylpenicillin	0,005 I.E./g
Streptomycin	200 µg/kg
Tetracyclin	10 µg/kg
Sulfonamide	100 µg/kg
Nitrofurane	1 µg/kg

in den Betrieben werden mehr Tiere und dazu noch auf engerem Raum gehalten. Die Folge: Infektionsgefahr und -anfälligkeit sind hoch. Dem versucht man durch Zugabe von Antibiotika zum Futter vorzubeugen. Bereits seit mehr als 30 Jahren werden daher Substanzen wie Tetracycline, Penicillin oder Bazitrazin in der Tiermast verwendet. Solche Praktiken sind jedoch nicht unproblematisch, denn sie können dazu führen, daß sich antibiotika-resistente Krankheitserreger entwickeln, die dann eine ernste Gefahr für den Menschen darstellen.

Heute sind daher in Futtermitteln, insbesondere für die Schweine- und Kälbermast, nur solche Verbindungen zugelassen, die in der Humanmedizin keine Verwendung finden. Außerdem sind in jedem Fall Wartezeiten zwischen Verabreichung der Medikamente und der Schlachtung einzuhalten, damit die Medikamente im Organismus abgebaut werden können. Allerdings ist die Kontrolle darüber, ob dies tatsächlich geschieht, nur schwer zu führen, denn nur 2 % aller gewerblich geschlachteten Kälber und gar nur 0,5 % aller gewerblich geschlachteten sonstigen Tiere werden entsprechenden Untersuchungen unterzogen, so mancher Mißbrauch von Antibiotika bleibt da möglicherweise unaufgedeckt.

12.4.3 Psychopharmaka

Die Intensivhaltung von Mastvieh hat neben der Infektanfälligkeit noch eine weitere negative Seite. Die Tiere sind durch das enge Miteinander starken Streßsituationen ausgesetzt. Insbesondere bei der Schweinezucht stellt dies ein großes Problem dar, denn die Vorliebe des Verbrauchers für mageres Schweinefleisch hat zur Züchtung hochsensibler und damit streßanfälliger Schweinerassen geführt. Die Verwendung solcher Mittel, vor allem Azaperon, Propiopromazin und Acepromacin, sind dann tolerierbar, wenn die vorgeschriebenen Wartezeiten eingehalten werden. Da sie jedoch auch zur Ruhigstellung der Tiere auf dem Transport zum Schlachthof eingesetzt werden, berichten Untersuchungsämter immer wieder über das Vorkommen einzelner Psychopharmaka.

12.5 Umweltrelevante Rückstände in Lebensmitteln

Die Industrialisierung hat uns zwar einen immensen technischen Fortschritt beschert und damit Annehmlichkeiten und Komfort in das tägliche Leben des Menschen gebracht, die frühere Generationen sich nicht einmal vorstellen konnten, aber dieser Luxus hat seinen Preis. Insbesondere in zivilisationsnahen Gebieten sind wir einer erhöhten Exposition von Schadstoffen ausgesetzt. Neben Einflüssen aus Luft und Wasser sowie dem unmittelbaren häuslichen Umfeld dürfte die Belastung des Menschen mit umweltrelevanten Schadstoffen durch Lebensmittel wohl am größten sein.

Schadstoffbelastungen im häuslichen Bereich:

- Giftige Farben in Tapeten
- Monomeres Vinylchlorid in PVC-Kunststoffen
- Cadmiumhaltige Dekors auf Geschirr
- Holzschutzanstriche, die Formaldehyd abgeben.

12.5.1 Schwermetalle

Als die wichtigsten Kontaminanten müssen hier Blei, Cadmium und Quecksilber angesehen werden.

Blei

Die Hauptquellen für die Freisetzung von Blei sind zum einen Industrie-Betriebe wie Bleihütten oder Bleiwarenfabriken, zum anderen aber auch die privaten Haushalte, und zwar dadurch, daß Reste von Farben und Rostschutzmitteln oder gar Autobatterien auf den Müllhalden landen.
Da Bleiverbindungen zumeist schwer löslich sind, treten sie dann in der Luft als Staub und im Wasser als Schwebstoffe auf.
Besonders stark mit Blei kontaminiert sind oberirdisch wachsende Gemüse- und Obstarten, insbesondere dann, wenn deren Oberfläche rauh oder wachsartig beschaffen ist.
In Lebensmitteln tierischer Herkunft wird Blei in höheren Konzentrationen (über 1 mg pro kg) praktisch nur noch in den Innereien, vor allem Leber und Niere, gefunden.
Die Resorptionsrate aufgenommener Bleiverbindungen liegt beim Menschen zwischen 5 und 10 %. Das aufgenommene Blei wird in Knochen und inneren Organen abgelagert und reichert sich dort an. In diesem Zusammenhang sei erwähnt, daß Blei über die Plazenta auf die Frucht übergeht, d. h., die Speicherung beginnt bereits beim Fetus.
Im Knochen gespeichertes Blei ist unschädlich, kann jedoch in extremen Situationen wie Fieber, Streß oder ähnlichen Einflüssen mobilisiert werden und dann zu Intoxikationen führen. Die toxische Wirkung von Blei besteht in der Blockierung verschiedener Enzyme und der Synthese von Hämoglobin.

Durchschnittliche Aufnahme von Blei

Zur Berechnung der Bleiaufnahme wird der Verzehr eines fiktiven Durchschnittserwachsenen mit 70 kg Körpergewicht zugrunde gelegt. Danach nimmt der Durchschnittsbürger wöchentlich 0,98 mg Blei über Lebensmittel und Trinkwasser auf. Das sind 28 % dessen, was die Weltgesundheitsorganisation als wöchentlich duldbare Menge mit 3,5 mg veröffentlicht hat.

Ein Zahlenbeispiel

Schätzungen zufolge werden allein im Rhein jährlich ca. 3000 t Blei in Form von Schwebstoffen transportiert.

Bleikontamination durch Konservendosen

Eine vermeidbare Quelle der Bleiaufnahme stellen Lebensmittel in Konservendosen dar, die mit bleihaltigem Lot verschlossen wurden. Aus diesem Grund stellen die entsprechenden Lebensmittelbetriebe ihre Produktion bereits seit einiger Zeit auf bleifreie Techniken um.

Benzin als Bleiquelle

Ein Teil des Treibstoffs ist auch heutzutage noch verbleit. Er enthält als Antiklopfmittel Bleitetraethyl, eine organische Bleiverbindung, die hochgiftig ist.

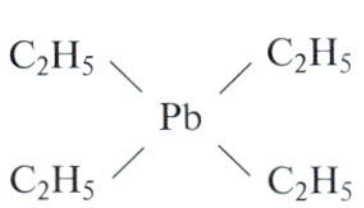

Wie die Bleikontamination von Obst und Gemüse reduziert werden kann

Verschiedene Untersuchungen haben ergeben, daß durch die üblichen Vorbereitungsarbeiten wie Waschen, Putzen und Schälen bis zu 80 % des anhaftenden Bleis entfernt werden können. Dieser Effekt ist auch bei industriell verarbeiteten Lebensmitteln zu erreichen.

Cadmium

Cadmium ist ein Begleitelement des Zinks. Eine Hauptquelle für die Kontamination sind daher Zinkhütten.
Weitere Gefährdungen gehen aus von cadmiumhaltigen Farben und kontaminiertem Klärschlamm, von Phosphatdünger und fossilen Brennstoffen wie Öl, Kohle und Gas.

Durchschnittliche Aufnahme von Cadmium

Die durchschnittliche wöchentliche Cadmium-Aufnahme liegt bei 0,10 mg. Sie liegt damit deutlich unter dem laut WHO duldbaren Wert von 0,52 mg.

Eine vermeidbare Cadmiumquelle

Zigarettenrauch trägt in hohem Maße zur Cadmiumbelastung bei. Das Rauchen von 20 Filterzigaretten pro Tag erhöht sie um mindestens 50 %.

Ebenso wie bei Blei sind vor allem Lebensmittel pflanzlicher Herkunft cadmiumbelastet. Der Unterschied dabei: Cadmium wird vorwiegend über die Wurzeln aufgenommen, das bedeutet, die Kontamination kann durch Waschen oder Putzen kaum verringert werden.
In Lebensmitteln tierischer Herkunft wird Cadmium in nennenswerten Mengen nur in Innereien gefunden. Es wird in erster Linie in den Nieren gespeichert und reichert sich dort an. Die höchsten Cadmiumgehalte fand man daher in den Nieren älterer Schweine (ab 6 Monate) und älterer Rinder (ab 24 Monate).
Die Resorptionsrate von Cadmium liegt bei ca. 5 %.

Durchschnittliche Aufnahme von Quecksilber

Die wöchentliche Aufnahmemenge für Quecksilber liegt bei ca. 0,11 mg, das ist knapp ein Drittel der laut WHO duldbaren Wochendosis von 0,35 mg.

Quecksilber
Quecksilber ist in Abwässern von Natronlauge- und Papierfabriken enthalten und gelangt außerdem bei der Verbrennung von Steinkohle in die Umwelt.
Im Unterschied zu Blei und Cadmium erreicht Quecksilber den Menschen hauptsächlich über Lebensmittel tierischer Herkunft. Relativ hohe Konzentrationen können in Fischen vorkommen.
Lebensmittel pflanzlicher Herkunft weisen nur selten Gehalte über 0,02 mg pro kg auf. Während metallisches Quecksilber nur über die Atmung toxisch ist, wirken anorganische und organische Verbindungen hochgiftig, wenn sie mit der Nahrung in den Körper gelangen.

12.5.2 Polyhalogenierte aromatische Verbindungen

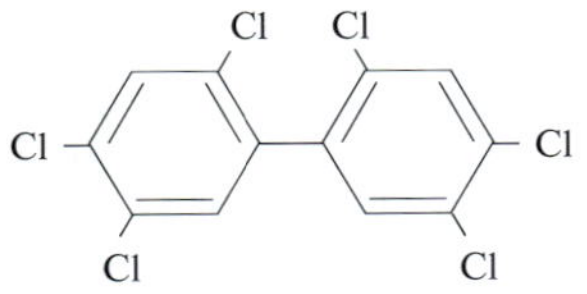

Beispiel für ein PCB

PCB-Gehalte in Milchfett

- Kuhmilchfett enthält 80 µg pro kg
- Frauenmilchfett enthält 2640 µg pro kg.

PCB reichern sich wie andere halogenierte Kohlenwasserstoffe im menschlichen Organismus an.

Die wichtigsten Verbindungen aus dieser Klasse sind die polychlorierten Biphenyle (PCB). Unter dieser Bezeichnung wird eine Gruppe von ca. 209 strukturähnlichen, biologisch nicht abbaubaren Substanzen zusammengefaßt. Sie sind thermisch überaus stabil und werden daher bevorzugt als Kälte- und Wärmeübertragungsöle, Transformatorenöle und Hydraulikflüssigkeiten verwendet.
Sie sind als Folge der Industrialisierung weltweit in nahezu alle ökologischen Systeme und damit auch in die Nahrungskette gelangt.
In der Bundesrepublik Deutschland ist ihr Einsatz inzwischen per Gesetz stark eingeschränkt. Die heute nachweisbaren Rückstände in Lebensmitteln sind daher in erster Linie Folgen von Altlasten.
In Lebensmitteln pflanzlicher Herkunft spielen PCB-Rückstände nur eine geringe Rolle. Die nachgewiesenen Konzentrationen liegen bei höchstens 5 µg/kg Frischsubstanz. In den Lebensmitteln tierischer Herkunft kommen sie in höheren Mengen vor, was nahezu ausschließlich auf Carry-over-Vorgänge, z. B. aus importierten Futtermittelgrundstoffen, zurückzuführen ist.
PCB sind in der Bundesrepublik Deutschland in die Höchstmengen-Verordnung einbezogen, so daß ihre Gehalte in Lebensmitteln überwacht werden.

12.6 Radionuklide

In der Nacht vom 25. zum 26. April 1986 fand im Block 4 des Kernkraftwerkes Tschernobyl in der Ukraine ein Unfall statt, bei dem größere Mengen radioaktiver Stoffe freigesetzt wurden. Drei Tage später erreichte die „radioaktive Wolke" Westberlin, und am 30. April war dann ganz Süddeutschland betroffen. Von dort breitete sich die kontaminierte Luft über das gesamte Bundesgebiet aus. Dieser Vorfall gab der Diskussion um die friedliche Nutzung der Kernenergie neue Nahrung.

Die Strahlungsexposition des Menschen entsteht zum einen durch natürliche Radionuklide, hauptsächlich ^{40}K und ^{14}C, und zum anderen durch solche, die nachträglich, z. B. durch Kernwaffenversuche, in die Umwelt gelangen.

Bei den „künstlichen" Radionukliden handelt es sich hauptsächlich um ^{137}Cs, ^{90}Sr, ^{131}J, ^{14}C und Tritium, das radioaktive Isotop des Wasserstoffs.

Fachbegriffe im Zusammenhang mit Radioaktivität

Becquerel (Bq): ist eine Aktivitätseinheit und ein Maß für die Anzahl der Zerfälle einer radioaktiven Substanz; alte Bezeichnung: Curie (Ci).
($1\ Ci = 3{,}7 \cdot 10^{10}\ Bq$).

Sievert (Sv): ist die Einheit der Äquivalentdosis. Man versteht darunter die biologische Wirkung, die von einer bestimmten Strahlenenergie in Organen und Geweben hervorgerufen wird; alte Bezeichung: rem
($1\ Sv = 100\ rem$).

Halbwertszeit: Zeit, in der die Hälfte aller vorhandenen Atome einer radioaktiven Substanz zerfallen sind.
Jod-131 . . . ca. 8 Tage
Cäsium-137 . . . ca. 30 Jahre
Cäsium-134 . . . ca. 2 Jahre

Ob über Atemluft, Trinkwasser oder Nahrung, der Körper nimmt Radioaktivität auf und speichert sie in den Organen. Die angesammelten radioaktiven Teilchen bestrahlen auf diese Weise direkt Organe und Gewebe. Art und Ausmaß des dabei verursachten Schadens sind von verschiedenen Faktoren abhängig.

1. Alter und Belastbarkeit des betroffenen Organismus. So sind Kinder, insbesondere kleinere Kinder, wesentlich stärker gefährdet als Erwachsene. Schwangere und stillende Frauen zählen ebenfalls zu den Risikogruppen.

2. Art des bestrahlten Organs bzw. Gewebes.

3. Art des strahlenden Isotops. Bei dem Reaktorunglück in Tschernobyl wurde zunächst sehr viel Jod freigesetzt, das aber mittlerweile wegen seiner kurzen Halbwertzeit praktisch vollkommen zerfallen ist. Cäsium-Isotope und Strontium mit der Halbwertzeit von jeweils mehreren Jahren wird man aber noch sehr lange nachweisen können.

4. Strahlendosis, d. h., wieviele radioaktive Teilchen in den Organismus aufgenommen werden. Die Gefahr des Auftretens typischer Strahlenschäden steigt mit der aufgenommenen Strahlendosis.

Durch den Betrieb von Kernenergieanlagen wird sich die Tritiummenge in der gesamten Biosphäre langfristig etwa verzehnfachen.

Zusätzliche Aufnahme von Radionukliden durch Tschernobyl für Erwachsene

Isotop	Aktivität (Bq pro Jahr)
^{131}J	4598
^{134}Cs	1758
^{137}Cs	3399

Wie radioaktive Isotope im Organismus wirken

- ^{90}Sr ist dem Calcium sehr ähnlich und wird in den Knochen eingebaut. Im wachsenden Organismus kann es den Calciumstoffwechsel hemmen und das Knochenmark schädigen, was oftmals zu Leukämie führt, Auswirkungen, die bei Atombombenopfern von Hiroshima und Nagasaki gehäuft aufgetreten sind.
- Jod wird in der Schilddrüse gespeichert, ist aber wegen seiner geringen Halbwertszeit weniger gefährlich.
- Cäsium verhält sich im Organismus wie Kalium und wird im Muskel gespeichert.

Ganz allgemein läßt sich sagen, daß das Risiko, an Krebs zu erkranken, bei radioaktiver Strahlenexposition steigt.

Die Kontamination von Lebensmitteln hatte in der Bundesrepublik Deutschland ihr Maximum in den Jahren 1964 und 1965. Die gesamte Aufnahme mit der Nahrung lag damals pro Tag und Person bei 9 Bq für ^{137}Cs und 1 Bq für ^{90}Sr. Bis zum Reaktorunglück in Tschernobyl war die Belastung dann auf ca. 10 % dieser Werte gesunken, vor allem deshalb, weil Kernwaffentests seit 1963 nur noch unterirdisch durchgeführt werden dürfen. Dies entspricht einer Äquivalentdosis von ca. 2 mSv pro Jahr, von denen 0,38 mSv über die Nahrung aufgenommen werden.
Durch das Reaktorunglück in Tschernobyl stieg die Belastung wieder an, man schätzt um zusätzlich 0,04 bis 0,26 mSv pro Jahr.
Aus diesem Anlaß wurden die Aktivitätswerte für Milch auf 500 Bq pro Jahr und für Gemüse auf 250 Bq pro Jahr festgelegt.

13. Das Lebensmittelgesetz: Schutz des Verbrauchers

In der zweiten Hälfte des vorigen Jahrhunderts war es zur Versorgung der damals rasch wachsenden Bevölkerung erforderlich, Lebensmittel in immer größeren Mengen zu erzeugen, zu verarbeiten und in den Handel zu bringen. Diese Entwicklung machte es bald dringend nötig, den Verkehr mit Lebensmitteln rechtlich zu regeln.

Chronik der Lebensmittelgesetzgebung

1876 Gründung des kaiserlichen Gesundheitsamtes
1879 Verkündung des ersten deutschen Lebensmittelgesetzes. Es führte erstmals zu einem vorbeugenden Verbraucherschutz hinsichtlich des Verkehrs mit Lebensmitteln und Gebrauchsgegenständen.
1894 Erlaß einer speziellen Prüfungsordnung für Lebensmittelchemiker
1927 Neufassung des alten Lebensmittelgesetzes
1958 Verabschiedung eines Gesetzes zur Änderung und Ergänzung des bestehenden Lebensmittelrechtes. Erstmals wurde der Begriff der Fremdstoffe geprägt und auf derartige Substanzen das Verbotsprinzip angewendet.
1974 Verkündung des neuen und noch jetzt geltenden Gesetzes über den Verkehr mit Lebensmitteln, Tabakerzeugnissen, kosmetischen Mitteln und Bedarfsgegenständen (LMBG). Der internationalen Entwicklung folgend wurde der Begriff Fremdstoff durch „Zusatzstoff" (food additive) ersetzt. Das Verbotsprinzip gilt nach wie vor.

Was damals als Fremdstoff definiert wurde:

„Stoffe, die Lebensmitteln zugesetzt werden und keinen Gehalt an verdaulichen Kohlenhydraten, Fett oder Eiweiß besitzen und keinen natürlichen Gehalt an Vitaminen, Provitaminen, Geruchs- oder Geschmacksstoffen haben". Danach gehörten zu den Fremdstoffen, z. B. Konservierungsstoffe, Antioxidantien, Farbstoffe.

13.1 Aufbau des Lebensmittelrechts

In die lebensmittelrechtliche Gesetzgebung sind nicht nur Lebensmittel einbezogen, sondern auch kosmetische Artikel und Bedarfsgegenstände.

Was ist das Verbotsprinzip?

Es besagt, daß zunächst einmal grundsätzlich der Zusatz von lebensmittelfremden Stoffen verboten ist. Erst mit spezieller Ausnahmegenehmigung dürfen sie zugesetzt werden. Die betreffenden Stoffe wurden in bestimmten Verordnungen ausdrücklich zugelassen, z. B. KonservierungsstoffVO, FarbstoffVO etc.

13.1.1 LMBG-Rahmengesetz

Das LMBG-Rahmengesetz bildet die allgemeine Rechtsgrundlage der Lebensmittelgesetzgebung. Die darin enthaltenen Bestimmungen sind allgemeiner Art und enthalten außerdem Ermächtigungen für das Erlassen spezieller Verordnungen.

Begriffsbestimmungen (Auswahl)

§ 1 Lebensmittel

(1) Lebensmittel im Sinne dieses Gesetzes sind Stoffe, die dazu bestimmt sind, in unverändertem, zubereitetem oder verarbeitetem Zustand von Menschen verzehrt zu werden; ausgenommen sind

Gliederung des LMBG-Rahmengesetzes:

1. Abschnitt: Begriffsbestimmungen
2. Abschnitt: Verkehr mit Lebensmitteln
3. Abschnitt: Verkehr mit Tabakerzeugnissen
4. Abschnitt: Verkehr mit kosmetischen Mitteln
5. Abschnitt: Verkehr mit sonstigen Bedarfsgegenständen.

Wovor das LMBG den Verbraucher schützen will:

- Gesundheitliche Schäden durch den Verzehr von Lebensmitteln
- Wirtschaftliche Schäden durch Übervorteilung und Täuschung.

§ 7 Begriffsbestimmungen über den Umgang mit Lebensmitteln

Herstellen
das Gewinnen, Herstellen, Zubereiten, Be- und Verarbeiten.

Inverkehrbringen
das Anbieten, Vorrätighalten zum Verkauf oder zu sonstiger Abgabe, Feilhalten und jedes Abgeben an andere.

Behandeln
das Wiegen, Messen, Um- und Abfüllen, Stempeln, Bedrucken, Verpacken, Kühlen, Lagern, Aufbewahren, Befördern sowie jede sonstige Tätigkeit, die nicht als Herstellen, Inverkehrbringen oder Verzehren anzusehen ist.

Verzehren
das Essen, Kauen, Trinken sowie jede sonstige Zufuhr von Stoffen in den Magen.

Stoffe, die überwiegend dazu bestimmt sind, zu anderen Zwecken als zur Ernährung oder zum Genuß verzehrt zu werden.
(2) Den Lebensmitteln stehen gleich ihre Umhüllungen, Überzüge oder sonstigen Umschließungen, die dazu bestimmt sind, mitverzehrt zu werden, oder bei denen der Mitverzehr vorauszusehen ist.

§ 2 Zusatzstoffe
(1) Zusatzstoffe im Sinne dieses Gesetzes sind Stoffe, die dazu bestimmt sind, Lebensmittel zur Beeinflussung ihrer Beschaffenheit oder zur Erzielung bestimmter Eigenschaften oder Wirkungen zugesetzt zu werden; ausgenommen sind Stoffe, die natürlicher Herkunft oder den natürlichen chemisch gleich sind und nach allgemeiner Verkehrsauffassung überwiegend wegen ihres Nähr-, Geruchs- oder Geschmackswertes oder als Genußmittel verwendet werden, sowie Trink- und Tafelwasser.

§ 6 Verbraucher
(1) Verbraucher im Sinne dieses Gesetzes ist derjenige, an den Lebensmittel, Tabakerzeugnisse, kosmetische Mittel oder Bedarfsgegenstände zur persönlichen Verwendung oder zur Verwendung im eigenen Haushalt abgegeben werden.
(2) Dem Verbraucher stehen gleich Gaststätten, Einrichtungen zur Gemeinschaftsverpflegung sowie Gewerbetreibende, soweit sie in Absatz 1 genannte Erzeugnisse zum Verbrauch innerhalb ihrer Betriebsstätte beziehen.

Bestimmungen zum Verkehr mit Lebensmitteln

§ 8 Verbote zum Schutz der Gesundheit
Es ist verboten,
1. Lebensmittel für andere derart herzustellen oder zu behandeln, daß ihr Verzehr geeignet ist, die Gesundheit zu schädigen;
2. Stoffe, deren Verzehr geeignet ist, die Gesundheit zu schädigen, als Lebensmittel in den Verkehr zu bringen.

§ 10 Ermächtigung für Hygienevorschriften
Dieser Paragraph ermächtigt den Gesetzgeber, Verordnungen zu erlassen, die der Gefahr einer ekelerregenden oder sonst nachteiligen Beeinflussung von Lebensmitteln wie durch Mikroorganismen, Verunreinigungen, Gerüche, Temperaturen, Witterungseinflüsse oder Behandlungs- oder Zubereitungsverfahren vorbeugen.

§ 11 Zusatzstoffverbote
(1) Es ist verboten,
1. bei dem gewerbsmäßigen Herstellen oder Behandeln von Lebensmitteln, die dazu bestimmt sind, in den Verkehr gebracht zu werden,
   a) nicht zugelassene Zusatzstoffe unvermischt oder in Vermischungen mit anderen Stoffen zu verwenden;
   b) Ionenaustauscher zu benutzen, soweit dadurch nicht zugelassene Zusatzstoffe in die Lebensmittel gelangen;
   c) Verfahren zu dem Zweck anzuwenden, nicht zugelassene Zusatzstoffe in den Lebensmitteln zu erzeugen.

§ 13 Bestrahlungsverbot
(1) Es ist verboten,
1. bei Lebensmitteln gewerbsmäßig eine nicht zugelassene Bestrahlung mit ultravioletten oder ionisierenden Strahlen anzuwenden;

2. Lebensmittel gewerbsmäßig in den Verkehr zu bringen, die entgegen dem Verbot der Nummer 1 oder einer nach Absatz 2 erlassenen Rechtsverordnung bestrahlt sind.

§ 16 Kenntlichmachung

(1) Der Gehalt der Lebensmittel an Zusatzstoffen und die Anwendung einer zugelassenen Bestrahlung ist kenntlich zu machen.

§ 17 Verbote zum Schutz vor Täuschung

(1) Es ist verboten,

1. zum Verzehr nicht geeignete Lebensmittel in den Verkehr zu bringen.
2. nachgemachte Lebensmittel, d. h.:
   - Lebensmittel, die in ihrer Beschaffenheit von der Verkehrsauffassung abweichen und dadurch in ihrem Wert oder in ihrer Beschaffenheit nicht unerheblich gemindert sind,
   - Lebensmittel, die geeignet sind, den Anschein einer besseren als der tatsächlichen Beschaffenheit zu erwecken, ohne ausreichende Kenntlichmachung in den Verkehr zu bringen.
3. zugelassene Zusatzstoffe oder zugelassene Bestrahlungen auch bei Kenntlichmachung so anzuwenden, daß sie geeignet sind, den Verbraucher über den geminderten Wert oder die geminderte Brauchbarkeit eines Lebensmittels zu täuschen.
4. Lebensmittel unter irreführender Bezeichnung, Angabe oder Aufmachung gewerbsmäßig in den Verkehr zu bringen oder für Lebensmittel allgemein oder im Einzelfall mit irreführenden Darstellungen oder sonstigen Aussagen zu werben.

Der Schutz des § 8 wird durch § 9 „Ermächtigungen zum Schutz der Gesundheit" noch erweitert. Er besagt, daß bereits zur Verhütung einer Gefährdung durch Lebensmittel Verbote oder Beschränkungen ausgesprochen werden können.

In § 16 ist außerdem festgelegt, daß die Anwendung einer zugelassenen Bestrahlungsart kenntlich gemacht werden muß.

§ 16 wird durch die Lebensmittelkennzeichnungs-VO ergänzt.

13.1.2 Allgemeine Vorschriften

Sie enthalten Vorschriften allgemeiner Art, die sich nicht auf bestimmte Produktgruppen, sondern auf alle Lebensmittel beziehen.

Verordnung über die Zulassung von Zusatzstoffen zu Lebensmitteln

Darin ist die Verwendung dieser Stoffe im einzelnen geregelt. Sie umfaßt außerdem eine Liste sämtlicher zugelassener Verbindungen:

- Anlage 1 enthält allgemein zugelassene Zusatzstoffe (z. B. Äpfelsäure, Glycerin, Gummi arabicum, Lecithine).
- Anlage 2 enthält beschränkt zugelassene Zusatzstoffe (z. B. Backtriebmittel, Dickungsmittel, Emulgatoren, Süßstoffe).
- Anlage 3 enthält Konservierungsstoffe. Für sie sind außerdem Einsatzmöglichkeiten und erlaubte Höchstmengen angegeben.
- Anlage 4 enthält Schwefeldioxid und SO_2 entwickelnde Stoffe. Auch hier sind Einsatzmöglichkeiten und Höchstmengen angegeben.
- Anlage 5 enthält Antioxidantien mit Einsatzmöglichkeiten und Höchstmengenangaben.
- Anlage 6 enthält Farbstoffe mit Angabe der Verwendungszwecke.

Verordnung über Höchstmengen an Pflanzenschutz- oder sonstigen Mitteln

Darin sind die Höchstmengen für Substanzen festgelegt, die als Agrochemikalien eingesetzt werden. Die Anlage enthält eine Liste aller zugelassenen Verbindungen mit Angaben über die erlaubte Verwendung und festgelegten Höchstmengen.

In der Zusatzstoff-Zulassungs-VO sind alle zugelassenen Zusatzstoffe in einer sog. „Positiv-Liste" aufgeführt.

Lebensmittelkennzeichnungs-VO

Diese Verordnung ist eine der wichtigsten Ausführungsverordnun-

Was ist das Mindesthaltbarkeitsdatum?

Es ist der Termin, bis zu dem ein Lebensmittel seine typischen Eigenschaften behält. Voraussetzung dabei sind angemessene Lagerbedingungen. Es ist also **nicht** gleichzusetzen mit einem Verfallsdatum.
Nach Ablauf des Mindesthaltbarkeitsdatums liegt die Verantwortung für die Qualität der Ware beim Händler; er muß sich regelmäßig davon überzeugen, daß sie noch einwandfrei ist.

gen zum LMBG und wurde 1981 in Kraft gesetzt. Sie stellt sicher, daß der Verbraucher beim Kauf von Lebensmitteln in Fertigpakkungen alle notwendigen Informationen erhält.

Im einzelnen sind folgende Angaben vorgeschrieben:
- Name oder Firma und Anschrift des Herstellers, Verpackers oder eines in der Europäischen Gemeinschaft niedergelassenen Verkäufers
- Verkehrsbezeichnung über Art des Lebensmittels
- Verzeichnis der Zutaten, aufgezählt in absteigender Reihenfolge ihres Gewichtsanteils zum Zeitpunkt ihrer Verwendung bei der Herstellung des Lebensmittels
- Mindesthaltbarkeitsdatum
- Menge des Inhalts.

13.1.3 Spezielle Verordnungen

Sie enthalten Richtlinien zu einzelnen Produktgruppen oder Lebensmitteln.
Beispiele sind:
- Hackfleisch-VO
- Butterverordnung
- Fleischhygienegesetz.
- Zuckergesetz.

Es würde den Rahmen dieser Übersicht sprengen, darauf im einzelnen einzugehen.

13.2 Lebensmittelüberwachung

Um dem LMBG und den entsprechenden Ausführungsbestimmungen Geltung zu verschaffen, hat der Gesetzgeber den Apparat der Lebensmittelüberwachung geschaffen. Zuständig für die Lebensmittelüberwachung sind die einzelnen Bundesländer. Sie haben zentrale Lebensmittelüberwachungs-Ämter eingerichtet. Deren Arbeit wird durch die staatlichen und städtischen Gesundheitsämter unterstützt.

Deutsches Lebensmittelbuch

Das Deutsche Lebensmittelbuch ist eine Sammlung von Leitsätzen, in denen Herstellung, Beschaffenheit oder sonstige Merkmale von Lebensmitteln, die für die Verkehrsfähigkeit der Lebensmittel von Bedeutung sind, beschrieben werden.
Die Leitsätze werden von der Deutschen Lebensmittelbuch- Kommission unter Berücksichtigung des von der Bundesregierung anerkannten internationalen Lebensmittelstandards beschlossen.

Hauptmaßnahmen der Lebensmittelüberwachung sind:
- Regelmäßige Betriebskontrolle in Herstellungs- und Handelsbetrieben, ebenso in Gaststätten und Großküchen
- Regelmäßige Entnahme von Lebensmittelproben in den entsprechenden Betrieben. Außerdem unterliegen importierte Lebensmittel der stichprobenartigen Kontrolle.

Die Stationen einer Lebensmittelprobe
1. Entnahme der Probe
2. Untersuchung der Probe durch beamtete Lebensmittelchemiker im Lebensmitteluntersuchungsamt (ggf. auch durch Veterinäre oder Mikrobiologen)
3. Abfassen eines Gutachtens durch den Untersuchenden
4. Weiterleiten des Gutachtens an das zuständige Ordnungsamt, wo es bearbeitet wird.

Liegt eine Beanstandung vor, werden die vom Gesetz vorgeschriebenen juristischen Schritte, z. B. ein Bußgeldverfahren, eingeleitet.

14 Ernährungsempfehlungen

Die Nahrung gehört zu den wenigen wirklich existentiellen Bedürfnissen, auf die wir, selbst wenn wir wollten, um keinen Preis verzichten können. Das Bemühen um eine ausreichende Versorgung mit Lebensmitteln ist daher auch so alt wie die Menschheit selbst.
In der Vergangenheit war dies auch bei uns für viele Menschen gleichbedeutend mit einem ständigen Kampf ums Überleben und begleitet von Hunger und Not, Lebensumstände, die in den Ländern der Dritten Welt noch immer an der Tagesordnung sind.
Für die Industrienationen ist der Mangel an Lebensmitteln schon längst kein Thema mehr. Sie befinden sich vielmehr in einem Zustand der Überversorgung, wie er in der Geschichte des Menschen wohl einmalig ist:

- Nahezu jede Art von Lebensmittel ist fast jederzeit zu haben. Saisonal bedingte Versorgungsengpässe, die früher vor allem in den Wintermonaten zu überwinden waren, gibt es nicht mehr.
- Die Qualität der angebotenen Waren wird durch eine strenge Lebensmittelgesetzgebung und -kontrolle gewährleistet.
- Nahrungsmittel sind für jedermann erschwinglich, abgesehen von bestimmten Luxusgütern.

Damit sind bei uns eigentlich für jeden alle Voraussetzungen gegeben, sich richtig zu ernähren. Betrachtet man jedoch die Ernährungssituation in der Bundesrepublik Deutschland, ist festzustellen, daß sich trotz der guten Versorgungslage immer noch viele Menschen falsch ernähren:

- Überernährung ist das häufigste Ernährungsproblem.
- Speziell bei Jugendlichen nimmt die Zahl der Untergewichtigen zu.
- Die Versorgung mit Mineralstoffen und Vitaminen und der Ballaststoffgehalt der Nahrung sind häufig nicht ausreichend.

Nun ernährt sich sicherlich niemand bewußt falsch. Die Diskrepanz zwischen der Angebotssituation einerseits und der Ernährungssituation andererseits läßt sich daher eigentlich nur mit Unkenntnis oder gar Desinteresse in puncto Ernährungsfragen erklären.
Nur eine erhöhte Bereitschaft zur Information und deren anschließende Umsetzung in die Ernährungspraxis werden an dieser unbefriedigenden Lage etwas ändern können.

DGE – Deutsche Gesellschaft für Ernährung, gegründet 1953 mit Sitz in Frankfurt.

WHO – World Health Organization (Weltgesundheitsorganisation), gegründet 1948, eine Sonderorganisation der Vereinten Nationen (UN).

FAO – Food and Agriculture Organization (Ernährungs- und Landwirtschaftsorganisation), gegründet 1945, eine Sonderorganisation der Vereinten Nationen (UN).

14.1 Allgemeine Aspekte

Eine richtige Ernährung erhält und fördert Leistungsfähigkeit und Gesundheit (physisch und psychisch) und berücksichtigt dabei individuelle Merkmale wie Alter und Geschlecht oder besondere Lebenssituationen wie Schwangerschaften, Stillzeiten und extreme Leistungsanforderungen.

Wie die WHO den Begriff Gesundheit definiert

Zustand vollständigen körperlichen, geistigen und sozialen Wohlbefindens und nicht nur das Freisein von Erkrankungen und Gebrechen.

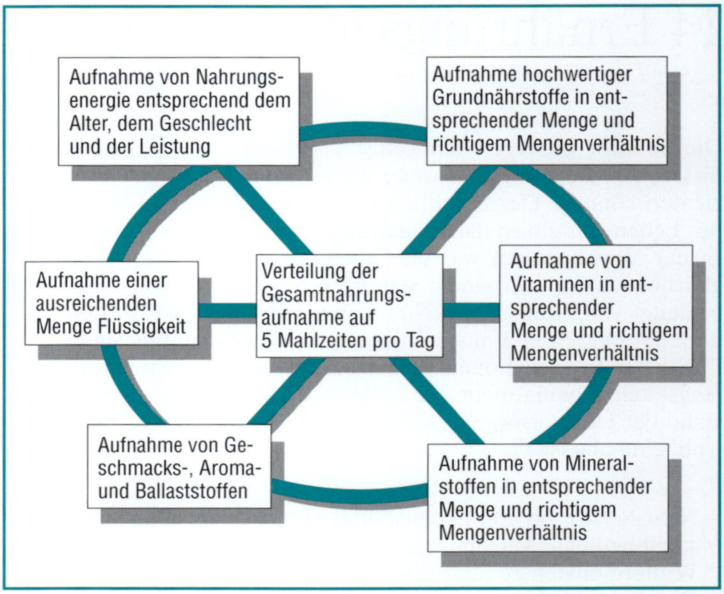

Merkmale einer richtigen Ernährung

14.1.1 Nährstoffzufuhr

Empfehlungen zur Nahrungs- bzw. Nährstoffzufuhr wurden erstmals bereits vor mehr als 100 Jahren aufgestellt. Damals konnte man sich ausschließlich auf Schätzungen beziehen. Im Laufe der Zeit jedoch ließen sich die Angaben durch verbesserte oder neue Bestimmungsmethoden mehr und mehr absichern. Das führte bei manchen Nährstoffen zu einer Verringerung der empfohlenen Mengen, bei anderen wiederum zu einer Erhöhung. Das Ziel aller Ernährungsempfehlungen ist jedoch nach wie vor gleich: sie benennen für die einzelnen Nährstoffe tägliche Zufuhrmengen, die gesunde Personen erfahrungsgemäß vor Ernährungsrisiken bewahren.
Die Empfehlungen beziehen sich dabei nicht auf jeweils einen bestimmten Bedarfswert, sondern auf einen Bedarfsbereich, der drei Stufen umfaßt.

Grundbedarf
Unter dem Grundbedarf versteht man die Mindestzufuhr eines Nährstoffes, die auf keinen Fall unterschritten werden darf, weil es sonst zu Mangelerscheinungen kommt, die sich durch klinische Symptome bemerkbar machen.

Physiologische Bedingungen

- Wachstum
- Schwangerschaft
- Stillperiode.

Mehrbedarf
Verschiedene physiologische Bedingungen oder besondere Lebenssituationen können den Bedarf eines Nährstoffes zum Teil erheblich steigern. Diese Steigerung des Grundbedarfs bezeichnet man als Mehrbedarf.

Besondere Lebenssituationen

- Erkrankungen
- Streß
- Körperliche Aktivitäten.

Sicherheitszuschlag
Die Empfehlungen für die Nährstoffzufuhr liegen normalerweise noch über dem Mehrbedarf. Durch diesen sogenannten Sicherheitszuschlag sollen Nährstoffverluste, die bei der Verarbeitung von Lebensmitteln entstehen können, ausgeglichen werden.

Als Grundlage für das Aufstellen von Ernährungsempfehlungen dienen Durchschnittswerte des Grundbedarfs. An ihnen orientieren sich alle aktuellen Empfehlungen sowohl der DGE als auch der WHO/FAO.
Ausgehend vom Grundbedarf werden in die endgültigen Angaben zur wünschenswerten Zufuhr eines Nährstoffes noch der Mehrbedarf und Sicherheitszuschläge in Höhe von 20 bis 30 % mit einbezogen. Die auf diese Weise errechneten Empfehlungen sind als Orientierungshilfen für die Ernährung von gesunden Menschen zu verstehen, dürfen jedoch nicht als individueller Ernährungsfahrplan gesehen werden.
Es kann daher auch im Einzelfall nicht unbedingt von einer Mangelversorgung gesprochen werden, wenn die Nährstoffzufuhr unter den Empfehlungen liegt. Genausowenig bedeutet umgekehrt ein Erreichen oder gar Überschreiten der empfohlenen Mengen ohne weiteres, daß die Nährstoffzufuhr für ein gesamtes Kollektiv gewährleistet ist. Zwar sollte dies für einen hohen Prozentsatz zutreffen, Aussagen über den genauen Versorgungszustand einzelner Personen sind jedoch erst nach eingehenden Untersuchungen möglich.

14.1.2 Nährstoffdichte

Ein wichtiger Anhaltspunkt für die Deckung des Bedarfs mit Nährstoffen ist die Nährstoffdichte. Sie ist definiert als der Quotient aus dem Nährstoffgehalt (µg, mg oder g pro 100 g) und dem Brennwert (MJ pro 100 g) eines Lebensmittels bzw. einer aus verschiedenen Lebensmitteln zusammengesetzten Kost.

$$\text{Nährstoffdichte} = \frac{\text{Nährstoffgehalt (µg, mg bzw. g/100 g)}}{\text{Brennwert (MJ/100 g)}}$$

Dieser Begriff setzt also einzelne Nährstoffe zum physiologischen Brennwert in Beziehung.
Die Nährstoffdichte ist in zweierlei Hinsicht von Bedeutung.
Zum einen läßt sich mit diesem Wert die Eignung von Lebensmitteln als Lieferanten für bestimmte Nährstoffe besser beurteilen.
Zum anderen kann man sie für eine gemischte, täglich zugeführte Kost berechnen und anhand dieser Werte Aussagen über den Versorgungszustand des Körpers mit einem bestimmten Nährstoff machen.
Als Bezugswerte dienen dabei die sogenannten Soll-Nährstoffdichten, berechnet aus den DGE-Empfehlungen.

Berechnungsbeispiel:
Die DGE-Empfehlungen für die Zufuhr von Riboflavin und an Energie bei Frauen im Alter von 19–50 Jahren lautet:

Riboflavin: 1,5 mg pro Tag; Energie: 8,79 MJ pro Tag

$$\text{Soll-Nährstoffdichte} = \frac{1{,}5\ \text{mg}}{8{,}79\ \text{MJ}} = 0{,}17\ \text{mg/MJ}$$

Auf die gleiche Weise wird die Ist-Nährstoffdichte aus den tatsächlich aufgenommenen Riboflavin- bzw. Energiemengen berechnet. Durch den Vergleich von Ist- und Soll-Nährstoffdichte ist dann eine Beurteilung der Bedarfsdeckung möglich.

Mögliche Ergebnisse des Vergleichs von Ist- und Soll-Nährstoffdichte

Bei der Beurteilung sind drei Ergebnisse möglich:

Nichtausreichende Versorgung
Die Soll-Nährstoffdichte wird nicht erreicht. Langfristig können Mangelsymptome auftreten.

Akzeptable Versorgung
Die Ist-Nährstoffdichte liegt, ohne Berücksichtigung von Zubereitungsverlusten, in Höhe des Soll-Wertes. In diesem Fall ist, auch langfristig, keine Unterversorgung anzunehmen.

Wünschenswerte Versorgung
Die Ist-Nährstoffdichte entspricht auch unter Berücksichtigung der Zubereitungsverluste dem Sollwert oder liegt sogar darüber.

Anwendungsbereiche der Nährstoffempfehlungen

- Planungsgrundlage für eine bedarfsgerechte Ernährung sowie für Nahrungsversorgung und -produktion der Bevölkerung
- Orientierungshilfe zur Beurteilung der Nahrungsversorgung im Hinblick auf deren ernährungsphysiologischen Wert
- Planungsgrundlage für die Entwicklung neuer Produkte in der Ernährungsindustrie.

Interessant sind Vergleiche der WHO-Empfehlungen mit denen von Industrieländern; sie zeigen zum Teil deutliche Unterschiede. Die Gründe:

- Die WHO befaßt sich vorrangig mit der Ernährung in Entwicklungsländern, wo die Bekämpfung des chronischen Hungers und des Proteinmangels im Vordergrund steht. In ihren Empfehlungen findet man daher für viele auch essentielle Nährstoffe Mengenangaben, die gerade eben noch eine ausreichende Zufuhr gewährleisten.

- In den Industrienationen stehen dagegen Überernährung und Fehlernährung durch einen zu hohen Verzehr von Lebensmitteln mit geringem Gehalt an essentiellen Nährstoffen im Vordergrund. Die dort üblichen Empfehlungen liegen meist höher, um eine gesicherte Deckung des Bedarfs zu gewährleisten.

14.1.3 Empfehlungen in der Praxis

Bei der Anwendung von Empfehlungen müssen folgende Punkte beachtet werden:

1. Die Empfehlungen sind geeignet für die Planung der Nährstoffversorgung und als Orientierungshilfe für die Beurteilung der Nährstoffversorgung in verschiedenen Bevölkerungsgruppen. Nicht zuletzt ergeben sie Hinweise auf eine mögliche Unterversorgung in bestimmten Risikogruppen. Der tatsächliche Versorgungszustand der einzelnen Person kann aber nur mit direkten und exakten Methoden festgestellt werden.
2. Die Empfehlungen sind geeignet für gesunde Menschen, aber nicht für Kranke. Allerdings sollen die Zufuhrmengen so angesetzt sein, daß für kurze, leichte Krankheiten (z. B. einfacher Virusinfekt) ausreichend Reserven vorhanden sind.
3. Die Empfehlungen setzen ein normales Körpergewicht und übliche körperliche Belastungen voraus.
4. Die empfohlenen Mengen beziehen sich auf die Nährstoffmengen, die zum Zeitpunkt des Essens noch im Lebensmittel vorhanden sind. Verluste durch Lagerung und Zubereitung sind also nicht enthalten.
5. Die Empfehlungen setzen voraus, daß genügend Energie aufgenommen wird.
6. Die empfohlenen Mengen enthalten Sicherheitszuschläge. Sie übersteigen damit den Bedarf der meisten Menschen. Ein Vergleich der Empfehlungen mit Verzehrsdaten läßt daher nicht den Schluß einer unzureichenden Bedarfsdeckung zu.
7. Die Empfehlungen fordern nicht, daß die empfohlenen Tagesmengen exakt an jedem Tag eingehalten werden. Vielmehr soll der durchschnittliche Verzehr über etwa eine Woche den Empfehlungen entsprechen.
8. Die Empfehlungen verbieten nicht, von einem bestimmten Nährstoff mit der Nahrung mehr aufzunehmen, und sagen auch für die meisten Nährstoffe nicht, ab welcher Zufuhrmenge eine höhere Nährstoffzufuhr schädlich wird. (Ernährungsbericht 1988)

14.2 Ernährungsempfehlungen für Erwachsene

Die Empfehlungen beziehen sich auf den Nahrungsbedarf gesunder Erwachsener und sind für „statistische Personen" mit bestimmten Referenzmaßen berechnet. Persönliche Besonderheiten werden dabei zwar im Rahmen gewisser Schwankungsbreiten mit berücksichtigt, können aber dem individuellen Bedürfnisprofil einzelner Menschen nicht immer gerecht werden.

14.2.1 Energiezufuhr

Der Energiebedarf ergibt sich aus dem Grundumsatz, dem Arbeitsumsatz für die Muskelarbeit, der benötigten Energie für den Transport und die Speicherung der aufgenommenen Nahrung sowie dem Bedarf für Wachstum, Schwangerschaft und Stillzeit. Als Basis der Empfehlungen für die Energiezufuhr dient der durchschnittliche Grundumsatz der Referenzpersonen.

Ein erheblicher Teil des Energieumsatzes beruht auf dem Verbrauch für körperliche Aktivität. Früher wurde dieser Bedarf als absoluter Wert in Joule angegeben und ging in dieser Form in die Gesamtberechnung ein. Heute hat sich international für den Arbeitsumsatz der sogenannte PAL-Wert (physical activity level) durchgesetzt. Unter üblichen Lebensbedingungen kann er je nach körperlicher Aktivität zwischen 1,2 und 2,4 variieren. Um den gesamten Energiebedarf zu berechnen wird der Grundumsatz mit dem PAL-Wert multipliziert.

Beispiele des durchschnittlichen täglichen Energieumsatz für die körperliche Aktivität bei unterschiedlichen Berufs- und Freizeitaktivitäten von Erwachsenen (DGE 2000)

Arbeitsschwere und Freizeitverhalten	PAL[1,2]	Beispiele
ausschließlich sitzende oder liegende Lebensweise	1,2	alte, gebrechliche Menschen
ausschließlich sitzende Tätigkeit mit wenig oder keiner anstrengenden Freizeitaktivität	1,4–1,5	Büroangestellte, Feinmechaniker
sitzende Tätigkeit, zeitweilig auch zusätzlicher Energieaufwand für gehende und stehende Tätigkeiten[2]	1,6–1,7	Laboranten, Kraftfahrer, Studierende, Fließbandarbeiter
überwiegend gehende und stehende Arbeit[2]	1,8–1,9	Hausfrauen, Verkäufer, Kellner, Mechaniker, Handwerker
körperlich anstrengende berufliche Arbeit[2]	2,0–2,4	Bauarbeiter, Landwirte Waldarbeiter, Bergarbeiter, Leistungssportler

Referenzmaße von Körpergröße und Körpergewicht für Frauen

Alter (Jahre)	Körpergröße (cm)	Körpergewicht (kg)
19–35	165	60
36–50	165	60
51–65	164	59
über 65	163	58

Referenzmaße von Körpergröße und Körpergewicht für Männer

Alter (Jahre)	Körpergröße (cm)	Körpergewicht (kg)
19–35	176	74
36–50	174	73
51–65	173	72
über 65	169	68

Empfohlene Energiezufuhr für Frauen

		Körperliche Aktivität (PAL-Werte)			
Alter (Jahre)	**Grundumsatz** (MJ/Tag)	**1,4** (MJ/Tag)	**1,6** (MJ/Tag)	**1,8** (MJ/Tag)	**2,0** (MJ/Tag)
19–25	5,8	8,1	9,3	10,4	11,6
25–51	5,6	7,8	9,0	10,1	11,2
51–65	5,3	7,4	8,5	9,5	10,6
>65	4,9	6,9	7,5	8,8	9,8

Empfohlene Energiezufuhr für Männer

		Körperliche Aktivität (PAL-Werte)			
Alter (Jahre)	**Grundumsatz** (MJ/Tag)	**1,4** (MJ/Tag)	**1,6** (MJ/Tag)	**1,8** (MJ/Tag)	**2,0** (MJ/Tag)
19–25	7,6	10,6	12,2	13,7	15,2
25–51	7,3	10,2	11,7	13,1	14,6
51–65	6,6	9,2	10,6	11,8	13,2
>65	5,9	8,3	9,4	10,6	11,8

Empfehlungen anderer Länder für die Energiezufuhr

Werte der WHO
Frauen (Referenzgewicht 55 kg): 9200 kJ
Männer (Referenzgewicht 65 kg): 12 600 kJ

Werte für die USA (National Academy of Sciences, Washington, D.C.)
Frauen (23–50 Jahre, 55 kg, 163 cm): 8400 kJ
Männer (23–50 Jahre, 70 kg, 178 cm): 10 100 kJ.

14.4.2 Proteinzufuhr

Die Bedeutung der Proteine als unersetzbare, lebensnotwendige Nährstoffe liegt hauptsächlich darin, daß sie dem Organismus Aminosäuren zuführen, wobei für den Menschen 8 Aminosäuren essentiell sind.

Proteinbedarf

Der Proteinbedarf wird hauptsächlich nach der sogenannten faktoriellen Methode bestimmt. Man ermittelt, welche und wieviel stickstoffhaltige Verbindungen regelmäßig ausgeschieden werden und schätzt dann, welche Menge an biologisch hochwertigem Protein diese Verluste ersetzen kann. Die Bezeichnung faktoriell wurde deshalb gewählt, weil bei dieser Methode verschiedene Faktoren der Stickstoffverluste des Körpers berücksichtigt werden. Die Gesamtstickstoffausscheidung des Körpers liegt bei täglich 54 mg pro kg Körpergewicht; das entspricht einem durchschnittlichen Proteinverlust von täglich 0,34 g. Danach könnte der tägliche Mindestbedarf an Protein mit 0,34 g pro kg Körpergewicht veranschlagt werden.

Zufuhrempfehlungen

Berücksichtigt man jedoch statistische Schwankungsbreiten bei der Ausscheidung an Stickstoff und Verluste bei der Verwertung von Nahrungsproteinen, so erhöht sich dieser Wert auf 0,59 g. Es gilt jedoch nur für Proteine mit hoher biologischer Wertigkeit wie Vollei- oder Milchprotein. Bei Proteinen geringerer Qualität muß die Angabe nochmals nach oben korrigiert werden, auf ca. 0,8 g pro kg Körpergewicht. Dies entspricht den DGE-Empfehlungen für die wünschenswerte Proteinzufuhr bei Erwachsenen. Sie gehen dabei von einer gemischten Kost aus, d. h. die Proteine entstammen verschiedenen, also auch pflanzlichen, Proteinträgern. Eine zusätzliche Empfehlung, die sich an WHO-Angaben orientiert: die zugeführte Proteinmenge soll 8 bis 10 % der Gesamtenergiezufuhr ausmachen.

Empfohlene Proteinzufuhr für Männer (DGE, 2000)

Alter (Jahre)	Zufuhr	
	g/kg	g/Tag
19–25	0,8	59
25–51	0,8	59
51–65	0,8	58
> 65	0,8	54

Empfohlene Proteinzufuhr für Frauen (DGE, 2000)

Alter (Jahre)	Zufuhr	
	g/kg	g/Tag
19–25	0,8	48
25–51	0,8	47
51–65	0,8	46
> 65	0,8	44

14.2.3 Fettzufuhr

Fett ist ein bedeutender Energielieferant, denn es übersteigt den Brennwert von Kohlenhydraten und Proteinen um mehr als das Doppelte. Gleichzeitig ist es Träger der fettlöslichen Vitamine A, D, E und K sowie der essentiellen Fettsäuren.

Fettbedarf

Die Höhe des Fettbedarfs wird vor allem durch die Schwere der körperlichen Arbeit bzw. den Gesamtenergiebedarf bestimmt.

Der geschätzte tägliche Bedarf von Erwachsenen an essentiellen Aminosäuren

Aminosäure	Bedarf (mg/kg Körpergewicht)	
	Männer	Frauen
Isoleucin	10	10
Leucin	11	13
Lysin	9	10
Methionin + Cystein	14	13
Phenylalanin + Tyrosin	14	13
Threonin	6	7
Tryptophan	3	3
Valin	14	11

Proteinreiche Lebensmittel

- Ei
- mageres Fleisch
- Fisch
- Milch
- fettarme Milchprodukte
- Hülsenfrüchte.

Mischungen verschiedener Proteinträger haben in der Regel eine höhere biologische Wertigkeit als einzelne proteinhaltige Lebensmittel. Bei üblicher Mischkost ist eine sichere Versorgung dann gewährleistet, wenn die Hälfte des Proteins tierischen Lebensmitteln entstammt.

Empfehlungen anderer Länder für die Proteinzufuhr

Werte der WHO
Frauen (Referenzgewicht 55 kg): 29 g Protein pro Tag (aus Ei oder Milch)
Männer (Referenzgewicht 65 kg): 37 g Protein pro Tag (aus Ei oder Milch).

Werte für die USA
Frauen, alle Altersgruppen: 44 g Protein pro Tag
Männer, alle Altersgruppen: 56 g Protein pro Tag

Empfohlene Zufuhr

Für Personen mit leichter bis mittelschwerer Arbeit werden bis zu 30 % der Gesamtenergiezufuhr in Form von Fett empfohlen.
Bei extremen körperlichen Belastungen, wie sie bei Schwerstarbeitern oder Hochleistungssportlern auftreten können, darf der Fettanteil bis zu 10 % höher liegen. Von der täglich verzehrten Menge an Fett wird etwa die Hälfte auf Speisefette, der Rest in Form „versteckter" Fette zugeführt.
Der Anteil gesättigter Fettsäuren soll nicht mehr als 1/3 des Gesamtfettes betragen. Fette, die einen hohen Anteil an gesättigten Fettsäuren aufweisen, enthalten meist gleichzeitig reichlich Cholesterin. Mit einer Einschränkung des Verzehrs der entsprechenden Lebensmittel wird daher gleichzeitig eine Reduktion der Cholesterinaufnahme erreicht.

P/S-Quotient

Für die Beurteilung der physiologischen Wirkung von Nahrungsfetten dient unter anderem der P/S-Quotient. Darunter versteht man das Verhältnis von mehrfach ungesättigten Fettsäuren zu gesättigten Fettsäuren (P/S = polyunsaturated/saturated fatty acids).

Beispiel für die Höhe der Fettzufuhr

Für weibliche Erwachsene im Alter zwischen 19 und 25 Jahren mit einem PAL-Wert von 1,6 wird eine tägliche Energiezufuhr von 9300 kJ empfohlen. 30 % davon entsprechen einer täglichen Aufnahme von 69 g Fett.

Fettverzehr in der Bundesrepublik Deutschland

Die Bundesdeutschen verzehren im Tagesdurchschnitt ca. 130 g Fett. Dies ist eine Hauptursache des verbreiteten Übergewichtes und des erhöhten Blutfettgehaltes.

Lebensmittel mit versteckten Fetten

- Fleisch
- Fleischwaren
- Käse
- Backwaren.

Verstecktes Fett enthält vor allem gesättigte Fettsäuren.

14.2.4 Kohlenhydratzufuhr

Kohlenhydrate sind in unserer Nahrung entweder als niedermolekulare Zucker, wie z. B. Glucose, Fructose und Saccharose, oder als hochmolekulare Polysaccharide, wie z. B. Stärke und Cellulose, enthalten. In den letzten Jahrzehnten ist der Verzehr an Brotgetreide, Hülsenfrüchten und Kartoffeln und damit die Aufnahme von Polysacchariden in den Industrieländern erheblich zurückgegangen. Gleichzeitig stieg der Konsum an zuckerhaltigen Lebensmitteln an. Epidemiologischen Studien zufolge ist dies ein ungünstiger Trend.

Empfehlungen anderer Länder für die Fettzufuhr

Sowohl die WHO als auch die zuständigen Gremien der USA geben für die Fettzufuhr lediglich Richtwerte in Höhe von 20 bis 35 % der Gesamtenergiezufuhr an.

Kohlenhydratbedarf

Zahlenmäßig lassen sich für den Bedarf an Kohlenhydraten keine genauen Angaben machen, denn er richtet sich nach dem Gesamtenergiebedarf. Bei uns werden üblicherweise 40 bis 45 % des Energiebedarfs durch Kohlenhydrate gedeckt.

Empfehlungen für die Zufuhr

Die Mindestmenge, die beim Erwachsenen nicht unterschritten werden sollte, wird mit ca. 130 g pro Tag angegeben. Wünschenswert ist, im Unterschied zu den zur Zeit üblichen Ernährungsgewohnheiten, ein Anteil von mehr als 50 % der gesamten Energiezufuhr. Dabei sollten polysaccharidhaltige Lebensmittel bevorzugt werden. Sie wirken besonders sättigend und enthalten zudem meist noch Vitamine sowie Mineral- und Ballaststoffe.

Kohlenhydrate in der Diätetik

Eine Diät mit hohem Kohlenhydratanteil, der allerdings vorwiegend aus Polysacchariden bestehen muß, führt bei gleichzeitiger Reduzierung des Nahrungsfettes zu einer Senkung der Blutfettwerte.

Wichtige Kohlenhydratlieferanten:

- Getreide und Brot (vor allem Vollkornprodukte)
- Reis
- Kartoffeln
- Hülsenfrüchte
- Nudeln.

Wichtige Ballaststoffe

- Cellulose
- Hemicellulosen
- Lignin
- Pektin.

Zivilisationskrankheiten, die mit einem Ballaststoffmangel in Zusammenhang gebracht werden

- Diabetes mellitus
- Gallen-, Nierensteine
- Herz- und Kreislauferkrankungen
- Hämorrhoiden
- Karzinome der Verdauungswege.

Diese Erkrankungen haben seit dem einschneidenden Rückgang der Ballaststoffzufuhr in den Industrienationen erheblich zugenommen.

14.2.5 Ballaststoffe

Durch die grundlegende Veränderung der Ernährungsgewohnheiten in den vergangenen 100 Jahren ging in den Industrieländern der Verzehr ballaststoffhaltiger Lebensmittel stark zurück. Gleichzeitig stieg der Konsum von Lebensmitteln, die gar keine Ballaststoffe enthalten, wie z. B. Zucker, Fleisch oder Eier, stark an.

Wirkung der Ballaststoffe

Vor allem der Cellulose- und Ligninanteil machen ein intensives und längeres Kauen der Nahrung erforderlich. Das führt zu einer vermehrten Absonderung von Speichel, dessen pH-Wert im schwach alkalischen Bereich liegt. Dadurch werden einerseits die Speisen besser vorverdaut und andererseits kann sich wegen der puffernden Wirkung des Speichels weniger leicht Karies entwikkeln.

Die Verweildauer ballaststoffreicher Speisen im Magen ist verlängert, so daß die Verdauungssäfte besser einwirken können. Außerdem ist dadurch die Sättigung anhaltender. Die Quelleigenschaften der Ballaststoffe, insbesondere der Pektine, bewirken eine Vergrößerung des Wassergehaltes und damit des Volumens des Speisebreies. Dadurch wird die Darmwand gereizt und die Peristaltik angeregt. Das verkürzt vor allem die Verweildauer im Dickdarm und wirkt auf diese Weise der Obstipation (Verstopfung) entgegen. Auch wird dadurch verhindert, daß krebserregende Stoffe länger mit der Darmschleimhaut in Kontakt kommen, eine Funktion, die im Zusammenhang mit dem Auftreten von Dickdarmkrebs diskutiert wird.

Empfehlungen für die Ballaststoffzufuhr

Die DGE empfiehlt einen Ballaststoffverzehr von mindestens 30 g pro Tag. Andere Empfehlungen geben sogar 50 g pro Tag an.

14.2.6 Flüssigkeitszufuhr

Wassermangel führt sehr rasch zu massiven Beeinträchtigungen der Körperfunktionen. Bereits nach 2 bis 4 Tagen ohne Wasserzufuhr kann der Körper keine harnpflichtigen Substanzen mehr ausscheiden. Das führt schließlich zur Eindickung des Blutes und zum Zusammenbruch des Kreislaufes.

Empfehlungen für die Wasserzufuhr

Wasser wird zum einen in Form flüssiger Lebensmittel aufgenommen. Zum anderen ist es als unsichtbares Wasser in den Nahrungsmitteln gebunden.

Die DGE empfiehlt eine tägliche Wasseraufnahme von 30 bis 40 ml Wasser pro kg Körpergewicht. Diese Empfehlung bezieht sich auf die Menge an Trinkflüssigkeiten, den Wassergehalt der Nahrung und das im Körper gebildete Oxidationswasser.

Geeignete Getränke

- Energiearme Getränke wie ungesüßter Tee oder Mineralwässer
- Vitamin- und mineralstoffhaltige Getränke wie Obst- und Gemüsesäfte

Wasserbedarf

Bei gemäßigtem Klima und leichter körperlicher Arbeit liegt der tägliche Wasserbedarf bei insgesamt ca. 2,5 l. Heißes Klima, körperliche Arbeit und Erkrankungen, die mit Fieber, Durchfall oder Erbrechen einhergehen, erhöhen den Wasserbedarf erheblich.

14.2.7 Mineralstoffzufuhr

Mineralstoffe sind von großer Bedeutung für das gesamte Stoffwechselgeschehen. Obwohl sie zum Teil nur in sehr geringen Mengen benötigt werden, kann das Fehlen bzw. die zu geringe Zufuhr nur eines einzigen Mineralstoffes zu erheblichen Beeinträchtigungen der Gesundheit führen.

Empfohlene tägliche Mineralstoffzufuhr für Frauen (DGE 2000)

Alter	Natrium (mg)	Kalium (mg)	Calcium (mg)	Phosphor (mg)	Magnesium (mg)	Eisen (mg)	Jod (µg)	Fluor (mg)
19- 25 Jahre	550	2000	1000	700	350	15	200	1
25- 51 Jahre	550	2000	1000	700	310	15	200	1
über 51 Jahre	550	2000	1000	700	300	10	180	1

Empfohlene tägliche Mineralstoffzufuhr für Männer (DGE 2000)

Alter	Natrium (mg)	Kalium (mg)	Calcium (mg)	Phosphor (mg)	Magnesium (mg)	Eisen (mg)	Jod (µg)	Fluor (mg)
19- 25 Jahre	550	2000	1000	700	400	10	200	1
25- 51 Jahre	550	2000	1000	700	350	10	200	1
über 51 Jahre	550	2000	1000	700	350	10	180	1

Werte der empfohlenen täglichen Mineralstoffzufuhr für die USA

Geschlecht/Alter	Ca (mg)	P (mg)	Mg (mg)	Fe (mg)	J (µg)
Frauen (19-50 Jahre)	800	800	300	18	150
Frauen (> 50 Jahre)	800	700	300	10	150
Männer	800	800	350	10	150

Geeignete Lieferanten für Mineralstoffe

- Getreideprodukte
- Brot
- Gemüse
- Milch, Milchprodukte
- Eier
- Obst
- Fleisch.

Wodurch z. B. der tägliche Calciumbedarf gedeckt werden kann:

- 1/4 l Milch
- 1 Glas Buttermilch
- 1 Scheibe Schnittkäse.

Werte der WHO für die tägliche Zufuhr an Ca und Fe

Geschlecht	Calcium (mg)	Eisen (mg)
Frauen	400-500	14-28
Männer	400-500	5- 9

14.2.8 Vitaminzufuhr

Bei vielen Vitaminen ist die genaue Wirkungsweise noch nicht bis ins Detail geklärt. Deshalb wurde den Empfehlungen häufig ein experimentell ermittelter Tagesbedarf zugrunde gelegt. Zudem muß ein unterschiedlich hoher Zubereitungsverlust mitbedacht werden, der in den Empfehlungen unberücksichtigt ist, in den üblichen Nährwerttabellen aber miteinbezogen ist. (Vitamine s. S. 111).

Geeignete Vitaminlieferanten

- Obst
- Gemüse
- Getreideprodukte
- Vollkornbrot
- Milch, Milchprodukte
- Eier
- Fleisch.

Empfohlene Vitaminzufuhr pro Tag (DGE 2000)

Geschlecht und Alter	A (mg RÄ) 1*	D (µg)	E (mg TÄ) 2*	K (µg)	Thiamin (mg)	Ribo- flavin (mg)	Niacin (mg NÄ) 3*	Pyrido- xin (mg)	Fol- säure (µg)	Panto- then- säure (mg)	Biotin (µg)	Cobala- mine (µg)	Ascor- bin- säure (mg)
männlich													
19- 25 J.	1	5	15	70	1,3	1,5	17	1,5	400	6	30-60	3	100
25- 51 J.	1	5	14	70	1,2	1,4	16	1,5	400	6	30-60	3	100
51- 65 J.	1	5	13	80	1,1	1,3	15	1,5	400	6	30-60	3	100
> 65 J.	1	10	12	80	1,0	1,2	13	1,4	400	6	30-60	3	100
weiblich													
19- 25 J.	0,8	5	15	60	1,0	1,2	13	1,2	400	6	30-60	3	100
25- 51 J.	0,8	5	14	60	1,0	1,2	13	1,2	400	6	30-60	3	100
51- 65 J.	0,8	5	13	65	1,0	1,2	13	1,2	400	6	30-60	3	100
> 65 J.	0,8	10	12	65	1,0	1,2	13	1,2	400	6	30-60	3	100
Zubereitungs- verluste ca.	20%	–	10%	–	20-40%	20%	–	20%	50%	30%	k. A.	–	30%

1* RÄ = Retinol-Äquivalent 2* TÄ = Tocopherol-Äquivalent 1* NÄ = Niacin-Äquivalent

Werte der WHO für die tägliche Vitaminzufuhr

Geschlecht	Vit. A (µg)	Vit. D (µg)	Thiamin (mg)	Riboflavin (mg)	Niacin (mg)	Folsäure (µg)	Vit. B_{12} (µg)	Ascorbin- säure (mg)
Frauen	750	2,5	0,9	1,3	14,5	200	2,0	30
Männer	750	2,5	1,2	1,8	19,8	200	2,0	30

Werte der empfohlenen täglichen Vitaminzufuhr für die USA

Geschlecht/ Alter	Vit. A (µg RÄ)	Vit. D (µg)	Vit. E (mg TÄ)	Vit. C (mg)	Thiamin (mg)	Ribofla- vin (mg)	Niacin (mg NÄ)	Vit. B_6 (mg)	Fol- säure (mg)	Vit. B_{12} (mg)
Frauen										
19-22 Jahre	800	7,5	8	60	1,1	1,3	14	2	400	3
23-50 Jahre	800	5	8	60	1	1,2	13	2	400	3
> 50 Jahre	800	5	8	60	1	1,2	13	2	400	3
Männer										
10-22 Jahre	1000	7,5	10	60	1,5	1,7	19	2,2	400	3
23-50 Jahre	1000	5	10	60	1,4	1,6	18	2,2	400	3
> 50 Jahre	1000	5	10	60	1,2	1,4	16	2,2	400	3

Bioaktive Substanzen in Lebensmitteln

- Sekundäre Pflanzenstoffe
- Substanzen in fermentierten Lebensmitteln

14.2.9 Bioaktive Stoffe

Unter Experten gelten sie heute als eine der schlagkräftigsten Waffen gegen eine ganze Reihe chronischer Leiden wie Arteriosklerose oder Krebs. Die Rede ist von den sogenannten „Bioaktiven Stoffen" – in Lebensmitteln vorkommende Substanzen, die zwar keine Nährstoffe sind, im Körper aber dennoch in den Stoffwechsel eingreifen. Viele von ihnen entfalten auf diese Weise eine pharmakologische Wirkung.

Ausgelöst wurde das Interesse an den Bio-Akteuren hauptsächlich durch die Ergebnisse einer Vielzahl von Studien. Sie zeigen, daß es Zusammenhänge zwischen Ernährungsgewohnheiten und der Häufigkeit vieler chronischer Erkrankungen gibt, die sich allein mit der jeweiligen Nährstoffzufuhr nicht erklären lassen. Ausschlaggebend war auch, daß sich unter Ernährungswissenschaftlern zunehmend die Auffassung durchsetzt, Empfehlungen für den Verzehr sollten sich stärker als bisher an der Vorbeugung von Krankheiten orientieren.

Sekundäre Pflanzenstoffe und ihre Wirkungen

Antikanzerogen
Carotinoide, Phytosterine, Saponine, Glucosinolate, Polyphenole, Monoterpene, Phytoöstrogene.

Antioxidativ
Carotinoide, Polyphenole, Phytoöstrogene, Sulfide.

Immunmodulierend
Carotinoide, Saponine, Glucosinolate, Sulfide.

Cholesterinsenkend
Phytosterine, Saponine, Glucosinolate, Polyphenole, Sulfide.

Sekundäre Pflanzenstoffe

Am üppigsten ausgestattet mit bioaktiven Substanzen sind eßbare Pflanzen. Sie enthalten neben den üblichen Nährstoffen oft sogenannte sekundäre Pflanzenstoffe, kurz auch SPS genannt. Die Pflanzen produzieren sie als Schutz gegen Schädlinge und Krankheiten, als Wachstumshormone oder Farbstoffe. Mehr als 10 000 verschiedene Substanzen dieser Art kommen in der Nahrung vor.

Mit einer gemischten Kost werden schätzungsweise 1,5 Gramm davon verzehrt – Vegetarier kommen leicht auf das Doppelte. Chemisch gesehen handelt es sich bei den SPS um eine bunte Vielfalt unterschiedlicher Verbindungen. Entsprechend breit ist die Palette ihrer pharmakologischen Besonderheiten.

Krebshemmende Wirkung

Im Mittelpunkt des wissenschaftlichen Interesses steht vor allem die krebshemmende oder antikanzerogene Wirkung. Sie ist mittlerweile für eine ganze Reihe von Einzelsubstanzen im Tierversuch belegt. So verhindern einige SPS wie Glucosinolate oder Phenolsäuren, daß krebserregende Stoffe überhaupt im Körper wirksam werden können. Kanzerogene, zum Beispiel Nitrosamine, werden meist als unwirksame Vorstufen aufgenommen. Körpereigene sogenannte Phase-I-Enzyme wandeln sie dann im Organismus in die wirksame Form um. Erst nach diesem Reaktionsschritt sind sie in der Lage, das in den Zellkernen lokalisierte Erbgut anzugreifen und einen Tumor auszulösen. Dies versucht der Organismus zu verhindern, indem er sogenannte Phase-II-Enzyme bildet, die im Gegenzug bereits aktivierte Kanzerogene entgiften können.

SPS unterstützen dieses Abwehrsystem. Beobachtungen aus Experimenten mit Zellkulturen und an Tieren haben gezeigt, daß sie dabei auf zweierlei Weise krebshemmend wirken. Sie drosseln die Aktivität von Phase-I-Enzymen und kurbeln gleichzeitig die Produktion ihrer Gegenspieler an. Ein gut untersuchtes Beispiel sind in dieser Hinsicht die in Kohlarten vorkommenden Glucosinolate, wie das aus Brokkoli isolierte Sulforaphan. Es stimuliert im Laborversuch das Entgiftungsenzym Quinon-Reduktase. Die gleiche Substanz bremst im Tierversuch das Wachstum von chemisch ausgelöstem Brustkrebs.

Phytoöstrogene bieten Schutz gegen hormonabhängige Tumoren, indem sie auf verschiedene Weise den Hormonhaushalt beeinflussen. So greifen sie gezielt in den Stoffwechsel des Geschlechtshormons Östradiol ein. Für dessen Abbau gibt es grundsätzlich zwei Möglichkeiten: Als Metaboliten können entweder Östriol oder Catechol-Östrogen entstehen. Während eine hohe Konzentration an Östriol das

SPS beim Zubereiten schonen

Eine ganze Reihe von SPS, zum Beispiel Polyphenole und manche Carotinoide, sind hitzeempfindlich. Am besten bleiben sie erhalten, wenn Obst und Gemüse frisch auf den Tisch kommen.
Oftmals befinden sich die SPS in den äußeren Randschichten der Pflanzen. Damit die wertvollen Stoffe nicht im Küchenabfall landen, sollte man, wenn möglich, auf das Schälen verzichten und stattdessen gründlich waschen.

SPS im Überblick

– Carotinoide sind Farbstoffe und kommen vor allem in Spinat, Grünkohl, Möhren, Aprikosen und Brokkoli vor. Von den 600 in der Natur vorkommenden Carotinoiden haben etwa 40 Bedeutung als Bestandteil von Lebensmitteln.
Tägliche Aufnahme: ca. 6 Milligramm.

– Phytosterine sind die in Pflanzen vorkommenden Pendants zu den tierischen Sterinen wie Cholesterin und diesen sehr ähnlich. Sie sind zu finden in fettreichen Pflanzenteilen wie Sesam- oder Sonnenblumenkörnern und Nüssen, aber auch naturbelassenen Pflanzenölen.
Tägliche Aufnahme: 150–400 Milligramm.

Brustkrebsrisiko steigert, nimmt Catechol-Östrogen kaum Einfluß auf das Tumorwachstum. Im Tierversuch stimulieren Phytoöstrogene die Bildung des harmloseren Abbauproduktes. Der gleiche Effekt wurde bei Glucosinulaten beobachtet, zum Beispiel dem für Weißkohl typischen Indol-3-Carbinol.

Darüber hinaus regen Phytoöstrogene die Synthese des „Sex-Hormone-Binding-Globuline“ (SHBG) in der Leber an. Dieser Eiweißstoff wird ins Blut abgegeben und geht dort mit den Östrogenen eine so feste Bindung ein, daß sie biologisch nicht mehr aktiv sind und auch auf das Krebsgeschehen keinen Einfluß mehr haben.

Krebsarten	Geschlecht	Vegetarier Mortalität, %	Gesamtbevölkerung Mortalität, %
Verdauungsorgane	M	11	20
	F	9	18
Magen	M	5	6
	F	3	5
Dickdarm	M	2	5
	F	4	5
Mastdarm	M	0	3
	F	0	2,2
Brust	F	5	6,7
Alle bösartigen Neubildungen	M	26	54
	F	32	44

Vergleich der Krebsmortalität von Vegetariern und der Gesamtbevölkerung (Chang-Claude et al. 1991)

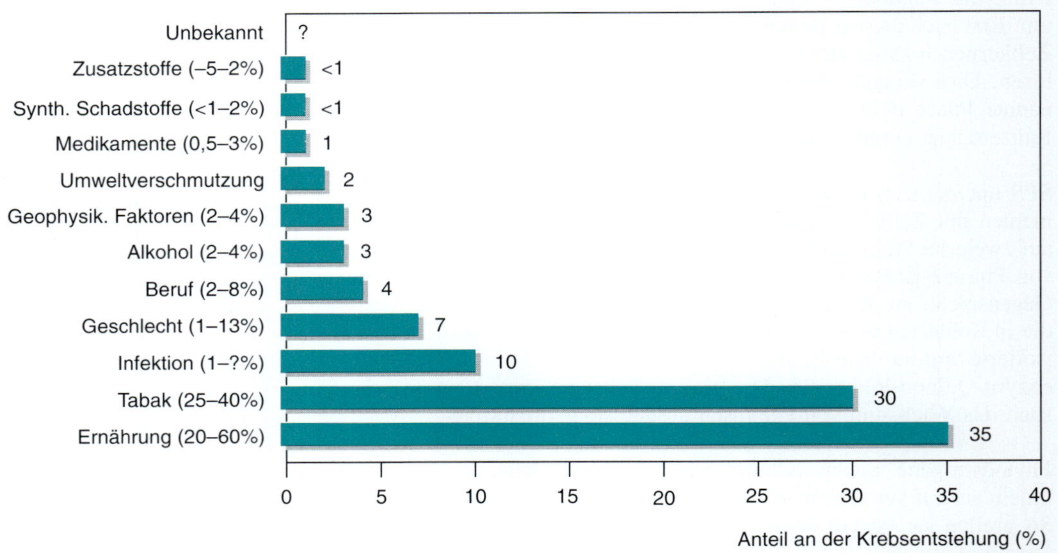

Einflußfaktoren der Krebsentstehung (Doll und Peto 1981, Doll 1992)

		Carotinoide	Phytosterine	Saponine	Glucosinolate	Phenolsäuren	Flavonoide	Protease-Inhib.	Terpene	Phytoöstrogene	Sulfide
Gemüse	Brokkoli	●			●	●	●				●
	Grünkohl	●			●	●	●		●		●
	Karotten	●				●	●		●		
	Tomaten	●				●	●	●	●		
Getreide	Weizen		●	●		●		●		●	
	Gerste		●	●		●		●		●	
Hülsenfrüchte	Sojabohnen		●	●				●		●	
Obst	Aprikosen	●				●	●				
	Zitronen					●	●		●		
Zwiebelgemüse	Knoblauch			●	●	●	●		●		●
	Zwiebel			●	●	●	●		●		●
Ölsaaten	Leinsamen		●			●	●	●		●	

Vorkommen von sekundären Pflanzenstoffen mit antikanzerogener Wirkung

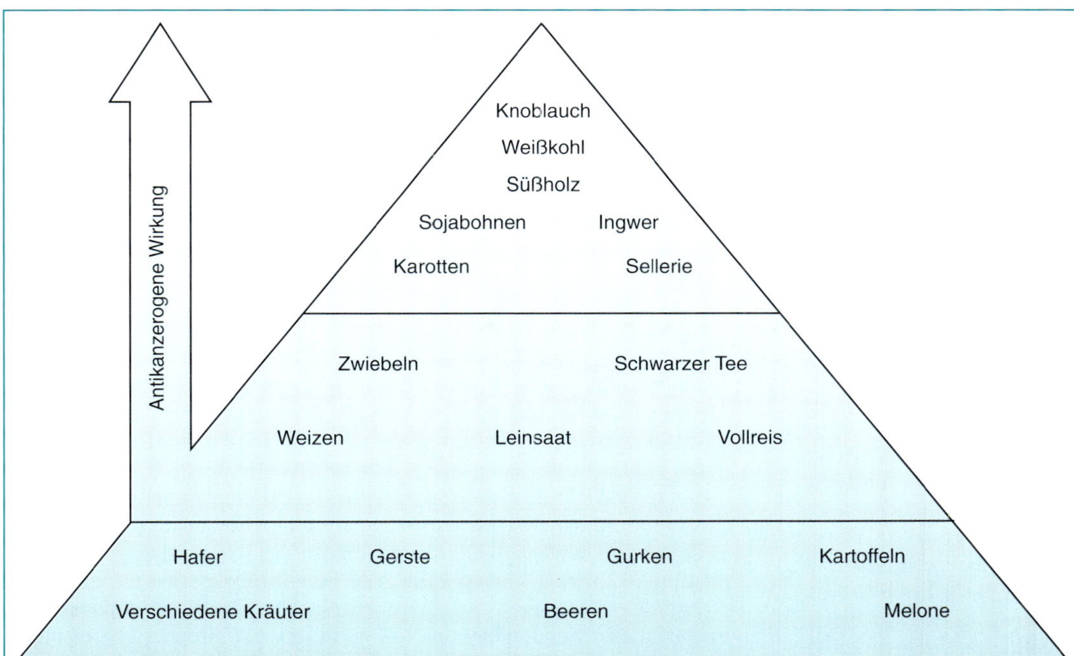

Lebensmittel mit antikanzerogenen Wirkungen (nach Caragay 1992)

SPS im Überblick

- Saponine sind stark bitter schmeckende Substanzen und kommen vor allem in Hülsenfrüchten vor. Sie werden nur zu einem sehr geringen Teil im Darm resorbiert. Ihre Hauptwirkung bleibt daher auf den Magen-Darm-Trakt beschränkt.
  Tägliche Aufnahme: ca. 10 Milligramm.
- Glucosinolate machen den typischen Geschmack von Senf, Meerrettich und Kohl aus. Biologisch aktiv sind nicht die Verbindungen selbst, sondern ihre Abbauprodukte. Sie entstehen vor allem dann, wenn das pflanzliche Gewebe zerstört wird, also beim Schneiden und Zerkleinern.
  Tägliche Aufnahme: ca. 43 Milligramm.
- Polyphenole haben ein besonders breites Spektrum gesundheitlicher Wirkungen. Gemüse enthält bis zu 0,1 Prozent Polyphenole. Besonders reich sind die äußeren grünen Blätter, zum Beispiel bei Kopfsalat. Bei Freiland-Gemüse ist der Gehalt höher als bei Ware aus dem Gewächshaus. Quercetin ist das am häufigsten vorkommende Flavonoid.
  Tägliche Aufnahme: 100 bis 200 Milligramm.
- Aromastoffe wie das Menthol der Pfefferminze oder Limonen des Zitrusöles sind Beispiele für Monoterpene in Lebensmitteln. Wegen seiner im Tierversuch nachgewiesenen Wirkung wird Limonen gegenwärtig in einer klinischen Studie auf seinen Einsatz als Mittel in der Krebstherapie hin untersucht.

Antioxidative Wirkung

Seit langem schon ist über die Bedeutung der Vitamine E und C sowie anderer Antioxidantien als wirksamer Schutz vor dem Angriff freier Radikale berichtet worden. Immer mehr machen jedoch auch SPS mit antioxidativer Wirkung von sich reden. Einige unter ihnen sind sogar noch geschickter in Sachen Radikalenhatz – beispielsweise die in roten Trauben enthaltenen Polyphenole. So schützt ein Polyphenol-Extrakt aus Rotwein im Laborversuch die LDL-Partikel des Blutes – das sind die Anteile des Cholesterins, die Arteriosklerose verursachen können – effektiver vor den aggressiven Materieteilchen als eine vergleichbare Menge Vitamin E. Nach Meinung von Experten haben SPS im Vergleich zu den antioxidativen Vitaminen möglicherweise sogar die größere Bedeutung. Allein schon die aufgenommenen Mengen legen diesen Schluß nahe. Die tägliche Kost enthält in der Summe etwa 100 Milligramm Vitamin C, E und Betacarotin, aber das Zehnfache an SPS mit antioxidativer Wirkung.

Cholesterinsenkende Wirkung

Wissenschaftlich gesichert ist auch der günstige Einfluß verschiedener SPS auf den Cholesterinspiegel. Das gilt zum Beispiel für Saponine, Phytosterine und Sulfide. Dieser Effekt beruht auf unterschiedlichen Mechanismen. Saponine hemmen den Kreislauf der primären Gallensäuren. Die Leber synthetisiert diese Substanzen aus Cholesterin. Sie gelangen dann über den Gallengang in den Darm, wo sie bei der Resorption von Fetten eine Rolle spielen. Normalerweise wandern sie anschließend durch die Darmwand wieder zurück zur Leber und der Zyklus beginnt aufs Neue. Saponine nun binden einen Teil der primären Gallensäuren so fest, daß eine Resorption unmöglich ist und sie statt dessen ausgeschieden werden.
Die Leber gleicht solche Verluste prompt durch eine Neusynthese aus und zapft zu diesem Zweck den körpereigenen Cholesterin-Pool an; der Cholesterinspiegel im Serum sinkt. Von Phytosterinen wird angenommen, daß sie die Resorption von Cholesterin hemmen. Dieser Effekt läßt sich bereits bei einer Aufnahme von drei Gramm pro Tag erzielen. Isolierte Phytosterine wie Betasitosterin werden bereits seit längerem zur Behandlung überhöhter Cholesterinspiegel eingesetzt. Sulfide wiederum blockieren das Schlüsselenzym des Cholesterinstoffwechsels in der Leber und damit die Neusynthese des ungeliebten Stoffes.

Ernährungsphysiologische Bewertung der SPS

Selbst wenn viele Fragen noch der wissenschaftlichen Klärung harren, es gibt inzwischen keinen Zweifel mehr daran, daß Obst und Gemüse bzw. die darin enthaltenen SPS das Risiko einer ganzen Reihe von Erkrankungen verringern können. Allein mehr als 200 epidemiologische Studien weisen auf ihre krebshemmende Wirkung hin. Deren Gesamtauswertung im Rahmen einer Metaanalyse ergab, daß ein hoher Verzehr von Obst und Gemüse das Krebsrisiko generell um bis zu 50 Prozent senken kann. Die Bundesbürger sind allerdings im Vergleich zu unseren europäischen Nachbarn noch weit davon entfernt, dieses Schutzpotential voll zu nutzen. Während sich beispielsweise die Griechen jährlich 230 und die Spanier 192 Kilogramm Gemüse pro Kopf schmecken lassen, sind wir das einsame Schlußlicht innerhalb der EU und bringen es gerade mal auf 83 Kilogramm.

— antikanzerogen	— entzündungshemmend
— antimikrobiell	— Blutdruck-regulierend
— antioxidativ	— Cholesterinspiegel-senkend
— antithrombotisch	— Blutglukose-regulierend
— immunmodulierend	— verdauungsfördernd

Gesundheitsfördernde Wirkungen von sekundären Pflanzenstoffen

Lebensmittel	β-Carotin	α-Carotin	Lykopin	Lutein und Zeaxanthin
Aprikose	3500	—	5	—
Pfirsich	99	1	—	14
Nektarine	103	0	—	0
Orange	39	20	0	14
Brokkoli	700	1	0	1900
Rosenkohl	480	6	0	1300
Weißkohl	80	0	0	150
Grünkohl	4700	—	—	21900
Spinat	4100	0	0	10200
Kopfsalat	1200	1	0	1800
Erbse	350	16	0	1700
Kürbis	3100	3800	0	1500
Karotte	7900	3600	0	260
Tomate	520	—	3100	100

Carotinoid-Gehalt von unerhitztem Gemüse und Obst (μg/100 g) (Mangels et al. 1993)

Trivialname		Vorkommen
Alkylglucosinolate		
Glucoiberivirin	(3-Methylthiopropyl)	Kohlarten, Sauerkraut, Kohlrübe
Glucoiberin	(3-Methylsulfinylpropyl)	Kohlarten, Sauerkraut, Kohlrübe
Glucoraphanin	(4-Methylsulfinyl-3-butylen)	Rettich
Glucoalyssin	(5-Methylsulfinylpentyl)	Kohlarten
Alkenylglucosinolate		
Sinigrin	(2-Propenyl)	Schwarzer Senf, Kohlarten
Gluconapin	(3-Butenyl)	Raps, Kohlarten, weiße Rübe, Chinakohl
Glucobrassicanapin	(4-Pentenyl)	Raps, Kohlarten, Kohlrübe
Progoitrin	(2-Hydroxy-3-Butenyl)	Raps, Kohlarten, weiße Rübe
Pronapoleiferin	(2-Hydroxy-4-Pentenyl)	Raps, Kohlarten
Arylglucosinolate		
Glucotropaeolin	(Benzyl)	Kressearten, Papaya
Gluconasturtin	(Phenylethyl)	Kohlrüben, Raps, Brunnenkresse, Meerrettich
Sinalbin	(p-Hydroxybenzyl)	Weißer Senf
Indolylglucosinolate		
Glucobrassicin	(3-Indolylmethyl)	Raps, Kohlarten, Kohlrabi, Rettich
Neoglucobrassicin	(N-Methoxy-3-Indolylmethyl)	Raps, Kohlarten, Kohlrabi, Rettich
Hydroxyglucobrassicin	(4-Hydroxy-3-Indolylmethyl)	Raps

Ausgewählte Glucosinolate verschiedener Kruziferen (Lange et al. 1992a)

SPS im Überblick

- Phytoöstrogene wirken ähnlich wie die vom Körper produzierten Östrogene, allerdings sehr viel schwächer. Sie kommen in Getreide, Leinsamen und Sojabohnen vor.
- Schwefelhaltige Verbindungen (Sulfide) sind die charakteristischen Bestandteile des Knoblauch und in Sachen biologische Aktivität wahre Multitalente. Wohl deshalb ist die Knolle schon seit Jahren ein bewährtes Mittel der Volksmedizin.

- wirken als Antioxidantien (bei niedrigem Sauerstoffpartialdruck)
- stimulieren die Immunantwort
- verringern die Häufigkeit lichtinduzierter Tumore
- hemmen die Mutagenese
- hemmen die Tumorentwicklung
- verhindern Zellkernschädigungen

Wirkungen von Carotinoiden (nach Bendich und Olson 1989)

	mg/100 g Frischgewicht unerhitzt	erhitzt
Gartenkresse	121	—
Kohlrabi	109	73
Rosenkohl[1]	91	61
Rotkohl	67	55
Brokkoli	61	37
Brokkoli[1]	51	21
Blumenkohl[1]	41	28
Rettich	13	—

[1] gefroren

Glucosinolatgehalt verschiedener Kruziferen (Sones et al. 1984)

Pflanze	mg/kg Frischgewicht
Grünkohl	970–1555
Weizenvollkorn	500
Radieschen	75–100
Weißkohl	105
Weizen (Type 405)	71
Grüne Bohnen	70
Paprika	29
Nüsse	1

Gehalt verschiedener Nahrungspflanzen an Phenolsäuren (nach Herrmann 1977, Senter et al. 1983)

Antikanzerogene Wirkung von Milchsäurebakterien

- das Immunsystem und dadurch die Tumorabwehr aktivieren
- fäkale Enzyme, welche an der Aktivierung von Prokanzerogenen beteiligt sind, hemmen
- mutagene Substanzen im Darm binden und dadurch inaktivieren.

Milchsauer vergorene Lebensmittel

Auch über milchsauer vergorene Lebensmittel wie Joghurt oder Sauerkraut gibt es eine Fülle von Forschungsergebnissen, die auf ein ähnliches Wirkungsspektrum wie bei den sekundären Pflanzenstoffen hinweisen. Allerdings fehlen noch kontrollierte Studien am Menschen und Untersuchungen über den Wirkungsmechanismus.

Bioaktive Substanzen und ihre Wirkungen

Bioaktive Substanzen	Hinweise für folgende Wirkungen									
	A	B	C	D	E	F	G	H	I	J
Sekundäre Pflanzenstoffe										
Carotinoide	x		x		x					
Phytosterine	x							x		
Saponine	x	x			x			x		
Glucosinolate	x	x						x		
Polyphenole	x	x	x	x	x	x	x		x	
Protease-Inhibitoren	x		x						x	
Terpene	x									
Phytoöstrogene	x		x							
Sulfide	x	x	x	x	x	x	x	x		x
Phytinsäure	x		x		x			x	x	
Substanzen in fermentierten Lebensmitteln	x	x			x			x		

A = antikanzerogen, Kap. 2.2.3, 3.1, 4.3.4
B = antimikrobiell, Kap. 2.3, 4.3.3
C = antioxidativ, Kap. 2.4
D = antithrombotisch, Kap. 2.5
E = immunmodulierend, Kap. 2.9, 3.4, 4.3.4
F = entzündungshemmend, Kap. 2.10.1
G = Blutdruck-regulierend, Kap. 2.6
H = Cholesterin-senkend, Kap. 2.7, 3.3, 4.3.2
I = Blutglukose-regulierend, Kap. 2.8, 3.2
J = verdauungsfördernd, Kap. 2.10.2

Grundregel für das Aufstellen von Tageskostplänen

Mehrere kleine Mahlzeiten am Tag sind, bei gleicher Nahrungsmenge, günstiger als nur wenige, aber reichhaltige.
Es entsteht kein unangenehmes Völlegefühl, der Verdauungstrakt wird nicht überlastet und der Organismus kontinuierlich mit allem Nötigen versorgt.

Geeignete Lebensmittel zur Deckung des Nährstoffbedarfs

Der tägliche Speisenplan ist abwechslungsreich und vollwertig, wenn er Lebensmittel aus folgenden Gruppen enthält:

Milch und Milchprodukte

Sie liefern dem Organismus hauptsächlich Proteine, Kohlenhydrate, Fett und den zum Aufbau von Knochen und Zähnen wichtigen Mineralstoff Calcium.

Fleisch, Innereien, Wurst, Fisch, Eier

Sie liefern vor allem Proteine, Fett, Mineralstoffe und Vitamine. Fleisch und Wurstwaren sind besonders gute Eisenlieferanten; speziell Schweinefleisch enthält darüber hinaus noch reichlich Vitamin B_1. Seefisch ist proteinreich, dabei im Unterschied zu Fleisch aber fettarm und enthält reichlich Jod. Eier enthalten praktisch alle lebensnotwendigen Nährstoffe, aber auch sehr viel Cholesterin.

Brot, Getreideflocken, Reis, Nudeln, Kartoffeln
Sie sind die wichtigsten Kohlenhydratlieferanten, enthalten daneben aber auch Mineralstoffe, Vitamine, pflanzliche Proteine und Ballaststoffe.
Bei Brot, Getreide, Reis und Nudeln sollten Vollkornprodukte bevorzugt werden; ihr Mineralstoff- und Vitaminanteil ist deutlich höher.

Ernährungs-Hinweise:

- Fleisch nur 2 bis 3mal pro Woche
- Seefisch mindestens einmal pro Woche
- Eier nicht mehr als 3 bis 4mal pro Woche.

Gemüse, Hülsenfrüchte
Gemüse kann man eigentlich kaum zu viel verzehren. Diese wertvolle Lebensmittelgruppe enthält reichlich Vitamine und Mineralstoffe. Es sättigt wegen seines hohen Ballaststoffgehaltes sehr gut und ist dabei energiearm. Hülsenfrüchte sind gehaltvoller als andere Gemüsesorten und reich an Stärke und Proteinen.

Ernährungs-Hinweis:

Mindestens 250 g Gemüse sollten täglich auf dem Speisenplan stehen.

Obst
Obst ist in seiner Zusammensetzung ähnlich wie Gemüse, wegen seines natürlichen Zuckergehaltes aber energiereicher. Der Ballaststoffgehalt schwankt je nach Sorte sehr stark.

Ernährungs-Hinweis:

Obst gehört ebenfalls täglich auf den Tisch. Es eignet sich auch gut als Zutat für Müsli, Quarkspeisen oder süße Aufläufe.

Fette und Öle
Fette gehören zwar zu einer gemischten Kost und finden beim Kochen, Braten und Backen oder als Brotaufstrich Verwendung, aber dennoch ist Sparsamkeit geboten, zu leicht gerät die Fettbilanz aus dem Gleichgewicht.

Ernährungs-Hinweis:

Maximal 35 g Streich- und Kochfett pro Tag reichen im allgemeinen aus. Dabei möglichst Fett mit einem hohen Anteil an ungesättigten Fettsäuren verwenden.

Getränke
Zum reinen Durstlöschen sind am besten energiefreie Getränke geeignet. Fruchstäfte, Limonaden und Colagetränke sind wegen ihres hohen Zuckergehaltes weniger zu empfehlen.

14.2.10 Tageskostplan für eine erwachsene Frau (21 Jahre, 165 cm, 65 kg)

Zu Tageskostplänen ist zunächst ganz allgemein vorauszuschicken, daß sie den Empfehlungen stets nur in Annäherungen entsprechen können und auch müssen. Ganz ausgeschlossen ist, daß diese gar von einzelnen Mahlzeiten anteilig erfüllt werden.

Tageskostplan		
1. Frühstück 2 Tassen Tee mit 10 g Zucker 2 Scheibe Vollkorntoast 5 g Butter 10 g Kirschkonfitüre 80 g Früchtemüsli 1 Kiwi 125 ml Vollmilch	Mittagessen 150 g Schnitzel, natur gebraten 150 g Kartoffelpüree 200 g Fenchel-Möhren-Gemüse 125 ml Mineralwasser	Abendbrot 2 Scheiben Roggenvollkornbrot 1 Scheibe Roggenmischbrot 15 g Sonnenblumenmargarine 15 g Kalbsleberwurst 20 g Schnittkäse, 45 % Fett i. Tr. 1 Tomate 5 Radieschen 2 Tassen Tee mit 10 g Zucker
2. Frühstück 1 Banane 20 g Vollkornkekse 100 ml Mineralwasser	Nachmittag 100 g Pflaumenkuchen 150 ml Kaffee	

Für eine vollwertige Versorgung ist es völlig ausreichend, wenn die durchschnittliche Nährstoffversorgung innerhalb einer Woche der empfohlenen Zufuhr entspricht. Ein Tageskostplan dagegen darf geringe Abweichungen, auch nach unten, aufweisen.

Auswertung des Tageskostplanes (erstellt vom Institut für Kinderernährung, Dortmund)

Nährstoffe		Mittelwert (1 Tag)	Empfehlung W, 21 Jahre	Abs. Abw.	Rel. Abw. in %	Nährstoffdichte	
						pro 1000 kJ	pro kg KG
Energie	(kJ)	8811,63	9204,08	-93,97	-4,27	1000,00	38,29
Wasser	(g)	1940,12	2106,03	-165,91	-7,88	220,18	35,27
Protein	(g)	79,13	45,00	34,13	75,83	8,98	1,44
tier. Prot.	(g)	42,68	-1,00	–	–	4,84	0,78
Fett	(g)	68,01	-1,00	–	–	7,72	1,24
Linols.	(g)	10,13	10,00	0,13	1,26	1,15	0,18
ges. FS	(g)	26,14	-1,00	–	–	2,97	0,48
unges. FS	(g)	11,59	-1,00	–	–	1,32	0,21
Cholest.	(mg)	190,61	300,00 *	-109,39	-36,46	21,63	3,47
Kohlenhyd.	(g)	278,65	-1,00	–	–	31,62	5,07
Ballastst.	(g)	30,29	27,38	2,91	10,63	3,44	0,55
Saccharose	(g)	42,85	51,37 *	-8,51	-16,57	4,86	0,78
Natrium	(mg)	1769,06	-1,00	–	–	200,76	32,16
Kalium	(mg)	4158,41	-1,00	–	–	471,92	75,61
Calcium	(mg)	843,00	800,00	43,00	5,37	95,67	15,33
Magnesium	(mg)	456,21	300,00	156,21	52,07	51,77	8,29
Phosphor	(mg)	1499,37	800,00	699,37	87,42	170,16	27,26
Eisen	(mg)	20,10	18,00	2,10	11,68	2,28	0,37
Zink	(mg)	11,17	15,00	-3,83	-25.53	1,27	0,20
Kupfer	(mg)	2,35	-1,00	–	–	0,27	0,04
Jod	(µg)	41,68	200,00	-158,32	-79,16	4,73	0,76
Mangan	(µg)	7182,26	-1,00	–	–	815,09	130,59
Retinol	(µg)	444,48	-1,00	–	–	50,44	8,08
Carotin	(µg)	10316,59	-1,00	–	–	1170,79	187,57
Reti. Aequi	(µg)	2163,91	1000,00	1163,91	116,39	245,57	39,34
E-Vitamin	(µg)	12012,78	13000,00	-987,22	-7,59	1363,29	218,41
Thiamin	(µg)	2711,90	1700,00	1011,90	59,52	307,78	49,31
Riboflavin	(µg)	1550,20	1900,00	-349,80	-18,41	175,93	28,19
B6-Vitamin	(µg)	2333,89	2000,00	333,89	16,69	264,86	42,43
Niacin	(mg)	19,60	-1,00	–	–	2,22	0,36
Ascorbins.	(mg)	222,61	107,00	115,61	108,04	25,26	4,05
Folsäure	(µg)	326,21	800,00	-473,79	-59,22	37,02	5,93

* oberer Grenzwert, Empfehlung: -1,00 bedeutet, keine genauen Angaben liegen vor

PS-Quotient 0,44 Ca-P-Quotient 0,56	Energieanteile: Eiweiß 15,40% Kohlenhydrate 54,25%	Fett 30,03% Linolsäure 4,47%

14.3 Ernährung von Säuglingen

Bis zur Geburt wird der kindliche Organismus über den mütterlichen Blutkreislauf versorgt. Danach muß er sämtliche Nährstoffe aus eigener Kraft aus der Nahrung freisetzen und gewinnen und das, obwohl noch nicht sämtliche Organe für diese Aufgabe voll entwickelt sind.

Die Abstimmung der Ernährung auf den tatsächlichen Bedarf erfordert in dieser Altersphase daher ganz besondere Sorgfalt.

14.3.1 Physiologische Besonderheiten des Säuglings

Hinsichtlich Stoffwechsellage und Funktionsfähigkeit unterscheidet sich der Organismus des Säuglings in einigen markanten Punkten von dem des Erwachsenen.

Wachstum
Der Stoffwechsel des Säuglings unterscheidet sich von dem des Erwachsenen in erster Linie durch die enorme Wachstumsleistung.

- Im 1. Lebenshalbjahr beträgt die wöchentliche Gewichtszunahme ca. 200 g, im 2. Lebenshalbjahr ca. 100 g.
- Nach etwa 5 Monaten hat der Säugling sein Geburtsgewicht verdoppelt, nach 12 Monaten verdreifacht.

Körperzusammensetzung
Neugeborene haben einen höheren Wassergehalt als Erwachsene. Er beträgt bei der Geburt ca. 75 %, das sind rund 12 % mehr als im erwachsenen Organismus bei relativ großer Körperoberfläche. Die zusätzliche Flüssigkeit befindet sich vor allem im extrazellulären Raum. Die fettfreie Trockenmasse besitzt in allen Altersphasen den gleichen Wassergehalt.

Verdauung
- Die Azidität des Magensaftes ist zunächst noch relativ gering und steigt erst im Laufe des ersten Lebensjahres an.
- Die Aktivität der Verdauungsenzyme ist noch gering.
- Die Darmperistaltik ist wenig ausgeprägt.
- Die Darmflora ist noch nicht ausgebildet.
- Leber und Niere sind noch nicht voll funktionsfähig.

Allgemeine Anforderungen an Säuglingskost

- Die tägliche Energiezufuhr muß eine dem Alter entsprechende Gewichtszunahme sicherstellen.
- Die Proteinzufuhr muß der mit dem Wachstum verbundenen hohen Biosyntheseleistung entsprechen.
- Die Fett- und Kohlenhydratzufuhr soll so bemessen sein, daß die Nahrungsproteine nicht zur Energiegewinnung herangezogen werden müssen.
- Der Flüssigkeitsanteil muß relativ hoch sein, denn die noch nicht voll entwickelten Nieren können zunächst keinen konzentrierten Harn bilden.
- Die Nahrung muß leicht verdaulich und frei von Ballaststoffen sein, um den Verdauungsapparat nicht zu überlasten.

„Die physiologischen Gegebenheiten des Säuglings- und Kindesalters verlangen ein Ernährungsregime, welches sich von dem es Erwachsenen erheblich unterscheidet." (H. Weber, Ernährungslehre und Diätetik, Stuttgart 1978).

Nahrungsenergiebedarf für das Wachstum (Forman, 1974)

Alter (Monate)	Bedarf für das Wachstum (% der Gesamtenergie)
0- 4	32,8
4-12	7,4
12-24	1,6
24-36	1,0

Verhältnis von Körperoberfläche zum Körpergewicht

Alter	Körperoberfläche pro kg Körpergewicht (m^2/kg)
Neugeborene	0,063
1 Jahr	0,043
2 Jahre	0,040
Erwachsene	0,024

14.3.2 Ernährungsmöglichkeiten

Die natürliche und ohne Zweifel auch optimale Art der Säuglingsernährung ist das Stillen, denn Frauenmilch ist in ihrer Zusammensetzung den speziellen Bedürfnissen des Säuglings in idealer Weise angepaßt.

Ein Proteinmangel kann dann auftreten, wenn die Milchmahlzeiten zu früh durch Obst- oder Gemüsebrei ersetzt werden.

Empfehlungen für die tägliche Nährstoffzufuhr (DGE 2000)

	Alter (Monate)				
	(0-1)	(1-2)	(2-4)	(4-6)	(6-12)
Protein (g/kg KG)	2,7	2,0	1,5	1,3	1,1
Protein (g/Tag)	12	10	10	10	10
Fett (Energie-%)	45-50	45-50	45-50	35-45	35-45
n-6-Fettsäuren (Energie-%)	4,0	4,0	4,0	3,5	3,5
n-3-Fettsäuren (Energie-%)	0,5	0,5	0,5	0,5	0,5
Kalium (mg)	400	400	400	650	650
Calcium (mg)	220	220	220	400	400
Phosphor (mg)	120	120	120	300	300
Magnesium (mg)	24	24	24	60	60
Eisen (mg)	0,5	0,5	0,5	8	8
Zink (mg)	1	1	1	2	2
Kupfer (mg)	0,2-0,5	0,2-0,6	0,2-0,6	0,2-0,7	0,6-0,7
Mangan (mg)	–	–	–	0,6-1,0	0,6-1,0
Jod (µg)	40	40	40	80	80
Vitamin A (mg)	0,5	0,5	0,5	0,6	0,6
Vitamin D (µg)	10	10	10	10	10
Vitamin E (mg)	3	3	3	4	4
Vitamin B_1	0,5	0,5	0,5	0,6	0,6
Vitamin B_2	0,3	0,3	0,3	0,4	0,4
Vitamin B_6	0,1	0,1	0,1	0,3	0,3
Folsäure (µg)	60	60	60	80	80
Vitamin C (mg)	50	50	50	55	55

Ist wegen schwerer Erkrankungen der Mutter, einer Mißbildung der Brustwarzen oder aus anderen Gründen das Stillen nicht möglich oder nicht erwünscht, so bietet sich als Alternative die Ernährung mit Kuhmilch an. Allerdings läßt sich Frauenmilch nicht direkt durch Kuhmilch ersetzen, denn beide weichen in ihrer Zusammensetzung zu stark voneinander ab.

Nährstoffgehalt von Frauenmilch und Kuhmilch im Vergleich (je 100 ml)

	Frauenmilch			Kuhmilch
Gehalt	Kolostralmilch	transitorische Milch	reife Frauenmilch	
Protein (g)	2,3	1,6	1,1	3,5
Fett (g)	2,9	3,5	4,5	3,8
Lactose (g)	5,7	6,4	7,1	4,7
Energie (kJ)	281	308	314	276

Lactoseanteil an der Gesamtenergie

– Ca. 42 % der Gesamtenergie von Frauenmilch werden von Lactose geliefert.

– Ca. 30 % der Gesamtenergie von Kuhmilch werden von Lactose geliefert.

Die Zusammensetzung der Frauenmilch ist nicht konstant, sondern verändert sich im Laufe der Stillzeit.

Kolostralmilch
Sie wird in den ersten 5 Tagen nach der Geburt gebildet und besitzt einen hohen Proteinanteil; dies ist mit ihrem Gehalt an Immunglobulinen zu erklären.

Transitorische Milch
Sie wird zwischen dem 6. und 10. Tag nach der Geburt gebildet und enthält weniger Protein, dafür aber mehr Fett und Kohlenhydrate, also auch mehr Energie.

Reife Frauenmilch
Sie enthält noch weniger Protein und dafür bedeutend mehr Fett und auch mehr Kohlenhydrate.

Vergleich Frauenmilch – Kuhmilch

Vom Energiegehalt her weichen beide nur unerheblich voneinander ab; Frauenmilch ist etwas energiereicher. Bei den einzelnen Nährstoffen dagegen bestehen zum Teil große Unterschiede im Gehalt.

Proteingehalt
Kuhmilch enthält ca. dreimal soviel Protein wie reife Frauenmilch, wobei das Casein überwiegt, während Frauenmilchprotein hauptsächlich aus Molkenproteinen besteht. Auch in der Aminosäurenzusammensetzung bestehen Unterschiede.

Kohlenhydratgehalt
Hauptkohlenhydrat beider Milcharten ist die Lactose. In Frauenmilch kommen außerdem noch geringe Mengen an Galaktose und Glucosaminen vor.

Fettgehalt
Frauenmilch ist etwas reicher an Fett als Kuhmilch. Außerdem unterscheiden sich beide Fettarten in ihrer Fettsäurezusammensetzung. Das Fett der Kuhmilch enthält hauptsächlich kurzkettige Fettsäuren, während für Frauenmilch der hohe Linolsäuregehalt charakteristisch ist.

Mineralstoffgehalt
Er beträgt bei Kuhmilch etwas mehr als das Dreifache. Hauptsächlich aus diesem Grund darf Kuhmilch nur verdünnt für die Ernährung von Säuglingen verwendet werden, denn ihr Organismus ist noch nicht in der Lage, konzentrierten Harn zu bilden, und kann daher überschüssige Mineralstoffe nicht ausscheiden.

Vitamingehalt
Beide Milcharten enthalten nur wenig Vitamin D; daher sollte auch bei gestillten Kindern nicht auf eine entsprechende Prophylaxe verzichtet werden.
Der Gehalt an wasserlöslichen Vitaminen in Frauenmilch hängt vor allem vom Ernährungszustand der Mutter ab.

Anmerkungen zu einzelnen Mineralstoffen

- Die Eisenversorgung ist mit Kuhmilch weniger gut gewährleistet.
- Das Calcium-Phosphatverhältnis ist bei Kuhmilch relativ niedrig; das bedeutet eine niedrige Ausnutzung des vorhandenen Calciums, denn der hohe Phosphatgehalt drückt die Calciumresorption.

14.3.2.1 Säuglingsernährung mit Frauenmilch

Frauenmilch ist den speziellen Bedürfnissen des Säuglings in idealer Weise angepaßt; ihr Nährstoffgehalt entspricht genau seinem Nährstoffbedarf.
Außerdem enthält sie verschiedene Schutzstoffe, die für die Infektabwehr von Bedeutung sind.
Ein weiterer, nicht zu unterschätzender Vorteil: das Stillen fördert die gefühlsmäßige Bindung zwischen Mutter und Kind.

Gesundheitliche Vorteile für das Kind:
- Die Lactose der Frauenmilch kann vom Kind besser verwertet werden als die der Kuhmilch.
- Frauenmilch enthält mehr essentielle Fettsäuren als Kuhmilch.

Die Schadstoffbelastung – ein leidiges Thema:

Muttermilch ist im Durchschnitt so hoch belastet, daß sie als käufliches Lebensmittel gar nicht auf den Markt kommen dürfte. Besonders Chlorierte Kohlenwasserstoffe (s. S. 383), die sich über Jahre hinweg im Fettgewebe ansammeln, gelangen über die Milch in den kindlichen Organismus. Dennoch: in den ersten Monaten überwiegen eindeutig die Vorteile der natürlichen Ernährung. Es wird aber empfohlen, die Stilldauer nicht allzu lang auszudehnen: mindestens drei bis höchstens vier Monate sollte voll gestillt werden. Danach bringt eine ausschließliche Ernährung mit Muttermilch keine Vorteile mehr.
Mütter, die sich über den Schadstoffgehalt ihrer Milch informieren möchten, können sie bei den örtlichen Lebensmittel-Untersuchungsämtern untersuchen lassen.

– Albumin, der Hauptbestandteil des Frauenmilch-Proteins, gerinnt feinflockiger als Globulin, das den Hauptanteil des Kuhmilch-Proteins darstellt. Albumin ist damit besser verdaulich.
– Frauenmilch enthält Enzyme, die die Fett- und Proteinverdauung erleichtern.
– Frauenmilch enthält Stoffe, die das Kind vor Infektionen schützen und die man bis heute nicht künstlich zusetzen kann.

Vorteile für die Mutter:
– Sie erreicht schneller wieder ihr früheres Gewicht. Durch das Stillen wird die Rückbildung der Gebärmutter gefördert.
– Sie spart Zeit, Geld und Arbeit. Stillen kostet nicht mehr als die gesunde Ernährung der Mutter.
– Frauenmilch ist frei von schädlichen Keimen. Sterilisieren von Fläschchen und Saugern erübrigt sich. Die Milch hat bereits die richtige Temperatur und Zusammensetzung. Aufwendiges Zubereiten der Babynahrung ist nicht nötig.

Empfehlungen zum Stillen

In den ersten Monaten nach der Geburt ist das Stillen der wichtigste Kontakt zwischen Mutter und Kind. Auch wenn es kein Patentrezept für „richtiges" Stillen gibt – schon Neugeborene sind sehr unterschiedlich in ihren individuellen Bedürfnissen – einige allgemeine Empfehlungen können der Mutter helfen, ihre persönliche, für das Kind optimale Art des Stillens zu finden:

– Das Neugeborene bereits innerhalb der ersten Lebensstunden erstmals anlegen; das regt die Milchbildung an.
– Wenn möglich, nicht zu festen Zeiten, sondern dann stillen, wenn das Kind Hunger signalisiert (self-demand-system), es wird auf diese Weise am besten seinem Bedarf entsprechend gefüttert.
– Eine Mahlzeit nie länger als 15 bis 20 Minuten dauern lassen, denn das Trinken bedeutet Anstrengung für das Kind.

14.3.2.2 Ernährung des Säuglings mit Kuhmilch

Sollte das Stillen aus gesundheitlichen Gründen nicht möglich oder aus persönlichen Gründen nicht gewünscht sein, kann der Säugling mit Kuhmilch ernährt werden. Nun besitzt Kuhmilch einen hohen Protein- und Mineralstoffgehalt, d. h., eine Verwendung in ihrer uspründlichen Zusammensetzung ist nicht möglich; sie muß zuvor verdünnt werden. Da durch diese Manipulation der Energie- und Vitamingehalt sinkt, muß sie danach mit Energieträgern und Vitaminen wieder angereichert werden.

Adaptierte Säuglingsnahrung

Inhaltsstoff	Gehalt (%)
Protein	1,4-1,8
Fett	3,3-4,2
Lactose	6,3-7,9
Mineralstoffe	bis 0,39
Energie	283-315 kJ

Teiladaptierte Säuglingsnahrung

Inhaltsstoff	Gehalt (%)
Protein	bis 2,0
Fett	3,0-3,8
Lactose	keine Vorschrift
Mineralstoffe	bis 0,45
Energie	281-315 kJ

Industriell hergestellte Säuglingsnahrung
Kuhmilchpräparate sind in Pulverform als adaptierte und teiladaptierte Säuglingsnahrung zu kaufen.

Adaptierte Säuglingsnahrung
Sie ist in ihrer Zusammensetzung der Frauenmilch am besten angeglichen. Rohstoffe für die Herstellung dieser Nahrung sind entsalztes Molkenproteinpulver, Lactose, Milchfett, pflanzliche Öle und synthetische Vitamine.
Für adaptierte Säuglingsnahrung ist ein Linolsäuregehalt von 3 bis 5 % vorgeschrieben, der P/S-Quotient soll bei 1 liegen.

Teiladaptierte Säuglingsnahrung
Sie ist proteinreicher und enthält etwas weniger Fett. Der Gehalt an Kohlenhydraten ist nicht festgelegt.

Zubereiten von Fertignahrung

Fertignahrung wird normalerweise mit Trinkwasser zubereitet, das jedoch bestimmten Anforderungen genügen muß:

- Es soll bakteriologisch einwandfrei sein.
- Sein Nitratgehalt sollte 45 mg pro Liter nicht übersteigen. Bei höheren Werten muß nitratarmes Tafelwasser verwendet werden.
- Eine zu hohe Wasserhärte birgt die Gefahr einer Überbelastung mit Mineralstoffen, auch in solchen Fällen auf Tafelwasser ausweichen.

Im Haushalt zubereitete Flaschennahrung

Zieht man in Betracht, Babykost zu Hause selbst herzustellen, sollte man folgendes bedenken:

- Für industriell hergestellte Babykost gelten besonders strenge Schadstoffgrenzwerte. Lebensmittel, die im Geschäft gekauft werden, unterliegen weniger strengen Bestimmungen.
- Durch unsachgemäße Zubereitung können mehr wertvolle Inhaltsstoffe verloren gehen, als dies bei gekaufter Säuglingsnahrung der Fall ist.
- Industriell hergestellte Babykost ist sehr keimarm. Das läßt sich im Haushalt kaum erreichen.

Zubereiten der Nahrung

Am besten sind H-Milch oder Kondensmilch geeignet. Sie wird mit Wasser verdünnt und mit Saccharose oder Lactose, Stärke und pflanzlichen Ölen angereichert.

Empfehlung zur Ernährung mit der Flasche

Auch bei der Flaschennahrung sollte nach dem self-demand-Prinzip verfahren werden. Das Füttern wird sich dabei rasch von selbst auf 5 Mahlzeiten pro Tag einregulieren. Die erste Mahlzeit wird etwa 12 Stunden nach der Geburt angeboten. In den ersten 6 Lebenswochen sollte adaptierte Milch gefüttert werden. Danach wird die zum Sattwerden nötige Flüssigkeitsmenge zu groß, und von jetzt an ist teiladaptierte Nahrung besser geeignet, den Nährstoffbedarf zu decken.

Was sonst noch zu beachten ist:

- Flaschen und Sauger müssen peinlich sauber sein und durch Auskochen sterilisiert werden.
- Die Gefahr der Überfütterung und somit des Übergewichts ist bei Flaschenkindern größer, wenn die Mutter meint, die auf der Packung angegebenen Mengen unbedingt einhalten zu müssen. Es besteht kein Grund zur Besorgnis, wenn ab und zu etwas in der Flasche zurückbleibt. Das Baby weiß selbst am besten, wenn es satt ist.
- Keinesfalls dürfen der Milch vor dem 4. Lebensmonat Weizen- oder Gerstenprodukte zugemischt werden. Sie enthalten Gluten (Kleberprotein). Es kann die Darmwand schädigen und zu einer lebenslangen Gluten-Unverträglichkeit führen. Deshalb: im ersten Vierteljahr kein Grieß, kein Schleim!

Nitrat-Gefährdung

Nitrat kann unter Einwirkung von Bakterien zu Nitrit reduziert werden.

$$NO_3^- \longrightarrow NO_2^-$$

Nitrat Nitrit

Nitrit nun kann mit dem Eisen des Hämoglobins in Reaktion treten und dieses zu dreiwertigem Fe^{3+} oxidieren; aus dem Hämoglobin ist Methämoglobin entstanden, das keinen molekularen Sauerstoff mehr binden kann. Bei höheren Konzentrationen an Methämoglobin kommt es zur sogenannten Cyanose, die mit einer typischen Blaufärbung, Krämpfen und schließlich Bewußtlosigkeit einhergeht. Der erwachsene Organismus verfügt über eine Methämoglobinreduktase, die für einen niedrigen Methämoglobinspiegel sorgt. Beim Säugling ist dieser Regulationsmechanismus erst schwach entwickelt; er kann zu hohe Nitratbelastungen noch nicht ausgleichen.

Beispiel für eine im Haushalt hergestellte Nahrung für Babys bis zu drei Monaten:

1 Teil Trinkmilch (3,5 % Fett)
1 Teil Wasser
auf die Gesamtmenge bezogen:
4 % Zucker
2 % Stärke
1,5 % Maiskeim- oder Sonnenblumenöl.

Angaben auf den Beikostpakkungen wie „ab 6. Woche" oder „ab 3. Monat" sind wörtlich zu verstehen. Sie bezeichnen den allerfrühesten Zeitpunkt, zu dem diese Beikost gefüttert werden darf, ohne Gefahr für den kindlichen Verdauungsmechanismus.

Was gegen Durst gereicht werden kann

Milch ist kein Durstlöscher, sondern ein flüssiges Nahrungsmittel mit hohem Nährstoffgehalt.
Zum reinen Durstlöschen genügt lauwarmer Tee, eventuell mit etwas Zucker gesüßt.
Vorsicht ist bei industriell hergestellten Kindertees geboten. Manche von ihnen enthalten viel zu hohe Zukkerzusätze.

14.3.2.3 Beikost

Bei Verwendung von industriell hergestellter Babynahrung sollte etwa ab Ende des 4. Monats mit dem Zufüttern von Beikost begonnen werden, denn von da an wird die Ernährung mit Milch allein ungenügend, vor allem in Hinblick auf den Energie- und Vitaminbedarf.

Durch Frauenmilch könnte zwar der Nährstoffbedarf des Säuglings eigentlich bis Ende des 6. Monats vollständig gedeckt werden. Wegen deren hoher Schadstoffbelastung ist eine Stilldauer von mehr als 4 Monaten aber nicht zu empfehlen. Ab Ende des 4. Monats sollte aus diesem Grund auch bei Brustkindern mit der Beikost begonnen werden.

Das Einführen der Beikost vollzieht sich langsam und schrittweise, damit sich der kindliche Organismus allmählich daran gewöhnen kann:

– Ab dem 4. Monat wird eine Milchmahlzeit durch einen Brei als Mittagsmahlzeit ersetzt. Am besten vertragen wird zu Anfang Karottenbrei, später können auch andere Gemüsebreie gegeben werden. Bei Brustkindern werden, sobald sie sich an den Brei gewöhnt haben, zunächst die Brustmahlzeiten nach und nach durch Flaschenmahlzeiten ersetzt.
– Mit 5 bis 6 Monaten wird eine weitere Milchmahlzeit durch Brei ersetzt, am besten durch Milchbreie.
– Im weiteren Verlauf des ersten Lebensjahres kann dann allmählich völlig auf Beikost umgestellt werden.
– Mit dem Durchbruch der ersten Zähne gegen Ende des ersten Lebensjahres kann dann allmählich die Umstellung auf die Familienkost beginnen.

14.4 Ernährung von Kindern und Jugendlichen

Zitat aus dem Ernährungsbericht 1988:

„Mit zunehmender Häufigkeit werden einseitige Ernährungsformen in der Bevölkerung beobachtet; diese greifen auch auf die Ernährung von Kleinkindern über (Anstieg des Anteiles an ernährungsphysiologisch wenig wertvollen Kohlenhydraten wie Zucker, Feinmehl; unnötig hoher Gehalt an tierischem Eiweiß; Vegetarismus). Daher ist eine erhöhte Aufmerksamkeit bezüglich der Entwicklung der Nährstoffversorgung zwingend geboten".

Nach dem 1. Lebensjahr ähnelt die Kost des Kindes immer mehr der Erwachsenenkost. Feste Nahrung hat die Milchnahrung weitgehend abgelöst, das Familienessen wird nun auch für das Kind die geeignete Nahrung. Natürlich werden bei der Zubereitung und Verwendung von Nahrungsmitteln noch Einschränkungen gemacht:

– Die Kost ist nicht so salzhaltig und stark gewürzt wie Erwachsenenkost.
– Schwer verdauliche Nahrungsmittel (wie z. B. Hülsenfrüchte oder Kohlgemüse) werden in der Kleinkindzeit zunächst vermieden.

Aber auch aus ernährungsphysiologischer Sicht unterscheidet sich die Kinder- und Jugendlichenernährung in einigen Punkten von der des Erwachsenen. Die Nährstoffzusammensetzung wird daher der besonderen Situation des Heranwachsenden angepaßt.

14.4.1 Physiologische Besonderheiten von Kindern und Jugendlichen

<u>Wachstum</u>
Auch Kinder und Jugendliche wachsen noch sehr stark. Gemessen an Säuglingen verläuft das Wachstum jedoch nicht mehr so konti-

nuierlich, sondern wird von Wachstumsschüben unterbrochen. Die beiden größten liegen etwa im 6. bis 7. Lebensjahr und in der Pubertät.

Zähne
In diese Lebensphase fällt die Ausbildung des Milchgebisses sowie der Zahnwechsel und damit die Ausbildung des bleibenden Gebisses. Wichtig ist, die Gesundheit der Milchzähne bis zum Wechsel so gut wie möglich zu erhalten, denn zerstörte Milchzähne beeinträchtigen die Ausbildung des bleibenden Gebisses. Zum einen sind Milchzähne als „Platzhalter" für die bleibenden Zähne wichtig, zum anderen können die nachfolgenden Zähne schon beim Durchbruch kariös sein.

Energiebedarf
Für die geeignete Energiezufuhr lassen sich bei Kindern und Jugendlichen nur grobe Richtwerte erstellen. Versuchte man, Kinder entsprechend der Richtwerte zu ernähren, erhielten einige Kinder zu viel Energie, andere zu wenig. Der individuelle Energiebedarf kommt dadurch zustande, daß gerade in dieser Altersgruppe die unterschiedliche Körpergröße, das Befinden in einer Wachstumsphase und die körperlichen Aktivitäten entscheidenden Einfluß haben. Ruhige Kinder werden meist einen Bedarf unter den Richtwerten haben, lebhafte Kinder einen, der darüber liegt.

Energiebedarf von Kindern (DGE 2000)

Alter (Jahre)	Energiebedarf			
	(MJ/Tag)		kJ/kg KG	
	Jungen	Mädchen	Jungen	Mädchen
1- 4	4,7	4,4	380	370
4- 7	6,4	5,8	340	330
7-10	7,9	7,1	310	280
10-13	9,4	8,5	270	230
13-15	11,2	9,4	230	200

14.4.2 Ernährungsmöglichkeiten

Die für Kinder und Jugendliche empfohlene Ernährung unterscheidet sich nur wenig von der gesunden Erwachsenenkost. Mit einem abwechslungsreichen, gemischten Speisenzettel ist also auch ihr Bedarf schon im wesentlichen gedeckt. Da sich der kindliche und jugendliche Organismus jedoch noch im Aufbau befindet, gelten einige Besonderheiten.

Viel Protein
Durch das Wachstum von Kindern und Jugendlichen zeichnet sich die Ernährung vor allem durch einen ziemlich hohen Proteinbedarf aus. In der Ernährung sollte dabei auf eine hohe biologische Wertigkeit geachtet werden. Neben tierischen Proteinen aus Fleisch, Fisch, Eiern, Milch und Milchprodukten sind auch pflanzliche Proteine aus Getreide, Kartoffeln und Hülsenfrüchten gut geeignet.

Auch Kinder, die keine Milch mögen, müssen nicht unterversorgt sein. Der Protein- und Calciumbedarf läßt sich auch problemlos mit Milchprodukten decken. Käse, Quark oder Joghurt sind hierfür sehr geeignet.

Süßigkeiten „zwischendurch" vermindern den Appetit auf die Hauptmahlzeit. Süßes sollte am besten als Abschluß einer Mahlzeit oder als eigenständige kleine Mahlzeit (z. B. nachmittags) verzehrt werden. Anschließendes Zähneputzen vermindert zudem noch die Kariesgefahr.

Durchschnittliche Gesamttrinkmenge pro Tag

Kleinkinder	1/2 l
jüngere Schulkinder	3/4 l
ältere Schulkinder	1 l
Jugendliche	1 1/2 l

„Schon ein geringes, aber regelmäßiges Zuviel von nur 419 kJ/Tag (das entspricht z. B. einer Scheibe Brot oder 1 bis 2 Riegeln Schokolade) bewirkt im Laufe von 2 Monaten eine zusätzliche Gewichtszunahme von etwa 1 kg". (Forschungsinstitut für Kinderernährung, Dortmund)

Wenig Zucker

Der Verzehr von Süßigkeiten sollte bei Kindern und Jugendlichen eingeschränkt sein, denn zu hoher Zuckerverzehr ist gemeinsam mit mangelnder Mundhygiene Hauptursache für die weitverbreitete Zahnkaries.
Kohlenhydrate sollten vorwiegend in Form von Brot, Getreide-Produkten, Kartoffeln und Reis verzehrt werden. Auf diese Weise wird das Kind gleichzeitig noch mit Mineralstoffen und Vitaminen, aber auch mit Ballaststoffen versorgt.

Wertvolle Fette

Die versteckten Fette in Wurst, fritierten Speisen oder Kuchen sind ernährungsphysiologisch gesehen häufig von minderem Wert. Sie sollten deshalb in den Hintergrund treten. Wichtig ist die Zufuhr von wertvollen Fetten und Ölen wie z. B. in Butter, Margarine und pflanzlichen Ölen, die reich an essentiellen Fettsäuren sind.

Viel Calcium

Das Wachstum und der Aufbau von Knochen und Zähnen erfordern viel Calcium. Besonders leicht läßt sich der hohe Bedarf durch Milch und Milchprodukte decken. Für Kleinkinder wird täglich 1/4 l Vollmilch empfohlen, für Schulkinder und Jugendliche täglich 1/2 l Vollmilch.

Ausreichend Eisen

Der Eisenbedarf ist bei Kindern und Jugendlichen häufig nicht voll gedeckt. Um dem abzuhelfen, gehören Fleisch und Vollkornprodukte auf jeden Speisenzettel. Zudem läßt sich bei Mädchen nach Einsetzen der Menstruation und damit noch weiter erhöhtem Eisenbedarf häufig eine Unterversorgung feststellen. Deshalb sollte auf die Eisenzufuhr bei jungen Mädchen verstärkt geachtet werden.

Ausreichend Flüssigkeit

Kinder und Jugendliche brauchen relativ viel Flüssigkeit. Hauptaufgabe der Getränke ist der Ersatz von ausgeschiedenem Wasser. Am besten eignen sich kalorienfreie Getränke wie Mineralwasser und ungesüßte Früchtetees.

Empfohlene Nährstoffzufuhr pro Tag (DGE 2000)

	Protein (g/kg KG)		Essentielle Fettsäuren (% der Energie)		Calcium (mg)		Phosphor (mg)		Magnesium (mg)		Eisen (mg)		Jod (µg)	Zink (mg)	
Alter	m	w	n-6	n-3	m	w	m	w	m	w	m	w		m	w
Kinder und Jugendliche															
1- 4 Jahre	1,0		3,0	0,5	600		500		80		8		100	3	
4- 7 Jahre	0,9		2,5	0,5	700		600		120		8		120	5	
7- 10 Jahre	0,9		2,5	0,5	900		800		170		10		140	7	
10- 13 Jahre	0,9		2,5	0,5	1100		1250		230	250	12	15	180	9	7
13- 15 Jahre	0,9		2,5	0,5	1200		1250		310		12	15	200	9,5	7
15- 19 Jahre	0,9	0,8	2,5	0,5	1200		1250		400	350	12	15	200	10	7

	Vit. A (mg RÄ)		Vit. D (µg)	Vit. E (mg TÄ)	Thiamin (mg)		Ribo-flavin (mg)		Niacin (mg NÄ)		Vit. B_6 (mg)		Folsäure (µg)	Panto-then-säure (mg)	Vit. B_{12} (µg)	Vit. C (mg)
Alter	m	w			m	w	m	w	m	w	m	w				
Kinder und Jugendliche																
1- 4 Jahre	0,6		5	6	0,6		0,7		7		0,4		20	4	1,0	60
4- 7 Jahre	0,7		5	8	0,8		0,9		10		0,5		30	4	1,5	70
7-10 Jahre	0,8		5	10	1,0		1,1		12		0,7		30	5	1,8	80
10-13 Jahre	0,9	0,9	5	13	1,2	1,0	1,4	1,2	15	13	1,0	1,0	40	5	2,0	90
13-15 Jahre	1,1	1,0	5	14	1,4	1,1	1,6	1,3	18	15	1,4	1,4	40	6	3,0	100
15-19 Jahre	1,1	0,9	5	15	1,3	1,0	1,5	1,2	17	13	1,6	1,2	40	6	3,0	100

Allgemeine Empfehlungen zur Ernährung von Kindern und Jugendlichen

– Der sicherste Weg, ein Kind richtig zu ernähren, geht über die abwechslungsreiche Mischkost.
Darauf ist besonders zu achten, zumal seit Jahren eine Tendenz zu vermehrtem Verzehr von süßen Fertigspeisen und Feinmehlprodukten, zu „soft drinks" und „snack foods" zu beobachten ist.

– Jedes Kind hat Vorlieben und Abneigungen bei verschiedenen Speisen. Das sollte man respektieren. Aber dennoch sollte das Kind lernen, alle Speisen zu probieren und einer neuen Speise nicht von vornherein ablehnend gegenüberzustehen. Dies ist ein Beitrag zur vernünftigen Ernährungserziehung.

– Das Essen sollte kindgerecht sein, d. h. zum Beispiel: schwer verdauliche Speisen werden langsam mit in den Plan aufgenommen; Fleisch darf nicht zu stark gebraten sein, weil es dann schlecht zu kauen ist.

– Das Essen soll appetitlich angerichtet und die Portionen nicht zu groß sein, sonst sieht sich das Kind einem nicht zu bewältigenden „Berg" gegenüber, der ihm schon von vornherein den Appetit verdirbt.

– Das Essen wird auch entscheidend durch eine angenehme Atmosphäre während der Mahlzeit beeinflußt. Eltern sollten nicht darauf drängen, daß Kinder täglich die gleichen Mengen verzehren, ein gesundes Kind ißt, was es benötigt, wobei die täglich verzehrten Mengen sehr unterschiedlich ausfallen können.

– „Frühstücksmuffeln" soll das Handwerk gelegt werden, denn der beste Start in einen Tag ist ein gutes Frühstück. Erstes und zweites Frühstück zusammen sollen 1/3 des Gesamtenergie- und Nährstoffbedarfs eines Tages decken. Das Frühstück soll abwechslungsreich sein und die besonderen Eigenarten des Essers (auch die Vorlieben) berücksichtigen. Ohne ausreichendes Frühstück beginnt der Tag mit gebremster Leistungsfähigkeit.

Zitat aus dem Ernährungsbericht 1988:

„Junge Leute machen sich weniger Gedanken über die richtige Nahrungswahl als ihre Großeltern; wenig Salat, frisches und gekochtes Gemüse, Obst, Brot; mehr Wurst, Schokolade, Süßwaren, Zucker, Salz, öfter Limo und andere Erfrischungsgetränke".

Vorschläge für das Frühstück

Früchte-Müsli	Schoko-Porridge	Knäcke-Müsli
1 Becher (150 g) Joghurt (3,5 % Fett) 5 EL Haferflocken 1/2 Glas (200 ml) Orangensaft 1 kleine Banane 1 El Rosinen 1/2 El Haselnüsse 1 mittelgroßer Apfel Obst kleinschneiden und mit den übrigen Zutaten mischen	2 Tassen (300 ml) Milch (3,5 % Fett) 4 EL Haferflocken 1 gehäufter TL Instantkakao 1 EL gehackte Mandeln Milch und Haferflocken, Kakao und Mandeln leicht kochen lassen, bis eine breiige Masse entsteht Dazu 1 Glas (200 ml) Orangensaft	2 Scheiben Vollkornknäcke 1 Becher (150 g) saure Sahne (10 % Fett) 1/2 Glas (100 ml) Milch (3,5 % Fett) 1 kleine Birne 5 Dörrpflaumen Knäckebrot zerbröseln, Birne und Dörrpflaumen kleinschneiden, mit Milch und saurer Sahne vermengen Dazu 1 Glas (200 ml) Orangensaft
Tropic-Schnitte	**deftiges Frühstück**	**Apfeltoast**
2 Scheiben Vollkornbrot Sonnenblumenmargarine/ Butter 1 Apfelsine 100 g Hüttenkäse 1 TL gehackte Mandeln Brot mit Streichfett und Hüttenkäse bestreichen, geschälte und in Scheiben geschnittene Apfelsine darauflegen, mit Mandeln bestreuen Dazu 1 große Tasse Kakao (aus 300 ml Milch 3,5 % Fett und 1 gehäuften TL Instantkakao)	2 Scheiben Vollkornbrot Sonnenblumenmargarine/ Butter ca. 15 g Schmelzkäse (45 % Fett in Tr.) ca. 10 g Kalbsleberwurst 1 Scheibe Brot mit Schmelzkäse, die andere Scheibe mit Leberwurst bestreichen Dazu 1 Glas Orangenbuttermilch (aus 100 ml Buttermilch und 150 ml Orangensaft)	2 Scheiben Vollkorntoast Sonnenblumenmargarine/ Butter 2 TL Honig 1 mittelgroßer Apfel 1 EL gehackte Nüsse Zimt Brot toasten, mit Streichfett und Honig bestreichen, Apfel schälen, Kerngehäuse entfernen, in Scheiben schneiden, Apfelscheiben auf das Brot legen, mit Zimt und Nüssen bestreuen Dazu 1 Glas (200 ml) Milch (3,5 % Fett)

14.5 Ernährung älterer Menschen

In den letzten Jahrzehnten ist die Zahl der über 65jährigen Menschen rascher angestiegen als die Zahl der Gesamtbevölkerung. Das bedeutet: die Anzahl älterer Menschen in der Gesellschaft wächst.

Lebenserwartung von Neugeborenen in Jahren (Statistisches Jahrbuch 1988)

	1901/10	1924/26	1932/34	1949/51	1960/62	1970/72	1984/86
männlich	44,82	55,97	59,86	64,56	66,86	67,41	71,54
weiblich	44,33	58,82	62,81	68,48	72,99	73,83	78,10

Das statistische Durchschnittsalter ist von der Jahrhundertwende bis heute in den Industrieländern um 25–30 Jahre gestiegen.
Aufgrund dieser Entwicklung sind Fragen der Ernährung im Alter sehr aktuell. Einen Zusammenhang zwischen Ernährung und Krankheiten, die sich häufig erst in der zweiten Lebenshälfte manifestieren, bestreitet heute niemand mehr.

Zudem sind im Organismus von Frauen nach der Menopause und von Männern ab dem 65. Lebensjahr viele Veränderungen festzustellen, die bei einer richtigen Ernährung berücksichtigt werden müssen.

14.5.1 Physiologische Besonderheiten des älteren Menschen

Körperzusammensetzung
Im Körpergewebe des älteren Menschen finden Verschiebungen statt; die fettfreie Körpersubstanz nimmt ab, die Wirkung der Muskulatur ist herabgesetzt. Es kommt aber kaum zu einer Gewichtsabnahme, da gleichzeitig mehr Fett in das Fettgewebe eingelagert wird.

Anteil der Muskelmasse am Körpergewicht

junger Erwachsener (25 Jahre)	45 %
älterer Erwachsener (70 Jahre)	27 %

Kaufähigkeit
Die Kaufähigkeit ist häufig beeinträchtigt. Dies hat seine Ursache in schlechten Zähnen und in Zahnverlusten, die mit zunehmendem Alter immer häufiger werden. Bei mangelnder Kaufähigkeit ist die normale Aufspaltung der Nahrung im Verdauungstrakt nicht mehr gewährleistet.

Speichelzusammensetzung
Auch hier finden Änderungen statt. Der Anteil der Amylase im Speichel nimmt ab, und der pH-Wert sinkt: im Durchschnitt von 6,9 auf 6,5.

Die Toleranzgrenze für Kohlenhydrate sinkt. Deshalb ist es wichtig, den Blut-Glucose-Spiegel relativ konstant zu halten, sonst entsteht ein hohes Risiko für Altersdiabetes.

Geschmack
Die Geschmacksempfindung läßt nach. Die Empfindlichkeit für süß, salzig und bitter ist herabgesetzt.

Körperfunktionen
Der Grundumsatz sinkt; die Körperfunktionen sind verlangsamt:
- Die Produktion der Verdauungssäfte ist herabgesetzt.
- Die Darmperistaltik ist erniedrigt; ein häufiges Altersleiden ist Obstipation.
- Leber und Niere sind in ihren Funktionen eingeschränkt; da hier aber Reservekapazitäten vorhanden sind, entsteht normalerweise keine Beeinträchtigung.
- Durch die eingeschränkte Leistungsfähigkeit sinkt der Leistungsumsatz.

Die Ernährungsumstellung erfolgt um das 55. Lebensjahr. Dies ist allerdings nur ein grober Richtwert, denn ausschlaggebend für die Umstellung ist nicht das kalendarische, sondern das biologische Alter. Mancher ist mit 65 Jahren noch sehr aktiv und rüstig, mancher schon mit 55 Jahren mitten im fortgeschrittenen Alterungsprozeß.

14.5.2 Ernährungsmöglichkeiten

Wegen der genannten Veränderungen im Organismus ist eine damit verbundene Umstellung der Nahrung notwendig. Nun vollziehen sich die Veränderungen aber nicht in einem kurzen Zeitraum, auch treten Alterskrankheiten nicht von heute auf morgen auf. Eine längere Zeit des Übergangs und erste Anzeichen von Krankheiten gehen voraus. Das muß bei der Ernährungsumstellung berücksichtigt werden.
Auch sie wird nicht abrupt vollzogen, sondern sollte mit zunehmendem Alter schon früh mitbedacht werden. Dabei ist auch zu bedenken, daß alte Ernährungsgewohnheiten, die sich im Laufe von Jahrzehnten ergeben haben, nicht so einfach über Bord geworfen werden können.

Die Ernährungsumstellung hat für die Vorbeugung von ernährungsabhängigen Krankheiten und damit für die Erhaltung der Gesundheit einen nicht zu verkennenden Wert.

Ob die Lebenserwartung höher ist, wenn ein leichtes Über- oder Untergewicht vorliegt, darüber herrscht in der Ernährungswissenschaft keine einheitliche Meinung. Plädierte man vor Jahren noch eher für ein 10 %-iges Untergewicht, gibt es heute auch die Meinung, daß ein leichtes Übergewicht sich (auch im Hinblick auf häufigere Krankheiten) als positiv erweisen könnte.

Empfohlene Energiezufuhr der DGE

Erwachsene	kJ/Tag
männlich	
36-50 Jahre	10000
51-65 Jahre	9000
über 65 Jahre	8000
weiblich	
36-50 Jahre	8500
51-65 Jahre	7500
über 65 Jahre	7000

Müssen ältere Menschen jeden Tag kochen?

Die überwiegende Zahl der älteren Menschen lebt in einem Kleinhaushalt, der aus zwei oder häufig auch nur einer Person besteht. Um die Arbeit für die tägliche warme Mahlzeit zu reduzieren, bieten sich folgende Möglichkeiten an:

- größere Mengen werden gekocht, der Rest wird am 2. Tag gegessen oder sofort eingefroren;
- kleine, z. T. schon fertige Portionen werden als Tiefkühlkost gekauft;
- in Großstädten ist es möglich, mittags „Essen auf Rädern" kostengünstig zu bestellen: die Mahlzeit wird servierfertig angeliefert.

Eine altersgemäße Ernährung wird die individuellen Gewohnheiten und Bedürfnisse mitberücksichtigen, schließlich soll die Nahrung ja nicht nur den Erfordernissen angepaßt sein, sondern auch jedem Einzelnen schmecken.

Energiezufuhr

Mit zunehmendem Alter sinkt der Energiebedarf. Wegen der physiologischen Veränderungen wird die Energiezufuhr eingeschränkt, so erhält man auch in dieser Altersgruppe eine ausgeglichene Energiebilanz. Die durchschnittliche Energieverminderung beträgt 1500 kJ.
Eine Gewichtskontrolle zweimal pro Woche ist empfehlenswert. Um die Belastung des Organismus so gering wie möglich zu halten, sollte die erforderliche Nahrungsmenge auf mehrere kleine Mahlzeiten verteilt werden.

Proteinzufuhr

Der Proteinbedarf in dieser Altersgruppe ist relativ höher als früher, d. h., bei sinkender Energiezufuhr entspricht die Proteinzufuhr weiterhin den Empfehlungen für einen jüngeren Erwachsenen. Protein wird hauptsächlich zur Erneuerung von Körperprotein benötigt, vor allem deshalb, weil der Abbau von Körperzellen im Alter schneller vonstatten geht. Dem Proteinbedarf älterer Menschen wird am besten durch biologisch hochwertige Proteine Rechnung getragen.

Fettzufuhr

Um dem verminderten Energiebedarf gerecht zu werden, sollte die Fettzufuhr erniedrigt sein. Besondere Bedeutung hat die Versorgung mit essentiellen Fettsäuren und die Verminderung der Cholesterinzufuhr, denn in dieser Altersgruppe ist das Risiko der Erkrankung an einer Hyperlipoproteinämie am höchsten.
Anzustreben ist ein P/S-Quotient von 1; pflanzliche Fette sind daher die empfehlenswertesten.

Kohlenhydratzufuhr

Die Kohlenhydratzufuhr sollte weiterhin 55–60 % der Gesamtenergiezufuhr betragen. Wichtig dabei ist die Auswahl der Kohlenhydrate. Um eine erhöhte Blut-Glucose-Konzentration zu vermeiden, sollen die Kohlenhydrate hauptsächlich als Polysaccharide im Speisenplan erscheinen.
Wichtig ist auch eine tägliche Aufnahme von 30 g Ballaststoffen, um der Obstipation vorzubeugen. Zudem wird durch die erhöhte Zufuhr von Polysacchariden und Ballaststoffen ein anhaltendes Sättigungsgefühl trotz reduzierter Energiezufuhr erreicht.

Mineralstoffzufuhr

Die Mineralstoffzufuhr entspricht der jüngerer Erwachsener, ist also gemessen an der Energiezufuhr relativ erhöht. Eine Ausnahme gibt es: Frauen haben nach der Menopause einen erniedrigten Eisenbedarf. Zu beachten ist weiterhin, daß die Toleranzbreite für Schwankungen in der Natriumzufuhr geringer ist: die Zufuhr sollte die Empfehlungen nicht wesentlich überschreiten.
Wichtig ist auch die Versorgung mit ausreichend Calcium, um so einer Altersknochenbrüchigkeit vorzubeugen.

Vitaminzufuhr

Auch hier entsprechen die Empfehlungen denen von jüngeren Erwachsenen, also liegt auch hier eine relative Erhöhung vor. Bevorzugt werden die Nahrungsmittel mit hoher Nährstoffdichte in den Speisenplan aufgenommen, um bei erniedrigter Energiezufuhr die Bedarfsmengen tatsächlich zu erreichen. Obst, Gemüse und Kartoffeln haben dabei einen nicht zu unterschätzenden Wert.

Flüssigkeitsbedarf

Auch hier ergeben sich keine Änderungen zu den Werten von jüngeren Erwachsenen.
Einerseits nimmt der Wassergehalt des Körpers zwar ab, andererseits verlieren aber die Nieren einen Teil der Konzentrations- und Verdünnungsfähigkeit.
Die tatsächliche Versorgung von alten Menschen mit den empfohlenen Flüssigkeitsmengen ist von großer Bedeutung, zumal im Alter auch das natürliche Durstgefühl nachläßt.

> Empfohlene Wasserzufuhr der DGE (einschl. Wassergehalt der Nahrung):
> 20–45 ml/kg KG/Tag bzw.
> 250 ml/MJ

14.5.3 Tageskostplan für einen älteren Erwachsenen
(nach: Holtmeier, Ernährung des alternden Menschen)

Energie:	8022 kJ;
Protein:	77,87 g (17,05 %),
Fett:	58,15 g (28,92 %),
Kohlenhydrate:	246,42 g (54,03 %).

1. Frühstück 50 g Mischbrot 20 g Knäckebrot 10 g Butter 20 g Konfitüre 20 g Schmelzkäse 2 Tassen Kaffee 10 g Dosenmilch	Nachmittagskaffee 50 g Brötchen 5 g Butter 10 g Honig 2 Tassen Kaffee 10 g Dosenmilch
2. Frühstück 1 Apfel	Abendessen 50 g Toastbrot 50 g Mischbrot 5 g Butter 30 g Kalbsbraten 30 g Roastbeef 50 g Quark 100 g Radieschen
Mittagessen 1 Grapefruit Paprikagulasch: 100 g Rindfleisch 1 TL Öl 10 g Zwiebel 20 g rote Paprikaschote Salz, Pfeffer, Paprika, Senf, Tomatenmark 40 g Reis Gemischter Salat: 50 g Bohnen 50 g Spargel 30 g Kopfsalat 1 TL Öl Salz, Pfeffer, Essig	Spätmahlzeit 1 Becher Joghurt 10 g Zucker 2 TL Zitronensaft

> **Richtige Ernährung muß nicht teuer sein**
>
> Häufig haben ältere Menschen ein geringeres Einkommen als jüngere. Der Eintritt ins Rentenalter zeigt finanzielle Konsequenzen, aber auch der Tod des Partners, der eine Rentenverminderung nach sich zieht.
> Eine richtige Ernährung muß nun nicht aufgegeben werden, vielleicht wird sich aber die Nahrungsauswahl verändern:
>
> – mehr Grundnahrungsmittel wie Kartoffeln, Brot, Milch, Quark
> – Obst und Gemüse der Saison und Zitrusfrüchte statt teurer nichtsaisonaler Angebote
> – häufiger einmal Hackfleisch statt Braten
> – vermehrtes Achten auf Sonderangebote.

Empfohlene Nährstoffzufuhr der DGE für Erwachsene über 65 Jahre

Nährstoffe				Mineralstoffe							
Protein (g/kg)		ess. Fetts. Energie-%		Calcium (mg)	Phosphor (mg)	Magnesium (mg)		Eisen (mg)	Jod (µg)	Zink (mg)	
m	w	n-6	n-3			m	w			m	w
0,8	0,8	2,5	0,5	1000	700	350	300	10	180	10	7

Vitamine															
Vit. A (mg RÄ)		Vit. D (µg)	Vit. E (mg)	Thiamin (mg)		Riboflavin (mg)		Niacin (mg NÄ)		Vit B_6 (mg)		Folsäure (µg FÄ)	Pantothens. (mg)	Vit. B_{12} (µg)	Vit. C (mg)
m	w			m	w	m	w	m	w	m	w				
1,0	0,8	10	12	1,0	1,0	1,2	1,2	13	13	1,4	1,2	400	6	3,0	100

14.6 Ernährung von Schwangeren

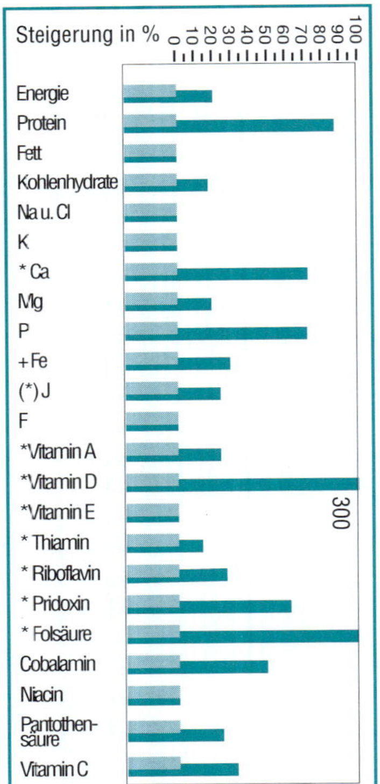

Steigerung der Empfehlungen für die Nährstoffzufuhr für Schwangere ab dem 6. Monat gegenüber dem Normalbedarf (*= kritischer Nährstoff).

(Quelle: Elmadfa/Leitzmann: Ernährung des Menschen, Stuttgart 1988)

Nahrungsempfehlungen während der Schwangerschaft

„Essen für zwei“, diese Empfehlung wurde unseren Müttern und Großmüttern noch gegeben, wobei man selbstverständlich „Essen für zwei Erwachsene“ meinte. Das war ein schlechter Rat, denn er verursachte so manches, sich auch nach der Schwangerschaft noch hartnäckig behauptende Übergewicht.

14.6.1 Physiologische Besonderheiten von Graviden

Die hormonelle Umstellung und die zunehmende Entwicklung des heranwachsenden Feten, diese zwei Faktoren beeinflussen entscheidend den Nährstoffbedarf während der Schwangerschaft.

Grundumsatz
Im Verlauf der Schwangerschaft erhöht sich der Grundumsatz. Zu Beginn ist der Anstieg nur minimal, gegen Schwangerschaftsende beträgt die Steigerung jedoch bis zu 20 %.

Proteinbedarf
Der Proteinbedarf verändert sich sowohl in quantitativer als auch in qualitativer Hinsicht, denn zusätzlich zum Bedarf der Mutter wird zum Aufbau des kindlichen Organismus hochwertiges Protein benötigt.

Mineralstoffbedarf
- Für die Ausbildung des kindlichen Skeletts werden zusätzliche Mengen an Calcium und Phosphor benötigt.
- Für den Aufbau des fetalen Blutes und den vermehrten Sauerstofftransport wird zusätzlich Eisen benötigt.

Flüssigkeitsbedarf
Während der Schwangerschaft kann es leicht zur Ödembildung kommen. Aus diesem Grund sollte die Flüssigkeitszufuhr eingeschränkt werden.

Vitaminbedarf
Der Bedarf an Vitaminen ist während der Schwangerschaft deutlich erhöht, insbesondere an Folsäure, Vitamin D, Pyridoxin und Cobalamin.

Verdauung
Mit fortschreitender Schwangerschaft verringert sich die Intensität der Darmbewegungen. Deshalb leiden Schwangere häufig an Verstopfung. Dem kann man durch ballaststoffreiche Lebensmittel begegnen.

Verboten während der Schwangerschaft

– Alkohol
– Nikotin
– starker Kaffee
– starker Tee.

14.6.2 Ernährungsmöglichkeiten

Eine Anpassung der Ernährung an die veränderten physiologischen Bedingungen ist von zentraler Bedeutung für einen ungestörten Verlauf der Schwangerschaft. Dabei gilt ganz allgemein, daß sich in erster Linie der Bedarf an essentiellen Nährstoffen erhöht. Im Vergleich dazu steigt der Energiebedarf nur geringfügig an. Daher dürfen Lebensmittel mit hoher Nährstoffdichte auf keinen Fall in der Ernährung fehlen.

Empfohlene Energiezufuhr
Der Mehrbedarf an Energie zeigt sich erst im zweiten und dritten Schwangerschaftsdrittel. Ausreichend ist eine Erhöhung der Tagesenergie um 400 – 800 kJ. Häufig ist die Energiezufuhr überhöht und führt so zu einem unphysiologischen Gewichtsanstieg, der unerwünschte Fettdepots nach sich zieht.

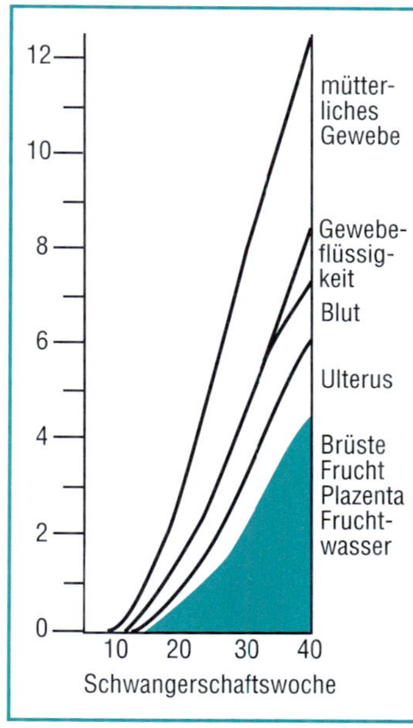

Gewichtsanstieg während der Schwangerschaft

Beispiele für Energiegehalte von 400 bzw. 800 kJ

400 kJ	800 kJ
1 Scheibe Vollkornbrot	+ Butter/Margarine + 1 kleine Scheibe Käse
1 Becher Vollmilchjoghurt	+ 1 EL Haferflocken + 1/2 Apfelsine + einige Nüsse
2 mittelgroße Kartoffeln	+ 3 EL Gemüse + 1 TL Butter/Margarine

Quelle: Forschungsinstitut für Kinderernährung, Dortmund)

Richttabelle über die wünschenswerte Gewichtszunahme in der Schwangerschaft

Schwanger-schaftswoche	1-12	13 14 15	16 17 18	19 20	21 22	23 24	25 26	27 28	29 bis 38		39	40
Gewichtszu-nahme (g)	–	je 250	je 300	je 350	je 350	je 400	je 450	je 500	je 500		350	–
Gewichtszu-nahme in den einzelnen Schwanger-schaftsmonaten	bis zum 3. Monat keine Gewichts-zunahme	Im 4. und 5. Monat bis zu 2,35 kg			Im 6. Monat bis zu 1,5 kg		Im 7. Monat bis zu 1,9 kg		Im 8. Monat bis zu 2,0 kg	Im 9. Monat bis zu 2,0 kg	Im 10. Monat bis zu 1,25 kg	

Proteinzufuhr
Pro Tag sollte die Proteinzufuhr um ca. 30 g erhöht werden. Geeignet sind sowohl tierische als auch pflanzliche Proteine. Da tierische Proteine, insbesondere Fleisch, meist einen relativ hohen Fettgehalt aufweisen, empfiehlt es sich, den Fleischverzehr zugunsten pflanzlicher Proteine einzuschränken. Die gewünschte hohe biologische Wertigkeit läßt sich dabei durch gezielte Kombination der einzelnen Pflanzenproteine erreichen. Milch und Milchprodukte sollten täglich verzehrt werden, denn neben der hohen biologischen Wertigkeit ihrer Proteine liefern sie gleichzeitig reichlich Calcium und Phosphat.

> Die Empfehlungen geben für den Verzehr von Milch ca. 1/2 l pro Tag an.

Fettzufuhr
Die Zufuhr an Fett sollte während der Schwangerschaft nur in geringem Umfang gesteigert werden und daher höchstens 70 g pro Tag betragen. Knapp die Hälfte kann als Koch- oder Streichfett zugeführt werden. Der Rest entfällt auf fetthaltige Lebensmittel.
Geeignet sind hochwertige Nahrungsfette wie pflanzliche Öle, Butter und Margarine.

Kohlenhydratzufuhr
Auch während der Schwangerschaft richtet sich die Kohlenhydratzufuhr nach dem Gesamtenergiebedarf. Sie sollte etwa 55 % der benötigten Energie decken. Dabei ist zu beachten: komplexe Kohlenhydrate mit einem hohen Ballaststoffanteil sind isolierten, niedermolekularen Kohlenhydraten vorzuziehen.
Der Grund: sie werden langsamer resorbiert und sorgen für eine geregelte Darmfunktion.

Mineralstoffzufuhr
Das Hauptaugenmerk sollte während der Schwangerschaft den „kritischen" Mineralstoffen Calcium, Phosphor und Eisen gelten:
- Der Mehrbedarf an Calcium wird mit 400 mg pro Tag angegeben und am besten durch Milch und Milchprodukte gedeckt.
- Der Mehrbedarf an Phosphor wird mit 200 mg pro Tag angegeben und ebenfalls am besten durch Milch und Milchprodukte gedeckt.
- Der Mehrbedarf an Eisen wird mit 7 mg pro Tag angegeben. Gute Eisenlieferanten sind Fleisch, Vollkornprodukte und Gemüse.

Flüssigkeitszufuhr
Um Ödeme zu verhindern, wird eine eingeschränkte Flüssigkeitszufuhr von 1 bis 1,5 Liter pro Tag empfohlen.

Vitaminzufuhr
Die empfohlene Mehrzufuhr liegt bei den einzelnen Vitaminen unterschiedlich hoch und kann aus der Tabelle auf S. 423 entnommen werden.

> **Natriumzufuhr**
>
> Schwangere neigen zur Ödembildung; aus diesem Grund ist eine Einschränkung der Kochsalzzufuhr zu empfehlen. Sie sollte nicht mehr als 4–5 g pro Tag betragen.

Verteilung der Mahlzeiten
Die Mahlzeiten sollten nicht zu umfangreich sein, da sonst der Organismus unnötig belastet wird. Es empfiehlt sich, mehrere kleine Mahlzeiten gleichmäßig über den Tag zu verteilen, also das zweite Frühstück, einen Nachmittagsimbiß und eine Spätmahlzeit miteinzuplanen. Auf diese Weise wird auch der Fetus gleichmäßig mit Nahrung versorgt.

14.7 Ernährung während der Stillzeit

Die allgemeinen Empfehlungen zur Ernährung der Schwangeren sind ohne weiteres auf die Ernährung der Stillenden zu übertragen.
Was den Bedarf im einzelnen angeht, so sind die Zuschläge während der Stillzeit weiter erhöht. Zum einen muß die Mutter ihre eigenen Nährstoffbestände und -reserven erhalten bzw. wieder auffüllen, und zum anderen benötigt der Säugling ausreichend Nährstoffe zum Aufbau der kindlichen Körpersubstanz, die er über die Muttermilch erhält.

Empfohlene Zufuhr an Proteinen und essentiellen Fettsäuren (DGE)
(Zuschläge gegenüber erwachsenen Frauen)

	Proteine	Essentielle Fettsäuren
Schwangere	+ 30 g*	+ 1 g*
Stillende	+ 20 g	+ 3 g

* ab 2. Schwangerschaftsmonat

Empfohlene Mineralstoffzufuhr für Schwangere und Stillende (DGE)
(Zuschläge gegenüber erwachsenen Frauen)

	Phosphor	Mg	Eisen	Jod	Zink
Schwangere	+ 100 mg		+ 15 mg	+ 30 µg	+ 3 mg*
Stillende	+ 200 mg	+ 90 mg	+ 5 mg	+ 60 µg	+ 4 mg

* ab 2. Schwangerschaftsmonat

Empfohlene Vitaminzufuhr für Schwangere und Stillende (DGE)
(Zuschläge gegenüber erwachsenen Frauen)

	Vit. A	Vit. E	Thiamin	Riboflavin	Niacin	Vit. B_6	Folsäure	Vit B_{12}	Vit. C
Schwangere	+ 0,3 mg* RÄ	+ 1 mg*	+ 0,2 mg*	+ 0,3 mg*	+ 2 mg* NÄ	+ 0,7 mg*	+ 200 µg	+ 0,5 µg*	+ 10 mg*
Stillende	+ 0,7 mg	+ 5 mg	+ 0,4 mg	+ 0,4 mg	+ 4 mg	+ 0,7 mg	+ 200 µg	+ 1 µg	+ 50 mg

* ab 2. Schwangerschaftsdrittel

14.8 Ernährung von Sportlern

Nie zuvor gab es vo viele Menschen, die sich aktiv an allen möglichen Sportarten beteiligten, wobei die Motivation, sich sportlich zu betätigen, wohl hauptsächlich darin liegt, daß die Menschen sich „fit" halten und gesundheitlich besser fühlen möchten.

Mit zunehmender Profihaftigkeit der sportlichen Betätigung setzen dann Veränderungen im täglichen Leben ein:
- umfangreiches und regelmäßiges Training gehört zum Tagesablauf
- die Ernährung muß der veränderten körperlichen Leistung angepaßt werden.

Auswirkungen sportlicher Aktivität auf den Organismus:
- Die Gefahr koronarer Herzerkrankungen wird verringert.
- Die altersbedingte Demineralisierung der Knochen wird wahrscheinlich verringert.

Außerdem: ernsthafte Sportler sind selten starke Raucher und trinken meist nur wenig Alkohol.

Sportarten

Man kann die Sportarten nach Art der Belastung einteilen in:

– Ausdauersportarten	(z. B. Mittel- und Langstreckenlauf, Marathon, Skilanglauf, Schwimmen 200 m und mehr, Bergsteigen, Radsport)
– Kampfsportarten	(z. B. Boxen, Ringen, Selbstverteidigung)
– Spielsportarten	(z. B. Mannschaftsfeldspiele, Tennis, Wasserball)
– Kraftsportarten	(z. B. Gewichtheben, Wurf- und Stoßdisziplinen)
– Schnellkraftsportarten	(z. B. Eiskunstlauf, Gymnastik, Schwimmen (kurz), Tischtennis, Ski alpin, Leichtathletik).

Diese fünf Gruppen unterscheiden sich in puncto Belastungsart erheblich.
Ausdauersportarten haben eine lange Belastungszeit und gleichbleibenden Krafteinsatz.
Kampfsportarten haben eine wechselnde Belastungszeit und wechselnden Krafteinsatz.
Spielsportarten haben eine lange Belastungszeit und wechselnden Krafteinsatz.
Kraftsportarten haben eine kurze Belastungszeit und gleichbleibenden Krafteinsatz.
Schnellkraftsportarten haben eine relativ kurze Belastungszeit und gleichbleibenden Krafteinsatz.

Energieverbrauch in den verschiedenen Sportarten, bezogen auf 70 kg Körpergewicht
(nach NÖCKER et al. 1979)

Sportartgruppe	Energieverbrauch (MJ/Tag)	
	untere Grenze	obere Grenze
Schnellkraftsport		
Bei Körperruhe (in Pausen)	7,1	9,2
Kurzstreckenlauf	12,6	18,8
Gymnastik	14,6	18,8
Radsport (Bahnfahrer)	16,7	23,0
Skispringen	16,7	20,9
Kraftsport		
Gewichtheben (je nach Gewichtsklasse)	12,6	25,1
Stoß und Wurf (Leichtathletik)	18,8	25,1
Ausdauersport		
Langstreckenlauf	16,7	23,0
Radsportler (Straße)	16,7	33,5
6-Tage-Fahren	20,9	37,7
Spielsport (Fußball, Handball, Hockey, Eishockey, Wasserball, Basketball, Volleyball)	16,7	24,3
Kampfsport		
Boxen	12,6	23,0
Ringen	18,8	29,3
Judo	12,6	23,0

14.8.1 Physiologische Besonderheiten des Muskelstoffwechsels

Für die unterschiedlichen Belastungen muß der Organismus die jeweils „passende" Energie bereitstellen.

Energiegewinnung

Jede Muskelbewegung verbraucht Energie. Diese steht dem Organismus in Form von ATP und Kreatinphosphat zur Verfügung. Allerdings können diese beiden Energiereserven die Muskeln maximal 20 Sekunden versorgen, sie sind dann erschöpft.
Bei allen Sportarten werden dann zunächst die Glykogenvorräte der Muskulatur verbraucht. Glykogen kann über Glucose-6-Phosphat sowohl anaerob als auch aerob abgebaut werden. Beim anaeroben Abbau entstehen 2 Mol ATP. Beim aeroben Abbau entsteht eine weitaus größere Energiemenge, nämlich 38 Mol ATP.
Ob nun das Glykogen anarob oder aerob abgebaut wird, hängt von den Belastungszeiten ab. Betreibt man Sportarten mit kurzer Belastungszeit, so wird das Glykogen anaerob abgebaut.
Betreibt man Sportarten mit längerer Belastungszeit, so wird der Abbau von anaerob auf aerob umgestellt.
Bei diesem Abbau steht dem Organismus dann wesentlich mehr Energie zur Verfügung.
Nach langandauernder Belastung (ca. 1–2 Stunden) jedoch sind

auch die Glykogenreserven erschöpft, und der Organismus kann keine weitere Energie aus Glykogen bereitstellen. Die weitere Energie wird aus den Fettdepots bezogen. Jedoch ist der Energiegewinn nicht so effektiv. Zum einen wird Fett wesentlich langsamer abgebaut als Kohlenhydrate, zum anderen ist die Energieausbeute pro Liter O_2 geringer, und schließlich sinkt die ATP-Synthese bei gleichbleibender Sauerstoffaufnahme.

14.8.2 Ernährungsmöglichkeiten

Die Ernährung von Sportlern ist, bezogen auf die energieliefernden Nährstoffe, nicht einheitlich, sondern abhängig von der jeweiligen Sportart.

Empfohlene Energiezufuhr
Generell liegt der Energiebedarf bei Sportlern über 15 000 kJ pro Tag. Wie weit er diesen Betrag übersteigt, hängt von verschiedenen Faktoren ab.

Faktoren, die den Bedarf an Nahrungsenergie beeinflussen

Grundumsatz Geschlecht berufl. Tätigkeit Temperatur Verdauungsverlust spezifisch-dyn. Wirkung	→	Energiebedarf des Sportlers	←	Sportart Trainingszustand äußere Trainingsbedingungen Trainingshäufigkeit Trainingsumfang Trainingsintensität

(verändert nach Ketz 1986)

Während intensiven Trainings oder während eines Wettkampfes kann der Bedarf noch bis ca. 30 000 kJ ansteigen. Jedoch kann diese Energiemenge nur über einen kurzen Zeitraum mit der Nahrung aufgenommen werden, da die Magen-Darm-Kapazität und die Möglichkeiten der enzymatischen Aufspaltung der Nahrung begrenzt sind.

Kohlenhydratzufuhr
Sportler benötigen eine hohe Zufuhr an Kohlenhydraten. Zum einen liefern sie pro Liter Sauerstoff mehr Energie als Fette, zum anderen sind sie nötig, um die Glykogenspeicher zu füllen. Dies ist besonders wichtig, da die Leistungsfähigkeit im Verlauf eines Trainings oder Wettkampfs erheblich von den Kohlenhydratreserven abhängt: bei länger andauernder Belastung bleibt die Leistungsfähigkeit länger voll erhalten, wenn die Glykogenreserven der Muskulatur groß sind. Der Anteil der Kohlenhydrate an der Nahrung sollte 40–60 % betragen, das entspricht ca. 300–500 g Kohlenhydraten pro Tag. Im Gegensatz zu früheren Empfehlungen, die Glucose als „schnelle Energiespender" propagierten, wird heute die Zufuhr von Polysacchariden betont, um den Blut-Glucose-Spiegel

Durchschnittliche Zusammensetzung des menschlichen Schweißes (nach Konopka 1980)

Bestandteil	Gehalt in mg/l
Natrium	1200
Chlorid	1000
Kalium	300
Calcium	160
Magnesium	36
Sulfat	25
Phosphat	15
Zink	1,2
Eisen	1,2
Mangan	0,06
Kupfer	0,06
Lactat (Milchsäure)	1500
Harnstoff	700
Ammoniak	80
Kohlenhydrate	50
Vitamin C	50
Brenztraubensäure	40

Bei den tierischen Proteinquellen sollten Milch und Milchprodukte im Vordergrund stehen. Ein Zuviel an Fleisch und Wurstwaren bedeutet gleichzeitig eine vermehrte Fettaufnahme, vermehrtes Cholesterin und vermehrt Purine.

Wissenschaftler haben festgestellt:
- daß keines der normalerweise verzehrten Lebensmittel von besonderem Wert oder von Schaden für Sportler ist
- daß Vitamin- und Mineralstoffpräparate, die zusätzlich verabreicht werden, die sportliche Leistung nicht verbessern.

nicht extremen Schwankungen auszusetzen und um die Energie langsam, aber stetig freizusetzen.

Fettzufuhr
Das Fett hat, gemessen an den Kohlenhydraten, als Energielieferant zwar eine nachrangige Rolle, der hohe Energiebedarf des Sportlers kann jedoch nicht allein durch Kohlenhydrate gedeckt werden, da sonst das Gesamtvolumen der Nahrung zu groß wäre. Zudem spielt es als Lieferant essentieller Fettsäuren und als Träger fettlöslicher Vitamine eine erhebliche Rolle. Der Anteil des Fettes an der Nahrung sollte 25–30 % betragen.

Proteinzufuhr
Im allgemeinen wird der Proteinbedarf des Sportlers durch die große Gesamtnahrungsmenge gedeckt. Er hängt vor allem von der Sportart und der damit verbundenen Belastung ab. Eiweiß dient nicht als Energielieferant, sondern wird zum Aufbau von aktivem Gewebe benötigt.
Kraftsportler haben dementsprechend den höchsten Bedarf, um den Zuwachs an Muskelmasse zu ermöglichen. Die geringste Erhöhung ist bei Ausdauersportlern zu finden, da bei ihnen der Anteil der Muskelmasse geringer ist. Der Proteinbedarf schwankt von 2–3 g/kg KG bis 1,2–1,5 g/kg KG. Der Anteil Proteine an der Nahrung sollte 15–22 % betragen. Empfohlen wird die Verteilung auf pflanzliche und tierische Proteinquellen im Verhältnis 3:2.

Flüssigkeitszufuhr
Sportler, besonders Ausdauersportler, verlieren erheblich an Gewicht während der Trainings- oder Wettkampfphase. Dieser Verlust ist hauptsächlich ein Flüssigkeitsverlust in Form von Schweiß. 70 bis 90 % der während körperlicher Belastung umgesetzten Energie werden in Form von Wärme frei, und um diese Wärmemenge an die Umgebung abgeben zu können, muß der Organismus große Schweißmengen bilden.
Marathonläufer beispielsweise verlieren während eines Laufes bei einer Außentemperatur unter 20 °C 2 bis 4 l Schweiß. Das hohe Wasserdefizit des Körpers muß unbedingt bald ausgeglichen werden, da es stark leistungsmindernd wirkt. Bereits eine Schweißabsonderung von 1 bis 2 l läßt die Leistungsfähigkeit erheblich sinken. Auf eine ausreichende Flüssigkeitszufuhr muß deshalb besonders geachtet werden. Ausdauersportlern wird empfohlen, während der Trainings- oder Wettkampfphase in 15minütigen Abständen 100 bis 200 ml Flüssigkeit zu sich zu nehmen.

Alle Getränke, die Mineralstoffe enthalten, sind für Sportler geeignet.
Gut sind sonst als „ungesund" angesehene Mineralwässer mit einem hohen Natriumanteil von über 500 mg pro l. Sportler dürfen sie ohne weiteres trinken.
Für Ausdauersportler ist bei Getränken neben dem Mineralstoffgehalt auch das Vorhandensein von Kohlenhydraten angeraten, um die Leistungsfähigkeit zu erhalten.

Mineralstoffzufuhr
Wasser- und Elektrolythaushalt hängen sehr eng zusammen. Mit dem Schweiß werden erhebliche Mengen an Mineralstoffen ausgeschieden, die wieder ersetzt werden müssen, da sonst die körperliche Leistungsfähigkeit stark vermindert ist. Optimal ist, wenn alle im Schweiß enthaltenen Stoffe dem Körper wieder zugesetzt werden.
Besondere Bedeutung kommt dem Kochsalz-, Kalium- und Eisenbedarf zu.
Die Kochsalzzufuhr und die Kaliumzufuhr müssen je nach Schweißabsonderung erheblich erhöht werden.
Auch auf den Ersatz der Eisenverluste ist zu achten.

Bei Sportlerinnen kommen zu den genannten Faktoren noch die Eisenverluste während der Menstruation hinzu.

Der Eisenbedarf erklärt sich durch:
- die Eisenverluste mit dem Schweiß
- den höheren Sauerstoffumsatz und damit verbundenen höheren Bedarf an Hämoglobin
- die größere Gesamtblutmenge und damit die höhere Menge an Hämoglobin.

Der Tagesbedarf an Eisen ist deshalb bei Sportlern um ca. 2 mg pro Tag und bei Sportlerinnen um ca. 3 mg pro Tag erhöht.

Vitaminzufuhr

Auch der Vitaminbedarf ist durchweg erhöht.
Genaue Mengenangaben können nicht vorgenommen werden, da auch hier die Richtschnur durch die Art und das Ausmaß des betriebenen Sports gegeben wird. Die Forderungen gehen bis zur Verdoppelung der normalen täglichen Vitaminzufuhr. Zu erwähnen wäre der erhöhte Bedarf an Vitaminen der B-Gruppe, besonders B_1 und B_2, da sie eine zentrale Stellung im Kohlenhydratabbau und in der aeroben Energiebereitstellung einnehmen.
Der erhöhte Vitamin-C-Bedarf ist ebenfalls von Bedeutung, da dieses Vitamin die Eisenresorption fördert.

Verteilung der Mahlzeiten

Die gleichmäßige Verteilung der Mahlzeiten über den Tag empfiehlt sich bei Sportlern, damit durch die vergrößerte Nahrungsmenge der Verdauungsapparat nicht einseitig belastet wird. Fünf Mahlzeiten sind günstig, dabei sollte beachtet werden, daß die Verdauungstätigkeit durch die letzte Mahlzeit vor Beginn des Trainings oder Wettkampfes abgeschlossen ist. Das bedeutet, die Mahlzeit vor einem Wettkampf sollte nicht zu üppig sein und etwa drei Stunden vorher eingenommen werden.
Während des Trainings oder Wettkampfes kommt eine Nahrungsaufnahme nur bei Ausdauersportlern in Frage, und zwar dann in flüssiger Form.
Die Temperatur des Getränks sollte etwa 25 °C betragen. Kältere Getränke verweilen länger im Magen, damit wäre die Flüssigkeitsresorption verzögert.
Nach dem Training oder Wettkampf besteht bei Sportlern häufig kein Appetit. Dennoch sollte leichte Kost gereicht werden mit einem hohen Anteil an Kohlenhydraten und Flüssigkeit, um die Wasser- und Elektrolytbilanz wieder auszugleichen und das energetische Defizit zu decken.

Nährstoffkonzentrate werden vielfältig von verschiedenen Herstellern angeboten, die alle Nährstoffe in einem ausgewogenen Verhältnis enthalten.
Diese Konzentrate sind genau zugeschnitten auf den Bedarf der einzelnen Sportarten. Sie können als Nahrungsergänzung betrachtet werden, sind aber überflüssig bei einer angepaßten Gemischtkost.

14.9 Alternative Ernährung

In den letzten Jahren ist das Interesse, auch breiter Kreise der Bevölkerung, an alternativen Kostformen gewachsen. Die Gründe für diese Entwicklung sind wohl hauptsächlich in dem allgemein gewachsenen kritischen Bewußtsein der Menschen in Sachen Gesundheit bzw. gesunde Lebensführung zu suchen. Man möchte sich nicht mehr „irgendwie", sondern gezielt ernähren und ist dafür auch bereit, auf so manche eingefahrene Ernährungsgewohnheit zu verzichten. Aus ernährungsphysiologischer Sicht ist dieser Trend uneingeschränkt zu begrüßen, denn das Ernährungsverhalten in den Industrieländern hat sich im Laufe der letzten 200 Jahre in ungünstiger Weise verändert.

Alternativ steht vor allem für eine Kost mit folgenden Merkmalen:

- naturbelassen
- wenig umweltbelastet
- weitgehend aus pflanzlichen Nahrungsmitteln zusammengesetzt.

Die wichtigsten Änderungen im Lebensmittelverzehr in Deutschland seit der Industrialisierung
(2. Hälfte des 18. Jahrhunderts bis 1977/78)

In den letzten 200 Jahren ist der Verzehr folgender Produkte bzw. Inhaltsstoffe wesentlich gesunken:
– Getreide auf unter 30 % des früheren Verzehrs
– Vollkornprodukte von überwiegendem Anteil auf unter 10 % des Getreideverzehrs
– Ballaststoffe auf 30 % des früheren Verzehrs
– Kohlenhydrate von ca. 80 % auf ca. 40 % der Gesamt-Energiezufuhr.

In den letzten 200 Jahren ist der Verzehr folgender Produkte bzw. Inhaltsstoffe wesentlich gestiegen:
– Auszugsmehlprodukte auf 70 % des Getreideverzehrs (d. h. auf 15 % der Gesamt- Energiezufuhr)
– isolierte Zucker auf ca. 100 g pro Person und Tag (d. h. auf 13 % der Gesamt- Energiezufuhr)
– industriell verarbeitete Fette auf fast 60 % der sichtbaren Nahrungsfette (d. h. auf 10 % der Gesamt-Energiezufuhr)
– ballaststoffreie Lebensmittel auf das 6fache
– die Gesamt-Energiezufuhr im Verhältnis zur körperlichen Aktivität
– Energie tierischer Herkunft auf fast 40 % der Gesamt-Energiezufuhr
– Protein tierischer Herkunft von unter 20 % auf 65 % der Gesamt-Proteinzufuhr
– Fett von 10 % auf fast 40 % der Gesamt-Energiezufuhr
– Alkohol auf 18 % der Gesamt-Energiezufuhr
Quelle: Koerber, K. W. v. u. a.: Vollwert-Ernährung, Heidelberg 1981

Die Gründe für die Abwendung von der heute üblichen Ernährung sind sehr vielschichtig. Neben ernährungsphysiologischen Aspekten umfassen sie weltanschauliche, reformerische, gesundheitliche, aber auch ökologische und ökonomische Gesichtspunkte.

14.9.1 Vegetarismus

Vegetarismus ist ein Sammelbegriff für unterschiedliche Kostformen. Alle haben gemeinsam, daß sie auf Nahrungsmittel von toten Tieren (also Fleisch und Wurst) verzichten. Inwieweit Produkte von lebenden Tieren (wie Milch und Milchprodukte, Eier, Honig) erlaubt sind, ist bei den einzelnen Untergruppen unterschiedlich.
Die Ursprünge dieser Ernährungsform kann man bis in die Antike zurückverfolgen: Pythagoras war der erste, der den Vegetarismus lehrte und ihn als Bestandteil einer gesunden Lebensweise ansah.
In Asien und Afrika ernähren sich seit jeher große Teile der Bevölkerung hauptsächlich oder ausschließlich mit Nahrungsmitteln pflanzlicher Herkunft.
Der Vegetarismus der westlichen Welt begann in Amerika und England in der Mitte des vorigen Jahrhunderts.
Erwähnenswert sind Sylvester Graham, ein Geistlicher, der das nach ihm benannte Graham-Brot entwickelte, und John Kellogg, dessen Name noch heute durch die Cornflakes bekannt ist.

In England entstand 1811 die erste „Vegetarian Society", der bald andere Gesellschaften in ganz Europa folgten. Einer 1983 durchgeführten Erhebung zufolge ernähren sich 0,6 % der deutschen Bevölkerung zwischen 16 und 69 Jahren vegetarisch. Weltweit wird die Zahl der Menschen, die vegetarisch leben, auf eine knappe Milliarde geschätzt.
Diese Zahl schließt allerdings auch die Menschen ein, die sich unfreiwillig aus wirtschaftlichen oder klimatischen Gründen vegetarisch ernähren.

Die Begründungen, die Vegetarier für ihre Ernährung geben, gehen nicht unbedingt in erster Linie von einer gesunden Ernährung aus, sondern sind auch in ethischen und ökonomischen Vorstellungen zu sehen. Die ernährungsphysiologischen Argumente spielen für manche sogar eine untergeordnete Rolle.

Ethische Gründe
Basis der ethischen Gründe ist das von Vegetariern vertretene Recht aller Tiere auf Leben: wer Tiere zu Nahrungszwecken tötet, bricht ein menschliches Urgebot. Die Argumentation geht zum Teil so weit, daß im Tiermord auch die Ursachen für Menschenmord und Grausamkeit zu finden sind.

Ökonomische Gründe
Zur Erzeugung von 1 Joule eines tierischen Lebensmittels sind durchschnittlich 7 Joule aus normalerweise pflanzlichen Futtermitteln aufzubringen. Der „Veredelungsprozeß" von der Pflanze zum tierischen Produkt kostet also Energie, die letztlich der menschlichen Ernährung verlorengeht.
Angesichts des Welthungers und einer schlechten Ernährungslage in vielen Ländern halten die Vegetarier die Fleischproduktion für eine Verschwendung und Luxus.

Ernährungsphysiologische Gründe
Ansatzpunkt dafür ist die Annahme, daß sowohl Gebiß als auch die Verdauung des Menschen typisch für „Pflanzenfresser" sind, das heißt, die Nahrung kann nicht ausreichend zerkleinert und nur unzureichend vom Darm ausgewertet werden. Dies soll besonders auf die Verwertung von Fleisch zutreffen und zu Abbauprodukten führen, die den gesamten Organismus schwächen.

14.9.1.1 Formen des Vegetarismus

Hauptnahrungsmittel aller Vegetarier sind Getreide, Getreideprodukte, Gemüse und Obst. Allen gemeinsam ist darüber hinaus der generelle Verzicht auf Fleisch. Je nachdem, ob und wenn ja welche von Tieren stammenden Nahrungsmittel sie außerdem noch verzehren, unterscheidet man drei Formen der vegetarischen Ernährung.

Ovo-lacto-Vegetarier
Sie essen kein Fleisch, wohl aber tierische Produkte wie Eier, Milch und Milchprodukte. Diese Form ist die am weitesten verbreitete.

Lacto-Vegetarier
Sie essen kein Fleisch und keine Eier, wohl aber Milch und Milchprodukte.

Veganer
Sie lehnen den Genuß sämtlicher vom Tier stammender Lebensmittel ab, neben Fleisch, Eiern und Milch auch Honig. Ihre Ablehnung erstreckt sich auch auf Gebrauchsgüter tierischer Herkunft (Leder, Pelze u. ä.).
Außer den genannten Formen gibt es Spezialformen auf der Grundlage des Vegetarismus, die häufig den Namen ihres Begründers tragen. Sie unterscheiden sich meist nur in den Anweisungen zur Zubereitung von Nahrungsmitteln, haben aber verschiedenartige Vorstellungen von den anzustrebenden Ernährungszielen.

Ziel des Vegetarismus ist ein glückliches und vollkommenes Leben im Einklang mit der Natur, unter Verzicht auf Gewaltanwendung unter Menschen und zwischen Mensch und Tier.

Vergleich der durchschnittlichen Aufnahme an Nahrungsenergie, Grundnährstoffen und Alkohol in der Bundesrepublik Deutschland (DGE 1984) und von Vegetariern (USA) in % der Energieaufnahme

	M	W	V	Empfehlung
Nahrungsenergie (MJ)	16,3	12,2	11,3	9,2-10,9
Kohlenhydrate	39	41	55	55-60
Fett	33	35,4	30	25-30
Protein	10,8	11	15	15-20
Alkohol	12,4	7,4	–	–

Quelle: Elmadfa i.v.a., Ernährung des Menschen, Stuttgart 1988

Vegetarismus und Genußmittel

Die meisten Vegetarier lehnen den Genuß von Alkohol und Nikotin ab.

Weitere Gründe und Ziele des Vegetarismus

Gründe	Ziele
ästhetische	Meiden des Anblicks toter Tiere
religiöse	Töten als absolutes Tabu, körperliche und geistige Reinheit

Die wichtigsten Spezialkostformen auf der Grundlage des Vegetarismus

Kostform	Prinzipien	Ziel
Bircher-Benner-Kost (schweizer Arzt 1867-1939)	ovo-lacto-vegetabil, frische pflanzliche Kost + einige Milchprodukte + Eier, wenigstens 50 % der täglichen Nahrung als Rohkost, Ablehnung von Zucker, Weißmehl und konservierten Nahrungsmitteln, wenig Salz und scharfe Gewürze	Steigerung der Vitalität von Körper und Geist, Kost des Minimums: 1 Hauptmahlzeit + 2 kleinere Nebenmahlzeiten: keine Zwischenmahlzeiten (belasten den Verdauungsapparat unnötig)
Waerland-Kost (finn. Arzt 1876-1955)	ovo-lacto-vegetabil, sehr karge Kost; große Bedeutung der Kartoffel, viel Flüssigkeit, strenge Ablehnung aller Genußmittel, strenge Lebensregeln für Tageseinteilung, Körperbewegung, Schlaf	Ausgewogenheit von Gärungsbazillen (Anregung durch Pflanzenkost) und Fäulnisbazillen (Anregung durch tierische Nahrungsmittel)
Schnitzer-Intensivkost (Zahnarzt geb. 1930)	rein vegetabil, proteinarm, nur Rohkost erlaubt, gedacht als vorübergehende Ernährungsweise	Entgiftung der Verdauungsorgane, Aktivierung der geistigen und körperlichen Kräfte
Schnitzer-Normalkost	ovo-lacto-vegetabil, Getreide wird immer erst unmittelbar vor dem Verzehr gemahlen	Aktivierung der geistigen und körperlichen Kräfte

14.9.1.2 Ernährungsphysiologische Überlegungen zum Vegetarismus

Vegetarismus ist nicht gleich Vegetarismus. Will man diese Kostform aus ernährungsphysiologischer Sicht bewerten, so muß man sie in die beiden Gruppen (ovo-)lacto-vegetarische und veganische Ernährung einteilen.

(Ovo-)Lacto-Vegetarier
Eine Mangelernährung ist bei der (ovo-)lacto-vegetarischen Ernährung nicht zu befürchten. Sie stellt eine vollwertige Kostform dar, immer vorausgesetzt, daß die Auswahl der Nahrungsmittel abwechslungsreich ist.
Durch das Weglassen von Fleisch könnte es zu Eisenmangelerscheinungen kommen; allerdings stellt die Eisenversorgung ein allgemeines Ernährungsproblem dar, das auch bei Fleischessern häufig zu finden ist.

Veganer
Die veganische Ernährungsform kann leicht zu Mangelerscheinungen führen, dabei stehen Protein, Vitamin B_{12}, Eisen und Calcium im Vordergrund.

<u>Proteinversorgung</u>
Bei der Zufuhr allein von pflanzlichem Protein ist es nötig, auf eine richtige Kombination der eiweißreichen Nahrungsmittel zu achten, um die fehlenden biologisch hochwertigen tierischen Proteine zu ersetzen.

Vitamin B_{12}-Versorgung

Die Versorgung mit Vitamin B_{12} ist bei Veganern problematisch, da dieses Vitamin fast ausschließlich in tierischen Nahrungsmitteln vorkommt. Allerdings haben Veganer eine höhere Bakterienbesiedlung im Dünndarm. Diese produzieren das Vitamin B_{12}, wovon dann ein Teil dem Organismus zugeführt werden kann, jedoch nur in so geringen Mengen, daß ein Mangel keineswegs behoben werden kann.

Eisen

Eisen gilt als der problematischste Nährstoff. Das Eisen aus pflanzlichen Nahrungsmitteln kann schlechter resorbiert werden als aus tierischen. Zudem ist Eisen in pflanzlichen Nahrungsmitteln weniger vorhanden.

Neuere Untersuchungen haben ergeben, daß der Organismus einen Anpassungsmechanismus besitzt, der die Eisenresorption aus der Nahrung bei geringen Eisenreserven des Körpers erhöht. Außerdem verbessert die gleichzeitige Aufnahme Vitamin-C-haltiger Nahrungsmittel die Eisenresorption. Diese beiden Effekte sind aber in ihren Auswirkungen so gering, daß die Gefahr eines Eisenmangels nach wie vor bestehen bleibt.

Calcium

Die Calciumversorgung ist bei Veganern ebenfalls gefährdet. Ohne Milch und Milchprodukte, die ca. 60% des Calciums liefern, ist die Zufuhr zu niedrig. Allerdings scheint der Calciumbedarf bei niedriger Proteinaufnahme zu sinken. Exakte Bilanzen und Untersuchungen wurden aber noch nicht durchgeführt.

Unabhängig von der gewählten Kostform weist der Vegetarismus aber keineswegs nur bedenkliche Aspekte auf; die positiven Punkte verdienen besondere Beachtung, da sie gerade die aus Ernährungsfehlern resultierenden Krankheiten betreffen:

- Die Lipoproteine als Risikofaktoren für Herz- und Kreislauferkrankungen kommen vergleichsweise selten vor.
- Das seltene Auftreten koronarer Herzkrankheiten ist vor allem darauf zurückzuführen, daß Vegetarier kaum rauchen oder Alkohol trinken.
- Der geringe Fett- und Cholesterinverzehr und die erhöhte Ballaststoffzufuhr sind für die niedrigen Serumcholesterinwerte verantwortlich.
- Gicht tritt bei Vegetariern seltener auf, da Purine, die Verursacher dieser Krankheit, häufiger in tierischen als in pflanzlichen Nahrungsmitteln zu finden sind.

14.9.2 Makrobiotik

In den letzten Jahren hat die Makrobiotik verstärkt die Aufmerksamkeit auf sich gelenkt; vor allem bei jungen Menschen findet man viele Anhänger.

Die Ursprünge dieser Ernährungsform haben ihre Wurzeln im chinesischen Zen-Buddhismus und sind seit mehr als 5000 Jahren bekannt. Noch heute wird die makrobiotische Ernährungslehre in den Klöstern des Zen-Buddhismus eingehalten.

Das Wort „Makrobiotik" ist griechischen Ursprungs (makros = lang, groß, weitumfassend; bios = Leben) und ist also die Kunst, das Leben sinnvoll und inhaltsreich zu gestalten.
1798 tauchte der Begriff Makrobiotik in Deutschland auf. Der Naturmediziner Christoph Wilhelm Hufeland setzte den Begriff in seinem Buch „Makrobiotik oder die Kunst, das menschliche Leben zu verlängern" mit Diätetik oder Hygiene gleich.

14.9.2.1 Grundgedanken der Makrobiotik

Der eigentliche Begründer der heutigen Makrobiotik ist der japanische Philosoph Georges Ohsawa (1892–1966). Er erkrankte als Jugendlicher an Tuberkulose und behauptete, sich selbst durch die

Ohsawa ist überzeugt, daß der Organismus bei einem ausgewogenen Yin-Yang-Verhältnis der Nahrung die notwendige Nährstoffe selbst aufbauen kann. Selbst eine Eigensynthese von Vitamin C hält er für möglich.

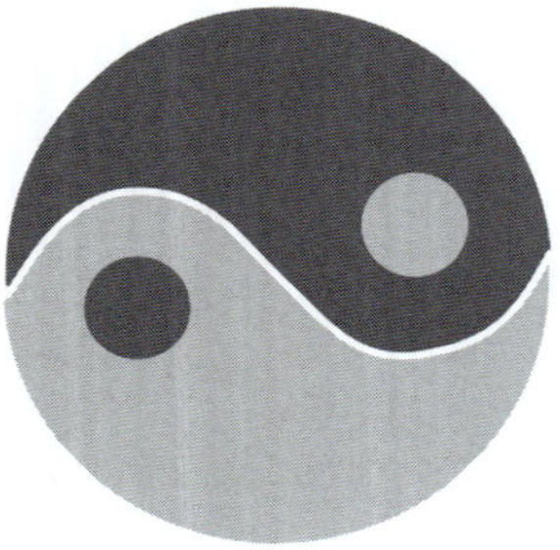

Das Symbol für die ideale Ergänzung von Yin und Yang

Ohsawas Lehre besagt, daß die Fähigkeit zur Eigensynthese durch falsche Ernährung verloren ging, weil dem Organismus alle Nährstoffe ständig zugeführt werden und die Notwendigkeit der Eigensynthese nicht besteht. Aber diese Fähigkeit ist – so Ohsawa – wieder erlernbar durch die einfache Getreideernährung.
Außerdem lehrt Ohsawa, daß der Organismus fähig ist, chemische Elemente in andere umzuwandeln.
So soll z.B. Calcium aus Magnesium entstehen können und Kalium aus Natrium und Sauerstoff. Diese Fähigkeit bezeichnet er als Transformation, sie soll sich, laut Ohsawa, nur sehr langsam über Jahre hin entwickeln.

strenge, makrobiotische Diät geheilt zu haben. Seitdem beschäftigte er sich mit der Erforschung und internationalen Verbreitung dieser Ernährungsform.

Die Begründungen der Makrobiotik sind in weltanschaulichen Vorstellungen zu finden.
Die Grundüberlegung geht von der Bipolarität der Lebenserscheinungen aus. Es gibt im Universum zwei entgegengesetzte Kräfte:
- Yin, die nach außen und zentrifugal wirkende Kraft
- Yang, die nach innen wirkende und ordnende Kraft.

Yin und Yang sind einerseits antagonistische, andererseits aber auch sich anziehende und ergänzende Kräfte. Deshalb wird eine Ausgewogenheit der beiden Kräfte angestrebt, um so letztendlich im Einklang mit dem harmonischen Kosmos zu leben. In diesem dynamischen Gleichgewicht allein ist ein glückliches, vollkommenes Leben zu führen.
Alle Lebensmittel können nun einer der beiden Kräfte zugeordnet werden. Der Wert eines Lebensmittels wird ausschließlich durch sein Yin-Yang-Verhältnis bestimmt. Ist das Verhältnis ausgewogen, erwartet den Menschen ein langes und gesundes Leben; ist das Gleichgewicht zwischen Yin und Yang in der Ernährung gestört, treten Krankheiten des Körpers und sogar des Geistes auf.
Das ideale Yin-Yang-Verhältnis hat Vollkorn-Getreide jeglicher Art, weil die Pflanze im Getreidekorn all ihre Kräfte zusammenführt. Deshalb bildet Getreide die Grundlage der makrobiotischen Ernährungsform.
Ob ein Nahrungsmittel nun mehr Yin oder Yang ist, hängt von seinem Wassergehalt, den Inhaltsstoffen und der Farbe ab.
Aus folgender Tabelle kann man die Zugehörigkeit der Nahrungsmittel zu Yin oder Yang ablesen.
Durch die Zubereitung kann man den Yin- oder Yang-Charakter der Lebensmittel ändern, um so ein ausgeglichenes Verhältnis beider Kräfte zu erhalten:
- Abkühlen, Verdünnen und der Zusatz saurer oder süßer Stoffe „yinisieren";
- Erwärmen, Wasserentzug und der Zusatz von Salz „yangisieren".

Ohsawa ist der Ansicht, daß durch makrobiotische Ernährung jede Krankheit geheilt werden kann. Wurde eine Krankheit durch zu starke Yang-Ernährung verursacht, wird sie mit Yin-Ernährung geheilt und umgekehrt.
Die Ernährungsbehandlung soll aus naturbelassenem und schadstoffarmem Getreide bei weitgehender Flüssigkeitsbeschränkung bestehen. Medikamente, chirurgische Eingriffe und Pflegemaßnahmen werden abgelehnt.
Der Weg zur makrobiotischen Ernährung erfolgt über 10 Stufen. Die unteren drei Stufen sind als Einstieg in diese Ernährungsform zu verstehen; angestrebt wird Stufe 7 als die vollkommenste Ernährung, die dann zu 100% aus Getreide besteht.

Nach Ohsawas Tod 1966 trat der Japaner Mishio Kushi an die Spitze der makrobiotischen Bewegung. Er war es auch, der die für unsere westliche Welt äußerst extrem erscheinenden Prinzipien der Ernährungsform relativierte. Laut Kushi gilt die von Ohsawa gegebene Definition der Makrobiotik für Asien. Inhaltliche Verschiebungen hätten sich zudem aus ungenauen Übersetzungen ergeben.

So liest man in der neueren Literatur über Makrobiotik, daß sie sich heute als Ernährungssystem versteht, das zur natürlichen und einfachen Lebensweise zurückführen will. Die Gedanken der biochemischen Transformation und Eigensynthese von Vitamin C treten in den Hintergrund. Im Vordergrund steht die Eigenverantwortung des Menschen für die Auswahl der individuell passenden Ernährung.
Die Stufen 5 bis 7 der Makrobiotik sind nur noch als „Heilnahrung" zu verstehen, die einige Wochen lang ohne weiteres durchgeführt werden kann. Der Übergang zu den „höheren" Stufen erfolgt schrittweise von Stufe zu Stufe. Zudem soll soviel getrunken werden, wie der Organismus verlangt. Empfohlen werden Wasser und Kräutertees.

Vom Gesundheitsministerium in New Jersey, USA, wurde 1966 die makrobiotische Ernährung als eine Gefahr für die Volksgesundheit dargestellt.
An dieser Darstellung kann auch der einzig positive Aspekt der Makrobiotik, ihre Mäßigkeit (wenig Fett und wenig Zucker) nichts ändern. Er wiegt die vielen negativen Seiten nicht auf.

Die Einteilung der Lebensmittel nach den Vorstellungen der Makrobiotik

Yin stärker +++++	Yin ++++	Yin +++	Yin ++	Yin schwächer +	Lebensmittelgruppe	Yang schwächer +	Yang ++	Yang stärker +++
				Roggen, Gerste, Mais, Weizen, Hirse, Hafer	Getreide	Reis	Buchweizen	
Auberginen, Paprika		Tomate, Gurke, Kartoffeln, Pilze, Artischocken, Spargel	große Bohnen, grüne Bohnen, grüne Erbsen, Sellerie, Runkelrübe, gelbe Sojabohne	Rot-, Weiß- und Grünkohl, Linsen, Erbsen, Bohnen, Blumenkohl, Spinat, Fenchel, Kohlrabi, Sauerampfer	Gemüse und Hülsenfrüchte	Kopfsalat, Endivien Chicoree, Feldsalat, Porree, Rettich, Radieschen, Knoblauch, Zwiebeln, Sellerie, Kerbel, Petersilie	Kichererbsen, Karotten, Pastinake, Schwarzwurzeln	Distel-, Kletten-, Lotus-, Löwenzahnwurzel, Adukibohne, Meerrettich, Kuzu
Kokosnuß	Ananas, Paranuß, frische Feige	Mango, Pampelmuse, Apfelsine, Banane, Zitrone, Birne, Dattel, Melone, getrocknete Feige, Weintraube, Cashewnuß, Pecannuß	Pfirsich, Mandel, Olive, Haselnuß	Walnuß	Früchte	Kirsche, Erdbeere, Marone, Stachelbeere, Johannisbeere	Apfel, Aprikose	
		Butter, Sahne süß/sauer Yoghurt	Milch, Kefir	Camembert, Buttermilch, Hartkäse (Holländer, Schweizer)	Milchprodukte	Quark	Ziegenmilch	
	Aal	Austern	Tintenfisch	Karpfen, Heilbutt, Forelle, Seezunge	Fisch	Salm, Lachs, Garnele, Krebs, Hummer, Hecht, Krabbe, Hering, Thunfisch	Kaviar, Sardinen	Sprotten, Hering
Rindstalg	Speck, Schweinefleisch, -schmalz		Schnecken, Kaninchen, Pferdefleisch, Frösche		Fleisch und tierische Fette	Taube, Ente, Truthahn, Huhn, Hase, Rindfleisch mager, Schaffleisch mager	Hirsch, Reh, befruchtetes Hühnerei	Fasan
			Mohn, Leinsaat, Kokosöl	Tanin, Olivenöl, Pflanzenmargarine	Ölsaaten und Öle	Sesam, Kürbiskerne, Sonnenblumenkerne, Mais-, Lein-, Soja-, SB-Öl	Sesamöl	
Bohnenkaffee, Kakao	gesüßte Säfte	Sekt, Wein	Bier, ungesüßter Fruchtsaft, fermentierter Tee	Mineralwasser, Kräutertee	Getränke	Malzkaffee Bancha (unfermentierter Tee)	Salbeitee, Thymiantee, Malzkaffee, Löwenzahnkaffee	Ginseng, Mu-Tee
weißer Zucker	Rohrohrzucker	Sirup, Apfelkraut			Sonstiges	Dattelpaste	Shoyu	Miso

Die „zehn Wege durch Gesundheit zum Frieden" der makrobiotischen Ernährungslehre
(aus: G. Ohsawa, Zen Makrobiotik)

Nr.	Zerealien	Gemüse Nituke	Suppen	tierische Proteine	Salate Früchte	Nachtische	Getränke, Flüssigkeiten
7	100 %	–	–	–	–	–	so wenig wie möglich
6	90 %	10 %	–	–	–	–	
5	80 %	20 %	–	–	–	–	
4	70 %	20 %	10 %	–	–	–	
3	60 %	30 %	10 %	–	–	–	
2	50 %	30 %	10 %	10 %	–	–	
1	40 %	30 %	10 %	20 %	–	–	
–1	30 %	30 %	10 %	20 %	10 %	–	
–2	20 %	30 %	10 %	25 %	10 %	5 %	
–3	10 %	30 %	10 %	30 %	15 %	5 %	

14.9.2.2 Ernährungsphysiologische Überlegungen zur Makrobiotik

Will man die Makrobiotik Ohsawas bewerten, so ist offenkundig, daß gerade die anzustrebenden höheren Stufen 3 bis 7 schwere Fehlernährungen nach sich ziehen können:

- Dem Körper wird zu wenig Protein zur Verfügung gestellt, tierisches Protein fehlt völlig. Eine Hypoproteinämie kann die Folge sein.
- Der niedrige Gehalt an Calcium und Vitamin D kann zu Rachitis führen.
- Die Nahrung enthält zudem zu wenig Eisen, die Folge ist eine Anämie.
- Die geringe Aufnahme von Vitamin C führt zu Anfälligkeit gegenüber Infektionen, in schweren Fällen sogar zu Skorbut.
- Die Einschränkung der Flüssigkeitszufuhr beeinträchtigt die Nierenfunktion.
- Biochemische Transformation und die Eigensynthese von Vitamin C sind nicht möglich; dies weisen mehrere wissenschaftliche Arbeiten nach.

Durch die neueren Aussagen zur Makrobiotik werden zwar einige ursprüngliche Aussagen abgeschwächt; die Gefahr der oben genannten Fehlernährungen bleiben aber bestehen. Die Stufen 3 bis 7 sind weiterhin nicht zu empfehlen. Die Akzentverschiebung vom Ziel „Stufe 7" zum Ziel „Ernährung in Eigenverantwortung" hat aber die Makrobiotik entschärft. Eine gelegentliche Ernährung nach makrobiotischen Prinzipien ist nicht abzulehnen, wenn man sich nicht gerade an extremen Stufen orientiert und die Mäßigkeit der Ernährung als Begründung ansieht.
Eine gesunde Ernährung auf Dauer stellt die Makrobiotik aber sicher nicht dar.

14.9.3 Vollwert-Ernährung

Der griechische Arzt Hippokrates stellte als erster einen Zusammenhang zwischen Gesundheit und vollwertiger, natürlicher Ernährung her.
„Die Natur heilt. Aufgabe des Arztes wird es sein, die natürliche Heilkraft zu steigern und ihr nicht in den Arm zu greifen. Die gegebene Form der Behandlung ist die diätetische, die Regelung der Lebensweise, der Ernährung". Seine Gedanken wurden von dem Arzt und Ernährungswissenschaftler Werner Kollath aufgegriffen. Kollath schuf den Leitsatz: „Laßt unsere Nahrung so natürlich wie möglich." Mit seinem Buch „Die Ordnung der Nahrung" legte er 1942 den Grundstein für die heutige Vollwerternährung.

14.9.3.1 Grundgedanken der Vollwert-Ernährung

Die Vollwert-Ernährung ist dadurch gekennzeichnet, daß sie den Verzehr von Nahrungsmitteln in einem möglichst naturbelassenen und weitgehend unverarbeiteten Zustand anstrebt. Die Nahrung soll so wenig wie möglich und so viel wie eben notwendig bearbeitet werden.
Die Vertreter der Vollwert-Ernährung kritisieren, daß heute viele Nahrungsmittel über das notwendige Maß hinaus bearbeitet und somit auch verändert werden. Der Gehalt an Inhaltsstoffen wird stark vermindert. Man betrachte nur das Mehl. Wird das ganze Getreidekorn gemahlen, enthält das Mehl wertvolle Vitamine und Mineralstoffe. Entfernt man Schale und Keimling des Getreidekorns, sind in dem Auszugsmehl höchstens noch Spuren der Vitamine und Mineralstoffe vorhanden.

Das Gerüst der Vollwert-Ernährung bilden Getreide, frisches Obst, frisches Gemüse, Milch und Milchprodukte, während Fleisch und Fleischerzeugnisse eine untergeordnete Rolle spielen. Für alle Nahrungsmittel wird ein hoher Reinheitswert gefordert; sie sollen möglichst frei von Schadstoffen sein, so daß Produkte aus kontrolliertem Anbau bevorzugt werden. Außerdem wird eine artgerechte Tierhaltung gefordert.

Kollath teilte die Nahrungsmittel in Wertstufen ein (s. S. 437). Die Wertstufen richten sich nach dem Grad der Bearbeitung bzw. der Naturbelassenheit.
Der Wert der Nahrung nimmt von links nach rechts ab. Die Nahrungsmittel der beiden rechten Spalten sollten möglichst vermieden werden.
Diese Einteilung der Lebensmittel hat bei den Vertretern der Vollwert-Ernährung einen festen Platz gefunden.

Praktische Grundregeln der Vollwert-Ernährung

- Getreide und Getreideprodukte sollen im Vordergrund stehen. Produkte aus Auszugsmehlen sind zu meiden.

- Pflanzliche Lebensmittel sind zu bevorzugen, teilweise als unerhitzte Frischkost.

> Ein Anliegen von Kollath war die Rückbesinnung auf die natürlichen Werte der Nahrung.
> „Es gibt Dinge in der Natur, die in unserer Nahrung nicht mehr vorkommen. Dafür gibt es vieles in unserer Nahrung, was es in der Natur nicht gibt."
> Ein weiterer wichtiger Vertreter der Vollwert-Ernährung ist der Arzt M. O. Bruker (* 1908), der wie Kollath eine enge Beziehung zwischen Gesundheit und natürlicher Ernährungsweise sieht.

> Ein weiteres Argument der Vollwert-Ernährung besagt, daß die Wissenschaft trotz umfangreicher Forschung das Vorkommen weiterer essentieller oder funktionsfördernder Substanzen nicht ausschließt. Naturbelassene Lebensmittel sichern am ehesten die Aufnahme der wenig erforschten Stoffe. Aber ganz ohne Bearbeitung geht es nicht immer.
> Es gibt z.B. Nahrungsmittel, die erst durch Garen bekömmlich werden. Kartoffeln beispielsweise müssen gegart werden, denn die enthaltene Stärke ist in rohem Zustand nicht verdaulich.

– Fleisch, Fisch, Eier werden, wenn überhaupt, als gelegentliche Zugabe verwendet.

– Vorzugsmilch wird als wertvoller Bestandteil der Nahrung betrachtet.

– Naturbelassene Fette und Öle (Butter, kalt gepreßte, unraffinierte Öle) sollen in Maßen verwendet, extrahierte und raffinierte Fette und Öle (die meisten Margarinen und gewöhnlichen Öle) gemieden werden.

– Feuer, Wasser und Salz werden sparsam eingesetzt.

– Alle Genußgifte sind zu meiden.

– Nahrungsmittel sollen nur, wenn unbedingt nötig, erhitzt werden.

– Ca. 50% der täglichen Nahrung soll als unerhitzte Frischkost verzehrt werden (je zur Hälfte als Gemüse bzw. Obst und als Getreide, Vorzugsmilch o.ä.).

14.8.3.2 Ernährungsphysiologische Überlegungen zur Vollwertkost

Für „leere" Kalorienträger ist in der Vollwert- Ernährung kein Platz. Ihnen sind im Laufe der industriellen Be- und Verarbeitung sämtliche Begleitstoffe, die für den Stoffwechsel wichtig sind (Vitamine und Mineralstoffe) entzogen worden. Zu diesen sog. „leeren" Kalorienträgern zählen z.B. Auszugsmehl, Industriezucker und raffinierte Öle.

Die Ernährungsempfehlungen der Vollwert-Ernährung entsprechen weitgehend den Empfehlungen der Ernährungswissenschaft:

– Der Organismus wird optimal mit allen Nährstoffen versorgt.

– Fett wird nur mäßig verbraucht und nach qualitativen Gesichtspunkten ausgewählt.

– Tierische Nahrungsmittel treten in den Hintergrund und werden weitgehend durch Gemüse oder Getreide ersetzt.

– Sog. „leere" Kohlenhydrate werden vermieden und stellen eher eine Ausnahme dar.

– Ein hoher Gehalt an Vitaminen und Mineralstoffen in natürlicher Zusammensetzung zeichnet diese Ernährungsform aus.

Beim Erhitzen von Lebensmitteln ist zu beachten:

– Die niedrigste zweckentsprechende Temperatur soll verwendet werden.
– Kurz und hoch Erhitzen ist weniger schädlich als lange und niedrig.
– Warmhalten ist schädlicher als Aufwärmen.

– Durch die schonende Behandlung der Nahrungsmittel sind die Nährstoffverluste bei der Zubereitung sehr gering.

– Die Nahrungsmittel enthalten einen hohen Anteil an Ballaststoffen, was wiederum eine positive Auswirkung auf den Organismus hat.

– Der sensorische Wert ist hoch, denn die Abwechslung und Vielfalt der Nahrungsmittel bieten geschmackliche wie auch ästhetische Reize.

Die Ordnung unserer Nahrung nach Prof. Kollath

	Lebensmittel			Nahrungsmittel		
	natürlich	mechanisch verändert	fermentativ verändert	erhitzt	konserviert	präpariert
Aus dem Pflanzenreich	Nüsse: z. B. Wal-, Hasel-, Kokosnuß, Mandeln Ölfrüchte: z. B. Olive, Sesam, Leinsaat, Sonnenblumenkerne Getreide: z. B. Weizen, Roggen, Gerste, Reis, Hirse, Buchweizen Gemüsefrüchte: z. B. Tomate, Gurke, Kürbis, Melone, Paprika Obst: z. B. Beeren-, Kern-, Steinobst, Südfrüchte, Trauben Gemüse: z. B. Keim-, Frucht-, Blüten-, Stengel-, Wurzel-, Knollen-, Zwiebel-, Blattgemüse Würzkräuter z. B. Petersilie, Schnittlauch, Kresse Honig: z. B. Blüten-, Waldhonig, unerhitzt	Geriebene Nüsse Naturbelassene kaltgepreßte Öle Gemahlenes Getreide als Vollkornschrot oder Vollkornmehl, unerhitzt Geschnittene Gemüsesalate Geschältes, zerkleinertes Obst Trockenobst, luftgetrocknet, unerhitzt Naturtrübe Säfte Geschälte, geriebene, zerkleinerte Gemüsesalate Unblanchierte Tiefkühlkost, (Obst, Gemüse u. Kräuter) Geschnittene Kräuter	Mitwirkung der Eigenfermente, Hefen, Bakterien Unerhitzte Breie aus Vollkornschrot oder Vollkornmehl (Frischkornbrei) Gärsäfte, z. B. Most aus Trauben, Äpfeln, Birnen Gärgemüse, z. B. Sauerkraut, milchsaure Gurken, saure Bohnen Met	Gebäcke aus Vollkornmehlen, z. B. Vollkornbrot, Vollkornbrötchen, Vollkornkuchen Gekochte Gerichte aus Vollkorn, z. B. Vollkornnudeln, Vollreis, Hirse, Buchweizen, Mais Vollkorngetreideflocken, z. B. Hafer-, Gerste-, Hirseflocken Gekochte Hülsenfrüchte, z. B. Linsen, Erbsen, Erdnuß, Kastanien Gekochte Kartoffeln, Pilze, Artischocken Gemüsegerichte Gekochtes Obst, z. B. Kompott, Mus ohne Zucker	Dauerbackwaren, z. B. Knäckebrot, Zwieback Vollkornbrot in Dosen oder durch Chemikalien haltbar gemacht Obstkonserven, eingemachtes Obst, Marmeladen mit Zucker Trockenobst, erhitzt, geschwefelt Gemüsekonserven in Dosen und Gläsern (Baby- und Kleinkindkost) Salate durch Chemikalien haltbar gemacht	Kunstfette, z.B: Margarine, chemisch gewonnene Öle Stärkemehl Auszugsmehl, z. B. Weizenmehl, Roggenmehl Produkte aus Auszugsmehl, z. B. Weißbrot, Schwarzbrot, Nudeln, Grieß, Reis, Fabrikzucker, z. B. weißer Haushaltszucker, brauner, Frucht-, Trauben-, Milch-, Malzzucker Schokolade, Konfekt, Süßigkeiten Produkte aus Auszugsmehl und Fabrikzucker, z. B. Kuchen, Torten Künstliche Aromastoffe, Vitamine, Fermente, Nährstoffe
Aus dem Tierreich	Rohmilch: z. B. Kuh-, Schaf-, Ziegenmilch Rohe Eier	Butter, Sahne, Buttermilch, Magermilch, Molke	Dickmilch, Yoghurt, Kefir, Quark, Käse – aus Rohmilch Fleisch und Fisch, unerhitzt, luftgetrocknet, geräuchert, in Lake eingelegt	Pasteurisierte-, gekochte Milch, Schmalz, Butter, Sahne, Käse – aus pasteurisierter Milch Fleisch, Fisch, Eier gekocht oder gebraten	H-Milch, H-Sahne Sterilisierte Milch und Sahne Fleisch- und Fischkonserven Erhitztes Fleisch und Fisch, durch Chemikalien haltbar gemacht (z. B. Phosphate in der Wurst)	Trockenmilch, (Baby- und Kleinkindnahrung) Kondensmilch Trockenei Fleischextrakt Ferment-, Hormon-, Eiweißpräparate
Getränke	Quellwasser Mineralwasser, Heilquellen in Flaschen	Leitungswasser ohne chemische Zusätze	Gärgetränke, z. B. Wein, Bier, Kaltauszug aus Teekräutern	Gekochter Tee Gemüsebrühe	Gefrorenes Leitungswasser Kunstwein, Likör	Künstliche Mineralwässer, Branntwein

14.10 Ermittlung des Ernährungszustandes (Ernährungsstatus)

Wie es um den Ernährungszustand einzelner Personen oder ganzer Bevölkerungsgruppen bestellt ist, läßt sich mit Hilfe verschiedener Methoden ermitteln, z.B. durch Erfassen des „äußeren Zustandes" oder durch eingehende Analyse der Verzehrgewohnheiten.

Anthropometrie

Lehre von den Messungen, Maßen und Maßverhältnissen des menschlichen Körpers und seiner Teile.

Beispiel zur Ermittlung des Broca-Gewichtes

- Weibliche Erwachsene, 165 cm Körpergröße:
  Normalgewicht = 165 – 100
  = 65 kg
- Männlicher Erwachsener, 182 cm Körpergröße:
  Normalgewicht = 182 – 100
  = 82 kg

Amerikanische Lebensversicherungen haben Tabellen erstellen lassen, aus denen hervorgeht, bei welchem Körpergewicht in Relation zur Größe die Lebenserwartung am höchsten ist. Diese Zahlen liegen noch leicht unter dem Idealgewicht.

Ermittlung des Idealgewichtes (nach Ott)

Weibliche Erwachsene, 165 cm Körpergröße:

Idealgewicht = 65–(65–52) x 0,2 kg
= 65–(13 x 0,2) kg
= 65–2,6 kg
= 62,4 kg

Durchschnittlicher Körperfettgehalt in % der Körpermasse:

Männer 18%

Frauen 25%

14.10.1 Anthropometrische Messungen

Diese Art von Untersuchungen eignet sich sehr gut zur Ermittlung des Ernährungszustandes, denn die entsprechenden Messungen sind recht zuverlässig und leicht interpretierbar.

14.10.1.1 Bestimmung des Körpergewichtes

Das Körpergewicht ist als Indikator für den Ernährungsstatus von zentraler Bedeutung.
Richtwert für die Beurteilung des Körpergewichtes waren bislang das Normal- und Idealgewicht.

Normalgewicht
Das Normalgewicht in kg ergibt sich nach Broca aus der Körpergröße in cm minus 100. Die so ermittelte Körpermasse galt lange Zeit als optimaler Wert, bis zahlreiche Wissenschaftler die Meinung vertraten, dieser Wert sei zu hoch.

Idealgewicht
Das Idealgewicht liegt grob bei Männern 10, bei Frauen 15% unter dem Normalgewicht nach Broca und wurde in den letzten Jahren als verbindlich angesehen.

Mittlerweile sind beide Einschätzungen relativiert worden.
Neue Tendenzen halten sich nicht mehr streng an das rechnerisch ermittelte Idealgewicht. Vielmehr besagen sie, daß jeder Mensch ein individuelles Idealgewicht, ein „Wohlfühl-Gewicht" hat. Hierauf pendelt er sich – bei vernünftiger Ernährung – immer wieder ein. Dieses Gewicht mag 10% über dem Broca-Gewicht oder 15% darunter liegen. Die Toleranzbreite für das Idealgewicht ist also erheblich größer geworden. Allerdings lassen sich aus der Körpergröße – Gewichts-Relation nur sehr grobe Anhaltswerte herleiten.

14.10.1.2 Messung der Hautfaltendicke

Ein weiteres anthropometrisches Meßverfahren ist die Bestimmung der Hautfaltendicke mit einer Meßzange. Durch derartige Messungen erhält man Angaben über die Fettdepots. Die enge Korrelation zwischen Hautfaltendicke und Gesamtkörperfett ist unbestritten. So werden in der Praxis häufig vier Hautfalten gemessen. Aus der Summe dieser Meßergebnisse läßt sich leicht der prozentuale Anteil an Körperfett ableiten.
Über den Arm- und Schenkelumfang läßt sich die Muskelmasse berechnen. Aus der Muskelmasse kann auf die Proteinreserven des Organismus geschlossen werden.

14.10.2 Epidemiologische Untersuchungen

Bei diesen Untersuchungsmethoden sind vorrangig Art und Menge der zugeführten Nahrung und deren chemische Bedeutung von Wichtigkeit.

Um die Nahrungsmengen zu ermitteln, wird entweder gewogen oder in Küchenmaßen (Löffel, Tasse) geschätzt.
Die Küchenmaße werden dann in Massen umgerechnet. Die chemische Zusammensetzung der Nahrung wird anhand von Analysen oder (häufiger) mit Hilfe von Nährwerttabellen bestimmt.
Zur Messung der Nahrungsaufnahme gibt es viele Methoden. Die beiden wichtigsten sind die Befragungsmethode und die Protokollmethode.

Die Hautfaltendickenmessung erfolgt mit einer Meßzange (Caliper). An bestimmten Körperstellen, z.B. Oberarm, Bauch, Schulterblatt wird die Haut einschließlich Unterhautfettgewebe mit Daumen und Zeigefinger abgehoben, zwischen die beiden Greifer des Calipers geschoben und so gemessen.

14.10.2.1 Befragungsmethode

Bei dieser Methode versuchen speziell ausgebildete Interviewer, in einem oder mehreren Interviews den Nahrungsverzehr einer Person nach Art und Menge für einen bestimmten Zeitraum (häufig die letzten 24 Stunden) so genau wie möglich zu erfragen.
Dies ist eine sehr häufig angewendete Methode, die ohne großen Aufwand für Interviewer und Befragten durchgeführt werden kann. Allerdings hängt die Genauigkeit der Ergebnisse stark vom Erinnerungsvermögen der befragten Person ab. Genaue Mengenangaben sind nur schwer erhältlich; zudem ist der Erhebungszeitraum sehr kurz und deshalb womöglich nicht typisch für die Eßgewohnheiten des Befragten.

14.10.2.2 Protokollmethode

Bei dieser Methode geht es um die Registrierung des gegenwärtigen, laufenden Verzehrs von Lebensmitteln.
Die Testperson wiegt alle für den Verzehr bestimmten Nahrungsmittel für einen bestimmten Zeitraum (häufig 3 Tage) ganz genau; die Angaben werden protokolliert. Dazu werden Angaben zu dem Tagesablauf während des Protokollzeitraums gemacht. All diese Aufgaben kann die Testperson selbst erledigen. Aus den Ernährungsangaben wird anschließend die Nährstoffzusammensetzung ermittelt. Dieses Verfahren liefert genaue Ergebnisse, ist aber sowohl für den Probanden als auch für das Erhebungspersonal sehr zeitaufwendig.

14.11 Unausgeglichene Energiebilanzen und die Folgen

Der Ernährungszustand eines Menschen ergibt sich hauptsächlich aus der Bilanz von Bedarf und Aufnahme an Nahrungsenergie und den essentiellen Nährstoffen. Eine ausgeglichene Bilanz garantiert, daß der Organismus seine physiologischen Funktionen optimal erfüllen kann, und ist Voraussetzung für einen idealen Ernährungszustand. Unausgewogenheiten in der Nährstoffversorgung, die in den meisten Fällen durch gestörtes Eßverhalten bedingt sind, können zu Unregelmäßigkeiten im Stoffwechselgeschehen führen und werden damit vielfach zu Auslösern ernährungsbedingter Krankheiten. Von besonderer Bedeutung sind in diesem Zusammenhang Unausgeglichenheiten der Energiebilanz.

Positive Energiebilanz

Der Organismus nimmt mehr Energie auf, als er umsetzen kann.
Die Folge: Übergewicht

Negative Energiebilanz

Der Organismus nimmt weniger Energie auf, als er benötigt.
Die Folge: Untergewicht

Physiologische Faktoren, die zur Entstehung von Übergewicht beitragen können

- Genetische Faktoren: Übergewicht tritt familiär gehäuft auf.
- Metabolische Faktoren: bei gleicher, überreichlicher Energiezufuhr nehmen Adipöse schneller zu als Schlanke.
- Hormonelle Faktoren: während Pubertät und Schwangerschaft tritt Übergewicht besonders häufig auf.

14.11.1 Übergewicht (Adipositas)

Überernährung ist in den Industrienationen die weitaus häufigste Form der Fehlernährung. Da Übergewicht ein Risikofaktor für das Entstehen ernährungsbedingter Krankheiten wie Diabetes mellitus oder Arteriosklerose darstellt, ist hier die Ursache für einen hohen Anteil der im Gesundheitswesen entstehenden Kosten zu suchen. Hauptursache für die Entstehung von Übergewicht ist eine positive Energiebilanz. Die überschüssige Energie wird dabei überwiegend in Form von Triglyceriden gespeichert. Der Stoffwechsel des Fettgewebes ist daher von Übergewicht am stärksten betroffen.

Begleitsymptome und Folgekrankheiten bei Übergewicht

Neben der Einlagerung von Fett treten bei Übergewichtigen verschiedene Symptome und Erkrankungen häufiger auf als bei Normalgewichtigen:

- Das hohe Körpergewicht belastet die Gelenke und führt häufig zu Arthrose.
- Bluthochdruck und Blutstau belasten Herz und Kreislauf und erhöhen Arterioskleroseneigung und Herzinfarktrisiko.
- Eine ständig erhöhte Insulinproduktion kann zu einer Beeinträchtigung der Pankreasfunktion und damit zu Diabetes mellitus führen.
- Die Steigerung des Fettstoffwechsels fördert die Ausbildung von Hyperlipoproteinämien.
- Übergewichtige leiden relativ häufiger an Gallen- und Nierenerkrankungen.
- Die eingeschränkte Beweglichkeit und Reaktionsgeschwindigkeit erhöhen das Unfallrisiko Übergewichtiger.

Ab wann Vorsicht geboten ist

Personen, deren Übergewicht bis etwa 20% über dem Normalgewicht liegt, sind zwar mit steigendem Gewicht eher gefährdet, gesundheitlichen Schaden zu nehmen. Solange jedoch keine Beschwerden vorliegen, besteht kein Grund, aus gesundheitlichen Erwägungen dringend eine Gewichtsreduzierung zu empfehlen. Das erhöhte Risiko sollte jedoch Anlaß sein, sich einmal jährlich auf Stoffwechselstörungen hin untersuchen zu lassen. Liegt das Körpergewicht 20% und mehr über dem Normalgewicht, so spricht man von Fettsucht. Auch ohne daß zunächst gesundheitliche Beeinträchtigungen auftreten, sollte diese Personengruppe ihr Gewicht reduzieren.

Psychologische Faktoren, die zur Entstehung von Übergewicht beitragen können:
- Falsche Erziehungsmaßnahmen im Kindesalter
- Fehlsteuerung des Eßverhaltens
- Psychische Probleme (Kummerspeck).

Ernährung bei Übergewicht

Die Ernährung Übergewichtiger sollte helfen, zwei Ziele zu verfolgen:
- eine Reduktion des Übergewichts bis zum Normalgewicht
- dauerhafte Sicherung des erreichten Normalgewichtes.

Dies ist vor allem durch zweierlei zu erreichen:

- Bis zum Erreichen des Normalgewichtes sollte der Übergewichtige sich so ernähren, daß die Energiebilanz im negativen Bereich liegt.
- Nach Erreichen des Normalgewichtes muß auf eine bedarfsgerechte Ernährung umgestellt werden, damit einer erneuten Gewichtszunahme vorgebeugt wird.

Das erhöhte Risiko Übergewichtiger für Folgeerkrankungen bedeutet eine deutlich niedrigere Lebenserwartung.

Die erlaubten Mengen
Bei einer Verringerung der täglichen Energieaufnahme um etwa 3000 kJ im Vergleich zum Normalbedarf (bei einem Erwachsenen) kann im allgemeinen mit einer langsamen, aber deutlichen Gewichtsabnahme gerechnet werden.

Die wichtigsten Grundregeln zum Abnehmen:
- Energie bei den Energielieferanten (Fett, Kohlenhydrate, Alkohol) einsparen.
- Mineralstoffe und Vitamine als wichtige Regler- bzw. Baustoffe dürfen nicht eingespart werden.
- Eiweiß als wichtigen Baustoff nur wenig einsparen.
- Reichlich trinken (ca. 1,5 bis 2 l pro Tag), um die durch Abbau körpereigener Substanzen vermehrt auftretenden Abfallstoffe vollständig ausscheiden zu können.

Auf die Qualität kommt es an
Um bei verringertem Energiegehalt den Körper ausreichend mit Vitaminen, Mineralstoffen, Eiweiß und Ballaststoffen zu versorgen, ist die Qualität des Nahrungsangebotes besonders wichtig. Daher gilt:
- Kohlenhydrate in Form wertvoller, d.h. vitamin-, mineralstoff- und ballaststoffreicher Nahrungsmittel wie Obst und Gemüse aufnehmen.
- Eiweiß mit hoher biologischer Wertigkeit wählen.
- Hochwertige Fette verwenden, das stellt die Versorgung mit essentiellen Fettsäuren und fettlöslichen Vitaminen sicher.

Alles in allem könnte man es auch so sehen: eine solche Diät ist die ideale Gelegenheit, seine Ernährungsweise auf „gesund" umzustellen. Dem Ziel, auch nach dem Schlankwerden noch schlank zu bleiben, wäre man damit jedenfalls ein gutes Stück näher gerückt.

Als Mittel für eine Gewichtsreduktion nicht zu empfehlen sind:
- Appetitzügler
- Abführmittel
- Diuretika.

Bei längerer Anwendung ist mit gefährlichen Nebenwirkungen und Abhängigkeit zu rechnen.

Reduktionsdiäten
Es gibt eine ganze Reihe unterschiedlicher Diäten zur Reduktion des Körpergewichtes, die aus ernährungsphysiologischer Sicht jedoch sehr unterschiedlich zu bewerten sind.

Diäten, die nur unter ärztlicher Aufsicht durchgeführt werden sollten

	Charakterisierung	Bewertung
Null-Diät	Totales Fasten, lediglich Flüssigkeit (ca. 2 l pro Tag) und Mineralstoffe werden aufgenommen Höchstdauer: 6-8 Wochen	gut, um bei extremem Übergewicht schnelle Reduktion des Gewichtes zu erreichen
Formula-Diät	Zufuhr von Nährstoffgemischen, die höchstens 800 kJ pro Tag liefern, aber reichlich Vitamine und Mineralstoffe enthalten Höchstdauer: 6-8 Wochen	s.o.

Die ärztliche Aufsicht ist unbedingt nötig, da sich bei längerer Dauer dieser Diäten eine negative N-Bilanz entwickeln kann und damit die Gefahr einer Acidose besteht.

Eine Reduktionsdiät wirkungsvoll unterstützen können:
- Akupunktur
- Psychotherapie
- Hypnose.

Bei einer Schlankheitskur verändern sich die Nährwertrelationen:

Energie (kJ)	3400	4200	6300
Eiweiß (g)	63	69	89
Eiweiß (%)	32	28	24
Fett (g)	18	25	43
Fett (%)	21	23	27
KH (g)	93	118	177
KH (%)	47	49	49

Energiereduzierte Mischkost-Diäten

	Charakterisierung	Bewertung
Brigitte-Diät	Zusammengesetzt wie normale Mischkost, nur reduzierte Mengen Höchstdauer: nicht begrenzt	Der Körper wird mit allen essentiellen Nährstoffen versorgt und daher nicht einseitig belastet. Gewichtsreduktion mit gutem Dauererfolg ist daher möglich. Sehr empfehlenswert
Brot-Diät	Mischkost mit erhöhtem Brotanteil Höchstdauer: nicht begrenzt	

Energiereduzierte, einseitige Diäten

	Charakteriserung	Bewertung
Eier-Kur (Mayo-Diät)	Gekochte Eier in großen Mengen Höchstdauer: ca. 14 Tage	sehr einseitig, daher starke Belastung des Stoffwechsels. Nicht zu empfehlen
Schroth-Kur	Im Wechsel „Trockentage" und „Trinktage". Trockentage: alte Semmeln, dicke Wasserbreie mit Gewürzen Trinktage 1/4 bis 1/2 l Wein Höchstdauer: 10 bis 14 Tage	Wegen der Einseitigkeit und Daueralkoholzufuhr extreme Belastung des Stoffwechsels. Nicht zu empfehlen
Atkins-Diät	Kohlenhydratarme Kost mit wenig pflanzlichen Nahrungsmitteln, Fettverzehr nicht eingeschränkt Höchstdauer: 10 bis 14 Tage	Ist ernährungsphysiologisch unhaltbar. Als Dauerkostform gesundheitsgefährdend. Nicht zu empfehlen

Die Psyche kann ein Hindernis oder aber eine Hilfe beim Abnehmen sein

Deshalb folgende Empfehlungen:

1. Sich vor Beginn der Diät **ein realistisches** Ziel, z.B. durchschnittlich ein Pfund Gewichtsabnahme pro Woche, setzen. Zu hoch gesteckte Erwartungen führen schnell dazu, das ganze Unternehmen frustriert abzublasen.
2. Ist das gesteckte Ziel erreicht, sich selbst eine Belohnung, z.B. ein neues Kleidungsstück, versprechen. Das spornt an.
3. Lieb gewordene Gewohnheiten nicht von einem auf den anderen Tag aufgeben wollen. Stellt man seine Ernährungsweise langsam um, fällt die Gewöhnung leichter.
4. Nicht auf sämtliche Lieblingsgerichte verzichten. Man könnte vielleicht die Portionen verkleinern oder versuchen, bei der Zubereitungsweise Energie einzusparen.
5. Die Mahlzeiten bewußt genießen. Das ist ein außerordentlich

wichtiger Aspekt bei der neuen Ernährung. Dazu gehören z.B.:
- Eine Essensatmosphäre ohne Streß und Hektik.
- Langsam und in kleinen Bissen essen. Dabei auf den Geschmack achten und auch auf den Zeitpunkt, an dem man sich satt fühlt.
- Das Essen hübsch anrichten, denn das Auge ißt mit.

6. Gewohnheiten, die keinen echten Genuß bringen, sind die größten Feinde der schlanken Linie. Deshalb:
   - Mit dem Essen aufhören, wenn man satt ist, auch wenn der Teller noch nicht leer ist.
   - Den Tisch danach gleich abräumen.
   - Nicht unkonzentriert nebenbei, z.B. vor dem Fernseher oder zwischendurch, naschen.
   - Kurzen Verlockungen wie einem Stück Torte in der Auslage der Bäckerei widerstehen.
7. Abwechslung auf dem Speisenplan dient nicht nur der vollwertigen Versorgung mit Nährstoffen. Sie erfreut auch Augen und Magen und läßt die Diät leichter durchstehen.
8. Körperliche Bewegung unterstützt die Gewichtsabnahme und sorgt sowohl für körperliches als auch für seelisches Wohlbefinden.
9. In einer Gruppe von Gleichgesinnten geht es leichter. Erfahrungsaustausch und ein gewisser Erfolgsdruck helfen dabei, nicht mutlos zu werden (Weight watcher).

14.11.2 Unterernährung

14.11.2.1 Anorexia nervosa – Unterernährung bei den Reichen – ein verhältnismäßig neues Problem

Auch bei uns, in unserer sogenannten Wohlstandsgesellschaft, gibt es Unterernährung. Armut, wie in den Ländern der dritten Welt, ist hier allerdings in den wenigsten Fällen dafür verantwortlich, eher eine Art Hungerstreik. Pubertäre Magersucht oder Anorexia nervosa, so wird sie genannt, diese rätselhafte Krankheit, die – früher außerordentlich selten – seit etwa zwei bis drei Jahrzehnten immer häufiger beobachtet wird.
Etwa 15 von 100 000 Menschen in unserer Gesellschaft leiden an Anorexia nervosa. Die Dunkelziffer ist allerdings sehr hoch. Betroffen sind junge Leute unter 25 Jahren, zehn mal mehr Frauen als Männer.

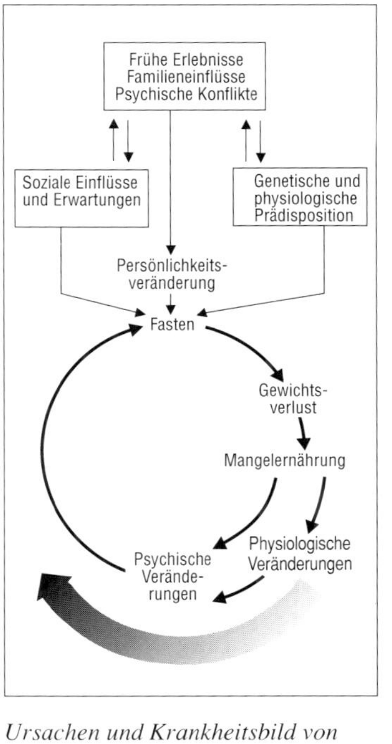

Ursachen und Krankheitsbild von Anorexia nervosa

Das Krankheitsbild
Anorexia nervosa ist eine psychosomatische Erkrankung. Psychosomatisch, das heißt, eine körperliche Krankheit wird durch ein seelisches Leiden verursacht. Daß außer diesen psychischen Ursachen bei der Entstehung der Magersucht auch zentralnervöse Störung eine Rolle spielen, ist möglich, konnte bislang aber noch nicht eindeutig nachgewiesen werden.

<u>Krankheitssymptome psychischer Art:</u>
- Die Kranken haben, auch wenn sie schon stark untergewichtig sind, große Angst, dick zu werden. Daß sie krank sind, ist ihnen

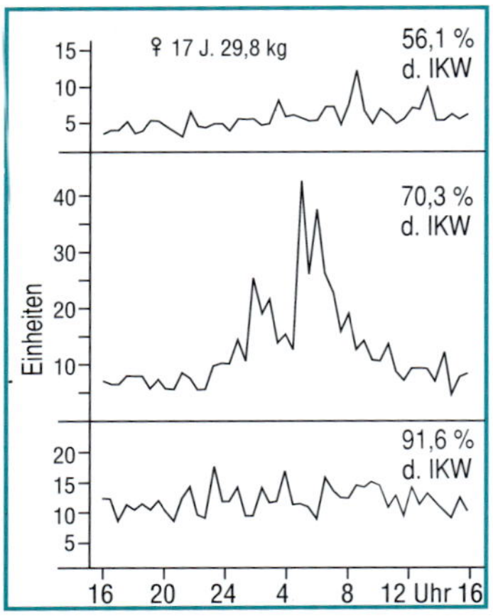

Infantiles (oben), pubertäres (Mitte) und adultes (unten) 24-Stunden-Sekretionsmuster des luteinisierenden Hormons (Ploog, „Die Magersucht") IKW = ideales Körpergewicht

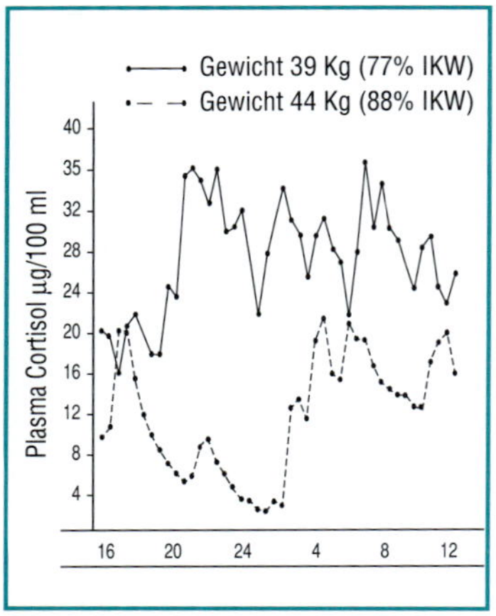

Das 24-Stunden-Sekretionsmuster des Nebennierenrindenhormons Cortisol (Ploog, „Die Magersucht")

Bei Anorexia nervosa liegt keine körperliche und auch keine andere psychische Erkrankung vor, durch die man die starke Gewichtsabnahme sonst noch erklären könnte.

Wichtig!

Da die Kranken oft eine Abneigung gegen das Essen verspüren, sollte nach Möglichkeit auf ihre Vorlieben bei der Speisenplanung Rücksicht genommen werden.

nicht bewußt. Im Gegenteil, sie sind stolz darauf, dünn zu sein und versuchen mit allen Mitteln, sei es durch exzessiv betriebene Gymnastik oder penibles Kalorienzählen, diesen Zustand zu halten bzw. noch weiter an Gewicht abzunehmen.

- Die Patienten horten und behandeln Nahrungsmittel in ungewöhnlicher Weise. Sie verbringen z.B. Stunden damit, ein delikates Gericht zuzubereiten, nachdem sie in mehreren Läden aufwendig eingekauft haben.
  Das fertige Essen rühren sie dann aber nicht an, sondern drängen es geradezu Familienmitgliedern auf.

Krankheitssymptome körperlicher Art:

Das Körpergewicht verringert sich durch die Nahrungsverweigerung rapide. Von Magersucht spricht man bei einem Gewichtsverlust von mindestens 25% im Vergleich zum vorherigen (normalen) Gewicht. Etwa ab diesem Bereich treten Mangelerscheinungen auf, die sich mit weiter sinkendem Gewicht verstärken. Diese Mangelerscheinungen sind nicht nur körperlicher, sondern auch psychischer Art: der Teufelskreis schließt sich.

Stoffwechselstörungen bei Anorexia nervosa

Die Stoffwechsellage verändert sich bei Magersüchtigen in der gleichen Weise wie bei gesunden, über längere Zeit fastenden Personen:

- Die Menstruation bleibt aus. Im weiblichen Zyklus ist das Luteinisierende Hormon (LH), das von der Hypophyse ins Blut abgegeben wird, für das Auftreten der Monatsblutung mit verantwortlich. Die Ausschüttung dieses Hormons erfolgt bei stark untergewichtigen Frauen nur in den Mengen, wie sie auch bei Kindern beobachtet wird. Gewichtszunahme bewirkt zunächst einen Hormonspiegel, wie er für Mädchen in der Pubertät typisch ist. Erst nachdem annähernd ein normales Körpergewicht erreicht ist, normalisiert sich auch die Ausschüttung des Luteinisierenden Hormons.
- Der Organismus empfindet bei längerer Fastendauer Streß und bildet die entsprechenden Hormone. So wird über das Gehirn die vermehrte Produktion des Nebennierenrindenhormons Cortisol angeregt.
- Cortisol ist als Streßhormon auch eines der Hormone, die den Abbau von Energiespeichern fördern. Da es nach dem Abbau von Glykogen sehr schnell zu Glucose- und damit zu Energiemangel kommt, werden Fettspeicher abgebaut. Der Fettsäuregehalt und in der Folge auch die Ketonkörperkonzentration im Blut sind bei Magersüchtigen stark erhöht. Das Gehirn deckt in dieser Mangelsituation seinen Energiebedarf zu etwa 70% durch Ketonkörperabbau.
- Der Blutdruck fällt stark ab, die Herzschlagfrequenz sinkt auf bis zu 30 Schläge pro Minute. Durch Herzstillstand gab es schon plötzliche Todesfälle.
- Elektrolyt- und Wasserhaushalt sind gestört.
- Eiweißmangelsymptome treten auf.

Eine entsprechende Studie ergab überdies, daß bei der Mehrzahl der untersuchten magersüchtigen Personen eine Veränderung des Gehirns eingetreten war. Die Hirnrinde war geschrumpft, die Flüssigkeitsräume erweitert. Nach Gewichtszunahme normalisierten sich die Befunde bei den meisten Patienten.

Wie diese Beobachtung zu deuten ist, ob die bei Magersüchtigen häufiger auftretenden Konzentrationsstörungen, Störungen der Wahrnehmung, z.B. von Temperatur, Geschmack und Geruch, oder ähnlichen Veränderungen damit im Zusammenhang stehen oder nicht, darüber weiß man bis heute nur sehr wenig.

Die Therapie

Da die Ursachen der Erkrankung psychischer Art sind, muß eine erfolgversprechende Behandlung in der Psychotherapie ansetzen. Die Einbeziehung des Umfeldes der Patienten ist dabei von großer Bedeutung. Inwieweit die Familie, genauer, Beziehungen innerhalb der Familie und Verhaltensweisen einzelner Familienmitglieder, zu der Manifestation einer Anorexia nervosa beitragen, ist ein außerordentlich vielfältiger, in der jeweiligen Einzeltherapie aufzuarbeitender Problemkomplex.

Die lebensgefährliche Nahrungsverweigerung ist nicht die Krankheit selber, sondern nur ihr Symptom. Um dagegen erfolgreich anzugehen, ist die erste Voraussetzung, daß sich die Patienten bewußt werden, daß sie tatsächlich krank sind, und sie selber den Willen haben, geheilt zu werden. Eine „Zwangsernährung" dagegen wird jeweils nur kurzzeitige Erfolge bringen. Nicht schneller Fettansatz, sondern kontinuierlicher Wiederaufbau des ausgelaugten Körpers muß dann das Ziel der Ernährungstherapie sein. Deswegen gibt man zu Anfang leichtverdauliche Kost in Mengen, die nur geringfügig über dem Bedarf bei Normalgewicht liegen. Fett könnte zu Anfang Unverträglichkeit hervorrufen. Es sollte daher langsam, hauptsächlich in Form von Fetten mit kurzkettigen und ungesättigten Fettsäuren, in die Diät eingeführt werden.

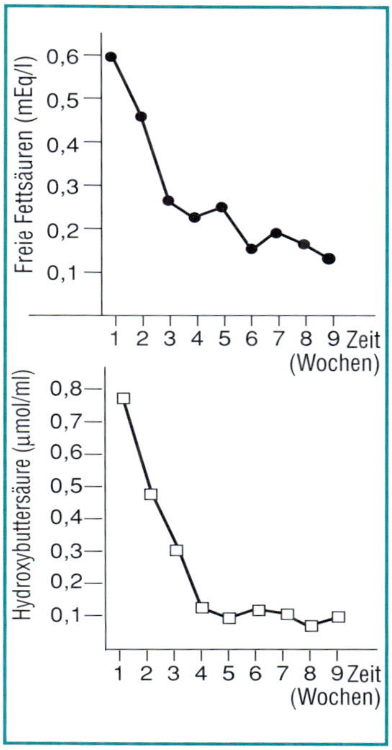

Während der Therapie sinken die anfangs stark erhöhten Werte von freien Fettsäuren und Ketonkörpern im Blut.
(Ploog, „Die Magersucht")

14.11.2.2 Essen als Droge: Die Eßsucht (Bulimia nervosa)

„Ich denke den ganzen Tag ständig nur ans Essen. Es ist das Wichtigste in meinem Leben. Doch es sind keine schönen Gedanken. Das Essen macht mir Angst. Es bedroht mich. Abends überlege ich mir schon, was ich am nächsten Tag essen darf, um nicht zuzunehmen. Morgens gilt mein erster Blick dem Gewichtsanzeiger der Waage, ob ich mein Idealgewicht noch habe. Abends und manchmal sogar tagsüber kontrolliere ich zusätzlich mein Gewicht. Ich habe Angst vor der Gewichtszunahme, als ob alles vom Schlanksein abhängen würde... Zur Zeit überfällt mich jeden zweiten Tag ein Heißhungergefühl, und ich fresse alles in mich hinein. Ich verspüre dabei nie ein Sättigungsgefühl und futtere alles in mich hinein, bis mir schlecht ist. Ich durchstöbere alle Schränke, wo ich u.a. Süßes finden kann. Aber ich bin auch zur Not mit anderem zufrieden. Butterbrote, Käse, Nüsse, Müsli. Alles, was da ist, wird verschlungen. Kauen tue ich dann meistens nicht mehr richtig. Danach bekomme ich bald keine Luft mehr, so daß ich mich fast zwangsläufig übergeben muß, und breche fast alles wieder heraus. Dann fühle ich mich im ersten Moment befreit. Aber bald mache ich mir die ersten Gewissensbisse und bekomme Schuldgefühle. Ich frage mich, warum hast du das getan, aber ich finde keine Antwort."
Quelle: Langsdorff: „Die heimliche Sucht, unheimlich zu essen".

Bei etwa der Hälfte aller Magersüchtigen entwickelt sich mit der Zeit eine Bulimia nervosa.

Magersucht und Eßsucht: zwei verschiedene Krankheiten, die aber vieles gemeinsam haben.
Beide Krankheiten betreffen vor allem junge Frauen. Beide haben ihren Ursprung in psychischen Problemen.
Aus einer Magersucht kann sich Bulimia nervosa entwickeln, dann nämlich, wenn die Kranke „entdeckt", daß sie durch willkürlich herbeigeführtes Erbrechen die vorher aufgenommene Nahrung scheinbar problemlos wieder loswerden kann, daß sie von nun an also so viel essen kann, wie sie will, ohne zuzunehmen. Starkes Untergewicht ist aber nicht unbedingt typisch für die Eßsucht. Im Gegenteil, viele Betroffene halten Ideal- oder Normalgewicht. Sie waren häufig vor Beginn ihrer Erkrankung übergewichtig und haben sich, nachdem sie im Laufe der Pubertät erkannt hatten, daß sie nicht schlank – nach dem geltenden Schönheitsideal also nicht hübsch – seien, intensiv mit Ernährung, mit Kalorienzählen, mit Diäthalten befaßt. So gerieten sie, auch ohne den „Umweg" über die Magersucht, in die Abhängigkeit.

Das Krankheitsbild
Charakteristisch sind wiederkehrende Heißhungeranfälle und das – meist heimliche – Verschlingen riesiger Nahrungsmengen innerhalb relativ kurzer Zeit. So wurde schon von einer Aufnahme von 63 000 bis 84 000 Kilojoule innerhalb von ein bis zwei Stunden berichtet.

Die Kranken erkennen die Abnormalität ihres Eßverhaltens, sind aber unfähig, dieses zu verändern. Sie machen sich deswegen Vorwürfe und leiden unter starken Depressionen und Schuldgefühlen.

Krankheitssymptome körperlicher Art
Der Ernährungszustand einer normal- oder idealgewichtigen eßsüchtigen Patientin ist nicht in einem so starken Maß von Mangel geprägt, wie das bei Magersüchtigen der Fall ist.

- Durch das Erbrechen und den häufigen Gebrauch von Abführmitteln kommt es unter anderem zu hohen Mineralstoffverlusten.
- Der Verdauungstrakt wird geschädigt.
- Die starke Übersäuerung des Mundraumes verursacht vermehrtes Auftreten von Karies.
- Die Reglerfunktion des Hypothalamus, die für die Ausschüttung des Luteinisierenden Hormons aus der Hypophyse und des Cortisols aus der Nebennierenrinde zuständig ist, scheint auch bei einigen eßsüchtigen Patienten gestört zu sein, deren Körpergewicht im Normalbereich liegt. So läßt sich das Ausbleiben der Menstruation und die Erhöhung der Konzentration freier Fettsäuren und Ketonkörper auch bei dieser Patientengruppe beobachten.

Durch die abwechselnden Freß- und Fastenphasen können starke Gewichtsschwankungen auftreten.

Bei etwa der Hälfte aller Bulimia-Kranken registriert der Hypothalamus „Hunger" und reguliert die Stoffwechselvorgänge entsprechend ein.

Die Therapie
Heilung der Krankheit kann nicht durch Diät, sondern nur durch eine intensive psychologische Hilfestellung erfolgen. Die Chancen, auf eigene Faust, also ohne psychotherapeutische Behandlung, eine Heilung zu erreichen, sind relativ gering.

15. Krankheiten im Nahrungsüberfluss

In früheren Jahrhunderten waren sie nahezu unbekannt. Allenfalls die Reichen, die Schlemmer und Müßiggänger, diejenigen, die sich einen aufwendigen Lebensstil mitsamt der entsprechenden Ernährungsweise leisten konnten, kannten damals schon Krankheiten, die durch überreichliche Nahrungsaufnahme entstehen oder begünstigt werden.
Heutzutage ist auch der Durchschnittsbürger in puncto Nahrungsangebot bestens bedient. Die Auswahl ist groß, um nicht zu sagen übergroß. Die Kehrseite der Medaille: der Umgang mit dem Überfluss fällt schwer. Ernährungsabhängige Krankheiten verursachen enorme Kosten und stellen heute über die Hälfte aller Todesursachen dar. Wohlstands- und Zivilisationskrankheiten nennt man sie auch, denn in Notzeiten sind sie extrem selten.

15.1 Gicht

Etwa 1 bis 2% unserer Bevölkerung leiden an Gicht. Männer sind etwa 20mal häufiger betroffen als Frauen. Voraussetzung für das Entstehen der Krankheit ist eine Hyperurikämie, d.h., ein erhöhter Gehalt an Harnsäure im Blut.

15.1.1 Die Rolle der Harnsäure im Stoffwechsel

Harnsäure ist das Endprodukt beim Abbau von Guanin und Adenin. Wir kennen diese beiden Stoffe bereits als Basenanteile von Nucleotiden, z.B. von ATP und GTP, die als Energieüberträger im Stoffwechsel fungieren.
Nucleotide, genauer: Mononucleotide, z.B. AMP und GMP, dienen außerdem auch als Baustoffe der Desoxyribonucleinsäure (DNA) und der Ribonucleinsäure (RNA) der Zelle. Beim Abbau überalterter Zellen werden Adenin und Guanin daher wieder frei. Sie können zu etwa 90% vom Organismus wiederverwertet werden, der Rest wird zu Harnsäure abgebaut.

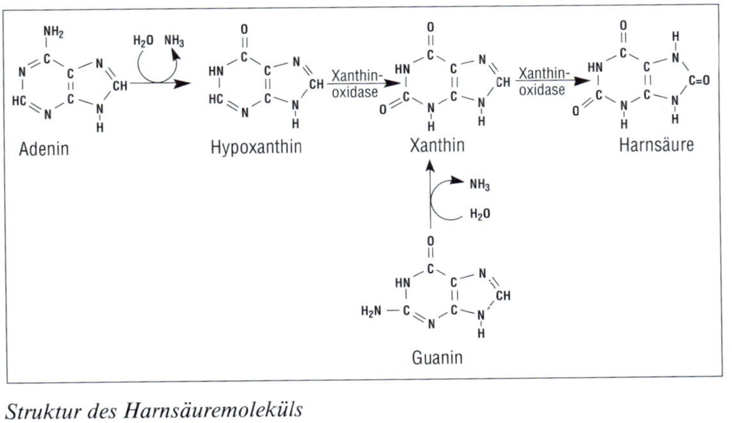

Struktur des Harnsäuremoleküls

Ausschnitt aus einer DNA-Doppelhelix:

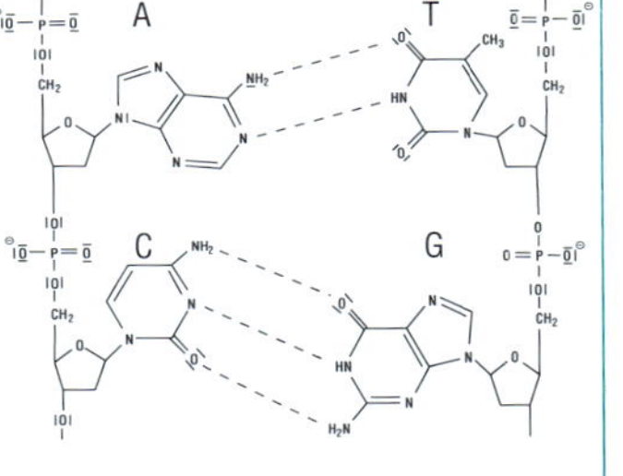

Thymin (T) und Cytosin (C) leiten sich chemisch vom Pyrimidin ab und heißen deshalb Pyrimidinbasen. Sie werden zu Ammoniak und β-Alanin abgebaut.
Adenin (A) und Guanin (G) leiten sich vom Purin ab. Sie werden deshalb als Purinbasen oder Purine bezeichnet. Ihr Abbauprodukt ist die Harnsäure.
Zwei Polynucleotidstränge winden sich um eine gedachte Achse und bilden so die Doppelhelix.

Harnsäure wird normalerweise zu etwa 80% über die Nieren, zu 20%, nach Sekretion ins Darmlumen, mit den Fäces ausgeschieden.

15.1.2 Die Pathogenese der Gicht

Beim Gesunden beträgt die Harnsäurekonzentration im Blutplasma etwa 5 bis 6 mg/100 ml beim Mann und ca. 4 bis 6 mg/100 ml bei der Frau. Die Harnsäure liegt dabei vorwiegend in Form ihres Na-Salzes, als Na-Urat, vor.

Harnsäure in Abhängigkeit vom pH:

pH 7,4 (Blut): als Na-Urat
pH 5 (Urin): als freie Säure.

Die Säure ist 20mal schlechter löslich als das Urat.

Eine Erhöhung des Harnsäurespiegels im Blut kann die Folge sein:
- einer verminderten Ausscheidung über die Nieren. Das ist bei etwa 70 bis 80% aller Gichtkranken der Fall.
- einer erhöhten Syntheserate von Harnsäure.

Etwa ab einem Blut-Harnsäurespiegel von 7 mg/100 ml wird die Löslichkeitsgrenze von Urat überschritten. Dann fallen, vorzugsweise in Gelenken, Uratkristalle aus und verursachen Verletzungen und schmerzhafte Entzündungen: ein Gichtanfall wird ausgelöst.

Der Harnsäurebestand des Organismus ergibt sich aus:

- Harnsäuresynthese aus Stoffwechsel- und Nahrungspurinen
- Harnsäureausscheidung.

Primäre Gicht
Sind ererbte Ursachen, z.B. genetisch bedingte Enzymdefekte, für die Entstehung der Krankheit verantwortlich, so spricht man von primärer Gicht.

Sekundäre Gicht
Eine im Laufe des Lebens, z.B. als Folge anderer Krankheiten, erworbene Gicht wird als sekundäre Gicht bezeichnet.

Dass Uratkristalle bevorzugt in Gelenken ausfallen, erklärt man sich mit dem etwas niedrigeren pH-Wert in diesen Geweben und der Natriumbindung durch dort vorhandene Mucopolysaccharide.

Mögliche Ursachen sind hier:
- Eine Beeinträchtigung der Harnsäureausscheidung als Folge einer Nierenerkrankung.
- Eine metabolische Acidose, wie sie z.B. beim Fasten oder bei Diabetes mellitus entstehen kann. Dann werden über die Nieren mehr Säuren ausgeschieden. Sie behindern – möglicherweise, weil sie den gleichen Transportmechanismus beanspruchen – die Harnsäureausscheidung.
- Durch Überernährung, vor allem an eiweißreichen Nahrungsmitteln. Dabei werden mehr Nucleinsäuren zugeführt, die dann im Darm zu Purin- und Pyrimidinbasen, Ribose und Phosphat gespalten werden. Die gesteigerte Aufnahme von Purinen hat eine erhöhte Harnsäuresynthese zur Folge.

Hyperlipoproteinämien sind, aus bislang ungeklärten Gründen, ebenfalls häufige Begleiterscheinungen der Gicht.

Im fortgeschrittenen Stadium der Krankheit lagern sich Uratkristalle auch in der Niere ab. Im Papillenbereich liegen ebenfalls niedrigere pH-Werte vor. Harnsäuresteine können den Ausfluß über die ableitenden Harnwege behindern und die Nierenfunktion stark einschränken. Man spricht dann auch von „Gichtniere".

15.1.3 Ernährung bei Gicht

Zur Behandlung werden heute im allgemeinen Medikamente eingesetzt, die die Harnsäureausscheidung über die Nieren fördern (Urikosurika) oder aber die Harnsäuresynthese hemmen (Xanthinoxidasehemmer). Eine geeignete Ernährungsweise lässt jedoch Purin- und Harnsäuregehalte erst gar nicht übermäßig ansteigen und beugt auf diese Weise der Entstehung von Gichtanfällen vor.

Dabei müssen die Kranken keine strenge Diät einhalten, es empfiehlt sich lediglich die Beachtung einiger Grundsätze:

- Übergewicht reduzieren. Übergewicht und seine Folgeerkrankungen wie Bluthochdruck oder Arteriosklerose treten überdurchschnittlich häufig gemeinsam mit Gicht auf. Bei übergewichtigen Gichtkranken mit nur gering erhöhtem Harnsäurespiegel im Blut und nur seltenen Gichtanfällen kann schon eine Reduktionsdiät allein zur Heilung führen.
- Alkoholkonsum einschränken, da durch Alkohol die Harnsäureausscheidung gehemmt wird.
- Harnsäurereiche Lebensmittel einschränken, pro Woche sollten nicht mehr als 2000 mg Harnsäure aufgenommen werden. Die Umstellung auf eine vorwiegend ovo-lacto-vegetabile Kostform kann in dieser Hinsicht empfohlen werden.

Bitte nicht verwechseln!!!

Harnstoff entsteht beim Abbau von Aminosäuren zu Energie. Zu viel (z. B. durch zu viel Nahrungseiweiß) belastet Leber und Nieren.
Harnsäure ist Abbauprodukt von Nucleinsäuren, ATP, GTP... Zu viel (z. B. hohe Purinzufuhr bei erheblicher Belastung) kann zu Gicht oder zu Nierensteinen führen.

Harnsäuregehalt einiger Lebensmittel (nach: Zöllner 1990)

Lebensmittel	Harnsäure (mg/100 g)	Harnsäure (mg/Portion)	Lebensmittel	Harnsäure (mg/100 g)	Harnsäure (mg/Portion)
Rindfleisch roh	140	210 (150 g)	Kartoffeln (roh)	15	23 (150 g)
Schweinefleisch roh	150	225 (150 g)	Kartoffeln (gekocht)	15	23 (150 g)
Kalbfleisch roh	150	225 (150 g)	Spinat (frisch)	50	100 (200 g)
Kalbsbries (roh)	900	900 (100 g)	Spargel	25	50 (200 g)
Kalbsleber roh	240	300 (125 g)	Blumenkohl	45	68 (150 g)
Lammfleisch	140	140 (100 g)	Erbsen (grün, frisch)	150	225 (150 g)
Rehfleisch	150	225 (150 g)	Bohnen (grün, frisch)	42	63 (150 g)
Huhn (gegrillt o. Haut)	230	345 (150 g)	Linsen	160	40 (25 g)
Corned beef	60	75 (125 g)	Feldsalat	24	7 (30 g)
Schinken (gekocht)	130	130 (100 g)	Kopfsalat	10	3 (30 g)
Forelle (ohne Haut)	150	225 (150 g)			
Sardellen (Konserve)	260	52 (20 g)	Äpfel	15	15 (100 g)
Thunfisch (in Öl)	180	90 (50 g)	Bananen	25	25 (100 g)
			Haselnüsse	40	8 (20 g)
Vollmilch	0	0			
Camembert (45%)	30	15 (50 g)	Leinsamenbrot	45	18 (40 g)
Emmentaler (45%)	10	3 (30 g)	Mischbrot	84	42 (50 g)
Vollei	5	3 (60 g)	Brötchen, Weißbrot	70	31 (45 g)
			Reis (gekocht)	50	75 (150 g)
Butter	0	0	Nudeln gekocht	30	45 (150 g)
Margarine	0	0			
			Kaffee, Tee	0	0
Vollmilchschokolade	60	18 (30 g)	Bier	15	75 (500 ml)
Marzipan	50	15 (30 g)	Weißwein, Rotwein	0	0

15.2 Hyperlipoproteinämie

Fette und fettähnliche Stoffe können aufgrund ihrer Unpolarität nicht ohne weiteres im Blut transportiert werden. Sie lagern sich daher mit Proteinen (Apoproteinen) zusammen und bilden mit diesen die im wässrigen Milieu des Blutes besser löslichen sogenannten Lipoproteine. Gelangt aus irgendeinem Grund vermehrt Fett ins Blut, z. B. wenn zuviel davon mit der Nahrung verzehrt wird, so werden auch mehr Lipoproteine aufgebaut. Auf diese Weise entsteht eine der häufigsten Zivilisationskrankheiten: Hyperlipoproteinämie.
Zunächst keine Beschwerden verursachend bleibt eine Hyperlipoproteinämie nicht selten über Jahre hinweg unentdeckt. Man schätzt, dass der Anteil der von dieser Krankheit Betroffenen in den Industrieländern bei etwa 20% liegt.

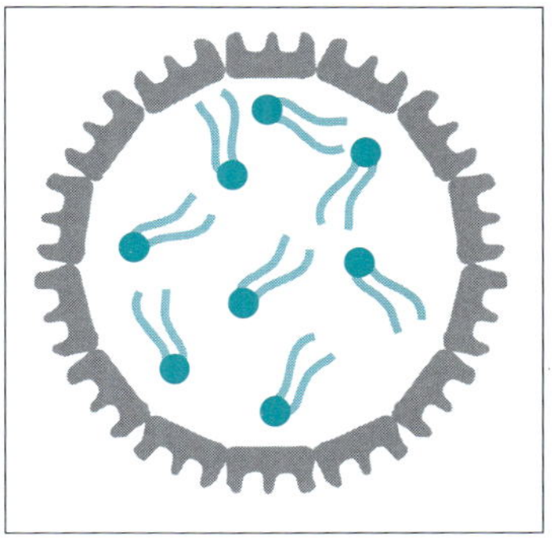

Schematische Darstellung eines Lipoproteins: um Fette und fettähnliche Stoffe lagern sich Apoproteine.

15.2.1 Zur Biochemie der Lipoproteine

Analysenverfahren ergeben übereinstimmend, dass im Blut haupt-

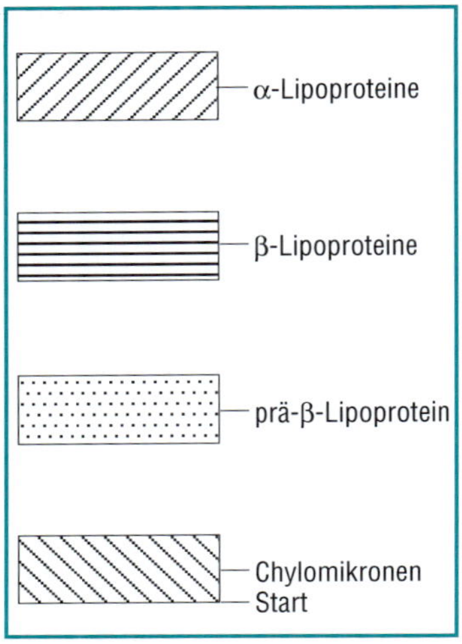

Schema einer normalen Lipoprotein-Elektrophorese

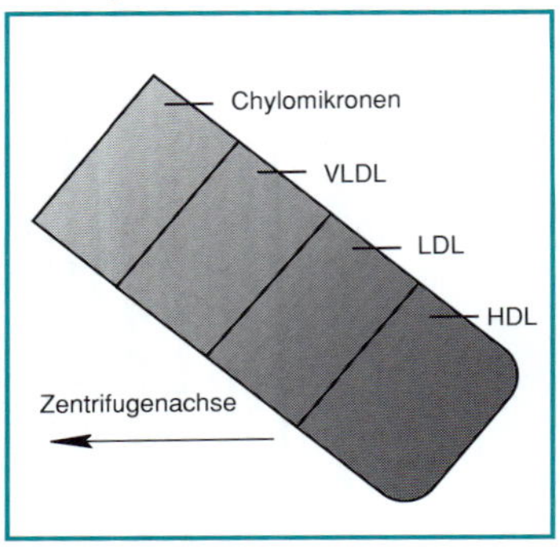

Trennung der Serumlipoproteine durch Ultrazentrifugation

sächlich vier Lipoproteinarten vorliegen. Abhängig von der Methode, nach der die einzelnen Fraktionen voneinander getrennt werden können, haben sich verschiedene Benennungen durchgesetzt.

Elektrophorese
Bei dieser Trennmethode läßt man die Lipoproteine in einem elektrischen Feld wandern. Je nach Molekülgröße und Ladungszustand wandern sie dabei unterschiedlich schnell.
Auf diese Weise wird ein Gemisch der Lipoproteine auseinandergezogen. Die jetzt getrennt vorliegenden Verbindungen lassen sich nun durch geeignete Nachweismethoden identifizieren, z.B. durch Farbreaktionen.

Dabei ergibt sich folgendes Bild:
- α-Lipoproteine sind am schnellsten gewandert. Sie befinden sich am weitesten vom Startpunkt entfernt.
- β-Lipoproteine kommen an zweiter Stelle.
- prä-β-Lipoproteine lassen sich als dritte Fraktion nachweisen.
- Chylomikronen sind die größten Moleküle und haben auch nur eine sehr geringe Ladung. Sie bewegen sich kaum vom Startpunkt weg.

Ultrazentrifugation
In der Ultrazentrifuge werden die schwereren Partikel durch die Zentrifugalkraft nach außen geschleudert, die Fraktionen mit geringerem Gewicht bleiben näher an der Achse. Es erfolgt also eine Trennung nach der Dichte der einzelnen Fraktionen. Die Eigenschaft „Dichte" ist auch bestimmend für die Benennung der Lipoproteine:

Very Low Density Lipoproteins oder VLDL
Low Density Lipoproteins oder LDL
High Density Lipoproteins oder HDL
Die Chylomikronen haben die gleiche Bezeichnung wie bei der Trennung durch Elektrophorese.

Eigenschaften und Zusammensetzung der Lipoproteine

Benennung aufgrund von Elektrophorese	Ultrazentrifugation	Dichte (g/cm³)	Durchmesser (nm)	Apoprotein (%)	Triglyceride (%)	Cholesterin* (%)	Phospholipide (%)
Chylomikronen	Chylomikronen	0,9 -0,95	100-1000	1	90	5	4
Prä-β-LP	VLDL	0,95-1,0	30-50	10	60	15	15
β-LP	LDL	1,0 -1,06	20-25	26	10	42	22
α-LP	HDL	>1,06	<10	45	5	20	30

* verestertes und freies Cholesterin

15.2.2 Die speziellen Transportaufgaben der Lipoproteine

Chylomikronen, sie werden in der Darmschleimhaut gebildet und transportieren Nahrungsfette zum Fettgewebe. Noch im Blut werden sie durch Lipoprotein-Lipase zu Fettsäuren, Glycerin und Chylomikronenresten gespalten. Fettsäuren und Glycerin gelangen ins Fettgewebe und werden dort wieder zu Triglyceriden verestert oder zur Energiegewinnung oxidiert. Die Chylomikronenreste geben Phospholipide und Cholesterin an α-Lipoproteine (HDL) ab. Was dann noch übrigbleibt, wird schließlich in der Leber abgebaut.

Der Abbau der Chylomikronen im Blut geschieht sehr schnell. Ihre Halbwertszeit liegt bei etwa zehn Minuten. Eine Erhöhung der Chylomikronenfraktion im Blut ist daher normalerweise nur von kurzer Dauer.

Prä-β-Lipoproteine (VLDL), sie werden in der Leber gebildet. Sie transportieren Triglyceride, die von der Leber aufgebaut wurden – z.B. aus Nahrungskohlenhydraten oder aus Alkohol – zum Fettgewebe. Wie bei den ganz ähnlich aufgebauten Chylomikronen werden auch von den Prä-β-Lipoproteinen im Blut durch die Lipoprotein-Lipase Glycerin und Fettsäuren abgespalten. Sie gelangen ins Fettgewebe zur Oxidation oder zur Veresterung und Speicherung. Die nach der Abspaltung von Fettsäuren und Glycerin im Blut verbleibenden Prä-β-Lipoproteinreste bilden als β-Lipoproteine die dritte Lipoproteinfraktion.

Chylomikronen und Prä-β-Lipoproteine werden auch als primäre Lipoproteine bezeichnet.
Ihre Aufgabe ist es, die ausreichende Versorgung des Organismus mit Energie zu gewährleisten. Ihr Tätigkeitsbereich ist der Energiestoffwechsel.

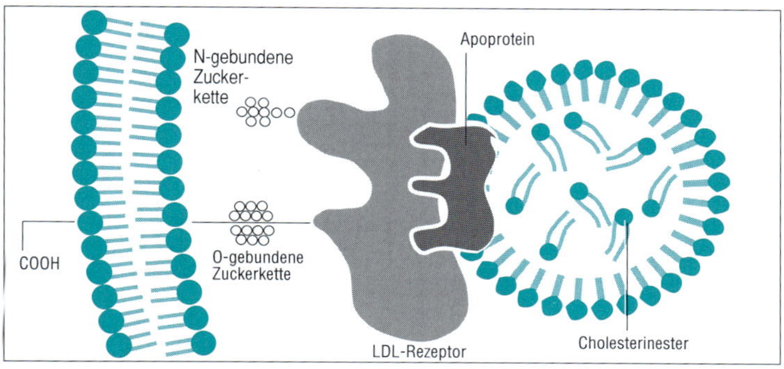

Schematische Darstellung der Wirkungsweise des LDL-Rezeptors. Er ist ein Glykoprotein. Eine zu geringe Anzahl der LDL-Rezeptoren kann erblich bedingt sein und zu einer Hyperlipoproteinämie vom Typ II führen.

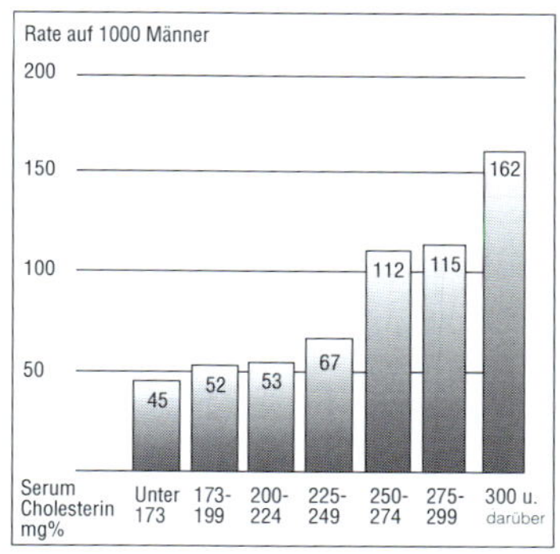

Herzinfarktrate in Abhängigkeit vom Cholesterinspiegel

β-Lipoproteine (LDL), sie sind reich an Cholesterin und Cholesterinestern, die sie in die Zellen einschleusen. Spezielle Rezeptoren auf der Zelloberfläche ermöglichen das Eindringen der β-Lipoproteine in die Zelle.
Eine Erhöhung der β-Lipoproteinfraktion, das bedeutet eine Erhöhung des Blut-Cholesterinspiegels, steigert die Wahrscheinlichkeit einer koronaren Herzkrankheit in außerordentlich hohem Maße, da Cholesterinanreicherungen in den Gefäßwänden bei der Entstehung arteriosklerotischer Schäden eine Schlüsselrolle einnehmen.

α-Lipoproteine (HDL), sie werden als Vorstufen von der Leber ins Blut abgegeben und nehmen dort nach und nach andere Stoffe auf: Cholesterin und Phospholipide von den Chylomikronen, Proteine von den Prä-β-Lipoproteinen (VLDL) und wahrscheinlich auch Cholesterin aus Zellmembranen. α-Lipoproteine gelten deshalb als Schutzfaktor vor Arteriosklerose. Ihre Konzentration im Blut ist umgekehrt proportional zu der Wahrscheinlichkeit des Auftretens einer koronaren Herzkrankheit.
Mit einer Halbwertszeit von fünf bis sechs Tagen bleiben α- Lipoproteine vergleichsweise lange im Blut. Ihr Abbauort ist noch nicht bekannt.

β-Lipoproteine und α-Lipoproteine nennt man sekundäre Lipoproteine, weil sie aus anderen Lipoproteinen gebildet werden. Ihr Tätigkeitsfeld ist der Baustoffwechsel: β- Lipoproteine liefern Cholesterin und Phospholipide, z.B. für den Aufbau von Membranen. α-Lipoproteine transportieren überschüssige Materialien ab.

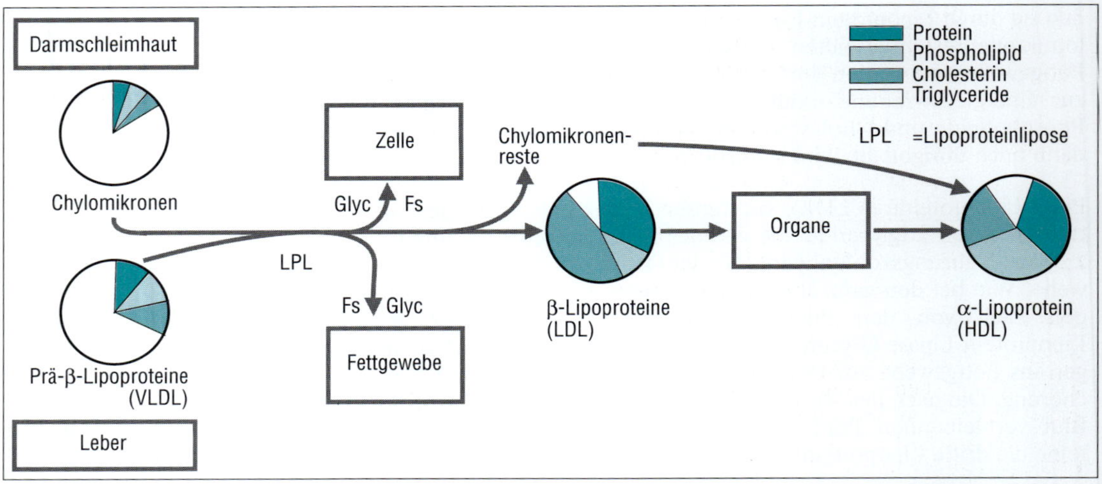

Übersicht: Stoffwechsel der Lipoproteine

Eine Erhöhung der α-Lipoproteinkonzentration im Blut kann, z.B. genetisch bedingt, vorkommen. Da sie jedoch soweit man bislang weiß ungefährlich, ja sogar nützlich ist, zählt man diese Veränderung nicht zu den Hyperlipoproteinämien im Sinn einer Stoffwechselerkrankung.

Sekundäre Hyperlipoproteinämien

Grunderkrankung	Serumlipide		
	TG	Ch	FFS
Diabetes mellitus	↑	↑	↑
Überernährung (Fett, KH, Alkohol)	↑		
Pankreatitis	↑		↑
Hypothyreose		↑	

TG = Triglyceride, CH = Cholesterin, FFS = freie Fettsäuren, KH = Kohlenhydrate
Quelle: Jungermann, Möhler, Biochemie

Die häufigsten Typen:
Typ IV ca. 70%
Typ IIb ca. 15%
Typ IIa ca. 10%
aller Hyperlipoproteinämien

Hyperlipoproteinämie ist die Erhöhung einer oder mehrerer Lipoproteinfaktoren im Blut.

Primäre Hyperlipoproteinämie
Tritt eine solche Erhöhung unabhängig von anderen Stoffwechselstörungen auf, so spricht man von primärer Hyperlipoproteinämie. Meist sind ererbte Faktoren die Ursache für das Entstehen der Krankheit.

Sekundäre Hyperlipoproteinämie
Hyperlipoproteinämien, die als Folge einer anderen Erkrankung entstehen, werden als sekundäre Hyperlipoproteinämien bezeichnet. Wie dabei die Folgekrankheit aus der jeweiligen primären Störung entsteht, ist bislang noch nicht in jedem Fall geklärt. Nur soviel ist bekannt:

- Bei Diabetes mellitus fallen aufgrund der erhöhten Lipolyse vermehrt freie Fettsäuren an. Sie werden zum Teil in der Leber wieder verestert. Für den Abtransport der entstehenden Triglyceride ins Fettgewebe werden dann in erhöhtem Maße Prä-β-Lipoproteine (VLDL) gebildet.
- Zu viel Fett in der Nahrung bedingt eine Vermehrung der Chylomikronen, die für den Transport der Nahrungsfette zuständig sind.
- Ein Zuviel an Kohlenhydraten und Alkohol wird in der Leber zu Triglyceriden umgebaut und erhöht so die Konzentration der Prä-β-Lipoproteine (VLDL), die die endogen gebildeten Fette zum Fettgewebe transportieren.

15.2.3 Einteilung in Hyperlipoproteinämie-Typen

Je nachdem, welche Lipoproteine im Blut in erhöhten Konzentrationen vorliegen, ordnet man die Krankheitsbilder sechs verschiedenen Typen zu.

Primäre Hyperlipoproteinämie Typ I

Ein ererbter Defekt der Lipoproteinlipase ist der Grund für eine starke Verlangsamung des Chylomikronenabbaus. Im Serum ist deshalb eine erhöhte Chylomikronenkonzentration nachweisbar. Aufgrund ihrer niedrigen Dichte steigen die Chylomikronen beim Stehenlassen an die Oberfläche des Serums. Das zuvor milchig trübe Serum weist dann zwei deutlich sichtbare Phasen auf. Symptome können Lipidablagerungen in der Haut (Xanthome) sein, sowie kolikartige Bauchschmerzen, die häufig von einer begleitenden Pankreasentzündung (Pankreatitis) verursacht werden.

Diät: Strenge Fettreduktion. Bevorzugt kurz- und mittelkettige Triglyceride.

> Hyperlipoproteinämie vom Typ I kann sekundär entstehen, z.B. durch:
>
> – Diabetes mellitus
> – Pankreatitis.
>
> Diese Hyperlipoproteinämie tritt sehr selten auf. Für die Entstehung von Arteriosklerose ist sie nahezu bedeutungslos.

Primäre Hyperlipoproteinämien Typ IIa und IIb

Bei beiden Typen ist die Konzentration an β-Lipoproteinen (LDL) stark erhöht, Typ IIb weist zusätzlich eine Vermehrung der Prä-β-Lipoproteine (VLDL) auf. Krankheitsursache ist die Verringerung der LDL-Rezeptoren auf der Zelloberfläche. Das Serum ist klar bis leicht trüb. Bei diesen beiden Krankheitstypen lagert sich Cholesterin in Geweben und Blutgefäßen ab. Arteriosklerose, Herzinfarkt, Durchblutungsstörungen des Gehirns sind die Folgen.

Diät: Cholesterinarme Kost. Hoher Anteil an ungesättigten Fettsäuren, da diese – auf noch ungeklärte Weise – den Cholesterinspiegel des Blutes senken.

> Hyperlipoproteinämien der Typen IIa und IIb können sekundär entstehen z.B. durch:
>
> – Diabetes mellitus (IIb)
> – Lebererkrankungen.

Primäre Hyperlipoproteinämie Typ III

Im Serum ist eine Fraktion von atypischen Lipoproteinen nachweisbar. Es handelt sich dabei um Zwischenstufen aus dem Abbau von Prä-β-Lipoproteinen (VLDL) zu β-Lipoproteinen (LDL). Ursache ist das genetisch bedingte Fehlen eines Apoproteins, das für den normalen Reaktionsverlauf notwendig ist.

Eine zusätzlich vorhandene hohe Cholesterinkonzentration im Blut verursacht wie bei den Typen IIa und IIb ein erhöhtes Arterioskleroserisiko. Das Serum ist klar bis trüb.

Diät: Reduktion der Cholesterin- und Energiezufuhr. 40 bis 50 % der zugeführten Energie sollen von ungesättigten Fettsäuren gestellt werden.

> Hyperlipoproteinämien des Typs III können sekundär entstehen durch:
>
> – Diabetes mellitus
> – Lebererkrankungen
> – Gicht.

Primäre Hyperlipoproteinämie Typ IV

Die Prä-β-Lipoproteinämiefraktion (VLDL) ist bei diesem Typ stark vermehrt. Mögliche Ursachen dafür könnten eine zu hohe Syntheserate oder aber die Bildung eines atypischen, nicht abbaubaren Lipoproteins im Stoffwechsel sein. Das Serum ist getrübt. An Symptomen wurden Fetteinlagerungen in der Haut (Xanthome) und arteriosklerotische Gefäßveränderungen beobachtet. Das Herzinfarktrisiko ist daher ebenfalls erhöht.

Diät: Kohlenhydrat- und energiearm. Hoher Gehalt an ungesättigten Fettsäuren.

> Hyperlipoproteinämien des Typs IV können sekundär entstehen z.B. durch:
>
> – Diabetes mellitus
> – Pankreatitis
> – Lebererkrankungen
> – Gicht
> – Übergewicht.

Primäre Hyperlipoproteinämie Typ V

Dieser Krankheitstyp ist eine Kombination der Typen I und IV. Im Serum befinden sich vermehrt Chylomikronen und Prä-β-Lipoproteine (VLDL). Wie bei Typ I setzen sich die Chylomikronen nach einiger Zeit an der Oberfläche des Serums ab, die darunterliegende Phase bleibt jedoch aufgrund der erhöhten Prä-β-Lipoproteinkonzentration trüb. Die Krankheitssymptome sind die gleichen wie bei Typ I:

Diät: Reduktion von Fetten und Kohlenhydraten.

> Hyperlipoproteinämien vom Typ V können sekundär entstehen durch:
>
> – Diabetes mellitus
> – Pankreatitis
> – Gicht.

15.3 Diabetes mellitus (Zuckerkrankheit)

In Deutschland leben derzeit etwa vier Millionen Diabetiker. Zusätzlich aber sind etwa zwei Millionen Menschen an Diabetes erkrankt, ohne es bislang zu wissen. Experten befürchten überdies, dass sich bis zum Jahr 2010 die Anzahl der Erkrankungen verdoppelt haben wird.

„... zunächst sei die reichliche Ausscheidung von Urin genannt, auf die heftigster Durst folgt, Schwächung der Kräfte, Magerkeit des ganzen Körpers, anhaltendes schleichendes Fieber, ein brennendes Gefühl im Bereich der Lenden und andere gleiche Krankheitserscheinungen... daher rührt nämlich die eigenartige Süßigkeit des ausgeschiedenen Urins solcher Diabetiker..."
(Michael Ettmueller, 1644–1684)
Keine neue Krankheit also, Diabetes mellitus, was man aus dem Griechischen in etwa übersetzen kann mit „honigsüßer Durchfluß".
Diabetiker leiden unter einem Mangel an wirksamem Insulin. Es liegt deshalb nahe, sich mit diesem Schlüsselhormon der Zuckerkrankheit etwas näher zu beschäftigen.

Diabetiker leiden unter einem Mangel an wirksamem Insulin. Es liegt deshalb nahe, sich mit diesem Schlüsselhormon der Zuckerkrankheit etwas näher zu beschäftigen.

15.3.1 Insulin – Topmanager des Zuckerstoffwechsels

In Leber, Niere und Muskulatur kann Insulin abgebaut werden. Dabei werden die Disulfid-Brücken und anschließend die Peptidbindungen zwischen den einzelnen Aminosäuren gespalten.

Als Ersatz für fehlendes Insulin wird bei der Behandlung von Diabetikern heute meist gentechnisch produziertes Insulin eingesetzt.

Dieses Hormon spielt nicht nur im Zuckerstoffwechsel eine Rolle, sondern greift auch ganz allgemein in den Energiestoffwechsel ein.

Die chemische Seite

Insulin ist ein Peptidhormon. Es besteht aus zwei Aminosäureketten, die durch zwei Disulfid-Brücken verbunden sind. Innerhalb einer Kette gibt es eine weitere Disulfid-Brücke. Die Biosynthese des Hormons erfolgt in den B-Zellen (auch β-Zellen) der langerhans'schen Inseln im Pankreas.
Im rauhen endoplasmatischen Retikulum wird zunächst Proinsulin aufgebaut, aus dem sich dann im Golgi-Komplex ein „Peptidstück", das sogenannte C-Peptid abspaltet. Das auf diese Weise entstehende Insulin wird in Form eines Zink-Insulin-Komplexes gespeichert und auf einen Sekretionsreiz hin freigesetzt. Es gelangt über die Pfortader in die Blutbahn.

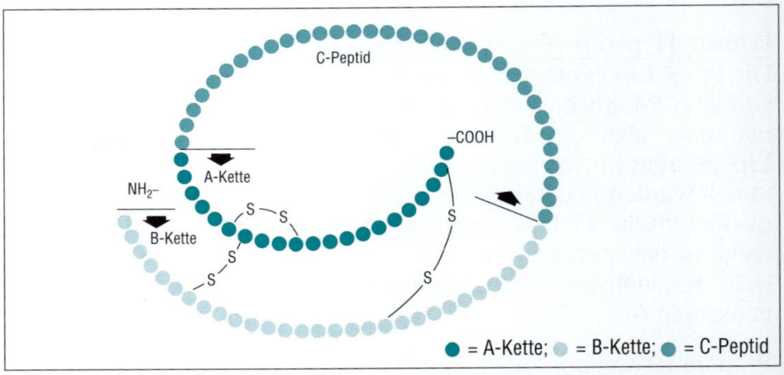

Menschliches Proinsulin: das C-Peptid wird bei der Synthese des Insulins proteolytisch abgespalten.

Durch Medikamente kann die Insulinsekretion ebenfalls angeregt werden: bei der Diabetes-Therapie setzt man zu diesem Zweck Sulfonylharnstoffe ein.

Hemmend auf die Insulinabgabe ins Blut wirkt Insulin selber: ein Beispiel für eine Rückkopplungsschleife.

Die physiologische Seite

Sekretionsreiz für die Freisetzung von Insulin aus den B-Zellen des Pankreas ist eine Erhöhung des Blutglucosespiegels.
Unter der Voraussetzung, daß Glucose im Blut in erhöhter Konzentration vorliegt, wirken auch Aminosäuren, der Gegenspieler Glu-

-agon, sowie die Catecholamine (Adrenalin, Noradrenalin) und Pankreozymin, ein Hormon, das die Ausschüttung von Verdauungsenzymen steuert, stimulierend auf die Abgabe von Insulin.

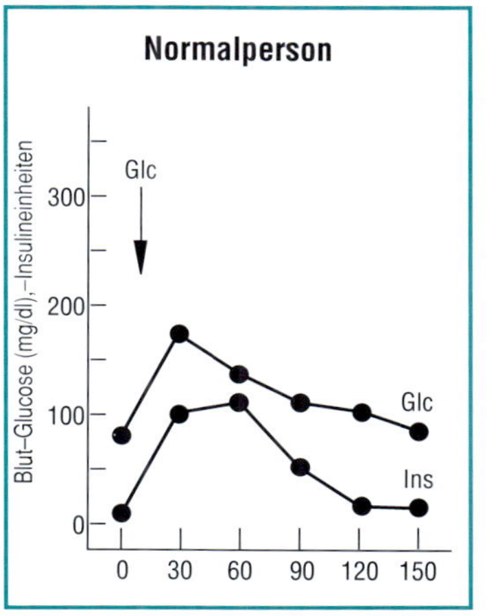

Steigerung des Blutzuckers zieht Steigerung des Insulinspiegels nach sich.

15.3.2 Die Wirkungen des Insulins

Insulin wird auch als Speicherhormon bezeichnet. Seine beiden Aufgaben lassen sich daraus ableiten.

1. Insulin erhöht das Substratangebot für den Abbau von Energiespeichern innerhalb der Zelle. Das bedeutet: in Muskel und Fettgewebe wird die Aufnahme von Glucose und von Aminosäuren erhöht. Darüber hinaus wird die Aktivität der Lipoprotein-Lipase gesteigert, so dass sich auch die Aufnahme von Fettsäuren ins Fettgewebe erhöht.
   Die Leber als zentraler Umschlagsplatz für alle Nährstoffe nimmt Glucose, Aminosäuren und Fettsäuren insulinunabhängig auf. Sie ist auf diese Weise besser in der Lage, ihren vielfältigen Regulationsaufgaben nachzukommen.
2. Insulin steigert die Aktivität von Enzymen, die den Aufbau von Energiespeichern katalysieren. Das bedeutet:
   - In Leber und Muskulatur erfolgt eine erhöhte Glykogen-Synthese.
   - In Leber und Fettgewebe wird die Liponeogenese gesteigert.
   - In Leber und Muskulatur wird vermehrt Protein aufgebaut.

Insulinwirkungen:

- Glucoseaufnahme
- Aminosäurenaufnahme
- Fettsäurenaufnahme

- Glykogensynthese
- Proteinsynthese
- Fettsynthese.

Im Blut senkt Insulin den Glucosespiegel und die Konzentration der Fettsäuren.

15.3.3 Die Gegenspieler des Insulins

Glucagon

Glucagon ist ein Peptidhormon aus 29 Aminosäuren. Wie Insulin auch wird es in den langerhans'schen Inseln des Pankreas synthetisiert. Die Zellen, in denen die Synthese erfolgt, heißen A-Zellen oder α-Zellen.
Sekretionsreiz für die Ausschüttung von Glucagon ist ein niedriger Blutglucosespiegel, wie er z. B. bei Hunger, nach längerer Muskelarbeit oder in Stresssituationen auftreten kann.

Wirkungen des Glucagons

- Stimulierung des Abbaus und Hemmung der Synthese von Glykogen in der Leber.
- Stimulierung des Fettabbaus in Fettgewebe und Leber. In der Leber werden somit mehr Ketonkörper gebildet.
- Stimulierung des Proteinabbaus in der Leber. Dadurch werden einerseits Aminosäuren für die Gluconeogenese bereitgestellt, andererseits aber auch – im Rahmen des Aminosäurenabbaus – die Harnstoffsynthese gesteigert.

Glucagon-Wirkungen
- Glykogenolyse
- Proteolyse
- Lipolyse

Catecholamine

Die Catecholamine Adrenalin und Noradrenalin unterstützen den Organismus dann, wenn er sich ängstigt oder aufregt und sich deshalb anschickt zu „fliehen" oder zu „kämpfen". Die Stresshormone Adrenalin und Noradrenalin liefern die dazu notwendige Energie, indem sie Energiereserven des Körpers abbauen.

Catecholamine-Wirkungen
- Glykogenolyse
- Proteolyse
- Lipolyse

Über 40% der Diabetiker, aber nur 1% der Nichtdiabetiker haben Diabetiker in ihrer Verwandtschaft.

80% der männlichen und 85% der weiblichen Diabetiker sind älter als 45 Jahre.

Wirkungen der Catecholamine
- Stimulierung des Glykogenabbaus in Leber und Muskulatur. Dieser Effekt wird hauptsächlich von Adrenalin bewirkt.
- Stimulierung der Lipolyse im Fettgewebe.
- Stimulierung des Proteinabbaus in der Leber (nicht aber im Muskel!). Dadurch werden wiederum Aminosäuren für die Gluconeogenese bereitgestellt.

Wirkung von Insulin und seinen Gegenspielern

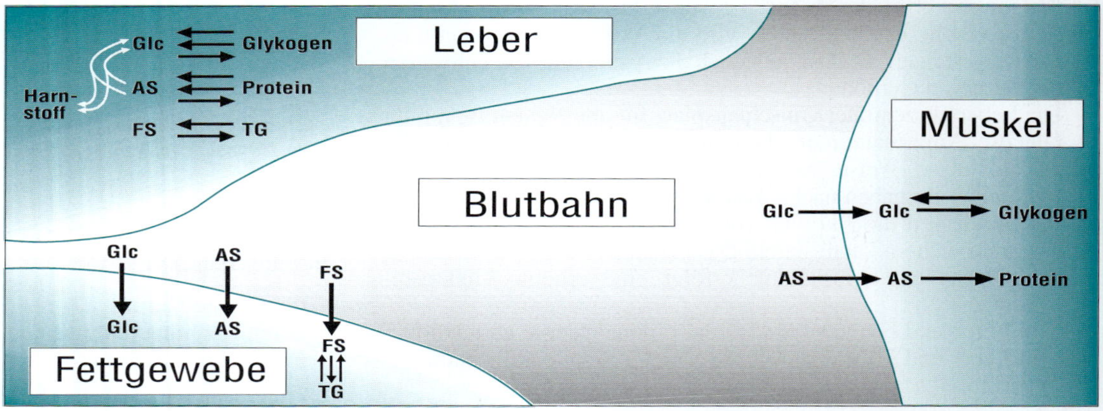

15.3.4 Entstehungsursachen von Diabetes mellitus

Familienuntersuchungen haben eindeutig ergeben, daß genetische Faktoren an der Entstehung der Krankheit beteiligt sind. Dabei liegt nicht nur ein einzelner Defekt in der Erbinformation vor, der etwa das Fehlen eines Enzyms bewirken würde, sondern es sind gleich mehrere Mutationen, die nur dann, wenn sie gemeinsam auftreten, und auch nur dann, wenn gleichzeitig entsprechende äußere Einflüsse hinzukommen, zur Manifestation von Diabetes mellitus führen.

Äußere Einflüsse, das sind:
- Übergewicht
- Überproduktion an Insulinantagonisten z.B. Glucagon, Adrenalin, Hormonen, die während der Schwangerschaft gebildet werden
- Schwere Pankreaserkrankungen
- Chronische Lebererkrankungen
- Manche Medikamente.

Außerdem steigt die Diabeteshäufigkeit mit dem Alter.

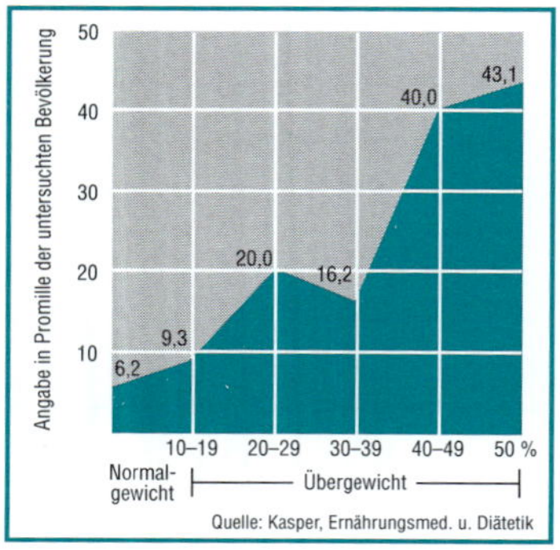

Diabeteshäufigkeit im Zusammenhang mit Übergewicht

15.3.5 Diabetes mellitus – ein ganz individuelles Problem

Die Verschiedenartigkeit der Faktoren, die zu der Auslösung dieser Krankheit beitragen können, bringt es mit sich, daß Diabetes mellitus in vielfältigen Erscheinungsformen auftritt.

Absoluter Insulinmangel

Kann kein ,oder nur sehr wenig Insulin ausgeschüttet werden, so spricht man von absolutem Insulinmangel. Neben erblichen Defekten, z. B. fehlenden Rezeptoren in den B-Zellen, die für das Ankurbeln der Insulinproduktion sorgen, kommen möglicherweise auch Schädigungen der langerhans'schen Inseln, z. B. durch Virusinfekte, als Ursachen für absoluten Insulinmangel in Frage.

Relativer Insulinmangel

Kann Insulin zwar ausgeschüttet, aber nicht in vollem Maße wirksam werden, so liegt relativer Insulinmangel vor. Ursache ist eine erhöhte Resistenz gegen das endogen gebildete Insulin. Es muß also mehr Insulin gebildet werden, damit die gleiche Wirkung wie beim Nicht-Diabetiker erzielt werden kann.

Diese Resistenzerhöhung kann zurückzuführen sein auf:

- Eine überhöhte Konzentration von Insulin-Gegenspielern im Blut.
- Bildung eines „falschen" Insulins durch Mutation eines Gens. Statt Phenylalanin wird dann in die B-Kette Leucin eingebaut. Dieses veränderte Insulin wird vom Insulin-Rezeptor der B-Zelle in geringerem Maße gebunden und ist daher viel weniger wirksam als normales Insulin.
- Störung der Umwandlung von Proinsulin in Insulin infolge einer genetisch bedingten Veränderung des Proinsulins. Proinsulin verfügt nur über etwa 5% der Wirksamkeit des Insulins.
- Defekte der Rezeptoren an den Oberflächen der Erfolgsorgane (das sind in diesem Falle Leber-, Muskel- und Fettzellen). Sie sind die bei weitem häufigste Ursache für das Entstehen einer Resistenz. Bei übergewichtigen Diabetikern liegen im allgemeinen Rezeptordefekte vor.

Typ-I-Diabetes
- in Mitteleuopa nur etwa 1 bis 2% aller Diabetesfälle
- beginnt abrupt, meist schon im Jugendalter, daher auch Jugenddiabetes genannt
- absoluter Insulinmangel
- Neigung zu Ketoacidose
- Patienten eher mager.

Typ-II-Diabetes
Beginn schleichend, meist erst nach dem 40. Lebensjahr, daher auch Bezeichnungen Erwachsenen-Diabetes oder Altersdiabetes üblich.

Typ-II-Diabetes bei Normalgewicht:
Hypoinsulinismus

Typ-II-Diabetes bei Übergewicht:
- ca. 80% aller Diabetesfälle
- relativer Insulinmangel, da Rezeptordefekt, Insulinspiegel aber normal oder gar erhöht
- Hemmung der Lipolyse im Fettgewebe als Effekt des Insulins bleibt erhalten, daher auch nach Manifestation der Krankheit keine Abmagerung.

15.3.5.1 Die akut auftretenden Stoffwechselveränderungen bei Diabetes mellitus

Das „Speicherhormon" fehlt, mit ihm fehlen seine Wirkungen. Muskel- und Fettgewebszellen nehmen weniger Glucose, weniger Fettsäuren, weniger Aminosäuren auf. Es resultiert ein intrazellulärer Nährstoffmangel. Die vorhandenen Speicher werden abgebaut. Die für Muskel- und Fettgewebszellen bestimmten Nährstoffe bleiben also im Blut und gelangen so zur Leber, die nun ein wesentlich höheres Nährstoffangebot zu bewältigen hat als im Normalfall:

- Aus glucogenen Aminosäuren und Glycerin wird Glucose gebildet. Die Gluconeogenese wird also beschleunigt. Aufgrund des Fehlens von Insulin kann jedoch aus der vermehrt anfallenden Glucose kein Glykogen gebildet werden. Die neu synthetisierte Glucose wird deshalb zusätzlich zu dem schon vorhandenen Überangebot ins Blut abgegeben und steigert den Blutzuckerspiegel.
- Fettsäuren werden zum größten Teil im Rahmen der β-Oxidation zu Acetyl-CoA abgebaut. Da jedoch nicht das gesamte Axetyl-CoA in den Citratcyclus eingeschleust werden kann, erfolgt verstärkt Ketonkörperbildung. Fettsäuren werden auch zu Triglyceriden verestert, die entweder in der Leber gespeichert (Spätfolge: Diabetische Fettleber) oder als VLDL ins Blut abgegeben werden (Spätfolge: Sekundäre Hyperlipoproteinämie).

Ein Mehr an Glucose wird über den Urin ausgeschieden. Die osmotische Wirkung der Glucose verursacht eine erhöhte Harnausscheidung (Polyurie).

— Die Fettsäurekonzentration im Blut steigt, weil weniger Fettsäuren in die Zellen aufgenommen und verstärkt Triglyceride abgebaut werden.

— Es gelangen vermehrt Cholesterin und triglyceridreiche Lipoproteine ins Blut, die von der Leber aufgrund des hohen Acetyl-CoA-Angebots synthetisiert werden.

— Die Ketonkörperkonzentration steigt. Ursache dafür ist ebenfalls der hohe Acetyl-CoA-Anfall aus abgebauten Fettsäuren und ketogenen Aminosäuren.

— Die Harnstoffkonzentration steigt, da vermehrt Aminosäuren abgebaut werden.

15.3.5.2 Die langfristigen Veränderungen im Stoffwechsel des Diabetikers (spätdiabetisches Syndrom)

Als Folge des ständigen Überangebotes von Glucose und Lipiden bzw. Cholesterin im Blut treten Gefäß- und Membranschädigungen auf. Die auf die Diabeteserkrankung zurückzuführenden Sterbefälle sind zu 80% Folgen dieses Syndroms.

Mikroangiopathie (diabetesspezifisch)

Dabei handelt es sich um die Verdickung der zellulären Basalmembran, die entsprechende Funktionsstörungen nach sich zieht.

Ursachen können sein:

— erhöhte Mucopolysaccharidsynthese aufgrund des hohen Substratangebotes. Die im Überschuß gebildeten Mucopolysaccharide lagern sich in Geweben und Blutgefäßen ein.

— Erhöhte Synthese von Sorbit und Fructose aus Glucose. Sorbit und Fructose sammeln sich in der Membran ein und lagern osmotisch Wasser an. In der Retina des Auges bewirkt dies eine Quellung und Trübung (diabetische Retinopathie).

— Veränderungen der Kollagene der Basalmembran.

Makroangiopathie (nicht diabetesspezifisch)

Das ist die Arteriosklerose, die infolge der erhöhten Cholesterin- und Triglyceridkonzentrationen im Blut (Hyperlipoproteinämien der Typen I und II und IV) auftritt.

Der Blutzuckerspiegel zeigt Veränderungen der Stoffwechsellage besonders schnell und deutlich an. Die Bestimmung der Glucosekonzentration im Blut eignet sich daher besser zur Kontrolle als z.B. die theoretisch ebenfalls möglichen Bestimmungen von Cholesterin- oder Harnstoffgehalten.

15.3.6 Die Therapie

Etwa 80% aller Diabetiker sind übergewichtig. Übergewicht trägt zur Entstehung von Diabetes bei, ist bei diesen Patienten aber auch Folge von Diabetes.

Übergewicht und Diabetes: ein Teufelskreis

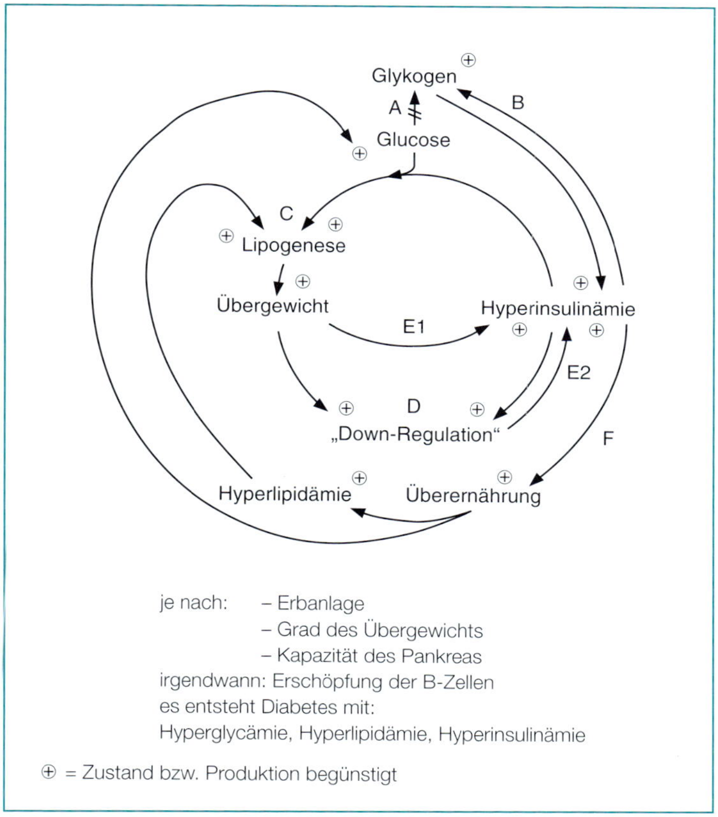

A Mangel an Glykogen-Synthese bewirkt verringerten Aufbau von Glykogen aus Glucose.

B Sehr viel Insulin kann diesen Mangel manchmal jahrelang kompensieren.

C Die vermehrt anfallende Glucose wird zu Fett aufgebaut.

D Entstehendes Übergewicht und zu viel Insulin begünstigen die Down-Regulation, d.h. die Verringerung der Insulinrezeptoren auf der Zelle.

E Verringerte Insulinwirkung und erhöhter Insulinbedarf der Fettzellen (im Vergleich zu anderen Zellen) führt zu zusätzlicher Ankurbelung der Insulinproduktion.

F Viel Insulin bewirkt niedrigeren Blutglucosespiegel, dieser steigert den Appetit.

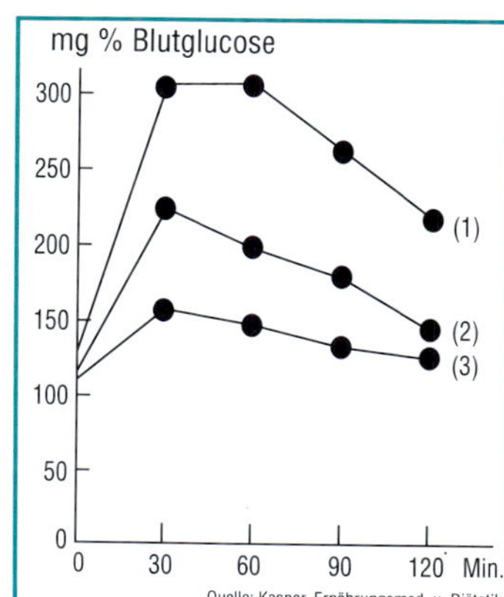

Der Blutzuckerspiegel übergewichtiger Diabetikerinnen nach Aufnahme von Glucose:
1. vor einer Reduktionsdiät
2. nach 4 kg Gewichtsabnahme
3. nach 8 kg Gewichtsabnahme.

Erstes und wichtigstes Ziel bei der Therapie der meisten Diabetiker muss also sein: ÜBERGEWICHT REDUZIEREN.

Durch die Reduktion von Übergewicht sinkt der Insulinspiegel. Das gebildete Insulin wirkt wieder besser, wodurch der Blutzuckerspiegel normalisiert und der Appetit gesenkt werden kann.

Wegen der durch die Erkrankung erhöhten Stoffwechselbelastung ist es wichtig, eine Reduktionszeit zwar konsequent aber langsam und unter ärztlicher Kontrolle durchzuführen.

Diabetiker, die ihr Übergewicht reduziert haben, brauchen sehr häufig keine spezielle Diabetestherapie mehr.

5.3.6.1 Ernährung bei Diabetes

Nährwertrelation auch bei Diabetes:
55–60% Kohlenhydrate
25–30% Fett
10–15% Eiweiß

Normalgewichtige Diabetiker müssen sich heutzutage keinen rigorosen Einschränkungen und Verboten mehr unterwerfen. Die Ernährungsempfehlungen für Gesunde gelten im Großen und Ganzen auch für Diabetiker:

Zu empfehlen:

Vollkornprodukte, Reis, Kartoffeln, Gemüse, Salat, Obst.

Zucker nur wenig und nur zusammen mit anderen Nahrungsmitteln, um die Resorption zu verzögern.

Pflanzenöle aus Mais, Soja, Raps und Oliven.
Fisch

Geringer Anteil an tierischen Fetten.

Möglichst keine Kuchen, Kekse, Pralinen usw. aus industrieller Produktion, da hier häufig gehärtete Fette verwendet werden.

Deckung des Eiweißbedarfs aus magerem Fleisch bzw. aus mageren Fleisch- und Milchprodukten.

Kohlenhydrat ist nicht gleich Kohlenhydrat

- Stärke wird im Verdauungstrakt zunächst gespalten, daher verzögert resorbiert. Der Blutzuckerspiegel steigt nicht zu schnell an.
- Ballaststoffe verlangsamen zusätzlich die Abgabe von Glucose ins Blut.
- Mono- und Disaccharide werden schnell resorbiert, bewirken also schnellen Blutzuckeranstieg, dem die Insulinproduktion nicht folgen kann.

Fett – auf die Qualität kommt es an

- Mehrfach ungesättigte Fettsäuren senken den Blutcholesterinspiegel und vermindern die Gefahr von Erkrankungen der Herzkranzgefäße. Sie sollen bis zu 10% des Tagesenergiebedarfs liefern.
- Einfach ungesättigte Fettsäuren sind – zusammen mit hochmolekularen Kohlenhydraten – die wichtigsten Energielieferanten.
- Hohe Blutfettwerte sind häufig Begleitsymptome bei Diabetes.

Nahrungsmittel, die gesättigte Fettsäuren und/oder gehärtete Fette enthalten, sollten daher reduziert werden, der Anteil an diesen Fetten nicht mehr als 10% des Tagesenergiebedarfs stellen.

Vorsicht mit Alkohol

Etwa ein bis zwei Gläser Wein pro Tag sind auch dem Diabetiker erlaubt. Dies gilt jedoch nicht unbedingt für Patienten mit Übergewicht, hohen Blutfettwerten und Bluthochdruck.
Da Alkohol überdies die Gefahr einer Unterzuckerung (Hypoglykämie) erhöht, sollten alkoholische Getränke besser zu einer kohlenhydrathaltigen Mahlzeit aufgenommen werden.

Besonderheiten bei insulinbehandelten Diabetikern

Bei der Anpassung von Insulingabe an die Nahrungszufuhr muß auch die körperliche Aktivität des Kranken berücksichtigt werden.

Diabetiker, die nicht ausreichend eigenes Insulin bilden können (Typ-I-Diabetiker), müssen per Injektion zusätzliches Insulin erhalten. Für sie ist es wichtig, Nahrungs- und Insulinaufnahme zeitlich und mengenmäßig aufeinander abzustimmen.
Mit einiger Übung ist es aber vielen Patienten möglich, ihre Insulinzufuhr – entsprechend ihren Ernährungsgewohnheiten – der Nahrungsaufnahme anzupassen. Eine Kontrolle kann z. B. mit Blutglucosetests vor und nach der Mahlzeit selber durchgeführt werden.
Spezielle Ernährungsempfehlungen, die über die oben erläuterte, für alle normalgewichtigen Diabetiker geeignete Kost hinausgehen, gibt es nicht.

Hilfe zur praktischen Umsetzung

Es kann für insulinbehandelte Diabetiker eine Erleichterung sein, zur Portionierung ihrer Mahlzeiten und damit zur Abschätzung ihres Insulinbedarfs auf Tabellen mit Kohlenhydrat-Austausch-Einheiten (früher: Broteinheit BE) zurückzugreifen. Die angegebenen Portionen enthalten alle etwa 12 g verdauliche Kohlenhydrate und können untereinander ausgetauscht werden. Die Lebensmittel werden allerdings im Normalfall nicht mehr exakt abgewogen, sondern können mit Hilfe gängiger Küchenmaße abgeschätzt werden.

	Menge (ca. g)	**Schätzhilfen in Küchenmaßen**
Brot*		
Croissant	35 g	1 normal großes oder 1/2 großes
Grahambrot	30 g	1 dünne Scheibe
Knäckebrot	20 g	2 mittlere Scheiben
Laugenbrezel	25 g	1/2 Stück
Leinsamenbrot	30 g	1/2 Scheibe
Pumpernickel	30 g	1/2 Scheibe
Roggenmischbrot	30 g	1/2 mittelgroße Scheibe
Roggenvollkornbrot	30 g	1 dünne, kleine Scheibe
Frischobst**		
Ananas	90 g	1 große oder 2 kleine Scheiben
Apfel	110 g	1 kleiner
Apfelsine	170 g	1 mittelgroße
Aprikosen	130 g	2 mittelgroße
Banane	80 g	1/2 mittelgroße
Birne	110 g	1/2 mittelgroße
Blaubeeren	170 g	8 Eßlöffel
Brombeeren	170 g	9 Eßlöffel

* Diese Kohlenhydratportionen enthalten im Durchschnitt 10–12 g Kohlenhydrate mit je 60–140 kcal.

** Diese Kohlenhydratportionen enthalten im Durchschnitt 10–12 g Kohlenhydrate mit je 60 kcal.

Beispiel:
Kohlenhydrataustauscheinheiten.
nach: Biesalski et. al „Ernährungsmedizin"

Hypoglucosämie (Blutglucose unter 40 mg%) kann durch zu hohe Insulinzufuhr im Verhältnis zur aufgenommenen Glucose auftreten. Symptome sind: Schweißausbrüche, Zittern, Krämpfe, Bewußtlosigkeit (hypoglykämischer Schock). Die geringe Energieversorgung kann zu schweren Gehirnschäden führen.

Insulinbehandelte Diabetiker sollten für den Fall einer plötzlich auftretenden Hypoglucosämie sozusagen als „Erste Hilfe" immer leicht resorbierbare Kohlenhydrate, z.B. ein Stück Zucker, bei sich haben.

15.3.6.2 Insulinmangel bedeutet Lebensgefahr: das diabetische Koma

Das diabetische Koma ist Folge eines nicht kompensierten Insulinmangels. Früher, als es noch kein Insulin zur Diabetestherapie gab, war das Koma die Todesursache bei über 60 % aller Diabetiker. Heute tritt das diabetische Koma infolge verbesserter Behandlungsmethoden nur noch vergleichsweise selten auf. Ist dies aber der Fall – meist sind Stresssituationen dafür auslösend –, dann sterben auch heute noch etwa 30 % der Betroffenen an den Folgen. Die weitaus

„Für Diabetiker geeignet" – noch aktuell?

Angesichts einer gesunden, vollwertigen Ernährung, wie sie sowohl Diabetikern als auch Gesunden heute empfohlen wird, gibt es keinen Anlaß, spezielle Diabetikerprodukte zu empfehlen. Sicher können, falls gewünscht, Süßstoffe zur Bereitung von Speisen und zum Süßen von Getränken verwendet werden. Darüber hinaus aber sind speziell für Diabetiker angebotene Produkte oft energiereicher und teurer als die entsprechenden herkömmlichen Nahrungsmittel.

häufigste Form des diabetischen Komas ist das ketoacidotische Koma. Seine Entstehungsweise soll folgendes Schema verdeutlichen:

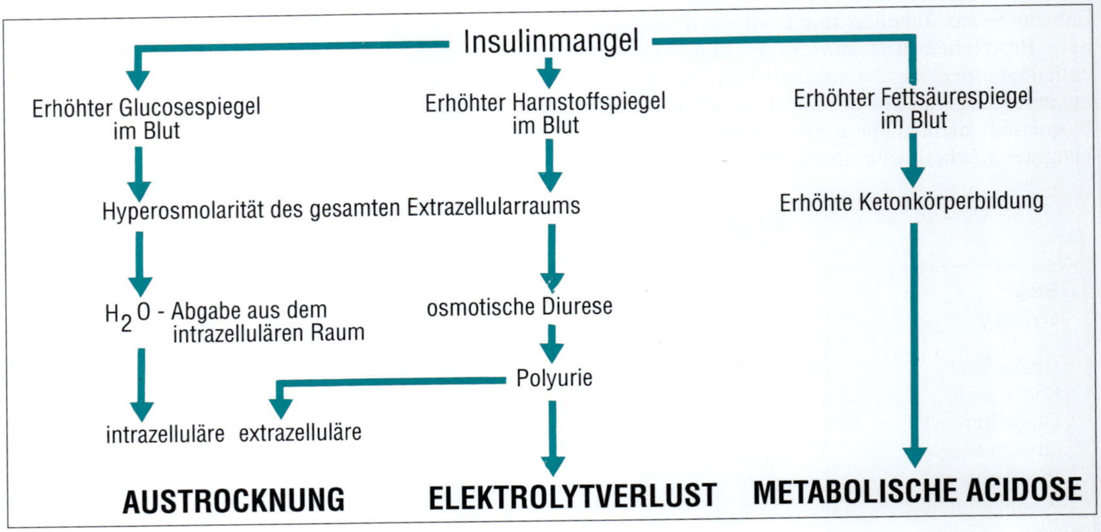

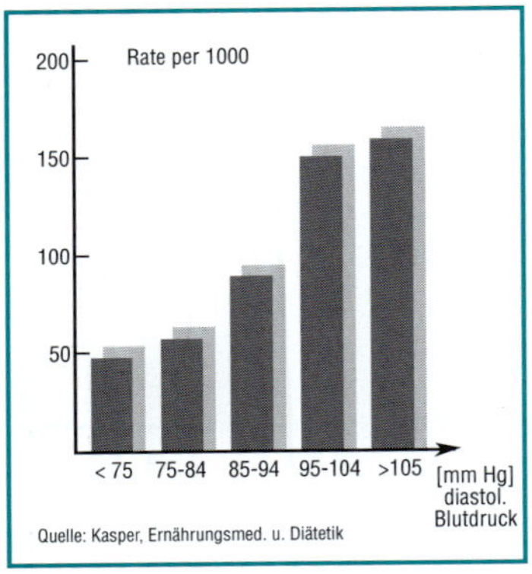

Häufigkeit von Herzinfarkten in Abhängigkeit vom Blutdruck

Der Blutdruck wird bestimmt durch:
– Blutvolumen
– Herztätigkeit
– Elastizität der Blutgefäße.

Der Blutdruck sinkt ab z.B. bei:
– Neurosen
– Anorexia nervosa
– Schock.

In weniger als 1/10 der Koma-Fälle liegt das sogenannte Hyperosmolare Koma vor. Es treten die gleichen Stoffwechselstörungen auf wie bei der ketoacidotischen Form mit einer Ausnahme: die Ketonkörperkonzentration im Blut ist nicht erhöht. Man erklärt sich diesen Effekt dadurch, daß noch Insulin vorhanden ist, das zwar den Glucosestoffwechsel nicht beeinflussen, den Abbau von Triglyceriden aber noch hemmen kann.

15.4 Hypertonie (Bluthochdruck)

Über sechs Millionen Bundesbürger, so schätzt man, haben einen zu hohen Blutdruck. Da, zumindest in leichteren Fällen, aber keine oder nur untypische Symptome wie Schwindelgefühle, Kopfschmerzen oder Konzentrationsschwierigkeiten auftreten, wissen nur etwa ein Drittel aller Hochdruckkranken von ihrer Krankheit. Ein bedeutender Risikofaktor für das Entstehen anderer Störungen wie z.B. Arteriosklerose, Herz- und Nierenschäden bleibt auf diese Weise unbehandelt.

Der Bluthochdruck und was man darüber wissen sollte
Der Herzmuskel pumpt, indem er sich abwechselnd zusammenzieht und wieder erschlafft, das Blut durch den Organismus und sichert so die Versorgung aller Körperzellen mit lebenswichtigen Stoffen. Den Druck, den das Herz für diesen Vorgang aufbauen muß, nennt man Blutdruck.

Systolischer Druck
Zieht sich der Herzmuskel zusammen – in der Fachsprache sagt man, er kontrahiert –, dann wird ein hoher Druck aufgebaut, der systolische Druck. Er wird durch den höheren Wert bei der Blutdruckmessung angegeben.

Diastolischer Druck
Den beim Erschlaffen des Herzmuskels entstehenden niedrigeren Druck bezeichnet man als diastolischen Druck. Er wird durch den unteren Wert bei der Blutdruckmessung angegeben.
Von relativ geringen Schwankungen abgesehen, die von der Tageszeit, der Außentemperatur, der Tätigkeit, dem seelischen Zustand und einigen anderen Faktoren abhängen, bleibt der Blutdruck im allgemeinen über längere Zeit in etwa konstant. Ein ungefährer Richtwert für den Soll-Blutdruck des jüngeren Erwachsenen liegt bei 120 mm Quecksilber für den systolischen und bei 80 mm für den diastolischen Blutdruck.
Mit zunehmendem Alter werden die Blutgefäße weniger elastisch. Das hat zur Folge, daß der Blutdruck steigt. Aber auch bei älteren Menschen sollte der diastolische Wert 100 mm Quecksilber nicht übersteigen.

Der Blutdruck steigt kurzfristig an z.B. durch:
– Aufregung
– Muskelarbeit
– Alkohol
– Coffein.

Von einem krankhaften Überdruck spricht man, wenn bei mehreren Messungen 160 mm Hg oder mehr des systolischen Blutdruckes gemessen werden. Für alte Menschen gelten andere Kriterien.

15.4.1 Arten des Bluthochdrucks

Je nach Ursache der Hypertonie unterscheidet man zwischen zwei Arten.

Hypertonie als Folge anderer Krankheiten: Symptomatischer Hochdruck
Bestimmte organische Erkrankungen können Hypertonie verursachen. In der Mehrzahl der Fälle sind es Nierenkrankheiten, die eine Blutdruckerhöhung bewirken, es kann aber auch z.B. eine Störung bei der Regulation der Adrenalinausschüttung vorliegen, so daß mehr Natrium in der Niere rückresorbiert wird. Arteriosklerose schließlich kann nicht nur Folge, sondern auch Ursache einer Hypertonie sein.

Hypertonie ohne eindeutig bestimmbare Ursache: Essentieller Hochdruck
Die Entstehungsursachen des etwa doppelt so häufigen essentiellen Bluthochdrucks sind noch weitgehend unbekannt. Wahrscheinlich gibt es dazu eine erbliche Anlage. Durch zusätzliche Faktoren, wie z. B. Dauerstress und/oder Fehlernährung, kommt die Krankheit dann vermutlich zum Ausbruch.

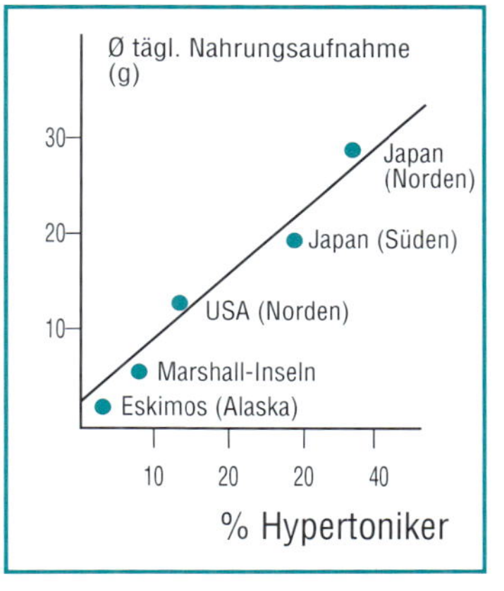

Kochsalzaufnahme und Bluthochdruck

15.4.2 Einflüsse der Nahrung

Da die Entstehungsweise des essentiellen Hochdrucks noch nicht eindeutig geklärt wurde, ist man bei der Suche nach möglichen Ursachen auf Erfahrungswerte angewiesen.

Natrium
Bei entsprechenden Untersuchungen in verschiedenen Bevölkerungsgruppen mit unterschiedlichem Ernährungsverhalten konnte ein überaus deutlicher Zusammenhang zwischen der Bluthochdruckhäufigkeit und dem Salzkonsum beobachtet werden.

So stellt man sich die Entstehung der Hypertonie als Folge zu hohen Kochsalzkonsums vor
Die hohe Natriumzufuhr über die Nahrung (und vielleicht auch eine genetisch bedingte, verminderte Natriumausscheidung über die Niere) bewirkt das Ansteigen der Na^+- Konzentration im intra-

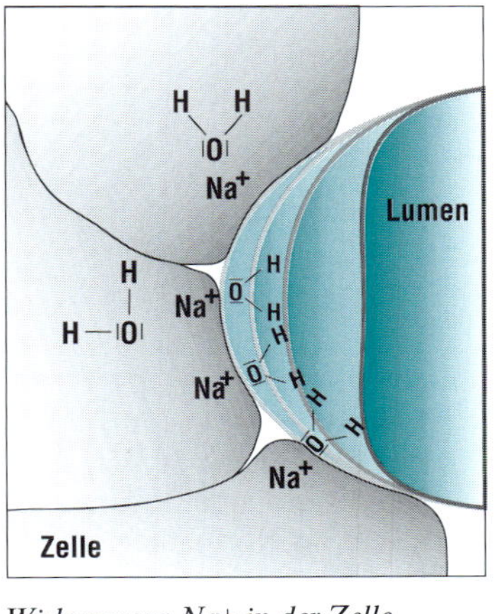

Wirkung von Na^+ in der Zelle

Nahrungszubereitung ohne Salzzusatz und Vermeiden stark natriumhaltiger Nahrungsmittel senkt den Salzgehalt, der pro Tag aufgenommen wird, bereits auf 4 bis 5 g.
Natriumarme Kost:
3 g Natrium/Tag
Streng natriumarme Kost:
1 g Natrium/Tag

zellulären Bereich:
- Na^+ zieht aufgrund seiner osmotischen Wirksamkeit Wasser an, es kommt dadurch zu einem Anschwellen der Gefäßwand und damit zu einer Verengung des Gefäßlumens. Der kleinere Durchmesser bedingt eine höhere Durchflussgeschwindigkeit: der Blutdruck steigt.
- Die Erhöhung der Na^+-Konzentration im intrazellulären Bereich bewirkt überdies, dass die Gefäßwand stärker zur Kontraktion angeregt wird.

In der Bundesrepublik liegt der durchschnittliche tägliche Kochsalzkonsum bei etwa 8 g, obwohl schon etwa 3 g den Bedarf des Organismus vollauf decken könnten. Schuld daran ist sicher nicht zuletzt der großzügige Umgang mit dem Salzstreuer.
Aber nicht nur am „Nachsalzen" liegt es, wenn der Salzgehalt unserer Nahrung zu hoch ist. Viele, schon von vornherein natriumreiche Lebensmittel stehen täglich auf unserem Speisezettel. Nicht selten wird auch ursprünglich natriumarmen Lebensmitteln bei der Verarbeitung bzw. Konservierung Salz zugesetzt.

Die Natriumgehalte einiger Lebensmittel (in mg/100 g)

Schweinefleisch mittelfett	70	Weizenmehl Typ 405	2
Bierschinken	740	Brötchen	485
Hering	80	Kartoffeln,	
Salzhering	2550	geschält	20
Vollmilch	50	Bratkartoffeln	35
Camembert 45 % F.i.Tr.	975	Blumenkohl	10
Schmelzkäse	1260	Feldsalat	3
Äpfel	3		

Personen, die an essentiellem Bluthochdruck leiden, sollten daher auf natriumarme, je nach Krankheitsbild sogar auf streng natriumarme Kost umsteigen.

Kalium
Kalium ist der Gegenspieler von Natrium; auch bei Hochdruck. Es scheint der Entstehung einer Hypertonie entgegenzuwirken. In Bevölkerungsgruppen, deren Ernährung ein niedriges Natrium-Kalium-Verhältnis aufweist, tritt essentieller Bluthochdruck sehr selten auf.

Essentielle Fettsäuren
Essentielle Fettsäuren sind Ausgangsstoffe für die Prostaglandine, das sind Gewebshormone, die neben vielen anderen Funktionen auch an der Blutdruckregulierung beteiligt sind.
Ein hoher Anteil an essentiellen Fettsäuren bei einer dem Bedarf entsprechenden Nahrungsfettzufuhr wirkt blutdrucknormalisierend.

Übergewichtige leiden 3 bis 4 mal häufiger an Hypertonie als Personen, deren Körpergewicht im Normalbereich liegt.

Übergewicht
Daß Übergewichtige wesentlich häufiger an Bluthochdruck leiden als Normalgewichtige, ist vermutlich auf ihren – im Rahmen der insgesamt zu hohen Nahrungszufuhr – auch erhöhten Natriumkonsum zurückzuführen.

15.5 Arteriosklerose (Atherosklerose)

Etwa die Hälfte aller Todesfälle in der Bundesrepublik ist auf Herz- und Kreislaufleiden zurückzuführen: Folgen der Arteriosklerose. Die Bezeichnung „Sklerose” kommt aus dem Griechischen und bedeutet „hart, spröde”. Bei dieser Erkrankung sind also die Arterienwände verhärtet und weniger elastisch. Das Blutgefäßvolumen ist verringert.

Die Entstehung der Arteriosklerose

1. Im Innern der Arterienwand sammelt sich vermehrt Gewebsflüssigkeit an.
2. Lipoproteine werden antransportiert und lagern sich ab. Cholesterin kristallisiert aus. Bindegewebsfasern quellen auf, sterben ab, neue werden gebildet. Calcium lagert sich ein.
3. Durchbruch dieser Krankheitsherde ins Innere der Blutgefäße. Es entstehen lipoidhaltige Geschwüre. Das sind die Stellen, an denen sich Blutgerinsel (Thromben) besonders gut anlagern können.

Die Auswirkungen
Die Schädigungen der Arterienwand bewirken eine Verengung der Blutgefäße. Die Versorgung mit Blut, das heißt auch mit Nährstoffen und Sauerstoff, wird behindert. Nach einiger Zeit oder wenn Blutgerinsel oder auskristallisiertes Cholesterin in den Engstellen hängenbleiben, kann es zu einem völligen Verschluß der Arterie kommen. Die Versorgung des „hinter dem Verschluß” liegenden Gewebes wird unterbrochen, die betroffenen Zellen sterben ab.
Je nachdem, an welcher Stelle im Organismus arteriosklerotische Veränderungen stattfinden, kommt es zu verschiedenen Krankheitsbildern:

Beispiele:
- Arteriosklerose der das Herz versorgenden Arterien (Koronarsklerose) verursacht Angina pectoris, in schwereren Fällen Herzrhythmusstörungen und Herzinfarkt.
- Arteriosklerose der das Hirn versorgenden Arterien verursacht Hirninfarkt.
- Arteriosklerose der Nierengefäße verursacht die arteriosklerotischen Schrumpfnieren.
- Arteriosklerose der peripheren Gefäße verursacht mangelhafte Hautdurchblutung und starke Wadenschmerzen beim Gehen.

Risikofaktoren für die Entstehung von Arteriosklerose sind:
- Hyperlipoproteinämie
- Nikotin
- Hypertonie
- Diabetes mellitus
- Gicht
- Übergewicht (indirekt)
- Stress

15.6 Karies

Zahnwürmer, so meinten Assyrer und Babylonier im 2. Jahrtausend v. Chr., würden Löcher in die Zähne fressen, seien also die Urheber der Zahnfäule. Aristoteles machte dann im 3. Jh. v. Chr. getrocknete Feigen (sie enthalten sehr viel Zucker) für die Kariesentstehung verantwortlich, und damit kam er den wirklichen Ursachen schon ein ganzes Stück näher.

Der Begründer der modernen Kariesforschung, W. D. Miller schrieb 1889:
„Die Zerstörung des Schmelzes, wie sie bei der Karies stattfindet, ist als ein im wesentlichen parasitochemischer Prozeß aufzufassen. Die Lockerung der Schmelzprismen wird durch Säuren bedingt, über deren Ursprung kein Zweifel mehr herrschen kann; sie entstehen im Munde durch Gärung von Kohlenhydraten.”

50% der Dreijährigen und 90% der Schulanfänger haben schon Karies.

Die moderne Kariesforschung ist jetzt 100 Jahre alt, doch die Erfolge im Kampf gegen die lästige Krankheit sind gering. Wenn für eines der weitverbreiteten Zivilisationsleiden die Bezeichnung „Volkskrankheit" zutrifft, dann sicher für Karies. Rund 99 % der mitteleuropäischen erwachsenen Bevölkerung leiden an ihr.

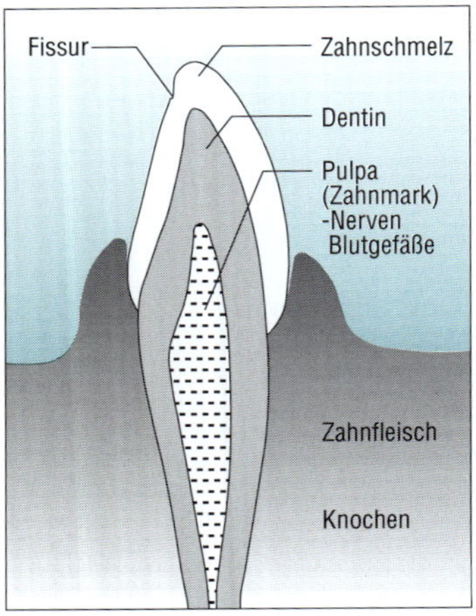

Aufbau eines Zahnes

Prozentsatz naturgesunder Gebisse in der Altersgliederung für die Bundesrepublik Deutschland 1983

Alter	Probanden	davon mit naturgesundem Gebiß	
		absolut	%
15-24	3013	10	0,3
25-34	2909	6	0,2
35-44	2914	5	0,2
45-54	2340	1	0,04
55-64	1939	0	0
> 65	1376	0	0
Gesamt	14491	22	0,15

Quelle: Ernährungsbericht 1988

Damit ist Karies mit Abstand die häufigste und – was die Bundesrepublik betrifft – auch die teuerste unter den „Wohlstandskrankheiten".

15.6.1 Hauptfaktoren der Kariesbildung

Es sind mehrere Faktoren, die bei der Bildung von Karies eine Rolle spielen.

Zahnbelag: 300 Mrd. Mikroorganismen/g
Speichel: 900 Mill. Mikroorganismen/ml.
Zahnbelag besteht zum größten Teil aus Bakterien. Je seltener die Zähne geputzt werden, desto mehr Bakterien können sich ansiedeln, desto dicker wird folglich der Zahnbelag.

Bakterien im Mund

Wärme, Feuchtigkeit und ein neutraler pH – im Mundraum herrschen ideale Wachstumsbedingungen für viele Arten von Mikroorganismen. Auch durch gründlichste Zahnhygiene lassen sie sich niemals vollständig entfernen, denn: ihre Neubildung beginnt bereits wieder unmittelbar nach dem Zähneputzen.
An Stellen, die von der Zahnbürste nicht oder nur schwer erreicht werden, können sich Mikroorganismen weitgehend ungestört entwickeln:
– Zwischen den Zähnen.
– Zwischen Zahnhals und Zahnfleisch.
– In Vertiefungen (Fissuren) des Zahnschmelzes. Das sind auch die Stellen, die bevorzugt von Karies befallen werden.

Mundbakterien können – in geringerem Ausmaß – außer Zucker auch andere Substanzen als Nährstoffe verwerten:
– abgestorbene Bakterien und Zellen der Mundschleimhaut
– Proteine.

Zucker – Nährstoff für Bakterien

Je höher der Zuckeranteil in der Nahrung einer Bevölkerungsgruppe, desto häufiger tritt Karies auf. Bakterien sind in der Lage, Zucker zu Säuren zu vergären. Leicht vergärbare Zucker sind demzufolge besonders kariogen.

Auch die Verweildauer von Zucker im Mund beeinflußt die Entstehung von Karies. So sind gesüßte Getränke im Durchschnitt weit weniger kariogen als feste, vielleicht gar noch klebrige zuckerreiche Nahrungsmittel, die längere Zeit im Mund bleiben und somit einen länger dauernden Kontakt zwischen Zucker und Bakterien ermöglichen.

Einteilung der Nahrungszucker nach ihrem kariogenen Potential

Leicht vergärbar	vergärbar	kaum oder nicht vergärbar
Saccharose Glucose Fructose Glucose-Sirupe	Maltose Lactose partiell abgebaute Stärke	native Stärke Zuckeraustauschstoffe

Quelle: Ernährungsbericht 1988

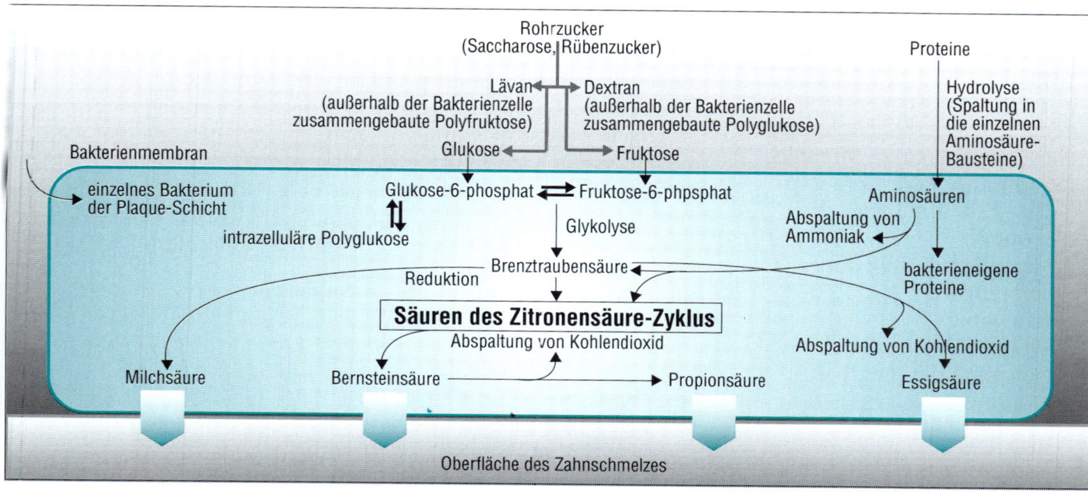

Die Arbeit der Bakterien
(Quelle: Bild der Wissenschaft 1979/10)

Die entstehenden Säuren greifen den Zahnschmelz an, indem sie Calcium-Ionen aus dem Hydroxylapatit herauslösen.

$$2\ Ca_5\ (PO_4)_3OH + 2\ H^+ \rightarrow 3\ Ca_3\ (PO_4)_2 + Ca^{2+} + 2\ H_2O$$

Bei höherer Säurekonzentration:

$$2\ Ca_5\ (PO_4)_3OH + 8\ H^+ \rightarrow 10\ Ca^{2+} + 6\ HPO_4^{2-} + 2\ H_2O$$

An der Oberfläche und im Innern von Bakterien vergären Bakterienenzyme Nährstoffe, vor allem Zucker, zu Säuren.

Karies ist die Spätfolge der Bakterien-Zucker-Reaktion

Die Schritte auf dem Weg zur Karies:

1. Glykoproteide des Speichels lagern sich auf der Schmelzoberfläche an. Bakterien setzen sich darauf fest.
2. Die Bakterien verbinden einzelne Zuckermoleküle zu Dextranen (aus Glucose) bzw. zu Lävanen (aus Fructose). Diese größeren Moleküle bilden ein Gerüst, an dem entlang sich Bakterien entwickeln können, und dienen als „Klebstoff", der die Bakterien an der Zahnoberfläche festhält. Den auf diese Weise bald entstehenden festhaftenden, zusammenhängenden Bakterienbelag nennt man Plaque.

Je mehr Zucker die Mundbakterien zur Verfügung haben:
- desto besser können sie sich vermehren
- desto mehr Säuren entstehen, die den Zahnschmelz angreifen.

Der Mineralisationsgrad gibt an, wieviel anorganisches (hartes!) Material ein Gewebe enthält.

Mineralisationsgrade:
– Zahnschmelz 93%
– Dentin 63%.

Je geringer der Mineralisationsgrad eines Gebisses, desto größer seine Anfälligkeit für Karies.

Ursachen eines zu geringen Mineralisationsgrades können u.a. eine erbliche Anlage oder unvollständige Mineralisation während der Embryonalzeit bzw. Kindheit sein, z.B. durch:
– Mangelernährung der Schwangeren
– Frühgeburt
– Vitamin-D-oder Calciummangel in der Kindheit.

3. Bakterien vergären Zucker zu Säuren, die den Zahnschmelz angreifen.
4. Die wiederholte Einwirkung von Säuren auf den Schmelz verursacht zunächst kleine, als hellere Flecken sichtbare Schäden. Sie können durch die Aufnahme von Calcium und Phosphor aus dem Speichel wieder repariert werden. Diesen Vorgang nennt man Remineralisation. Voraussetzung dafür ist allerdings, daß die Plaque entfernt wird, denn sie verhindert die Aufnahme von Calcium und Phosphor in den Zahnschmelz.
5. Erfolgt keine oder zu geringe Remineralisation, so wird der Zahnschmelz bald durchbrochen, Bakterien dringen bis zum Dentin vor, das aufgrund seines geringeren Mineralisationsgrades dem Säureangriff nun viel weniger Widerstand entgegensetzen kann. Als Schutz vor dem Eindringen der Bakterien bildet der Zahn in dieser Phase ein „Ersatz-Dentin", das sogenannte Sekundär-Dentin, das eine bräunliche Farbe hat.
6. Können die Bakterien, weil sie in großer Zahl vorliegen und über reichlich Nährstoff verfügen, schneller arbeiten als der Aufbau des Sekundär-Dentins gelingt, dann wird auch die Dentinschicht zerstört, die Bakterien dringen zur Pulpa vor. Bakteriengifte können ins Blut und somit in den gesamten Körper gelangen. Folgen können z.B. Entzündungen von Herzmuskel und Niere oder rheumatische Erkrankungen sein.

15.6.2 Kariesvorbeugung

Der Einsatz von Fluoriden zur Kariesvorbeugung ist nicht unumstritten. Grund dafür ist, daß die als schädlich eingestufte Fluorid-Konzentration nur wenig über dem empfohlenen Wert von 1 mg/Tag (Erwachsene) liegt. Aus diesem Grund ist es in der Bundesrepublik auch nicht erlaubt, dem Trinkwasser oder dem Speisesalz Fluor zuzusetzen, wie dies in anderen Ländern praktiziert wird.
Eine Überdosierung von Fluoriden bewirkt zunächst eine Verhärtung, danach eine Zerstörung des Zahnschmelzes durch Herauslösen von Ca^{2+}-Ionen. Die so entstehende „Fluorose" ist durch weiße Flecken auf dem Zahnschmelz gekennzeichnet.

Um die Entstehung der Krankheit zu verhindern, müssen die Ursachen möglichst eingeschränkt werden.
Das heißt:
– regelmäßiges, gründliches Zähneputzen
– Reduzierung des Zuckerkonsums.
Außerdem empfiehlt man die Gabe von Fluoriden in Form von Zahnpasta, Zahngel oder – bei Säuglingen und Kleinkindern – als Tabletten.

Beitrag der Nahrung zur Fluoridversorgung (mg Fluorid/Tag)

Alter	4–9 Jahre		10–18 Jahre		> 18 Jahre	
empfohlene Aufnahme	0,75		1,0		1,0	
Geschlecht	männlich	weiblich	männlich	weiblich	männlich	weiblich
Fluoridaufnahme	0,18	0,15	0,22	0,19	0,30	0,23
davon verfügbar: 40 %	0,07	0,06	0,09	0,08	0,12	0,09
70 %	0,13	0,11	0,15	0,13	0,21	0,16

Quelle: EU 198/22 / Ernährungsbericht 1988

Die Wirkungsweise von Fluoriden

– Erhöhung der Säureresistenz des Zahnschmelzes. Anstelle der Hydroxid-Ionen wird Fluorid in das Apatitmolekül eingebaut.
$Ca_5(PO_4)_3OH + F^- \rightarrow Ca_5(PO_4)_3F + OH^-$

Fluor bewirkt einerseits aufgrund seiner starken Elektronegativität einen größeren Zusammenhalt im Molekül und ist andererseits auch Diffusionshindernis für H^+-Ionen, die den Schmelz angreifen, bzw. für Calcium- und Phosphor-Ionen, die aus dem Zahn ausgebaut werden.
- Die Remineralisierung durch Ionen des Speichels wird durch die Anwesenheit von Fluorid beschleunigt.
- Fluoride werden im Mund von Bakterien gebunden. Sie hemmen deren zuckerabbauende Enzyme und damit indirekt auch die Säureproduktion.
- Fluoride hemmen die Glucoseaufnahme in die Bakterien und die Bildung der Dextrane.

15.7 Krankheiten, die durch Ballaststoffmangel entstehen

Wie nahezu alle anderen Lebensbereiche, so hat sich auch unsere Ernährung in den letzten Jahrzehnten radikal verändert: Getreide, Kartoffeln, Hülsenfrüchte und andere Gemüse lieferten noch im vorigen Jahrhundert den Hauptanteil der Nahrung. Sie sorgten für eine mehr als ausreichende Bedarfsdeckung mit Ballaststoffen: um 1880 waren es durchschnittlich 103 g pro Person und Tag.
Luxus und deshalb rar waren Lebensmittel, die wir heute in Mengen verzehren: isolierte Zucker, Fett, Fleisch, Weißmehlprodukte, ballaststofffreie oder doch ballaststoffarme Nahrung. Der durchschnittliche Ballaststoffverzehr. betrug 1984 pro Person und Tag noch 19 g. Der geschätzte Bedarf liegt bei etwa 40 g.

Täglich verfügbare Mengen einiger Nahrungsmittel

Nahrungsmittel	täglich verfügbar (g/Pers/Tag)	Veränderungen gegen 1965/66 (%)
Fleisch	223	+ 52
Eier	40	+ 22
Speiseöle/Speisefette	20	+ 49
Hülsenfrüchte	3	− 23
Kartoffeln	171	− 28

Quelle Ernährungsbericht 1988

15.7.1 Definition und Einteilung der Ballaststoffe

Ballaststoffe sind Nahrungsbestandteile, die der menschliche Organismus mit seinen Verdauungsenzymen nicht spalten kann. Alle Ballaststoffe, mit Ausnahme des Lignins, sind Kohlenhydrate oder Kohlenhydratderivate.
Ihr wenig schmeichelhafter Name ist historisch bedingt: man hielt sie früher tatsächlich für nutzlosen Ballast. Über mögliche Zusammenhänge zwischen Ballaststoffaufnahme und Dickdarmkrebs schrieb zuerst im Jahre 1971 ein englischer Arzt. Erst seit dieser Zeit werden Ballaststoffe intensiv wissenschaftlich erforscht.

Lösliche und unlösliche Ballaststoffe
Je nach ihrem chemischen Aufbau (s. S. 49) sind Ballaststoffe in unterschiedlichem Ausmaß in der Lage, Wasser an- bzw. einzulagern. So können z.B. Pektine ein Vielfaches ihres eigenen Gewichtes an Wasser aufnehmen. In heißem Wasser lösen sie sich kolloidal. Pektine gehören deshalb zu den löslichen Ballaststoffen.
Zellulose und Hemizellulosen sind kaum, Lignine nicht quellfähig. In Wasser sind sie unlöslich. Diese Ballaststoffarten werden als unlösliche Ballaststoffe bezeichnet.

Lösliche Ballaststoffe
aus pflanzlichen Zellwänden:
- Pektine

aus Samen des Johannisbrotbaumes:
- Carubin

aus der Guarbohne:
- Guar

aus Algen:
- Carrageen
- Furcelleran
- Agar-Agar
- Alginate

Unlösliche Ballaststoffe
aus pflanzlichen Zellwänden:
- Cellulose
- Hemizellulosen
- Lignin

Lösliche Ballaststoffe können beim Garen in Wasser verloren gehen. Der durchschnittliche Ballaststoffverlust beim Garen beträgt 11%.

Es ist nicht gleichgültig, aus welchen Nahrungsmitteln die Ballaststoffe stammen. Isolierte Ballaststoffe (z.B. Dragees) sind weniger wertvoll.

Rohfaser- und Ballaststoffgehalt verschiedener Lebensmittel (g pro 100 g eßbarer Anteil)

Lebensmittel	Ballaststoffgehalt
Weizen	9,8
Roggen	9,2
Weißbrot	2,7
Weizenvollkornbrot	4,6
Knäckebrot	11,7
Pumpernickel	13,5
Erbsen	14,9
Bohnen	13,1
Linsen	17,0
Kartoffeln	3,5
Möhren	3,2
Gurken	0,6
Äpfel	1,2
Bananen	2,0
Apfelsinen	1,3

Lebensmittel	Rohfasergehalt
Weizen	2,8
Roggen	2,1
Weißbrot	2,7
Weizenvollkornbrot	1,5
Knäckebrot	2,0
Pumpernikkel	1,5
Erbsen	4,6
Bohnen	1,0
Linsen	4,0
Kartoffeln	0,5
Möhren	1,2
Gurken	0,3
Äpfel	0,7
Bananen	0,5
Apfelsinen	0,7

Quelle: von Koerber/Männel/Leitzmann, Vollwert-Ernährung

Rohfasern

In vielen Nährwerttabellen wird nicht der Ballaststoffgehalt, sondern der Rohfasergehalt von Nahrungsmitteln angegeben. Der Grund dafür ist, daß sich mit herkömmlichen einfachen Methoden nur ein Teil der im Nahrungsmittel vorhandenen Ballaststoffe – es sind dies hauptsächlich die chemisch stabilen, unlöslichen – nachweisen läßt. Dieser Ballaststoffanteil wird als Rohfaseranteil angegeben. Er beträgt durchschnittlich 1/5 bis 1/4 des Gesamtballaststoffgehaltes.
Lösliche Ballaststoffe lassen sich erst in neuester Zeit und nur mit vergleichsweise aufwendigen Analyseverfahren erfassen.

Funktion von Ballaststoffen im Organismus	Ballaststoffmangel als Ursache von Zivilisationsleiden
Die Nahrung muß länger gekaut werden und bleibt auch länger im Magen. Dadurch wird die Produktion von Verdauungssäften angeregt und, es entsteht ein länger anhaltendes Sättigungsgefühl.	Übergewicht, denn: – bis ein Sättigungsgefühl eintritt, hat man schon mehr gegessen, als dies bei ausgiebigem Kauen der Fall wäre – das Sättigungsgefühl hält nicht lange vor. Man isst früher wieder.
Ballaststoffe fördern die Bildung eines alkalischen Speichels. So werden saure Lebensmittelinhaltsstoffe im Mund schneller neutralisiert.	Karies, denn Säuren, die den Zahnschmelz angreifen, können länger einwirken.
Ballaststoffe neutralisieren überschüssige Magensäure.	Magenschleimhautentzündungen und Magengeschwüre können Folgen einer zu hohen Produktion von Magensäure sein.
Ballaststoffe verstärken die Darmperistaltik und verringern so die Passagezeit von Speisebrei und auszuscheidenden Stoffen.	Geschwüre, Krebs und Entzündungen von Magen und Darm, denn: – Giftige Nahrungsmittelinhaltsstoffe und – Giftige Ausscheidungsprodukte können länger auf Magen und Darm einwirken. Stuhlverstopfung (Obstipation)
Ballaststoffe binden Gallensäuren und verringern den Cholesteringehalt in Leber und Blut. Auch andere Blutfettwerte werden niedriger.	Dickdarmkrebs durch erhöhte Konzentration freier Gallensäuren. Erhöhte Blutfettwerte, da Resorption nicht durch Ballaststoffe behindert.
Ballaststoffe sorgen für eine langsame und gleichmäßige Resorption von Monosacchariden.	Blutzuckerspiegelschwankungen
Ballaststoffe erhöhen Stuhlgewicht und Stuhlvolumen. Der Stuhl kann leichter abgesetzt werden.	Hämorrhoiden und Krampfadern durch hohen Druck auf den Darm. Stuhlverstopfung.
Ballaststoffe trainieren sämtliche Verdauungsorgane und machen sie so wiederstandsfähig und leistungsstark.	Erhöhte Anfälligkeit der Verdauungsorgane

16. Lebensmittelchemische Untersuchungen

Löslichkeit von Monosacchariden

Vorbereitung

Geräte pro Schüler	Reagenzien	Hinweise zur Herstellung
1 Reagenzglasständer 6 Reagenzgläser 1 Spatel 2 Meßpipetten 5 ml	Glucose Fructose dest. Wasser Ethanol, Benzin	

Durchführung

Chemikalien	Ausführung	Anmerkungen
① Glucose	eine Spatelspitze in ein Reagenzglas geben	
5 ml dest. Wasser	in der Pipette abmessen; hinzufügen, schütteln	
	Löslichkeit beobachten	Durchführung mit Fructose erfolgt analog!
② Glucose, 5 ml Ethanol	dito	Ergebnis: in Wasser und Ethanol gut löslich; in Benzin nicht löslich
③ Glucose, 5 ml Benzin	dito	

Auswertung

Zuckermoleküle besitzen polare Hydroxylgruppen und vertragen sich dadurch mit polaren Lösungsmitteln. Monosaccharide sind wegen ihrer Polarität in Wasser und Ethanol gut löslich, in Benzin, das unpolar ist, dagegen nicht. Sowohl mit Wasser als auch mit Ethanol können zudem Wasserstoffbrükken ausgebildet werden.

Süßkraft von Monosacchariden

Vorbereitung

Geräte pro Schüler	Reagenzien	Hinweise zur Herstellung
5 Uhrgläser ⌀ 5 cm 1 Spatel	Saccharose, Glucose, Maltose, Fructose, Lactose	

Durchführung

Chemikalien	Ausführung	Anmerkungen
① Saccharose	eine Spatelspitze auf ein Uhrglas geben, Geschmack testen	schmeckt süß, Süßkraft = 100 setzen als Bezugsgröße
② Fructose	dito	schmeckt süßer als Saccharose
③ Glucose	dito	schmeckt weniger süß
④ Maltose	dito	schmeckt ebenso süß wie Glucose

⑤ Lactose	dito	schmeckt kaum süß

Auswertung
Relative Süßkraft bezogen auf Saccharose = 100: Fructose = 120 Glucose = 60
Maltose = 60 Lactose = 25.

Fehlingsche Probe

Vorbereitung

Geräte pro Schüler	Reagenzien	Hinweise zur Herstellung
4 Reagenzgläser 1 Spatel 1 Bunsenbrennner 2 Tropfpipetten 1 Schutzbrille 1 techn. Waage 1 Meßzylinder 100 ml 1 Reagenzglasständer 1 Reagenzglasklammer 1 Meßpipette 5 ml	Glucoselösung ca. 2%	2g Glucose gelöst in 100 ml dest. Wasser
	Fructoselösung ca. 2%	2g Fructose gelöst in 100 ml dest. Wasser
	Propanon (Aceton)	
	dest. Wasser	
	Fehling I	34,65g Kupfersulfat gelöst in 500 ml dest. Wasser
	Fehling II	173g Natrium-Kalium-tartrat + 60g Natriumhydroxid (Plätzchen) gelöst in 500 ml dest. Wasser

Durchführung

Chemikalien	Ausführung	Anmerkungen
① 3 ml Glucoselösung	in ein Reagenzglas geben	
5 Tr. Fehling I, 5 Tr. Fehling II	hinzufügen	
	zum Sieden erhitzen	gut schütteln, damit die Lösung nicht aus dem Reagenzglas spritzt (stark ätzend!)
	Farbveränderung beobachten	orangerote Färbung
② 3 ml Fructoselösung	dito	orangerote Färbung
③ 3 ml Propanon	dito	keine Farbänderung
④ Blindversuch, 3 cm dest. Wasser	dito	keine Farbänderung

Auswertung (Hintergrundinformation)
Fehling I und II zu gleichen Teilen gemischt, ergeben eine tiefblaue Lösung, in der Cu^{2+}-Ionen durch die Tartrationen komplex gebunden sind. Beim Erhitzen der Lösung mit Glucose entsteht eine orange bis rote Färbung; dabei werden die Cu^{2+}-Ionen zu Cu^{1+}-Ionen reduziert. Der Nachweis ist bei Fructose deshalb positiv, weil sie in Lösung über eine Endiolform mit Glucose im Gleichgewicht steht.

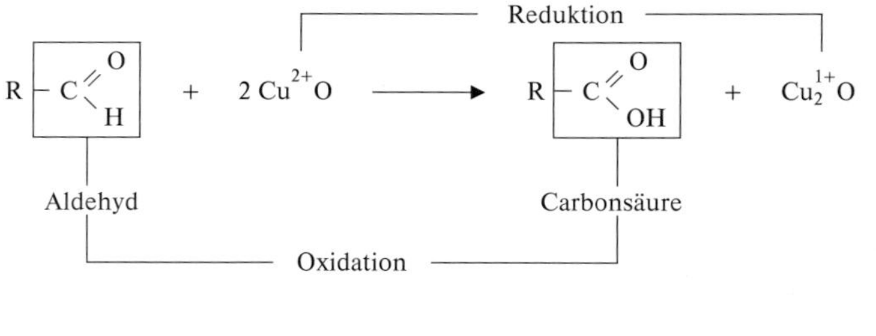

Schiffsche Probe: Verhalten von Glucose gegenüber fuchsinschwefliger Säure

Vorbereitung

Geräte pro Schüler	Reagenzien	Hinweise zur Herstellung
1 Reagenzglasständer 3 Reagenzgläser 1 Meßpipette, 10 ml 1 Meßpipette, 1 ml 1 Schutzbrille 1 Waage (techn.) 1 Meßzylinder, 100 ml 1 Spatel	Glucoselösung ca. 5%	5 g Glucose gelöst in 100 ml dest. Wasser
	dest. Wasser	
	Methanallösung (Formaldehyd)	
	Schiffsches Reagenz (fuchsinschweflige Säure)	

Durchführung

Chemikalien	Ausführung	Anmerkungen
① 10 ml Glucoselösung	mit der Pipette abmessen, in ein Reagenzglas geben	
1 ml Schiffsches Reagenz	mit der Pipette abmessen, hinzufügen	sauber arbeiten, da sonst das Nachweisreagenz unbrauchbar wird!
	Farbveränderung beobachten	Lösung bleibt klar
② 10 ml dest. Wasser 1 ml Schiffsches Reagenz	dito	gegebenenfalls Farbvergleich von ① und ② nach einer Stunde
③ 10 ml dest. Wasser, 4 Tr. Methanal 1 ml Schiffsches Reagenz	dito	Lösung violett

Auswertung

Aus der negativ verlaufenden Schiffschen Probe kann man folgern, daß die Glucose keine freie Aldehydgruppe besitzt. Dadurch ist eindeutig bewiesen, daß die zuerst angenommene Kettenform der tatsächlichen Molekülstruktur nicht entspricht. Durch einen intramolekularen Ringschluß zwischen der Carbonylgruppe am C_1-Atom und der Hydroxylgruppe am C_5-Atom entsteht eine sogenannte Halbacetalbindung bzw. ein zyklisches Halbacetal (s. S. 34).
Nur bei Verwendung einer stark konzentrierten Glucoselösung erhält man etwa nach einer halben Stunde eine schwache Violettfärbung.

Verhalten von Maltose und Saccharose mit Fehlingscher Lösung

Vorbereitung

Geräte pro Schüler	Reagenzien	Hinweise zur Herstellung
3 Reagenzgläser 1 Reagenzglasständer 1 Reagenzglasklammer 2 Tropfpipetten 1 Meßpipette 5 ml 1 Schutzbrille 1 Waage (techn.) 1 Meßzylinder 100 ml 1 pH-Meter 1 Bunsenbrenner 1 Spatel	Maltoselösung ca. 2%	2 g Maltose in 100 ml dest. Wasser
	Saccharoselsg. ca. 2%	2 g Saccharose in 100 ml dest. Wasser
	2N Salzsäure	166,5 ml HCl konz. mit dest. Wasser auf 1000 ml auffüllen
	verd. Natronlauge (20%)	20 g NaOH in 100 ml dest. Wasser
	dest. Wasser	
	Fehling I, Fehling II	siehe Fehlingsche Probe
	Universalindikator	

Durchführung

Chemikalien	Ausführung	Anmerkungen
① 3 ml Maltoselsg.	in der Pipette abmessen in ein Reagenzglas geben	
5 Tr. Fehling I, 5 Tr. Fehling II	hinzufügen, mischen	
	zum Sieden erhitzen	gut schütteln, damit die Lösung nicht aus dem Reagenzglas spritzt (stark ätzend!)
	Farbveränderung beobachten	orange-rote Färbung
② 3 ml Saccharoselösung	dito	Lösung unverändert
③ 3 ml Saccharoselösung 1 ml 2N Salzsäure	zum Sieden erhitzen	Vorsicht! Siedeverzug möglich!
	abkühlen	auch unter fließendem Wasser möglich
verd. Natronlauge	tropfenweise zugeben bis zur Neutralisation	Prüfung mit Universalindikator oder pH-Meter
	Durchführung der Probe wie unter ① und ②	orange-rote Färbung

Auswertung

Maltose besteht aus zwei α-D-Glucose-Molekülen, die unter Ausbildung einer Sauerstoffbrücke miteinander verknüpft sind. Da die Fehlingsche Probe positiv ausfällt, können nicht beide durch die Ringbildung der Glucose entstandenen glykosidischen OH-Gruppen an der Bindung beteiligt sein. Es zeigt sich, daß eine sogenannte 1-4- Bindung vorliegt, d.h. die Verknüpfung kommt zwischen der halbacetalischen OH-Gruppe des einen Moleküls und der Hydroxylgruppe des anderen Moleküls zustande. Dadurch ergibt sich eine freie glykosidische OH-Gruppe am C_1-Atom, die sich in eine reduzierende Gruppe umlagern kann (s. S. 43).

Führt man die Fehlingsche Probe mit Saccharose durch, dann fällt sie negativ aus. Dies läßt sich dadurch erklären, daß Saccharose aus α-D-Glucose und β-D-Fructose besteht, die über die beiden halbacetalischen Hydroxylgruppen in einer 1-2-Verknüpfung miteinander verbunden sind. Somit liegen beide reduzierend wirkenden acetalischen Hydroxylgruppen nicht frei vor (s. S. 42).

Erhitzt man die Saccharoselösung mit verdünnter Salzsäure und führt dann die Fehlingsche Probe durch, so ist das Ergebnis positiv. Das Disaccharid wird durch die Säure gespalten und eine Reduktion ist somit möglich.

Silberspiegel-Probe: Nachweis reduzierender Eigenschaften der Disaccharide

Vorbereitung

Geräte pro Schüler	Reagenzien	Hinweise zur Herstellung
4 Reagenzgläser (fettfrei!) 1 Bunsenbrenner 1 Tropfpipette 1 Meßpipette 5 ml 1 Reagenzglasständer 1 Reagenzglasklammer	wäßrige Saccharoselösung	1 Spatelspitze Saccharose gelöst in ca. 10 ml Wasser
	wäßrige Maltoselösung	
	wäßrige Lactoselösung	
	dest. Wasser	
	Silbernitratlösung 10%	
	halbkonz. Natronlauge	
	konz. Ammoniaklsg.	

Durchführung

Chemikalien	Ausführung	Anmerkungen
① 3 ml Silbernitratlsg.	mit der Pipette abmessen u. in ein Reagenzglas geben	
5 Tr. halbkonz. Natronlauge	hinzufügen	Niederschlagsbildung
konz. Ammoniaklsg.	tropfenweise hinzugeben, bis der Niederschlag sich eben auflöst	
	Lösung gleichmäßig auf 3 fettfreie Reagenzgläser verteilen	Jedes Reagenzglas kennzeichnen: Lösung 1, 2 und 3
(1.1) wäßrige Saccharoselösung	zu Lösung 1 hinzufügen, erwärmen	Veränderung an der Glaswand beobachten! Silberbelag? Nein!
(1.2) wäßrige Maltoselösung	zu Lösung 2 dito	Silberbelag
(1.3) wäßriger Lactoselösung	zu Lösung 3 dito	Silberbelag

Auswertung

Die Silberspiegel-Probe wird auch als Tollens-Reaktion bezeichnet.
Beim Erwärmen der Lösung mit ammoniakalischer Silbersalzlösung erfolgt die Reduktion der Silberionen zu metallischem Silber.
Die Reaktionsgleichung läßt sich folgendermaßen darstellen:

$$R{-}CHO + 2\left[Ag(NH_3)_2\right]^+ + 3\,OH^- \longrightarrow R{-}COO^- + 2\,Ag\downarrow + 2\,H_2O + 4\,NH_3$$

Nachweis der Stärke und ihrer Bausteine

Vorbereitung

Geräte pro Schüler	Reagenzien	Hinweise zur Herstellung
1 Reagenzglasständer 4 Reagenzgläser 1 Spatel 1 Bunsenbrenner 2 Tropfpipetten 1 Schutzbrille 1 Waage (techn.) 1 Meßzylinder 100 ml 1 Becherglas 50 ml 1 Reagenzglasklammer 1 Meßpipette 10 ml	Stärkelösung	1 g lösliche Stärke in wenig Wasser geben; unter Umrühren vorsichtig 100 ml kochendes Wasser zugeben; nochmals aufkochen
	2N Salzsäure	siehe Disaccharide
	Jod-Kaliumjodidlösung (Lugolsche Lösung)	2 g Kaliumjodid und 1g Jod nacheinander in 100 ml Wasser lösen
	Fehling I, Fehling II	siehe Fehlingsche Probe
	dest. Wasser	

Durchführung

Chemikalien	Ausführung	Anmerkungen
① 1 ml Stärkelsg. 9 ml dest. Wasser	mit der Pipette abmessen, gemeinsam in ein Becherglas geben	Verdünnung 1:9
1 Tr. Lugolsche Lösung	hinzufügen	
	Farbveränderung beobachten	Blaufärbung
② 3 ml Stärkelösung	in ein Reagenzglas geben	

5 Tr. Fehling I, 5 Tr. Fehling II	hinzufügen	
	zum Sieden erhitzen	gut schütteln, damit die Lösung nicht aus dem Reagenzglas spritzt (stark ätzend!)
	Farbveränderungen beobachten	
③ 3 ml Stärkelsg. 1 ml 2N Salzsäure	gemeinsam in ein RG geben	Vorsicht!! Siedeverzug möglich!
	2-3 min zum Sieden erhitzen	
	abkühlen	auch unter fließ. Wasser möglich
	Lösungsmenge halbieren (je 2ml) und in je 1 RG geben	
(3.1) Lösung	Durchführung der Probe mit Lugolscher Lösung 1	keine Farbveränderung
(3.2) Lösung	Durchführung der Fehlingschen Probe 2	orange-rote Färbung

Auswertung
Sogenannte lösliche Stärke enthält Amylose und bereits abgebautes Amylopektin. Die unverzweigte Molekülkette der Amylose zeigt eine spiralige Struktur, in deren Hohlräumen sich die Jodatome der Lugolschen Lösung einlagern. Durch die veränderte Lichtbrechung entsteht eine intensive Blaufärbung, die als Stärkenachweis gilt.
Die Fehlingsche Probe mit Stärke verläuft negativ, da nur an den Kettenenden freie acetalische Hydroxylgruppen vorliegen.
Kocht man die Stärke dagegen mit Salzsäure, so werden die Makromoleküle hydrolytisch gespalten. Es tritt beim Nachweis mit Jod-Kaliumjodidlösung keine Blaufärbung mehr ein, wogegen die Fehlingsche Probe diesmal aufgrund der freigesetzten Glucoseeinheiten positiv verläuft.

Herstellung von Karamel aus Saccharose

Vorbereitung

Geräte pro Schüler	Reagenzien	Hinweise zur Herstellung
1 Reagenzglas 1 Bunsenbrenner 1 Thermometer bis 300 °C 1 Reagenzglasklammer 1 Spatel	Saccharose Wasser	

Durchführung

Chemikalien	Ausführung	Anmerkungen
Saccharose	Reagenzglas zu 1/3 füllen	
Wasser	leicht anfeuchten	
	vorsichtig erwärmen, schmelzen	Schmelzpunkt bestimmen
	mit sauberem Spatel kleine Probe entnehmen	
	Geschmack prüfen	Bonbonzucker
	weiter erwärmen	
	Farbveränderung beobachten	

Auswertung
Je nach Schmelzpunkttemperatur kann man verschiedene Zuckerarten unterscheiden:
1. Bonbonzucker .... 160°C
2. Karamelzucker (gelb) .... 200°C
3. Zuckercouleur (dunkelbraun) .... >200°C

Es entweichen brennbare Gase; der Rückstand besteht aus poröser Zuckerkohle.

Nachweis von Elementarbausteinen der Proteine

Vorbereitung

Geräte pro Schüler	Reagenzien	Hinweise zur Herstellung
1 Porzellanschale ⌀ 5 cm 1 Glastrichter 1 Bunsenbrenner 1 Dreifuß 1 Drahtnetz	Eiweiß oder Eiweißlösung dest. Wasser Lackmuspapier (rot) Bleiacetatpapier	farblose Eiweißflüssigkeit eines Hühnereies mit dest. Wasser auf 100 ml auffüllen, gut schütteln und durch ein Leinentuch gießen. Lösung ist stets frisch zuzubereiten!

Durchführung

Chemikalien	Ausführung	Anmerkungen
etwas Hühnereiweiß	in die Porzellanschale geben	
	auf dem Drahtnetz erhitzen	
	Gefäß mit dem trockenen kalten Glastrichter abdecken	Wasserbeschlag
angefeuchtetes Indikatorpapier	über die Öffnung halten	Blaufärbung: Nachweis für NH_3
angefeuchtetes Bleiacetatpapier	über die Öffnung halten	Braun- bzw. Schwarzfärbung: Nachweis für H_2S

Auswertung
Wasser: An der Wandung des Trichters schlägt sich Wasser nieder; Hinweis auf das Vorhandensein von Wasserstoff und Sauerstoff in einem bestimmten Mengenverhältnis.

Stickstoff: Die entweichenden Dämpfe färben rotes Lackmuspapier blau; Hinweis auf Ammoniak. Um dies deutlicher festzustellen, ist es auch möglich, die Eiweißlösung mit einigen ml Natronlauge (Vorsicht Siedeverzug!) zu kochen. Es tritt ein deutlich wahrnehmbarer Ammoniak-Geruch auf.

Schwefel: Das angefeuchtete Bleiacetatpapier färbt sich braun bis schwarz; es entsteht Bleisulfid. Dies ist ein deutlicher Hinweis auf die Anwesenheit von Schwefelwasserstoff.

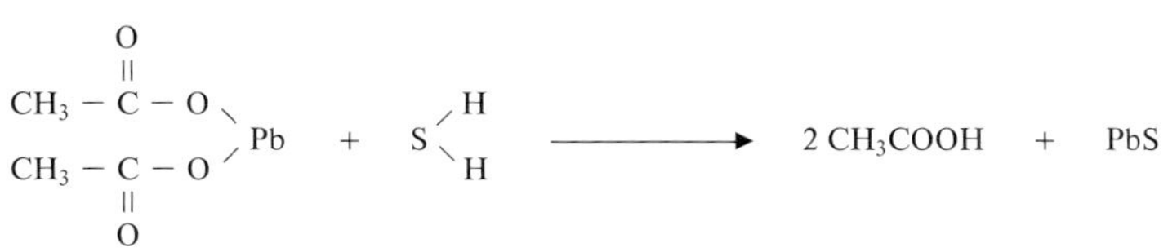

Bleiactat *Schwefelwasserstoff* *Essigsäure* *Bleisulfid*

Kohlenstoff: Bei starkem Erhitzen des Hühnereies tritt Verkohlung ein.

Biuret – Reaktion von Proteinen

Vorbereitung

Geräte pro Schüler	Reagenzien	Hinweise zur Herstellung
1 Reagenzglas 1 Tropfpipette 2 Pipetten, 5 ml 1 Reagenzglasständer	Albuminlösung	siehe Eiweißlösung Elementarbst.
	2N Natronlauge	8g NaOH in 100 ml H_2O dest.
	Kupfersulfatlösung 5%	5 g $CuSO_4$ in 100 ml dest. H_2O
	dest. Wasser	

Durchführung

Chemikalien	Ausführung	Anmerkungen
2 ml Eiweißlösung 2 ml Natronlauge	gemeinsam in ein Reagenzglas geben	
10 Tr. Kupfersulfatlösung	mit der Tropfpipette hinzufügen	Rotviolett- bis Blauviolettfärbung

Auswertung

Die Biuretprobe ist für alle Verbindungen spezifisch, die mehrere Peptidbindungen im Molekül besitzen. Sie weist nicht nur alle löslichen Proteine, sondern auch Polypeptide und Peptide, nach und ist die Nachweisreaktion für Eiweißkörper schlechthin. Ihren Namen hat die Reaktion von dem Biuret, das sich beim Erhitzen von Harnstoff unter Abspaltung von Ammoniak bildet. Mit Cu^{2+} - Ionen in alkalischer Lösung ergibt sich eine charakteristische Farbreaktion.

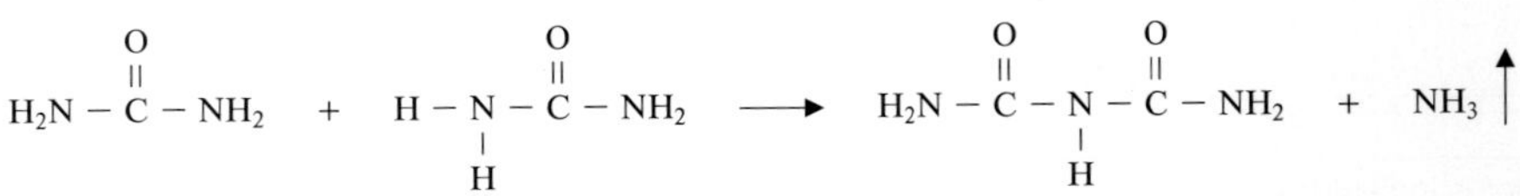

Xanthoprotein – Reaktion

Vorbereitung

Geräte pro Schüler	Reagenzien	Hinweise zur Herstellung
1 Reagenzglas 1 Tropfpipette 2 Meßpipetten, 5 ml 1 Schutzbrille 1 Bunsenbrenner 1 Reagenzglasständer 1 Reagenzglasklammer	Albuminlösung	siehe Eiweißlösung Elementarbausteine
	Salpetersäure, konz.	
	Natronlauge, konz.	

Durchführung

Chemikalien	Ausführung	Anmerkungen
2 ml Eiweißlösung 5 Tr. konz. Salpetersäure	gemeinsam in ein Reagenzglas geben	Versuch unbedingt unter dem ABZUG und mit SCHUTZBRILLE!
	Ausfällung beobachten	weiße Fällung
	vorsichtig (!) erwärmen	Gelbfärbung
	Probe abkühlen lassen	
5 Tr. Natronlauge konz.	hinzufügen	orangerote Färbung

Auswertung

Zum Nachweis aromatischer Aminosäuren, z.B. Phenylalanin oder Tyrosin sowie von Tryptophan versetzt man die Proteine mit konz. Salpetersäure, wobei eine Gelbfärbung auftritt. Da in manchen Proteinen, wie z.B. Gelatine, Tryptophan u.a. nicht (oder kaum) anwesend sind, geben diese keine oder nur eine schwache Reaktion. Bei dieser sog. Xanthoprotein-Reaktion findet eine Nitrierung des Benzolkerns statt. Die Vertiefung der Farbe beim Alkalisieren beruht auf einer Salzbindung des Nitrophenolrestes.

Millonsche Probe auf Proteine

Vorbereitung

Geräte pro Schüler	Reagenzien	Hinweise zur Herstellung
1 Reagenzglas 1 Tropfpipette 1 Wasserbad 1 Reagenzglasständer	Albuminlösung	siehe Eiweißlösung Elementarbausteine
	Millons Reagenz	eigene Herstellung möglich, aber nicht ratsam (QUECKSILBER!)

Durchführung

Chemikalien	Ausführung	Anmerkungen
2 ml Eiweißlösung 5 Tr. Millons Reagenz	gemeinsam in ein Reagenzglas geben	weiße Fällung
	im kochenden Wasserbad erwärmen	Entstehung eines roten Koagulums

Auswertung

Die Millonsche Probe ist spezifisch für Tyrosin. Wie alle anderen Verbindungen, die einen p-Hydroxiphenylrest besitzen, bildet Tyrosin beim Kochen in salpetersaurer Lösung und in Anwesenheit von Hg einen roten Farbkomplex. Allerdings gelingt die Farbreaktion auch mit Verbindungen wie z.B. Phenol.

Ninhydrin – Reaktion von Proteinen

Vorbereitung

Geräte pro Schüler	Reagenzien	Hinweise zur Herstellung
1 Reagenzglas 1 Meßpipette, 5 ml 1 Wasserbad 1 Reagenzglasständer	Albuminlösung	siehe Eiweißlösung Elementarbst.
	Ninhydrin-Lösung	0,2 g Ninhydrin in 20 ml 96% Ethanol gelöst mit dest. Wasser auf 200 ml auffüllen

Durchführung

Chemikalien	Ausführung	Anmerkungen
5 ml Eiweißlösung 1 ml Ninhydrinlsg.	gemeinsam in ein Reagenzglas geben	
	im kochenden Wasserbad erwärmen	Blauviolettfärbung

Auswertung

Ninhydrin-Reaktion: Beim Erhitzen von Aminosäuren, Peptiden und Proteinen mit einer verdünnten wäßrigen Ninhydrin-Lösung tritt eine Blauviolettfärbung auf. Fast alle α-Aminosäuren geben mit Ninhydrin eine empfindliche Farbreaktion.

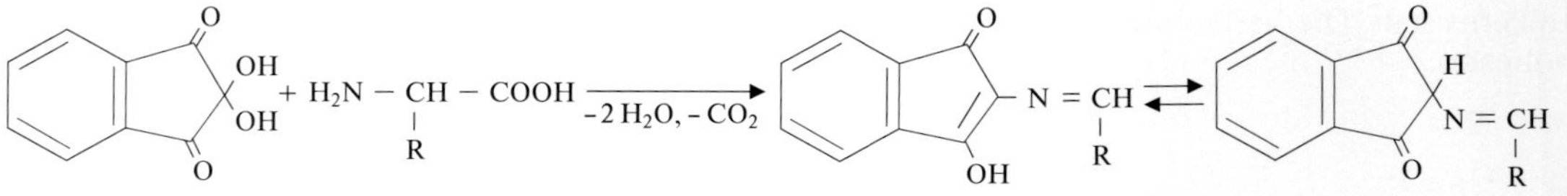

Ninhydrin *Aminosäure* *Zwischenprodukt*

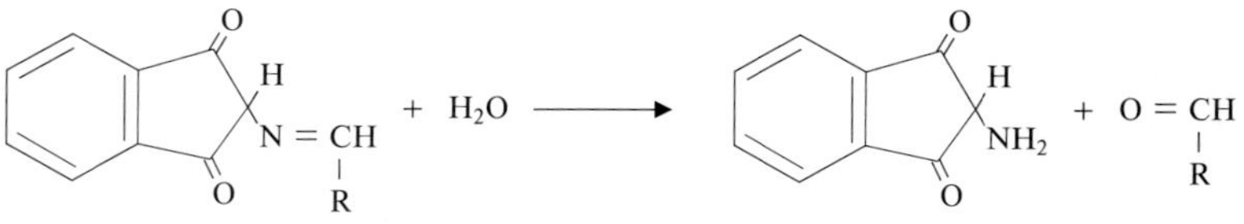

Zwischenprodukt *Hydrolyse-Produkte*

Der durch weitere Reaktion schließlich gebildete Farbstoff hat eine komplizierte Konstitution. Die Ninhydrin-Reaktion wird bei der Papier-Chromatographie zum Nachweis kleinster Aminosäure-Mengen verwendet.

Nachweis von Buttersäure

Vorbereitung

Geräte pro Schüler	Reagenzien	Hinweise zur Herstellung
2 Bechergläser, 50 ml 1 Tropfpipette 1 Spatel 1 Meßzylinder, 50 ml	Ethanol 96% Universalindikator, dest. Wasser frische Butter, ranzige Butter	

Durchführung

Chemikalien	Ausführung	Anmerkungen
① 1 Spatel frische Butter 10 ml Ethanol	gemeinsam in ein Becherglas geben; kräftig schütteln	
10 ml dest. Wasser	hinzufügen	
2-3 Tr. Indikatorlösung	zusetzen	Grünfärbung
② 1 Spatel ranzige Butter	Durchführung wie unter ① beschrieben	Rotfärbung

Auswertung

Der Versuch mit frischer Butter zeigt, daß keine freien Fettsäuren vorhanden sind: der Indikator weist keinen Farbumschlag auf. Er bleibt grün gefärbt, d.h. die Lösung reagiert neutral. Anders beim Versuch mit ranziger Butter: der Universalindikator zeigt die Farbe rot (saure Reaktion), was bedeutet, daß freie Fettsäuren vorliegen müssen. Zum Erkennen des Umschlages ist es ratsam, Vergleichslösungen mit alkalischem, neutralem und saurem Milieu herzustellen.

Löslichkeit von Fetten

Vorbereitung

Geräte pro Schüler	Reagenzien	Hinweise zur Herstellung
6 Reagenzgläser 1 Reagenzglasständer 6 Meßpipetten, 5 ml	Pflanzenöl, Wasser, Ethanol Benzin, Chloroform, Ether Seifenlösung	

Durchführung

Chemikalien	Ausführung	Anmerkungen
① 1 ml Pflanzenöl, 5 ml Wasser	gemeinsam in ein Reagenzglas geben	
	schütteln, Löslichkeit beobachten	vorübergehende Emulsion, unlösl.
② 1 ml Pflanzenöl, 5 ml Ethanol	dito	schlecht löslich
③ 1 ml Pflanzenöl, 5 ml Benzin	dito	sehr gut löslich
④ 1 ml Pflanzenöl, 5 ml Chloroform	dito	sehr gut löslich
⑤ 1 ml Pflanzenöl, 5 ml Ether	dito	sehr gut löslich
⑥ 1 ml Pflanzenöl, 5 ml Seifenlösung	dito	Emulsion

Auswertung

Fette sind als unpolare Substanzen in unpolaren Lösungsmitteln sehr gut, in polaren schlecht bzw. gar nicht löslich.

Verseifung von Fetten

Vorbereitung

Geräte pro Schüler	Reagenzien	Hinweise zur Herstellung
1 Becherglas, 50 ml 2 Meßpipetten, 5 ml 1 elektr. Heizplatte 1 Schutzbrille 1 Uhrglas, ∅ 5 cm 1 Glasstab	Spiritus Natronlauge halbkonz. Pflanzenöl (Paraffinöl) Siedesteinchen dest. Wasser	

Durchführung

Chemikalien	Ausführung	Anmerkungen
2 ml Pflanzenöl 5 ml Spiritus	gemeinsam in ein Bechergals geben	
	Siedesteinchen zufügen	
	unter Umschütteln erwärmen	Vorsicht! Dämpfe sind feuergefährlich!
2 ml Natronlauge halbkonz.	zusetzen, zum Sieden bringen	ca. 2-3 min, Vorsicht! Siedeverzug!
	Geruch prüfen	zufächeln
	mit einem Glasstab leicht aufrühren, beobachten, ob sich Schaum bildet	Seifenbildung
		vergleichsweise kann der Versuch auch mit Paraffinöl durchgeführt werden

Auswertung
Zum Nachweis der Esterbestandteile Fettsäuren und Glycerin eignet sich die Umsetzung mit Spiritus und Natriumhydroxid. Fette lösen sich aufgrund ihres unpolaren Baues nicht in polaren Lösungsmitteln, aber in der angegebenen Lösung bei Erwärmung. Dies deutet auf eine Spaltung des Fettmoleküls hin. Es bilden sich Natriumsalze der Fettsäuren, sogenannte Seifen, die sich auf der Flüssigkeit absetzen und beim Schütteln schäumen.

Reaktionsgleichung:

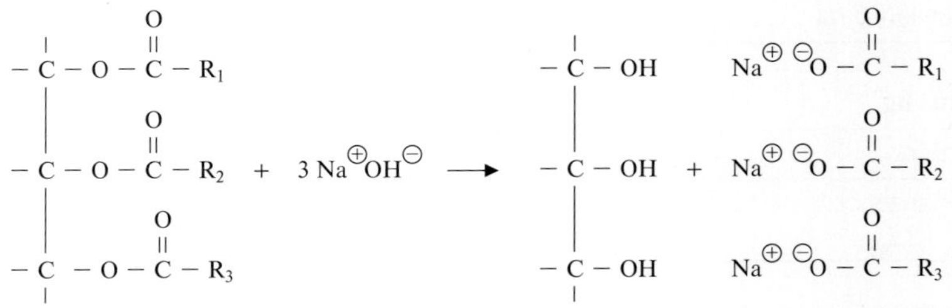

Fettmolekül *Natriumhydroxid* *Glycerin* *Natriumseifen*

Jodzahl von Fetten

Vorbereitung

Geräte pro Schüler	Reagenzien	Hinweise zur Herstellung
Erlenmeyerkolben mit Schliff, 100 ml (Anzahl je nach Zahl der Fettproben) 1 Bürette, 25 ml 1 Stativ 1 techn. Waage 1 Trichter 1 Bürettenklammer	Jodlösung	Jodkristalle in Chloroform gelöst
	Chloroform (Trichlormethan)	
	Fette, z.B.: — Kokosfett — Butter — Margarine — Olivenöl — Leinöl	

Durchführung

Chemikalien	Ausführung	Anmerkungen
0,5 g Fett	in einen Erlenmeyerkolben geben	Vorsicht! Unter dem Abzug arbeiten! Dämpfe des Chloroforms sind giftig und feuergefährlich!
10 ml Chloroform	hinzufügen	
Jodlösung	mit dem Trichter in die Bürette füllen	
	langsam zur Fettprobe zutropfen lassen, bis die gelbe Jodfarbe 1 Minute erhalten bleibt	
	Verbrauch der Jodlösung ablesen	
	jede Probe untersuchen	
	anschließend den Verbrauch an Jodlösung vergleichen	

Auswertung
Zum Vergleich verschiedener Fette und Öle gibt es eine Kennzahl, die den Gehalt an ungesättigten Fettsäuren angibt. Die Jodzahl gibt an, wieviel g Halogen, berechnet als Jod, von 100 g Fett, fettem Öl oder einer anderen ungesättigten Substanz angelagert werden können.

Reaktionsgleichung allgemein:

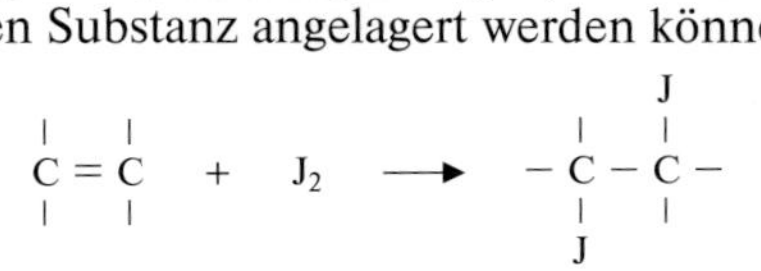

Herstellung von Margarine
(im Labormaßstab)

Vorbereitung

Geräte pro Schüler	Reagenzien	Hinweise zur Herstellung
1 Becherglas, 200 ml 1 elektr. Rührgerät oder Glasstab 1 Bunsenbrenner 1 Glaswanne oder Plastikschale 1 Eßlöffel 1 Teelöffel 1 Dreifuß 1 Drahtnetz 1 techn. Waage	Kokosfett Olivenöl Milch Eigelb Eiswasser	

Durchführung

Chemikalien	Ausführung	Anmerkungen
15g Kokosfett	im Becherglas erhitzen, dabei gerade zum Schmelzen bringen	
	Wärmezufuhr beenden	
1 Eßlöffel Olivenöl 1 Teelöffel Milch 1 Teelöffel Eigelb	nacheinander hinzufügen	
	in ein Eisbad stellen	
	rühren, bis die Substanz fest geworden ist.	
	ausnahmsweise (!) probieren	

Auswertung
Dieser Versuch verdeutlicht, daß mit verhältnismäßig einfachen Mitteln eine streichfähige Masse, nämlich Margarine, herstellbar ist.

Vitamin C-Bestimmung
(in Obst- oder Gemüsesäften)

Vorbereitung

Geräte pro Schüler	Reagenzien	Hinweise zur Herstellung
Erlenmeyerkolben, 250 ml, je nach Probenanzahl 1 Meßkolben, 1000 ml 1 Meßkolben, 250 ml 1 Meßkolben, 100 ml 1 Meßpipette, 10 ml 1 Meßpipette, 1 ml 1 Bürette, 25 ml, 1 Bürettenstativ 1 Bürettenhalter 1 Meßzylinder, 100 ml 1 Dreifuß, 1 Drahtnetz 1 Bunsenbrenner 1 Analysenwaage 1 Wägeschälchen 1 Spritzflasche, Schutzhandschuhe	2,6-Dichlorphenolindophenol-Lsg. (Tillmans Reagenz)	siehe Durchführung
	Ascorbinsäurelsg. 0,2%	2 mg Ascorbinsäure gelöst in 100 ml dest. H_2O (Meßkolben benutzen)
	Oxalsäurelsg. 2%	20 g Oxalsäure gelöst in 1000 ml dest. H_2O
	dest. Wasser	
	Orangensaft Zitronensaft Sauerkrautsaft	

Durchführung

Chemikalien	Ausführung	Anmerkungen
Herstellung des Tillmans Reagenz: 0,1g Dichlorindophenol	im Wägeschälchen abwiegen	Abkürzung für 2,6-Dichlorphenolindophenol: DI
40 ml dest. H_2O	zum Sieden bringen	
	DI mit dem siedenden Wasser aus dem Schälchen in einen Meßkolben (250 ml) spülen	
	Lösung erkalten lassen	
	mit dest. H_2O bis zur Marke auffül.	
	Lösung in einer braunen Flasche im Kühlschrank aufbewahren	nur kurze Zeit haltbar; stets neu bereiten!
① 1 ml Ascorbinsäurelösung	in einen Erlenmeyerkolben pipett.	
100 ml Oxalsäurelösung	hinzufügen	Vorsicht giftig! Schutzhandschuhe
DI-Lösung	aus der Bürette zutropfen lassen Verbrauch an Titrierlösung ablesen	Titrationsende: bleibende Rosafärbung
② 10 ml Orangensaft	in einen Erlenmeyerkolben pipett.	
90 ml Oxalsäurelösung	hinzufügen	
DI-Lösung	aus der Bürette zutropfen lassen Verbrauch an Titrierlosung ablesen	Rosafärbung wird nur bei wenig gefärbten Säften deutlich sichtbar

Auswertung

Dieser Versuch soll zeigen, daß Vitamin C in vielen Lebensmitteln, insbesondere Früchten, enthalten ist. Mit 2,6-Dichlorphenolindophenol-Lösung läßt sich auf titrimetrischem Wege Vitamin C recht einfach quantitativ bestimmen. 1 ml DI-Lösung ≙ 0,2 mg Ascorbinsäure. 2,6 Dichlorphenolindophenol, der in schwach saurer Lösung rosa erscheinende Farbstoff, wird bei der Vitamin C-Bestimmung zur Leukoverbindung reduziert. Die Ascorbinsäure geht dabei in die Dehydro-Ascorbinsäure über.

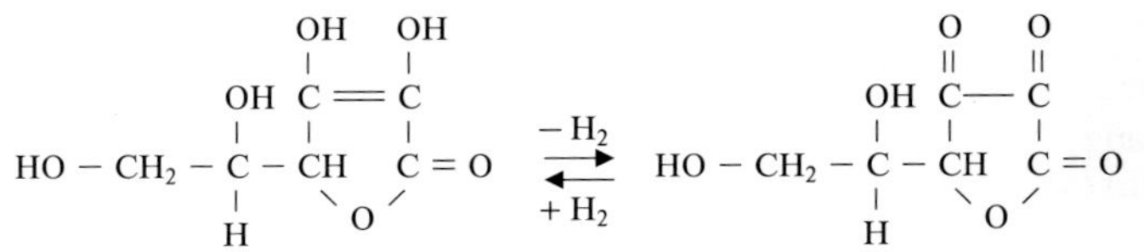

Ascorbinsäure *Dehydroascorbinsäure*

Katalytische Wirkung von Enzymen (Enzymversuch mit Katalase)

Vorbereitung

Geräte pro Schüler	Reagenzien	Hinweise zur Herstellung
1 Reagenzglasständer 4 Reagenzgläser 1 Küchenmesser 1 Holzspan, 1 Bunsenbrenner 1 Becherglas, 200 ml 1 Dreifuß, 1 Drahtnetz 1 Meßpipette, 2 ml	Wasserstoffperoxidlsg. 3%-ig	
	1 rohe Kartoffel	
	1 gekochte Kartoffel	
	1 Stck. rohe Leber	
	1 Stck. gekochte Leber	

Durchführung

Chemikalien	Ausführung	Anmerkungen
① 2 ml H_2O_2-Lösung	in ein Reagenzglas pipettieren	
1 Stückchen rohe Kartoffel	mit dem Messer abschneiden	
	hinzufügen, Reaktion beobachten	Aufsteigen von Bläschen: Gasentwicklung
1 glimmenden Holzspan	in die Öffnung des Reagenzglases halten	Aufflammen des Spanes: Sauerstoffnachweis
② 2 ml H_2O_2-Lösung 1 Stückchen gekochte Kartoffel	dito	keine Gasentwicklung
③ 2 ml H_2O_2-Lösung 1 Stückchen rohe Leber	dito	Gasentwicklung: Sauerstoff
④ 2 ml H_2O_2-Lösung 1 Stückchen gekochte Leber	dito	keine Gasentwicklung

Auswertung
Die Versuchsergebnisse zeigen, daß in pflanzlichen wie auch in tierischen Zellen ein Enzym enthalten ist, das den Zerfall von Wasserstoffperoxid katalysiert: die Katalase.

Reaktionsgleichung:

$$2\,H_2O_2 \xrightarrow{\text{Katalase}} 2\,H_2O + O_2$$

Wirkung eines Enzymgiftes

Vorbereitung

Geräte pro Schüler	Reagenzien	Hinweise zur Herstellung
1 Reagenzglasständer 2 Reagenzgläser 1 Küchenmesser 1 Meßpipette 1 Spatel	Wasserstoffperoxidlösung 3%-ig 1 rohe Kartoffel 1 Stck. rohe Leber Bleinitrat	

Durchführung

Chemikalien	Ausführung	Anmerkungen
① 2 ml H_2O_2-Lösung	in ein Reagenzglas pipettieren	
1 Spatelspitze Bleinitrat	hinzufügen	
1 Stückchen rohe Kartoffel	mit dem Messer abschneiden und in das Reagenzglas geben	
	Beobachtung	keine Gasentwicklung
② 2 ml H_2O_2-Lösung 1 Spatelspitze Bleinitrat 1 Stückchen rohe Leber	dito	
	Beobachtung	keine Gasentwicklung

Anmerkung
Schwermetalle wirken im Körper sehr giftig. Diese Giftwirkung beruht, wie der Versuch mit Bleinitrat zeigt, auf einer Enzymschädigung. Man bezeichnet derartige Enzymgifte auch als Inhibitoren.

Wirkung der Lipase

Vorbereitung

Geräte pro Schüler	Reagenzien	Hinweise zur Herstellung
1 Reagenzglasständer 1 Reagenzglas 1 Becherglas, 100 ml 1 Spatel 1 Tropfpipette 1 Meßpipette, 5 ml 1 Kurzzeitwecker 1 Meßzylinder, 50 ml	Vollmilch	
	Phenolphthaleinlsg.	
	Natriumcarbonat	
	Pankreatinlösung	1 Spatelspitze in etwa 50 ml H_2O lösen

Durchführung

Chemikalien	Ausführung	Anmerkungen
5 ml Vollmilch	in ein Reagenzglas geben	
1 Tr. Phenolphthaleinlösung	hinzufügen	
20 ml Pankreatinlsg.	in ein Becherglas geben	
1 Spatelspitze Natriumcarbonat	hinzufügen, gut vermischen	
	Pankreatinlsg. tropfenweise bis zur leichten Rosafärbung in das Reagenzglas geben	
	Beobachtung (Kurzzeitwecker einschalten)	nach ca. 20 Min. Entfärbung, Pankreatinlipase spaltet Milchfett

Auswertung
Die Fette werden durch die im Pankreassaft enthaltene Lipase gespalten. Dabei entstehen Monoglyceride und Fettsäuren. Zum Nachweis versetzt man in diesem Versuch die Vollmilch mit Natriumcarbonat und erreicht damit eine basische Reaktion der Lösung. Durch die Lipasetätigkeit werden die Fettsäuren frei, und es tritt eine pH-Wertverschiebung zum sauren Bereich ein. Dies wird an der Entfärbung des basischen Indikators Phenolphthalein sichtbar

Temperaturabhängigkeit enzymatischer Reaktionen

Vorbereitung

Geräte pro Schüler	Reagenzien	Hinweise zur Herstellung
1 Reagenzglasständer 2 Reagenzgläser 1 Küchenmesser, 1 Pinzette 1 Wasserbad 1 Reibschale mit Pistill 1 Thermometer bis max. 100 °C 1 Spatel, 1 Löffel 1 Meßpipette, 2 ml 1 Kurzzeitwecker	Wasserstoffperoxidlösung 3%-ig	
	rohe Leber	
	Eisstücke	
	Seesand	

Durchführung

Chemikalien	Ausführung	Anmerkungen
① 1 Stck. rohe Leber	in eine Reibschale geben	
1 Löffel Seesand	hinzufügen	
	Substanzen mit Pistill zerquetschen	
	in ein Reagenzglas geben	
Wasserbad	Wasser zum Sieden bringen	
	Reagenzglas hineinstellen und 5 min dort belassen	Kurzzeitwecker benutzen!
	Reagenzglas herausnehmen	
2 ml H_2O_2-Lösung	hinzufügen, Reaktion beobachten	keine Gasentwicklung
② 2 ml H_2O_2-Lösung	in ein Reagenzgals pipettieren	
Wasserbad	Wasser auf 37 °C erwärmen	Temperatur muß konstant bleiben!
	Reagenzglas 5 min hineinstellen	Kurzzeitwecker!
1 Stck. rohe Leber	in das Reagenzglas geben	
	Reaktion beobachten	Gasentwicklung
③ 2 ml H_2O_2-Lösung	in ein Reagenzglas pipettieren	
Eisbad	Mischung aus Eisstücken und Wasser	
	Reagenzglas 5 min hineinstellen	Kurzzeitwecker!
1 Stck. rohe Leber	in das Reagenzglas geben	keine Gasentwicklung

Anmerkung
Bei einer Temperatur von 37 °C wird die maximale Sauerstoffentwicklung erreicht.

Wirkung von Milch-Enzymen
Zerstörung bei verschiedenen Erhitzungsverfahren

Vorbereitung

Geräte pro Schüler	Reagenzien	Hinweise zur Herstellung
1 Reagenzglasständer 6 Reagenzgläser 1 Brutschrank 1 Stoppuhr oder Kurzzeitwecker 1 Tropfpipette 1 Meßpipette, 1 ml 1 Meßzylinder, 10 ml	H-Milch normale Trinkmilch Milch im Sauerwerden Methylenblaulsg. 0,04%-ig Paraffinöl	

Durchführung

Chemikalien	Ausführung	Anmerkungen
(1.1) 5 ml H-Milch	in ein Reagenzglas geben	
wäßrige Methylenblaulösung	tropfenweise zufügen, bis die Probe leuchtend blau erscheint	

(1.2) 5 ml H-Milch wäßrige Methylenblaulösung	dito	
1 ml Paraffinöl	Reagenzglas überschichten	
(2.1) 5 ml normale Milch wäßrige Methylenblaulösung	dito	
(2.2) 5 ml normale Milch wäßrige Methylenblaulösung	dito	
1 ml Paraffinöl	Reagenzglas überschichten	
(3.1) 5 ml saure Milch wäßrige Methylenblaulösung	dito	
(3.2) 5 ml saure Milch wäßrige Methylenblaulösung	dito	
1 ml Paraffinöl	Reagenzglas überschichten	
	alle Proben (1.1 bis 3.2) gleichzeitig in den Brutschrank (37°C) stellen	
	Stoppuhr betätigen	
	in 10 Minuten Abständen auf Entfärbung untersuchen	
Probe:	Beobachtung	
(1.1) (1.2)	Beobachtung	kaum Entfärbung
(2.1) (2.2)	Beobachtung	langsame Entfärbung
(3.1) (3.2)	Beobachtung	ziemlich rasche Entfärbung
	Proben 1.2, 2.2 und 3.2 nach Entfärbung schütteln	Blaufärbung kehrt zurück

Auswertung

In den Molkereien wird neben dem Homogenisieren und dem Einstellen des Fettgehaltes auch das Erhitzen der Milch durchgeführt, um die Haltbarkeit zu verbessern. Sehr empfindlich sind die in der Milch enthaltenen Enzyme, Stoffwechselprodukte der Milchsäurebakterien. Phosphatase z.B. wird bereits unter den Bedingungen der Kurzzeit-Erhitzung inaktiviert, die Peroxidase erst unter Bedingungen der Hocherhitzung. Mit der Methylenblauprobe läßt sich die Dehydrogenaseaktivität von Milchsäurebakterien bestimmen. Sie ist somit ein Test auf Frische bzw. Haltbarkeit von Milch.

Wirkung des Fellitins

Vorbereitung

Geräte pro Schüler	Reagenzien	Hinweise zur Herstellung
1 Reagenzglasständer 4 Reagenzgläser 2 Meßpipetten, 2 ml 1 Meßpipette, 5 ml	Pflanzenöl Fellitinlsg. (Ochsengalle) Wasser Eiweiß	

Durchführung

Chemikalien	Ausführung	Anmerkungen
(1.1) 5 ml Wasser	in ein Reagenzglas geben	

2 ml Öl	hinzufügen, kräftig schütteln	
	Beobachtung	keine Vermischung, nur kurzzeitige Emulsion
(1.2) 5 ml Fellitinlsg., 2 ml Öl	dito, Beobachtung	Galle emulgiert das Öl, Emulsion beständig
(2.1) 5 ml Wasser, 2 ml Eiweißlsg.	dito, Beobachtung	Eiweiß wird langsam zersetzt, unangenehmer H_2S-Geruch
(2.2) 5 ml Fellitinlsg., 2 ml Eiweißlsg.	dito, Beobachtung	Galle desinfiziert, keine bakterielle Zersetzung

Auswertung

Dieser Versuch zeigt die verschiedene Wirkung des Fellitins auf Pflanzenöl und auf Eiweißlösung. Galle hat ferner desinfizierende Wirkung, wie der Versuch mit Eiweißlösung zeigt.

Bestimmung des Wassergehaltes und der Trockenmasse

Vorbereitung

Geräte pro Schüler	Reagenzien	Hinweise zur Herstellung
1 Abdampfschale, ∅ 60 mm 1 Wägeglas mit Deckel 2 Spatel, 1 Tiegelzange Analysenwaage, Trockenschrank	Kuchen (trocken)	
	Brot	
	Mehl, Type 405	

Durchführung

Chemikalien	Ausführung	Anmerkungen
① Abdampfschale	bei 130°C im Trockenschrank kurz vortrocknen	
	abkühlen lassen	
	wiegen, Gewicht notieren	Gewicht des Gefäßes ohne Gut: A_1 g
etwas Kuchen	mit dem Spatel zerkleinern	
10 g Kuchen	genau einwiegen	
	Gewicht notieren	Gewicht des Gefäßes mit Gut: A_2 g
	im Trockenschrank bei 130°C etwa 40 min trocknen	
	Schale entnehmen	
	15 min abkühlen lassen	möglichst einen Exsikkator benutzen
	Gewicht der Schale mit Gut bestimmen	Gewicht des Gefäßes mit Gut: B g nach Trocknung
	Berechnung des Wassergehaltes aus den Analysewerten	Rechnung: siehe Auswertung
② Wägeglas mit Deckel	bei 130°C im Trockenschrank	
	abkühlen lassen	
	wiegen	

	Gewicht notieren	Gewicht des Gefäßes ohne Gut: A_1 g
5 g Mehl	in das Wägeglas genau einwiegen	
	Gewicht notieren	Gewicht des Gefäßes mit Gut: A_2 g
	im Trockenschrank bei 130°C etwa 40 min trocknen	
	Glas entnehmen	
	15 min abkühlen lassen	möglichst einen Exsikkator benutzen
	Gewicht des Glases mit Gut bestimmen	Gewicht des Gefäßes mit Gut B g nach der Trocknung
	Berechnung des Wassergehaltes aus den Analysewerten	

Auswertung
Berechnung des Wassergehaltes nach folgender Formel:

Einwaage : $(A_2 - A_1)$ g $= E_1$ g   Auswaage : $(B - A_1)$ g $= E_2$ g

$$\% \text{ Wassergehalt: } \frac{\text{Einwaage - Auswaage}}{\text{Einwaage}} \cdot 100 = \frac{E_1 - E_2}{E_1} \cdot 100 = W$$

Ist der Wassergehalt bekannt, so errechnet sich die Trockenmasse nach folgender Formel: % Trockenmasse = 100 – % Wassergehalt. Liegt der Wassergehalt des Mehls über 16%, so ist dies ein deutliches Zeichen für eine Qualitätsminderung.

Chromatographische Trennung von Eigelbaminosäuren

Vorbereitung

Geräte pro Schüler	Reagenzien	Hinweise zur Herstellung
1 Reagenzglasständer 2 Reagenzgläser 2 Bechergläser, 100 ml 1 Meßzylinder, 100 ml 1 Meßpipette, 10 ml 1 Glasstab 1 Filtriergestell 1 Trichter + passendes Filtrierpapier 1 Spatellöffel 1 Mikropipette, 10 µl 1 DC-Trennkammer, klein 1 DC-Mikrokarte, STF 5x10 cm 1 Trockenschrank	Methanol	
	Propanol-1	
	Ninhydrin	Ninhydrin-Reagenz: 0,2 g Ninhydrin in 20 ml 96% Ethanol lösen, im Meßkolben mit dest. H_2O auf 200 ml auffüllen
	dest. Wasser	
	1 hartgekochtes Ei	

Durchführung

Chemikalien	Ausführung	Anmerkungen
Laufmittelherstellung: 28 ml Propanol-1	im Meßzylinder abmessen	
12 ml dest. H_2O	hinzufügen, Laufmittel in die DC-Trennkammer gießen, abdecken	

1 Spatellöffel Eigelb	in ein Becherglas geben	
10 ml Methanol	hinzufügen, mit Glasstab umrühren	
	ca. 10 min. ziehenlassen	
	in ein Reagenzglas filtrieren	
	Filtrat in drei verschiedenen Konzentrationen (1µl, 2µl, 3µl) auf die vorbereitete DC-Mikrokarte mit der Mikropipette auftragen	
	trocknenlassen, DC-Mikrokarte in Trennkammer stellen	Gefäß nicht mehr anstoßen!
	ca. 80 min Laufzeit, bis die Fließmittelgrenze etwa 1 cm unter der Obergrenze	
	DC-Karte entnehmen, trocknenlassen	
Ninhydrin-Reagenz (Sprühflasche)	auf die DC-Mikrokarte sprühen, Karte dabei gut anfeuchten	möglichst unter dem Abzug
	Trocknung ca. 5 min bei 100°C	Trockenschrank
	Beobachtung	Eigelbaminosäuren werden als blau gefärbte Punkte sichtbar

Auswertung

Die Technik der DC-Chromatographie wird für die Durchführung des Versuchs als bekannt vorausgesetzt. Da im Eigelb statt Peptidketten freie Aminosäuren vorkommen, ist es für die chromatographische Untersuchung gut geeignet. Nach Durchführung der Trennung sind die Aminosäuren durch das Ninhydrin als blaue Flecken sichtbar; sie lassen sich also trennen. Identifizieren kann man sie allerdings nur dann, wenn man die chemisch reinen Aminosäuren auf Vergleichskarten chromatographiert. Es hat sich gezeigt, daß im Eigelb 15 Aminosäuren nachweisbar sind, das bedeutet, daß es als Nahrungsmittel eine biologische Wertigkeit von nahezu 100 besitzt.

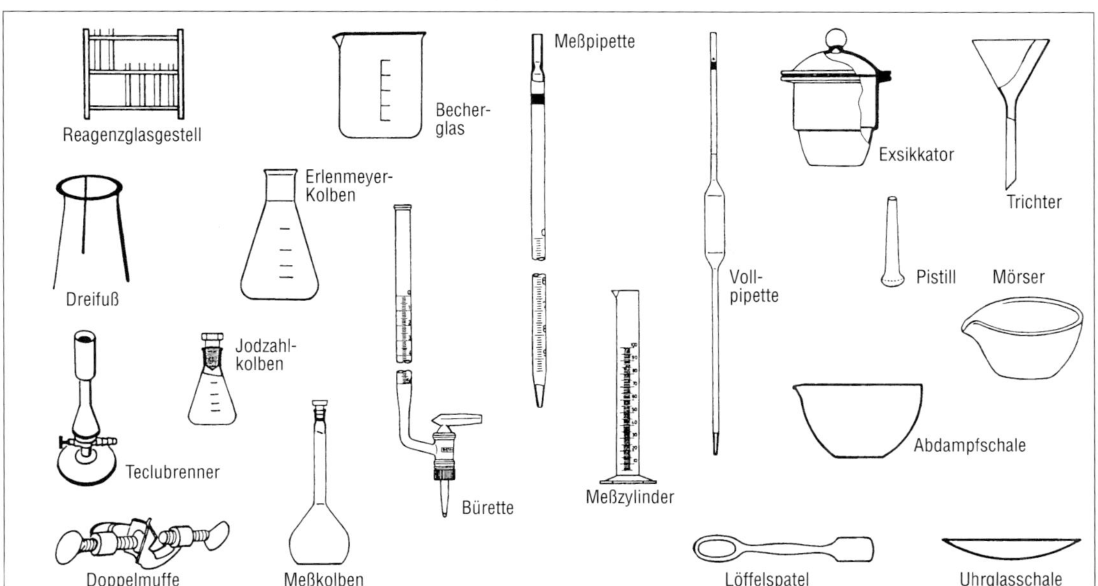

Geräte für die Durchführung chemischer Versuche

FRAGEN

Kapitel 1: Aufgaben der Ernährung

1. Wozu benötigt der Organismus Nahrung?
2. Welche Probleme ergeben sich bei der Versorgung mit Nahrung in den Industrieländern?
3. Erläutern Sie die Begriffe Baustoffe und Reglerstoffe?
4. Wie unterscheiden sich Nahrungsmittel und Lebensmittel?
5. Erläutern Sie Bau und Funktion der Kaloriemeterbombe.
6. Wie unterscheiden sich physikalischer und physiologischer Brennwert?
7. Wie wird der Grundumsatz definiert, und von welchen Faktoren wird er beeinflußt?
8. Berechnen Sie Ihren eigenen Grundumsatz – nach der Faustformel und über die Körperoberfläche. Vergleichen Sie die Ergebnisse.
9. Was versteht man unter Leistungsumsatz, und welche Faktoren beeinflussen ihn?
10. Berechnen Sie Ihren Leistungsumsatz für einen Tag. Nehmen Sie die Tabellen von S. 21 zu Hilfe.
11. Warum sind bei der Berechnung des Energiebedarfs die Nährwertrelationen wichtig?

Kapitel 2: Kohlenhydrate

1. Erläutern Sie die Entstehung der Kohlenhydrate bei der Photosynthese.
2. Wie unterscheiden sich Mono-, Oligo- und Polysaccharide voneinander?
3. Erklären Sie die Begriffe Aldopentose und Ketohexose.
4. Wie wird optische Aktivität definiert?
5. Wie kommt der Gesamt-Drehsinn zustande?
6. Welches sind die gemeinsamen Eigenschaften der Monosaccharide?
7. Auf welche unterschiedlichen Arten können Disaccharide verknüpft werden?
8. Vergleichen Sie die Eigenschaften der Mono- und Disaccharide.
9. Wie unterscheiden sich die Poly- von den Disacchariden hinsichtlich der Verknüpfungsmöglichkeiten und Eigenschaften?
10. Erläutern Sie den Abbau der Polysaccharide.

Kapitel 3: Lipide

1. Wie unterscheiden sich einfache von zusammengesetzten Lipiden?
2. Welches sind die Hauptmerkmale von Fettsäuren?
3. Wie unterscheiden sich die gesättigten und ungesättigten Fettsäuren?
4. Beschreiben Sie die Synthese eines Triglycerids.
5. Wie ist der Rauchpunkt definiert, und welche chemischen Veränderungen treten auf?
6. Was sagen die chemischen Kennzahlen über die Fette aus?
7. Auf welche Arten können Fette gehärtet werden, und wo werden diese Verfahren angewendet?
8. Welche Faktoren beeinflussen den Fettverderb?
9. Wie entsteht eine Emulsion?
10. Welche Funktion hat Cholesterin im Organismus, und welche Gefahren birgt eine hohe Cholesterinzufuhr?

Kapitel 4: Proteine

1. Wozu werden Proteine im Organismus benötigt?
2. Wie sind Aminosäuren aufgebaut?
3. Was versteht man unter dem Isoelektrischen Punkt?
4. Was versteht man unter essentiellen Aminosäuren?
5. Was bedeutet Biologische Wertigkeit, und wie wird sie ermittelt?
6. Welche Bedeutung hat der Ergänzungswert von Proteinen?
7. Wie entsteht eine Peptidkette?
8. Welche Bedeutung und Funktion haben die einzelnen Ordnungsstufen der Proteine?
9. Welche Eigenschaften haben Proteine?
10. Was versteht man unter Denaturierung; welche Vor- und Nachteile hat sie? Geben Sie einige praktische Beispiele.
11. Wie unterscheiden sich die fibrillären von den globulären Proteinen?
12. Welche Funktion haben Enzyme?
13. Was versteht man unter den Begriffen: Cofaktor, Prosthetische Gruppe und Cosubstrat?
14. Welche Faktoren beeinflussen enzymatische Reaktionen?

Kapitel 5: Vitamine

1. Welche Eigenschaften haben die Vitamine?
2. Wie unterscheiden sich Hypo- und Avitaminose?
3. Wodurch entstehen Vitaminmangelzustände?
4. Analysieren Sie die Beipackzettel verschiedener Multivitaminpräparate im Hinblick auf die empfohlene tägliche Zufuhrmenge.
5. Stellen Sie einen Tageskostplan auf, der den Bedarf aller Vitamine optimal deckt.
6. Bei welchen Vitaminen ist die Deckung des Bedarfs über die Nahrung schwierig?
7. Vergleichen Sie fünf Multivitaminsäfte, und überlegen Sie geeignete Beurteilungskriterien.

Kapitel 6: Mineralstoffe und Wasser

1. Welche Aufgaben erfüllt Wasser im Organismus?
2. Welche Bedeutung kommt dem Wasser im extrazellulären Bereich zu?
3. Welche Möglichkeiten hat der Organismus, den osmotischen Druck konstant zu halten?
4. Was versteht man unter Wasserbilanz?
5. Auf welche Weise reguliert der Organismus den pH-Wert seiner Körperflüssigkeiten?
6. Welche Aufgaben haben die Mineralstoffe im Organismus?
7. Zwischen Natrium und Kaliumzufuhr bestehen Wechselbeziehungen, die in der Graphik (folgende Seite) dargestellt sind.
   Beschreiben und interpretieren Sie die Abbildung der K^+- und Na^+-Ausscheidung im Harn.
   a) Bilanz bei Na^+-Belastung
   b) Bilanz bei K^+-Belastung

8. Erläutern Sie das Zusammenspiel von Calcium und Vitamin D.
9. Wie läßt sich eine Eisenmangelanämie vermeiden?
10. Welche Möglichkeiten kennen Sie, die Jodversorgung sicherzustellen?
11. Stellen Sie aktuelles Material über Selen als Antioxidans (Radikalenfänger) zusammen.
12. Beurteilen Sie vergleichend den Beitrag zur Bedarfsdeckung an Ca, Fe, Na durch Fleisch und Käse.
13. Erläutern Sie den Begriff „rigor mortis".
14. Vergleichen Sie Fisch und Fleisch im Hinblick auf:
    – Bedarfsdeckung an kritischen Mineralstoffen und essentiellen Fettsäuren,
    – Frischezustand bei Verwendung.
15. Woran erkennen Sie beim Einkauf, daß der angebotene Fisch frisch ist?
16. Pellkartoffeln und Quark sind ein beliebtes, einfaches Mittagessen. Überprüfen Sie, ob alle Nährstoffe in ausreichendem Maß mit dieser Mahlzeit zugeführt werden.

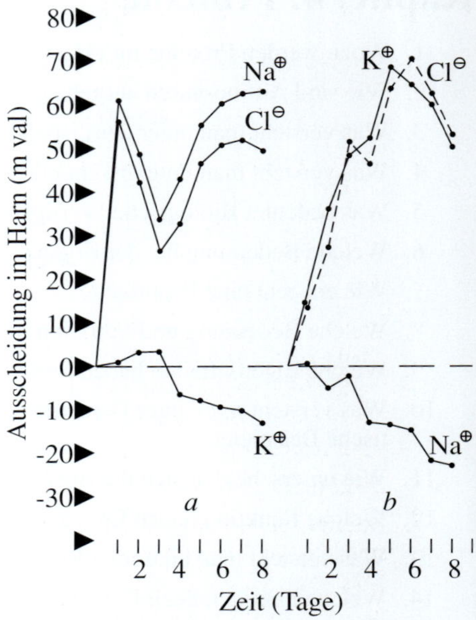

17. Für Vegetarier ist die Sojabohne seit langem fester Bestandteil des Speiseplans. Vergleichen Sie Schweinefleisch (mittelfett) und Sojabohnen hinsichtlich ihres Nährstoffgehaltes. Welches der beiden Nahrungsmittel würden Sie vom ernährungsphysiologischen Standpunkt her eher empfehlen? Begründen Sie.
18. Warum gelten Gemüse und Obst als ernährungsphysiologisch besonders wertvolle Nahrungsmittel?

Kapitel 7: Aufnahme und Verwertung der Nahrung

1. Beschreiben Sie die Wirkung von drei Hormonen Ihrer Wahl.
2. Welche Einflüsse fördern die Verdauung?
3. Erläutern Sie die beiden Aufgaben der Verdauung.
4. Wie wirken die fünf Verdauungssäfte auf die Nahrung?
5. Beschreiben Sie allgemein die Resorption von Nährstoffen.
6. Welcher Unterschied besteht zwischen autotrophen und heterotrophen Organismen?
7. Erläutern Sie den Aufbau von ATP.
8. Erklären Sie das Prinzip der gekoppelten Reaktionen.
9. Welche Unterschiede bestehen in der Wirkungsweise von ATP und NADH?
10. Was versteht man unter aktivem und passivem Transport?
11. Wie verläuft die Gluconeogenese?
12. Welche Gemeinsamkeiten haben Kohlenhydrat-, Fett- und Eiweißstoffwechsel?
13. Beschreiben Sie die Physiologie des Hungerstoffwechsels.

Kapitel 8: Die Lebensmittel

1. Vergleichen Sie Weizenmehl der Typen 1050 und 405 hinsichtlich Menge und Qualität der darin enthaltenen Nährstoffe. Leiten Sie jeweils eine ernährungsphysiologische Bewertung für daraus hergestellte Nahrungsmittel ab.
2. Erläutern Sie das Zustandekommen der Symptome bei einem Zöliakie-Kranken:
   – Abmagerung,
   – Eisenmangelanämie.
3. Erläutern Sie die chemischen und physikalischen Vorgänge, die während der Brotherstellung ablaufen.
4. Nennen Sie je zwei Vertreter der Zuckeraustauschstoffe und der Süßstoffe. Erstellen Sie Kriterien, nach denen sich diese beiden Zuckerersatzstoffgruppen unterscheiden lassen.
5. Prüfen Sie die Eignung von a) Saccharin und b) Fructose:
   – für eine Diabetikerkost,
   – zur Kariesprophylaxe,
   – für eine Reduktionsdiät.
6. Diskutieren Sie die Empfehlung: „Statt mit Zucker sollte nur noch mit Honig gesüßt werden."
7. Begründen Sie anhand der Gewinnungsverfahren, daß kaltgepresste und extrahierte Öle unterschiedliche Zusammensetzung aufweisen. Welche dieser beiden Ölarten verwenden Sie a) für Salat, b) für Quark-Öl-Teig. Begründen Sie.
8. Welches Speisefett würden Sie jeweils empfehlen?
   – einem Leberkranken,
   – bei Übergewicht,
   – bei erhöhtem Cholesterinspiegel,
   – für Heranwachsende.

   Begründen Sie jeweils.
9. Begründen Sie anhand der Inhaltsstoffe bzw. deren Eigenschaften, daß
   – Eiklar als Lockerungsmittel wirkt,
   – Eigelb zur Zubereitung von Mayonnaise benötigt wird.
10. Welche Informationen erhalten Sie jeweils aus den folgenden Packungsaufschriften?
    – H-Milch,
    – Vollmilch,
    – homogenisierte Milch.

    Erläutern Sie die jeweils erfolgten Bearbeitungsverfahren und beurteilen Sie den ernährungsphysiologischen Wert dieser Milchsorten.
11. Stellen Sie den Vorgang der Käsebereitung in einem Schaubild zusammengefaßt dar.

Kapitel 9: Genußmittel

1. Stellen Sie den Vorgang der Kaffeebereitung von der Ernte bis zum entkoffeinierten Produkt in einem Schaubild schematisch dar.
2. Beschreiben Sie das CTC-Verfahren bei der Teeproduktion. Wie wirkt sich dieses Verfahren auf die Ergiebigkeit des Tees aus?
3. Ist es sinnvoll, im Rahmen eines Reduktionskostplans Diätbier statt herkömmlichem Bier einzusetzen? Erläutern Sie anhand der beteiligten Stoffwechselwege.
4. Was versteht man unter Öchsle-Graden?
5. Warum kommt die Gärung bei einem Alkoholgehalt von 12–15 Vol% zum Stillstand?
6. Wieviel Alkohol nimmt man auf mit:
   – 1 Flasche Bier (4,7 Vol%),
   – einem Viertel Wein (11 Vol%)?

   Vergleichen Sie Ihre erhaltenen Werte mit den Werten, bei denen – regelmäßiger Konsum vorausgesetzt – die Entstehung einer Lebercirrhose befürchtet werden muß und kommen Sie zu einer Bewertung: Wie gefährlich ist Alkohol?

Kapitel 10: Verarbeitung von Lebensmitteln

1. Definieren Sie die Begriffe a) wässern, b) dünsten, c) dressieren und erläutern Sie mit Hilfe selbstgewählter Beispiele die Auswirkungen dieser Verfahren auf Nährstoffgehalt und Genußwert.
2. Erläutern Sie die chemischen und physikalischen Veränderungen, die beim Erhitzen der verschiedenen Kohlenhydrate erfolgen.
3. Skizzieren Sie die unterschiedlichen Entstehungswege von Aromastoffen in Nahrungsmitteln. Geben Sie jeweils ein Beispiel.
4. Erläutern Sie das Prinzip der Kältekonservierung. Welche Bedeutung haben:
   - hohe Luftfeuchtigkeit beim Kühlen und
   - Schockgefrieren

   für die Erhaltung der Lebensmittelqualität?
5. Unterscheiden Sie die Konservierungsverfahren Sterilisieren und Pasteurisieren und nennen Sie jeweils einen Vorteil und einen Nachteil.
6. Was versteht man unter der Wasseraktivität? Inwiefern ist sie von Bedeutung für die Lebensmittelkonservierung?
7. Bewerten Sie das Pökeln im Hinblick auf
   - Nährstoffschonung,
   - erwünschte Auswirkungen auf das Nahrungsmittel,
   - gesundheitliche Aspekte. Hierzu s. auch S. 377ff. Kommen Sie zu einer abschließenden Empfehlung für den Verbraucher.
8. Begründen Sie, daß man durch Räuchern eine konservierende Wirkung erhält.
9. Unterscheiden Sie die beiden Möglichkeiten des Säuerns. Wie verändern sich die Nährstoffe bei dieser Art des Konservierens?
10. Sommerzeit - Rumtopfzeit: „500g Obst und 500g Zucker mit hochprozentigem Rum übergießen". Erläutern Sie die hier ablaufenden Konservierungsvorgänge.

Kapitel 11: Zusatzstoffe zu Lebensmitteln

1. Begründen Sie den Einsatz von Zusatzstoffen in Lebensmitteln.
2. Welche Bedingungen muß ein Zusatzstoff erfüllen, der neu zugelassen werden soll?
3. Definieren Sie die Begriffe LD_{50}, ADI-Wert und NEL.
4. Wiederholen Sie den Abbauweg ungesättigter Fettsäuren am Beispiel der Sorbinsäure: Wieviel Energie (in Mol ATP) wird frei aus 1 Mol Sorbinsäure?
5. Nennen Sie Lebensmittel, die besonders häufig chemisch konserviert sind.
6. Beschreiben Sie die Wirkungsweise von Antioxidantien.
7. Begründen Sie anhand der Strukturformel, warum Palmitinsäuremonoglycerid als Emulgator eingesetzt werden kann.
8. Bei Pektinen handelt es sich um α-1-4-glycosidisch verbundene Polygalacturonsäure. Zeichnen Sie einen Strukturformelausschnitt. Welche zwischenmolekularen Kräfte können wirksam werden, damit die Wassereinlagerung zwischen den Molekülketten ermöglicht wird?
9. Einige Konservierungsstoffe und synthetische Farbstoffe stehen im Verdacht, an der Auslösung pseudoallergischer Reaktionen mitzuwirken. Prüfen Sie:
   - wie notwendig ist der Einsatz von a) Konservierungsstoffen und b) synthetischen Farbstoffen für die Versorgung der Gesamtbevölkerung?
   - welche konkreten Möglichkeiten hat der einzelne Verbraucher, Zusatzstoffe in seiner Nahrung zu vermeiden. Welche Nachteile muß er dafür in Kauf nehmen?

Kapitel 12: Kontamination von Lebensmitteln

1. Eine Spezialität: Tomatenkonfitüre,
   Zutaten: 750 g grüne Tomaten, 750 g Gelierzucker, Zimt, Senfpulver und Ingwer als Gewürze.
   Beurteilen Sie dieses Rezept vom ernährungsphysiologischen Standpunkt her.
2. Warum beeinträchtigt Oxalsäure die Resorption von Calcium? Geben Sie die entsprechende Reaktionsgleichung an.
3. Bei der Herstellung von Babynahrung müssen besonders strenge Grenzwerte eingehalten werden. Um den Nitratgehalt möglichst gering zu halten, wird Obst und Gemüse vorzugsweise zu einer bestimmten Tageszeit geerntet. Zu welcher Tageszeit ist der Nitratgehalt in ungeerntetem Gemüse und Obst am niedrigsten? Begründen Sie.
4. Welche Maßnahmen sind geeignet, der Entstehung einer Salmonellose vorzubeugen? Begründen Sie jeweils.
5. Wenn Toastbrot in noch warmem Zustand geschnitten und luftdicht verpackt wird, beginnt es oft schon kurz nach dem Einkauf zu schimmeln. Warum muß dann das ganze Brot und nicht nur die befallenen Stellen weggeworfen werden?
6. Beim sogenannten alternativen Anbau verzichtet man weitgehend auf chemischen Pflanzenschutz. Stattdessen versucht man mit Hilfe natürlicher Methoden, z. B. Anbau bestimmter Kombinationen von Pflanzenarten oder auch Jäten von Unkraut, tierischer und pflanzlicher Schädlinge Herr zu werden. Gedüngt wird nur mit organischem Material, also z. B. mit Gülle oder mit Klärschlamm. Beurteilen Sie diese Anbauart, z. B. unter Berücksichtigung
   – des Arbeits- und Kostenaufwandes,
   – des Schadstoffgehaltes (für jede Schadstoffgruppe)
   und formulieren Sie eine Empfehlung für Verbraucher.
7. Diskutieren Sie die Notwendigkeit bzw. die Berechtigung des Einsatzes von Medikamenten in der Viehmast unter möglichst verschiedenen Gesichtspunkten, z. B.:
   – wirtschaftliche und moralische Aspekte,
   – Kontrollmöglichkeiten bei einzelnen Nahrungsmitteln und deren mengenmäßiger Verbrauch,
   – daraus sich eventuell ergebende Gefahren für die Gesundheit,
   – die tatsächliche Marktsituation (Essverhalten) oder: Wie könnte der Einzelne langfristig zu einer Änderung beitragen?
8. Auf welchen Wegen kann Blei in den Organismus gelangen? Nennen Sie Möglichkeiten, die Belastung zu verringern.
9. Von welchen Faktoren ist die Schadwirkung radioaktiver Stoffe abhängig?

Kapitel 13: Das Lebensmittelgesetz : Schutz des Verbrauchers

1. Welche der folgenden Substanzen gehören laut LMBG zu den Lebensmitteln? Begründen Sie jeweils. Weizenkörner, Gießwasser, Schlachtrind, ranzige Butter, Trockenhefe, Apfelmus, Hundekuchen, Studentenfutter, Pfefferminztee, Hustenbonbons, Walnußschalen.
2. Welche der folgenden Stoffe sind Zusatzstoffe im Sinne des Lebensmittelgesetzes? Begründen Sie jeweils:
   – Vitamin B_1, das Gurkenkonserven vor Oxidation schützt,
   – Calciumcarbonat, das anstelle von Kochsalz in natriumarmen Lebensmitteln eingesetzt wird,
   – Zucker, der den Geschmack eines Kuchens ganz wesentlich mitbestimmt,
   – Banane, die im Obstsalat geschmacklich und farblich zu Erdbeere und Kiwi paßt,
   – Tartrazin, das die appetitliche Farbe des Vanillepudding bewirkt.
3. Ein Schutz des Verbrauchers vor gesundheitlichen Schädigungen kann z. B. mit Hinweisen auf der Packung verwirklicht werden. Suchen Sie auf Lebensmittelpackungen z. B. bei Halbfettmargarine nach entsprechenden Hinweisen.

4. Eine Kundin kauft in einem Supermarkt einen Joghurt aus einem Korb, in dem Waren, deren Mindesthaltbarkeit abgelaufen ist, zum halben Preis angeboten werden. Zu Hause, beim Öffnen des Bechers entdeckt sie einen Schimmelrasen auf dem Joghurt. Ihre Reklamation weist der Geschäftsführer des Supermarktes jedoch zurück. Sie habe schließlich gewußt, daß das Mindesthaltbarkeitsdatum abgelaufen war und die Ware ja auch zum reduzierten Preis erhalten.
   Wer von beiden hat recht? Begründung.
5. Auf einer Packung mit gefrorenen Fleischportionen zum Selber-Fritieren klebt folgendes Etikett:

   2 HAMBURGER

Zutaten:	Verfallsdatum: 15. 8. 96
Knoblauchsalz, Eipulver,	
Gewürze, Rindfleisch,	Fa. Pomodoro
Verdickungsmittel	Buenos Aires, Argentinien

   Überprüfen Sie die Vollständigkeit und Zulässigkeit der einzelnen Angaben.
6. Die Zutatenliste eines verpackten Lebensmittels lautet folgendermaßen:
   Pflanzenöl, Eigelb, E330, Senf, Zucker, Salz.
   Entwerfen Sie eine vollständige Packungsaufschrift für dieses Lebensmittel.
7. Mit Hilfe welcher Maßnahmen überwacht der Wirtschaftskontrolldienst die Einhaltung der Vorschriften des Lebensmittelgesetzes?

Kapitel 14: Ernährungsempfehlungen

1. Wie wird die Nährstoffdichte definiert?
2. Nach welchen Kriterien werden die Nährstoffempfehlungen aufgestellt?
3. Welche physiologischen Besonderheiten hat der Organismus von Säuglingen, die bei der Ernährung berücksichtigt werden müssen?
4. Erläutern Sie die Vor- und Nachteile des Stillens.
5. Welche Unterschiede bestehen zwischen der Ernährung Jugendlicher und der von Säuglingen und Erwachsenen? Berücksichtigen Sie dabei die speziellen Ernährungsgewohnheiten der Jugendlichen.
6. Welche Besonderheiten ergeben sich bei der Ernährung älterer Menschen?
7. Warum ist der Rat „Essen für zwei“ an Schwangere und Stillende wenig sinnvoll?
8. Warum gibt es keine allgemein gültigen Empfehlungen für die Ernährung von Sportlern?
9. Stellen Sie den Zusammenhang zwischen aerobem und anaerobem Abbau der Kohlenhydrate und den verschiedenen Sportarten her.
10. Was versteht man im allgemeinen unter alternativen Kostformen?
11. Welche Gründe gibt es, sich vegetarisch zu ernähren?
12. Bewerten Sie die vegetarische Ernährungsweise.
13. Vergleichen Sie die Prinzipien der Vollwerternährung mit den Ernährungsempfehlungen der DGE.
14. Berechnen Sie Ihr Normal- und Idealgewicht.
15. Stellen Sie die Folgen einer unausgeglichenen Energiebilanz dar.
16. Welche Ursachen und Auswirkungen hat Adipositas?
17. Nach welchen Prinzipien lassen sich die bekannten Diäten einteilen?
18. Unter welchen Bedingungen sind Diäten ein geeignetes Mittel zur Therapie von Übergewicht?
19. Beschreiben Sie die Stoffwechselveränderungen bei einer Nulldiät.
20. Vergleichen Sie die Gründe, die zu Adipositas und Anorexie führen.
21. Welchen Zusammenhang gibt es zwischen Anorexie und Bulimie?

Kapitel 15: Krankheiten im Nahrungsüberfluß

1. Kommentieren Sie den Satz: „Wohlstand macht krank".
2. Erläutern Sie die Ursachen von Gicht.
3. Stellen Sie fünf Richtlinien für die Ernährung Gichtkranker auf.
4. Auf welche Arten lassen sich Lipoproteinfraktionen trennen?
5. Stellen Sie die Unterschiede zwischen LDL und HDL heraus.
6. Was versteht man unter sekundärer Lipoproteinämie?
7. Vergleichen Sie die Auswirkung der unterschiedlichen Insulinproduktion beim Diabetiker und beim Gesunden.
8. Wie läßt sich das Risiko, an Diabetes zu erkranken, verringern?
9. Unter welchen Stoffwechselbedingungen kann es im Organismus zur Bildung von Ketonkörpern kommen?
10. Erklären Sie den Begriff Broteinheit.

Sachwortverzeichnis

Literaturverzeichnis

Acker, L. et al., Handbuch der Lebensmittelchemie, Berlin 1980

Alternative Wege bewußter Ernährung, AID, Bonn 1986

Ballaststoffe, AID Heft 11, Nov. 1988

Belitz, H. D. et al., Lehrbuch der Lebensmittelchemie, Berlin 1987

Bruch, B., Der goldene Käfig – das Rätsel der Magersucht, Frankfurt 1984

Bäßler, K. H. et al., Grundbegriffe der Ernährungslehre, Berlin 1987

Cremer et al., Ernährungslehre und Diätetik, Stuttgart 1978

Davidson/Passmore, Human Nutrition and Dietetics, Edinburgh 1986

DGE, Empfehlungen für die Nährstoffzufuhr, Frankfurt/Main 1986

DGE, Ernährungsbericht 1984, 1988

Dickerson, R. E. et al., Chemie, Weinheim 1984

Elmadfa, I. et. al., Ernährung des Menschen, Stuttgart 1988

Frühstücks-Empfehlungen für Kinder, Forschungsinstitut für Kinderernährung, Dortmund 1988

Geigy, Wissenschaftliche Tabellen, Basel 1985

Glatzel, H., Nahrung und Ernährung, Berlin 1984

Heimann, W., Grundzüge der Lebensmittelchemie, Darmstadt 1976

Hintze, U., Karies – Der Säurefraß im Zahn, Bild der Wissenschaft 10/1979

Huth, Kluthe, Lehrbuch der Ernährungstherapie, Stuttgart 1986

Jungermann, Möhler, Biochemie, Berlin 1984

Karlson, P., Kurzes Lehrbuch der Biochemie, Stuttgart 1981

Kasper, H., Ernährungsmedizin und Diätetik, München 1985

Ketz, H. A., Grundriß der Ernährungslehre, Jena 1984

Ketz/Baum, Ernährungslexikon, Leipzig 1986

Koerber, v., Männle, Leitzmann, Vollwert-Ernährung – Grundlagen einer vernünftigen Ernährungsweise, Heidelberg

Lang, K., Biochemie der Ernährung, Darmstadt 1979

Langsdorff, M., Die heimliche Sucht, unheimlich zu essen, Frankfurt 1985

Lebensmittelrecht, Textsammlung, München, Stand 1989

Leitsätze zur Ernährung von Klein- und Schulkindern, Forschungsinstitut für Kinderernährung, Dortmund 1988

Lindner, E., Toxikologie der Nahrungsmittel, Stuttgart 1974

Lübke, K. et. al., Chemie und Biochemie der Aminosäuren, Peptide und Proteine, Stuttgart 1975

Maier, H. G., Lebensmittelanalytik – Optische Methoden, Darmstadt 1974

Mehnert et al., Stoffwechselkrankheiten, Stuttgart 1985

Merz Pharma, Lipide, Lipoproteine, Hyperlipidämien, Frankfurt

Ploog, D., Die Magersucht. Eine psychosomatische Erkrankung, Naturwissenschaftliche Rundschau 5/1987

Pschyrembl, Klinisches Wörterbuch, de Gruyter

Sichert et al., Ernährungs-Erhebungs-Methoden, Frankfurt 1984

Siebert, G., Bewertung der Fluoridzufuhr beim Menschen, Ernährungsumschau 2/1982

Souci, S. W. et al., Die Zusammensetzung der Lebensmittel, Stuttgart 1981

Stryer, L., Biochemie, Braunschweig

Welzl, E., Biochemie der Ernährung, Berlin 1985

Weyers, H., Einflüsse von Krankheiten und Ernährung auf den Schmelzverfall der Milchzähne, Ernährungsumschau 4/1983

Wirths, W., Ernährungssituation 1 + 2, Paderborn 1978

Wirth, W., et al., Toxikologie, Stuttgart 1985

Zacharias, R. et al., Lebensmittelverarbeitung im Haushalt, Stuttgart 1984